U0741699

中医执业医师资格考试
同步精选题集与解析

医师资格考试命题研究组　编写

中国健康传媒集团
中国医药科技出版社

内 容 提 要

本书根据中医执业医师资格考试新版大纲的要求，在全面调研历年考试真题、综合归纳考试命题规律、集诸多中医执业医师资格考试辅导用书之精华的基础上，精心编写而成。书中试题均围绕易考知识点编写，考点覆盖全面，分布合理，题型与考试完全一致；所有题目均附有答案解析，部分题目还设有考点发散，可使考生举一反三，强化对知识点的理解和记忆，具有很好的实用性。本书适合参加中医执业医师资格考试的考生复习使用。

图书在版编目（CIP）数据

中医执业医师资格考试同步精选题集与解析/医师资格考试命题研究组编写．—北京：中国医药科技出版社，2022.10
ISBN 978 - 7 - 5214 - 3442 - 2

Ⅰ.①中…　Ⅱ.①医…　Ⅲ.①中医师 - 资格考试 - 题解　Ⅳ.①R2 - 44

中国版本图书馆 CIP 数据核字（2022）第 178960 号

美术编辑　陈君杞
责任编辑　樊　莹
版式设计　友全图文

出版　**中国健康传媒集团**│中国医药科技出版社
地址　北京市海淀区文慧园北路甲 22 号
邮编　100082
电话　发行：010 - 62227427　邮购：010 - 62236938
网址　www. cmstp. com
规格　889 × 1194mm $^1/_{16}$
印张　33
字数　1016 千字
版次　2022 年 10 月第 1 版
印次　2022 年 10 月第 1 次印刷
印刷　三河市万龙印装有限公司
经销　全国各地新华书店
书号　ISBN 978 - 7 - 5214 - 3442 - 2
定价　**79.00 元**

获取新书信息、投稿、为图书纠错，请扫码联系我们。

编 写 说 明

国家医师资格考试依据《中华人民共和国医师法》，由国务院卫生健康行政部门制定医师资格统一考试的办法，由省级以上人民政府卫生健康行政部门组织实施。医师资格考试是评价申请医师资格者是否具备执业所必需的专业知识与技能的考试，是一项行业准入性考试。

医师资格考试分为两级：执业医师资格考试和执业助理医师资格考试。每一级分为两个部分：实践技能考试和医学综合考试。

其中医学综合考试一般于每年8月举行，中医类别中医专业执业医师和执业助理医师资格考试实行计算机化考试。执业医师考试分4个单元，总题量为600题；执业助理医师考试分2个单元，总题量为300题。全部采用选择题，题型分为A1、A2、A3/A4、B1题型（A1型题为单句型最佳选择题，A2型题为病例摘要型最佳选择题，A3型题为病例组型最佳选择题，A4型题为病例串型最佳选择题，B1型题为标准配伍题），执业助理医师考试适当减少或不采用A3/A4型题。每单元考试时长为2小时。此外，自2020年，中医类别的资格考试还启用了新的考试大纲，更加注重考查应试者是否能够理解并综合运用以往所学基础和临床知识做出临床决策的能力。对于中医执业医师级别，考纲还增加了对中医经典的考查内容，进一步加大了考试难度。

为使考生能顺利地通过医师资格考试，编者根据医师资格考试新版大纲的要求，结合多年从事医师资格考试考前辅导和医学专业教学工作的实践经验，编写了《中医执业医师资格考试同步精选题集与解析》。试题按章节进行编排，涵盖了考试各项考点，覆盖面全，针对性强，对复习备考有积极的帮助作用。

书中试题以章节为纲，围绕易考知识点编写，考点覆盖全面，分布合理，题型与考试完全一致；所有题目均附有答案解析，部分题目还设有考点发散，可使考生举一反三，强化对知识点的理解和记忆，具有很好的实用性。

在备考过程中，建议考生采用三段式复习方式，提升复习效率，巩固复习效果。

第一阶段，系统复习阶段（建议时间控制在3个月）。本阶段宜全面系统地复习考试大纲要求内容，可参考《中医执业医师资格考试应试指南》与《中医执业医师资格考试同步精选题集与解析》进行复习，多动手，多总结，背练结合，全面细致地掌握知识点内容。

第二阶段，重点复习阶段（建议时间3个月）。有了第一阶段的系统复习，相信考生已对考试要求内容有了全面的了解。本阶段要以理论知识的重点复习为主。建议梳理各章内容，配合《中医执业医师资格考试通关必做3500题》，练习各章题目，通过解决问题加深对知识的理解和记忆，并可检验复习效果。

第三阶段，冲刺模考阶段（建议时间2个月）。本阶段以对历年考试的重点为主，可选用《中医执业医师资格考试历年真题解析》，配合《中医执业医师资格考试全真模拟试卷与解析》，继续巩固前两个阶段的复习成果。通过对真题和模拟试卷的演练，准确把握考试重点和命题规律，感受考场氛围，查漏补缺，提高应试能力。

相信经过以上三个阶段的复习，加上考生的决心和努力，通过考试、取得证书不再是梦想。为使考前复习更加高效，本书赠送丰富增值服务，考生扫描二维码即可获取，课程内容实用性强，方便考生随时随地复习。

我们致力于为广大考生提供优秀的辅导图书，也欢迎读者给我们提出宝贵建议，我们将不断修订、完善。

预祝各位考生复习顺利，一举通关！

微信扫码领取

免费课程

目 录

上篇 基础综合

下篇　专业综合

上篇　基础综合

中医基础理论

第一单元　中医学理论体系

一、A1 型题

1. 中医学理论体系的主要特点是

A. 同病异治和异病同治

B. 阴阳学说和五行学说

C. 整体观念和辨证论治

D. 脏腑经络和气血津液

E. 未病先防和既病防变

答案解析：C。整体观念和辨证论治是中医学理论体系的主要特点。

考点发散：中医学理论体系的主要特点包括整体观念和辨证论治。同病异治和异病同治属辨证论治范畴，阴阳学说和五行学说是中医古代哲学基础，脏腑经络和气血津液是中医学的主要研究内容，未病先防和既病防变是中医治未病的重要内容。

2. 人体是一个有机整体，其中心是

A. 五脏　　　　　　B. 六腑

C. 经络　　　　　　D. 形体

E. 精神

答案解析：A。人体是一个内外联系、自我调节和自我适应的有机整体。人体的脏腑、形体、官窍等各组成部分，通过经络的沟通联络作用，构成以五脏为中心的五个生理病理系统。

考点发散：人体自身完整性包括五脏一体观和形神一体观。其中，五脏一体观是指以五脏为中心的五个生理病理系统，系统之间在结构与功能上是完整统一的。

3. "天人一体"整体观指的是

A. 脏腑经络完整统一　　B. 形体精神相互依附

C. 人与自然环境统一　　D. 人与社会环境统一

E. 气血津液相互转化

答案解析：C。"天人一体"的整体观是对人与自然环境息息相关的认识。脏腑经络完整统一，形体精神相互依附，以及气血津液相互转化，体现的是人体自身的完整性。人类生活在自然界中，自然气候和地理环境的变化可直接或间接地影响人体的生命活动，而人也在适应自然环境变化的过程中维持生命活动的稳定，这种人与自然环境的关系，被称为"天人一体"。

4. 同一种类的疾病，其治疗方法不同的原因是

A. 证不同　　　　　　B. 体征不同

C. 病位不同　　　　　D. 症状不同

E. 病因不同

答案解析：A。中医论治的基础和前提是辨证。同一种病，如果反映出的证不同，则治疗不同。同病异治，是指同一种病，由于发病的时间、地域不同，或所处的疾病发展阶段或类型不同，或者病人的体质不同，故反映的证不同，因而治疗也就不同。

二、B1 型题

(1~2 题共用备选答案)

A. 病　　　　　　　　B. 证

C. 症　　　　　　　　D. 体征

E. 病机

1. 疾病过程中表现出的个别、孤立的现象，指的是

2. 中医学中，疾病过程中某一阶段的病理概括指的是

答案解析：1. C　2. B。在中医学中，症是疾病过程中表现出的个别、孤立的现象，包括症状和体征，是判断疾病、辨识证的主要依据。证是指疾病过程中某一阶段的病理概括。症，即症状和体征的总称，可以是病人异常的主观感觉或行为表现，也可以是医生检查病人时发现的异常征象。证，一般由一组相对固定的、有内在联系的、能

揭示疾病某一阶段或某一类型病变本质的症状和体征构成。证是病机的外在反映；病机是证的内在本质。

第二单元 精气学说

一、A1型题

1. 构成宇宙本原的是

    A. 天气   B. 地气

    C. 精气   D. 阴气

    E. 阳气

答案解析：C。精气学说认为，宇宙中的一切事物都是由精或气构成的，精气是构成宇宙的本原。宇宙中一切事物都是由精气构成的，宇宙万物的生成皆为精气自身运动的结果。依据精气自身的运动变化，可分为天地阴阳二气。

2. 产生气化过程的前提和条件是

    A. 气的运动   B. 阴阳交感

    C. 阴阳转化   D. 五运六气

    E. 五行制化

答案解析：A。气的运动是产生气化过程的前提和条件。气的运动产生宇宙各种变化的过程称为气化，宇宙万物在形态、性能及表现方式上所出现的各自变化，皆是气化的结果。

3. 天地万物的中介是

    A. 精气   B. 阴气

    C. 阳气   D. 宗气

    E. 正气

答案解析：A。精气是天地万物的中介。精气是天地万物相互联系、相互作用的中介性物质。这种中介物质维系着天地万物之间的相互联系，使它们形成一个整体，同时，使万物得以相互感应、相互影响、相互作用。

4. 中医精气学说中，可以用来描述人生死过程的是

    A. 气的聚散   B. 气的升降

    C. 气的变化   D. 气的运动

    E. 气的出入

答案解析：A。人的生死过程，也就是气的聚散过程。气的运动称为气机。升降出入是气运动的基本形式。气的运动而产生的变化是气化。天地精气化生为人。气聚则成形，气散则形亡，因此人的生死过程，也就是气的聚散过程。

二、B1型题

（1~2题共用备选答案）

    A. 元气说   B. 水地说

    C. 云气说   D. 阴阳说

    E. 五行说

1. 古代哲学中，精概念的起源是
2. 古代哲学中，气概念的起源是

答案解析：1. B 2. C。精概念源于"水地说"。气概念源于"云气说"。

考点发散：古人在观察自然界万物的发生与成长过程中，认识到自然界万物由水中或土地中产生，并依靠水、地的滋养、培育而成长与变化，因而把水、地并列而视为万物生成之本原。自然界的水即天地之精，万物赖以生长发育之根源，因而在"水地说"基础上引申出"精"的概念。古人运用"观物取象"的思维方法，将直接观察到的云气、风气、水气以及呼吸之气等加以概括、提炼，抽象出气的一般概念。在日常对自然现象的观察与体验中，发现了天空中的白云，体验到了风的流动，由此产生诸多联想与推理，并萌生出一个理性概念：自然界有形之物皆由风、云之类的无形无状而变幻多端、运行不息之物所造就。

第三单元 阴阳学说

一、A1型题

1. "阴阳之征兆"指的是

    A. 水与火   B. 寒与热

    C. 动与静   D. 明与暗

    E. 上与下

答案解析：A。水与火是阴阳的征兆。寒与热、动与静、明与暗、上与下皆是阴阳的属性。

考点发散：寒热、动静、明暗是阴阳的标志性属性，而水火皆具备，故称其为"水火之征兆"。

2. "孤阴不生，独阳不长"体现的阴阳学说内容是

A. 阴阳互根　　　　B. 阴阳对立

C. 阴阳交感　　　　D. 阴阳转化

E. 阴阳消长

答案解析：A。"孤阴不生，独阳不长"是由阴和阳之间的互根关系遭到破坏而形成的。阴阳互根，是指一切事物或现象中对立着的阴阳两个方面，具有相互依存，互为根本的关系。阴和阳任何一方都不能脱离对方单独存在，每一方都以相对的另一方的存在作为自己存在的前提和条件。

3. "阴在内，阳之守也；阳在外，阴之使也"体现的阴阳学说内容是

A. 阴阳互用　　　　B. 阴阳对立

C. 阴阳交感　　　　D. 阴阳转化

E. 阴阳自和

答案解析：A。"阴在内，阳之守也；阳在外，阴之使也"是指阴为阳守持于内，阳为阴役使于外，体现的是阴阳互用的关系。阴阳互用，指阴阳双方具有相互资生、促进和助长的关系。《素问·阴阳应象大论》云"阴在内，阳之守也；阳在外，阴之使也"，即是阴阳互用的体现。

4. 宇宙万物赖以生成和变化的根源是

A. 阴阳互用　　　　B. 阴阳对立

C. 阴阳交感　　　　D. 阴阳转化

E. 阴阳自和

答案解析：C。阴阳交感是宇宙万物赖以生成和变化的根源。阴阳交感，是指阴阳二气在运动中相互感应而交合。天气阴阳二气相互作用，交感合和，产生了宇宙万物，并推动着它们的发展和变化。

5. 脏腑及形体组织分阴阳，属阴的是

A. 五脏　　　　B. 体表

C. 腰背部　　　　D. 四肢外侧

E. 人体上部

答案解析：A。以阴阳划分脏腑及形体组织的属性，五脏为阴。体表、腰背部、四肢外侧、人体上部皆属阳。

考点发散：脏腑及形体组织的阴阳属性，就大体部位来说，上部为阳，下部为阴；体表属阳，体内属阴；就腹背四肢内外侧来说，则腰背为阳，腹为阴；四肢外侧为阳，四肢内侧为阴。以脏腑来分，六腑为阳，五脏为阴。

6. 五脏分阴阳，心的阴阳属性是

A. 阳中之阳　　　　B. 阳中之阴

C. 阴中之阳　　　　D. 阴中之阴

E. 阴中之至阴

答案解析：A。《素问·金匮真言论》云"背为阳，阳中之阳，心也"，因此五脏分阴阳，心为阳中之阳。

考点发散：五脏分阴阳，心肺居于膈上属阳，而心属火，位南方，通于夏，属阳中之阳的太阳。

7. 外感六淫中，属阴的是

A. 风邪　　　　B. 湿邪

C. 暑邪　　　　D. 火邪

E. 热邪

答案解析：B。湿邪的属性为阴。风邪、暑邪、火邪、热邪属阳。

考点发散：病邪可以分为阴、阳两大类。六淫之中，风邪、暑邪、火（热）邪属阳，寒邪、湿邪属阴。

8. 下列脉象中，属阴的是

A. 浮脉　　　　B. 大脉

C. 洪脉　　　　D. 滑脉

E. 细脉

答案解析：E。细脉为阴；浮、大、洪、滑脉均为阳。

考点发散：脉象分阴阳，辨脉之部位、动态、至数、形状也可以分辨病证的阴阳属性。以形状分，则浮大洪滑为阳，沉涩细小为阴。

9. 下列各项，可以用"阳病治阴"方法治疗的是

A. 实热证　　　　B. 实寒证

C. 虚热证　　　　D. 虚寒证

E. 里虚证

答案解析：C。阴偏衰导致的虚热证，治疗当滋阴制阳，《内经》称之为"阳病治阴"。虚热证时，临床上会出现颧红、潮热、五心烦热等属性为阳的症状，因此被称为"阳病"。但其病理机制为阴虚不能制阳，因此治疗当滋阴，即"治阴"。

10. 以阴阳归纳药物的性能，属阳的是

A. 苦　　　　B. 酸

C. 咸　　　　D. 淡

E. 涩

答案解析：D。药物的性能中，淡属阳。苦、酸、咸、涩均属阴。

考点发散：药物的性能，一般靠气（性）、味和升降浮沉来决定。五味中，辛、甘、淡属阳，酸、苦、咸属阴。

二、B1 型题

（1~2 题共用备选答案）

A. 上午　　　　　　　B. 中午

C. 下午　　　　　　　D. 前半夜

E. 后半夜

1. 上述关于昼夜阴阳属性的说法中，属阳中之阳的是

2. 上述关于昼夜阴阳属性的说法中，属阴中之阴的是

答案解析：1. A　2. D。昼夜阴阳属性的一般说法是：上午属阳中之阳，下午属阳中之阴，前半夜属阴中之阴，后半夜属阴中之阳。

考点发散：事物阴阳属性的相对性主要体现在三个方面：一是阴阳属性可互相转化，二是阴阳之中复有阴阳，三是因比较的对象改变而发生改变。昼夜阴阳属性的划分是阴阳之中复有阴阳的具体表现。

（3~4 题共用备选答案）

A. 春　　　　　　　　B. 夏

C. 秋　　　　　　　　D. 冬

E. 长夏

3. 上述关于四季阴阳属性的说法中，属阳中之阳的是

4. 上述关于四季阴阳属性的说法中，属阳中之阴的是

答案解析：3. B　4. C。四季阴阳属性的一般说法是：夏天属阳中之阳，秋天属阳中之阴，冬天属阴中之阴，春天属阴中之阳。

考点发散：事物阴阳属性的相对性主要体现在三个方面，其中四季阴阳属性的划分是阴阳之中复有阴阳的具体体现。

（5~6 题共用备选答案）

A. 实热证　　　　　　B. 实寒证

C. 虚热证　　　　　　D. 虚寒证

E. 里虚证

5. "热者寒之"治法的适应证是

6. "寒者热之"治法的适应证是

答案解析：5. A　6. B。阳偏盛而导致的实热证，用"热者寒之"的方法治疗。阴偏盛而导致的实寒证，用"寒者热之"的方法治疗。

考点发散："热者寒之"是用热性药物治疗具有寒性证候特点的证，适用于实热证。"寒者热之"是用寒性药物治疗具有热性证候特点的证，适用于实寒证。

第四单元　五行学说

一、A1 型题

1. 五行中，为"万物之母"的是

A. 木　　　　　　　　B. 火

C. 土　　　　　　　　D. 金

E. 水

答案解析：C。依据土的特性，有"土为万物之母"之说。凡具有生化、承载、受纳性质或作用的事物和现象，归属于土，故有"土为万物之母"之说。

2. 五行中，具有沉降、肃杀、收敛性质和作用的是

A. 木　　　　　　　　B. 火

C. 土　　　　　　　　D. 金

E. 水

答案解析：D。五行中，具有沉降、肃杀、收敛性质和作用的是金。金有刚柔相济之性，可作兵器以杀戮，引申为凡具有沉降、肃杀、收敛等性质或作用的事物和现象，归属于金。

3. 五色分属五行，黄所属的是

A. 木　　　　　　　　B. 火

C. 土　　　　　　　　D. 金

E. 水

答案解析：C。五色的五行分类中，黄属土。

考点发散：五色分属五行，青属木，赤属火，黄属土，白属金，黑属水。

4. "五化"分属五行，"长"所属的是

A. 木　　　　　　　　B. 火

C. 土　　　　　　　D. 金

E. 水

答案解析：B。五化的五行分类中，"长"属火。

考点发散："五化"分属五行，"生"属木，"长"属火，"化"属土，"收"属金，"藏"属水。

5. 季节分属五行，春季所属的是

A. 木　　　　　　　B. 火

C. 土　　　　　　　D. 金

E. 水

答案解析：A。季节的五行分类中，春季属木。

考点发散：季节分属五行，春属木，夏属火，长夏属土，秋属金，冬属水。

6. 五气分属五行，燥所属的是

A. 木　　　　　　　B. 火

C. 土　　　　　　　D. 金

E. 水

答案解析：D。五气的五行分类中，燥气属金。

考点发散：五气分属五行，风属木，暑属火，湿属土，燥属金，寒属水。

7. 五官分属五行，口所属的是

A. 木　　　　　　　B. 火

C. 土　　　　　　　D. 金

E. 水

答案解析：C。五官的五行分类中，口属土。

考点发散：五官分属五行，目属木，舌属火，口属土，鼻属金，耳属水。

8. 按照五行相生规律，下列叙述错误的是

A. 木生火　　　　　B. 土生金

C. 金为木之"母"　D. 木为水之"我生"

E. 火为土之"生我"

答案解析：C。金克木，金和木的关系是"所不胜"和"所胜"的关系。五行相生的关系，可比喻为母子关系，"生我"者为母，"我生"者为子。

9. 按照五行相乘规律，下列叙述错误的是

A. 木乘土　　　　　B. 水乘金

C. 金乘木　　　　　D. 土乘水

E. 火乘金

答案解析：B。水克火，当水太过或火不及时，会导致水乘火。

考点发散：五行相乘，指五行中一行对其所胜的过度制约或克制。相乘的次序与相克相同，即木乘土，土乘水，水乘火，火乘金，金乘木。

10. 按照五行相侮规律，下列叙述错误的是

A. 木侮火　　　　　B. 金侮火

C. 火侮水　　　　　D. 水侮土

E. 土侮木

答案解析：A。金克木，当金不及或木过时，会导致木侮金。

考点发散：五行相侮，指五行中一行对其所不胜的反向制约和克制。相侮的次序是：木侮金，金侮火，火侮水，水侮土，土侮木。

11. 下列各项，属依据五行相生规律确定的治法是

A. 培土制水法　　　B. 滋水涵木法

C. 抑木扶土法　　　D. 佐金平木法

E. 泻南补北法

答案解析：B。滋水涵木法是依据五行相生规律确定的治法。其他选项治法均依据五行相克规律确定。

考点发散：依据五行相生规律确定的治法，常用的有滋水涵木法、益火补土法、培土生金法和金水相生法。

12. 下列各项，属依据五行相克规律确定的治法是

A. 佐金平木法　　　B. 滋水涵木法

C. 益火补土法　　　D. 培土生金法

E. 金水相生法

答案解析：A。佐金平木法属依据五行相克规律确定的治法。

考点发散：依据五行相克规律确定的治法，常用的有抑木扶土法、培土生金法、佐金平木法和泻南补北法。

13. 依据中医"以情胜情"的治疗方法，下列叙述正确的是

A. 悲胜怒　　　　　B. 恐胜思

C. 怒胜忧　　　　　D. 思胜喜

E. 悲胜惊

答案解析：A。五志中，悲属金，怒属木，因为金克木，所以悲能胜怒。

考点发散：根据五行学说，临床上可以运用不同情志变化的相互抑制关系来达到治疗目的，如悲胜怒、恐胜喜、怒胜思、喜胜忧、思胜恐。

二、B1 型题

（1~2 题共用备选答案）

A. "曲直"　　　　　B. "炎上"

C. "稼穑"　　　　　D. "从革"

E. "润下"

1. 上述五行特性，木的特性是

2. 上述五行特性，金的特性是

答案解析：1. A 2. D。五行中，木的特性被概括为"曲直"，是指树林的枝条具有生长、柔和、能屈能伸的特性，引申为凡具有生长、升发、条达、舒畅等性质或作用的事物和现象，归属于木。金的特性被概括为"从革"，是指金有刚柔相济之性，引申为凡具有沉降、肃杀、收敛等性质或作用的事物和现象，归属于金。

考点发散："水曰润下，火曰炎上，木曰曲直，金曰从革，土爰稼穑"是对五行特性的经典性概括。

（3～4题共用备选答案）

A. 木 B. 火
C. 土 D. 金
E. 水

3. 五味分属五行，酸所属的是

4. 五味分属五行，咸所属的是

答案解析：3. A 4. E。五味的五行分类中，酸属木，咸属水。

考点发散：五味分属五行，酸属木，苦属火，甘属土，辛属金，咸属水。

（5～6题共用备选答案）

A. 东方 B. 南方
C. 西方 D. 北方
E. 中央

5. 方位配属五行，属土的方位是

6. 方位配属五行，属水的方位是

答案解析：5. E 6. D。方位的五行分类中，中央属土，北方属水。

考点发散：方位分属五行，东方属木，南方属火，中央属土，西方属金，北方属水。

（7～8题共用备选答案）

A. 荥穴 B. 输穴
C. 井穴 D. 经穴
E. 合穴

7. 针灸疗法中，配属于木的"五输穴"是

8. 针灸疗法中，配属于火的"五输穴"是

答案解析：7. C 8. A。针灸疗法中，五输穴中的井穴属木，荥穴属火。

考点发散：针灸疗法中，将五输穴中的井穴、荥穴、输穴、经穴、合穴，分别配属于五行中的木、火、土、金、水。

第五单元 藏象学说

一、A1 型题

1. 关于五脏生理、病理及治疗的共同特点，叙述正确的是

A. 传化物 B. 藏精气
C. 其病多实 D. 治疗宜泻
E. 实而不能满

答案解析：B。中医学以生理特点的不同作为区分脏与腑的主要依据。其中，"藏精气"为五脏的共同生理特点。其余选项均为六腑的共同特点。

考点发散：五脏共同的生理特点是化生和贮藏精气。"所谓五脏者，藏精气而不泻也，故满而不能实。"一般来说，病理上"脏病多虚"，治疗上"五脏宜补"。

2. 关于六腑生理、病理及治疗的共同特点，叙述正确的是

A. 传化物 B. 藏精气

C. 其病多虚 D. 治疗宜补
E. 满而不能实

答案解析：A。中医学以生理特点的不同作为区分脏与腑的主要依据。其中，"传化物"为六腑的共同生理特点。其余选项均为五脏的共同特点。

考点发散：六腑共同的生理特点是受盛和传化水谷。"所谓六腑者，传化物而不藏，故实而不能满也。"一般来说，病理上"腑病多实"，治疗上"六腑宜泻"。

3. 区分脏与腑的主要依据是

A. 分布部位不同 B. 解剖形态不同
C. 生理特点不同 D. 阴阳属性不同
E. 五行属性不同

答案解析：C。中医学以生理特点的不同作为区分脏与腑的主要依据。

考点发散：五脏共同的生理特点是化生和贮藏精气，六腑共同的生理特点是受盛和传化水谷。

二、B1 型题

（1~2 题共用备选答案）

A. 传精气而不藏，满而不能泄

B. 传化物而不藏，实而不能满

C. 藏精气而不泻，满而不能实

D. 传化物而不藏，满而不能实

E. 藏精气而不泻，实而不能满

1. 五脏共同的生理特点是
2. 六腑共同的生理特点是

答案解析：1. C　2. B。五脏共同的生理特点是化生和贮藏精气，六腑共同的生理特点是受盛和传化水谷。"所谓五脏者，藏精气而不泻也，故满而不能实；所谓六腑者，传化物而不藏，故实而不能满也。"

第六单元　五　脏

一、A1 型题

1. 具有主血脉生理功能的脏是

A. 心　　　　　　　B. 肝

C. 脾　　　　　　　D. 肺

E. 肾

答案解析：A。"主血脉"是心的生理功能之一。

考点发散：心主血脉，指心气推动和调控血液在脉道中运行，流注全身，发挥营养和滋润作用。心主血脉包括心主血和心主脉两个方面。

2. 具有主司意识、思维、情志等精神活动作用的脏是

A. 心　　　　　　　B. 肝

C. 脾　　　　　　　D. 肺

E. 肾

答案解析：A。主司意识、思维、情志等精神活动作用是心的生理功能之一。

考点发散：心藏神，又称主神明或主神志，指心有统帅全身脏腑、经络、形体、官窍的生理活动和主司意识、思维、情志等精神活动的作用。

3. 下列各项，其为阳脏而主通明的是

A. 心　　　　　　　B. 肝

C. 脾　　　　　　　D. 肺

E. 肾

答案解析：A。心为阳脏而主通明是心的生理特性之一。

考点发散：心在五行属火，属阳中之阳的太阳，故称为阳脏，又称"火脏"。心主通明，指心脉以通畅为本，心神以清明为要。心脉畅通和心神清明，是心阳的温煦、推动作用与心阴的凉润、宁静作用相协调的结果。

4. 被称为"水之上源"的脏是

A. 心　　　　　　　B. 肝

C. 脾　　　　　　　D. 肺

E. 肾

答案解析：D。肺主行水，又因肺位最高，故称"肺为水之上源"。

考点发散：肺气的宣发肃降运动推动和调节全身水液的输布和排泄。肺以其气的宣发与肃降运动输布水液。

5. 具有"朝百脉"功能的脏是

A. 心　　　　　　　B. 肝

C. 脾　　　　　　　D. 肺

E. 肾

答案解析：D。"朝百脉"是肺的生理功能之一。肺朝百脉，指全身的血液通过百脉流经于肺，经肺的呼吸，进行体内外清浊之气的交换，然后再通过肺气宣降作用，将富有清气的血液通过百脉输送到全身。

6. 下列各项，与助心行血功能关系密切的是

A. 肾　　　　　　　B. 肝

C. 脾　　　　　　　D. 肺

E. 小肠

答案解析：D。肺气具有助心行血的作用。全身的血脉均统属于心，心气是血液循环运行的基本动力。而血液的运行，又赖于肺气的推动和调节，即肺气具有助心行血的作用。

7. 有"华盖"之称的脏是

A. 心　　　　　　　B. 肝

C. 脾　　　　　　　D. 肺

E. 肾

答案解析：D。肺为华盖，是肺的生理特性之一。肺位于胸腔，覆盖五脏六腑之上，位置最高，因而有"华盖"之称。

8. 下列各项，不属肺气宣发的是

A. 呼出体内之浊气

B. 转输津液于体表

C. 转输精微于头面

D. 转输卫气于皮毛

E. 转输浊液于膀胱

答案解析：E。转输浊液于膀胱是肺主肃降的体现。其余选项均属肺气宣发的内容。

考点发散：肺气宣发，是肺气向上向外的布散运动，主要体现在以下三个方面：一是呼出体内浊气；二是将脾所转输来的津液和部分水谷精微上输头面诸窍，外达于全身皮毛肌腠；三是宣发卫气于皮毛肌腠，以温分肉，充皮肤，肥腠理，司开阖，将代谢后的津液化为汗液，并控制和调节其排泄。

9. 具有主运化功能的脏是

A. 心

B. 肝

C. 脾

D. 肺

E. 肾

答案解析：C。脾主运化是脾的生理功能之一。脾主运化，指脾具有把饮食水谷转化为水谷精微和津液，并把水谷精微和津液吸收、转输到全身各脏腑的生理功能。包括运化食物和运化水液两个方面。

10. 下列各项，与长夏相通应的是

A. 心气

B. 肝气

C. 脾气

D. 肺气

E. 肾气

答案解析：C。脾气与四时之外的"长夏"相通应。长夏之季，气候炎热，雨水较多，天气下迫，地气上腾，湿为热蒸，蕴酿生化，万物华实，合于土生万物之象，而人体的脾主运化，化生精气血津液，以奉生身，故脾与长夏相通应。

11. 与中气下陷关系最密切的脏是

A. 心

B. 肝

C. 脾

D. 肺

E. 肾

答案解析：C。脾气虚衰，无力升举，又称为中气下陷。脾气上升是防止内脏位置下垂的重要保证。若脾气亏虚，上升无力，逆而下陷，除可见腹部坠胀、便意频繁等症外，还可见胃下垂、肾

下垂、子宫脱垂、脱肛等内脏下垂的病证。此类病证，称为脾气下陷，或中气下陷，临床治疗常用健脾升提的方法。

12. 具有主疏泄功能的脏是

A. 心

B. 肝

C. 脾

D. 肺

E. 肾

答案解析：B。"主疏泄"是肝的生理功能之一。肝主疏泄，指肝气具有疏通、畅达全身气机的作用。

13. "封藏之本"指的是

A. 心

B. 肝

C. 脾

D. 肺

E. 肾

答案解析：E。《素问·六节藏象论》云："肾者，主蛰，封藏之本，精之处也。"

考点发散：肾藏精，指肾具有贮存、封藏精的生理功能。肾精的构成，是以先天之精为基础，加之部分后天之精的充养而成。

14. 具有主生长发育生殖功能的脏是

A. 心

B. 肝

C. 脾

D. 肺

E. 肾

答案解析：E。主生长发育生殖功能是肾的生理功能之一。肾主生长发育与生殖，指肾精、肾气促进机体生长发育与生殖功能成熟的作用。

15. "一身阳气之本"指的是

A. 心阳

B. 肝阳

C. 脾阳

D. 肺阳

E. 肾阳

答案解析：E。肾阳为一身阳气之本，能推动和激发脏腑各种功能，温煦全身脏腑形体官窍。

考点发散：肾气涵有阴阳两种成分：肾阴是其中具有凉润、宁静、抑制、凝聚等作用的部分，肾阳是其中具有温煦、推动、兴奋、宣散等作用的部分。肾阴与肾阳对立统一，协调共济，则肾气冲和畅达。

16. 具有主司和调节全身水液代谢作用的脏是

A. 心

B. 肝

C. 脾

D. 肺

E. 肾

答案解析：E。肾气具有主司和调节全身水液代

谢的作用。肾气主水，即主司和调节全身水液代谢的作用，体现在两个方面：一是肾气对参与水液代谢脏腑的促进作用；二是肾气的生尿和排尿作用。

17. 下列各项，其关系体现在协同调节血液运行和呼吸吐纳的是

A. 心与肺　　　　　B. 心与肝
C. 肺与肝　　　　　D. 脾与肾
E. 肝与肾

答案解析：A。心与肺的关系，主要表现在血液运行和呼吸吐纳之间的协同调节关系。心主血而肺主气，心主行血而肺主呼吸。血液的正常运行，依赖心气的推动，亦有赖于肺的辅助。积于胸中的宗气是连接心之搏动和肺之呼吸的中心环节。

18. 下列各项，其关系体现在血液生成和血液运行方面的是

A. 心与脾　　　　　B. 心与肝
C. 肺与肝　　　　　D. 脾与肾
E. 肝与肾

答案解析：A。心与脾的关系，主要表现在血液生成和血液运行方面。

考点发散：心主血而脾生血，心主行血而脾主统血。

19. 下列各项，其关系体现在君相安位方面的是

A. 心与肾　　　　　B. 心与肝
C. 肺与肝　　　　　D. 脾与肾
E. 肝与肾

答案解析：A。君相安位是心肾相交的机制之一。

考点发散：心为君火，肾为相火。君火在上，如日照当空，为一身之主宰；相火在下，系阳气之根，为神明之基础。

20. 下列各项，其关系体现在气的生成和水液代谢方面的是

A. 心与肾　　　　　B. 肺与脾
C. 肺与肝　　　　　D. 脾与肾
E. 肝与肾

答案解析：B。肺与脾的关系，主要表现在气的生成和水液代谢方面。

考点发散：肺主呼吸，吸入自然界的清气；脾主运化，化生水谷之精并进而化为谷气。两者在肺中汇为宗气。肺气宣降以行水，使水液正常输布

与排泄；脾气运化，散精于肺，使水液正常生成与输布。

21. 下列各项，其关系体现在人体气机升降的调节方面的是

A. 心与肾　　　　　B. 心与肝
C. 肺与肝　　　　　D. 脾与肾
E. 肝与肾

答案解析：C。肺与肝的关系，主要表现在人体气机升降的调节方面。

考点发散：肝生于左，肺藏于右。肝气从左升发，肺气由右肃降。肝气以升发为宜，肺气以肃降为顺。

22. 下列各项，其关系体现在"乙癸同源"方面的是

A. 心与肾　　　　　B. 心与肝
C. 肺与肝　　　　　D. 脾与肾
E. 肝与肾

答案解析：E。肝肾之间的关系，有"乙癸同源"之说。以天干配五行，肝属乙木，肾属癸水，故肝肾之间关系，亦称为"乙癸同源"。

23. 开窍于目的脏是

A. 心　　　　　　　B. 肝
C. 脾　　　　　　　D. 肺
E. 肾

答案解析：B。肝在窍为目。目之所以能视物辨色，依赖肝血之濡养和肝气之疏泄的协调。肝经上连目系，肝之血气循此经脉上注于目，使其发挥视觉作用。

24. "骨之余"指的是

A. 齿　　　　　　　B. 爪
C. 膝　　　　　　　D. 发
E. 皮

答案解析：A。齿为骨之余。齿与骨同出一源，亦由肾精充养，故称"齿为骨之余"。

25. "血之余"指的是

A. 面　　　　　　　B. 爪
C. 唇　　　　　　　D. 发
E. 齿

答案解析：D。发为血之余。发的生长，赖血以养，故称发为血之余。

二、B1 型题

（1～2题共用备选答案）

A. 心　　　　　　　B. 肝

C. 脾　　　　　　　　D. 肺

E. 肾

1. "君主之官"指的是

2. "相傅之官"指的是

答案解析： 1. A　2. D。《素问·灵兰秘典论》云："心者，君主之官也，神明出焉。""肺者，相傅之官，治节出焉。"

考点发散： 心所藏之神，既是主宰人体生命活动的广义之神，又包括意识、思维、情感等狭义之神。

(3~4题共用备选答案)

A. 心　　　　　　　　B. 肝

C. 脾　　　　　　　　D. 肺

E. 肾

3. "气之主"指的是

4. "气之根"指的是

答案解析： 3. D　4. E。《类证治裁·喘证》云："肺为气之主，肾为气之根。"人体的呼吸，由肺所主，但吸入的清气，由肺气的肃降下达于肾，必须再经肾气的摄纳潜藏，使其维持一定的深度，以利于气体的交换。

(5~6题共用备选答案)

A. 心　　　　　　　　B. 肝

C. 脾　　　　　　　　D. 肺

E. 肾

5. "娇脏"指的是

6. "刚脏"指的是

答案解析： 5. D　6. B。肺为娇脏，而肝为刚脏。肺为娇脏，指肺脏清虚而娇嫩，不耐寒热燥湿诸邪之侵；外感六淫之邪从皮毛或口鼻而入，常易犯肺而为病。肝为刚脏，指肝气主升主动，具有刚强躁急的生理特性。

(7~8题共用备选答案)

A. 心　　　　　　　　B. 肝

C. 脾　　　　　　　　D. 肺

E. 肾

7. 具有统血而防止出血功能的是

8. 具有藏血而防止出血功能的是

答案解析： 7. C　8. B。脾统血，而肝藏血。脾统血，指脾气具有统摄、控制血液在脉中正常运行而不逸出脉外的作用。肝藏血，指肝具有贮藏血

液、调节血量和防止出血的功能。

(9~10题共用备选答案)

A. 心　　　　　　　　B. 肝

C. 脾　　　　　　　　D. 肺

E. 肾

9. 上述各项，在液为涎的是

10. 上述各项，在液为唾的是

答案解析： 9. C　10. E。脾在液为涎，肾在液为唾。涎由脾精、脾气化生并转输布散。唾由肾精化生，经肾气的推动作用，沿肾经转输，有润泽口腔，滋润食物及滋养肾精的作用。

(11~12题共用备选答案)

A. 心　　　　　　　　B. 肝

C. 脾　　　　　　　　D. 肺

E. 肾

11. "先天之本"指的是

12. "后天之本"指的是

答案解析： 11. E　12. C。肾为先天之本，脾为后天之本。肾藏先天之精，是生命之本原，为先天之本；脾主运化水谷精微，化生气血，为后天之本。

(13~14题共用备选答案)

A. 心　　　　　　　　B. 肝

C. 脾　　　　　　　　D. 胆

E. 三焦

13. "孤脏"指的是

14. "孤府"指的是

答案解析： 13. C　14. E。脾为孤脏，三焦为孤府。脾属土，居中央，与四方、四时无配，属人体中最大最重要的脏，故称"孤脏"。部位三焦，包含了上至头、下至足的整个人体，已经超出了实体六腑的概念，被称为"孤府"。

(15~16题共用备选答案)

A. 心　　　　　　　　B. 肝

C. 脾　　　　　　　　D. 肺

E. 肾

15. 藏精的脏是

16. 藏血的脏是

答案解析： 15. E　16. B。肾藏精，指肾具有贮存、封藏精的生理功能。肝藏血，指肝具有贮藏血液、调节血量和防止出血的功能。

第七单元 六 腑

一、A1 型题

1. 既为六腑之一，又属奇恒之腑的是

A. 胆　　　　　　　B. 胃

C. 小肠　　　　　　D. 大肠

E. 三焦

答案解析：A。胆既为六腑之一，又属奇恒之腑。胆为中空器官而类腑，其内盛的胆汁适时排泄，具有"泻而不藏"的特性，故胆为六腑之一；又因其内盛精汁，与主腑传化水谷，排泄糟粕有别，故又属奇恒之腑。

2. 被称为"中正之官"的腑是

A. 胆　　　　　　　B. 胃

C. 小肠　　　　　　D. 大肠

E. 三焦

答案解析：A。胆主决断，被称为"中正之官"。

考点发散：胆具有判断事物、做出决定的作用。胆的这一作用对于防御和消除某些精神刺激的不良影响，以维持精气血津液的正常运行和代谢，确保脏腑之间的协调关系，有着极为重要的作用。

3. 被称为"中清之腑"的是

A. 胆　　　　　　　B. 胃

C. 小肠　　　　　　D. 大肠

E. 三焦

答案解析：A。胆有"中清之腑"的称谓。胆为中空器官，内盛胆汁。因胆汁清静，称为"精汁"。故有医家将胆称为"中清之腑"。

4. 被称为"五脏六腑之海"的腑是

A. 胆　　　　　　　B. 胃

C. 小肠　　　　　　D. 大肠

E. 三焦

答案解析：B。胃为"五脏六腑之海"。容纳于胃中的饮食物，经过胃的腐熟，水谷才能游溢出人体所需要的精微物质，人的气血才能充盛，脏腑组织才能得到水谷精微的充养而发挥各自的生理功能，故称胃为"五脏六腑之海"。

5. 被称为"州都之官"的腑是

A. 胆　　　　　　　B. 胃

C. 小肠　　　　　　D. 大肠

E. 膀胱

答案解析：E。膀胱被称为"州都之官"。膀胱是水液汇聚之处。《素问·灵兰秘典论》云："膀胱者，州都之官，津液藏焉。"

6. 具有通行诸气及运行津液功能的腑是

A. 胆　　　　　　　B. 胃

C. 小肠　　　　　　D. 大肠

E. 三焦

答案解析：E。三焦的生理功能有二：一是通行诸气；二是运行津液。三焦能通行元气，元气是通过三焦才得以布达全身的。《难经·三十八难》云三焦"有元气之别焉，主持诸气"。元气主宰着诸气，总司全身的气机和气化。所以，三焦是人体之气升降出入的通道，人体之气，是通过三焦而布散于五脏六腑，充沛周身的。三焦具有疏通水道、运行水液的生理功能，是水液升降出入的通路。《素问·灵兰秘典论》云："三焦者，决渎之官，水道出焉。"人体的津液代谢，是由肺、脾、肾、膀胱等脏腑的协同作用而完成的，但必须以三焦为通路。如果三焦气化功能失常，水道不畅，必然会引起津液代谢失常，出现尿少、痰饮、水肿等病变。

7. 具有"纳运相成"关系的是

A. 肝和胆　　　　　　B. 脾和胃

C. 心和小肠　　　　　D. 肺和大肠

E. 肾和膀胱

答案解析：B。"纳运相成"体现着脾与胃的关系。脾主运化，胃主受纳，受纳与运化相辅相成。胃受纳、腐熟水谷，为脾之运化提供前提；脾运化水谷精微，也为胃的继续摄食提供条件及能量。胃和则脾健，脾健则胃和。脾胃运纳密切配合，相互协调，才能完成纳食、消化、吸收与转输等一系列生理功能。

8. 具有"升降相因"关系的是

A. 肝和胆　　　　　　B. 脾和胃

C. 心和小肠　　　　　D. 肺和大肠

E. 肾和膀胱

答案解析：B。"升降相因"体现着脾与胃的关系。

脾气主升，以升为顺；胃气主降，以降为和。脾升与胃降，相反相成。脾气上升，行运化之职；胃气下降，则水谷下行而无留积之患，又有助于脾气之升运。脾气升则水谷之精微得以输布，胃气降则食糜及其糟粕得以下行。脾胃之气，一升一降，升降相因，从而保证了食物的正常消化。

9. 具有"共主勇怯"关系的是

    A. 肝和胆   B. 脾和胃

    C. 心和小肠   D. 肺和大肠

    E. 肾和膀胱

答案解析：A。"共主勇怯"是肝和胆的关系之一。胆主决断与人的勇怯有关，而决断又基于肝之谋虑，肝胆相互配合，情志活动正常，处理果断。

二、B1 型题

（1~2 题共用备选答案）

    A. 胆   B. 胃

    C. 小肠   D. 大肠

    E. 膀胱

1. 上述各项，"主液"的是

2. 上述各项，"主津"的是

    答案解析：1. C   2. D。小肠主液，大肠主津。小肠主泌别清浊，是指小肠在对食糜进行充分消化吸收的同时，将食糜区分为清浊两部分。小肠在吸收水谷精微的同时，还吸收了大量的水分，这些水分经脏腑代谢后下输肾和膀胱。故有"小肠主液"的说法。大肠在传导糟粕的同时，还能吸收其部分水分，因此又有"大肠主津"的说法。

（3~4 题共用备选答案）

    A. 胆   B. 胃

    C. 小肠   D. 大肠

    E. 膀胱

3. 上述各项，主受纳水谷的是

4. 上述各项，主受盛化物的是

    答案解析：3. B   4. C。胃主受纳水谷，小肠主受盛化物。胃主受纳，是指胃有接受和容纳饮食物的生理功能。饮食入口，经过食道，到达于胃，由胃来容纳，故称胃为"太仓""水谷之海"。小肠的受盛功能主要体现在小肠接受由胃下传的食糜而盛纳之。

（5~6 题共用备选答案）

    A. 脾   B. 胃

    C. 肝   D. 肾

    E. 膀胱

5. 上述各项，喜燥而恶湿的是

6. 上述各项，喜润而恶燥的是

    答案解析：5. A   6. B。脾喜燥而恶湿，胃喜润而恶燥。脾胃喜恶燥湿之性不同，但其间又是相互制约、相互为用的。脾主运化水湿，但脾之阳气易损，易被湿邪所困，胃阳有助于脾阳，使脾不至于为湿所困。胃之阴气易伤，易伤津化燥，得脾阴之助，使胃不至于因燥而伤。脾胃燥湿之间相互平衡，是保证脾胃运纳、升降协调的必要条件。

第八单元　奇恒之腑

一、A1 型题

1. 五神脏中，藏魂的是

    A. 心   B. 肺

    C. 肝   D. 肾

    E. 脾

    答案解析：C。肝藏魂。神、魂、魄、意、志五种不同的表现，分别由心、肝、脾、肺、肾五脏主司，即所谓"五神脏"。

2. "元神之府"指的是

    A. 脑   B. 心

    C. 脉   D. 肾

    E. 肝

    答案解析：A。脑为元神之府，是生命的枢机，主宰人体的生命活动。人在出生之前，随形具而生之神，即为元神。元神来自先天，藏于脑中，为生命之主宰。元神存则生命在，元神败则生命逝。故脑是人体内最重要的器官，是生命活动的要害之所在。

3. 下列各项，与天癸关系密切的是

    A. 脑   B. 髓

    C. 骨   D. 胆

    E. 女子胞

答案解析：E。女子胞与肾中精气关系密切。天癸，是肾精及肾气充盈到一定程度所化生的一种精微物质，能促进女子胞发育成熟和维持人体生殖功能。

考点发散：生殖器官的发育及生殖功能的维持，全赖于肾中精气所化的"天癸"。在肾中精气及天癸的作用下，才能使生殖器官发育成熟，在女子而言，可有月经来潮，具备生殖能力。随着人体的衰老，肾中精气不充，天癸亦随之衰竭，女子进入绝经期，生殖功能丧失。

4. 与女子胞功能关系密切的脏是

A. 心、肝、脾、肾

B. 心、肺、脾、肾

C. 心、肝、肺、肾

D. 心、肝、脾、肺

E. 肺、肝、脾、肾

答案解析：A。五脏之中，女子胞与心、肝、脾、肾的关系密切。生殖器官的发育及生殖功能的维持，全赖于肾中精气所化的"天癸"。月经的排泄，胎儿的孕育，均依赖于血液。心主血、肝藏血、脾为气血生化之源而统血。心、肝、脾三脏对全身血液的化生和运行有调节作用。月经的来潮和周期，以及胎儿的孕育，均离不开气血的充盈和血液的正常调节。当心、肝、脾三脏功能失调时，均可引起胞宫生理功能障碍，出现相应的病理变化。

二、B1 型题

(1~2 题共用备选答案)

A. 胆　　　　　　　B. 胃

C. 脑　　　　　　　D. 骨

E. 冲脉

1. "髓海"指的是

2. "血海"指的是

答案解析：1. C　2. E。脑为髓海，冲脉为血海。脑，位于颅腔之内，为髓聚之处，故名"髓海"。又是神明汇集之处，故又称为元神之府。《灵枢·海论》云："脑为髓之海。"冲脉调节十二经脉气血，被称为"血海"。

第九单元　精、气、血、津液、神

一、A1 型题

1. 狭义之精，指的是

A. 生殖之精　　　　B. 先天之精

C. 后天之精　　　　D. 水谷之精

E. 脏腑之精

答案解析：A。狭义之精，特指具有繁衍后代作用的生殖之精。

考点发散：人体之精的含义有广义和狭义之分。广义之精，泛指构成人体和维持人体生命活动的基本物质，包括气、血、津液、精髓等与人体生命活动密切相关的所有精微物质，即生命物质。狭义之精，即指肾所藏之精，又称肾精，是促进生殖、促进人体生长发育、化生人体某些生命物质的重要基础。

2. 下列各项，不属人体之精功能的是

A. 繁衍生命　　　　B. 濡养作用

C. 化神作用　　　　D. 化血作用

E. 固摄作用

答案解析：E。固摄作用属于气的生理功能。其余选项均为人体之精的功能。

考点发散：人体之精的功能包括繁衍生命、濡养作用、化神作用、化血作用和化神作用。

3. 人体内活力很强运行不息的精微物质是

A. 气　　　　　　　B. 血

C. 精　　　　　　　D. 神

E. 津液

答案解析：A。气是人体内活力很强运行不息的极精微物质。气，是体内一种细小难见，运动迅速，具有很强活力的精微物质。是构成和维持人体生命活动的最基本物质。气，在古代是人们对于自然现象的一种朴素认识。认为"气"（或称"精气"）是构成世界的最基本物质，宇宙间的一切事物，都是由气的运动变化而产生的。这种朴素的唯物主义观点被引进医学领域，用以说明人体生命的构成和解释人体的生理病理等。

4. 与后天之气的生成相关的脏腑是

A. 心、肺　　　　　B. 心、肾

C. 肺、肝　　　　　D. 肺、脾、胃

E. 心、小肠

答案解析：D。脾胃和肺与后天之气的生成关系密切。脾胃运化的水谷之精气，与肺吸入之自然界的清气，在胸中气海（上气海、膻中）相结合而生成人体之后天之气。

5. 与气的生成相关的脏腑是

A. 心、肺、肝　　　　B. 心、肝、肾

C. 肺、肝、三焦　　　D. 肺、肾、脾胃

E. 心、肺、小肠

答案解析：D。人体之气的生成，是由多种物质通过多个脏腑的共同作用而生成的。其生成的主要物质来源是三个方面：一是禀受于父母并藏于肾的先天精气；二是饮食物中的营养物质，即脾胃运化的水谷精气；三是由肺吸入的自然界清气。前者源自于先天，后两者是人体从后天所获得。这些物质必须通过肾、脾胃、肺等脏腑的综合作用才能生成人体的气。

6. 下列各项，不属于气化过程的是

A. 精的生成　　　　B. 精气互化

C. 精化为髓　　　　D. 津液代谢

E. 受纳水谷

答案解析：E。受纳水谷是胃的生理功能，其余选项均属气化过程。

考点发散 所谓气化，是指通过气的运动而产生的各种变化。具体地说，是指人体精、气、血、津液各自的代谢及其相互转化。例如：精、气、血、津液生成，都需要将饮食物转化成水谷之精气，然后再化生成精、气、血、津液等；津液经过代谢，转化成汗液和尿液；饮食物经过消化和吸收后，其残渣转化为糟粕等，都是气化作用的具体体现。如果气化作用失常，则影响整个物质代谢过程，或导致饮食物的消化吸收障碍，或影响气、血、津液的生成、输布，或造成汗液、尿液和粪便排泄的异常等。

7. 维持机体相对恒定体温的气的功能是

A. 气的推动作用　　B. 气的温煦作用

C. 气的防御作用　　D. 气的固摄作用

E. 气的中介作用

答案解析：B。维持机体相对恒定体温属气的温煦作用。《难经·二十二难》云"气主煦之，血主濡之"。人体各脏腑组织的功能活动，以及生命物质的代谢都需要阳气的温煦。气是人体热能的主要来源。人体正常体温的相对恒定，需要气不断释放的热能所发挥的温煦作用来参与维持机体体温；各脏腑、经络等组织器官的生理活动同样需要气的温煦作用，如脾得阳（气）始运等；血、津液、精等物质的代谢，也需要依赖气的温煦作用，如"血得温而行，得寒而凝"等。当气的温煦作用失常时，可出现四肢不温，脏腑功能衰退，血和津液的运行迟缓等虚寒性病理变化。

8. 祛除侵入人体内病邪的气的功能是

A. 气的推动作用　　B. 气的凉润作用

C. 气的防御作用　　D. 气的固摄作用

E. 气的中介作用

答案解析：C。祛除侵入人体内病邪属气的防御作用。气有卫护机体、抗御邪气的作用。主要体现在三个方面：一是抵御外邪的入侵；二是可以驱邪外出，减轻、消除病邪对机体的损害；三是有助于机体的康复。所以，气的防御功能正常时，邪气不可侵入，或虽有邪侵入，也不易发病；即使发病，也易康复。当气的防御功能减弱时，机体抵御邪气的能力就要降低，易于感邪发病。

9. 人体最根本、最重要的气是

A. 元气　　　　　　B. 宗气

C. 营气　　　　　　D. 卫气

E. 脏腑之气

答案解析：A。元气是人体最根本、最重要的气。元气，又称"原气"，即元阴元阳之气。也称"真气"，即真阴真阳之气。是人体生命活动的原动力。因此，元气是人体中最根本、最重要的一种气。

10. 人体生命活动的原动力是

A. 元气　　　　　　B. 宗气

C. 营气　　　　　　D. 卫气

E. 脏腑之气

答案解析：A。元气是人体生命活动的原动力。

11. 根于命门，通过三焦而流行于全身的气是

A. 元气　　　　　　B. 宗气

C. 营气　　　　　　D. 卫气

E. 脏腑之气

答案解析：A。元气由肾精化生，根于命门，通过三焦流行于全身。元气根于下焦的肾，其化生元阴元阳之气通过三焦而布达全身，内而五脏六腑，外而肌肤孔窍，无处不至，作用于机体的各

个脏腑组织器官。

12. 能够推动调节人体生长发育和生殖功能的气是

A. 元气　　　　　　B. 宗气

C. 营气　　　　　　D. 卫气

E. 脏腑之气

答案解析：A。推动调节人体生长发育和生殖功能是元气的功能之一。元气的生理功能主要包括两个方面。一是推动人体的生殖、生长发育和决定体质类型、抗病能力等。二是激发和推动脏腑、经络等各组织器官的生理活动，是维持生命活动的最基本物质基础和原动力。因此，人体元气充沛，则生长发育正常、脏腑组织器官的功能旺盛、抗病力强；否则，元气不足，则生长发育迟缓、脏腑组织器官功能低下、抗病力弱。

13. 与语言、声音、呼吸强弱关系密切的气是

A. 元气　　　　　　B. 宗气

C. 营气　　　　　　D. 卫气

E. 脏腑之气

答案解析：B。凡语言、声音、呼吸强弱，气血的运行，肢体的寒温和活动能力，视听的感觉能力，心搏的强弱及其节律，皆与宗气有关。

14. 可以通过"虚里"处搏动情况及脉象变化测知盛衰的气是

A. 元气　　　　　　B. 宗气

C. 营气　　　　　　D. 卫气

E. 脏腑之气

答案解析：B。临床上常以"虚里"处的搏动情况和脉象变化测知宗气的盛衰。

考点发散：《素问·平人气象论》云："胃之大络，名曰虚里，贯膈络肺。出于左乳下，其动应衣，脉宗气也。"

15. 能够温养全身，调控腠理的气是

A. 元气　　　　　　B. 宗气

C. 营气　　　　　　D. 卫气

E. 脏腑之气

答案解析：D。温养全身，调控腠理属卫气的生理功能。卫气行于外者，分布在肌肤、皮毛，可防御外邪入侵；行于内者，保护内脏，防止邪气伤及内脏。当卫气不足时，都可因其失于固护，防御功能低下，而被邪气所侵。卫气属于阳气，能温养肌肤皮毛和温养脏腑，有助于发挥肌肤皮毛和脏腑的生理功能。

16. 与血液生化之源关系不密切的是

A. 营气　　　　　　B. 津液

C. 肾精　　　　　　D. 心神

E. 水谷之精

答案解析：D。血液化生与营气、津液、肾精及水谷之精有关。后天血液的生成，主要是来源于脾胃运化的水谷精微，其中与血液生成密切相关的是水谷精微中的营气和津液。肾精化血包括两个方面。一方面肾精是血液化生的本原（初始）物质，即先天之源。另一方面，精血之间在人体气化过程中存在着相互资生和相互转化的关系，即精可化血，血能生精。

17. 与血液生成相关的脏腑是

A. 心、肺、肾、肝

B. 肺、肾、肝、脾胃

C. 心、肺、肝、脾胃

D. 心、肝、肾、脾胃

E. 心、肺、肾、脾胃

答案解析：E。与血生成相关的脏腑包括心、肺、肾、脾胃。脾胃为后天之本，气血生化之源。中焦脾胃受纳水谷、运化水谷精微而升清，其所化生的营气和津液，是人体后天血液化生的基本物质。因此人出生之后，脾胃功能的正常与否关系到血液等物质的生成。心主血脉而行血，肺朝百脉而助心行血，为血液的生化提供了前提条件。同时，水谷精微由脾的转输而上输于心肺，全身循环的血液也通过"百脉朝肺"而输达心肺，经肺的呼浊吸清之后，将水谷之精和呼吸之清一并贯注于心脉，在心气的推动作用下运行全身。肾藏精，精生髓，精髓是化生血液的基本物质之一。

18. 影响血液运行的相关脏腑是

A. 心、肺、肾、肝　　B. 肺、肾、肝、脾

C. 心、肺、肝、脾　　D. 心、肝、肾、脾

E. 心、肺、肾、脾

答案解析：C。影响血液运行的相关的脏腑包括心、肝、脾、肺。心主血脉，推动血液循环，是血液运行的枢纽和动力。同时，心气作用于脉，其推动作用伴随血液运行的全过程。肺主一身之气而朝百脉，能助心脏推动血液运行。脾主统血，能统摄血液运行于脉内而不逸出脉外。肝是保证血液正常运行的一个重要环节。一是肝主藏

血，具有调节血量的作用，能根据各种生理需要主动调节周围循环血量。二是肝主疏泄，调畅气机，促进气血运行。三是肝藏血的功能还可以防止血逸脉外，避免出血的发生。因此，心肝脾肺四脏功能的配合是血液正常运行的重要保证。

19. 下列各项，属津布散部位的是

A. 脑　　　　　　　　B. 髓

C. 孔窍　　　　　　　D. 脏腑

E. 骨节

答案解析：C。孔窍属津布散的部位，其余选项均为液所布散的部位。

考点发散：津液是津和液的总称。尽管津与液同属水液，都属"阴"的范畴，都具有滋润、濡养各脏腑组织和平衡阴阳等作用，但二者又有一定的区别。其中，性质较为清稀，流动性较大，易于耗散，主要布散于体表皮肤、肌肉和孔窍等部位，并渗入血脉者，称之为津。

20. 下列各项，属液布散部位的是

A. 肌肉　　　　　　　B. 孔窍

C. 血脉　　　　　　　D. 皮肤

E. 骨节

答案解析：E。骨节属液布散的部位，其余选项均为津所布散的部位。

考点发散：津液是津和液的总称。其中，液性质较为稠厚，流动性较小，不易耗散，灌注于骨节、脏腑、脑、髓等组织器官。

21. 与津液输布关系密切的脏腑是

A. 脾、肺、肾、肝、三焦

B. 心、肺、肝、脾、膀胱

C. 肺、脾、肾、大肠、小肠

D. 心、肺、脾、小肠、三焦

E. 肺、脾、肾、膀胱、三焦

答案解析：A。津液输布主要依靠脾、肺、肾、肝和三焦的协调配合来完成。津液的输布过程，主要是体内水液清升浊降的过程。与脾、肺、肾、肝和三焦等脏腑生理功能密切相关。脾主运化水谷精微，一方面通过脾气布散水谷精微的作用，将水液之清者向上输送到肺，在生成津液的同时促进津液的运行；另一方面通过脾气的不断运化水湿和不断向上升清，又具有防止水液停留的作用。肺为水之上源，通过肺气宣发和肃降的协调运动以促进水液的输布运行，一方面肺接受

从脾转输而来的津液之后，通过宣发运动向上、向外布散津液以养肌肤皮毛等，并司毛窍之开合以排泄汗液。另一方面，通过肺的肃降运动向下、向内敷布津液输布至各脏腑，并将水液之浊下输肾与膀胱。肾在津液代谢过程之中起着主宰作用，主要表现在两个方面：一是肾中阳气的温煦气化作用，是胃"游溢精气"、脾气运化和升清、肺气宣降以通调水道，以及小肠的泌别清浊等作用的动力，并推动着津液的输布；二是由肺下输至肾的津液，在肾的气化蒸腾作用下，清者经三焦上输于肺而布散于全身，浊者化为尿液注入膀胱，并司膀胱之开阖以排出体外。津液的输布有赖于气机的升降出入运动。肝气疏泄，调畅气机，能疏通三焦水道，使行水行，从而促进津液的正常代谢。三焦是津液在体内输布的通道，具有运行津液的功能。三焦气化功能正常，则水道通利，津液畅行无阻。

22. 与津液排泄关系密切的脏腑是

A. 肺、脾、肾　　　　B. 心、肺、肝

C. 肺、脾、大肠　　　D. 心、肺、三焦

E. 肾、大肠、膀胱

答案解析：A。津液排泄主要与肾、肺、脾的生理功能有关。津液的排泄主要通过排出尿液和汗液来完成。呼气和粪便也将带走一些水分。人体津液的一部分由肺气的宣发运动输布到肌肤皮毛，在阳气的蒸腾作用下而形成汗液，由肺气司毛窍之开阖以排出体外。同时，肺气宣发运动也可通过呼吸作用而呼出一部分水液之浊。尿液是津液排泄的主要途径，而且尿液中含有机体代谢所形成的废物。因此，尿液的排泄状况和排出量的多少，不仅关系到全身津液代谢的动态平衡，而且关系到全身各脏腑组织生理活动的正常进行。尿液的形成是在肺气通调水道的作用下，津液的一部分下输于肾，通过肾阳的气化作用将水液之浊降于膀胱而形成的，并在肾气司开合作用下排出体外。所以肾的气化作用是津液形成尿液并排出体外的关键环节。在脾胃作用下，大肠传化水谷糟粕，其所形成的粪便中亦带走少量津液，一方面在糟粕排泄过程中起润滑作用，另一方面也可排泄浊气。

23. 人体生理活动和心理活动的主宰是

A. 神　　　　　　　　B. 气

C. 血　　　　　　D. 精

E. 津液

答案解析：A。神是人体生理活动和心理活动的主宰。《素问·移精变气论》云："得神者昌，失神者亡。"神的盛衰是生命力盛衰的综合体现，因此神是人体生理活动和心理活动的主宰。神是机体生命存在的根本标志，形离开神则形亡，形与神俱，神为主宰。

24. "气随血脱"的理论基础是

A. 气生血　　　　B. 气行血

C. 气摄血　　　　D. 血养气

E. 血载气

答案解析：E。血能载气，是"气随血脱"的理论基础。血能载气，气存于血中，赖血之运载而达于全身。血为气之守，气必依附于血而静谧。否则，血不载气，则气将飘浮不定，无所归附。故气不得血之静守则散越。所以在临床上，每见大出血时，气亦随之而涣散，形成气随血脱之候。

25. "气随津脱"的理论基础是

A. 气生津　　　　B. 气行津

C. 气摄津　　　　D. 津生气

E. 津载气

答案解析：E。津能载气是"气随津脱"的理论基础。津能载气。津液是气的载体之一。气无形而动，必须附着于有形之津液，否则也会使气漂浮失散而无所归。如果津液丢失过多，必定导致气的损耗。如暑热病邪伤人，大汗出，不仅伤津耗液，而且气亦随汗液外泄，出现少气懒言、体倦乏力的气虚表现。所以当大汗、大吐、大泻等导致津液大量丢失时，气亦随之大量外脱，称之为"气随津脱"。

26. "夺血者无汗"的理论基础是

A. 气能生血　　　　B. 气能摄津

C. 气能摄血　　　　D. 精血同源

E. 津血同源

答案解析：E。津血同源是"夺血者无汗"的理论基础。血和津液在病理上的相互影响主要包括两个方面。一是当血液不足时，可导致津液的亏少。如失血过多，常出现口渴、尿少、皮肤干燥等津亏的病理表现。二是津液和血液同源于水谷精微，汗、尿、涎、唾等皆为津液所化，若大

汗、大吐、大下、大量利尿等导致津液的过度耗损，不仅渗入脉内之津液不足，甚至脉内之津液还要渗出脉外，形成血脉空虚、津枯血燥等病变。所以，《灵枢·营卫生会》曰"夺血者无汗，夺汗者无血"。张仲景在《伤寒论》中也告诫说"衄家不可发汗""亡血家不可发汗"。

二、B1 型题

(1~2 题共用备选答案)

A. 气滞　　　　　　B. 气逆

C. 气陷　　　　　　D. 气脱

E. 气闭

1. 气的上升太过或下降不及，指的是

2. 气的上升不及或下降太过，指的是

答案解析：1. B　2. C。气的上升太过或下降不及，称为气逆；气的上升不及或下降太过，称为气陷。气的升降出入运动之间的协调平衡，称为"气机调畅"。升降出入的运动失调，即是"气机失调"的病理状态。"气机失调"有多种表现形式。气的运动受阻，在某些局部发生阻滞不通时，称作"气滞"；气的上升太过或下降不及，称为"气逆"，如胃气上逆等；气的上升不及或下降太过，称为"气陷"，如脾气下陷等；气不能内守而外出太过，称为"气脱"；气不能外达而结聚于内，称为"气结"或"气闭"。

(3~4 题共用备选答案)

A. 气的推动作用　　　B. 气的凉润作用

C. 气的防御作用　　　D. 气的固摄作用

E. 气的中介作用

3. 激发和促进人体生长发育的气的功能是

4. 防止精血津液过度代谢的气的功能是

答案解析：3. A　4. B。激发和促进人体生长发育属于气的推动功能。防止精血津液过度代谢属于气的凉润功能。气的推动作用是指气的激发和推动的功能。气是活力很强的精微物质，它能激发和促进人体的生长发育以及各脏腑、经络等组织器官的生理功能；能推动血的生成、运行，以及津液的生成、输布、排泄等。当气的推动作用减弱时，可影响人体的生长、发育；或出现早衰，亦可使脏腑经络等组织器官的生理活动减退，出现血和津液的生成不足，运行迟缓，输布、排泄障碍等病理变化。气的凉润作用指气中属阴部分的抑制产热，消除热量，使人体寒凉的作用。具

体包括凉润机体，维持相对恒定的体温；凉润各脏腑、经络、形体、官窍，防止生理功能过亢；凉润精血津液，防止过度代谢和运行失常。

(5～6题共用备选答案)

A. 气的调控作用　　　　B. 气的温煦作用

C. 气的防御作用　　　　D. 气的固摄作用

E. 气的中介作用

5. 抑制和宁静精神活动的气的功能是

6. 控制汗液、尿液及唾液分泌量及排泄量的气的功能是

答案解析：5. A　6. D。抑制和宁静精神活动属于气的调控功能。控制汗液、尿液及唾液分泌量及排泄量属于气的固摄功能。气的调控作用，指气中属阴部分的减缓、抑制、宁静等作用。主要体现在抑制和减缓人体的生长发育及生殖功能；抑制和宁静各脏腑经络的生理功能；抑制和减缓精血津液的生成及运行输布；抑制和宁静精神活动。气的固摄功能指气对体内精、血、津液等物质具有防止其无故流失的作用。具体表现在固摄血液，可使血液循脉而行，防止其逸出脉外；固摄汗液、尿液，精液等，控制其分泌排泄量，以防止其无故流失。若气的固摄作用减弱，则导致体内液态物质大量丢失。如气不摄血，可导致各种出血；气不摄津，可导致自汗、多尿等症；气不固精，可出现遗精、滑精等症。

(7～8题共用备选答案)

A. 元气　　　　　　　　B. 宗气

C. 营气　　　　　　　　D. 卫气

E. 脏腑之气

7. 根源于命门的气是

8. 积聚于胸中的气是

答案解析：7. A　8. B。元气根于命门，宗气聚于胸中。元气由肾精化生，根于命门，通过三焦流行于全身。宗气是积于胸中之气。

考点发散：宗气在胸中积聚之处，称为"气海""膻中"。

(9～10题共用备选答案)

A. 元气　　　　　　　　B. 宗气

C. 营气　　　　　　　　D. 卫气

E. 中气

9. 行于脉内的气是

10. 行于脉外的气是

答案解析：9. C　10. D。营气行于脉中，卫气行于脉外。

考点发散：营气与卫气，都是以脾胃运化的水谷精气为其主要的物质来源而生成的。但在属性、分布和功能上，又有一定的区别。营气精纯柔和，卫气慓悍滑疾；营行脉中，卫行脉外；营主内守而属阴，卫主卫外而属阳。

(11～12题共用备选答案)

A. 元气　　　　　　　　B. 宗气

C. 营气　　　　　　　　D. 卫气

E. 中气

11. 具有贯心脉行气血功能的是

12. 具有化生血液功能的是

答案解析：11. B　12. C。贯心脉行气血属宗气的功能，化生血液属营气的功能。

考点发散：宗气的生理功能主要表现在两个方面：一方面是行呼吸。宗气上走息道，促进肺的呼吸运动，并与语言、声音的强弱等有关。另一方面是行气血。宗气横贯心脉，促进心气推动血液运行，并影响着肢体的活动和寒温等。因此，宗气不足的病变常表现以心、肺两脏的功能衰退为主，如呼吸微弱、语声低微、心动异常、血行缓慢、四肢清冷、倦怠乏力等。

营气的功能主要表现在两个方面：一方面是化生血液。营气入于脉中成为血液的组成成分之一，同时也是血液化生的主要物质基础。另一方面是营养全身。营气随血液流行全身各处，滋养濡润各脏腑组织器官，为其提供生理活动的营养物质。

(13～14题共用备选答案)

A. 元气　　　　　　　　B. 宗气

C. 营气　　　　　　　　D. 卫气

E. 中气

13. 由水谷精微中精华部分化生的是

14. 由水谷精微中慓悍滑利部分化生的是

答案解析：13. C　14. D。营气由水谷精微中精华部分化生，卫气由水谷精微中慓悍滑利部分化生。营气生成的物质基础主要是脾胃运化的水谷精微，是水谷精微中的精纯柔和部分入于脉道所生成。卫气的生成也是以脾胃运化的水谷精微为主要物质基础，是水谷精气中慓疾滑利的部分所生成。

第十单元　经　络

一、A1 型题

1. 足三阴经的走向规律是

   A. 从脏走手   B. 从手走头

   C. 从头走足   D. 从足走腹

   E. 从腹走头

   答案解析：D。《灵枢·逆顺肥瘦》中关于十二经走向规律的论述曰："手之三阴，从脏走手；手之三阳，从手走头；足之三阳，从头走足；足之三阴，从足走腹。"

2. 手三阴经与足三阴经交接的部位是

   A. 手指端   B. 足趾端

   C. 头面部   D. 胸腹部

   E. 腰背部

   答案解析：D。十二经脉的交接规律：相为表里的阴经与阳经在四肢末端交接；同名手足阳经在头面部交接；足手阴经在胸腹部交接。

3. 下列各项，其循行路线起于季胁，绕身一周的是

   A. 督脉   B. 任脉

   C. 冲脉   D. 带脉

   E. 阴维脉

   答案解析：D。带脉起于季胁，斜向下行到带脉穴，绕身一周，并于带脉穴处再向前下方沿髂骨上缘斜行到少腹。

4. 十二经脉在上肢内侧分布，从前至后依次是

   A. 太阴、厥阴、少阴

   B. 阳明、太阳、少阳

   C. 太阴、阳明、太阴

   D. 太阴、少阴、厥阴

   E. 阳明、少阳、太阳

   答案解析：A。十二经脉在四肢的分布特点：阴经行于内侧面，阳经行于外侧面。上肢内侧为太阴在前，厥阴在中，少阴在后；上肢外侧为阳明在前，少阳在中，太阳在后。

5. 十二经脉在四肢外侧分布，从前至后依次是

   A. 太阴、厥阴、少阴

   B. 阳明、太阳、少阳

   C. 太阴、阳明、太阴

   D. 太阴、少阴、厥阴

   E. 阳明、少阳、太阳

   答案解析：E。十二经脉在四肢外侧分布规律：阳明在前，少阳在中，太阳在后。

6. 十二经脉在下肢内侧分布，内踝尖上八寸以上从前至后依次是

   A. 太阴、厥阴、少阴

   B. 阳明、太阳、少阳

   C. 太阴、阳明、太阴

   D. 太阴、少阴、厥阴

   E. 阳明、少阳、太阳

   答案解析：A。十二经脉在下肢内侧分布，内踝尖上八寸以上为太阴在前，厥阴在中，少阴在后。

7. 十二经脉在下肢内侧分布，内踝尖上八寸以下从前至后依次是

   A. 厥阴、太阴、少阴

   B. 阳明、太阳、少阳

   C. 太阴、阳明、太阴

   D. 太阴、少阴、厥阴

   E. 阳明、少阳、太阳

   答案解析：A。十二经脉在下肢内侧分布，内踝尖上八寸以下为厥阴在前，太阴在中，少阴在后。

8. 与手太阳经相表里的经是

   A. 手少阴经   B. 足太阳经

   C. 手阳明经   D. 手厥阴经

   E. 足阳明经

   答案解析：A。手少阴经与手太阳经相表里。

   考点发散：手足三阴与三阳经，通过各自的经别和别络相互沟通，组成六对表里相合关系：手太阴与手阳明相表里，手少阴与手太阳相表里，手厥阴与手少阳相表里，足太阴与足阳明相表里，足少阴与足太阳相表里，足厥阴与足少阳相表里。

9. 依照十二经脉流注次序，手太阴肺经上接的是

   A. 足厥阴肝经   B. 足少阳胆经

   C. 足阳明胃经   D. 手少阴心经

   E. 足少阴肾经

答案解析：A。依照十二经脉流注次序，足厥阴肝经经气流注至手太阴肺经。

考点发散：十二经脉流注次序依次为：手太阴肺经、手阳明大肠经、足阳明胃经、足太阴脾经、手少阴心经、手太阳小肠经、足太阳膀胱经、足少阴肾经、手厥阴心包经、手少阳三焦经、足少阳胆经、足厥阴肝经。

10. 下列经络，行于上肢内侧前缘的是

A. 肺经　　　　　B. 心经

C. 肝经　　　　　D. 小肠经

E. 大肠经

答案解析：A。行于上肢内侧前缘的经脉是手太阴肺经。

11. 下列经络，循行于大腿后侧外缘的是

A. 足太阳经　　　B. 足少阴经

C. 足厥阴经　　　D. 足太阴经

E. 足少阳经

答案解析：A。循行于大腿后侧外缘的经脉是足太阳膀胱经。

12. 下列各项，其循行特点可用"离、合、出、入"概括的是

A. 经别　　　　　B. 别络

C. 奇经　　　　　D. 经筋

E. 皮部

答案解析：A。经别的循行特点，可以用"离、合、出、入"来加以概括。十二经别循行，多从四肢肘膝以上部位别出，称为"离"；走入体腔脏腑深部，呈向心性循行，称为"入"；然后浅出体表，而上头面，称为"出"；阴经的经别合于相表里的阳经经别，然后一并注入六条阳经，称为"合"。

13. 下列各项，不属经络生理功能的是

A. 沟通联系　　　B. 运输渗灌

C. 感应传导　　　D. 调节作用

E. 通行元气

答案解析：E。通行元气为三焦的生理功能。

考点发散：经络的生理功能包括：沟通联系作用、运输渗灌作用、感应传导作用以及调节作用。

二、B1 型题

(1～2 题共用备选答案)

A. 手太阴肺经　　　B. 手少阴心经

C. 足阳明胃经　　　D. 足厥阴肝经

E. 手阳明经大肠

1. 上述经络，其循行路线入上齿中的是

2. 上述经络，其循行路线入下齿中的是

答案解析：1. C　2. E。足阳明胃经在循行过程中，入上齿中。手阳明经大肠在循行过程中，入下齿中。

(3～4 题共用备选答案)

A. 足太阴脾经　　　B. 足少阴肾经

C. 足厥阴肝经　　　D. 足少阳胆经

E. 足太阳膀胱经

3. 上述经络，其循行路线起于目内眦的是

4. 上述经络，其循行路线起于目外眦的是

答案解析：3. E　4. D。足太阳膀胱经的循行路线起于目内眦。足少阳胆经循行路线起于目外眦。

(5～6 题共用备选答案)

A. 足太阴脾经　　　B. 足少阴肾经

C. 足厥阴肝经　　　D. 足少阳胆经

E. 足太阳膀胱经

5. 上述经络，其循行路线上行连接目系的是

6. 上述经络，其循行路线连舌本，散舌下的是

答案解析：5. C　6. A。足厥阴肝经，其循行路线上行连接目系；足太阴脾经，其循行路线连舌本，散舌下。

(7～8 题共用备选答案)

A. 督脉　　　　　B. 任脉

C. 冲脉　　　　　D. 带脉

E. 阴维脉

7. 上述经络，其循行路线起于胞中，行于背部正中的是

8. 上述经络，其循行路线起于胞中，行于腹面正中的是

答案解析：7. A　8. B。督脉起于胞中，行于背部正中；任脉起于胞中，行于腹面正中。

(9～10 题共用备选答案)

A. 督脉　　　　　B. 任脉

C. 冲脉　　　　　D. 阳维脉

E. 阴维脉

9. "阳脉之海"指的是

10. "阴脉之海"指的是

答案解析：9. A　10. B。督脉为"阳脉之海"，任脉为"阴脉之海"。

考点发散：督脉调节阳经气血，蓄溢、调节全身阳经之气血，总督一身之阳经，称为"阳脉之海"。任脉调节阴经气血，总任阴脉之间的相互联系，对阴经气血起着调节作用，因此被称为"阴脉之海"。

第十一单元　体　质

一、A1 型题

1. 下列各项，决定体质形成和发展基础的是

  A. 遗传因素　　　　B. 情志因素

  C. 地理因素　　　　D. 年龄因素

  E. 饮食因素

答案解析： A。遗传因素是决定体质形成和发展的基础。

考点发散： 父母之精是生命个体形成的基础，人类的外表形态、脏腑功能、精神状态等的个性特点均形成于胎儿期，取决于个体的遗传背景。遗传因素维持着个体体质特征的相对稳定，是决定体质形成和发展的基础。

2. 下列各项，属于体质学说核心问题的是

  A. 形神一体性　　　B. 差异多样性

  C. 群类趋同性　　　D. 相对稳定性

  E. 动态可变性

答案解析： B。体质特征因人而异，具有明显的个性差异性，且千变万化，呈现出多样性特征。它通过人体形态、功能和心理活动的差异现象表现出来，因此个体差异多样性现象是体质学说研究的核心问题。

3. 下列各项，属于中医学体质概念基本特征的是

  A. 形神合一　　　　B. 天人合一

  C. 脏腑相合　　　　D. 气血合调

  E. 经络通畅

答案解析： A。"形神合一"是中医学体质概念基本特征之一。复杂多样的体质差异现象全面地反映着人体在形态结构以及由脏腑功能活动所产生的各种精神活动这两个方面的基本特征，是特定的生理特性与心理特性的综合体，是对个体身心特征的概括。

4. 下列各项，素体气虚者宜用的是

  A. 辛热温散　　　　B. 苦寒泻下

  C. 固涩收敛　　　　D. 补气培元

  E. 芳香化湿

答案解析： D。根据体质特征的药物宜忌，素体气虚者宜补气培元，忌耗散克伐。

5. 下列各项，痰湿质者宜用的是

  A. 辛热温散　　　　B. 苦寒泻下

  C. 固涩收敛　　　　D. 补气培元

  E. 芳香化湿

答案解析： E。根据体质特征的药物宜忌，痰湿质者宜健脾芳香化湿，忌阴柔滋补。

6. 下列各项，湿热质者宜用的是

  A. 辛热温散　　　　B. 耗散克伐

  C. 芳香化湿　　　　D. 清热利湿

  E. 滋补厚味

答案解析： D。根据体质特征的药物宜忌，湿热质者宜清热利湿，忌用滋补厚味。

7. 下列各项，瘀血质者宜用的是

  A. 辛热温散　　　　B. 固涩收敛

  C. 芳香化湿　　　　D. 培补元气

  E. 疏利气血

答案解析： E。根据体质特征的药物宜忌，瘀血质者宜疏利气血，忌用固涩收敛。

8. 下列各项，关于对体质强壮者施加治疗，叙述正确的是

  A. 当用补法　　　　B. 剂量宜大

  C. 药性宜平和　　　D. 对针灸耐受性差

  E. 对药物耐受性差

答案解析： B。根据不同体质对药物反应不同，体质强壮者对于药物耐受性强，剂量宜大，用药可峻猛。

二、B1 型题

（1～2题共用备选答案）

  A. 阳虚体质　　　　B. 阴虚体质

  C. 痰湿体质　　　　D. 瘀血体质

  E. 阴阳平和质

1. 上述各项，面色白而体胖的体质类型是

2. 上述各项，面色红而形瘦的体质类型是

答案解析：1. A 2. B。面色白而体胖属阳虚体质，面色红而形瘦属阴虚体质。

（3~4 题共用备选答案）

A. 甘寒药   B. 温补药

C. 利湿药   D. 补气药

E. 芳香药

3. 上述各项，体质偏阳者宜用的药是

4. 上述各项，体质偏阴者宜用的药是

答案解析：3. A 4. B。体质偏阳者宜用甘寒药；体质偏阴者宜用温补药。

考点发散：体质偏阳者宜用甘寒、酸寒、咸寒、

清润药，忌用辛热温散药。体质偏阴者宜用温补益火药，忌用苦寒泻火药。

（5~6 题共用备选答案）

A. 苦寒药   B. 滋补药

C. 收敛药   D. 辛热药

E. 耗散克伐药

5. 上述各项，体质偏阳者忌用的药是

6. 上述各项，体质偏阴者忌用的药是

答案解析：5. D 6. B。体质偏阳者忌用辛热药；体质偏阴者忌用滋补药。

第十二单元　病　因

一、A1 型题

1. 下列各项，不属六淫共同致病特点的是

A. 外感性   B. 季节性

C. 地域性   D. 相兼性

E. 传染性

答案解析：E。传染性为疠气致病的特点，不属六淫致病特点。

考点发散：六淫邪气致病，通常具有如下的共同特点：①外感性。六淫邪气，多从口鼻或肌表，或同时从这两条途径侵袭人体，导致脏腑组织器官功能失调而发病；发病的初起阶段，常表现为以恶寒发热、舌苔薄白、脉浮为主要临床特征的表证。②季节性。六淫邪气侵犯人体致病，具有明显的季节性。如春季多发生风病，夏季多发生暑病，长夏多发生湿病，秋季多发生燥病，冬季多发生寒病等。③地域性。六淫侵袭人体致病，常与工作、生活的地域以及环境密切相关。根据不同的地域和环境特性，发病具有不同的特点。如西北高原地区多发生寒病、燥病，东北多发生寒病，东南沿海地区多湿热为病，久居潮湿的环境多见湿邪为病，在高温环境中的工作者易患火热燥邪引发的病证等。④相兼性。六淫致病邪气，既可以单独侵袭人体而致病，又可以两种或两种以上相兼夹同时侵犯人体而致病。

2. 致病具有动摇不定特征的病邪是

A. 风邪   B. 寒邪

C. 暑邪   D. 燥邪

E. 热邪

答案解析：A。致病具有动摇不定特征的病邪是风邪。风性主动是指风邪侵袭致病后，其临床证候表现具有动摇、抽搐、拘急痉挛的特性。如风邪袭表，常见颈项强直；风邪侵犯头面部，见面部肌肉抽搐、震颤、甚至眩晕；风中经络，见口眼㖞斜颤动；金刃外伤，又复感受风毒之邪，见四肢抽搐、角弓反张等。

3. 被称为"百病之长"的病邪是

A. 风邪   B. 寒邪

C. 暑邪   D. 燥邪

E. 热邪

答案解析：A。风邪被称为"百病之长"。

考点发散：风气终岁常在，运行迅敏快捷，无处不到，无孔不入，侵犯不同的脏腑组织器官均可发生相应的病证，所以是六淫病邪中的首要致病邪气。其次风邪常兼夹六淫之其他邪气，成为六淫致病邪气的先导。因风邪升扬开泄，寒、湿、暑、燥、火热各种邪气，常常依附于风邪伤人而袭击人体。与寒邪相合则为外感风寒之邪，与热邪相合则为外感风热之邪，与湿邪相合则为外感风湿之邪，与暑邪相合则为外感风热暑邪，与燥邪相合则为外感风燥之邪与火热邪气相合则为外感风热火邪等。

4. 其性升散，易扰心神，且多挟湿的邪气是

A. 风邪   B. 寒邪

C. 暑邪   D. 燥邪

E. 热邪

答案解析：C。暑性升散，易扰心神，且多挟湿。

考点发散：暑性升散，伤津耗气。暑邪致病趋上，易于侵犯头目，内扰元神；暑邪致病趋于耗散，易于耗散津液，损伤正气，使得气泄而神散。所以暑邪致病，多出现心胸烦闷不宁、头昏、目眩、面赤气粗等证；侵犯人体，其性升散多直入气分致使腠理开泄而汗液大泄，出现口渴喜饮，唇干舌燥，尿赤短少等；并且经常气随津泄而导致正气虚损，可见气短乏力，甚则突然昏倒、不省人事等证。暑多挟湿，盛夏暑热之季，不仅气候炎热，而且常常多雨潮湿，热蒸湿蕴，湿热之气胶着弥漫，故暑邪常挟有湿邪侵犯人体致病。因而其临床表现，除发热、烦渴等暑热证外，常兼见四肢困倦、胸闷呕恶、大便溏泄不爽等湿阻证。尽管暑多挟湿易犯人，暑湿并存，但仍以暑热为主，湿浊居次。

5. 其致病易反复发作或缠绵难愈的邪气是

A. 风邪　　　　　　B. 寒邪

C. 湿邪　　　　　　D. 燥邪

E. 热邪

答案解析：C。湿性黏滞，其致病易反复发作或缠绵难愈。

考点发散：湿性黏滞，是指湿邪致病具有胶着黏腻和停滞不爽的特性。这种特性主要表现在两个方面：一是湿邪致病后症状多黏滞不爽。如湿邪浸淫大肠，而见大便黏而不爽，欲便不能，里急后重，舌苔垢腻；湿阻膀胱，则见小便淋漓涩滞不畅，或频数尿急涩痛，舌苔黏腻不洁；二是湿邪致病后，病程长，反复发作，缠绵难愈。如外感湿温为病，发热时起时伏，病程长，难以迅速治愈；湿疹、湿痹等，皆因湿邪黏腻，阻滞气机，气不行则湿难化，而反复发作难以彻底治愈。

6. 其致病易生风动血的邪气是

A. 风邪　　　　　　B. 寒邪

C. 暑邪　　　　　　D. 燥邪

E. 火邪

答案解析：E。火热易生风动血。所谓热邪容易生风、动血，是指火热之邪侵犯人体，容易引起肝风内动和血液妄行的病证。肝主藏血，在体合筋，火热之邪侵犯人体，消灼体内阴液，灼伤肝经，筋经失去阴液的濡养；热邪过盛又使肝阳亢奋并

进而引动肝风，表现为神昏高热、四肢抽搐、两目上视、颈项强直、角弓反张等内风证。火热之邪侵犯血脉，灼伤脉络，迫使血液妄行，引起各种出血病证，如吐血、咯血、便血、尿血、皮肤发斑、妇女月经过多、崩漏等。

7. 其致病易致疮痈的邪气是

A. 风邪　　　　　　B. 寒邪

C. 暑邪　　　　　　D. 燥邪

E. 火邪

答案解析：E。火邪易致疮痈。火热邪气进入血分，局部壅聚，腐蚀血肉即发为痈肿疮疡，临床表现以疮疡局部红赤、肿胀、发热、疼痛为特征，甚至溃破流脓血等。

8. 其致病，易形成"痛痹"的邪气是

A. 风邪　　　　　　B. 寒邪

C. 暑邪　　　　　　D. 燥邪

E. 火邪

答案解析：B。寒邪为主侵袭机体所致痹证为"痛痹"。

考点发散：寒邪侵袭人体容易使气血津液等运行出现凝结、经络涩滞不通。不通则痛，故疼痛是寒邪致病的重要临床表现和特征。由于寒邪侵犯机体的部位不同，表现的证候也各不相同。如寒邪客于肌表，凝滞经脉，阳气阻滞运行不畅，则头身肢体关节疼痛麻木；太阳伤寒，见头项强痛、骨节疼痛；寒邪侵犯关节等部位的痹证，见关节冷痛，称为"寒痹"或者"痛痹"；寒邪直中胃肠，则见脘腹冷痛、下利清谷等。

9. 下列各项，不属于疠气致病特点的是

A. 发病急骤，来势凶猛

B. 传染性强，易于流行

C. 一气一病，症状相似

D. 致病广泛，变幻多端

E. 致病性强，病情险恶

答案解析：D。致病广泛，变幻多端为痰饮的致病特点，其余选项均为疠气的致病特点。

考点发散：疠气的致病特点包括：①传染性强，易于流行。疠气具有强烈的传染性和流行性。当处于疠气流行的地域时，无论男女老少，体质强弱，只要接触疫疠之气的，多可发病。②发病急骤，病情笃重。疠气发病与六淫邪气相比具有发病急骤，来势凶猛，病情重笃险恶，死亡率高的

特点。因发病过程中常出现扰神、动血、动风等危重症状，故缓者朝发夕死、重者顷刻而亡。③一气一病，症状相似。一种疠气所致之病证，临床表现相似。疠气对机体的作用部位具有一定的选择性，从而在不同部位上产生相应的病证。每一种疠气所致疫病，均有各自的临床特征和传变规律，即所谓"一气致一病"，症状相似。

10. "在志为思"的脏是

　　A. 心　　　　　　　B. 肝

　　C. 脾　　　　　　　D. 肺

　　E. 肾

　　答案解析：C。人的情志活动与脏腑有着密切关系，情志活动以五脏精气为物质基础。而外界的各种刺激只有作用于脏腑，才能表现出不同的情志反映。所以中医学认为七情是五脏精气活动的结果。如《素问·阴阳应象大论》云："人有五脏化五气，以生喜怒悲忧恐。"心在志为喜、肝在志为怒、脾在志为思、肺在志为忧、肾在志为恐。故七情可以分属五脏，以喜、怒、思、悲、恐为代表，又称之为"五志"。

11. 七情过激损伤相应之脏，悲忧过度伤的是

　　A. 心　　　　　　　B. 肝

　　C. 脾　　　　　　　D. 肺

　　E. 肾

　　答案解析：D。七情过激损伤相应之脏，悲忧过度则伤肺。

　　考点发散：七情过激，或情志刺激过久，可直接伤及内脏，不同的情志变化，又可以伤及不同的脏腑，故《素问·阴阳应象大论》云："怒伤肝""喜伤心""思伤脾""悲伤肺""恐伤肾"等。即过喜伤心，过怒伤肝，过度思虑伤脾，悲忧过度伤肺，过恐则伤肾。

12. 情志致病，数情交织，易伤的脏是

　　A. 心、肝、脾　　　B. 心、肺、肾

　　C. 肺、脾、肾　　　D. 肺、肝、脾

　　E. 肝、脾、肾

　　答案解析：A。数情交织，易伤心、肝、脾。人体是一个统一的有机整体，心藏神，为"五脏六腑之大主"，故情志的刺激，虽能影响各个脏腑，然而首先影响的是心（即神明之心）的功能，然后方能分别影响其他各脏腑之功能。故《灵枢·口问》云："心者，五脏六腑之主也，……故悲哀愁

忧则心动，心动则五脏六腑皆摇。"另外，肝主疏泄，通过调畅气机而调节情志活动，故肝失疏泄，气机紊乱，情志的抑郁或亢奋失于调节，则又是情志疾病发生之关键。脾主运化，为气血生化之源，又位于中焦，是人体气机升降的枢纽。故情志所伤的病证，以心、肝、脾三脏为多见。

13. 饮食偏嗜中，易致肠胃积热的是

　　A. 偏嗜生冷寒凉　　B. 偏嗜辛温燥热

　　C. 偏嗜咸味之品　　D. 偏嗜肥甘厚味

　　E. 偏嗜酒食成癖

　　答案解析：B。偏嗜辛温燥热饮食日久，则易致肠胃积热。

　　考点发散：良好的饮食习惯要求寒温适中。若过食生冷，则易损伤脾阳，导致脾胃虚寒，运化功能紊乱，从而寒湿内生，可发生腹痛、泄泻等症状。若过食辛温燥热饮食，则易伤胃阴，或引发肠胃积热。胃热上熏，津液被灼，无以上承，故可出现口干、口臭、消谷善饥等症状。因此《灵枢·师传》告诫人们："食饮者，热无灼灼，寒无沧沧。"即是说饮食过冷过热皆不相宜。

14. 劳神过度，易伤的脏是

　　A. 心、肾　　　　　B. 心、脾

　　C. 心、肝　　　　　D. 肺、脾

　　E. 肺、肾

　　答案解析：B。劳神过度，易伤心脾。劳神过度，是指思虑太过，劳伤心脾而言。《素问·阴阳应象大论》云："脾在志为思。"而心主血藏神，所以思虑劳神过度，则耗伤心血，损伤脾气，可出现心神失养的心悸、健忘、失眠、多梦及脾不健运的纳呆、腹胀、便溏等症状。

15. 房劳过度，易伤的脏是

　　A. 心　　　　　　　B. 肝

　　C. 脾　　　　　　　D. 肺

　　E. 肾

　　答案解析：E。房劳过度，易致耗伤肾精肾气而致病。

　　考点发散：房劳过度，是指性生活不节，房事过度而言。肾藏精，主封藏，肾精不宜过度耗泄，若房事过频则肾精耗伤，临床常出现腰膝酸软、眩晕耳鸣、精神萎靡、性功能减退，或遗精、早泄，甚或阳痿等病证。

16. 与痰饮形成关系密切的脏腑是

A. 心、肺、脾、肾、肝

B. 心、肺、脾、肾、小肠

C. 肺、脾、肾、肝、大肠

D. 肺、脾、肾、肝、三焦

E. 肺、脾、肾、膀胱、三焦

答案解析：D。痰饮的形成，多与肺、脾、肾、肝及三焦功能失常相关。

考点发散：痰和饮都是水液代谢障碍所形成的病理产物。因此，凡能影响人体气化功能的正常进行，导致水液代谢障碍者，均可致水液停蓄凝聚而成痰饮。痰饮的形成，主要与肺、脾、肾、肝及三焦等脏腑功能失常有关。

17. 下列各项，不属痰饮致病特点的是

A. 影响新血形成　　B. 阻滞气血运行

C. 影响水液代谢　　D. 易于蒙蔽心神

E. 致病广泛，变幻多端

答案解析：A。影响新血形成是瘀血致病特点之一，其余选项为痰饮致病特点。

考点发散：痰饮的致病特点包括：①阻滞气血运行。痰随气行，无处不到。若流注经络，则使经络阻滞，气血运行不畅，出现肢体麻木、屈伸不利，甚则半身不遂。若结于局部，则形成痰核瘰疬、阴疽流注等。②影响水液代谢。痰饮本为水液代谢失常的病理产物，但形成之后，又作为一种致病因素作用于机体，进一步影响肺、脾、肾的功能，导致水液代谢失常。如寒饮阻肺，肺失宣降，可致水道不通；痰湿阻脾，可致水湿不化；饮停于下，阻遏肾阳，可致气化无力等。皆可通过对肺、脾、肾等脏功能的影响，使水液代谢障碍更为严重。③易于蒙蔽心神。痰浊内扰，蒙蔽清阳，清阳不升，可见头昏目眩、精神不振；痰郁化火，痰火扰心，还可见神昏、谵语、发狂等症状。④致病广泛，变幻多端。从发病部位言，饮多见于胸腹四肢，与脾胃关系较为密切；痰之为病，则全身无处不到，且与五脏均有关系，其临床表现也非常复杂。一般说来，痰病多表现为胸部痞闷、咳嗽、痰多、恶心、呕吐、腹泻、心悸、眩晕、癫狂、皮肤麻木、关节疼痛或肿胀、皮下肿块，或溃破流脓，久而不愈。饮之为害，多表现为咳喘、水肿、疼痛、泄泻等。舌苔滑腻，脉象多滑、弦或沉迟。

18. 下列各项，不属瘀血形成原因的是

A. 气虚　　　　　　B. 血虚

C. 津亏　　　　　　D. 血寒

E. 血热

答案解析：B。血虚不是瘀血形成的原因。

考点发散：瘀血的形成主要有两个方面：一是由于气虚、气滞、血寒、血热、津亏等内伤因素，导致气血功能失调而形成瘀血。二是由于各种外伤或内出血等损伤因素，直接形成瘀血。

19. 下列各项，不属瘀血致病特点的是

A. 影响新血形成　　B. 影响血脉运行

C. 易于阻滞气机　　D. 易于蒙蔽心神

E. 病位固定，病证繁多

答案解析：D。易于蒙蔽心神属痰饮致病特点，其余选项均为瘀血致病特点。

考点发散：经脉内连脏腑，外络肢节，遍布全身。血行脉中，循环不息，人体各脏腑组织都有瘀血为患的可能，因此决定了瘀血致病具有影响部位广泛，症状复杂多变的特点：①易于阻滞气机。瘀血形成之后，不但失去了正常的营养濡润作用，反而阻滞于局部，影响气血运行，出现经络阻滞、气机失调、血运不畅的各种病理变化。②影响血脉运行。血瘀于经脉之中，可致血运不畅或血行停滞。经脉阻塞，血液不能正常运行，受阻部位得不到血液的濡养，局部出现疼痛，甚则坏死等病变。③影响新血生成。瘀血日久不散，可严重影响气血的运行，脏腑功能失常，生机受阻，影响新血的生成。④病位固定，病证繁多。瘀血作为一种有形的病理产物，停留于体内某一部位，难以一时消散，故其致病具有病位相对固定的特征，如局部刺痛固定不移，或癥积肿块日久不消等。瘀血阻滞脏腑，留而不去，变生顽症、急症、险症，如瘀阻于肺、瘀阻于心、瘀阻于脑、瘀阻于肠等。

二、B1 型题

（1～2 题共用备选答案）

A. 风邪　　　　　　B. 寒邪

C. 湿邪　　　　　　D. 燥邪

E. 火邪

1. 上述病邪，其致病具有"凝滞"特点的是

2. 上述病邪，其致病具有"黏滞"特点的是

答案解析：1. B　2. C。寒性凝滞，湿性黏滞。

（3～4 题共用备选答案）

A. 风邪　　　　　　B. 寒邪

C. 湿邪 　　　　　D. 燥邪

E. 火邪

3. 上述病邪，其为阴邪，常易困脾的是

4. 上述病邪，其性干涩，常易伤肺的是

答案解析： 3. C　4. D。湿为阴邪，易伤阳气，常易困脾；燥性干涩，其易伤肺。

考点发散： 湿性重浊而类似于水，水性属阴，故湿为阴性邪气。湿邪浸淫人体，留滞于脏腑经络，脏腑功能失调，阻滞气机，从而使气机升降失常，经络阻滞不畅，生化减弱，损伤脏腑的阳气。湿邪侵袭，阻滞脏腑气机，常出现胸闷脘痞，小便短涩，大便不爽等。脾为阴土，主司运化水液，喜燥恶湿，外感湿邪常使脾阳受困而运化无权，水湿停聚发为泄泻、水肿、小便短少等。燥邪性质干燥，侵犯人体，容易损伤消耗人体的津液等，使得阴液亏虚失去滋润濡养的功能，出现各种干燥、艰涩阻滞不流利的病证。如燥邪侵犯肺卫，可见口干唇燥、鼻咽干燥；燥邪侵犯肌腠，可见皮肤干燥甚则皲裂；燥邪侵犯肝肾，精枯血燥，可见毛发干枯不荣，小便短少，大便干结。温燥见头痛身热、咽干咽痛、痰中带血、舌红；凉燥见恶寒发热、头痛无汗、口干咽燥等。肺为娇脏，喜清肃濡润而恶燥，肺主气司呼吸与自然界大气相通，外合皮毛，开窍于鼻。燥邪致病，多从口鼻而入，所以最易伤及肺。燥邪伤肺，使得肺津受损，宣发肃降失职，出现干咳少痰，或痰黏难以咯出，或痰中带血，甚则喘息胸痛等。

（5～6题共用备选答案）

A. 风邪　　　　　B. 寒邪

C. 湿邪　　　　　D. 燥邪

E. 火邪

5. 上述病邪，其性轻扬，易袭阳位的是

6. 上述病邪，其性趋下，易袭阴位的是

答案解析： 5. A　6. C。风性轻扬开泄，易袭阳位；湿性趋下，易袭阴位。

考点发散： 风邪具有动摇不定，轻扬向上、向外、升散、扬散的特性，故属于阳性邪气。其性轻扬开泄，指风邪侵袭人体肌表腠理，使其汗孔张开、疏通、透泄而汗出导致津液外泄。风邪向上扬散升发，故致病常易侵袭人体的头面上部、肌表、腰背等阳性部位。如风邪客于肌表，腠理疏泄失常，可见恶风汗出、发热等证；风邪侵扰头面，则见头项强硬疼痛、口眼㖞斜等。风邪犯肺则肺

气不宣，故见鼻塞流涕、咽痒咳嗽等。湿性重浊，类似水性而趋于下行，故湿邪致病亦有趋于下位之势，因而容易伤及人体下部。例如水湿为病所致的水肿，多下肢明显肿胀。其他如带下、小便浑浊、泄泻、下利等，也多是由于湿邪下注所致，病位在下。然而湿邪浸淫为病，非独侵袭人体下部，如风湿之头痛等。

（7～8题共用备选答案）

A. 风邪　　　　　B. 寒邪

C. 湿邪　　　　　D. 燥邪

E. 火邪

7. 上述病邪，其性开泄，致病易汗出的是

8. 上述病邪，其性收引，致病无汗出的是

答案解析： 7. A　8. B。风性轻扬开泄，易致汗出；寒性收引，致病易致无汗出。

考点发散： 风邪侵袭人体肌表腠理，使其汗孔张开、疏通、透泄而汗出导致津液外泄。寒邪侵袭人体具有使得气机收敛，腠理闭塞，经络、筋脉等收缩挛急的特点。如寒邪侵袭肌表，则毛窍汗孔收缩闭塞，卫阳闭郁失去宣畅，故见发热恶寒而无汗等。

（9～10题共用备选答案）

A. 风邪　　　　　B. 寒邪

C. 湿邪　　　　　D. 燥邪

E. 火邪

9. 上述病邪，与"行痹"形成关系密切的是

10. 上述病邪，与"着痹"形成关系密切的是

答案解析： 9. A　10. C。风邪所致痹证为行痹；湿邪所致痹证为着痹。

考点发散： 风性具有善于游走移行，且无定处的特性，故风邪致病后表现为病变部位游走、移行而无定处的特点。如以风邪为主侵犯四肢关节而引发的痹证为行痹（风痹），表现为四肢关节游走性疼痛的特点。湿邪致病，出现以沉重、下沉为特点的临床表现，如头重如裹、周身困重、四肢酸楚沉重等。如感受湿邪侵袭肌表，则湿邪遏制清阳，见头重如布束裹；如痹证之湿痹，是由于湿邪阻滞经络关节，阳气不能布散通达而受困，气血运行受阻则肌肤肢体失去濡养，可见肌肤不仁、关节酸困疼痛重着等，病位多固定且附着难移，称之为"湿痹"或"着痹"。

（11～12题共用备选答案）

A. 风邪　　　　　B. 寒邪

C. 湿邪　　　　　　D. 燥邪

E. 火邪

11. 其致病引起的痹证，以游走性关节疼痛为特点的病邪是

12. 其致病引起的痹证，以病位固定附着难移为特点的病邪是

答案解析：11. A　12. C。风邪致病引起的痹证称为行痹，以游走性关节疼痛为特点。湿邪致病引起的痹证称为着痹，以病位固定附着难移为特点。

(13～14题共用备选答案)

A. 喜　　　　　　B. 怒

C. 思　　　　　　D. 恐

E. 悲

13. 七情内伤影响脏腑气机，易导致"气上"的是

14. 七情内伤影响脏腑气机，易导致"气下"的是

答案解析：13. B　14. D。怒则气上；恐则气下。

考点发散：气上，即气机逆上。怒为肝之志，肝气主升，暴怒可使肝气升发太过，故称肝气上逆。若血随气上逆，可见面红目赤，头痛头晕，胸胁胀痛，甚者出现呕血或昏迷等症状。气下，即气机陷下。恐为肾之志，过度恐惧可使肾气不固而陷下，出现二便失禁、遗精等症状。

(15～16题共用备选答案)

A. 喜　　　　　　B. 怒

C. 思　　　　　　D. 恐

E. 惊

15. 七情内伤影响脏腑气机，易导致"气缓"的是

16. 七情内伤影响脏腑气机，易导致"气结"的是

答案解析：15. A　16. C。喜则气缓；思则气结。

考点发散：气缓，即气机涣散而不收。暴喜过度可使心气涣散，神不守舍，甚则出现失神狂乱等症状。气结，即气机郁结而不畅。思虑过度，劳神伤脾，导致脾气郁结，运化失常，出现食欲不振，脘腹痞满，泄泻或便溏等症状。

(17～18题共用备选答案)

A. 喜　　　　　　B. 怒

C. 悲　　　　　　D. 恐

E. 惊

17. 七情内伤影响脏腑气机，易导致"气消"的是

18. 七情内伤影响脏腑气机，易导致"气乱"的是

答案解析：17. C　18. E。悲则气消；惊则气乱。

考点发散：气消，即气的消散或功能减退。过度悲忧，可使肺气耗伤而出现胸闷、气短、乏力等症状。气乱，即气机紊乱。大惊可使心气紊乱，使心无所倚，神无所归，虑无所定，惊慌失措。

第十三单元　发　病

一、A1型题

1. 疾病发生的内在因素是

A. 正气不足　　　B. 致病邪气

C. 邪正交争　　　D. 正盛邪实

E. 正虚邪衰

答案解析：A。正气不足是疾病发生的内在因素。中医学非常重视人之正气在发病过程中的作用。若正气旺盛，常足以抗御邪侵，即使邪气侵入，亦能驱邪外出，一般不易发生疾病；即使发病，也轻浅易愈。故《素问·刺法论》云："正气存内，邪不可干。"明代虞抟在《医学正传》中云："唯五脏充足，六腑调和，经脉强盛，虽有所伤，也不为病。"只有当人之正气虚弱时，或邪气的致病能力超越正气抗病能力的限度时，正气便无力抗邪，感邪后不能及时驱邪外出，更无力尽快修复病邪造成的物质、结构、功能等方面的损伤，

不能及时调和紊乱的功能活动，于是就产生疾病，或陷入经久难愈的状态。故《素问·评热病论》云："邪之所凑，其气必虚。"因此，疾病的发生，虽然关系到正气和邪气两个方面，但在一般情况下，正气是起主导和决定作用的。

2. 疾病发生的重要条件是

A. 正气不足　　　B. 致病邪气

C. 邪正交争　　　D. 正盛邪实

E. 正虚邪衰

答案解析：B。邪气是疾病发生的重要条件。中医学重视正气，强调正气在发病中的主导地位，并不排除邪气对疾病发生的重要作用。邪气是发病的条件，在一定的条件，甚至可能起主导作用。如当人受到高温、高压、电流、化学毒剂、枪弹、冻伤、虫兽，或疫疠之邪等的侵害，即使正气强盛，也难免被损伤而陷入病变状态。故《素问·

刺法论》指出：“五疫之至，皆相染易，无问大小，病状相似。”这说明多种传染病的发生对人类有较大的危害。所以《内经》中又提出要“避其毒气”，以防止疾病的发生与传播。

3. 疾病初愈，在某些诱因作用下，引起疾病再度发作，指的是

A. 复发　　　　　　　B. 缓发

C. 继发　　　　　　　D. 合病

E. 伏而后发

答案解析：A。复发是指疾病初愈或慢性疾病的缓解阶段，在某些诱因作用下，引起疾病再度发作或反复发作的一种发病形式。

考点发散：引起疾病复发的常见诱因主要有食复、劳复、情志复、重感复等。

4. 感受邪气后并不立即发病，在诱因的作用下，过时而发病，指的是

A. 复发　　　　　　　B. 缓发

C. 继发　　　　　　　D. 合病

E. 伏而后发

答案解析：E。伏而后发是指感受邪气后并不立即发病，病邪在体内潜伏一段时间，或在诱因的作用下，过时而发病。

考点发散：伏而后发，又称伏发。是指感受某些病邪后，经过一段潜伏期，然后在诱因或其他因素的作用下，或在机体抵抗力下降，病邪在体内繁殖发展的情况下，才出现明显的临床症状和体征的一类情况。此外还有一类情况，原先感受的邪气不太强，或对疾病治疗不彻底，使余邪留而未尽，或邪气所伏部位特殊，不易祛除而伏藏体内，一旦由于某种因素导致气血失调，正气削弱或遇新感诱因，伏藏体内之邪又可萌动，发为新病，也称之为伏发。《内经》把这种久留的病邪称之为“故邪”。故邪内留，往往复因情志、饮食、寒热等诱因而发为疾病。

5. 外感湿邪引起疾病，其发病类型是

A. 复发　　　　　　　B. 徐发

C. 继发　　　　　　　D. 合病

E. 伏而后发

答案解析：B。徐发，指感邪后缓慢发病。外感湿邪引起疾病，起病多缓慢。

考点发散：徐发，又称缓发。与致病因素和种类、性质，以及体质因素等密切相关。

6. 肝阳上亢所致的中风，其发病类型是

A. 复发　　　　　　　B. 缓发

C. 继发　　　　　　　D. 合病

E. 伏而后发

答案解析：C。继发指在原发疾病基础上，继续发生新的病证。继发病一般以原发病为前提，二者之间有着密切的病理联系。如肝阳上亢所致的中风。

7. 外伤所致肌肤破损，一段时间后发为破伤风、狂犬病等，其发病类型是

A. 复发　　　　　　　B. 缓发

C. 继发　　　　　　　D. 合病

E. 伏而后发

答案解析：E。外伤所致肌肤破损，一段时间后发为破伤风、狂犬病等，属伏而后发。

考点发散：伏邪发病时，病情一般较重且多变。

二、B1 型题

（1～2题共用备选答案）

A. 顿发　　　　　　　B. 徐发

C. 继发　　　　　　　D. 合病

E. 复发

1. 在原发疾病的基础上又发生新的疾病，指的是

2. 外感病初起时两经同时受邪而发病，指的是

答案解析：1. C　2. D。继发是指在原发疾病的基础上又发生新的疾病。合病是指外感病初起时两经同时受邪而发病。

（3～4题共用备选答案）

A. 顿发　　　　　　　B. 徐发

C. 继发　　　　　　　D. 合病

E. 复发

3. 感邪后立即发病，指的是

4. 感邪后缓慢发病，指的是

答案解析：3. A　4. B。感邪即发，又称卒发、顿发，即感邪后立即发病。徐发，又称缓发，指感邪后缓慢发病。

第十四单元 病 机

一、A1 型题

1. 在《素问·至真要大论》的记载中，与"诸风掉眩"关系密切的是

A. 心　　　　　　　B. 肺

C. 脾　　　　　　　D. 肝

E. 肾

答案解析：D。《素问·至真要大论》归纳了脏腑病机和六气病机，被后世称为"病机十九条"，其中有"诸风掉眩，皆属于肝"的记载。

考点发散：《素问·至真要大论》："诸风掉眩，皆属于肝；诸寒收引，皆属于肾；诸气膹郁，皆属于肺；诸湿肿满，皆属于脾；诸热瞀瘛，皆属于火（心）；诸痛痒疮，皆属于心（火）；诸厥固泄，皆属于下；诸痿喘呕，皆属于上；诸禁鼓栗，如丧神守，皆属于火；诸痉项强，皆属于湿；诸逆冲上，皆属于火；诸胀腹大，皆属于热；诸燥狂越，皆属于火；诸暴强直，皆属于风；诸病有声，鼓之如鼓，皆属于热；诸病胕肿，疼酸惊骇，皆属于火；诸转反戾，水液浑浊，皆属于热；诸病水液，澄彻清冷，皆属于寒；诸呕吐酸，暴注下迫，皆属于热。"

2. 在《素问·至真要大论》的记载中，与"诸寒收引"关系密切的是

A. 心　　　　　　　B. 肺

C. 脾　　　　　　　D. 肝

E. 肾

答案解析：E。"病机十九条"中有"诸寒收引，皆属于肾"的记载。

3. 决定病证虚实变化的主要病机是

A. 阴阳失调　　　　B. 气血失常

C. 津液失常　　　　D. 邪正盛衰

E. 脏腑功能失常

答案解析：D。《素问·通评虚实论》云："邪气盛则实，精气夺则虚。"机体邪正盛衰的情况决定着病证的虚实变化。

考点发散：基本病机包括邪正盛衰、阴阳失调、精气血失常、津液代谢失常及脏腑功能失常等。其中，邪正盛衰决定着病证的虚实变化，阴阳失

调则与病证的寒热性质关系密切。

4. 下列各项，属"实"的病机表现是

A. 神疲乏力　　　　B. 二便不通

C. 畏寒肢冷　　　　D. 面色无华

E. 气短自汗

答案解析：B。二便不通属"实"的病机表现，其余选项均属"虚"的病机表现。

考点发散：由于实的病机特点为邪气亢盛，正气不虚，所以临床多见于体质壮实者，其证候表现突出，症状程度较重，可见精神亢奋，或壮热狂躁，或疼痛拒按，或声高气粗，二便不通，脉实有力等。

5. 下列各项，属"虚"的病机表现是

A. 壮热狂躁　　　　B. 二便不通

C. 五心烦热　　　　D. 腹痛拒按

E. 声高气粗

答案解析：C。五心烦热属"虚"的病机表现，其余选项均属"实"的病机表现。

考点发散：由于虚的病机特点是以正气亏虚为矛盾主要方面，所以临床表现出精、气、血、津液等物质亏少，脏腑功能低下，易于罹患疾病，病情缠绵难愈等特点。多见身体瘦弱，面容憔悴，形疲体倦，声低气微，或自汗、盗汗，五心烦热，或畏寒肢冷，脉虚无力等。

6. 下列情况中，其病机多表现为"实"的是

A. 外感病后期　　　　B. 素体虚弱病人

C. 慢性病证日久　　　D. 暴病吐利之后

E. 痰饮引起的病变

答案解析：E。由于实的病机特点为邪气亢盛，正气不虚，所以实性病变常见于外感病中六淫为病的初期或中期，内伤杂病中则多为脏腑功能障碍或失调，在正气不虚或虚损不显的前提下，出现痰、食、水、血等有形的病理产物积聚体内的慢性病证。

7. 下列情况中，其病机多表现为"虚"的是

A. 外感病后期　　　　B. 气滞引起的病变

C. 疠气致病初期　　　D. 食积引起的病变

E. 痰饮引起的病变

答案解析：A。虚性病变形成的原因很多，概括起来主要有先天和后天两方面。先天之虚多因禀赋不足；后天之虚则多因病后而亏，以及多种慢性病证日久，损耗人体的精气血津液或导致脏腑功能衰弱，或因暴病吐利、大汗、大出血等使正气随津血而脱失，以致人体正气虚弱。

8. 邪正盛衰影响疾病在转归过程中，形成某些后遗症的主要原因是

A. 正胜邪退　　　　B. 邪去正虚

C. 邪胜正衰　　　　D. 邪正相持

E. 正虚邪恋

答案解析：E。正虚邪恋是指在疾病的发展变化过程中，正气已大虚，而余邪未尽，由于正气一时无力驱邪外出，邪气留恋不去，致使疾病处于缠绵难愈的一种病理状态。多见于疾病后期，且常是多种疾病由急性转为慢性，或慢性疾病经久不愈或遗留某些后遗症的主要原因之一。疾病发展至正虚邪恋阶段，一般有两种发展趋势：一是在积极的治疗调养下，正气增强，邪气渐散，疾病趋于好转或痊愈。二是治疗调养不当，或正气无力驱除余邪或病邪缠绵难祛而致正气难复，邪气留恋而转为迁延性或慢性病证，或留下后遗症。

考点发散：正胜邪退是指在疾病的发展变化过程中，邪正斗争的结果，正气日趋强盛或战胜邪气，邪气渐趋衰减或被驱除，而使病情好转或痊愈的一种结局，是许多疾病最常见的一种转归。邪去正虚是指邪气虽被驱除或消失，但正气在疾病的发展变化过程中已被耗伤，而有待恢复的一种转归。多见于急病、重病的后期。邪盛正衰是指在疾病的发展变化过程中，邪气亢盛，正气虚衰，机体抗邪无力，使病情趋向恶化甚至死亡的一种转归。邪正相持是指在疾病过程中，正气大虚，余邪未尽，或邪气深伏伤正，正气无力祛除病邪，致使疾病处于缠绵难愈的病理变化。

9. 虚热证的病机特点是

A. 阳偏盛　　　　B. 阴偏衰

C. 阳损及阴　　　D. 阳盛格阴

E. 阴阳亡失

答案解析：B。虚热证的病机特点是阴偏衰。阴偏衰，即是阴虚，是指机体精、血、津液等阴精物质不足，阴不制阳，导致阳气相对偏盛，功能虚性亢奋的病理变化。一般来说，其病机特点多表现为阴液不足，阳气相对偏盛的虚热证。

10. 真寒假热证的病机特点是

A. 阳偏盛　　　　B. 阴偏衰

C. 阳损及阴　　　D. 阴盛格阳

E. 阴阳亡失

答案解析：D。真寒假热证的病机特点是阴盛格阳。阴阳格拒，指阴阳双方力量盛衰悬殊较大，盛者壅遏于内，将另一方排斥格拒于外，迫使阴阳间不相维系的一种病理变化。阴阳格拒病理多见于疾病过程中的盛极阶段，其病情多较为严重，属于病变的本质与外在现象不相一致的复杂的病理变化。这一病理变化包括阴盛格阳所致的真寒假热证和阳盛格阴所致的真热假寒证两种。其中，阴盛格阳系指阴寒之邪偏盛至极，壅盛于内，迫使阳气浮越于外，从而使阴阳之气不相顺接的病理变化。其病机本质为阳虚阴寒内盛，故可见畏寒蜷卧、精神萎靡、四肢逆冷、下利清谷、面色㿠白、脉微欲绝等阴寒内盛之象但随病情发展，因其格阳于外，可在原有的阴寒壅盛于内的基础上，又出现面色浮红、言语较多、烦热口渴、脉大无根等假热之象，此乃内真寒外假热。阴寒内盛是疾病的本质，由于排斥阳气于外，故称其为真寒假热证。

考点发散：阳盛格阴，系指邪热极盛，深伏于里，阳气被郁闭于内，不得外达肢体而格阴于外，阴阳之气不相顺接的一种病理变化。其病机本质为阳盛于内，实热炽盛，故应见壮热、面红、气粗、烦躁、舌红、脉数大有力等邪热内盛的表现。但若邪热盛极，格阴于外，还表现有与其病变的本质不相一致的假寒症状，如四肢厥冷、脉象沉伏，此乃内真热外假寒，而且其内热愈盛，则四肢厥冷愈重，即所谓"热深厥亦深"。这种病理变化即属于真热假寒证。

11. 下列各项，与精虚发生无直接关系的是

A. 先天禀赋不足　　B. 过劳伤肾

C. 后天失养　　　　D. 惊恐伤肾

E. 脏腑精亏

答案解析：D。先天禀赋不足，或后天失养，或过劳伤肾，以及脏腑精亏不足均可导致精虚。精，主要指肾精，其禀受于父母，充实于水谷精气，宜藏不宜耗。因此若先天禀赋不足，或后天脾胃虚弱，水谷不充，或房劳过度，耗损肾精；

或久病、久虚、劳伤心脾，暗耗精血；或温燥太过，灼伤阴精，累及于肾，均可致肾精不足，失于充养，而出现精亏病变。

12. 下列各项，与气虚发生无直接关系的是

A. 劳倦内伤　　　B. 久病不复

C. 后天失养　　　D. 情志抑郁

E. 先天禀赋不足

答案解析：D。 形成气虚的原因主要由于先天禀赋不足，或后天失养，或肺脾肾的功能失调而致气的生成不足。也可因劳倦内伤，久病不复等，使气过多消耗而致。

13. 与气滞关系密切的脏腑是

A. 肺、肝、脾胃　　B. 心、肺、肝胆

C. 肝、肾、膀胱　　D. 心、肝、大肠

E. 脾、肾、三焦

答案解析：A。 脏腑气滞以肺、肝和脾胃为多见。

考点发散： 气滞，主要由于情志不畅，或痰湿、食积、瘀血等阻碍气机，或外邪侵犯，阻滞气机，或脏腑功能障碍而气机郁滞等，皆可形成局部或全身的气机不畅或郁滞，从而导致某些脏腑、经络的功能障碍。气滞一般属于邪实为患，但亦有因气虚推动无力而滞者。由于肝升肺降、脾升胃降，在调整全身气机中起着极其重要的作用，故脏腑气滞以肺、肝、脾胃为多见。

14. 多见血虚的脏腑是

A. 心、肝　　　　B. 心、肺

C. 脾、胃　　　　D. 肝、肾

E. 脾、肾

答案解析：A。 血虚以心、肝两脏为多见。全身各脏腑、经络等组织器官，都依赖于血的濡养而维持其正常的生理功能，所以血虚病变主要是以濡养功能减退为特征，表现为全身或局部的失荣、失养，功能活动逐渐衰退等虚弱的证候。血虚者气亦弱，故血虚除见失于滋荣的证候外，多伴气虚症状，常见面色淡白或萎黄、唇舌爪甲色淡无华、神疲乏力、头目眩晕、心悸不宁、脉细等临床表现。心主血、肝藏血，血虚时心、肝两脏的症状比较多见。心血不足常见面白、舌淡、脉细涩或歇止、惊悸怔忡等症状，还可致神失所养，见失眠多梦、健忘等；肝血亏虚常见两目干涩、视物昏花，或手足麻木、关节屈伸不利等症，若肝血不足，导致冲任失调，又可出现妇女

经少、月经愆期、闭经诸症。

15. 下列各项，不属瘀血形成原因的是

A. 气虚　　　　　B. 气滞

C. 血虚　　　　　D. 血寒

E. 血热

答案解析：C。 导致血瘀的因素主要有气滞血行不畅而瘀阻；气虚血行无力而迟缓；寒邪入血，血寒而凝滞不行；邪热入血，煎灼津液，血液黏稠而不行；痰浊等阻于脉道，气血瘀阻不通，以及"久病入络"等影响血液正常运行而瘀滞。

16. 下列各项，与出血形成无关的是

A. 气虚　　　　　B. 血热

C. 血寒　　　　　D. 瘀血

E. 外伤

答案解析：C。 出血病机的形成多与血热、气虚、外伤及瘀血内阻有关。出血是指血液不循常道，逸出脉外的病理变化。导致出血的原因主要有外伤损伤脉络而出血；气虚固摄无力，血液不循常道而外逸；血分有热，迫血妄行；瘀血阻络，血不归经等。

17. 与气不摄血病变关系密切的脏是

A. 肝　　　　　　B. 肺

C. 脾　　　　　　D. 心

E. 肾

答案解析：C。 气不摄血的病变，多与脾气亏虚有关。气不摄血是指因气的不足，固摄血液的功能减弱，血不循经，逸出脉外，导致各种出血的病理变化。由于脾主统血而为气血生化之源，所以气不摄血多由于久病伤脾，脾气虚损而不能统血所致。由于脾气主升而主肌肉，所以脾气虚不摄血而出血者，多见尿血、便血、月经过多等下部出血以及肌衄等失血之证候，且有血色淡，质地清稀的特点；并有形体消瘦、神疲食少、面色不华、倦怠乏力、舌淡脉虚无力等脾气虚的表现。

18. 气虚统摄无力，以致血逸脉外而出血的病理变化，指的是

A. 气滞血瘀　　　B. 气虚血瘀

C. 气不摄血　　　D. 气随血脱

E. 气血两虚

答案解析：C。 气不摄血指因气虚统摄无力，以致血逸脉外而出血的病理变化。

19. 气虚推动无力而致血行不畅，甚至瘀阻不通的病理变化，指的是

A. 气滞血瘀　　　　B. 气虚血瘀

C. 气不摄血　　　　D. 气随血脱

E. 气血两虚

答案解析： B。气虚血瘀多由气虚无力行血而致血行迟缓甚则血瘀为特征。其病机以气虚为主兼有血瘀为特征。轻者气虚无力，血行迟缓；重者则因气虚较甚，血行障碍，局部失养，则见肢体软瘫不用，甚至萎缩等。亦可因年高体弱，气虚无力，不能运血于经络，血液瘀滞，肢体失养致半身瘫痪。由于肺主一身之气而助心行血，脾为气血生化之源，故在气虚导致血瘀的病机变化中，肺脾气虚占有重要地位。

20. "吐下之余，定无完气" 所体现的病机是

A. 气随津脱　　　　B. 水停气阻

C. 津枯血燥　　　　D. 津亏血瘀

E. 血瘀水停

答案解析： A。"吐下之余，定无完气" 是气随津脱的体现。气随津脱是指因津液大量丢失，气无所附，气随津液外泄而耗伤，乃至亡失的病理变化。气随津脱多由高热伤津，或大汗出，或严重吐泻、多尿等耗伤津液所致。由于津能载气，所以凡吐下等大量失津的同时，必然导致不同程度的气随津泄。轻者津气两虚，如暑热邪气致病，迫使津液外泄而大汗出，不仅表现有口渴饮水、尿少而黄、大便干结等津伤症状，而且常伴有疲乏无力、少气懒言等耗气的表现；重者则可致津气两脱，如剧烈腹泻，在大量损耗津液的同时，出现面白肢冷，呼吸气微，脉微欲绝等气脱的危重证候。诚如《金匮要略心典·痰饮篇》所云："吐下之余，定无完气。"

21. 因高热、烧伤等因素致血中津液大量亏耗，而导致血行不畅的病理变化是

A. 气随津脱　　　　B. 水停气阻

C. 津枯血燥　　　　D. 津亏血瘀

E. 血瘀水停

答案解析： D。因高热、烧伤，或吐泻、大汗等因素，致血中津液大量亏耗，则血液循行滞涩不畅，从而导致血瘀。

考点发散： 由于津液是血液的重要组成部分，因此津液充足则血行滑利。如因高热、大面积烧烫伤，或大吐、大泻、大汗出等，引起津液大量耗伤，则可致血量减少，血液浓稠而运行涩滞不畅，可在津液耗损的基础上，发生血瘀病变。其临床表现除津液不足的症状外，还可见到面唇紫暗、皮肤紫斑、舌体紫暗或有瘀点瘀斑等血瘀表现。清代周学海《读医随笔·卷三》云："夫血犹舟也，津液水也，医者于此，当知增水行舟之意。"

22. 血行不畅而导致津液输布障碍的病理变化是

A. 气随津脱　　　　B. 水停气阻

C. 津枯血燥　　　　D. 津亏血瘀

E. 血瘀水停

答案解析： E。血瘀水停是指因血脉瘀阻，血行不畅而导致津液输布障碍的病理变化。

考点发散： 由于气、血、水三者的运行密切相关，因此其病理变化不仅有气滞血瘀、水停气阻，而且血液运行与水液输布的失常，在病理上亦相互影响。如血瘀日久，气机不行，可致津液输布代谢障碍，水液停蓄；反之若水液代谢严重受阻，痰湿内生，水饮停滞，则气机不畅，亦可影响血液运行而致血瘀。无论是血瘀导致水停，还是水停导致血瘀，大都同时存在不同程度的气机阻滞。而且气、血、水三者之间互为因果，可以形成病理上的恶性循环。

23. "内燥" 病变可发生于各脏腑，其中最常见于

A. 肺、胃、大肠　　B. 心、肝、肾

C. 肺、脾、肾　　　D. 心、脾、三焦

E. 脾、小肠、大肠

答案解析： A。"内燥" 病变可发生于各脏腑形体官窍，但以肺、胃及大肠为多见。津伤化燥，即是 "内燥"，是指机体津液不足，人体各组织器官和孔窍失其濡润，而出现干燥枯涩的病理状态。内燥病变的形成多由久病耗伤阴津，或汗吐下伤津，或亡血失精，或热性病伤阴等所致。由于津液亏少，内不足以灌溉脏腑，外不足以润泽肌肤孔窍，则出现一系列干燥失润的症状，如皮肤干燥脱屑，口鼻咽喉干燥，大便燥结，小便短赤等。由于内燥的本质是体内津液亏损，故内燥病变可发生于各脏腑组织，但以肺、胃、大肠最为多见。肺喜润恶燥而为娇脏，若肺燥则宣降失职，常见干咳无痰，或痰少而黏，或声音嘶哑，或咯血等；胃主腐熟水谷而喜润恶燥，若胃燥则

失于通降，常见不思饮食、食后腹胀等；大肠主传导食物糟粕，若大肠失润则传导失职，常见大便燥结等。此外，由于内燥的病机为体内津液亏少，而津亏液少多会导致阴虚内热，故而多见五心烦热、舌干红少苔等。

24. 下列各项，不属实火病机的是

A. 阳气过盛化火

B. 外感六淫郁而化火

C. 食积虫积邪郁化火

D. 情志刺激郁结化火

E. 阴气亏虚阳亢化火

答案解析： E。阴气亏虚阳亢化火为虚火之病机，其余选项均为实火病机。

考点发散： 实火的病机包括：①阳气过盛化火。人体的阳气在正常情况下，有养神柔筋，温煦脏腑组织的作用，称为"少火"。但在病理状态下，若脏腑阳气过于亢盛，可使功能活动异常亢奋，这种病理性过亢的阳气，必然使物质的消耗增加，以致伤阴耗液，称为"壮火"，也即是"气有余便是火"。②邪郁化火。邪郁化火包括两个方面。一是外感六淫中的风、寒、湿、燥等病邪，在疾病发展过程中，郁久而化热化火，如寒邪化热、湿郁化火等；二是体内的病理性产物，如痰湿、瘀血、饮食积滞等，郁久而化火。邪郁化火的机制，主要是由于邪气阻滞阳气，郁久而从阳化火生热。③五志过极化火。又称"五志之火"。是指由于精神情志刺激，影响脏腑气血阴阳，导致脏腑阳盛，或气机郁结，气郁日久而从阳化火。

25. 外感病六经传变中，由表至里的次序时

A. 太阳、阳明、少阳、太阴、少阴、厥阴

B. 阳明、太阴、太阳、少阴、少阳、厥阴

C. 太阳、少阳、阳明、太阴、少阴、厥阴

D. 阳明、太阴、少阳、厥阴、少阴、太阴

E. 太阴、阳明、少阴、太阳、厥阴、少阳

答案解析： A。

考点发散： 六经传变的一般规律是，外邪循六经传变，由表入里，渐次深入。即太阳——阳明——少阳——太阴——少阴——厥阴，称为"循经传"。

二、B1 型题

（1～2 题共用备选答案）

A. 心   B. 肺

C. 脾   D. 肝

E. 肾

1. 上述各脏腑，与"病机十九条"中"诸湿肿满"关系密切的是

2. 上述各脏腑，与"病机十九条"中"诸痛痒疮"关系密切的是

答案解析： 1. C 2. A。《素问·至真要大论》归纳了脏腑病机和六气病机，被后世称为"病机十九条"，其中有"诸湿肿满，皆属于脾。诸痛痒疮，皆属于心"的记载。

（3～4 题共用备选答案）

A. 实热证   B. 虚热证

C. 实寒证   D. 虚寒证

E. 亡阴证

3. 阳偏胜所表现的病机特点是

4. 阳偏衰所表现的病机特点是

答案解析： 3. A 4. D。阳偏胜所表现的病机特点是实热证；阳偏衰所表现的病机特点是虚寒证。阳偏胜，即是阳盛，是指机体在疾病过程中所表现的一种阳气病理性偏盛，功能亢奋，机体反应性增强，热量过剩的病理变化。一般来说，其病机特点多表现为阳盛而阴未虚的实热证。阳偏衰，即是阳虚，是指机体阳气虚损，功能减退或衰弱，代谢减缓，产热不足的病理变化。一般来说，其病机特点多表现为机体阳气不足，阳不制阴，阴寒相对偏盛的虚寒证。

（5～6 题共用备选答案）

A. 实热证   B. 虚热证

C. 实寒证   D. 虚寒证

E. 亡阴证

5. 阴偏胜所表现的病机特点是

6. 阴偏衰所表现的病机特点是

答案解析： 5. C 6. B。阴偏胜所表现的病机特点是实寒证；阴偏衰所表现的病机特点是虚热证。阴偏胜，即是阴盛，是指机体在疾病过程中所表现的一种以阴寒偏盛，功能障碍或减退，产热不足，以及阴寒性病理产物积聚的病理变化。一般来说，其病机特点多表现为阴盛而阳未虚的实寒证。阴偏衰，即是阴虚，是指机体精、血、津液等阴精物质不足，阴不制阳，导致阳气相对偏盛，功能虚性亢奋的病理变化。一般来说，其病机特点多表现为阴液不足，阳气相对偏盛的虚热证。

(7~8题共用备选答案)

　　A. 虚热证　　　　　B. 实寒证
　　C. 真热假寒证　　　D. 真寒假热证
　　E. 阴阳两虚证

7. 上述各项，属阳盛格阴所形成的病理变化是

8. 上述各项，属阴盛格阳所形成的病理变化是

　　答案解析：7. C　8. D。阳盛格阴所形成的病理变化是真热假寒证。阴盛格阳所形成的病理变化是真寒假热证。

(9~10题共用备选答案)

　　A. 虚热　　　　　　B. 虚寒
　　C. 亡阴　　　　　　D. 亡阳
　　E. 阴阳两虚

9. 机体阳气突然大量脱失而致全身功能严重衰竭，所形成的病理变化是

10. 机体阴气突然大量消耗而致全身功能严重衰竭，所形成的病理变化是

　　答案解析：9. D　10. C。阴阳亡失，是指由于阴液或阳气突然大量亡失，而导致机体功能活动严重衰竭，生命垂危的一种病理状态，包括亡阴和亡阳两类。①亡阳是指机体的阳气发生突然大量脱失，而致机体属于阳的功能严重衰竭的一种病理变化。一般来说，亡阳多由邪气太盛，正不胜邪，阳气突然性脱失所致；或由素体阳虚，正气不足，疲劳过度，阳气消耗过多所致；或过用汗法、吐、利无度，气随津泄，阳气外脱所致；亦可因慢性疾病，长期大量耗散阳气，终致阳气亏损殆尽，而出现亡阳。②亡阴是指阴液突然性大量耗损或丢失，而致机体属于阴的功能突然严重衰竭的一种病理变化。一般来说，亡阴多由于热邪炽盛，或邪热久留，而严重伤阴；或大吐、大汗、大泻等，直接消耗大量阴液；也可由于慢性疾病长期消耗阴液，日久导致亡阴。阴液亡失，则机体所有属于阴的功能将会衰竭，尤以宁静、滋润、内守等功能为著，多见手足虽温而大汗不止、烦躁不安、心悸气喘、体倦无力、面色红或紫、脉数疾躁动等危重征象。由于机体的阴液和阳气存在互根互用的关系，所以，阴亡，则阳无以生化或无以依附而散越；阳亡，则阴无以化生而耗竭。故亡阴可以迅速导致亡阳，亡阳也可继而出现亡阴，最终导致"阴阳离决，精气乃绝"，生命活动终止而死亡。

(11~12题共用备选答案)

　　A. 气滞　　　　　　B. 气闭
　　C. 气陷　　　　　　D. 气逆
　　E. 气脱

11. 气机内阻，失于外达，甚至清窍闭塞，出现昏厥的病理变化，指的是

12. 气虚至极，不能内守而脱失，生命功能突然衰竭的病理变化，指的是

　　答案解析：11. B　12. E。气闭，即脏腑、经络气机闭塞不通的一种病理变化。多由情志刺激，或外邪、痰浊等闭塞气机，使气不得外达而闭塞清窍所致。临床所见，有因触冒秽浊之气所致的闭厥、突然精神刺激所致的气厥、剧烈疼痛所致的痛厥、痰闭气道所致的痰厥等，其病机都属于气的外达突然严重受阻，而致清窍闭塞，神失所主；另一方面，气机闭阻，阳气不能外达，故临床多表现出突然昏厥、不省人事、四肢不温等。若气道不通，肺气闭塞，还可见呼吸困难、面唇青紫等。同时随气闭原因不同而伴有相应的症状。气脱，即气不内守，大量向外脱失，以致全身功能突然衰竭的一种病理变化。多由于正不敌邪，或慢性疾病过程中正气长期消耗而衰竭，以致气不内守而外脱；或因大出血、大汗等气随血脱或气随津泄而致脱失。由于气大量脱失，全身严重气虚，从而出现功能活动突然衰竭的病理变化，表现为面色苍白、汗出不止、目闭口开、全身瘫软、撒手、二便失禁、脉微欲绝或虚大无根等危重征象。

(13~14题共用备选答案)

　　A. 气滞　　　　　　B. 气闭
　　C. 气陷　　　　　　D. 气逆
　　E. 气脱

13. 气升之太过，或降之不及而出现的病理变化，指的是

14. 气上升不足，或下降太过而出现的病理变化，指的是

　　答案解析：13. D　14. C。气逆是指气升之太过，或降之不及，以致气逆于上的一种病理状态。多由情志所伤，或因饮食不当，或因外邪侵犯，或因痰浊阻塞所致，亦有因虚而气机上逆者。气逆病变最常见于肺、胃和肝等脏腑，其具体的病机和临床表现因各自的功能不同而各有其特点。一般来说，气逆于上，以实为主，但也有因虚而气

逆者，如肺虚而无力肃降或肾虚不能纳气，可导致肺气上逆；胃虚而无力通降导致胃气上逆等。气陷是以气的升举无力、应升反降为主要特征的一种病理变化。多由于气虚病变发展而来，脾为气血生化之源，脾宜升则健，脾气虚，易导致气陷，常称"中气下陷"。主要是由于素体虚弱，或病久耗伤，或劳伤过度，或泄泻日久，致脾气虚损，清阳不升，升举无力，气机趋下，无力维系内脏位置，而发生某些内脏的位置下移病变，常表现有腰腹坠胀、便意频频，形成胃下垂、肾下垂、子宫下垂、脱肛等。由于气陷是在气虚的基础上形成的，而且与脾气虚损的关系最为密切，故常伴有面色无华、气短乏力、语声低微、脉弱无力等。

(15～16题共用备选答案)

A. 肝阳化风　　　　B. 热极生风

C. 阴虚风动　　　　D. 血虚生风

E. 血燥生风

15. 邪热炽盛，燔灼津液，筋脉失养而动风的病理变化，指的是

16. 阴气虚衰，宁静、抑制作用减退而动风的病理变化，指的是

答案解析：15. B　16. C。热极生风，又称热甚动风。是指邪热炽盛，燔灼津液，筋脉失养而动风的病理变化。阴虚风动是指阴气虚衰，宁静、抑制作用减退而动风的病理变化。热极生风多见于热性病的热极阶段，因邪热炽盛，煎灼津液，伤及营血，燔灼肝经，使筋脉失养，阳热亢盛而化风。其临床表现以痉厥、四肢抽搐、目睛上吊、角弓反张等为主，并伴有高热、神昏谵语等。热

极生风的主要病机是邪热亢盛，病势急而病程短，属实性病理变化。阴虚风动是指机体精血阴液枯竭，无以濡养筋脉，筋脉失养而变生内风的病理状态。多见于热病后期，阴精亏损；或由于久病耗伤，阴液大亏所致。多在热病、久病之后，出现低热起伏，或潮热盗汗、口干咽燥、筋挛肉𥆧、手足蠕动、舌红脉细等症状。由于其病变本质属虚，病势缓而病程较长，其动风之状多较轻。

(17～18题共用备选答案)

A. 头重如裹　　　　B. 胸闷咳嗽

C. 脘腹胀满　　　　D. 腹胀便溏

E. 食欲不振

17. 上述各项，属湿犯上焦症状的是

18. 上述各项，属湿滞下焦症状的是

答案解析：17. B　18. D。依据湿浊停留的部位不同，而有不同的临床表现。如湿阻头部，清阳不升，则见头重如裹；湿邪留滞经脉，则肢体重着或屈伸不利；湿犯上焦，则胸闷咳嗽；湿阻中焦，则脘腹胀满，食欲不振，口腻或口甜，舌苔白腻；湿滞下焦，则腹胀便溏，小便不利；水湿溢于皮肤肌腠，则见水肿等。湿浊虽然可以停留、阻滞机体上中下三焦的任何部位，但以湿阻中焦，脾虚湿困最为常见。

考点发散：湿浊内生的病理变化主要表现在两个方面：一是由于湿性重浊黏滞，多易阻滞气机，出现胸闷、腹胀、大便不爽等。二是湿为阴寒性病理产物，湿邪内阻，可进一步影响脏腑组织的功能活动。

第十五单元　防治原则

一、A1 型题

1. 下列各项，不属未病先防的是

A. 护肾保精　　　　B. 阻截病传

C. 养性调神　　　　D. 药物预防

E. 避其邪气

答案解析：B。阻截病传属既病防变的内容，其余选项均属未病先防的内容。

考点发散：未病先防是指未病之前，采取各种措施，以防止疾病的发生，包括养生以增强正气和

防止病邪侵害两个方面。养生的主要措施有顺应自然、养性调神、护肾保精、形体锻炼、调理饮食、针药调养等。防止病邪侵害的措施主要包括避其邪气和药物预防。

2. 下列各项，属于既病防变的是

A. 顺应自然　　　　B. 养性调神

C. 调理饮食　　　　D. 早期诊治

E. 避其邪气

答案解析：D。顺应自然、养性调神、调理饮食及

避其邪气均属未病先防的内容，早期诊治属既病防变的内容。

考点发散： 既病防变，指在疾病发生之后，力求做到早期诊治，防止疾病的传变。防止疾病传变的方法主要包括阻截病传途径和先安未受邪之地两个方面。

3. "先安未受邪之地"体现的防治原则是

A. 治病求本　　　　B. 急则治标

C. 未病先防　　　　D. 既病防变

E. 因地制宜

答案解析： D。"先安未受邪之地"是防止疾病传变的方法之一。防止疾病传变体现的是既病防变的预防原则。

考点发散： 既病防变，包括早期诊治和防止疾病传变两个方面。防止疾病传变的方法体现于阻截病传途径和先安未受邪之地两个方面。治病求本是中医学治疗疾病的指导思想和基本原则。急则治标是指当疾病过程中出现某些急重症状时，应当先治或急治。因地制宜是中医三因制宜治疗原则的内容。

4. 下列各项，属于逆治的是

A. 热因热用　　　　B. 用热远热

C. 热者寒之　　　　D. 以热治热

E. 以补开塞

答案解析： C。正治，又称逆治，包括寒者热之、热者寒之、虚者补之、实者泻之。

考点发散： 正治，是采用与疾病的证候性质相反的方药以治疗疾病的原则，适用于疾病的征象与其本质相符的病证。

5. 下列各项，属于从治的是

A. 寒因寒用　　　　B. 用寒远寒

C. 以热治寒　　　　D. 热者寒之

E. 虚者补之

答案解析： A。反治，又称从治，包括热因热用、寒因寒用、塞因塞用、通因通用。

考点发散： 反治，是顺从病证的外在假象而治疗疾病的治疗原则，适用于疾病的征象与其本质不相符的病证。

6. "热因热用"的治疗方法，其适应证是

A. 真热假寒　　　　B. 真寒假热

C. 真虚假实　　　　D. 真实假虚

E. 寒热错杂

答案解析： B。热因热用，又称"以热治热"，指用温热性质的方药治疗假热现象的治法。适用于阴寒内盛，格阳于外，反见热象的真寒假热证。病人在四肢厥冷、下利便溏、精神萎靡、小便清长的同时，却见身热、面赤、口渴、脉大等假热征象。根据其阴盛格阳、真寒假热的病机，当用温热方药治疗。温热方药顺从的是"假热"现象，其本质仍是针对"真寒"而进行治疗。

7. "寒因寒用"的治疗方法，其适应证是

A. 真热假寒　　　　B. 真寒假热

C. 真虚假实　　　　D. 真实假虚

E. 寒热错杂

答案解析： A。寒因寒用，又称"以寒治寒"，指用寒凉性质的方药治疗假寒现象的治法。适用于里热盛极，阳盛格阴，反见寒象的真热假寒证。病人在身热、口渴、心烦、尿赤、便秘的同时，却见四肢厥冷、脉沉等假寒征象。根据其阳盛格阴、真热假寒的病机，当用寒凉方药治疗。寒凉方药顺从的是"假寒"现象，其本质仍是针对"真热"而进行治疗。

二、B1 型题

（1～2题共用备选答案）

A. 实热证　　　　B. 虚热证

C. 实寒证　　　　D. 虚寒证

E. 亡阳证

1. 上述各项，宜采用"寒者热之"方法治疗的是

2. 上述各项，宜采用"阳中求阴"方法治疗的是

答案解析： 1. C　2. B。"寒者热之"的适应证是实寒证。"阳中求阴"的适应证是虚热证。

考点发散： 寒者热之，又称"以热治寒"。寒，指证候的属性；热，指治法和方药的性质。寒证表现出寒象，用温热性质的方药治疗，称"寒者热之"。例如，用辛温解表方药治疗表寒证，用辛热温里方药治疗里寒证。根据阴阳互根互用的关系，针对阴阳偏衰的证候可以采用阴阳互济治法。对阴虚所引起的虚热证，治以"阳中求阴"，即以补阴药为主适当配合补阳药，以促进阴液的生成。诚如《景岳全书·新方八略》所云："善补阴者，必于阳中求阴，则阴得阳升而泉源不竭"。

（3～4题共用备选答案）

A. 热者寒之　　　　B. 寒者热之

C. 阴中求阳　　　　D. 阳中求阴

E. 阴阳两补

3. 治疗虚寒证时，补阳时可以适当佐以补阴药，其方法是

4. 治疗实热证时，应用寒性的药物进行治疗，其方

法是

答案解析：3. C　4. A。阴中求阳是指治疗虚寒证时，补阳时可以适当佐以补阴药。热者寒之是指治疗实热证时，应用寒性的药物进行治疗。

第十六单元　养生与寿夭

一、A1 型题

1. 下列各项，不属养生原则的是

A. 扶正祛邪　　　B. 顺应自然

C. 形神兼养　　　D. 调养脾肾

E. 因人而异

答案解析：A。扶正祛邪是中医治疗疾病的原则，其余选项均为中医养生的原则。

考点发散：养生，又称道生、摄生、保生，即采取各种方法以保养身体，增强体质，预防疾病，延缓衰老。

2. 下列各项，不属养生方法的是

A. 适应自然，避其邪气

B. 调摄精神，内养真气

C. 饮食有节，谨和五味

D. 劳逸结合，不可过劳

E. 注意进补，减少运动

答案解析：E。只有和于术数，适当调补，根据自身体质适当进食调补之品者才符合养生的原则。

考点发散：中医养生方法包括：适应自然，避其邪气；调摄精神，内养真气；饮食有节，谨和五味；劳逸结合，不可过劳；和于术数，适当调补。

二、B1 型题

(1~2 题共用备选答案)

A. 齿发去　　　B. 面始焦

C. 齿更发长　　D. 阳明脉衰

E. 太冲脉衰少

1. 《素问·上古天真论》中描述"女子七岁"时的机体状态是

2. 《素问·上古天真论》中描述"女子……七七"时的机体状态是

答案解析：1. C　2. E。《素问·上古天真论》："女子七岁，肾气盛，齿更发长。……七七，任脉虚，太冲脉衰少，天癸竭，地道不通，故形坏而无子也。"

考点发散：《素问·上古天真论》记载："女子七岁，肾气盛，齿更发长。二七而天癸至，任脉通，太冲脉盛，月事以时下，故有子。三七，肾气平均，故真牙生而长极。四七，筋骨坚，发长极，身体盛壮。五七，阳明脉衰，面始焦，发始堕。六七，三阳脉衰于上，面皆焦，发始白。七七，任脉虚，太冲脉衰少，天癸竭，地道不通，故形坏而无子也。丈夫八岁，肾气实，发长齿更。二八，肾气盛，天癸至，精气溢泻，阴阳和，故能有子。三八，肾气平均，筋骨劲强，故真牙生而长极。四八，筋骨隆盛，肌肉满壮。五八，肾气衰，发堕齿槁。六八，阳气衰竭于上，面焦，发鬓颁白。七八，肝气衰，筋不能动，天癸竭，精少，肾脏衰，形体皆极。八八，则齿发去。"《内经》作者通过观察一生中齿、发、筋骨、面容、运动状况的变化，记述了肾精及肾气的盛衰情况。人体的生长、发育、衰老与肾中精气的盛衰有密切的关系。

中医诊断学

第一单元　绪论、望诊

一、A1 型题

1. 下列各项，对"辨证"认识错误的是
- A. 是通过现象对疾病本质的认识
- B. 是医生的主观对客观的认识
- C. 是对病因、病性、病位的认识
- D. 是对疾病全过程特点的认识
- E. 是中医诊断思维过程的核心

答案解析：D。辨证是中医诊断思维过程的核心。辨证是通过现象对疾病本质的认识，是医生的主观对客观的认识，是对病因、病性、病位的认识。对疾病全过程特点的认识属于辨病的范畴。

考点发散：辨证是在中医学理论指导下，对四诊收集的病情资料进行辨别分析、综合判断，概括疾病当前阶段的病理本质（病位、病因、病性、病势等），做出证名诊断的思维过程。辨证是对疾病当前阶段的病位、病因、病性等病理本质的概括，为抓住当前阶段的主要矛盾。辨病是探求疾病全过程的特点和规律，抓住贯穿始终的基本矛盾，有利于从全过程、特征上认识疾病的本质。是中医诊断思维的核心内容。

2. 下列哪项是中医诊断疾病的基本原则
- A. 以常达变
- B. 见微知著
- C. 司外揣内
- D. 四诊合参
- E. 辨证论治

答案解析：D。中医诊断疾病的基本原则是整体审察、四诊合参、病证结合。

考点发散：中医诊断基本原理为司外揣内、见微知著、以常达（衡）变。

3. 下列各项，不属精亏神衰失神表现的是
- A. 面色无华
- B. 肌肉瘦削
- C. 神昏谵语
- D. 呼吸气微
- E. 精神萎靡

答案解析：C。面色无华，肌肉瘦削，呼吸气微，精神萎靡，均为精亏神衰的失神表现；神昏谵语见于邪盛失神的患者。

考点发散：失神是精亏神衰或邪盛神乱的重症表现，临床表现有虚、实之分。久病精亏神衰失神表现为精神萎靡，反应迟钝，面色晦暗，目无光彩，眼球呆滞，呼吸微弱或喘促无力，肉削著骨，动作艰难，或郑声等。新病邪盛神乱失神表现为神昏谵语，躁扰不宁，循衣摸床，撮空理线；或壮热神昏，呼吸气粗，喉中痰鸣；或猝然昏倒，两手握固，牙关紧闭等。

4. 病人突然昏倒，口吐涎沫，四肢抽搐，醒后如常，可见于
- A. 癫病
- B. 狂病
- C. 痫病
- D. 痉病
- E. 中风

答案解析：C。突然昏倒，四肢抽搐，两目上视，口吐涎沫，醒后如常，是痫病的特征表现。

考点发散：癫病、狂病、痫病、痴呆、脏躁等疾病，均属于神志错乱失常范畴。痫病的特征表现为突然昏倒，口吐涎沫，四肢抽搐，但醒后如常，多因肝风挟痰，闭阻清窍所致。癫病的特征表现为精神抑郁，表情淡漠，沉默寡言，或神识痴呆，喃喃自语，哭笑无常，多因痰蒙心神或先天禀赋不足所致。狂病的特征表现为狂躁妄动，胡言乱语，打人骂詈者，多因痰火扰乱心神所致。

5. 下列哪项不是神乱的表现
- A. 焦虑恐惧
- B. 狂躁不安
- C. 淡漠痴呆
- D. 精神萎靡
- E. 猝然昏倒

答案解析：D。神乱指神志错乱失常。常表现为焦虑恐惧、狂躁不安、淡漠痴呆、猝然昏倒等，临床多见于狂病、癫病、痫病、痴呆、脏躁等疾病。精神萎靡属于失神表现。

6. 面色萎黄的形成原因是
- A. 脾胃气虚，气血不足
- B. 脾肾虚寒，健运失职
- C. 脾气虚衰，湿邪内阻

D. 湿热内蕴，胆汁外溢

E. 寒湿困脾，胆汁外溢

答案解析：A。面色萎黄是因为脾胃气虚，气血不足所致。

考点发散：脾胃气虚，气血不足，可导致面色淡黄而晦暗不泽（萎黄）。脾气虚衰，湿邪内阻，可导致面黄虚浮（黄胖）；湿热内蕴，胆汁外溢，可导致面目身尿俱黄（黄疸）。

7. 下列各项，除哪项外均可见面赤

A. 肝火上炎　　　　B. 肾精久耗

C. 阴虚内热　　　　D. 阳盛实热

E. 戴阳证

答案解析：B。肝火上炎、阴虚内热、阳盛实热、戴阳证，均可出现面赤。肾精久耗多见面色发黑。

考点发散：赤色主病是主热证（阳盛实热证及阴虚内热证），亦可见于戴阳证。满面通红，多属实热证；两颧潮红，多属阴虚阳亢的虚热证；久病重病面色苍白，突然颧红如妆，属戴阳证，因脏腑精气耗竭，阴不敛阳，虚阳浮越所致。

8. 青色与黑色的共同主病为

A. 寒证、湿证、虚证

B. 寒证、痛证、瘀血

C. 湿证、瘀血、惊风

D. 水饮、瘀血、痛证

E. 惊风、痛证、寒证

答案解析：B。寒证、痛证、瘀血，是青色与黑色的共同主病。

考点发散：青色与黑色的共同主病是寒证、痛证、瘀血。青色主肝胆病、诸痛、气滞、瘀血、惊风；黑色主肾虚、寒证、水饮、血瘀。

9. 病人面色淡黄，枯槁不华，称为

A. 阴黄　　　　　　B. 萎黄

C. 黄胖　　　　　　D. 阳黄

E. 苍黄

答案解析：B。面色淡黄，枯槁不华，称为萎黄。

考点发散：在五色主病中，面色淡黄而晦暗不泽，称为萎黄，多因脾胃气虚，气血不足所致。面黄虚浮，称为黄胖，多因脾虚湿蕴所致。面色黄中兼青称为苍黄，多因肝郁脾虚所致。面目、身、尿俱黄属黄疸，多因胆汁外溢所致，其中鲜明如橘皮属阳黄，由湿热熏蒸所致，晦暗如烟熏属阴黄，由寒湿郁滞所致。

10. 下列各项，望姿态中，属阳的是

A. 身重难于转侧　　B. 面常向里

C. 坐而仰首　　　　D. 精神萎靡

E. 气短懒言

答案解析：C。坐而仰首，多是痰涎壅盛的肺实证，属阳。坐而俯首，气短懒言者，多属肺虚或肾不纳气之证，属阴。

考点发散：病人卧位，身轻自能转侧，面常向外，多为阳、热、实证；身重难于转侧，面常向里，精神萎靡者，多为阴、寒、虚证。

11. 囟门迟闭，头项软弱不能竖立者的临床意义是

A. 肾精亏损　　　　B. 肾气不足

C. 阴虚火旺　　　　D. 发育不良

E. 风热扰神

答案解析：B。囟门迟闭，头项软弱不能竖立者，多为肾气不足，发育不良。

考点发散：囟门下陷，多属虚证。囟门高突，多属热证。无论大人小儿，头摇不能自主的，皆为风证。小儿头形过大或过小，伴有智力发育不全，多属肾精亏损。

12. 小儿睡眼露睛的病机是

A. 肝经风热　　　　B. 津液亏耗

C. 肝经湿热　　　　D. 肝风内动

E. 脾气虚弱

答案解析：E。小儿睡眼露睛，多属脾虚，气血不足。

考点发散：眼胞红肿，多为肝经风热。眼窝下陷，多是津液亏耗。目眦赤烂，多属湿热。瞳孔散大，是为精气衰竭。白睛黄染，常见于黄疸。目眦淡白，属气血不足。

13. 见鼻头或周围充血或生红色丘疹，名酒齄鼻，其病机是

A. 外感风寒　　　　B. 胆经蕴热

C. 肺胃有热　　　　D. 肺肾精气衰竭

E. 肺脾两虚

答案解析：C。若见鼻头或周围充血或生红色丘疹，名酒齄鼻，多属肺胃有热。

考点发散：鼻流清涕，多为外感风寒；流浊涕，则属风热。鼻柱溃烂塌陷，常见于麻风病或梅毒。久流浊涕而有腥臭味者，是为鼻渊，由于感受外邪或胆经蕴热所致。鼻翼扇动，多见于肺热，或肺肾精气衰竭而出现的喘息。

14. 牙齿燥如枯骨的病因病机是

　　A. 肾阴枯竭　　　　B. 阳明热盛

　　C. 胃阴不足　　　　D. 胃肾阴虚

　　E. 胃肾热盛

答案解析：A。牙齿干燥竟如枯骨，多为肾阴枯竭，肾水不能上承所致。

考点发散：牙齿干燥，多是胃热炽盛、津液大伤。牙齿松动稀疏、齿根外露者，多属肾虚或虚火上炎。睡中咬牙或啮齿，常见于胃中有热或虫积的患者。

15. 斑与疹的主要区别是

　　A. 是否色红成片　　B. 是否时现时隐

　　C. 是否抚之碍手　　D. 是否易于传染

　　E. 是否伴有身热

答案解析：C。点大成片，或红或紫，平铺于皮下，摸之不碍手者，谓之斑。色红疹点小如粟，高出于皮肤，摸之碍手（亦有不高出皮肤，抚之无碍手之感），谓之疹。

考点发散：斑疹见于外感热病，多是邪热郁于肺胃不能外泄，内迫营血所致，其中从肌肉而出的即是斑，而从皮肤血络发出的则为疹。

16. 皮肤上出现的晶莹如粟的透明小疱疹，高出皮肤，擦破流水，多发于颈胸部的是

　　A. 热气疮　　　　　B. 疮疡

　　C. 湿疹　　　　　　D. 白㾦

　　E. 水痘

答案解析：D。白㾦：又名白疹，是皮肤上出现的晶莹如粟的透明小疱疹，高出皮肤，擦破流水，以胸部及颈项部为多见，亦偶见于四肢，唯不见于面部，多系湿郁肌表，汗出不彻所致。

考点发散：白㾦晶莹饱满者为顺，又称为"晶㾦"，乃湿热外达之候；若色枯白，空窍无液者为逆，称为"枯㾦"，是津液枯竭的反映。

17. 起于浅表，形圆而红，化脓即软的是

　　A. 痈　　　　　　　B. 疽

　　C. 疔　　　　　　　D. 疡

　　E. 疖

答案解析：E。痈疽疔疖，都属于在皮肤体表部位有形可见的疮疡类的外科病症。范围较小，初起如粟，根脚坚硬，或麻或痒或木，顶白而痛者为疔。起于浅表，形圆而红、肿、热、痛，化脓即软者为疖。

考点发散：发病局部范围较大，红、肿、热、痛，根盘紧束的为痈，属阳证；若漫肿无头，部位较深，皮色不变者为疽，属阴证。

18. 脓耳的病机是

　　A. 肾精亏耗　　　　B. 麻疹先兆

　　C. 肝胆湿热　　　　D. 脾肾两虚

　　E. 肺脾两虚

答案解析：C。耳内流脓水，病为脓耳或聤耳，多为肝胆湿热所致。

考点发散：望耳应注意耳的色泽及耳内的情况。耳为肾之窍，属少阳经，为宗脉所聚之处。耳轮总以红润为佳，或黄或白或黑或青，都属病象，薄而白或黑，概为肾精亏损。

19. 白喉的病因多属于

　　A. 肺胃积热　　　　B. 肺胃热毒壅盛

　　C. 阴虚火旺　　　　D. 虚火上浮

　　E. 肺热阴伤

正确答案：E。咽喉如有灰白色假膜，擦之不去，重擦出血，且随即复生者，是为白喉，属肺热阴伤之证。

考点发散：望咽喉，应注意其颜色及形态的异常改变。咽喉为肺胃的通路，心、肾、肝、脾、胃等诸经均遍络于咽喉，所以许多脏腑病变可从咽喉反映出来。

20. 病人颈前结喉旁漫肿，可随吞咽动作上下移动，属于

　　A. 瘿瘤　　　　　　B. 痰核

　　C. 梅核气　　　　　D. 瘰疬

　　E. 发颐

答案解析：A。病人颈前结喉旁漫肿，可随吞咽动作上下移动，属于瘿瘤。

考点发散：瘿瘤的特征表现是颈前结喉处有肿块突起，可随吞咽动作而上下移动。多因肝郁气滞痰凝，或地方水土失调所致。瘰疬指颈侧颌下有肿块如豆，累累如串珠，多因肺肾阴虚，虚火灼津结痰；或外感风火时毒，挟痰结于颈部所致。

21. 肝郁脾虚病人的面色是

　　A. 萎黄　　　　　　B. 青黄

　　C. 青紫　　　　　　D. 面黄如橘

　　E. 晦暗

答案解析：B。青为肝病主色，黄为脾病主色，肝郁脾虚病人的面色是青黄色。

考点发散：面色萎黄为脾胃虚弱，气血不足；面部青紫色为血行不畅；面黄如橘为阳黄，面色晦暗提示脏腑精气虚衰，胃气不能上荣。

22. 小儿食指络脉色鲜红者，多属

A. 实证　　　　　B. 虚证

C. 寒证　　　　　D. 热证

E. 表证

答案解析：E。小儿食指络脉色鲜红者，多见于表寒证。

考点发散：望小儿食指络脉是通过观察小儿食指掌侧前缘络脉（静脉）的形色变化来诊察病情的方法，适用于3岁内小儿。其辨别要点可概括为：浮沉分表里，红紫辨寒热，淡滞定虚实，三关测轻重。小儿食指络脉色鲜红者多属表寒证；色紫红者主里热证；色青者主惊风，主痛；色紫黑色者主血络郁闭，属危重之象。

23. 望色十法中，散抟主

A. 病之表里　　　B. 病之阴阳

C. 病之新久　　　D. 病之虚实

E. 病之轻重

答案解析：C。望色十法中的散抟主病之新久。

考点发散：望色十法是清·汪宏在《望诊遵经》中归纳的色诊要领，用以观察面部色泽的动态变化。根据浮沉、清浊、微甚、散抟、泽夭之动态变化，可判断病位的表里、病证的阴阳、正邪的虚实、病程的新久、疾病的轻重，推测疾病的发展变化和转归。浮、清、微、散、泽，主表证、新病、轻病；沉、浊、甚、抟、夭，主里证、久病、重病。

24. 患者，女，67岁。半年来经常精神不振，健忘嗜睡，声低懒言，倦怠乏力，动作迟缓，属于

A. 失神　　　　　B. 得神

C. 少神　　　　　D. 假神

E. 神乱

答案解析：C。老人半年来经常精神不振，健忘嗜睡，声低懒言，倦怠乏力，动作迟缓，属于少神的表现。

考点发散：根据神的盛衰和病情表现的轻重，临床可将神的表现分为得神、少神、失神、假神及神乱五类。得神又称有神，是精气充足，神气旺盛的反映。少神又称神气不足，是精气轻度损伤，神气不旺的反映。失神又称无神，是久病精

亏神衰或新病邪盛神乱的重病表现。假神指久病、重病患者，突然出现某些症状暂时"好转"的现象，为临终前的预兆。

25. 患者女，38岁。皮肤出现淡红色风团，大小形态各异，瘙痒，搔之融合成片，出没迅速，时隐时现，诊断为

A. 麻疹　　　　　B. 瘾疹

C. 湿疹　　　　　D. 风疹

E. 丹毒

答案解析：B。皮肤出现淡红色风团，大小形态各异，瘙痒，搔之融合成片，出没迅速，时隐时现，为瘾疹的特征表现。

考点发散：瘾疹的特征表现是突现淡红或淡白色风团，大小形态各异，瘙痒，搔之融合成片，出没迅速，时隐时现，多因外感风邪或食物、药物过敏所致。风疹疹色淡红，细小稀疏，皮肤瘙痒，多因外感风热时邪。麻疹疹色桃红，形似麻粒，先见耳后发际，渐延及颜面躯干，多因外感麻毒时邪所致。

26. 下列各项，与淡白舌无关的是

A. 血虚　　　　　B. 阳虚

C. 亡阳　　　　　D. 阴虚

E. 气血两虚

答案解析：D。阴虚多见红舌或绛舌，淡白舌常见于血虚、阳虚、气血两虚、亡阳。

考点发散：舌淡白瘦薄，光莹或少苔者，多见于气血两虚。舌淡白胖嫩，苔白润滑或白腻者，多见于阳虚水湿内停证。枯白舌主脱血夺气，病情危重。

27. 下列哪项，不属失神病人的临床表现

A. 神昏谵语　　　B. 颧赤如妆

C. 呼吸微弱　　　D. 反应迟钝

E. 精神萎靡

答案解析：B。神昏谵语、呼吸微弱、反应迟钝、精神萎靡、目光晦暗呆滞和面色晦暗暴露等，均属失神的临床表现；颧赤如妆是假神的特征表现。

二、B1 型题

（1～2题共用备选答案）

A. 面部口唇青紫

B. 面色青灰，肢冷脉微

C. 面色㿠白虚浮

D. 面色苍黄

E. 眉间鼻柱唇周发青

1. 心血瘀阻，心阳暴脱者，多见

2. 阳虚水泛者，多见

答案解析：1. B　2. C。心血瘀阻，心阳暴脱者，多见面色青灰，肢冷脉微。阳虚水泛者，多见面色㿠白虚浮。

考点发散：面部口唇青紫，多见于心肺疾病，血行瘀滞者；面色青灰，肢冷脉微，多见于心血瘀阻，心阳暴脱者；面色㿠白虚浮多见于阳虚水泛者；面色苍黄多见于肝郁脾虚者；眉间鼻柱唇周发青，多见于小儿惊风。

(3～4题共用备选答案)

　　A. 风痰阻络　　　　B. 胃火炽盛

　　C. 胃气虚弱　　　　D. 胃阴不足

　　E. 肝胆火盛

3. 口僻可见于

4. 口臭可见于

答案解析：3. A　4. B。口僻多为风痰阻络所致，口臭多属胃火炽盛所致。

考点发散：口苦多见于肝胆火盛者。

(5～6题共用备选答案)

　　A. 面色深浓　　　　B. 面色浊暗

　　C. 面色枯槁　　　　D. 面色沉隐

　　E. 病色结聚而深滞

5. "望色十法"中的"甚"是指

6. "望色十法"中的"夭"是指

答案解析：5. A　6. C。望色十法中，"甚"指面色深浓，主实证；"夭"指面色枯槁，主重病。

(7～8题共用备选答案)

　　A. 呕吐清水痰涎

　　B. 呕吐黄绿苦水

　　C. 呕吐物清稀无臭

　　D. 呕吐物秽浊，有酸臭味

　　E. 呕吐酸腐不消化食物

7. 肝胆郁热病人可见

8. 伤食病人可见

答案解析：7. B　8. E。肝胆郁热病人可见呕吐黄绿苦水。伤食病人可见呕吐酸腐不消化食物。

考点发散：望呕吐物有助于了解胃气上逆的病因和病性，应注意呕吐物色质和气味异常。呕吐物清稀无臭者多属寒呕；呕吐酸腐不消化食

物者属伤食呕；呕吐清水痰涎，伴胃脘振水声，属痰饮呕；呕吐黄绿色苦水为肝胆郁热所致。

(9～10题共用备选答案)

　　A. 精血不足　　　　B. 血虚受风

　　C. 肾虚　　　　　　D. 血热

　　E. 肝郁

9. 片状脱发的病机是

10. 发稀疏易落或干枯不荣的病机是

答案解析：9. B　10. A。发稀疏易落，或干枯不荣，多为精血不足之证；突然出现片状脱发，多属血虚受风；年少落发，不属于肾虚，便属于血热。青年白发，无其他病象不属病态。

考点发散：头为诸阳之会，精明之府，中藏脑髓，髓为肾所主。发为肾之华、血之荣，所以望头与发，可以了解肾和气血的盛衰情况。

(11～12题共用备选答案)

　　A. 肾精亏耗　　　　B. 麻疹先兆

　　C. 肝胆湿热　　　　D. 脾肾两虚

　　E. 肺脾两虚

11. 耳背有红络，耳根发凉的病机是

12. 耳轮干枯焦黑的病机是

答案解析：11. B　12. A。耳背有红络，耳根发凉，多是麻疹先兆；耳内流脓水，病为脓耳或聤耳，多为肝胆湿热所致。耳轮干枯焦黑，多是肾精亏耗，精不上荣所致，属危证。

考点发散：望耳应注意耳的色泽及耳内的情况。耳为肾之窍，属少阳经，为宗脉所聚之处。总之，耳轮总以红润为佳，或黄或白或黑或青，都属病象，薄而白或黑，概为肾精亏损。

(13～14题共用备选答案)

　　A. 肺胃积热　　　　B. 肺胃热毒壅盛

　　C. 阴虚火旺　　　　D. 虚火上浮

　　E. 肺热阴伤

13. 咽喉红肿而痛，多属

14. 咽喉红肿溃烂，有黄白腐点，多属

答案解析：13. A　14. B。咽喉红肿而痛，多属肺胃积热；红肿溃烂，有黄白腐点，为肺胃热毒壅盛；若色鲜红娇嫩，疼痛不甚，多为阴虚火旺；色淡红不肿，久久不愈，是为虚火上浮；如有灰白色假膜，擦之不去，重擦出血，且随即复生者，是为白喉，属肺热阴伤之证。

考点发散：望咽喉，应注意其颜色及形态的异常

改变。咽喉为肺胃的通路，心、肾、肝、脾、胃等诸经均遍络于咽喉，所以许多脏腑病变可从咽喉反映出来。

第二单元　望　舌

A1 型题

1. 观察舌苔了解邪气的轻重浅深，主要依据是

A. 舌苔的有无　　B. 舌苔的润燥

C. 舌苔的厚薄　　D. 舌苔的颜色

E. 舌苔的腻腐

答案解析：C。观察舌苔了解邪气的轻重浅深，主要依据是舌苔的薄厚。

考点发散：舌苔的薄厚，主要反映邪正的盛衰，邪气的浅深轻重。薄苔可见于正常人或表证，或病情轻浅的里证；厚苔主邪盛入里，或痰湿、食积。舌苔的润燥主要反映体内津液的盈亏和输布情况；舌苔的颜色主要反映邪气的性质。

2. 镜面舌的形成原因是

A. 热盛伤津　　B. 胃肠热盛

C. 胃气阴大伤　　D. 热入营血

E. 痰火内蕴

答案解析：C。镜面舌是由于胃阴干涸，胃无生发之气所致。

考点发散：镜面舌指舌苔全部剥落，舌面光滑如镜者，由于胃阴干涸，胃无生发之气所致。地图舌指舌苔大片剥落，边缘突起，界限清楚，部位时有转移。花剥苔指舌苔多处剥落，舌面仅斑驳片存少量舌苔者。类剥苔指舌面苔剥落不光滑，仍有新生苔质颗粒可见者。

3. 舌淡白胖大边有齿痕，提示

A. 阳气亏虚　　B. 气血两虚

C. 阳虚水停　　D. 寒湿内盛

E. 瘀血内停

答案解析：C。舌淡白胖大边有齿痕，为阳气亏虚，水湿内停所致。

考点发散：临床观察舌象，要进行舌象综合分析，淡白舌主虚证（血虚、气血两虚、阳虚）；胖大舌主水湿、痰饮内停；齿痕舌主脾虚、水湿内盛；舌淡白、胖大、边有齿痕，提示机体阳气亏虚，水湿内停。

4. 下列各项，不属肝风挟痰所致的舌态是

A. 颤动舌　　B. 痿软舌

C. 㖞斜舌　　D. 强硬舌

E. 短缩舌

答案解析：B。肝风挟痰所致舌态，可见强硬舌、颤动舌、㖞斜舌、短缩舌。

考点发散：病理舌态有强硬舌、痿软舌、颤动舌、㖞斜舌、短缩舌、吐弄舌。强硬舌、颤动舌、㖞斜舌、短缩舌均可因肝风挟痰所致。痿软舌指舌体软弱无力，不能随意伸缩回旋，多因气血亏虚，热灼津伤，或阴亏已极所致。

5. 苔黑燥裂，甚则生芒刺，多因

A. 热入营血　　B. 热极津枯

C. 肾阴亏虚　　D. 阴寒内盛

E. 湿热内蕴

答案解析：B。苔黑燥裂，甚则生芒刺，多因热极津枯所致。

考点发散：灰黑苔主里热炽盛，或阴寒内盛。苔黑燥裂，甚则生芒刺，多因热极津枯所致；苔灰黑而润滑，主阳虚寒湿内盛。

6. 舌短缩色青紫而湿润，是由于

A. 气滞血瘀　　B. 痰浊内阻

C. 寒凝筋脉　　D. 疫毒攻心

E. 热盛伤津

答案解析：C。舌短缩色青紫而湿润，是由于寒凝筋脉所致。

考点发散：短缩舌可因寒凝筋脉、热盛伤津、痰浊内阻、气血俱虚所致。其色青紫而湿润，多寒凝筋脉；舌红绛而干，多为热盛伤津；舌短缩而胖大苔黏腻，多为风痰阻络；舌短缩而质淡嫩，多为气血亏虚所致。

7. 舌苔黑而润滑，多属

A. 阴寒内盛　　B. 热盛伤津

C. 阴虚火旺　　D. 痰火内蕴

E. 湿热熏蒸

答案解析：A。舌苔黑而润滑，多属阴寒内盛所致。

考点发散：黑苔主里热炽盛，或阴寒内盛。一般依据苔质的润燥区别其寒热属性，苔黑而润滑提示寒盛，苔黑而干燥为热极津伤所致。痰火内蕴及湿热熏蒸，可见舌红苔黄腻。

8. 外感秽浊之气，热毒内盛可见

A. 白腻苔　　　　　B. 黄腻苔

C. 积粉苔　　　　　D. 灰黑干燥苔

E. 黑苔而润滑

答案解析：C。外感秽浊之气，热毒内盛可见积粉苔。

考点发散：外感温热病，热毒内盛可见积粉苔（苔白厚如积粉）。白腻苔主湿浊邪气盛，黄腻苔主湿热、痰热或食积化热，苔灰黑干燥提示热盛，苔黑而滑提示寒盛。

9. 观察舌形，不包括下列哪项内容

A. 胖大　　　　　B. 肿胀

C. 裂纹　　　　　D. 齿痕

E. 短缩

答案解析：E。望舌形主要包括老嫩、胖瘦、点刺、裂纹、齿痕等。

考点发散：望舌形指观察舌体的形状，主要包括老嫩、胖瘦、点刺、裂纹、齿痕等。短缩属于望舌态内容。

10. 下列哪项不属于导致紫舌的原因

A. 热极　　　　　B. 寒极

C. 血瘀　　　　　D. 中毒

E. 湿热

答案解析：E。紫舌可见于热极、寒极、血瘀、中毒等。

考点发散：青紫舌包括淡紫、绛紫、青紫、瘀斑或瘀点舌，多因寒盛、热极、气虚、气滞或酒毒所致，亦见于先天性心脏病等，主血行不畅。湿热内蕴可致舌红苔黄腻。

11. 舌淡胖嫩苔黄滑润，其主证为

A. 湿热不化　　　　B. 痰湿内停

C. 内有食积　　　　D. 脾虚运化无权

E. 阳虚水湿聚久化热

答案解析：E。舌淡胖嫩多见于阳虚，黄滑润苔为水湿或痰饮停滞日久所致。

考点发散：黄苔一般主热证、里证，多因邪热熏蒸所致。黄苔多与红绛舌同见。苔色愈黄，邪热愈甚。淡黄苔为热轻，深黄苔为热重，焦黄苔为

热极。此处为黄苔主病之特例，舌淡胖嫩苔黄滑润，多因阳虚寒湿之体，水湿或痰饮聚久化热所致。

12. 下列哪项不属于绛舌所主的病证

A. 热入营分证　　　B. 热入血分证

C. 阴虚火旺证　　　D. 肝郁气滞证

E. 温热病后期阴液耗损

答案解析：D。不属于绛舌所主病证的是肝郁气滞证。

考点发散：舌色深红或暗红色为绛舌，主热入营血，阴虚火旺证。绛舌比红舌邪热更深重。舌红绛有苔，或有红色点刺者，多属温热病热入营血，或脏腑内热炽盛所致；舌绛少苔或无苔，或有裂纹者，多属久病阴虚火旺，或热病后期阴液耗损所致。

13. 下列哪项，不属于中风或中风先兆的舌态

A. 短缩舌　　　　　B. 痿软舌

C. 吐弄舌　　　　　D. 颤动舌

E. 强硬舌

答案解析：B。不属于中风或中风先兆的舌态是痿软舌。

考点发散：中风或中风先兆的舌态可见短缩舌、强硬舌、颤动舌、㖞斜舌、吐弄舌。痿软舌见于气血俱虚，或阴液亏损。

14. 将舌按部位划分，舌尖部属

A. 心肺　　　　　B. 脾胃

C. 肝胆　　　　　D. 肾

E. 三焦

答案解析：A。舌尖属心肺，舌边属肝胆，舌中属脾胃，舌根属肾。

考点发散：以胃经来划分，舌尖属上脘，舌中属中脘，舌根属下脘。此法适用于胃病的诊断。以三焦来划分，舌尖属上焦（心肺），舌中属中焦（脾胃），舌根属下焦（肝肾）。此法适用于温热病的诊断。

15. 阳虚证的舌象一般表现为

A. 舌淡红苔薄白　　B. 舌淡瘦苔白腻

C. 舌淡胖苔白滑　　D. 舌淡苔白

E. 舌淡红苔白腻

答案解析：D。淡白舌主气血两虚、阳虚。

考点发散：气血亏虚，血不荣舌，或阳气虚衰，运血无力，不能温运血液上荣于舌，致舌色浅淡。

故《舌鉴辨正》指出淡白舌是"虚寒舌之本色"。

16. 红舌和绛舌皆主

A. 热证　　　　B. 寒证

C. 气虚证　　　D. 血虚证

E. 痰饮

答案解析：A。红舌，主热证。绛舌，主热盛证。

考点发散：绛舌多由红舌进一步发展而成。其形成的原因是热入营血，气血沸涌，耗伤营阴，血液浓缩；或虚火旺盛，上炎于舌络，血络充盈，故舌呈绛色。

17. 热极津耗液损最典型的舌象是

A. 舌苔由润变燥　　B. 无苔少津

C. 舌苔由燥变润　　D. 舌苔由白转黄

E. 舌苔黑而燥裂

答案解析：E。在热性病中出现，多由黄苔转变而成，其舌苔灰黑必干燥无津液。灰黑苔主阴寒内盛，或里热炽盛等。

考点发散：苔色的变化主要有白苔、黄苔、灰黑苔三类。苔质的润燥是辨别灰黑苔寒热属性的重要指征。在寒湿病中出现灰黑苔，多由白苔转化而成，其舌苔灰黑必湿润多津；在热性病中出现，多由黄苔转变而成，其舌苔灰黑必干燥无津液。

18. 下列各项，属舌态变化的是

A. 齿痕　　　　B. 胖大

C. 瘦薄　　　　D. 芒刺

E. 震颤

答案解析：E。舌态，指舌体的动态。正常舌态多表现为舌体伸缩自如，运动灵活。提示脏腑机能旺盛，气血充足，经脉调匀。常见的病理舌态包括痿软舌、强硬舌、歪斜舌、颤动舌、吐弄舌、短缩舌等。

19. 下列各项，不属于望舌形内容的是

A. 胖大　　　　B. 瘦薄

C. 痿软　　　　D. 裂纹

E. 齿痕

答案解析：C。舌形，是指舌质的形状，包括老嫩、胖瘦、点刺、裂纹、齿痕等方面的特征。

20. 下列各项，与瘦薄舌形成有关的是

A. 脾肾阳虚　　B. 气血阴液不足

C. 心脾热盛　　D. 痰饮水湿

E. 阴血大伤

答案解析：B。瘦薄舌总由气血阴液不足，不能

充盈舌体，舌失濡养所致。舌体瘦薄而色淡者，多是气血两虚；舌体瘦薄红绛，舌干少苔或无苔者，多见于阴虚火旺。

考点发散：胖大舌多主水湿、痰饮内停；肿胀舌多主湿热、热毒上壅；瘦薄舌多主气血两虚、阴虚火旺。

21. 厚苔的形成机理为

A. 胃气夹湿浊邪气积滞于舌面

B. 胃气上熏，胃津上承

C. 痰湿

D. 食积

E. 瘀血

答案解析：。A。厚苔是由胃气兼夹湿浊、痰浊、食浊等熏蒸，积滞于舌面所致。说明疾病在里，病情较重。

考点发散：舌苔由薄转厚，为舌苔长，提示邪气渐盛，或表邪入里，为病进；舌苔由厚转薄，为舌苔消，提示正气胜邪，或内邪消散外达，为病退的征象。

22. 润苔的形成机理是

A. 胃津、肾液上承　　B. 寒湿内侵

C. 热盛伤津　　　　　D. 湿遏阳气

E. 瘀阻

答案解析：A。润苔是正常舌苔的表现之一，是胃津、肾液上承，濡润舌面的表现。疾病过程中见润苔，提示体内津液未伤，如风寒表证、湿证初起、食滞、瘀血等均可见润苔。

考点发散：舌苔由润变燥，表示热重津伤，或津失输布；舌苔由燥转润，主热退津复。

23. 滑苔的形成机理是

A. 胃津、肾液上承　　B. 寒湿内侵

C. 热盛伤津　　　　　D. 湿遏阳气

E. 瘀阻

答案解析：B。滑苔为水湿之邪内聚的表现，主痰饮、水湿。因寒湿内侵，或阳气虚衰，不能运化水液，寒湿、痰饮内生，聚于舌面而成。

考点发散：燥苔提示体内津液已伤。如邪热炽盛，大汗、吐泻后，或过服温燥药物等，导致津液不足，舌苔失于濡润而干燥。

二、B1 型题

（1~2题共用备选答案）

A. 舌红苔黄厚而干燥

B. 舌淡苔白而润

C. 舌红苔黄腻

D. 舌红绛瘦薄而少苔

E. 舌淡红苔薄白

1. 实热证的舌象特征是

2. 阴虚火旺证的舌象特征是

答案解析：1. A　2. D。实热证的舌象特征是舌红苔黄厚而干燥。阴虚火旺证的舌象特征是舌红绛瘦薄而少苔。

考点发散：舌淡苔白而润者，多见于阳虚水停证；舌淡红苔薄白为正常舌象；舌红苔黄腻多见于痰热、湿热、痰火、食积化热等。

（3～4题共用备选答案）

A. 舌苔干燥　　　B. 舌苔无根

C. 舌苔润滑　　　D. 舌苔黄腻

E. 舌苔增厚

3. 湿热内阻的舌象特征是

4. 胃气衰败的舌象特征是

答案解析：3. D　4. B。湿热内阻的舌象特征是舌苔黄腻。胃气衰败的舌象特征是舌苔无根。

考点发散：舌苔黄腻临床可见于湿热内阻、痰热内蕴、食积化热等；舌苔无根是胃气衰败的舌象特征；舌苔干燥多因津液亏虚或津液疏布异常所致；舌苔增厚提示邪盛入里。

（5～6题共用备选答案）

A. 花剥苔　　　B. 黄腻苔

C. 镜面舌　　　D. 苔灰黑而干

E. 苔灰黑而滑润

5. 肝胆湿热的舌象是

6. 胃气阴两伤的舌象是

答案解析：5. B　6. C。肝胆湿热的舌象是黄腻苔。胃气阴两伤多见镜面舌。

考点发散：花剥苔提示正气已虚；苔灰黑而干主热极；苔灰黑而滑润为寒盛所致。

（7～8题共用备选答案）

A. 舌质老嫩　　　B. 舌质颜色

C. 舌苔颜色　　　D. 舌苔润燥

E. 舌苔厚薄

7. 判断证候虚实可依据

8. 判断津液是否受损可依据

答案解析：7. A　8. D。

考点发散：薄厚主要反映邪正的盛衰和邪气的深浅。润燥主要反映津液的盈亏和输布情况。舌质老嫩是疾病虚实的标志之一。

（9～10题共用备选答案）

A. 阳虚证　　　B. 阴虚证

C. 里热证　　　D. 里寒证

E. 表热证

9. 舌绛有苔主

10. 舌色红而舌体瘦小主

答案解析：9. C　10. B。绛主热，有苔在里，故舌绛有苔主里热证。舌红主热，且见舌体小，主阴虚证。

第三单元　闻　诊

一、A1 型题

1. 热扰神明出现呕吐的特点是

A. 呕声微弱，吐势徐缓

B. 呕声壮厉，吐势较猛

C. 呕吐呈喷射状

D. 朝食暮吐或暮食朝吐

E. 呕吐黄绿色苦水

答案解析：C。热扰神明出现呕吐的特点是喷射状呕吐。

考点发散：朝食暮吐或暮食朝吐为胃反，属脾胃阳虚证。呕吐黄绿色苦水，属肝胆湿热或郁热所致。

2. 尿液散发烂苹果味，多见于

A. 消渴病危重期　　　B. 有机磷中毒

C. 脏腑败坏　　　D. 瘟疫病

E. 水肿病晚期

答案解析：A。尿液散发烂苹果味，多见于消渴病危重期。

考点发散：消渴病并发症属危重病症，可出现尿液散发烂苹果味（酮体气味）。有机磷中毒可出现蒜臭气味；水肿病晚期可出现尿臊气味（氨气味）。

3. 属于顿咳表现特点的是

A. 咳声重浊　　　　B. 咳声低微

C. 咳声如犬吠　　　D. 咳声紧闷

E. 咳后有鸡鸣样回声

答案解析：E。属于顿咳表现特点的是咳后有鸡鸣样回声。

考点发散：顿咳（百日咳）的特征是咳声阵发，连声不绝，咳终止时有鸡鸣样回声，缠绵难愈，多因风邪与痰热搏结，阻碍气道所致。咳声如犬吠，伴声音嘶哑，吸气困难者，为白喉，因肺肾阴虚，火毒攻喉所致。

4. 咳声重浊，痰稀色白为

A. 风寒　　　　B. 痰湿

C. 燥热　　　　D. 脾虚

E. 肺气虚

答案解析：A。咳声重浊，痰稀色白，多由风寒束肺，肺失宣降所致。

考点发散：痰湿阻肺所致的咳嗽特点是咳有痰声、痰多白滑易咯。燥邪犯肺或肺阴亏虚所致的咳嗽特点是，干咳或痰少质黏难咯，或痰中带血。肺气虚的咳嗽特点是咳声轻清低微，气短而喘。

5. 太息的病机是

A. 脾气虚弱　　　　B. 胃气上逆

C. 肝气郁结　　　　D. 肺气上逆

E. 肝风内动

答案解析：C。太息的病机是肝气郁结。

考点发散：太息是指病人情绪抑郁，胸胁胀闷不畅时发出的长吁短叹声，又称叹息，为情志不遂，肝气郁结之象。

6. 神识不清，语无伦次，声高有力，称为

A. 谵语　　　　B. 郑声

C. 独语　　　　D. 错语

E. 狂言

答案解析：A。神识不清，语无伦次，声高有力，称为谵语。是热扰心神之实证，多见于热病极期、温病热入心包、阳明腑实证或痰热扰乱心神。

7. 郑声的病机为

A. 心气不足，神失所养

B. 热扰心神，神明失主

C. 心气大伤，精神散乱

D. 瘀血阻心

E. 宗气大虚

答案解析：C。郑声的病机是心气大伤，精神散乱。

散乱。

考点发散：郑声是指神识不清，语言重复，时断时续，声音低弱的症状。由心气大伤，精神散乱所致，见于久病、重病的后期。

8. 气从胃中上逆，出咽喉而发声短频者，属

A. 嗳气　　　　B. 太息

C. 呃逆　　　　D. 夺气

E. 呕吐

答案解析：C。气从胃中上逆，出咽喉而发声短频者称为呃逆。

考点发散：呃逆，俗称"打呃"，因胃气上逆导致膈肌拘挛所致。偶发呃逆，短暂自愈者，多因饮食等刺激所致，不属病态。

二、B1 型题

（1～2 题共用备选答案）

A. 语无伦次，狂躁妄言

B. 语无伦次，神志不清

C. 语言重复，声低断续

D. 语言错乱，说后自知

E. 自言自语，见人语止

1. 郑声可表现为

2. 谵语可表现为

答案解析：1. C　2. B。语无伦次，神志不清是谵语的临床特点；语言重复，声低断续是郑声的临床特点。

考点发散：谵语和郑声均属重病失神时的异常表现，两者有虚、实之别。谵语为热扰心神之实证；郑声为心气大伤，精神散乱之虚证。

（3～4 题共用备选答案）

A. 语言错乱，说后自知

B. 神志不清，语言重复

C. 言语謇涩，神志清楚

D. 语无伦次，狂躁妄言

E. 自言自语，见人语止

3. 风痰阻络可导致

4. 痰火内扰神明可导致

答案解析：3. C　4. D。言语謇涩，神志清楚，为风痰阻络所致。语无伦次，狂躁妄言，多因痰火内扰神明所致。

考点发散：神志清楚，语言不流利，吐字不清晰，称语言謇涩，因风痰阻络所致，常与舌强并见，常见于中风病（中风先兆或后遗症）。精神错乱，狂躁妄言，语无伦次，不避亲疏，多因气郁化火，痰火扰乱神明所致。

（5~6题共用备选答案）
A. 吐物酸腐 B. 吐物清稀
C. 喷射呕吐 D. 朝食暮吐
E. 食后即吐
5. 胃反呕吐的特点是

6. 食滞呕吐的特点是
答案解析：5. D 6. A。胃反呕吐的特点是朝食暮吐、暮食朝吐。食滞呕吐的特点是吐物酸腐。
考点发散：呕吐是胃失和降，胃气上逆所致。引起呕吐的原因很多，临床根据呕吐声音的强弱、吐势的缓急、呕吐物的性状、气味及兼症，辨别病证的寒热虚实。

第四单元 问 诊

一、A1 型题

1. 下列主诉，哪项最正确
A. 咳喘反复发作20年
B. 恶寒发热头痛
C. 经常腹痛已多年
D. 1周前头痛眩晕
E. 发热、咳嗽2天
答案解析：E。发热、咳嗽2天，是最正确的主诉。
考点发散：主诉指病人就诊时最感痛苦的症状或体征及持续时间。如"四肢关节游走性疼痛1个月"，"咳喘反复发作20年，加重伴心悸1周"等，主诉必须有明确的发病时间。

2. 下列各项，不与壮热并见的是
A. 脉象洪大 B. 舌红少苔
C. 满面通红 D. 汗出过多
E. 烦渴引饮
答案解析：B。不能与壮热并见的是舌红少苔，因舌红少苔为虚热证表现。
考点发散：壮热指高热持续不退（体温39℃以上），属里实热证，常伴见面赤、大渴、大汗、脉洪大、舌红苔黄燥等热盛表现，因阳热亢盛，蒸达于外所致，多见于温热病气分阶段和伤寒阳明经证。舌红少苔是阴虚内热的特征表现。

3. 寒热往来见于下列何证
A. 里热证 B. 实热证
C. 表热证 D. 虚热证
E. 半表半里证
答案解析：E。寒热往来常见于半表半里证。
考点发散：寒热往来指恶寒与发热交替发作的症状，又称往来寒热。是邪正相争，互为进退的病

理表现，为半表半里证的特征，可见于伤寒少阳病和疟疾。

4. 身热不扬，午后热甚者，属于
A. 湿温潮热 B. 阴虚潮热
C. 阳明潮热 D. 骨蒸潮热
E. 气虚发热
答案解析：A。身热不扬，午后热甚，属于湿温潮热的特征。
考点发散：湿温潮热的特征是身热不扬，午后尤甚，多伴脘痞身重、舌红苔黄腻等表现，见于湿温病，因湿遏热伏所致。

5. 日晡潮热可见于
A. 湿温病 B. 热入营血
C. 气虚发热 D. 阳明腑实证
E. 阳明经证
答案解析：D。日晡潮热也称阳明潮热，见于阳明腑实证。
考点发散：日晡潮热即申时（下午3~5时）发热明显加重，多伴腹满硬痛、大便秘结、口渴饮冷、舌苔黄燥等热盛表现，见于阳明腑实证，因胃肠燥热内结所致。

6. 自汗、盗汗并见与哪项有关
A. 阴虚证 B. 血虚证
C. 气虚证 D. 阳虚证
E. 气阴两虚证
答案解析：E。自汗、盗汗并见，多见于气阴两虚证。自汗指日间经常汗出较多，动则尤甚的症状，多见于气虚证或阳虚证。盗汗指睡时汗出，醒后汗止的症状，多见于阴虚内热证，或气阴两虚证。自汗与盗汗并见多见于气阴两虚证。

7. 下列各项，与绝汗无关的症状是

A. 面色苍白　　　　B. 恶寒战栗

C. 肢厥脉微　　　　D. 呼吸气微

E. 冷汗淋漓

答案解析：B。绝汗多见于亡阳证或亡阴证，与绝汗无关的症状是恶寒战栗。绝汗指在病情危重情况下，突然大汗不止的症状，又称脱汗，是亡阳或亡阴的表现。恶寒战栗是邪气亢盛，邪正剧烈相争所致。

8. 下列哪项不是气滞所致疼痛的特点

A. 胀痛　　　　　　B. 重痛

C. 窜痛　　　　　　D. 时轻时重

E. 随气行而舒

答案解析：B。重痛是湿邪困阻气机所致，不是气滞所致疼痛的特点。

考点发散：气滞的疼痛特点是胀痛或窜痛，时轻时重，随气行而舒。重痛是湿邪困阻气机所致。绞痛为有形实邪阻闭气机或寒邪凝滞所致。

9. 下列除哪项外，均可出现胁痛

A. 肝气郁结　　　　B. 肝火炽盛

C. 肝胆湿热　　　　D. 气滞血瘀

E. 肝阳化风

答案解析：E。肝气郁结、肝火炽盛、肝胆湿热、气滞血瘀均可以出现胁痛。

考点发散：胁痛多与肝胆病变有关，肝郁气滞、肝胆湿热、肝胆火盛、瘀血阻络、肝阴不足以及饮停胸胁证（悬饮）皆可导致胁痛。临床应根据胁痛的性质及兼症进行辨证。

10. 有形实邪闭阻气机所致疼痛，多表现为

A. 隐痛　　　　　　B. 窜痛

C. 绞痛　　　　　　D. 胀痛

E. 掣痛

答案解析：C。有形实邪闭阻气机所致疼痛，多表现为绞痛。

考点发散：胀痛或窜痛，时轻时重，随气行而舒是气滞疼痛的特点。隐痛多因精血亏虚，或阳气不足，机体失养所致。掣痛多因筋脉失养，或筋脉阻滞不通所致。

11. 头痛连项者，多见于

A. 太阳经头痛　　　B. 少阳经头痛

C. 阳明经头痛　　　D. 厥阴经头痛

E. 少阴经头痛

答案解析：A。头痛连项者，多见于太阳经头痛。

考点发散：根据头痛的部位，结合经络的循行，可以确定头痛属于何经病变。太阳经头痛多后头痛连项背，少阳经头痛为两侧头痛，阳明经头痛为前额连眉棱骨痛，厥阴经头痛为颠顶痛，少阴经头痛多头痛连齿。

12. 下列各项，属于脾胃虚寒导致的腹痛是

A. 少腹冷痛，牵引阴部

B. 小腹刺痛，经血紫暗

C. 胁胀腹痛，泻后痛减

D. 大腹隐痛，喜温喜按

E. 大腹胀满，食少拒按

答案解析：D。属于脾胃虚寒导致腹痛的是大腹隐痛，喜温喜按。

考点发散：腹部可分为大腹、小腹、少腹三部分，临床诊察腹痛时，问诊要与按诊相结合。大腹隐痛，喜温喜按，食少便溏者，属脾胃虚寒；小腹胀满而痛，小便频急涩痛者，属膀胱湿热；小腹胀痛或刺痛，随月经周期而发者，为胞宫气滞血瘀；小腹或少腹疼痛，痛而欲泻，泄后痛减者，为肠道气滞；少腹冷痛拘急，牵引阴部，为寒凝肝脉所致。

13. 两目干涩，视物昏花，甚则夜盲，多因

A. 肝气上逆　　　　B. 肝火上炎

C. 肝阳上亢　　　　D. 肝风上扰

E. 肝血不足

答案解析：E。目的病变繁多，两目干涩不适，视物昏暗不明，模糊不清，甚至雀盲（白昼视力正常，每至黄昏视物不清），多因肝之阴血亏虚，目失滋养所致。

14. 下列哪项，不是失眠的常见原因

A. 痰湿内盛　　　　B. 心胆气虚

C. 心肾不交　　　　D. 肝郁化火

E. 食滞内停

答案解析：A。失眠的常见原因不包括痰湿内盛，痰湿内盛可导致嗜睡。

考点发散：睡眠异常可分为失眠和嗜睡两类。失眠是阳不入阴，神不守舍的病理表现。多由阴虚或阳盛，使心神失养或心神不宁所致。失眠的病机有虚实之分：虚者多因阴血亏虚，心神失养所致，常见心脾两虚、心肝血虚、心胆气虚、心肾不交、阴虚火旺等证；实者多为邪气内扰，使心神不宁而致，常见心肝火旺，或痰火扰神，或食滞内停等证。嗜睡则由阳虚阴盛，或痰湿内盛所致。

15. 湿邪阻滞的疼痛特征是

A. 绞痛　　　　　　B. 重痛

C. 窜痛　　　　　　D. 掣痛

E. 胀痛

答案解析：B。湿邪阻滞的疼痛特征是重痛。

考点发散：疼痛的性质有十几种，不同病因病机导致的疼痛，其性质特点表现各异，故询问疼痛的性质特点，有助于辨析疼痛的病因与病机。注意虚实寒热疼痛的鉴别。

16. 消谷善饥多属于

A. 肝胆湿热　　　　B. 胃火炽盛

C. 脾胃虚弱　　　　D. 虫积肠道

E. 胃阴不足

答案解析：B。消谷善饥多属于胃火炽盛所致。

考点发散：消谷善饥也称多食易饥，因胃火炽盛，腐熟太过所致。临床常见于消渴、瘿病、胃痛、钩虫绦虫病等。多食易饥，兼牙龈肿痛、心烦口渴、尿赤便干、形体渐瘦，属胃火炽盛，腐熟太过；兼多饮多尿者属消渴病；兼颈前肿物、心悸、多汗者，属瘿病；兼大便溏泄者属胃强脾弱；兼腹痛腹胀、乏力、面黄肌瘦者多为虫积病。

17. 消渴病的证候特点是

A. 尿急尿频尿痛　　B. 夜间尿频量多

C. 多饮多食多尿　　D. 小便余沥不尽

E. 饥不欲食

答案解析：C。消渴病的证候特点是多饮多食多尿。

考点发散：消渴病的典型表现是三多一少，即多饮多食多尿和体重减轻。尿急尿频尿痛，是膀胱湿热的表现；夜间尿频量多，多因肾阳虚所致；小便余沥不尽属肾气不固所致。

18. 饥不欲食的病机是

A. 脾失健运　　　　B. 胃强脾弱

C. 脾胃虚寒　　　　D. 胃阴不足

E. 胃火炽盛

答案解析：D。饥不欲食的病机是胃阴不足。

考点发散：饥不欲食指患者有饥饿感，但不想进食或进食很少。多因胃阴不足，虚火内扰所致，常伴脘痞、嗳气等。

19. 多食易饥，大便溏泄者，多属

A. 胃火亢盛　　　　B. 胃阴不足

C. 胃强脾弱　　　　D. 脾胃虚寒

E. 脾失健运

答案解析：C。多食易饥，大便溏泄者，多属胃强脾弱。

20. 属于除中表现的是

A. 食欲旺盛　　　　B. 食量逐渐减少

C. 食量逐渐增加　　D. 饥不欲食

E. 重病突然欲食

答案解析：E。"除中"是指久病重病患者，本无食欲或多日不食，而突然欲食或暴食，是中气衰败，脾胃之气将绝的危象，属假神的表现之一。

21. 下列哪项不是大肠湿热证的临床表现

A. 便血色黑　　　　B. 里急后重

C. 排便不爽　　　　D. 下利脓血

E. 肛门灼热

答案解析：A。大肠湿热证可出现里急后重、下利脓血、排便不爽、肛门灼热、泻下黄糜，气味臭秽等临床表现。便血指血液从肛门排出，色鲜红者为近血，色暗红或紫黑者为远血；因胃、肠脉络受损所致，病人多有胃痛、腹痛、鼓胀、痔疮、肛裂等病史。

22. 下列哪项不会导致泄泻

A. 肾阳虚衰　　　　B. 肾阴亏虚

C. 胃肠积滞　　　　D. 大肠湿热

E. 脾胃虚弱

答案解析：B。肾阴亏虚不会导致泄泻。

考点发散：泄泻指便次增多，便质稀薄，甚至呈水样便。多因感受外邪，或内伤饮食，或阳气亏虚，或情志失调等，导致脾失健运，小肠清浊不分，大肠传导亢进，水液直趋于下所致。临床应注意询问病程的长短、大便的性状及伴随症状以进行辨证。新病暴泻者，多属实证（寒湿、湿热、食积）；久病缓泻者，多属虚证（脾虚、脾肾阳虚、肝郁脾虚）。

23. 下列哪项是脾肾阳虚所导致的

A. 泻下腐臭　　　　B. 泻下黄糜

C. 肛门灼热　　　　D. 完谷不化

E. 里急后重

答案解析：D。脾肾阳虚导致的大便异常为完谷不化。泻下腐臭、泻下黄糜、肛门灼热、里急后重都是大肠湿热的临床表现。完谷不化指粪便中含有较多未消化的食物，多见于脾胃虚寒，或肾阳虚衰所致的泄泻。

24. 下列哪项，不是膀胱湿热证的临床表现

A. 小便频急 　　B. 小便短黄

C. 尿道灼痛 　　D. 小便失禁

E. 小便红赤

答案解析：D。小便失禁不是膀胱湿热证的临床表现。小便频急、小便短黄、尿道灼痛、小便红赤都是膀胱湿热的临床表现。小便失禁多属肾气不固或下焦虚寒，膀胱失约所致；若神昏而小便自遗者，属危重证候。

25. 下列哪项不是肾气不固所导致的

A. 遗尿 　　B. 余沥不尽

C. 小便失禁 　　D. 夜尿频多

E. 尿频涩痛

答案解析：E。尿频涩痛是膀胱湿热证的临床表现。遗尿、余沥不尽、小便失禁、夜尿频多均可因肾气不固所致。尿频涩痛，多伴尿急、尿道灼热感，因湿热蕴结膀胱，气化不利所致，常见于淋证。

26. 痰湿困脾所致嗜睡的特点是

A. 精神疲惫，似睡非睡

B. 困倦嗜睡，头脑昏沉

C. 昏睡伴有鼾声、痰鸣

D. 饭后嗜睡，神疲倦怠

E. 高热昏睡

答案解析：B。困倦嗜睡、头脑昏沉乃痰湿困脾，清阳不升所致。

考点发散：嗜睡由于阳虚阴盛或痰湿内盛所致。困倦嗜睡，头目昏沉，胸闷脘痞，肢体困重，因痰湿困脾，清阳不升所致；饭后嗜睡，兼神疲倦怠，食少纳呆，因中气不足，脾失健运所致；极度疲惫，困倦嗜睡，畏寒肢冷，蜷卧喜温，因阳气衰微，神失温养所致；大病之后，精神疲乏而嗜睡，因大病之后，正气未复所致。

27. 下列哪项可导致尿后余沥不尽

A. 肾气不固 　　B. 肾阳亏虚

C. 瘀阻膀胱 　　D. 膀胱湿热

E. 结石阻塞

答案解析：A。尿后余沥不尽多由于肾气不固，膀胱失约所致。

考点发散：余沥不尽指小便后仍有少许尿液点滴流出，又称尿后余沥，常见于年老或久病体衰者。

28. 症见寒战，继而高热，反复发作，每3日1次，多见于

A. 少阳病 　　B. 厥阴病

C. 湿温病 　　D. 瘟疫

E. 疟疾

答案解析：E。往来寒热，发有定时，反复发作，是疟疾的特征表现。

考点发散：往来寒热是邪正相争，互为进退的病理表现，为半表半里证的特征，可见于伤寒少阳病和疟疾。往来寒热有定时，是疟疾的特征表现；往来寒热无定时，多见于少阳病。

29. 病人口淡乏味，常提示

A. 肝脾不调 　　B. 脾胃湿热

C. 脾胃气虚 　　D. 肝胃不和

E. 食滞胃脘

答案解析：C。病人口淡乏味多见于脾胃气虚或寒证患者。

考点发散：口中味觉或气味异常，是脾胃功能失常或其他脏腑病变的反映。自觉口中无味，多为脾胃虚弱、寒湿中阻；自觉口中有苦味，多为肝胆火旺或肝胆湿热，或心火上炎；肝胃郁热者口中泛酸，口气酸腐，多为食滞胃脘。

30. 泻下黄褐臭秽稀便，排便不爽者，其病机是

A. 暑热内蕴 　　B. 脾气虚弱

C. 湿热内阻 　　D. 肝郁脾虚

E. 胃强脾弱

答案解析：C。泻下黄褐臭秽稀便，排便不爽的病机是湿热内阻。

考点发散：湿热蕴结大肠，气机不畅，可导致泻下黄褐臭秽稀便，排便不爽，里急后重，肛门灼热，脓血便等。

31. 胸痛彻背剧烈，主要是由于

A. 痰浊阻肺 　　B. 痰热蕴肺

C. 心血不足 　　D. 心脉闭塞

E. 心阳亏虚

答案解析：D。胸痛彻背，痛势剧烈为心脉闭塞所致。胸痛彻背或痛彻臂内者病位在心，痛势剧烈为心脉闭塞之重证。痰浊阻肺、痰热蕴肺、心阳亏虚等，均不能导致此疼痛特点。

32. 风湿头痛的特点是

A. 头痛如裹　　　B. 头痛如刺

C. 头脑空痛　　　D. 头痛如劈

E. 头部胀痛

答案解析：A。风湿头痛的特点是头痛如裹。湿邪重浊，易阻碍气机，故见头痛如裹。

33. 大便夹有不消化的食物，酸腐臭秽者，多因

A. 大肠湿热　　　B. 寒湿内盛

C. 伤食积滞　　　D. 脾胃虚弱

E. 肝胃不和

答案解析：C。大便夹有不消化的食物，酸腐臭秽者见于伤食积滞者。

34. 提示疾病发展转折点的是

A. 自汗　　　B. 盗汗

C. 绝汗　　　D. 冷汗

E. 战汗

答案解析：E。战汗指病人先恶寒战栗而后大汗出的症状，战汗提示邪正斗争激烈，为病情变化的转折点。汗出热退脉静为邪去正复之佳兆；汗出高热不减、脉来急疾，提示邪胜正衰病情恶化。

35. 阳明潮热的发热时间是

A. 11～13 时　　　B. 13～15 时

C. 15～17 时　　　D. 17～19 时

E. 19～21 时

答案解析：C。阳明潮热的发热时间是下午3～5时热甚。

考点发散：阳明潮热即日晡潮热，于申时（下午3～5时）热甚，见于阳明腑实证，因胃肠燥热内结所致；常伴腹满硬痛、大便秘结、口渴饮冷、舌苔黄燥等症。

36. 大便先干后溏属于

A. 脾胃气虚　　　B. 肝郁脾虚

C. 肝胃不和　　　D. 脾肾阳虚

E. 大肠湿热

答案解析：A。大便先干后溏多属脾胃气虚所致。

考点发散：脾肾阳虚多大便清稀，大肠湿热多排便不爽等。

37. 下列各项叙述中，错误的是

A. 颠顶痛属厥阴经

B. 头痛连项背属太阳经

C. 两侧头痛属少阳经

D. 前额连眉棱骨痛属阳明经

E. 眩晕耳鸣，头重脚轻，属肝火上炎

答案解析：E。颠顶痛属厥阴经、头痛连项背属太阳经、两侧头痛属少阳经、前额连眉棱骨痛属阳明经都正确。眩晕耳鸣，头重脚轻，属肝阳上亢所致。

38. 下列各项，不属阳气亏虚病人小便异常的是

A. 小便清长　　　B. 小便量少

C. 夜尿频多　　　D. 小便短黄

E. 余沥不尽

答案解析：D。小便短黄多属热证表现，不属阳气亏虚导致的小便异常。

考点发散：阳气亏虚病人的小便异常，多见小便清长或小便量少。夜尿频多或余沥不尽，属因肾阳不足、气化不及或肾气不固所致。

39. 腹痛作泻，泻后痛减，或大便时干时稀，排便不爽，此证属于

A. 肝郁脾虚　　　B. 肾阳亏虚

C. 脾阳亏虚　　　D. 大肠湿热

E. 食积化热

答案解析：A。腹痛作泻，泻后痛减，或大便时干时稀，排便不爽，证属肝郁脾虚所致。

考点发散：肝郁气滞，脾失健运，气滞湿阻，故见腹痛作泻，泻后痛减，或大便时干时稀，排便不爽。大便溏泄，兼腹胀纳少、腹部隐痛、倦怠乏力者，属脾胃虚弱；泻下黄糜，气味臭秽，肛门灼热，舌苔黄腻者，属大肠湿热；泻下臭秽，泻后痛减，伴脘闷腹胀，嗳腐纳少者，属食滞胃肠；黎明前腹痛作泄，泻后痛减，伴形寒肢冷，腰膝酸软者，属命门火衰，脾寒失运（五更泄）。

40. 下列哪项不属肾气不固导致的症状

A. 遗尿　　　B. 癃闭

C. 滑精　　　D. 小便失禁

E. 余沥不尽

答案解析：B。不属肾气不固导致的症状是癃闭。

考点发散：肾气不固可导致的症状有遗尿、滑精、余沥不尽、小便失禁等。癃闭是由于肾和膀胱气化失常所致。

41. 妇女月经先期而来，色深质稠，此证属于

A. 气不摄血　　　B. 肝气郁滞

C. 血热内迫　　　D. 寒凝血瘀

E. 气滞血瘀

答案解析：C。妇女月经先期而来，色深质稠，属于血热内迫所致。

考点发散：热扰冲任、血海不宁故月经先期而致，热伤阴液故血色深稠；寒凝血瘀者月经血色紫暗或紫黑；气不摄血导致的出血特点是色淡质稀。

42. 下列哪项没有渴不多饮的表现

    A. 痰饮内停证   B. 湿热内蕴证

    C. 热入营分证   D. 瘀血内阻证

    E. 阳明腑实证

答案解析：E。阳明腑实证见于里实热证，没有渴不多饮的表现。

考点发散：渴不多饮病机较复杂，可见于阴虚、湿热、痰饮内停、瘀血内停、热入营分等证。阳明腑实证见于里实热证，因胃肠燥热内结所致，常见口渴喜冷饮、腹满硬痛、大便秘结、舌苔黄燥等热盛表现。

43. 下列哪项，不属导致绞痛的常见原因

    A. 心脉瘀阻   B. 结石阻塞

    C. 寒凝肝脉   D. 寒滞胃肠

    E. 脾胃湿热

答案解析：E。不属导致绞痛的常见原因的是脾胃湿热。

考点发散：绞痛指疼痛剧烈如刀绞样，多因瘀血、结石、虫积等有形实邪闭阻气机，或寒邪凝滞气机所致。如心脉痹阻所致的"真心痛"，结石阻塞尿路所致的腰腹痛，寒邪内侵肠胃所致的脘腹痛等。

二、A2 型题

1. 患者，女，50 岁。突发耳鸣，声大如潮，按之加重，舌红苔黄，脉弦数，多因

    A. 阴虚内热   B. 肝胆火盛

    C. 肝肾阴虚   D. 气血不足

    E. 肝经风火

答案解析：B。患者突发耳鸣，声大如潮，按之加重，舌红苔黄，脉弦数，是因肝胆火盛所致。

考点发散：耳鸣有虚实之分。突发耳鸣，声大如潮，按之鸣声不减或加重者，属实证，多因肝胆火盛，上扰清窍所致。渐觉耳鸣，声小如蝉，按之鸣声减轻或暂止者，属虚证，常由肝肾阴虚，肝阳上扰；或肾虚精亏，髓海不充所致。

2. 患者，男，32 岁。壮热，渴喜冷饮，面赤，大汗出，舌红苔黄燥，脉洪数，多见于

    A. 阳明经证   B. 阳明腑实证

    C. 消渴病   D. 湿热证

    E. 温病营分证

答案解析：A。壮热，渴喜冷饮，面赤，大汗出，舌红苔黄燥，脉洪数，属阳明经证。

考点发散：阳明经证属里实热证，或称气分热盛，主要表现为壮热，大汗，大渴，面赤，舌红苔黄燥，脉洪数。阳明腑实证可见日晡潮热、腹满硬痛、大便秘结等表现，因胃肠燥热内结所致。

三、B1 型题

（1～2 题共用备选答案）

    A. 大汗淋漓   B. 半身汗出

    C. 战栗汗出   D. 睡时汗出

    E. 日间汗出

1. 绝汗的特点是

2. 战汗的特点是

答案解析：1. A   2. C。绝汗的特点是突然大汗淋漓，战汗的特点是战栗汗出。

考点发散：绝汗又称脱汗，指在病情危重情况下突然大汗不止的症状，是亡阳或亡阴的表现。战汗指先恶寒战栗而后大汗出，是邪正剧争，病变发展的转折点。

（3～4 题共用备选答案）

    A. 战汗   B. 自汗

    C. 绝汗   D. 盗汗

    E. 半身汗

3. 阳气亏虚多见

4. 阴虚火旺多见

答案解析：3. B   4. D。阳气亏虚多见自汗。阴虚火旺多见盗汗。

考点发散：半身汗出因邪气阻滞经络，营卫不得周流所致。

（5～6 题共用备选答案）

    A. 少腹冷痛，牵引阴部

    B. 小腹刺痛，经血紫暗

    C. 小腹胀痛，尿频灼痛

    D. 大腹隐痛，喜温喜按

    E. 胁胀腹痛，泻后痛减

5. 寒凝肝脉导致的腹痛是

6. 瘀阻胞宫导致的腹痛是

答案解析：5. A   6. B。寒凝肝脉导致的腹痛是少

腹冷痛，牵引阴部。瘀阻胞宫导致的腹痛是小腹刺痛，经血紫暗。

考点发散：腹痛涉及脏腑较多，病因病机复杂，内外妇儿各科均可出现，临证时注意鉴别诊断。少腹冷痛，牵引阴部，属寒证，因寒凝肝脉导致；小腹刺痛，经血紫暗，属胞宫血瘀；小腹胀满而痛，小便频急涩痛者，属膀胱湿热；大腹隐痛，喜温喜按，属脾胃虚寒。

（7～8题共用备选答案）

　　A. 胸痛剧烈，持续不解

　　B. 干咳胸痛，潮热盗汗

　　C. 胸痛咳喘，痰白易咯

　　D. 胸痛，咳吐脓血腥臭痰

　　E. 心胸憋闷疼痛，时作时止

7. 胸痹的疼痛特征是

8. 真心痛的疼痛特征是

　　答案解析：7. E　8. A。心胸憋闷疼痛，时作时止，是胸痹的疼痛特征。胸痛剧烈，持续不解，是真心痛的疼痛特征。

　　考点发散：胸痛多属心、肺病变。临床应根据胸痛的具体部位、性质、伴随症状、病史等情况，进行综合分析。虚里部位作痛，或痛彻肩背内臂，伴心悸、胸闷者，病位在心，常见胸痹心痛、真心痛。胸膺部位作痛，兼咳喘、咳痰者，病位在肺，常见肺痈、肺痨、肺癌等肺部疾病。

（9～10题共用备选答案）

　　A. 口淡乏味　　　　B. 口苦黏腻

　　C. 口中味苦　　　　D. 口中泛酸

　　E. 口中酸馊

9. 肝胆湿热可见

10. 肝胃郁热可见

　　答案解析：9. B　10. D。口苦黏腻可见肝胆湿热，口中泛酸可见肝胃郁热。

　　考点发散：口淡乏味可见于脾胃气虚，口中泛酸可见于肝胃郁热，口中酸馊可见于食积，口中味苦可见于肝胆火盛。

（11～12题共用备选答案）

　　A. 消谷善饥　　　　B. 偏嗜食物

　　C. 厌食油腻　　　　D. 饥不欲食

　　E. 突然暴食

11. 胃阴虚可见

12. 胃火炽盛可见

　　答案解析：11. D　12. A。胃阴亏虚，虚火内扰则易饥饿，胃失濡润则受纳减退，故饥不欲食。胃火炽盛则腐熟太过，故见消谷善饥。

　　考点发散：饥不欲食指患者有饥饿感，但不想进食或进食很少。多因胃阴不足，虚火内扰所致，常伴脘痞、嗳气等。胃火炽盛则腐熟太过，故见消谷善饥。消谷善饥（多食易饥）指食欲过于旺盛，进食量多，食后不久即感饥饿。临床常见于消渴、瘿病、胃痛、钩虫病、绦虫病等。

（13～14题共用备选答案）

　　A. 头晕头痛，痛有定处

　　B. 头晕胀痛，头重脚轻

　　C. 头晕面白，神疲体倦

　　D. 头晕且重，如物裹缠

　　E. 头晕胀痛，面红目赤

13. 肝阳上亢所致头晕，多表现为

14. 痰湿内阻所致头晕，多表现为

　　答案解析：13. B　14. D。肝阳上亢所致头晕，多表现为头晕胀痛、头重脚轻。痰湿内阻所致头晕，多表现为头晕且重、如物裹缠。

（15～16题共用备选答案）

　　A. 头晕头痛，痛有定处

　　B. 头晕胀痛，头重脚轻

　　C. 头晕面白，神疲体倦

　　D. 头晕且重，如物裹缠

　　E. 头晕胀痛，面红目赤

15. 肝火上炎可见

16. 气血亏虚可见

　　答案解析：15. E　16. C。肝火上炎可导致头晕胀痛、面红目赤。气血亏虚可见头晕面白、神疲体倦。

　　考点发散：头晕头痛、痛有定处，为瘀血阻络所致。

第五单元　切诊（脉诊、按诊）

一、A1 型题

1. 错误的诊脉指法是

  A. 三指平齐   B. 垂直下指

  C. 中指定关   D. 指目按脉

  E. 交叉取脉

答案解析：B。错误的诊脉指法是垂直下指。正确的诊脉指法包括中指定关，食指候寸，三指平齐，略呈弓形，指目按脉，疏密适宜，举按寻法，总按单按。

2. 有胃气的脉象特征是

  A. 脉律整齐，有力柔和

  B. 脉来和缓，从容流利

  C. 尺脉有力，沉取不绝

  D. 脉律整齐，应指坚搏

  E. 脉率调匀，不快不慢

答案解析：B。有胃气的脉象特征是脉来和缓，从容流利。

考点发散：脉律整齐，有力柔和，是脉有神气的表现。尺脉有力，沉取不绝，是脉有根的表现。

3. 下列各项，不属正常脉象特点的是

  A. 三部有脉   B. 柔和有力

  C. 从容和缓   D. 有胃神根

  E. 一息 3～4 至

答案解析：E。不属正常脉象特点的是一息 3～4 至。一息 3～4 至是迟脉的特征。三部有脉，柔和有力，从容和缓，有胃神根，都是正常脉象的特点。

4. 下列哪项不是正常人可见到的脉象

  A. 沉脉   B. 长脉

  C. 濡脉   D. 迟脉

  E. 缓脉

答案解析：C。濡脉不是正常人可见到的脉象。

考点发散：浮脉、沉脉、长脉、迟脉、数脉、缓脉、滑脉、六阴脉、六阳脉均可以见于正常人。濡脉主虚证，或湿困。

5. 脉沉细而软，应指无力，属于

  A. 濡脉   B. 弱脉

  C. 微脉   D. 涩脉

  E. 细脉

答案解析：B。脉沉细而软，应指无力，属于弱脉。

考点发散：濡脉浮而细软；微脉按之欲绝，若有若无；涩脉往来艰涩不畅，脉细如线，应指明显。

6. 三部脉轻举无力，重按空虚的脉是

  A. 浮脉   B. 虚脉

  C. 细脉   D. 芤脉

  E. 革脉

答案解析：B。三部脉轻取无力，重按空虚，是虚脉的特征。

考点发散：芤脉浮大中空，如按葱管；细脉脉细如线，但应指明显；革脉浮而搏指，中空外坚，如按鼓皮。

7. 具有沉、弦、长、实、大之脉象特点的脉是

  A. 革脉   B. 紧脉

  C. 伏脉   D. 牢脉

  E. 动脉

答案解析：D。具有沉、弦、长、实、大之脉象特点的脉是牢脉。牢脉是五大脉象的复合脉，主阴寒内盛，疝气癥瘕之实证。

考点发散：革脉浮而搏指，中空外坚，如按鼓皮。紧脉脉势紧张有力，状如牵绳转索，坚搏亢指。

8. 脉来急疾，一息七八至的脉是

  A. 疾脉   B. 促脉

  C. 动脉   D. 紧脉

  E. 数脉

答案解析：A。脉来急疾，一息七八至的脉是疾脉。

考点发散：动脉脉形如豆，滑数而短，多见于关部。数脉脉率增快，一息 5 至以上而不满 7 至。

9. 脉来极细而软，按之欲绝，若有若无的脉象，称为

  A. 涩脉   B. 濡脉

  C. 弱脉   D. 虚脉

  E. 微脉

答案解析：E。脉来极细而软，按之欲绝，若有若无是微脉。

考点发散：微脉与弱脉、濡脉、细脉均有细软之象，需要鉴别。微脉极其细软，按之欲绝；弱脉沉而细软；濡脉浮而细软。涩脉脉细而迟，往来艰涩不畅，如轻刀刮竹。

10. 主病为痰饮、食滞、实热的脉象是

A. 滑脉 　　　　　 B. 紧脉

C. 弦脉 　　　　　 D. 牢脉

E. 结脉

答案解析：A。滑脉主痰饮、食滞、实热证。亦是青壮年的平脉，妇女的孕脉。

11. 脉来时止，止有定数，良久方来者是

A. 促脉 　　　　　 B. 结脉

C. 代脉 　　　　　 D. 动脉

E. 涩脉

答案解析：C。脉来时止，止有定数，良久方来是代脉。

考点发散：促脉脉来数而时一止，止无定数；结脉脉来缓而时一止，止无定数。动脉脉形如豆，滑数而短，多见于关部。

12. 促脉的脉象特征是

A. 缓而时止，止无定数

B. 数而时止，止无定数

C. 缓而时止，止有定数

D. 数而时止，止有定数

E. 止有定数，良久方来

答案解析：B。促脉的脉象特征是数而时止，止无定数。

考点发散：促、结、代脉均是脉律异常的脉象。结脉脉来缓而时一止，止无定数。促脉脉来数而时一止，止无定数。代脉脉来时止，止有定数，良久方来。

13. 促脉与结脉的主要区别在于

A. 脉位 　　　　　 B. 脉力

C. 脉宽 　　　　　 D. 脉率

E. 脉势

答案解析：D。促脉与结脉的主要区别在于脉率。结脉脉来缓而时一止，止无定数；促脉脉来数而时一止，止无定数，故二者的主要区别在于脉率的快慢。

14. 弦细脉的主病是

A. 肝郁气滞 　　　　B. 寒滞肝脉

C. 阴虚内热 　　　　D. 血虚肝郁

E. 肝火挟痰

答案解析：D。弦细脉的主病是血虚肝郁，血虚则脉细，肝郁则脉弦。

考点发散：弦细脉主肝肾阴虚或血虚肝郁，或肝郁脾虚。

15. 弱脉与濡脉脉象的共同特点是

A. 脉细如线 　　　　B. 脉来无力

C. 细而无力 　　　　D. 浮而无力

E. 沉而无力

答案解析：C。弱脉与濡脉脉象的共同特点是细而无力。弱脉特征是沉细而无力，濡脉特征是浮而细软无力，故细而无力为两者的共同特点。

16. 下列各项，不属于涩脉主病的是

A. 血少 　　　　　 B. 气滞

C. 精伤 　　　　　 D. 血瘀

E. 湿阻

答案解析：E。不属于涩脉主病的是湿阻。涩脉的主病是精伤血少、气滞血瘀。湿阻多见缓脉或濡脉。

17. 促脉、代脉和结脉的共同特点是

A. 脉来较缓 　　　　B. 止无定数

C. 脉来疾数 　　　　D. 脉来时止

E. 止有定数

答案解析：D。促脉、代脉和结脉均是脉律异常的脉象，其脉象的共同特点是脉来时止。

18. 脉势与脉宽均相反的脉象是

A. 虚脉与实脉 　　　B. 大脉与细脉

C. 濡脉与弱脉 　　　D. 弦脉与紧脉

E. 洪脉与细脉

答案解析：E。脉势与脉宽均相反的脉象是洪脉与细脉。

考点发散：洪脉与细脉是脉宽和脉势均相反。浮脉与沉脉是脉位的浅深相反。实脉与虚脉是脉力的强弱相反。滑脉与涩脉是脉的流利度相反。

19. 主病为气血两虚的脉是

A. 迟脉 　　　　　 B. 滑脉

C. 短脉 　　　　　 D. 濡脉

E. 细脉

答案解析：E。主病为气血两虚的脉是细脉。细脉的主病是气血俱虚，诸虚劳损，或湿证。

20. 腹部肿块，推之不移，痛有定处为

A. 痞满　　　　　B. 食积

C. 鼓胀　　　　　D. 瘕聚

E. 癥积

答案解析：E。腹部肿块，推之不移，痛有定处为癥积，病属血分。

考点发散：肿块推之可移，痛无定处者为瘕聚，病属气分。

21. 脉形如豆，厥厥动摇，滑数有力，属于

A. 促脉　　　　　B. 短脉

C. 疾脉　　　　　D. 动脉

E. 紧脉

答案解析：D。脉形如豆，厥厥动摇，滑数有力，属于动脉的脉象特征。

22. 下列哪项，不属于牢脉的特点

A. 重按始得　　　B. 超过本位

C. 坚牢不移　　　D. 往来艰涩

E. 端直以长

答案解析：D。往来艰涩是涩脉的特征，不属于牢脉的特点。

23. 浮紧脉的主病为

A. 风寒痹痛　　　B. 风邪伤卫

C. 风热袭表　　　D. 风痰阻络

E. 阳虚寒凝

答案解析：A。浮紧脉多见于风寒痹证疼痛。因浮脉为邪气在表，紧脉主寒证、痛证，故浮紧脉见于风寒痹痛。

二、B1 型题

（1～2 题共用备选答案）

A. 脉律整齐，柔和有力

B. 脉来和缓，从容流利

C. 尺脉有力，沉取不绝

D. 脉率无序，脉形散乱

E. 脉律整齐，应指坚搏

1. 有胃气的脉象特征是

2. 有神的脉象特征是

答案解析：1. B　2. A。有胃气的脉象特征是脉来和缓，从容流利。有神的脉象特征是脉律整齐，柔和有力。

（3～4 题共用备选答案）

A. 浮而细软　　　B. 浮大有力

C. 沉而细软无力　D. 极其细软无力

E. 如按葱管

3. 濡脉的脉象特征是

4. 弱脉的脉象特征是

答案解析：3. A　4. C。濡脉的脉象特征是浮而细软。弱脉的脉象特征是沉而细软无力。

考点发散：微脉极其细软无力。芤脉如按葱管。

（5～6 题共用备选答案）

A. 细数脉　　　　B. 沉弦脉

C. 滑数脉　　　　D. 浮紧脉

E. 洪数脉

5. 痰热内盛可见的脉象是

6. 气分热盛可见的脉象是

答案解析：5. C　6. E。痰热内盛可见的脉象是滑数脉。气分热盛可见的脉象是洪数脉。

考点发散：滑数脉主痰热、痰火、湿热或食积内热。洪数脉主气分热盛，多见于外感热病中期。

（7～8 题共用备选答案）

A. 细数脉　　　　B. 浮数脉

C. 滑数脉　　　　D. 弦数脉

E. 洪数脉

7. 肝胆火盛可见

8. 风热表证可见

答案解析：7. D　8. B。肝胆火盛可见弦数脉。风热表证可见浮数脉。

考点发散：细数脉主阴虚内热、阴虚火旺或血虚。滑数脉主痰热、痰火、湿热或食积内热。

（9～10 题共用备选答案）

A. 极细极软，按之欲绝

B. 脉细如线，应指明显

C. 举之无力，按之空虚

D. 软而沉细

E. 浮而细软

9. 弱脉的脉象是

10. 微脉的脉象是

答案解析：9. D　10. A。弱脉软而沉细。微脉极细极软，按之欲绝。

考点发散：细脉脉细如线，应指明显。虚脉举之无力，按之空虚。

（11～12 题共用备选答案）

A. 阴寒内积　　　B. 阳盛实热

C. 气血不足　　　D. 脾胃虚弱

E. 失血伤阴

11. 牢脉的主病有

12. 促脉的主病有

答案解析：11. A　12. B。牢脉的主病有阴寒内

积。促脉的主病有阳盛实热。

考点发散：牢脉主阴寒内积，疝气癥瘕。促脉主阳盛热结，气血、痰饮、宿食停滞。

第六单元　八纲辨证

一、A1 型题

1. 患者出现发热恶寒，头痛，咳嗽，咽干肿痛，大便溏泻，小便清长，证属

A. 上寒下热　　　　　B. 真寒假热

C. 表热里寒　　　　　D. 真热假寒

E. 表寒里热

答案解析：C。发热恶寒，咽干肿痛提示表热，便溏尿清提示里寒。

考点发散：八纲证候间关系，主要包括证候相兼、证候错杂、证候真假、证候转化四种。证候相兼指在疾病的某一阶段，八纲中不对立的两纲或三纲证候相兼并见。如表实寒证、表实热证，里实热证、里虚热证，里实寒证、里虚寒证等。

2. 下列选项中，不属于实热证表现的是

A. 壮热恶热　　　　　B. 两颧潮红

C. 便秘尿黄　　　　　D. 舌红苔黄

E. 神昏谵语

答案解析：B。不属于实热证表现的是两颧潮红。

考点发散：壮热恶热、便秘尿黄、神昏谵语、满面通红、舌红苔黄等均属实热证的表现。两颧潮红、五心烦热等为虚热证表现。

3. 下列关于表证与里证区别的叙述中，错误的是

A. 表证脉多浮，里证脉多沉

B. 表证病程较短，里证病程较长

C. 表证以恶寒为主，里证以发热为主

D. 表证舌象变化不显，里证舌象多有变化

E. 表证病情较轻，里证病情较重

答案解析：C。表证以恶寒发热为主，里证则但寒不热或但热不寒。

考点发散：鉴别表证与里证，主要审察寒热症状、脏腑证候是否突出，以及舌象、脉象等。还应参考起病的缓急、病情的轻重、病程的长短等。

4. 下列选项中，属于阴虚证典型表现的是

A. 发热恶寒　　　　　B. 精神萎靡

C. 五心烦热　　　　　D. 苔黄脉细

E. 口干口苦

答案解析：C。属于阴虚证典型表现的是五心烦热。

考点发散：发热恶寒为表证。精神萎靡因阳气亏虚所致，属阴证。口干口苦、苔黄为热证表现。五心烦热是阴虚证典型表现。

5. 真寒假热证的病机是

A. 阴盛格阳　　　　　B. 阳气暴脱

C. 阴盛阳虚　　　　　D. 阴阳俱衰

E. 阴损及阳

答案解析：A。真寒假热证是因阳气衰微，阴寒内盛，逼迫虚阳浮越于上所致，故病机为阴盛格阳。

6. 阳盛格阴是指

A. 真热假寒　　　　　B. 表寒里热

C. 热证转寒　　　　　D. 真寒假热

E. 表热里寒

答案解析：A。阳盛格阴是指真热假寒，阳盛于内则真热，格阴于外则假寒。真热假寒指内有真热而外见某些假寒表现的危重证，又称阳盛格阴证、热极肢厥证。因里热炽盛，阳气郁闭于内而不能外达所致。

7. 下列哪项是阳虚证的典型表现

A. 神疲乏力　　　　　B. 形体消瘦

C. 畏寒肢冷　　　　　D. 舌暗脉细

E. 大汗淋漓

答案解析：C。阳虚证指阳气亏虚，温煦、推动、气化、固摄等功能减退所表现的虚寒证。阳虚则外寒，故以寒冷症状为典型表现。如久病体弱、畏寒肢冷、小便清长、面白舌淡等。

8. "至虚有盛候"是指

A. 虚中夹实　　　　　B. 实中夹虚

C. 真虚假实　　　　　D. 真实假虚

E. 虚实转化

答案解析：C。"至虚有盛候"指本质为虚，反见某些邪盛表现的复杂证候，是真虚假实。

考点发散:《内经知要》所谓:"至虚有盛候""大实有羸状",就是指证候的虚实真假。至虚为极虚(属本虚),盛候是指邪气偏盛的外在表现(假实),故本质为真虚假实。真实假虚指本质为实,反见某些虚羸现象的复杂证候,即"大实有羸状"。

9. 下列哪项不是阴虚证的表现

A. 潮热盗汗　　　　B. 两颧潮红

C. 无汗或自汗　　　D. 口燥咽干

E. 舌红少苔

答案解析: C。无汗多属表实,自汗为气虚或阳虚。

考点发散: 阴虚证的常见表现为潮热盗汗、颧红、五心烦热、口燥咽干、大便干结、形体消瘦、舌红少津或少苔,脉细数。

10. 下列哪项不是亡阴证的表现

A. 热汗质黏　　　　B. 口渴欲饮

C. 脉来疾数　　　　D. 小便极少

E. 肌肤不温

答案解析: E。肌肤不温是寒象,不是亡阴证的表现。亡阴证指体内阴液严重耗损而欲枯竭所现的危急重证。常见热汗如珠如油,身灼肢温,虚烦躁扰,呼吸急促,面赤唇焦,口渴欲饮,目眶凹陷,皮肤皱瘪,小便极少,舌红干燥,脉细数疾,按之无力。

11. 下列各项,归属于阳证的是

A. 里、虚、寒　　　B. 里、实、寒

C. 表、实、热　　　D. 表、实、寒

E. 里、虚、热

答案解析: C。归属于阳证的是表、实、热证。

考点发散: 凡符合属阳性质的证候,具有兴奋、躁动、亢进、明亮等表现的热证、实证、表证,均可归属于阳证。

12. 下列各项中,不属于阳证临床表现的是

A. 面红目赤　　　　B. 呼吸微弱

C. 躁动不安　　　　D. 口渴饮冷

E. 大便干结

答案解析: B。选项中不属于阳证临床表现的是呼吸微弱。

考点发散: 阳证以热证、实证、表证为代表,面红目赤、躁动不安、口渴饮冷、大便干结都属阳证。呼吸微弱属虚证表现。

13. 属虚热证临床表现的是

A. 精神不振　　　　B. 少气乏力

C. 形体消瘦　　　　D. 舌质淡嫩

E. 口淡有涎

答案解析: C。选项中属虚热证临床表现的是形体消瘦。阴虚形体失养故消瘦,余选项均为阳气不足所致。

14. 面色苍白,冷汗淋漓,四肢厥冷,呼吸微弱,神情淡漠,甚至昏迷,舌淡润,脉微欲绝,证属

A. 亡阴证　　　　　B. 亡阳证

C. 阳虚证　　　　　D. 阴虚证

E. 阴阳两虚证

答案解析: B。面色苍白,冷汗淋漓,四肢厥冷,呼吸微弱,脉微欲绝,是亡阳证的特征表现。

考点发散: 亡阳证指体内阳气极度衰微而欲亡脱所表现的危急重证。冷汗如水,四肢厥冷,呼吸气微,面色苍白,脉微欲绝。

15. 患者,女,45 岁。面色萎黄,腹胀纳少,倦怠乏力,舌淡,脉弱。证属

A. 表证　　　　　　B. 实证

C. 阳证　　　　　　D. 阴证

E. 寒证

答案解析: D。面色萎黄,腹胀纳少,倦怠乏力,舌淡脉弱,证属里证、虚证,故属阴证范畴。

16. "大实有羸状"是指

A. 真寒假热　　　　B. 真热假寒

C. 真实假虚　　　　D. 真虚假实

E. 虚实夹杂

答案解析: C。真实假虚指本质为实,反见某些虚羸现象的复杂证候,即"大实有羸状"。因热结肠胃,痰食壅积,湿热内蕴,瘀血停蓄等实邪内阻,大积大聚,导致经脉阻滞,气血不能畅达,而出现身体某些部分失于温煦、濡养所表现的虚假证候。

17. 真热假寒证的突出表现是

A. 神昏息粗　　　　B. 高热肢厥

C. 胸腹灼热　　　　D. 口渴饮冷

E. 便秘尿黄

答案解析: B。真热假寒又称阳盛格阴证、热极肢厥证。指内有真热而外见某些假寒表现的危重证。因里热炽盛,阳气郁闭于内而不能外达所致。高热为内有真热,肢厥为外见假寒表现。

18. 下述各项，对寒证的认识错误的是

A. 寒证主要分为实寒与虚寒

B. 虚寒证的本质为阳虚

C. 寒证可由阴盛或阳虚所致

D. 寒证不可能出现发热症状

E. 寒证有表寒与里寒之分

答案解析：D。对寒证的认识错误的是寒证不可能出现发热症状。寒证可由阴盛或阳虚所致，寒证有实寒与虚寒、表寒与里寒之分。寒证可以出现发热的症状，如表寒证可见恶寒发热表现。

二、B1 型题

（1～2 题共用备选答案）

A. 表热证　　　　　　B. 表实证

C. 表虚证　　　　　　D. 里实证

E. 里虚证

1. 发热恶风，汗出，舌淡红，脉浮缓，此证属于

2. 腹内有块，腹痛拒按，便秘，苔黄，脉伏，此证属于

答案解析：1. C　2. D。发热恶风，汗出，舌淡红，脉浮缓，属表虚证。腹内有块，腹痛拒按，便秘，苔黄，脉伏，属里实证。

（3～4 题共用备选答案）

A. 虚证转实　　　　　B. 实证转虚

C. 虚实夹杂　　　　　D. 表邪入里

E. 表里同病

3. 咳嗽反复发作 5 年，气短而喘，胸闷，痰多白黏，神疲食少，舌淡胖苔白腻，脉弱。此证为

4. 恶寒发热，头痛无汗 3 天，今起发热口渴，面赤，咳嗽，咳吐黄痰。此证为

答案解析：3. C　4. D。久病咳喘，胸闷气短，痰多白黏，神疲食少，舌淡胖苔白腻，脉弱，属虚实夹杂证。恶寒发热、头痛无汗 3 天，今起发热口渴、面赤、咳吐黄痰，为表邪入里。病久伴神疲食少、舌淡脉弱为虚，胸闷咳喘、痰多白黏、舌胖苔腻为痰盛之实。恶寒发热、头痛无汗为表寒证，发热口渴、面赤、咳嗽黄痰为里实热证，提示表邪入里化热。

（5～6 题共用备选答案）

A. 表实寒里实寒证

B. 表实寒里虚热证

C. 表实热里虚寒证

D. 表实热里实热证

E. 表实寒里实热证

5. 经常畏寒肢冷，腹泻腹痛喜温，昨起发热恶寒头痛，咽红疼痛，舌尖红苔薄黄，证属

6. 突然恶寒壮热，无汗头身痛甚，呕吐清水，泻下清稀，脘腹疼痛拒按，舌淡苔白脉紧，证属

答案解析：5. C　6. A。经常畏寒肢冷，腹泻腹痛喜温，属里实寒；昨起发热恶寒头痛，咽红疼痛等，属表实热。突然恶寒壮热，无汗头身痛，属表实寒；呕吐清水，泻下清稀，脘腹疼痛拒按，属里实寒证。

考点发散：八纲证候相兼广泛存在。具有表里实寒证、表里实热证、表热里寒证、表寒里热证等。

第七单元　病因辨证

一、A1 型题

1. 下列除哪项外，均可见于风淫证

A. 发热恶风　　　　　B. 皮肤瘙痒

C. 半身不遂　　　　　D. 四肢抽搐

E. 咳嗽咳痰

答案解析：C。风淫证候属于外风证，常见发热恶风、皮肤瘙痒、四肢抽搐、咳嗽咳痰等症。半身不遂见于中风病，属肝风内动，为内风。

2. 腹痛肠鸣，呕吐泄泻可见于

A. 风淫证候　　　　　B. 寒淫证候

C. 暑淫证候　　　　　D. 湿淫证候

E. 火淫证候

答案解析：B。腹痛肠鸣，呕吐泄泻属于寒淫证候特点。

3. 注意力不集中，心悸易惊，失眠多梦，甚则哭笑无常，语无伦次，属于

A. 悲则气消　　　　　B. 思则气结

C. 惊则气乱　　　　　D. 恐则气下

E. 喜则气缓

答案解析：E。注意力不集中，心悸易惊，失眠多梦，甚则哭笑无常，语无伦次，属于喜则气缓的临床表现。此因过度兴奋喜乐，使心气涣散而神

不守舍所致。

4. 下列哪项不是湿邪致病的特点

A. 困重　　　　　　B. 闷胀

C. 酸楚　　　　　　D. 无汗

E. 舌苔腻浊

答案解析：D。无汗为寒邪为病的特征。困重、闷胀、酸楚、腻浊均为湿邪为病的特征。湿为阴邪，其性重浊黏滞，易困阻气机。

5. 身热恶热，汗多，尿黄，口渴，疲乏，舌红苔白，脉虚数者，应诊断为

A. 风淫证　　　　　B. 实火证

C. 虚火证　　　　　D. 暑淫证

E. 燥淫证

答案解析：D。身热恶热，汗多口渴，尿黄，疲乏，舌红苔白，脉虚数，为暑淫证的表现。暑淫既见阳热内盛之身热、尿黄、口渴、舌红脉数，又见疲乏、脉虚、汗多等耗气伤津的表现。

6. 寒淫证候的临床表现是

A. 肢体麻木　　　　B. 四肢抽搐

C. 角弓反张　　　　D. 手足拘急

E. 皮肤瘙痒

答案解析：D。寒淫证候的临床表现是手足拘急。手足拘急为寒性收引、筋脉拘急所致。其余选项可见于风淫证，抽搐、角弓反张还可见于火淫证。

二、B1 型题

(1~2 题共用备选答案)

A. 瘾疹瘙痒，或肢体麻木，或面睑浮肿

B. 口鼻咽喉干燥，痰少质黏难咯

C. 胸闷脘痞，口腻纳呆，便溏不爽

D. 烦渴饮冷，肢倦乏力，汗多尿少

E. 面红目赤，吐血发斑

1. 风邪易导致的证候是

2. 燥邪易导致的证候是

答案解析：1. A　2. B。风邪易导致的证候是瘾疹瘙痒，或肢体麻木，或面睑浮肿。燥邪易导致的证候是口鼻咽喉干燥，痰少质黏难咯。

考点发散：胸闷脘痞，口腻纳呆，便溏不爽，是湿邪易导致的证候。烦渴饮冷，肢倦乏力，汗多尿少，是暑邪易导致的证候。面红目赤，吐血发斑，是火热之邪易导致的证候特点。

(3~4 题共用备选答案)

A. 寒湿证　　　　　B. 湿热证

C. 风湿证　　　　　D. 暑湿证

E. 痰湿证

3. 发热恶热，神疲气短，肢倦乏力，胸闷懒言，口渴喜饮，小便短黄，舌红苔黄腻，脉濡数者。属于

4. 咳嗽，胸闷，痰多质黏，色白易咳，舌苔白腻，脉濡缓者。属于

答案解析：3. D　4. E。发热恶热，神疲气短，肢倦乏力，胸闷懒言，口渴喜饮，小便短黄，属暑湿证。咳嗽，胸闷，痰多质黏，色白易咳，舌苔白腻，脉濡缓，属痰湿证。

考点发散：湿热证常见舌红苔黄腻，渴不多饮等表现。

第八单元　气血津液辨证

一、A1 型题

1. 气虚证与气陷证的鉴别点在于有无

A. 神疲乏力　　　　B. 内脏下垂

C. 少气懒言　　　　D. 头晕目眩

E. 自汗

答案解析：B。气虚证与气陷证的鉴别点在于有无内脏下垂。气陷证是在气虚证基础上出现下陷或下垂症状，如脘腹坠胀感，或久泻久痢，或胃、肾下垂，或脱肛、阴挺等。故两者鉴别关键在于有无内脏下垂表现。

2. 月经衍期，经色紫暗，夹有血块，少腹冷痛者，其证为

A. 血瘀证　　　　　B. 血寒证

C. 气滞证　　　　　D. 气滞血瘀证

E. 气虚血瘀证

答案解析：B。月经衍期，经色紫暗，夹有血块，少腹冷痛，证属血寒证。本证属寒凝血瘀所致的月经衍期，审证要点为少腹冷痛伴经暗有块，突出了血寒证的特征。

3. 下列哪项，不是引起血瘀的常见因素

A. 寒凝　　　　　　B. 气滞

C. 气虚　　　　　D. 外伤

E. 阴虚

答案解析：E。阴虚不是引起血瘀的常见因素。导致血瘀的常见因素有气滞或气虚，或血寒、血热，或外伤出血等；也可因湿热、痰浊、砂石阻遏，使血行不畅，脉络不通而致。血瘀证常见疼痛、肿块、出血、瘀血色脉等方面改变。

4. 气逆证多与下列哪些脏腑关系密切

A. 脾、肺、肾　　　B. 肝、肺、胃

C. 肺、胃、肾　　　D. 肝、心、肺

E. 心、肾、肺

答案解析：B。气逆证常发生于应降反升的肺胃以及升发太过的肝脏。常见咳嗽，气喘；呃逆、嗳气，恶心，呕吐；头痛，眩晕，气从少腹上冲胸咽（奔豚气），吐血，甚至晕厥等表现。

5. 以下哪项是血虚证与血瘀证的共同表现

A. 心悸　　　　　B. 脉涩

C. 手麻　　　　　D. 腹痛

E. 闭经

答案解析：E。血虚证与血瘀证都可导致闭经。心悸、手麻多见于血虚失养，脉涩、腹痛多见于血瘀证。

6. 下列哪项，不是气脱证的特征性表现

A. 四肢厥冷　　　B. 呼吸微弱

C. 大汗不止　　　D. 手撒身软

E. 面色苍白

答案解析：A。四肢厥冷不是气脱证的特征性表现。气脱证与亡阳证都是临床危重证，均可出现呼吸微弱、大汗不止、手撒身软、面色苍白等表现，但是四肢厥冷属亡阳证的特征。

7. 下列哪项，不属于气虚证的表现

A. 脉虚无力　　　B. 气短声低

C. 少气懒言　　　D. 畏寒肢冷

E. 神疲乏力

答案解析：D。畏寒肢冷是阳虚证的表现，不属于气虚证的表现。

考点发散：阳虚证是在气虚证基础上发展而成，除见气短声低、少气懒言、脉虚无力、神疲乏力等气虚证表现外，阳虚证的特征表现是畏寒肢冷等明显的寒象。

8. 气滞证的疼痛特点不包括下列哪项

A. 按之有形　　　B. 随"气行"而舒

C. 部位多不固定　　　D. 症状时轻时重

E. 发作和情志有关

答案解析：A。按之有形不属气滞证的疼痛特点。气滞证以胸胁脘腹或损伤部位的胀满、痞闷或胀痛、窜痛，按之无形为主要特征，部位多不固定、症状时轻时重、随"气行"而舒、发作和情志有关。

9. 外伤大量失血后，患者突然面色苍白，头晕心悸，汗出，气息微弱，脉微，证属

A. 气不固证　　　B. 气陷证

C. 气脱证　　　　D. 气随血脱证

E. 气闭证

答案解析：D。大失血后，突然面色苍白，头晕心悸，汗出，息微，脉微，属气随血脱证。

考点发散：气随血脱证指由于大失血，导致元气外脱所产生的危重证候，以大失血及气脱亡阳表现为辨证要点。气不固证以自汗或二便不固，或精，或血，或胎元不固及气虚症状为辨证要点。气陷证以脘腹坠胀，或内脏下垂，或久泻久痢及气虚症状为辨证要点。气脱证以呼吸微弱、汗出不止、面色苍白、脉微等为辨证要点。气闭证以突发昏厥或绞痛，或二便闭塞、呼吸急促为辨证要点。

10. 下述哪项不是血热证的表现

A. 迫血妄行而出血

B. 月经量多而色淡

C. 身热面赤而发斑

D. 肌肤生疮疖疔痈

E. 神昏谵语痰鸣

答案解析：B。月经量多而色淡不是血热证的表现。血热证指火热内炽，侵入血分，迫血妄行所表现的实热证候。以热盛、动血或局部血行壅滞形成疮痈脓疡为临床特点。迫血妄行而出血、身热面赤而发斑、肌肤生疮疖疔痈、神昏谵语痰鸣，都是血热证的表现。

11. 下列哪项非阳水的特点

A. 头面先肿　　　B. 皮薄光亮

C. 病位在肺　　　D. 多夹风邪为患

E. 按之凹陷难复

答案解析：E。按之凹陷难复不是阳水的特点。水肿以阴阳为纲，一般根据病之新久缓急、邪正虚实分为阳水与阴水。阳水多因外邪侵袭所致，

属实证，发病急、病程短，眼睑颜面先肿，迅速遍及全身，皮薄光亮，小便短少，伴咽喉肿痛、咳嗽及表证。阴水多因久病正虚，脾肾阳气虚衰所致，属虚实夹杂，发病缓、病程长；足胫下肢先肿，渐至全身，腰以下肿甚，按之凹陷难复，小便短少，兼脾肾阳虚表现。

12. 不属于阴水特点的是

　　A. 发病缓，来势徐

　　B. 小便短少而频数

　　C. 腰以下水肿为主

　　D. 常有脾肾虚损证候

　　E. 按之凹陷不起

答案解析：B。小便短少而频数不是阴水的特点。

13. 临床见恶心、呕吐、呃逆、嗳气等频作，其病机是

　　A. 痰浊上壅　　　　B. 肺气上逆

　　C. 肝气上逆　　　　D. 胃气上逆

　　E. 奔豚气逆

答案解析：D。恶心、呕吐、呃逆、嗳气频作的病机是胃气上逆。

考点发散：气逆证指气机升降失常，应降反升或生发太过所表现的证候。以胃气上逆之恶心、呕吐、呃逆、嗳气；肺气上逆之咳嗽、气喘；肝气上逆之头痛、眩晕、呕血、晕厥等为特征。

14. 血虚必有的特征性症状是

　　A. 心悸失眠　　　　B. 经少经闭

　　C. 肢体麻木　　　　D. 头晕眼花

　　E. 颜色淡白

答案解析：E。血虚必有的特征性症状是颜色淡白。血虚证以面、睑、唇、舌、甲淡白，头晕眼花，脉细等为辨证要点。

15. 血瘀证的色脉改变，不包括

　　A. 面色黧黑，唇甲青紫

　　B. 腹壁青筋，丝状红缕

　　C. 脉滑而数，舌红苔黄

　　D. 皮下紫斑，肌肤甲错

　　E. 出血紫暗，夹有血块

答案解析：C。脉滑而数，舌红苔黄不属血瘀证的色脉改变。血瘀证常见疼痛、肿块、出血、瘀血等方面改变。血瘀证的色脉特征见面色黧黑，或唇舌爪甲紫暗，或皮下舌上有瘀点瘀斑，舌下脉络青紫粗张，或腹壁青筋暴露，或皮肤丝状红

缕（蜘蛛痣），或肌肤甲错，脉多细涩，或结、代、无脉等。

16. 患者，女，38 岁。头晕目眩，少气懒言，面色淡白，心悸失眠，舌淡嫩，脉弱。证属

　　A. 血虚证　　　　　B. 气虚证

　　C. 气血两虚证　　　D. 气不摄血证

　　E. 气滞血瘀证

答案解析：C。患者头晕目眩，少气懒言，神疲乏力，面色淡白，心悸失眠，舌淡嫩，脉弱。既有气虚证的表现，又有血虚证表现，故为气血两虚证。

二、B1 型题

(1～2 题共用备选答案)

　　A. 饮停胸胁　　　　B. 饮停于肺

　　C. 水饮凌心　　　　D. 痰湿阻肺

　　E. 饮停于胃

1. 胸胁胀痛，咳唾，转侧则痛剧，证属

2. 眩晕心悸，口不渴，小便不利，证属

答案解析：1. A　2. C。胸胁胀痛、咳唾，转侧则痛剧为饮停胸胁（悬饮）的特征性表现。眩晕心悸，口不渴，小便不利，为水饮凌心的特征性表现。痰湿阻肺以咳喘、胸闷、痰多为主症。饮停于胃以胃脘胀满，有振水音为主症。

(3～4 题共用备选答案)

　　A. 气虚证　　　　　B. 气陷证

　　C. 血脱证　　　　　D. 气血两虚证

　　E. 气不摄血证

3. 患者倦怠乏力，气短自汗，语声低弱，月经量多色淡红，舌淡，脉弱，证属

4. 早孕妇女突然下腹部剧烈疼痛，1 小时后面色苍白，头晕心悸，脉微，证属

答案解析：3. E　4. C。倦怠乏力，气短自汗，语声低弱，月经量多色淡红，舌淡，脉弱，证属气不摄血证。早孕妇女突然下腹部剧烈疼痛，1 小时后面色苍白，头晕心悸，脉微，证属血脱证。

考点发散：气不摄血证指气虚摄血无力，导致血溢脉外所产生的证候，出血与气虚证候并见。气血两虚证指气虚证和血虚证同时存在所表现的证候。血脱证指突然大量出血或长期反复出血，使血脉空虚所导致的危重证候。

(5～6 题共用备选答案)

　　A. 气虚证　　　　　B. 血虚证

C. 阴虚证　　　　　D. 气陷证

E. 气不固证

5. 患者，女，53岁。腹部坠胀、神疲乏力多年，近日出现子宫脱垂，多属

6. 患者，女，48岁。眩晕，面白无华，视物模糊，肢体麻木，舌淡苔白，脉细，证属

答案解析：5. D　6. B。腹部坠胀、神疲乏力，子宫脱垂，属气陷证。气陷证常见头晕眼花，神疲乏力，面色淡白；脘腹坠胀感，或久泻久痢，或胃、肾下垂，或脱肛，阴挺等，舌淡苔白，脉弱。眩晕，面白无华，视物模糊，肢体麻木，舌淡苔白，脉细，证属血虚证。血虚证常见面白无华或萎黄，眼睑、口唇、舌质、爪甲淡白，头晕眼花，心悸健忘，失眠多梦，或手足发麻，或妇女月经量少色淡，脉细。

（7~8题共用备选答案）

A. 胸胁胀满，咳唾引痛

B. 四肢浮肿，身体困重

C. 辘辘有声，呕吐清水

D. 胸闷心悸，虚里搏动不显

E. 咳吐稀白痰涎，喉中哮鸣

7. 饮停心包的主症是

8. 饮停胸胁的主症是

答案解析：7. D　8. A。饮停心包的主症是胸闷心悸，虚里搏动不显。饮停胸胁的主症是胸胁胀满，咳唾引痛。

考点发散：饮证是指由清稀的水饮停聚于胃肠、胸胁、心肺等处所表现的证候。痰饮（饮停胃肠）：脘腹痞胀，呕吐清涎，胃中振水音，肠间水声辘辘。悬饮（饮停胸胁）：胸胁饱满、胀痛，咳嗽，转侧则痛增，脉弦。支饮（饮停心肺）：胸闷心悸，气短不能平卧，咳嗽气喘，痰多清稀，或伴哮鸣。溢饮（饮溢四肢）：肢体沉重、酸痛或浮肿，小便不利。

第九单元　脏腑辨证

一、A1 型题

1. 脾气虚、脾阳虚、脾虚气陷、脾不统血证的共见症是

A. 畏寒肢冷，肢体浮肿

B. 脘腹重坠，食后益甚

C. 月经量多，便血衄血

D. 食少便溏，少气乏力

E. 腹部冷痛，喜温喜按

答案解析：D。食少便溏，少气乏力是脾虚四证的共同表现。

考点发散：脾虚四证均以脾气虚为病理基础，出现腹胀纳少，食后胀甚，便溏，倦怠乏力，面色萎黄，舌淡苔白，脉缓弱等表现。但因各证病机的不尽相同，故临床表现各有特点。畏寒肢冷，肢体浮肿，腹部冷痛，喜温喜按，属脾阳虚证；脘腹重坠，食后益甚，属脾虚气陷；月经量多，便血衄血，属脾不统血证。

2. 症见食少纳呆，脘腹痞满，泛恶欲吐，便溏水肿，身目发黄如烟熏，头身困重，舌淡胖苔白腻，脉缓者，属于

A. 脾气虚证　　　　B. 脾阳虚证

C. 寒湿困脾证　　　　D. 肝郁脾虚证

E. 湿热蕴脾证

答案解析：C。食少纳呆、便溏病位在脾，头身困重、舌淡胖苔白腻、脉缓为内有寒湿困阻，证属寒湿困脾证。寒湿困脾证指寒湿内盛，脾阳受困，温煦运化失职所表现的证候。以脘腹痞闷、呕恶便溏及寒湿内盛表现为辨证依据。寒湿困阻，肝胆疏泄失职，胆汁外溢，可出现面目发黄，晦暗不泽。脾气虚证、脾阳虚证、肝郁脾虚证，均没有身目发黄如烟熏的表现；湿热蕴脾证可以出现身目发黄，但其色鲜明如橘。

3. 眩晕与下列哪项并见，对诊断肝血虚证最有意义

A. 面白舌淡　　　　B. 心悸脉细

C. 胁肋隐痛　　　　D. 失眠健忘

E. 两目昏花

答案解析：E。眩晕与两目昏花并见，对诊断肝血虚证最有意义。肝开窍于目，肝血虚，两目失于濡养，故见两目昏花。胁肋隐痛可见于肝阴虚证。面白舌淡、心悸脉细、失眠健忘，多见于心血虚证。

4. 下列各证中，不会出现耳鸣的是

A. 肝火炽盛证　　　B. 寒滞肝脉证
C. 肾精不足证　　　D. 肝阳上亢证
E. 肝肾阴虚证

答案解析：B。上述各证中，不会出现耳鸣的是寒滞肝脉证。肝胆火盛循经上攻，或肾精不足耳窍失充，或肝肾阴虚、肝阳上亢均可导致耳鸣。

5. 胸背彻痛剧烈，主要是由于

A. 痰浊阻肺　　　B. 痰热蕴肺
C. 心血不足　　　D. 心脉闭塞
E. 心阳亏虚

答案解析：D。胸背彻痛剧烈，主要是由于心脉闭塞不通所致。

考点发散：胸痛彻背，背痛彻胸是心脉痹阻的典型表现。

6. 下列选项中，不属于脾阳虚证与寒湿困脾证共同表现的是

A. 腹胀　　　B. 纳呆
C. 便溏　　　D. 腹痛
E. 身目发黄

答案解析：E。不属于脾阳虚证与寒湿困脾证共同表现的是身目发黄。

考点发散：脾阳虚证与寒湿困脾证均属寒证，可出现脾失健运、寒湿内停的表现，如腹胀纳呆、便溏、腹痛；身目发黄是寒湿中阻，肝胆疏泄失职，胆汁外溢所致，不见于脾阳虚证。

7. 肝阴不足与肝阳上亢证均可出现

A. 头目胀痛　　　B. 失眠健忘
C. 腰膝酸软　　　D. 手足蠕动
E. 头晕眼花

答案解析：E。肝阴不足与肝阳上亢证，均可出现头晕眼花。

考点发散：头目胀痛多见于上实下虚的肝阳上亢证。手足蠕动可见于阴虚动风证。腰膝酸软多见于肝肾阴虚证。失眠健忘多见于心神失养。

8. 女性心血虚证与肝血虚证的主要鉴别症状是

A. 面色萎黄　　　B. 唇睑淡白
C. 月经量少　　　D. 舌质淡白
E. 脉细无力

答案解析：C。心血虚证与肝血虚证的主要鉴别症状是月经量少。肝血不足，冲任空虚故月经量少。其余选项是血虚证的一般特征。

9. 形寒肢冷，脘腹冷痛，纳呆呕恶，大便稀溏，肢体浮肿，腰膝酸软，舌淡苔白滑，证属

A. 脾气虚证　　　B. 脾阳虚证
C. 脾肾阳虚证　　　D. 寒湿困脾证
E. 寒滞胃肠证

答案解析：C。形寒肢冷，脘腹冷痛，便溏浮肿，腰膝酸软，舌淡苔白滑，为属脾肾阳虚证的表现。形寒肢冷、舌淡苔白滑为寒象，脘腹冷痛、纳呆便溏病在脾胃，肢体浮肿、腰膝酸软病位在肾。

10. 下列哪项是心气虚证与心阳虚证的共同症状

A. 心悸气短　　　B. 畏寒肢冷
C. 心痛入夜加剧　　　D. 舌淡胖苔白滑
E. 脉沉迟无力

答案解析：A。心气虚证与心阳虚证的共同症状是心悸气短。心阳虚是在心气虚基础上出现寒象，除心悸气短外，其余选项都是阳虚寒象，只有心悸气短是两者共有。

11. 久病咳喘，动则加剧，腰膝酸软，心悸气短，此证属于

A. 心肺气虚证　　　B. 肾不纳气证
C. 肺气虚证　　　D. 肾阳虚证
E. 肾气不固证

答案解析：B。久病咳喘，动则加剧，腰膝酸软，属于肾不纳气证的表现。久病咳喘气短、动则加剧为虚喘，病在肺肾，腰膝酸软提示肾虚，故为肾不纳气证；心悸一般不出现（喘脱时可见）。心肺气虚以心悸咳喘，胸闷气短及气虚证为辨证依据。肾气不固证以小便失摄症状和滑精、滑胎、浊带，腰膝酸软及气虚证为辨证依据。

12. 脾气虚证与脾阳虚证的主要鉴别症状是

A. 食欲不振　　　B. 气短懒言
C. 面色萎黄　　　D. 大便稀溏
E. 腹痛喜暖

答案解析：E。腹痛喜暖是脾气虚证与脾阳虚证的主要鉴别症状。脾阳虚证是在脾气虚基础上发展形成的，与脾气虚证的主要区别在于有无寒象，腹痛喜暖为明显寒象。

13. 胃阴虚证最具诊断意义的症状是

A. 饥不欲食　　　B. 脘痞不舒
C. 干呕呃逆　　　D. 口燥咽干
E. 五心烦热

答案解析：A。胃阴虚证最具诊断意义的症状是饥不欲食。脘痞不舒、干呕呃逆只能提示病位在

胃，口燥咽干、五心烦热只能提示阴虚。

14. 干咳或少痰难咳，口干咽燥，颧红潮热，舌红少苔，脉细数，证属

    A. 燥邪犯肺证　　　　B. 肺肾阴虚证

    C. 肝火犯肺证　　　　D. 肺阴虚证

    E. 肺肾气虚证

答案解析：D。干咳或少痰难咳，口干咽燥，颧红潮热，舌红少苔，脉细数，是肺阴虚证的表现。燥邪犯肺证、肺阴虚证、肺肾阴虚证均可出现干咳或少痰难咳，口干咽燥等表现，但燥邪犯肺证属外燥证，无颧红潮热、舌红少苔、脉细数之阴虚内热表现；肺肾阴虚证兼见腰膝酸软等肾阴症表现。

15. 咳嗽，痰黄稠，身热，微恶风寒，鼻流浊涕，口干咽痛，舌苔薄黄，脉浮数，证属

    A. 风热表证　　　　　B. 肺热炽盛证

    C. 风热犯肺证　　　　D. 痰热蕴肺证

    E. 燥邪犯肺证

答案解析：C。咳嗽痰黄稠，病位在肺，身热，微恶风寒，鼻流浊涕，口干咽痛，舌苔薄黄，脉浮数是风热表证，属风热犯肺证。

考点发散：肺热炽盛证以咳喘气急，咽喉肿痛及里实热证为辨证依据。痰热蕴肺证以咳喘，痰多黄稠或咳脓血腥臭痰及痰热内盛证为辨证依据。燥邪犯肺证以干咳痰少质黏及燥邪犯表证为辨证依据。

16. 头晕目眩，口苦，呕恶，烦躁不寐，惊悸不宁，胸闷喜太息，苔黄腻，脉弦滑，可诊为

    A. 胆郁痰扰证　　　　B. 脾胃湿热证

    C. 肝胆湿热证　　　　D. 肝火上炎证

    E. 心肾不交证

答案解析：A。眩晕，口苦，呕恶，烦躁不寐，惊悸不宁，胸闷喜太息，苔黄腻，脉弦滑，是胆郁痰扰证的临床表现。惊悸不宁、口苦病位在胆，烦躁不寐、苔黄腻脉滑为痰热内盛，故为胆郁痰扰证。

17. 症见胁肋胀痛，胸闷太息，纳食减少，腹胀便溏，肠鸣矢气，可诊为

    A. 肝气郁结证　　　　B. 肝胃不和证

    C. 食滞胃脘证　　　　D. 脾胃气虚证

    E. 肝郁脾虚证

答案解析：E。胁肋胀痛、胸闷太息为肝郁气滞，纳少、腹胀便溏为脾失健运，故本证为肝郁脾虚证。肝胃不和证因肝郁气滞、横逆犯胃，胃失和降所致，以胃脘胁肋胀痛窜痛，嗳气呃逆，吞酸嘈杂，纳少等为主要表现。脾胃气虚证无胁肋胀痛、胸闷太息等肝郁气滞表现。

18. 下列各项，不符合脾肺气虚证临床表现的是

    A. 咳喘短气，痰稀色白

    B. 胸闷胁胀，善太息

    C. 食欲不振，腹胀便溏

    D. 倦怠乏力，少气懒言

    E. 舌淡苔白，脉弱

答案解析：B。胸闷胁胀，善太息是肝气郁结、气机不畅的表现，与脾肺气虚无关。

考点发散：咳喘短气，痰稀色白属肺气虚；食欲不振，腹胀便溏属脾气虚；倦怠乏力，少气懒言，舌质淡苔白，脉弱，属气虚表现。

19. 气机郁滞导致的心脉痹阻证，症状特点有

    A. 痛如针刺　　　　　B. 舌紫暗

    C. 脉沉滑　　　　　　D. 闷痛

    E. 胀痛

答案解析：E。胀痛是气机郁滞导致心脉痹阻证的特点。

考点发散：痛如针刺、舌紫暗为瘀血阻滞。闷痛、脉沉滑是痰浊阻滞。

20. 饮停于肺，日久不愈的临床表现有

    A. 脘痞腹胀　　　　　B. 肠间水鸣

    C. 泛吐清水　　　　　D. 胸胁胀痛

    E. 胸闷心悸

答案解析：E。胸闷心悸是饮停于肺，日久不愈的临床表现。

考点发散：脘痞腹胀、肠间水鸣、泛吐清水是饮停胃肠的痰饮。胸胁胀痛是饮停胸胁的悬饮。

21. 下列哪项，不是脾肾阳虚证的临床表现

    A. 腰腹冷痛　　　　　B. 畏寒肢冷

    C. 五更泄泻　　　　　D. 失眠多梦

    E. 面浮肢肿

答案解析：D。失眠多梦是肝阳上亢证或心血不足证的表现，不见于脾肾阳虚证。腰腹冷痛、畏寒肢冷、五更泄泻、面浮肢肿均可见于脾肾阳虚证。

22. 燥邪犯肺证与肺阴虚证不能共见的症状是

    A. 口干咽燥　　　　　B. 干咳少痰

C. 五心烦热　　　　　D. 痰中带血

E. 痰黏难咯

答案解析：C。五心烦热不是燥邪犯肺证与肺阴虚证的共见症状。燥邪犯肺证与肺阴虚证，均可出现干咳少痰、痰黏难咯、痰中带血、口干咽燥表现。五心烦热是阴虚内热证的特征性表现。

23. 对诊断心脾两虚证最有意义的是

A. 心悸怔忡，神疲乏力

B. 食少腹胀，面色萎黄

C. 心悸失眠，便溏舌淡

D. 失眠多梦，舌质淡白

E. 心烦不寐，舌红少苔

答案解析：C。对诊断心脾两虚证最有意义的是心悸失眠，便溏舌淡。

考点发散：心悸怔忡，神疲乏力提示心气虚。食少腹胀，面色萎黄提示脾气虚。失眠多梦，舌质淡白提示心血虚。心烦不寐，舌红少苔提示心阴虚。

24. 下列各项，不属于肝阳化风证临床表现的是

A. 眩晕欲仆　　　　B. 半身不遂

C. 突然昏倒　　　　D. 高热抽搐

E. 头痛肢麻

答案解析：D。不属于肝阳化风证临床表现的是高热抽搐。眩晕欲仆、半身不遂、突然昏仆、头痛肢麻、舌强语謇等，都是肝阳化风证的临床表现，高热抽搐多为热极生风证表现。

二、B1 型题

(1~2 题共用备选答案)

A. 心烦失眠，口舌生疮

B. 神识痴呆，表情淡漠

C. 发热气粗，躁狂谵语

D. 胆怯易惊，失眠多梦

E. 噩梦纷纭，胸胁灼痛

1. 痰蒙心神可见

2. 胆郁痰扰可见

答案解析：1. B　2. D。神识痴呆、表情淡漠，是痰蒙心神的神志异常表现。胆怯易惊、失眠多梦，是胆郁痰扰的特征改变。

考点发散：心烦失眠，口舌生疮是心火上炎所致。发热气粗、躁狂谵语是热扰心神所致。噩梦纷纭、胸胁灼痛是肝火炽盛所致。

(3~4 题共用备选答案)

A. 气短自汗，神疲乏力

B. 气短懒言，畏寒肢冷，脉沉迟无力

C. 头身重困，苔白腻，脉濡缓

D. 胸胁胀痛，抑郁易怒

E. 舌红苔黄腻，脉濡数

3. 寒湿困脾证除纳少腹胀便溏外，还可见

4. 湿热蕴脾证除纳少腹胀便溏外，还可见

答案解析：3. C　4. E。寒湿困脾证还可见头身重困，苔白腻，脉濡缓等寒湿内盛表现。湿热蕴脾证还可见舌红苔黄腻，脉濡数之湿热内蕴表现。

考点发散：气短自汗、神疲乏力是气虚的表现。气短懒言、畏寒肢冷、脉沉迟无力是阳虚的表现。胸胁胀痛、抑郁易怒是肝气郁结的表现。

(5~6 题共用备选答案)

A. 心肺气虚证　　　B. 心肾阳虚证

C. 心肾不交证　　　D. 心脾两虚证

E. 心肝血虚证

5. 面浮肢肿，心悸怔忡，唇甲青紫，面白神疲，形寒，舌质淡紫，脉沉细，诊为

6. 月经淋漓色淡质稀，伴面色不华，乏力身倦，食少腹胀，心悸失眠，舌淡，脉弱，诊为

答案解析：5. B　6. D。面浮肢肿，心悸怔忡，唇甲青紫，面白神疲，形寒，舌质淡紫，脉沉细，为心肾阳虚证。月经淋漓色淡质稀，伴面色不华，乏力身倦，食少腹胀，心悸失眠，舌淡，脉弱，为心脾两虚证。

考点发散：心肺气虚证以心悸咳喘、胸闷气短及气虚证为辨证依据。心肾不交证以心烦失眠、腰膝酸软、耳鸣遗精及虚热症状为辨证依据。心肝血虚证以心悸健忘、失眠多梦、两目筋脉失养及血虚症状为辨证依据。

(7~8 题共用备选答案)

A. 心悸怔忡，畏寒肢肿

B. 心中动悸，面白神疲

C. 腰膝冷痛，畏寒肢冷

D. 心胸憋闷，舌质暗淡

E. 心悸心烦，失眠多梦

7. 对诊断心肾阳虚证最有意义的是

8. 对诊断心阴虚证最有意义的是

答案解析：7. A　8. E。对诊断心肾阳虚证最有意义的是心悸怔忡，畏寒肢肿。对诊断心阴虚证最

有意义的是心悸心烦，失眠多梦。

考点发散：心中动悸，面白神疲属心气虚证。腰膝冷痛，畏寒肢冷，属肾阳虚证。心胸憋闷，舌质暗淡，属心阳虚证。心悸心烦，失眠多梦属心阴虚证。

第十单元 其他辨证方法（六经辨证、卫气营血辨证、三焦辨证）

一、A1 型题

1. 下列各项，不属于太阴病证典型表现的是

  A. 但欲寐   B. 腹满而吐

  C. 自利   D. 舌苔白腻

  E. 时腹自痛

答案解析：A。但欲寐不属于太阴病证的典型表现。太阴病以腹满而吐，食不下，自利，口不渴，时腹自痛，苔白腻等虚寒象为特征。但欲寐为少阴病证候特点。

2. 发热，不恶寒反恶热，心烦口渴，舌红苔黄，脉数者，应诊断为

  A. 少阴热化证   B. 卫分证

  C. 气分证   D. 营分证

  E. 血分实热证

答案解析：C。发热，不恶寒反恶热，口渴，舌红苔黄，脉数，属里实热证，是气分证的特征表现。

3. 属于太阴病证临床表现的是

  A. 脉微细   B. 饥不欲食

  C. 四肢厥冷   D. 时腹自痛

  E. 下利清谷

答案解析：D。时腹自痛是太阴病证的临床表现。

考点发散：下利清谷，脉微细，四肢厥冷是少阴病的证候特征。饥不欲食是厥阴病的证候特征。

4. 以下哪个症状属于厥阴病证

  A. 腹满而吐   B. 下利清谷

  C. 时腹自痛   D. 饥不欲食

  E. 无热恶寒

答案解析：D。饥不欲食属于厥阴病证。腹满而吐，下利清谷，时腹自痛均属太阴病证表现。厥阴病证可见消渴，气上冲心，心中疼热，饥不欲食，食则吐蛔，恶寒，属太阳病证。

5. 气分证发热的特征是

  A. 发热恶寒   B. 微热

  C. 阴虚潮热   D. 身热夜甚

  E. 发热不恶寒反恶热

答案解析：E。气分证的临床表现发热，不恶寒反恶热，汗出，口渴，尿黄，舌红苔黄，脉数有力。

考点发散：气分证是指温热病邪内传脏腑，正盛邪炽，阳热亢盛所表现的里实热证。

二、B1 型题

（1~2 题共用备选答案）

  A. 按六经的顺序相传

  B. 一经证候未罢，又出现另一经证候

  C. 表里之经相传

  D. 隔一经或隔两经相传

  E. 两经或三经证候同时出现

1. 下列选项中，属于六经病证合病的是

2. 下列选项中，属于六经病证并病的是

答案解析：1. E 2. B。一经证候未罢，又出现另一经证候，为并病。两经或三经证候同时出现者，称合病。

考点发散：传经是指由一经证候转变为另一经证候，包括循经传、越经传和表里传三种。

（3~4 题共用备选答案）

  A. 血分虚热   B. 血分实热

  C. 营分证候   D. 热扰胸膈

  E. 热在肺胃

3. 持续低热，暮热早凉，形瘦，手足蠕动，舌红无苔，脉细数，证属于

4. 发热，不恶寒反恶热，心烦，坐卧不安，口渴，舌红苔黄，脉数，证属于

答案解析：3. A 4. D。持续低热，暮热早凉，形瘦，手足蠕动，舌红无苔，脉细数，证属血分虚热证。发热，不恶寒反恶热，心烦，坐卧不安，口渴，舌红苔黄，脉数，属于热扰胸膈证。

第十一单元　中医诊断思维与应用

一、A1 型题

1. 整理病情资料的注意事项中不包括以下哪项内容

　　A. 判断病情资料的完整性和系统性

　　B. 评价病情资料的准确性

　　C. 分析病情资料的一致性

　　D. 评价病情资料的客观性

　　E. 分析病人亲属的心理状态

答案解析：E。为保证病情资料的真实可靠，临证必须对所获得的资料进行评估，防止医生的主观性和片面性，避免先入为主、主观臆测或采用主观诱导的方法收集病情资料。

2. 证素中的病位应以下列哪项辨证为主

　　A. 脏腑辨证　　　　B. 经络辨证

　　C. 三焦辨证　　　　D. 表里辨证

　　E. 八纲辨证

答案解析：A。证的要素（简称：证素）指辨证所要辨别的脾、肾、肝、胃等病位和气虚、血瘀、痰、寒等病性。

3. 一个规范的证名，应不包括

　　A. 病机　　　　　　B. 病性

　　C. 病候　　　　　　D. 病位

　　E. 病势

答案解析：C。证名要精炼规范证名力求简洁扼要、精练确切、结构严谨、符合逻辑，这样才能

表达规范证的内涵。习惯上证名由 2 ~ 4 个字组成，如表证、血虚证、肝郁脾虚、肝胃不和等。证名用词应当具有高度的概括性，能用四个字就不要用六或八个字。有时为了表述准确，常在病位和病性之间加入代表病机或趋势的连接词，构成证名，如寒湿困脾证中"困"是代表病机的动词，脾虚气陷证中的"陷"代表趋势。

二、B 型题

（1 ~ 4 题共用备选答案）

　　A. 探求病因　　　　B. 落实病位

　　C. 分辨病性　　　　D. 审度病势

　　E. 判断病情

1. 把握病情的演变趋势，推测病证的转归及预后，属于

2. 区分病情的寒热虚实或痰湿瘀滞等，属于

3. 明确病变的上下表里、脏腑经络、官窍形体，属于

4. 辨病证的轻重、标本、缓急，以及阻积扰闭、虚衰亡脱等，属于

答案解析：1. D　2. C　3. B　4. E。把握病情的演变趋势，推测病证的特性及预后，属于审度病势。区分病情的寒热虚实或痰湿瘀滞等，属于分辨病性。明确病变的上下表里、脏腑经络、官窍形体，属于落实病位。辨病证的轻重、标本、缓急，以及阻积扰闭、虚衰亡脱等，属于判断病情。

中 药 学

第一单元　中药的性能

一、A1 型题

1. 与药物的升降浮沉无关的是

A. 药物的质地　　　B. 药物的四气五味

C. 药物的采收时间　D. 药物的炮制

E. 药物的配伍

答案解析： C。影响药物升降浮沉的因素主要与药物的四气五味、药物的质地轻重有密切关系，并受到炮制和配伍的影响。

2. 与所治疾病的性质相对的中药性能是

A. 四气　　　　　　B. 五味

C. 升降浮沉　　　　D. 归经

E. 毒性

答案解析： A。四气，就是寒热温凉四种不同的药性。药性的寒热温凉是根据药物作用于人体所产生的不同反应和所获得的不同疗效而总结出来的，它与所治疗疾病的性质是相对而言的。

考点发散： 四气反映了药物对人体阴阳盛衰、寒热变化的作用倾向，为药性理论的重要组成部分，是说明药物作用的主要理论依据之一。

3. 不属于寒凉药作用的是

A. 滋阴除蒸　　　　B. 清心开窍

C. 温阳利水　　　　D. 凉肝息风

E. 凉血解毒

答案解析： C。寒凉药分别具有清热泻火、凉血解毒、滋阴除蒸、泻热通便、清热利尿、清化热痰、清心开窍、凉肝息风等作用。而温阳利水是温热药的作用。

考点发散： 寒凉药主要用于热证。温热药主要用于寒证。

4. 具有软坚散结的作用，用于治疗瘰疬、痰核的药味是

A. 辛味　　　　　　B. 酸味

C. 苦味　　　　　　D. 甘味

E. 咸味

答案解析： E。咸味有泻下通便、软坚散结的作用，多用于治疗大便燥结、痰核、瘰疬、癥瘕痞块等。如芒硝泻热通便，海藻、牡蛎消散瘰疬，鳖甲软坚消癥等。

考点发散： 辛"能散能行"，即具有发散、行气行血的作用。苦"能泄、能燥、能坚"，即具有清热泄火、降泄逆气、通泄大便、燥湿、坚阴（泻火存阴）等作用。酸"能收能涩"，即具有收敛、固涩的作用。甘"能补能和能缓"，即具有补益、和中、调和药性和缓急止痛的作用。

5. 不属于苦味作用的是

A. 清热泄火　　　　B. 降泄逆气

C. 泻火存阴　　　　D. 利水渗湿

E. 清热燥湿

答案解析： D。清热泻火、下气平喘、降逆止呕、通利大便、清热燥湿、苦温燥湿、泻火存阴的药物多具有苦味。而利水渗湿为淡味的作用。

考点发散： 苦有能泄、燥湿、坚阴的作用，即具有清泄火热、降泄逆气、通泄大便、燥湿、泻火存阴等作用。

6. 与药物毒性反应无关的是

A. 药物加工炮制　　B. 采收季节

C. 用量　　　　　　D. 配伍

E. 剂型

答案解析： B。药物毒性反应的产生与药物贮存、加工炮制、配伍、剂型、给药途径、用量、使用时间的长短以及病人的体质、年龄、证候性质等都有密切关系。

考点发散： 中药产生毒性反应的相关因素：一是剂量过大，如砒霜、蟾酥、马钱子、附子、乌头等毒性较大的药物，用量过大，或时间过长可导致中毒。二是误服伪品，如误以华山参、商陆代人参，独角莲代天麻使用。三是炮制不当，如使用未经炮制的生附子、生乌头。四是制剂服法不当，如乌头、附子中毒，多因煎煮时间太短，或服后受寒、进食生冷。五是配伍不当，如甘遂与甘草同用，乌头与瓜蒌同用而致中毒。此外，还有药不对证、自行服药、乳母用药及个体差异也是引起中毒的原因。

7. 属于升浮药作用的是

A. 开窍　　　　　B. 止呕

C. 利水　　　　　D. 收敛固涩

E. 镇惊安神

答案解析：A。升浮药一般具有发表、透疹、升阳、涌吐、开窍等作用。沉降药一般具有收敛固涩、泻下、利水、潜阳、镇惊安神、止咳平喘、止呕等作用。

二、B1 型题

（1～2 题共用备选答案）

A. 辛味　　　　　B. 酸味

C. 苦味　　　　　D. 甘味

E. 咸味

1. 能发散、行气、行血的药味是
2. 能泄、能燥的药味是

答案解析：1. A　2. C。辛味能发散、行气、行血。苦味能泄、能燥、能坚。

考点发散：甘味有补益、和中、调和药性和缓急止痛的作用。酸味有收敛、固涩的作用；咸有软坚散结、泻下通便的作用。

第二单元　中药的作用

A1 型题

1. 中药的副作用指

A. 药物对机体所产生的不良影响及损害性

B. 突变、致畸胎、成瘾均是中药的副作用

C. 停药后不能自行消失

D. 在常用剂量时出现与治疗需要无关的不适反应

E. 对机体危害较大

答案解析：D。中药的副作用有别于毒性作用。副作用是指在常用剂量时出现与治疗需要无关的不适反应，一般比较轻微，对机体危害不大，停药后可自行消失。

考点发散：毒性一般系指药物对机体所产生的不良影响及损害性，包括急性毒性、亚急性毒性、亚慢性毒性、慢性毒性和特殊毒性，如致癌、致突变、致畸胎、成瘾等。

2. 属于对因治疗功效的是

A. 止呕　　　　　B. 潜阳

C. 止汗　　　　　D. 止痛

E. 平喘

答案解析：B。对因治疗包括祛邪、扶正、调理脏腑功能、消除病理产物等方面。对症治疗是指缓解或消除疾病过程中出现的某些症状，具有减轻痛苦、防止病势恶化的意义。

考点发散：对症治疗包括止痛、止咳、止血、止呕、平喘、止汗、涩肠止泻及涩精止遗等。

第三单元　中药的配伍

一、A1 型题

1. 一种药物的毒副作用能被另一种药物所抑制的配伍关系是

A. 相反　　　　　B. 相使

C. 相畏　　　　　D. 相须

E. 相恶

答案解析：C。相畏就是一种药物的毒副作用能被另一种药物所抑制。

考点发散：中药配伍的内容。七情除单行外，相须、相使可以起到协同作用，能提高药效；相畏、相杀可以减轻或消除毒副作用；相恶则是抵消或削弱其中一种药物的功效；相反则是药物相互作用，能产生毒性反应或强烈的副作用。

二、B1 型题

（1～2 题共用备选答案）

A. 相反　　　　　B. 相使

C. 相杀　　　　　D. 相须

E. 相恶

1. 能够降低药物毒副作用的配伍关系是
2. 两种药物同用能产生剧烈的毒副作用的配伍关系是

答案解析：1. C　2. A。相杀就是一种药物能够消除另一种药物的毒副作用。相反就是两种药物同用能产生剧烈的毒副作用。

第四单元　中药的用药禁忌

一、A1 型题

1. 属于"十九畏"的配伍是

　　A. 人参与藜芦　　　　B. 人参与莱菔子
　　C. 辛夷与藜芦　　　　D. 丁香与郁金
　　E. 甘遂与甘草

答案解析：D。"十九畏"的药物：硫黄畏朴硝，水银畏砒霜，狼毒畏密陀僧，巴豆畏牵牛，丁香畏郁金，川乌、草乌畏犀角，牙硝畏三棱，官桂畏赤石脂，人参畏五灵脂。

考点发散："十九畏"歌诀：硫黄原是火中精，朴硝一见便相争，水银莫与砒霜见，狼毒最怕密陀僧，巴豆性烈最为上，偏与牵牛不顺情，丁香莫与郁金见，牙硝难合京三棱，川乌、草乌不顺犀，人参最怕五灵脂，官桂善能调冷气，若逢石脂便相欺，大凡修合看顺逆，炮爁炙煿莫相依。

2. 属于"十八反"的配伍是

　　A. 人参与藜芦　　　　B. 人参与莱菔子
　　C. 辛夷与藜芦　　　　D. 丁香与郁金
　　E. 巴豆与牵牛

答案解析：A。"十八反"的药物：乌头反贝母、瓜蒌、半夏、白蔹、白及；甘草反甘遂、大戟、海藻、芫花；藜芦反人参、丹参、玄参、沙参、细辛、芍药。

考点发散："十八反"歌诀：本草明言十八反，半蒌贝蔹及攻乌，藻戟遂芫俱战草，诸参辛芍叛藜芦。

二、B1 型题

（1～2 题共用备选答案）

　　A. 人参与五灵脂　　　B. 苦参与芍药
　　C. 细辛与丹参　　　　D. 甘草与海藻
　　E. 草乌与牛膝

1. 属于"十八反"配伍关系的是
2. 属于"十九畏"配伍关系的是

答案解析：1. D　2. A。"十八反"中甘草反甘遂、大戟、海藻、芫花。"十九畏"中人参最怕五灵脂。

第五单元　中药的剂量与用法

一、A1 型题

1. 影响中药剂量的因素不包括

　　A. 季节变化　　　　　B. 剂型
　　C. 配伍　　　　　　　D. 病人年龄
　　E. 服药时间

答案解析：E。药物性质、剂型、配伍、年龄、体质、病情与季节变化，均是影响药物剂量的因素。

考点发散：影响中药剂量的因素发生变化之后，中药剂量随之增减变化。

二、B1 型题

（1～2 题共用备选答案）

　　A. 先煎　　　　　　　B. 后下
　　C. 包煎　　　　　　　D. 另煎
　　E. 烊化

1. 附子的正确煎煮方法是
2. 钩藤的正确煎煮方法是

答案解析：1. A　2. B。有效成分难溶于水的一些金石、矿物、介壳类药物，应打碎先煎，附子、乌头等久煎可以降低毒性。一些气味芳香的药物，久煎其有效成分易于挥发而降低药效，须后下，钩藤久煎则破坏其有效成分。

考点发散：药物的特殊煎煮方法归纳起来包括先煎、后下、包煎、另煎、溶化、泡服、冲服、煎汤代水等不同煎煮法。

第六单元　解 表 药

一、A1 型题

1. 以下各项中属于桂枝功效的是

A. 宣肺 　　　　 B. 潜阳

C. 助阳 　　　　 D. 利水

E. 止呕

答案解析：C。桂枝的功效是发汗解肌，温通经脉，助阳化气。

考点发散：桂枝的功效及其与其他发散风寒药的功效鉴别。

2. 属于发散风寒药的是

A. 香薷、青蒿、羌活

B. 桂枝、葛根、荆芥

C. 防风、干姜、细辛

D. 白芷、藁本、苍耳子

E. 辛夷、麻黄、枸杞

答案解析：D。发散风寒药包括麻黄、桂枝、紫苏、生姜、香薷、荆芥、防风、羌活、白芷、细辛、藁本、苍耳子及辛夷。

考点发散：除发散风寒药外，尚有归属其他类别的药物也具有发散风寒的功效，如苍术、独活。

3. 紫苏与生姜的共同功效是

A. 温中止呕 　　　 B. 行气宽中

C. 解表散寒 　　　 D. 温肺止咳

E. 解半夏毒

答案解析：C。紫苏与生姜均有解表散寒、止呕、解鱼蟹毒之功。然紫苏兼能行气宽中，生姜兼能温中止呕，温肺止咳及解半夏等药毒。

考点发散：紫苏与生姜均能止呕，但紫苏行气止呕，而生姜温中止呕，被称为"呕家圣药"。

4. 荆芥的功效不包括

A. 祛风解表 　　　 B. 透疹

C. 止血 　　　　　 D. 消疮

E. 止痉

答案解析：E。荆芥的功效是祛风解表，透疹消疮，止血。而止痉为防风的功效。

考点发散：荆芥的功效与防风的功效鉴别。荆芥与防风均长于发表散风，用于外感表证。但荆芥又能透疹、消疮、止血；防风祛风之力较强，为

"风药之润剂""治风之通用药"，又能胜湿、止痛、止痉。

5. 防风的主治病证不包括

A. 风疹瘙痒 　　　 B. 破伤风

C. 麻疹不透 　　　 D. 外感表证

E. 风湿痹痛

答案解析：C。重点理解防风与荆芥治疗"麻疹"与"风疹"的区别。防风的主治病证有外感表证，风疹瘙痒，风湿痹痛及破伤风。而麻疹不透是荆芥的主治病证。

6. 白芷的主治病证不包括

A. 吐衄下血 　　　 B. 带下证

C. 牙痛 　　　　　 D. 风寒感冒

E. 疮痈肿毒

答案解析：A。白芷的主治病证有风寒感冒，头痛，牙痛，风湿痹痛，鼻渊，带下证，疮痈肿毒及皮肤风湿瘙痒。

7. 薄荷与牛蒡子的共同功效是

A. 清利头目 　　　 B. 透疹利咽

C. 疏肝行气 　　　 D. 解毒消肿

E. 宣肺祛痰

答案解析：B。薄荷与牛蒡子皆能疏散风热、透疹、利咽。薄荷又能清利头目、疏肝行气。牛蒡子性寒滑利，兼能宣肺祛痰，解毒散肿。

8. 无透疹作用的药是

A. 薄荷 　　　　　 B. 柴胡

C. 葛根 　　　　　 D. 蝉蜕

E. 荆芥

答案解析：B。解表药中具有透疹作用的药有荆芥、薄荷、牛蒡子、蝉蜕、升麻、葛根。

9. 既能发表以退热，又能缓解外邪郁阻、经气不利、筋脉失养所致的颈背强痛的药是

A. 薄荷 　　　　　 B. 升麻

C. 葛根 　　　　　 D. 蝉蜕

E. 桑叶

答案解析：C。葛根既疏散肌腠经络之邪气，又能解肌发表退热，为治项背强痛之要药。

考点发散：葛根除解肌退热外，亦能透疹，生津

止渴，升阳止泻。用于麻疹不透；热病口渴，消渴证；热泻热痢，脾虚泄泻。

10. 桑叶与菊花的共同功效是

    A. 清肺润燥   B. 凉血止血

    C. 清热解毒   D. 清肝明目

    E. 透疹止痒

    答案解析：D。桑叶与菊花皆能疏散风热，平抑肝阳，清肝明目。桑叶还能清肺润燥，凉血止血。菊花还能清热解毒。

11. 不属于升麻适应证的是

    A. 外感表证   B. 麻疹不透

    C. 口舌生疮   D. 崩漏下血

    E. 肢体拘急

    答案解析：E。升麻的主治病证有外感表证；麻疹不透；齿痛口疮，咽喉肿痛，温毒发斑；气虚下陷，脏器脱垂，崩漏下血。

    考点发散：升麻与柴胡、葛根的鉴别。柴胡、升麻、葛根三者皆能发表、升阳。其中柴胡、升麻二者均能升阳举陷；升麻、葛根二者又能透疹。但柴胡主升肝胆之气，长于疏散少阳半表半里之邪，伤寒邪在少阳，寒热往来；感冒发热；肝郁气滞，胸胁胀痛，月经不调等证。升麻主升脾胃清阳之气，其升提（升阳举陷）之力较柴胡为强，并善于清热解毒，又常用于多种热毒病证。葛根主升脾胃清阳之气而达到生津止渴、止泻之功，常用于热病烦渴，阴虚消渴；热泻热痢，脾虚泄泻。同时，葛根解肌退热，对于外感表证，发热恶寒、头痛无汗、项背强痛，无论风寒表证、风热表证，均可使用。

12. 既能解表，又能生津止渴的药是

    A. 薄荷   B. 天花粉

    C. 柴胡   D. 桑叶

    E. 葛根

    答案解析：E。既能解毒，又具有生津止渴作用的是葛根。天花粉亦能生津止渴，但无解表作用。

二、B1 型题

（1～2题共用备选答案）

    A. 防风   B. 细辛

    C. 白芷   D. 香薷

    E. 藁本

1. 既能解表散寒，又能温肺化饮的药是

2. 既能祛风解表，又能止痉的药是

    答案解析：1. B   2. A。细辛的功效是解表散寒，祛风止痛，通窍，温肺化饮。防风的功效是祛风解表，胜湿止痛，止痉。

    考点发散：白芷的功效是解表散寒，祛风止痛，通鼻窍，燥湿止带，消肿排脓。香薷的功效是发汗解表，化湿和中，利水消肿。藁本的功效是祛风散寒，除湿止痛。

（3～4题共用备选答案）

    A. 麻黄   B. 桂枝

    C. 羌活   D. 辛夷

    E. 香薷

3. 既能利水消肿，又能化湿和中的药是

4. 既能发散风寒，又能通鼻窍的药是

    答案解析：3. E   4. D。麻黄与香薷均能发汗解表、利水消肿，麻黄兼宣肺平喘，香薷兼化湿和中。发散风寒药中能通鼻窍的药有细辛、白芷、苍耳子、辛夷。

（5～6题共用备选答案）

    A. 蝉蜕   B. 升麻

    C. 葛根   D. 淡豆豉

    E. 蔓荆子

5. 既能疏散风热，又能息风止痉的药是

6. 既能疏散风热，又能清利头目的药是

    答案解析：5. A   6. E。蝉蜕的功效是疏散风热，利咽开音，透疹，明目退翳，息风止痉。蔓荆子与薄荷均具有疏散风热、清利头目的作用，薄荷还兼有疏肝行气的作用。

    考点发散：升麻的功效是解表透疹，清热解毒，升举阳气。葛根的功效是解肌退热，透疹，生津止渴，升阳止泻。淡豆豉的功效是解表，除烦，宣发郁热。

（7～8题共用备选答案）

    A. 桑叶   B. 升麻

    C. 柴胡   D. 淡豆豉

    E. 牛蒡子

7. 既能解肌退热，又能透疹的药是

8. 既能解表，又能宣发郁热的药是

    答案解析：7. B   8. D。升麻的功效是解肌退热，透疹，清热解毒，升举阳气。淡豆豉的功效是解表，除烦，宣发郁热。

    考点发散：桑叶的功效是疏散风热，清肺润燥，平抑肝阳,清肝明目。柴胡的功效是解表退热,疏肝解郁,升举阳气。牛蒡子的功效是疏散风热,宣肺祛痰,利咽透疹,解毒消肿。

第七单元　清　热　药

一、A1 型题

1. 治疗温热病气分实热证的首选药是

　　A. 栀子　　　　　　　B. 玄参

　　C. 石膏　　　　　　　D. 羚羊角

　　E. 金银花

　　答案解析:C。石膏甘、辛,大寒,善于清泄气分实热,为治气分高热之要药。

　　考点发散:治气分实热证应为清热泻火药,而玄参为清热凉血药,金银花为清热解毒药,羚羊角为息风止痉药。

2. 栀子能泻火除烦,清热利湿,还能

　　A. 敛疮生肌　　　　　B. 生津止渴

　　C. 凉血解毒　　　　　D. 清肝明目

　　E. 泻火通便

　　答案解析:C。栀子的功效为泻火除烦,清热利湿,凉血解毒。

3. 能止血,安胎,用于血热胎动不安的药是

　　A. 白术　　　　　　　B. 黄芩

　　C. 黄柏　　　　　　　D. 杜仲

　　E. 桑寄生

　　答案解析:B。黄芩能清热燥湿,泻火解毒,止血,安胎,可用于血热胎动不安。

　　考点发散:白术能补气健脾,安胎,用于脾虚气弱,胎动不安。桑寄生补肝肾,安胎,用于肝肾不足,冲任不固,胎动不安。杜仲能补肝肾,安胎,用于肝肾不足,胎动不安。

4. 能清心火,解疮毒,又能消散痈肿的药是

　　A. 白术　　　　　　　B. 连翘

　　C. 茵陈　　　　　　　D. 苦参

　　E. 金钱草

　　答案解析:B。连翘既能清心火,解疮毒,又能消散痈肿结聚,有"疮家圣药"之称。

5. 玄参的功效是

　　A. 清热,凉血,滋阴

　　B. 清热,凉血,软坚

　　C. 活血,散结,解毒

　　D. 清热,解毒,利湿

　　E. 清热,解毒,活血

　　答案解析:A。玄参的功效为清热凉血,泻火解毒,滋阴。

6. 温热病卫气营血各个阶段均可使用的药物是

　　A. 黄芩、黄连　　　　B. 薄荷、牛蒡子

　　C. 青蒿、地骨皮　　　D. 牡丹皮、赤芍

　　E. 金银花、连翘

　　答案解析:E。金银花与连翘均有清热解毒,疏散风热作用,既能透热达表,又能清里热而解毒。在外感风热、温病卫气营血各个阶段、热毒疮疡等证中常相须为用。

　　考点发散:选项 A 用于湿热证。选项 B 用于温热病卫分证。选项 C 用于虚热证。选项 D 用于温热病血分证。

7. 能清肝明目,润肠通便的药是

　　A. 决明子　　　　　　B. 桑叶

　　C. 槐花　　　　　　　D. 夏枯草

　　E. 菊花

　　答案解析:A。决明子能清肝明目,润肠通便,其余虽可清肝明目,但均不能润肠通便。

　　考点发散:能润肠通便的药物以植物种仁居多,如火麻仁、郁李仁、决明子、牛蒡子等。

8. 能清热解毒,凉血止痢,长于治热毒血痢的药是

　　A. 秦皮　　　　　　　B. 黄连

　　C. 黄柏　　　　　　　D. 白头翁

　　E. 鸦胆子

　　答案解析:D。白头翁能清热解毒,凉血止痢,为治热毒血痢之良药。

　　考点发散:秦皮清热燥湿、收涩止痢。黄连、黄柏清热燥湿止痢。鸦胆子清热解毒以止痢。

9. 能凉血除蒸,清肺降火,长于治疗有汗骨蒸的药是

　　A. 青蒿　　　　　　　B. 地骨皮

　　C. 胡黄连　　　　　　D. 银柴胡

　　E. 牡丹皮

答案解析：B。地骨皮的功效为凉血除蒸，清肺降火，生津止渴，治阴虚发热，有汗骨蒸最宜。

考点发散：地骨皮与牡丹皮均治骨蒸，而牡丹皮善清透阴分伏热，为治无汗骨蒸之要药。

10. 既能清透虚热，又能截疟的药是

A. 秦艽   B. 青蒿

C. 地骨皮   D. 鸦胆子

E. 草果

答案解析：B。青蒿的功效为清透虚热，凉血除蒸，解暑，截疟。

考点发散：秦艽与地骨皮虽能清虚热，但无截疟之功；鸦胆子与草果能截疟，却无清虚热之力。

11. 能清热解毒，消痰，利咽，善治热毒痰火郁结之咽喉肿痛的药是

A. 马勃   B. 玄参

C. 山豆根   D. 射干

E. 牛蒡子

答案解析：D。射干能清热解毒，消痰，利咽，用于热毒痰火郁结，咽喉肿痛。

考点发散：其他选项药物亦能解毒，利咽，治疗咽喉肿痛，但无消痰之功。

12. 下列哪项不是黄柏的适应证

A. 骨蒸潮热   B. 湿热痿证

C. 湿热带下   D. 湿热黄疸

E. 肺热咳嗽

答案解析：E。黄柏能清热燥湿，泻火除蒸，解毒疗疮。用于湿热带下，热淋；湿热泄痢，黄疸；湿热脚气，痿证；骨蒸劳热，盗汗，遗精；疮疡肿毒，湿疹瘙痒。

考点发散：黄芩、黄连与黄柏的功效及主治病证鉴别。黄芩、黄连、黄柏三药均以清热燥湿、泻火解毒为主要功效，用治湿热内盛或热毒炽盛之证，常相须为用。但黄芩偏泻上焦肺火，肺热咳嗽者多用；黄连偏泻中焦胃火，并长于泻心火、中焦湿热、痞满呕逆及心火亢旺、高热心烦者多用；黄柏偏泻下焦相火、除骨蒸，湿热下注诸证及骨蒸劳热者多用。

13. 鸦胆子内服的正确用法为

A. 包煎

B. 后下

C. 打碎先煎

D. 装入胶囊或以干龙眼肉包裹吞服

E. 泡服

答案解析：D。鸦胆子内服以干龙眼肉包裹或装入胶囊包裹吞服，亦可压去油，制成丸剂、片剂服，不宜入煎剂。外用适量。

考点发散：鸦胆子有毒，对胃肠道及肝肾均有损害，内服需严格控制剂量，不宜多用久服。外用注意用胶布保护好周围正常皮肤，以防止对正常皮肤造成刺激。孕妇及小儿慎用。胃肠出血及肝肾病患者应忌用或慎用。

14. 不属于知母主治病证的是

A. 热病烦渴   B. 内热消渴

C. 肝胆火旺   D. 肠燥便秘

E. 肺热燥咳

答案解析：C。知母清热泻火，生津润燥。用于热病烦渴，肺热燥咳，骨蒸潮热，内热消渴，肠燥便秘。

15. 不属于赤芍主治病证的是

A. 血热吐衄   B. 经闭痛经

C. 目赤肿痛   D. 肝郁胁痛

E. 阴虚内热

答案解析：E。赤芍清热凉血，散瘀止痛。用于温毒发斑，血热吐衄；目赤肿痛，痈肿疮疡；肝郁胁痛，经闭痛经，癥瘕腹痛，跌仆损伤。

考点发散：赤芍与牡丹皮的主治病证鉴别。二药均能清热凉血，活血祛瘀，但赤芍苦寒入肝经血分，有活血散瘀止痛之功。

16. 下列药物除哪项外均可治疗肠痈

A. 大黄   B. 大青叶

C. 牡丹皮   D. 大血藤

E. 败酱草

答案解析：B。大青叶清热解毒，凉血消斑。用于热入营血，温毒发斑；喉痹口疮，痄腮丹毒。

考点发散：大黄、大血藤、败酱草均能清热解毒，用于治疗肠痈腹痛。牡丹皮能清热凉血，活血祛瘀，也可用于肠痈腹痛。

17. 水牛角的功效不包括

A. 清热   B. 凉血

C. 定惊   D. 透疹

E. 解毒

答案解析：D。水牛角的功效为清热凉血，解毒，定惊。

考点发散：清热药中能透疹的药是紫草。

18. 温病高热动风，小儿急惊抽搐，宜选

A. 大青叶　　　　B. 牛黄

C. 连翘　　　　　D. 黄连

E. 赤芍

答案解析：B。牛黄能清热解毒，息风止痉，用于温病高热动风，小儿急惊抽搐。其余选项可清热解毒，但无息风止痉之功。

考点发散：治高热动风，小儿急惊抽搐的药主要分布在息风止痉药中，如羚羊角、钩藤等。

19. 不属于石膏主治病证的是

A. 胃火牙痛　　　B. 水火烫伤

C. 肺热喘咳　　　D. 心火上炎

E. 温热病气分实热证

答案解析：D。石膏辛，甘，大寒，入肺、胃经。可用治温病气分实热证；肺热喘咳；胃火头痛，牙痛，实热消渴；溃疡不敛，湿疹瘙痒，水火烫伤，外伤出血等。石膏不入心经，不能清心火。

20. 熊胆与牛黄的共同功效是

A. 清肝明目　　　B. 清热解毒

C. 清肺化痰　　　D. 平抑肝阳

E. 清心开窍

答案解析：B。熊胆的功效是清热解毒，息风止痉，清肝明目；牛黄的功效是化痰开窍，凉肝息风，清热解毒，故二者的共同功效是清热解毒。

21. 土茯苓能解毒，利湿，还能

A. 止痉　　　　　B. 活血

C. 祛风通络　　　D. 利咽

E. 通利关节

答案解析：E。土茯苓的功效是解毒，利湿，通利关节。

22. 功效清热凉血，泻火解毒，用治瘰疬、白喉的药是

A. 生地黄　　　　B. 赤芍

C. 牡丹皮　　　　D. 玄参

E. 连翘

答案解析：D。玄参清热凉血，泻火解毒。用于治疗目赤咽痛，瘰疬，白喉，痈肿疮毒。

考点发散：玄参与其他清热凉血药的鉴别。生地黄、赤芍、牡丹皮均能清热凉血，但无泻火解毒之功；连翘可泻火解毒，但无清热凉血之功。

23. 青黛入丸散的剂量是

A. 1.5 ~ 3g　　　　B. 3 ~ 9g

C. 0.3 ~ 0.9g　　　　D. 0.1 ~ 0.3g

E. 10 ~ 15g

答案解析：A。青黛内服 1.5 ~ 3g。

考点发散：青黛难溶于水，一般作散剂冲服，或入丸剂服用。

24. 既治骨蒸潮热，又治小儿疳积发热的药是

A. 青蒿　　　　　B. 白薇

C. 秦皮　　　　　D. 胡黄连

E. 黄柏

答案解析：D。胡黄连能退虚热，除疳热，可用治骨蒸潮热，小儿疳热。

考点发散：胡黄连与其他清虚热药的功效、主治病证鉴别。青蒿、白薇、黄柏均可用治骨蒸潮热，但不能除疳热。秦皮清热燥湿，不能治疗骨蒸潮热及小儿疳积。

25. 能清肝明目，治疗目珠夜痛的药是

A. 夏枯草　　　　B. 桑叶

C. 槐花　　　　　D. 决明子

E. 石决明

答案解析：A。夏枯草善泻肝火以明目，用治肝火上炎，目赤肿痛；又可用于肝阴不足，目珠疼痛，至夜尤甚者。

考点发散：其他选项亦能清肝明目，但不能治疗目珠夜痛。

26. 上清肺火，中清胃热，下泻肾火的药是

A. 栀子　　　　　B. 黄柏

C. 生地黄　　　　D. 知母

E. 石决明

答案解析：D。知母甘寒质润，能泻肺火、滋肺阴，泻火、滋胃阴，泻肾火、滋肾阴。

考点发散：知母苦、甘、寒，归肺、胃、肾经。主入肺经而长于泻肺热、润肺燥；入肾经而能滋肾阴、泻肾火、退骨蒸；入胃经而能泻胃火、滋胃阴。

27. 均能清虚热的一组药是

A. 石膏、知母　　B. 青蒿、地骨皮

C. 牡丹皮、赤芍　D. 金银花、连翘

E. 大黄、芒硝

答案解析：B。青蒿与地骨皮均属于清虚热药，具有凉血除蒸之效，用于阴虚发热，盗汗骨蒸。

考点发散：选项 A 用于温热病气分实热证。选项 C 用于温热病血分证。选项 D 用于温热病卫气营

血各个阶段。选项 E 用于热结便秘证。以上均用于实热证。

28. 下列哪项不是栀子的适应证
    A. 热病心烦   B. 湿热黄疸
    C. 血淋涩痛   D. 津伤口渴
    E. 目赤肿痛

答案解析：D。栀子可用于热病心烦，湿热黄疸，血淋涩痛，血热吐衄，目赤肿痛，火毒疮疡及血热吐血、衄血、尿血、崩漏。

考点发散：栀子无生津作用，故不能治疗津伤口渴。

二、B1 型题

(1~2 题共用备选答案)
    A. 土茯苓   B. 鱼腥草
    C. 败酱草   D. 蒲公英
    E. 黄连

1. 能清热解毒，善于治疗乳痈的药是
2. 能清热解毒，善于治疗肺痈的药是

答案解析：1. D 2. B。鱼腥草专入肺经，能清热解毒，消痈排脓，为治肺痈之要药。蒲公英能清热解毒，消肿散结以治乳痈最佳。

考点发散：土茯苓可以清热解毒，利湿，通利关节，用于杨梅毒疮，肢体拘挛。败酱草主治肠痈腹痛。黄连能清热燥湿，泻火解毒，用治热毒疮痈肿毒，尤善于治疗疔毒。

(3~4 题共用备选答案)
    A. 白花蛇舌草   B. 漏芦
    C. 穿心莲   D. 贯众
    E. 紫花地丁

3. 既能清热解毒，又能通经下乳的药是
4. 既能清热解毒，又能凉血止血，杀虫的药是

答案解析：3. B 4. D。漏芦的功效为清热解毒，消痈散结，通经下乳，舒筋通脉。贯众的功效为清热解毒，凉血止血，杀虫。

考点发散：白花蛇舌草的功效为清热解毒，利湿通淋。穿心莲的功效为清热解毒，凉血，消肿，燥湿。紫花地丁的功效为清热解毒，凉血消肿。

(5~6 题共用备选答案)
    A. 龙胆草   B. 苦参
    C. 黄柏   D. 白鲜皮
    E. 秦皮

5. 既能清热燥湿，又能杀虫，利尿的药是

6. 既能清热燥湿，又能止带，明目的药是

答案解析：5. B 6. E。苦参清热燥湿，兼能杀虫，利尿。秦皮清热燥湿，兼能收涩止痢，止带，明目。

考点发散：选项中的药物均能清热燥湿，然龙胆草兼泻肝胆之火。黄柏兼能泻肾火，除骨蒸。白鲜皮兼能祛风解毒。

(7~8 题共用备选答案)
    A. 菊花   B. 天花粉
    C. 淡竹叶   D. 枸杞子
    E. 决明子

7. 能疏散风热，清肝明目的药是
8. 能清热泻火，生津止渴的药是

答案解析：7. A 8. B。菊花能疏散风热，平抑肝阳，清肝明目，清热解毒。天花粉能清热泻火，生津止渴，消肿排脓。

考点发散：淡竹叶具有清热泻火，除烦，利尿之效。决明子具有清肝明目，润肠通便之效。枸杞子具有滋补肝肾，益精明目之效。

(9~10 题共用备选答案)
    A. 天花粉   B. 芦根
    C. 石膏   D. 淡竹叶
    E. 知母

9. 能清热泻火，除烦，利尿，用于口疮尿赤的药是
10. 能清热泻火，生津，利尿，用于热淋涩痛的药是

答案解析：9. D 10. B。选项中的药物均能清热泻火，其中兼有利尿功效的是淡竹叶、芦根。然淡竹叶偏治热病烦渴，口疮尿赤；芦根能生津。

考点发散：天花粉的功效是清热泻火，生津止渴，消肿排脓。石膏的功效是生用清热泻火，除烦止渴；煅用敛疮生肌，收湿，止血。知母的功效是清热泻火，生津润燥。

(11~12 题共用备选答案)
    A. 射干   B. 马勃
    C. 板蓝根   D. 桔梗
    E. 山豆根

11. 既能清热解毒，又能利咽，止血的药是
12. 既能清热解毒，又能利咽，凉血的药是

答案解析：11. B 12. C。选项中的药物均能利咽，其中兼可清热解毒的是射干、马勃、板蓝根、山豆根；马勃兼能止血，板蓝根兼能凉血。

考点发散：射干的功效是清热解毒，消痰，利

咽。桔梗的功效是宣肺，祛痰，利咽，排脓。山豆根的功效是清热解毒，利咽消肿。

（13～14题共用备选答案）

A. 鸦胆子　　　　B. 马齿苋

C. 白头翁　　　　D. 山慈菇

E. 大血藤

13. 既能清热解毒，又能止痢，截疟的药是

14. 既能清热解毒，又能祛风止痛的药是

答案解析：13. A　14. E。选项中的药物均能清热解毒。鸦胆子的功效是清热解毒，止痢，截疟，腐蚀赘疣。大血藤的功效是清热解毒，活血，祛风止痛。

考点发散：马齿苋的功效是清热解毒，凉血止血，止痢。白头翁的功效是清热解毒，凉血止痢。山慈菇的功效是清热解毒，消痈散结。

（15～16题共用备选答案）

A. 生地黄　　　　B. 紫草

C. 水牛角　　　　D. 赤芍

E. 玄参

15. 既能清热凉血，又能解毒透疹的药是

16. 既能清热凉血，又能解毒，定惊的药是

答案解析：15. B　16. C。选项中的药物均属清热凉血药，紫草兼能活血，解毒透疹；水牛角兼能解毒，定惊。

考点发散：生地黄的功效是清热凉血，养阴生津。赤芍的功效是清热凉血，散瘀止痛。玄参的功效是清热凉血，泻火解毒，滋阴。

（17～18题共用备选答案）

A. 青蒿　　　　B. 地骨皮

C. 银柴胡　　　　D. 胡黄连

E. 白薇

17. 既能退虚热，又能清湿热的药是

18. 既能清热凉血，又能解毒疗疮的药是

答案解析：17. D　18. E。选项中的药物均属清虚热药，胡黄连兼能除疳热，清湿热；白薇的功效是清热凉血，利尿通淋，解毒疗疮。

考点发散：青蒿的功效是清透虚热，凉血除蒸，解暑，截疟；地骨皮的功效是凉血除蒸，清肺降火；银柴胡的功效是清虚热，除疳热。

（19～20题共用备选答案）

A. 龙胆草　　　　B. 黄柏

C. 黄芩　　　　D. 苦参

E. 秦皮

19. 既能清热燥湿，又能泻火解毒，安胎的药是

20. 既能清热燥湿，又能泻肝胆火的药是

答案解析：19. C　20. A。黄芩的功效为清热燥湿，泻火解毒，止血，安胎。龙胆草的功效为清热燥湿，泻肝胆火。

考点发散：黄柏的功效是清热燥湿，泻火除蒸，解毒疗疮。苦参的功效是清热燥湿，杀虫，利尿。秦皮的功效是清热燥湿，收涩止痢，止带，明目。

第八单元　泻下药

一、A1 型题

1. 芒硝的功效是

A. 泻下，清肝，杀虫

B. 泻水逐饮，消肿散结

C. 润肠通便，利水消肿

D. 泻下，软坚，清热，回乳

E. 泻下，逐水，去积，杀虫

答案解析：D。芒硝味咸性寒，内服既能泻下攻积，又润燥软坚；外用除能清热外，又能消除坚硬之肿块；外敷可回乳。

考点发散：A 为芦荟的功效。B 为甘遂、大戟的功效。C 为郁李仁的功效。E 为牵牛子的功效。

2. 牵牛子不具有的功效是

A. 逐水　　　　B. 去积

C. 清肝　　　　D. 杀虫

E. 泻下

答案解析：C。牵牛子的功效有泻下逐水，去积杀虫，而清肝为泻下药中芦荟的功效。

3. 不属于大黄主治病证的是

A. 湿热泄痢初起　　B. 咽喉肿痛

C. 水火烫伤　　　　D. 肺热喘咳

E. 血热吐衄

答案解析：D。大黄可用于积滞便秘；血热吐衄，目赤咽肿；热毒疮疡，烧烫伤；瘀血证及湿热痢

疾、黄疸、淋证。

考点发散：大黄的功效是泻下攻积，清热泻火，凉血解毒，逐瘀通经。

4. 治疗寒积便秘的最佳药物是

A. 大黄 　　　　　 B. 芒硝

C. 火麻仁 　　　　 D. 甘遂

E. 巴豆

答案解析：E。巴豆辛热，能峻下冷积，适用于寒积便秘。

考点发散：大黄、芒硝均药性寒凉，用于热结便秘。火麻仁润肠通便，用于肠燥便秘。甘遂泻水逐饮，用于水肿，鼓胀。

5. 下列关于巴豆的说法，正确的是

A. 入汤剂

B. 孕妇慎服

C. 每次用量 0.5 ~ 1g

D. 制成巴豆霜以降低毒性

E. 与牵牛子相须配伍

答案解析：D。巴豆入丸、散用，每次 0.1 ~ 0.3g，外用适量。大多数制成巴豆霜用，以减低毒性。孕妇及体弱者忌用，不宜与牵牛子同用。

6. 大黄与芒硝的共同功效是

A. 软坚 　　　　　 B. 清热

C. 凉血 　　　　　 D. 通经

E. 润燥

答案解析：B。大黄的功效是泻下攻积，清热泻火，凉血解毒，逐瘀通经。芒硝的功效是泻下攻积，润燥软坚，清热消肿。二者共同的功效是

清热。

考点发散：芒硝、大黄均为泻下药，均能泻热通便，外用清热消肿，常相须为用，治疗肠燥便秘。然大黄味苦泻下力强，并能止血，解毒，活血祛瘀，清利湿热；芒硝味咸，可软坚泻下，善除燥屎坚结。

二、B1 型题

（1~2 题共用备选答案）

A. 牵牛子 　　　　 B. 番泻叶

C. 芫花 　　　　　 D. 火麻仁

E. 大戟

1. 既能泻水逐饮，又能杀虫疗疮的药是

2. 既能泻下逐水，又能消肿散结的药是

答案解析：1. C　2. E。芫花的功效是泻水逐饮，祛痰止咳，杀虫疗疮。大戟的功效是泻下逐水，消肿散结。

考点发散：牵牛子的功效是泻下逐水，去积杀虫。番泻叶的功效是泻下通便。火麻仁的功效是润肠通便。

（3~4 题共用备选答案）

A. 清肝明目 　　　 B. 补血活血

C. 利水消肿 　　　 D. 润肺止咳

E. 消食健胃

3. 郁李仁除润肠通便外，又能

4. 松子仁除润肠通便外，又能

答案解析：3. C　4. D。郁李仁的功效是润肠通便，利水消肿。松子仁的功效是润肠通便，润肺止咳。

第九单元　祛风湿药

一、A1 型题

1. 既能祛风湿，又能强筋骨的药不包括

A. 香加皮 　　　　 B. 狗脊

C. 威灵仙 　　　　 D. 桑寄生

E. 五加皮

答案解析：C。五加皮、桑寄生、狗脊、香加皮均有祛风湿、强筋骨功效。而威灵仙没有强筋骨功效。

考点发散：既能祛风湿，又能强筋骨的药物包括五加皮、桑寄生、狗脊、香加皮、牛膝、杜仲、

续断等。

2. 木瓜的功效是

A. 化湿，止呕 　　　 B. 化湿，发表解暑

C. 化湿，舒筋活络 　 D. 化湿，温中止呕

E. 化湿，行气安胎

答案解析：C。木瓜的功效为舒筋活络，和胃化湿。

考点发散：A 为藿香的功效。B 为藿香、佩兰的功效。D 为白豆蔻的功效。E 为砂仁的功效。

3. 不属于秦艽主治证的是

A. 风湿痹证　　　　B. 湿热黄疸

C. 骨蒸潮热　　　　D. 脚气水肿

E. 中风不遂

答案解析：D。秦艽用于治疗风湿痹证，中风不遂，骨蒸潮热，疳积发热及湿热黄疸。

4. 蕲蛇与乌梢蛇的共同功效是

A. 祛风，通络，止痛

B. 祛风，退热，止痛

C. 祛风，解毒，利水

D. 祛风，通络，止痉

E. 祛风，消肿，止痛

答案解析：D。蕲蛇与乌梢蛇性皆走窜，均能祛风，通络，止痉，凡内外风毒壅滞之证皆宜，尤以善治病久邪深者为其特点。

考点发散：蕲蛇与乌梢蛇的功效完全相同。蕲蛇有毒，药力强于乌梢蛇。

5. 防己不具有的功效是

A. 祛风湿　　　　B. 化湿浊

C. 止痛　　　　　D. 利水

E. 降压

答案解析：B。防己的功效是祛风湿，止痛，利水消肿，还有降压作用。

6. 豨莶草与桑枝的共同功效是

A. 祛风湿，解疮毒

B. 祛风湿，止痹痛

C. 祛风湿，利水消肿

D. 祛风湿，止痉

E. 祛风湿，利关节

答案解析：E。豨莶草的功效是祛风湿，利关节，

解毒。桑枝的功效是祛风湿，利关节。二者共同的功效是祛风湿，利关节。

考点发散：B、C 为防己的功效。

二、B1 型题

（1～2 题共用备选答案）

A. 寒疝疼痛　　　　B. 脚气浮肿

C. 诸骨鲠喉　　　　D. 小儿行迟

E. 吐泻转筋

1. 川乌的主治病证是

2. 威灵仙的主治病证是

答案解析：1. A　2. C。川乌辛、苦，热，有大毒。功效是祛风湿，温经止痛力强，用于风寒湿痹，心腹冷痛，寒疝疼痛，跌仆损伤。威灵仙功效是祛风湿，通络止痛，消骨鲠，可用于风湿痹证，骨鲠咽喉，跌仆伤痛，头痛，牙痛，胃脘痛等，尚可用于痰饮、噎膈、痞积。

考点发散：B、E 为木瓜的主治病证。D 为五加皮的主治病证。

（3～4 题共用备选答案）

A. 解蛇毒　　　　B. 降血压

C. 利小便　　　　D. 消骨鲠

E. 安胎

3. 青风藤除祛风湿，通经络外，还可

4. 桑寄生除祛风湿，强筋骨外，还可

答案解析：3. C　4. E。青风藤的功效是祛风湿、通经络，利小便。桑寄生的功效是祛风湿，补肝肾，强筋骨，安胎。

考点发散：B 为防己的功效。D 为威灵仙的功效。

第十单元　化湿药

一、A1 型题

1. 治外感风寒，内伤生冷，恶寒发热，头痛脘闷，呕恶吐泻的暑湿证，宜选

A. 藿香　　　　B. 苍术

C. 白豆蔻　　　D. 砂仁

E. 厚朴

答案解析：A。藿香既能化湿，又可解暑。治暑月外感风寒，内伤生冷，恶寒发热，头痛脘闷，呕恶吐泻的暑湿证。

考点发散：苍术的功效是燥湿健脾，祛风散寒。白豆蔻的功效是化湿行气，温中止呕。砂仁的功效是化湿行气，温中止泻，安胎。厚朴的功效是燥湿消痰，下气除满。

2. 既能化湿行气，又能温中止呕的药是

A. 苍术　　　　B. 厚朴

C. 白豆蔻　　　D. 草果

E. 佩兰

答案解析：C。白豆蔻的功效是化湿行气，温中

止呕。

考点发散：化湿药中具有化湿行气作用的药有厚朴、砂仁、白豆蔻。具有温中止呕作用的药有砂仁和白豆蔻。

3. 苍术与厚朴的共同功效是

A. 下气   B. 温中

C. 消痰   D. 燥湿

E. 祛风湿

答案解析：D。苍术的功效是燥湿健脾，祛风散寒。厚朴的功效是燥湿消痰，下气除满。二者共同的功效是燥湿。

考点发散：厚朴、苍术均为化湿药，辛温，味苦，具有燥湿之功。但厚朴以苦味为重，苦降下气消积除胀满，又下气消痰平喘，为消除胀满的要药；而苍术辛散温燥为主，为治湿阻中焦之要药。又可祛风湿、明目。

4. 藿香最善治疗的是

A. 食积呕吐   B. 湿浊呕吐

C. 胃寒呕吐   D. 胃热呕吐

E. 妊娠呕吐

答案解析：B。藿香内化中焦湿浊而和中止呕，最宜治湿浊中阻之呕吐。

考点发散：生姜、半夏宜用于胃寒呕吐。竹茹宜用于胃热呕吐。砂仁宜用于妊娠呕吐。

5. 不属于草果功效的是

A. 燥湿   B. 除痰

C. 温中   D. 止呕

E. 截疟

答案解析：D。草果的功效是燥湿温中，除痰截疟。

6. 苍术的主治病证不包括

A. 风湿痹证   B. 风寒夹湿表证

C. 食积气滞   D. 湿热痿证

E. 夜盲

答案解析：C。苍术可用于湿阻中焦证（痰饮、水肿等），风湿痹证（湿热痿证、带下、湿疹等），风寒挟湿表证，夜盲及眼目昏涩。

考点发散：C选项为厚朴的主治病证。

二、B1型题

（1~2题共用备选答案）

A. 苍术   B. 砂仁

C. 佩兰   D. 藿香

E. 草果

1. 既能化湿行气，又能安胎的药是

2. 既能燥湿健脾，又能祛风散寒的药是

答案解析：1. B   2. A。砂仁的功效是化湿行气，温中止泻，安胎。苍术的功效是燥湿健脾，祛风散寒，明目。

考点发散：佩兰的功效是化湿，解暑。藿香的功效是化湿，止呕，解暑。草果的功效是燥湿温中，除痰截疟。

（3~4题共用备选答案）

A. 痰饮咳喘   B. 胎动不安

C. 风湿痹证   D. 眼目昏涩

E. 胃寒呕吐

3. 厚朴的主治病证是

4. 白豆蔻的主治病证是

答案解析：3. A   4. E。厚朴燥湿消痰，下气除满，用于湿阻中焦，脘腹胀满；食积气滞，腹胀便秘；痰饮喘咳及梅核气。白豆蔻化湿行气，温中止呕，用于湿阻中焦及脾胃气滞，胃寒湿阻气滞呕吐。

考点发散：B为砂仁的主治病证。C、D为苍术的主治病证。

第十一单元 利水渗湿药

一、A1型题

1. 味甘淡而性平，功效利水渗湿，可用治寒热虚实各种水肿的药是

A. 薏苡仁   B. 泽泻

C. 猪苓   D. 车前子

E. 茯苓

答案解析：E。茯苓味甘而淡，甘则能补，淡则能渗，药性平和，既可祛邪，又可扶正，利水而不伤正气，实为利水消肿之要药。可用治寒热虚实各种水肿。

考点发散：薏苡仁淡渗甘补，既利水消肿，又健脾补中，但其性凉；泽泻与猪苓利水作用较强，治疗水湿停蓄之水肿实证；车前子甘寒而利，善通利水道，治膀胱热结之淋证。

2. 车前子不具有的功效是

A. 利尿通淋　　　　B. 渗湿止泻

C. 清解暑热　　　　D. 祛痰

E. 明目

答案解析：C。车前子的功效是利尿通淋，渗湿止泻，明目，祛痰。

考点发散：清解暑热为滑石的功效。

3. 内服利尿通淋，外用收湿敛疮，治湿疮，湿疹，痱子的药是

A. 木通　　　　　　B. 地肤子

C. 瞿麦　　　　　　D. 海金沙

E. 滑石

答案解析：E。滑石内服利水通淋，清热解暑，外用收湿敛疮，可用于热淋，石淋，尿热涩痛；暑湿，湿温；湿疮，湿疹，痱子。

考点发散：木通的功效是利尿通淋，清心火，通经下乳。地肤子的功效是利尿通淋，清热利湿，止痒。瞿麦的功效是利尿通淋，破血通经。海金沙的功效是利尿通淋，止痛。

4. 不属于金钱草功效的是

A. 利尿通淋　　　　B. 利湿退黄

C. 解毒消肿　　　　D. 散瘀消肿

E. 消结石

答案解析：D。金钱草的功效是利湿退黄，利尿通淋，解毒消肿，尤善消结石，治疗石淋及肝胆结石。

考点发散：D 为虎杖的功效。

5. 茯苓与薏苡仁的共同功效是

A. 利水消肿　　　　B. 宁心安神

C. 清热排脓　　　　D. 除痹

E. 利尿通淋

答案解析：A。茯苓的功效是利水消肿，渗湿，健脾，宁心。薏苡仁的功效是利水消肿，渗湿，健脾，除痹，清热排脓。二者共同的功效是利水消肿。

考点发散：薏苡仁与茯苓均利水消肿，渗湿健脾。然薏苡仁性凉而清热，排脓，又擅除痹。而茯苓性平，且补益心脾，宁心安神。

6. 善于清利湿热，利胆退黄，为治黄疸的要药是

A. 猪苓　　　　　　B. 茵陈

C. 海金沙　　　　　D. 泽泻

E. 木通

答案解析：B。茵陈苦泄下降，性寒清热，善清利脾胃肝胆湿热，使之从小便而出，为治黄疸之要药。其他为利水消肿药或利尿通淋药。

7. 萆薢除利湿去浊外，又能

A. 清肺止咳　　　　B. 通经下乳

C. 祛风除痹　　　　D. 利胆退黄

E. 杀虫止痒

答案解析：C。萆薢的功效是利湿去浊，祛风除痹。

考点发散：A 为石韦和车前子的功效。B 为木通的功效。D 为茵陈和金钱草的功效；E 为萹蓄的功效。

8. 利尿通淋，清心火，治口舌生疮，心烦尿赤的药是

A. 海金沙　　　　　B. 木通

C. 瞿麦　　　　　　D. 萹蓄

E. 石韦

答案解析：B。木通能上清心经之火，下泄小肠之热，常治心火上炎，口舌生疮，或心火下移小肠而致的心烦尿赤等。

考点发散：木通的功效是利尿通淋，清心火，通经下乳。用于热淋涩痛，水肿；口舌生疮，心烦尿赤；经闭乳少。

9. 通草除利尿通淋外，又能

A. 消肿止痛　　　　B. 通气下乳

C. 清热排脓　　　　D. 利湿退黄

E. 除烦安神

答案解析：B。通草的功效为利尿通淋，通气下乳。

10. 虎杖的功效不包括

A. 散瘀止痛　　　　B. 化痰止咳

C. 清热解毒　　　　D. 泻热通便

E. 除烦安神

答案解析：E。虎杖的功效为利湿退黄，清热解毒，散瘀止痛，化痰止咳，泻热通便。

二、B1 型题

（1~2 题共用备选答案）

A. 萆薢　　　　　　B. 石韦

C. 海金沙　　　　　D. 瞿麦

E. 地肤子

1. 既能利尿通淋，又凉血止血的药是

2. 既能利尿通淋，又破血痛经的药是

答案解析：1. B　2. D。石韦能利尿通淋，清肺止咳，凉血止血。瞿麦能利尿通淋，破血通经。

考点发散：草薢的功效是利湿祛浊，祛风除痹；海金沙的功效是利尿通淋，止痛。地肤子的功效是利尿通淋，清热利湿，止痒。

（3~4题共用备选答案）

　　A. 通草　　　　　　　B. 车前子

　　C. 海金沙　　　　　　D. 瞿麦

　　E. 萹蓄

3. 既能利尿通淋，又能止痛的药是

4. 既能利尿通淋，又能杀虫止痒的药是

答案解析：3. C　4. E。海金沙能利尿通淋，止痛。萹蓄能利尿通淋，杀虫止痒。

考点发散：通草的功效是利尿通淋，通气下乳。车前子的功效是利尿通淋，渗湿止泻，明目，祛痰。瞿麦的功效是利尿通淋，破血通经。

（5~6题共用备选答案）

　　A. 茯苓　　　　　　　B. 泽泻

　　C. 猪苓　　　　　　　D. 冬瓜皮

　　E. 香加皮

5. 既能利水消肿，又能清热解暑的药是

6. 既能利尿通淋，又能祛风湿的药是

答案解析：5. D　6. E。冬瓜皮能利水消肿，清热解暑。香加皮能利尿通淋，祛风湿，强筋骨。

考点发散：茯苓的功效是利水消肿，渗湿，健脾，宁心。泽泻的功效是利水消肿，渗湿，泄热。猪苓的功效是利水消肿，渗湿。

第十二单元　温 里 药

一、A1 型题

1. 能散寒止痛，为治疗肝寒气滞诸痛之良药的是

　　A. 干姜　　　　　　　B. 川楝子

　　C. 吴茱萸　　　　　　D. 青皮

　　E. 小茴香

答案解析：C。吴茱萸辛散苦泄，性热祛寒，主入肝经，既散肝经之寒邪，又疏肝气之郁滞，为治肝寒气滞诸痛之主药。

考点发散：干姜的功效是温中散寒，回阳通脉，温肺化饮。川楝子的功效是行气止痛，杀虫。青皮的功效是疏肝破气，消积化滞。小茴香的功效是散寒止痛，理气和胃。

2. 能补火助阳，温经通脉，用于胸痹的药是

　　A. 鹿茸　　　　　　　B. 干姜

　　C. 肉桂　　　　　　　D. 吴茱萸

　　E. 小茴香

答案解析：C。肉桂辛散温通，能补火助阳，温通经脉，散寒止痛，用治胸阳不振，寒邪内侵的胸痹心痛。

考点发散：鹿茸亦可补命门之火，但无温经通脉之效。

3. 不属于附子主治病证的是

　　A. 肾阳虚之阳痿

　　B. 寒饮喘咳

　　C. 脾肾阳虚之大便溏泻

　　D. 心阳虚之胸痹

　　E. 亡阳证

答案解析：B。附子归心、肾、脾经，能回阳救逆，补火助阳，散寒止痛，可用于亡阳证、阳虚证（心、脾、肾诸脏阳虚及阳虚兼外感风寒）及寒痹证。

考点发散：B 为干姜的主治病证。

4. 擅治疗厥阴经头痛的药是

　　A. 独活　　　　　　　B. 细辛

　　C. 吴茱萸　　　　　　D. 白芷

　　E. 羌活

答案解析：C。吴茱萸主入足厥阴肝经，散寒止痛，为治厥阴经头痛之要药。

考点发散：六经头痛常用药。柴胡为治少阳经头痛要药。独活、细辛为治少阴经头痛要药。白芷为治阳明经头痛要药。羌活为治太阳经头痛要药。

5. 能散寒止痛，治寒疝腹痛、睾丸偏坠及痛经的药是

　　A. 小茴香　　　　　　B. 花椒

　　C. 干姜　　　　　　　D. 丁香

　　E. 高良姜

答案解析：A。小茴香能散寒温肾暖肝而止痛。用于治疗寒疝腹痛，睾丸偏坠胀痛，少腹冷痛，痛经。

考点发散：其他选项药物均能温中散寒止痛，用于治疗中焦寒证之脘腹冷痛。

二、B1 型题

（1～2 题共用备选答案）

A. 干姜   B. 小茴香

C. 高良姜   D. 丁香

E. 花椒

1. 既能温中降逆，又能温肾助阳的药是

2. 既能散寒止痛，又能理气和胃的药是

答案解析：1. D 2. B。丁香的功效为温中降逆，散寒止痛，温肾助阳。小茴香的功效为散寒止痛，理气和胃。

考点发散：干姜的功效为温中散寒，回阳通脉，温肺化饮；高良姜的功效为温中止痛，温中止呕；花椒的功效为温中止痛，杀虫止痒。

（3～4 题共用备选答案）

A. 附子，大黄   B. 附子，干姜

C. 附子，人参   D. 附子，肉桂

E. 附子，细辛

3. 治疗亡阳证，宜配伍同用的药是

4. 治疗肾阳不足，命门火衰，宜配伍同用的药是

答案解析：3. B 4. D。附子配干姜：附子善回阳救逆、温助脾阳；干姜辛热，重在温中，兼能回阳，两药相合，回阳救逆及温中之力大增，治亡阳证效佳。附子配肉桂：补火助阳，散寒止痛力强，用治肾阳虚衰、脾肾阳衰之证。

考点发散：附子配大黄：治脾阳不足，冷积便秘。附子配人参：附子回阳救逆，人参大补元气，治亡阳兼气脱者。附子配细辛：治阳虚外感，恶寒发热、无汗、脉反沉者。

第十三单元　理　气　药

一、A1 型题

1. 枳实的功效是

A. 破气消积，化痰除痞

B. 疏肝破气，消积化滞

C. 疏肝破气，消痞散结

D. 破气消积，行滞消胀

E. 破血行气，消积止痛

答案解析：A。枳实的功效是破气消积，化痰除痞。

考点发散：B 为青皮的功效。E 为三棱的功效。

2. 青皮与枳实的共同功效除破气外，又能

A. 化痰   B. 活血

C. 消积   D. 止痛

E. 健脾

答案解析：C。青皮的功效是疏肝破气，消积化滞。枳实的功效是破气消积，化痰除痞。二者的共同功效除破气外，还能消积。

考点发散：青皮与枳实均为未成熟果实或果皮，行气力强。

3. 木香与枳实的共同主治病证是

A. 胁肋胀痛   B. 肾虚遗尿

C. 蛇虫咬伤   D. 湿热泄痢

E. 跌仆损伤

答案解析：D。木香的主治病证是脾胃气滞，泄痢里急后重，腹痛胁痛，黄疸，疝气疼痛，胸痹等。枳实的主治病证是胃肠积滞，湿热泄痢，胸痹，结胸，气滞胸胁疼痛，产后腹痛及脏气下垂等。二者均能行胃肠之气，用于湿热壅滞大肠之脘腹胀满，泄痢之里急后重。

4. 下列选项中，川楝子不具有的功效是

A. 止痛   B. 解毒

C. 杀虫   D. 行气

E. 疗癣

答案解析：B。川楝子的功效是行气止痛，杀虫，且可疗癣。

5. 陈皮与青皮的共同功效是

A. 理气   B. 疏肝

C. 燥湿   D. 化痰

E. 消积

答案解析：A。陈皮、青皮二者皆可行气消滞，用于食积气滞，脘腹胀痛。但陈皮性较平和，偏入脾肺经，并能燥湿化痰；青皮性较峻烈，行气力猛，苦泄下行，偏入肝胆，能疏肝破气，消积化滞。

考点发散：陈皮与青皮同一来源，但行气力量强弱不同。

6. 乌药的功效是

A. 行气散结，散寒止痛

B. 疏肝解郁，理气调中

C. 行气导滞，通阳散结

D. 破气消积，化痰消痞

E. 行气止痛，温肾散寒

答案解析：E。乌药的功效是行气止痛，温肾散寒。

考点发散：选项 A 为荔枝核的功效。选项 B 为香附的功效。选项 C 为薤白的功效。选项 D 为枳实的功效。

7. 既能行气止痛，又能温中止呕的药是

A. 乌药   B. 木香

C. 沉香   D. 檀香

E. 枳实

答案解析：C。沉香的功效是行气止痛，温中止呕，纳气平喘。

考点发散：理气药的功效鉴别。檀香与乌药也能行气止痛，但乌药兼温肾散寒，檀香兼散寒调中。木香的功效是行气止痛，健脾消食。枳实的功效是破气消积，化痰消痞。

8. 下列选项中，不能疏肝的药是

A. 陈皮   B. 香附

C. 柴胡   D. 薄荷

E. 青皮

答案解析：A。具有疏肝作用的药物总结。理气药中的青皮、川楝子、荔枝核、香附、佛手等，解表药中薄荷、柴胡，活血化瘀药中的郁金，均具有疏肝作用。

9. 下列选项中，木香的主治病证不包括

A. 脾胃气滞证   B. 泄痢里急后重

C. 寒痰咳喘   D. 疝气疼痛

E. 胸痹

答案解析：C。木香的主治病证有脾胃气滞证，泄痢里急后重，腹痛胁痛，黄疸，疝气疼痛及气滞血瘀之胸痹。

考点发散：寒痰咳喘为陈皮的主治病证。

二、B1 型题

（1~2 题共用备选答案）

A. 脏器下垂   B. 下利腹痛

C. 蛇虫咬伤   D. 癥瘕积聚

E. 肝郁气滞兼热者

1. 木香的主治病证是

2. 川楝子的主治病证是

答案解析：1. B   2. E。木香的主治病证是脘腹胀痛，下利腹痛、里急后重，胁肋胀痛等。川楝子治肝郁气滞或肝胃不和诸痛，兼热者最宜。

考点发散：脏器下垂为枳实的主治病证。癥瘕积聚为青皮的主治病证。

（3~4 题共用备选答案）

A. 行气宽中，利水消肿

B. 疏肝解郁，升举阳气

C. 行气止痛，散寒调中

D. 疏肝破气，消积化滞

E. 行气解郁，活血止痛

3. 檀香的功效是

4. 大腹皮的功效是

答案解析：3. C   4. A。檀香的功效是行气止痛，散寒调中。大腹皮的功效是行气宽中，利水消肿。

考点发散：选项 B 为柴胡的功效。选项 D 为青皮的功效。选项 E 为郁金的功效。

（5~6 题共用备选答案）

A. 疏肝解郁，燥湿化痰

B. 疏肝解郁，调经止痛

C. 行气止痛，杀虫疗癣

D. 疏肝破气，消积化滞

E. 通阳散结，行气导滞

5. 薤白的功效是

6. 香附的功效是

答案解析：5. E   6. B。薤白的功效是通阳散结，行气导滞。香附的功效是疏肝解郁，调经止痛。

考点发散：选项 A 为佛手的功效。选项 C 为川楝子的功效。选项 D 为青皮的功效。

第十四单元　消　食　药

一、A1 型题

1. 消食化积，行气散瘀的药是

A. 鸡内金   B. 麦芽

C. 神曲   D. 莱菔子

E. 山楂

答案解析：E。山楂的功效是消食化积，行气散瘀。

考点发散：鸡内金的功效是消食健胃，涩精止遗。麦芽的功效是消食健胃，回乳消胀。神曲的功效是消食和胃。莱菔子的功效是消食除胀，降气化痰。

2. 关于麦芽的说法，不正确的是

A. 消食健胃　　　　B. 消食宜炒用

C. 回乳消胀　　　　D. 疏肝解郁

E. 哺乳期妇女不宜使用

答案解析：B。麦芽的功效是消食健胃，回乳消胀，疏肝解郁。哺乳期妇女不宜使用。煎服，10～15g，大剂量30～120g。生麦芽功偏消食健胃；炒麦芽多用于回乳消胀。

3. 消食，涩精，又化坚消石，治砂石淋或胆结石的药是

A. 山楂　　　　　　B. 神曲

C. 鸡内金　　　　　D. 金钱草

E. 麦芽

答案解析：C。鸡内金消食健胃，涩精止遗，又化坚消石，治砂石淋或胆结石。

考点发散：金钱草亦为化坚消石，治砂石淋或胆

结石的要药，但无消食、涩精之效。

4. 在含金石药的丸剂中，起赋形、助消化作用的药是

A. 稻芽　　　　　　B. 麦芽

C. 鸡内金　　　　　D. 神曲

E. 山楂

答案解析：D。丸剂中有金石、贝壳类药物者，前人用神曲糊丸以助消化。

考点发散：神曲为面粉和其他药物混合后经发酵而成的加工品，可助金石、贝壳类药物的消化，吸收。

二、B1 型题

（1～2题共用备选答案）

A. 降气化痰　　　　B. 固精止遗

C. 健脾开胃　　　　D. 活血散瘀

E. 疏肝

1. 莱菔子既能消食，又能

2. 稻芽既能消食，又能

答案解析：1. A　2. C。莱菔子的功效是消食除胀，降气化痰。稻芽的功效是消食和中，健脾开胃。

考点发散：固精止遗为鸡内金的功效。活血散瘀为山楂的功效。疏肝为麦芽的功效。

第十五单元　驱虫药

一、A1 型题

1. 内服使君子，不正确的用法用量是

A. 小儿每日不超过20粒

B. 忌饮茶

C. 小儿每岁1～1.5粒

D. 饭后服

E. 连用3日

答案解析：D。驱虫药一般应在空腹时服用，使药物充分作用于虫体而保证疗效。

考点发散：使君子，煎服，9～12g，捣碎；取仁炒香嚼服，6～9g。小儿每岁1～1.5粒，一日总量不超过20粒。空腹服用，每日1次，连用3天。大量服用可致呃逆、眩晕、呕吐、腹泻等反应。若与热茶同服，亦能引起呃逆、腹泻，故服用时当忌饮茶。

2. 槟榔的主治病证不包括

A. 食积气滞　　　　B. 风热感冒

C. 泄痢　　　　　　D. 脚气浮肿

E. 疟疾

答案解析：B。槟榔的主治病证有肠道寄生虫病，食积气滞，泄痢，里急后重，水肿，脚气肿痛及疟疾。

考点发散：槟榔的功效是杀虫消积，行气，利水，截疟。

二、B1 型题

（1～2题共用备选答案）

A. 使君子　　　　　B. 槟榔

C. 苦楝皮　　　　　D. 榧子

E. 雷丸

1. 既能杀虫消积，又能润肺止咳的药是

2. 既能杀虫，又能疗癣的药是

答案解析：1. D　2. C。榧子的功效是杀虫消积，润肠通便，润肺止咳。苦楝皮的功效是杀虫，疗癣。

考点发散：使君子的功效是杀虫消积，槟榔的功效是杀虫消积，行气，利水，截疟。雷丸的功效是杀虫消积。

第十六单元　止血药

一、A1 型题

1. 对于大面积烧伤的病人，因大量使用易引起中毒性肝炎而不宜使用的药是

  A. 艾叶　　　　　　　　B. 白及

  C. 小蓟　　　　　　　　D. 地榆

  E. 棕榈炭

答案解析：D。对于大面积烧伤，不宜使用地榆制剂外涂，以防其所含水解型鞣质被机体大量吸收而引起中毒性肝炎。

考点发散：大黄同样不可用于大面积烧烫伤。

2. 既能清肝泻火，又能凉血止血的药是

  A. 决明子　　　　　　　B. 夏枯草

  C. 槐花　　　　　　　　D. 枸杞子

  E. 龙胆草

答案解析：C。槐花的功效为凉血止血，清肝泻火。

考点发散：决明子、夏枯草、龙胆草都能清肝泻火，但无凉血止血之效。枸杞子具有补肝肾明目之功。

3. 既能收敛止血，又能化瘀利尿的药是

  A. 白茅根　　　　　　　B. 炮姜

  C. 艾叶　　　　　　　　D. 仙鹤草

  E. 血余炭

答案解析：E。血余炭能收敛止血，化瘀利尿。

考点发散：止血药相似功效的鉴别。白茅根也能利尿，但不能收敛止血，却能凉血止血。其余选项药物均不能利尿。炮姜与艾叶温经止血，仙鹤草收敛止血。

4. 白茅根与芦根的共同功效是

  A. 清肝泻火　　　　　　B. 清肺胃热

  C. 凉血止血　　　　　　D. 散瘀消痈

  E. 清肝明目

答案解析：B。白茅根、芦根均能清肺胃热，利尿。治疗肺热咳嗽，胃热呕吐和小便淋痛，且常

相须为用。

考点发散：白茅根偏入血分，以凉血止血见长；而芦根偏入气分，以清热生津为优。

5. 能补虚，治疗脱力劳伤的药是

  A. 三七　　　　　　　　B. 白及

  C. 黄芪　　　　　　　　D. 仙鹤草

  E. 鹤草芽

答案解析：D。仙鹤草有补虚、强壮的作用，可用于治疗劳力过度所致的脱力劳伤，症见神疲乏力、面色萎黄而纳食正常者。

考点发散：三七与黄芪均能补虚强壮，主要用于虚证。白及无补虚作用。鹤草芽与仙鹤草来源相同，无补虚作用。

6. 止血而不留瘀，化瘀而不伤正，兼能补虚强壮的药是

  A. 仙鹤草　　　　　　　B. 白及

  C. 炮姜　　　　　　　　D. 槐花

  E. 三七

答案解析：E。三七功善止血，又能化瘀生新，有止血不留瘀，化瘀不伤正的特点。又具有补虚强壮的作用，民间用治虚损劳伤。

考点发散：三七化瘀止血，对人体内外各种出血，无论有无瘀滞，均可应用，尤以有瘀滞者为宜。活血定痛，用于跌仆损伤，瘀血肿痛，为伤科之要药。

7. 蒲黄能止血，化瘀，又能

  A. 利尿　　　　　　　　B. 凉血

  C. 理气　　　　　　　　D. 解毒

  E. 消肿

答案解析：A。蒲黄的功效为止血，化瘀，利尿。

考点发散：蒲黄的主治病证包括出血证；瘀血痛证及血淋尿血。

8. 侧柏叶的主治病证不包括

  A. 血热出血证　　　　　B. 须发早白

C. 热毒痈肿　　　　D. 脱发

E. 肺热咳嗽

答案解析：C。侧柏叶的功效为凉血止血，化痰止咳，生发乌发。用于治疗血热出血证，肺热咳嗽，脱发，须发早白。

考点发散：C 为大蓟与小蓟的共同主治病证。

9. 能温经止血，尤宜于治疗虚寒性崩漏下血的药是

A. 艾叶　　　　　　B. 棕榈炭

C. 仙鹤草　　　　　D. 白茅根

E. 三七

答案解析：A。艾叶的功效为温经止血，散寒调经，安胎，为治虚寒性出血之要药，尤宜于治崩漏。其他均非温经止血药。

考点发散：棕榈炭的功效是收敛止血。仙鹤草的功效是收敛止血，止痢，截疟，补虚。白茅根的功效是凉血止血，清热利尿，清肺胃热。三七的功效是化瘀止血，活血定痛。

二、B1 型题

（1～2 题共用备选答案）

A. 小蓟　　　　　　B. 白及

C. 茜草　　　　　　D. 仙鹤草

E. 艾叶

1. 既能凉血止血，又能化瘀止血的药是

2. 功能凉血止血，尤善治尿血、血淋的药是

答案解析：1. C　2. A。茜草能化瘀止血，兼能凉血止血。小蓟属凉血止血药，兼能利尿，故治疗尿血、血淋为优。

考点发散：白及的功效是收敛止血，消肿生肌。

仙鹤草的功效是收敛止血，止痢，截疟，补虚。艾叶的功效是温经止血，散寒调经，安胎。

（3～4 题共用备选答案）

A. 大蓟　　　　　　B. 茜草

C. 棕榈炭　　　　　D. 白及

E. 降香

3. 既能收敛止血，又能消肿生肌的药是

4. 既能化瘀止血，又能理气止痛的药是

答案解析：3. D　4. E。棕榈炭和白及为收敛止血药，棕榈炭兼能止泻止带，白及兼能消肿生肌。茜草和降香能化瘀止血，茜草兼能凉血，调经，降香兼能理气止痛。

考点发散：大蓟的功效是凉血止血，散瘀解毒消痈。

（5～6 题共用备选答案）

A. 小蓟　　　　　　B. 白及

C. 侧柏叶　　　　　D. 地榆

E. 炮姜

5. 功效收敛止血，善治肺胃出血的药是

6. 功效凉血止血，善治下焦血热出血的药是

答案解析：5. B　6. D。白及为收敛止血药，主入肺胃经，临床多用于肺胃出血之证。地榆为凉血止血药，其性下降，故尤宜用于下焦血热出血之证。

考点发散：小蓟的功效是凉血止血，散瘀解毒消痈。侧柏叶的功效是凉血止血，化痰止咳，生发乌发。炮姜的功效是温经止血，温中止痛。

第十七单元　活血化瘀药

一、A1 型题

1. 辛温行散，上行头目，下调经水，中开郁结的药是

A. 延胡索　　　　　B. 郁金

C. 穿山甲　　　　　D. 牛膝

E. 川芎

答案解析：E。川芎辛温行散，能上行头目，祛风止痛，为治头痛要药；又能活血行气，下调经水，治疗月经不调，痛经，经闭，难产，产后瘀阻腹痛等妇产科疾病；中开郁结，治疗血瘀气滞诸痛

证，被前人誉为"血中之气药"。

考点发散：川芎活血行气，祛风止痛，用于治疗头痛，风湿痹痛及血瘀气滞诸痛证。

2. 郁金不具有的功效是

A. 活血止痛　　　　B. 行气解郁

C. 利胆退黄　　　　D. 引血下行

E. 清心凉血

答案解析：D。郁金的功效为活血止痛，行气解郁，清心凉血，利胆退黄。

考点发散：引血下行为牛膝的功效。

3. 既能活血祛瘀，又能除烦安神的药是

A. 丹参　　　　　　B. 益母草

C. 朱砂　　　　　　D. 合欢皮

E. 红花

答案解析：A。丹参的功效为活血调经，祛瘀止痛，凉血消痈，除烦安神。

考点发散：益母草的功效为活血调经，利尿消肿，清热解毒。朱砂的功效为清心镇惊，安神解毒。合欢皮的功效为解郁安神，活血消肿。红花的功效为活血通经，祛瘀止痛。

4. 不属于桃仁主治病证的是

A. 跌仆肿痛　　　　B. 肺痈，肠痈

C. 乳汁不下　　　　D. 肠燥便秘

E. 咳嗽气喘

答案解析：C。桃仁善活血祛瘀，润肠通便，止咳平喘，为治疗血阻滞病证，肺痈，肠痈，肠燥便秘，咳嗽气喘的常用药。

考点发散：用于治疗乳汁不下的药物有木通、通草、穿山甲、王不留行等。

5. 关于牛膝的说法，不正确的是

A. 补肝肾，强筋骨　B. 引火（血）下行

C. 治淋证，水肿　　D. 补肝肾，强筋骨当生用

E. 治头痛，眩晕

答案解析：D。活血通经、利水通淋、引火（血）下行宜生用；补肝肾、强筋骨宜酒炙用。

考点发散：牛膝善活血通经，补肝肾，强筋骨，利水通淋，引火（血）下行，为治瘀血阻滞病证、腰膝酸痛、下肢痿软、淋证、水肿、小便不利、头痛、眩晕、齿痛、口舌生疮、吐血、衄血的常用药。

6. 穿山甲除活血消癥，通经下乳外，又能

A. 消食化积　　　　B. 疏肝解郁

C. 消肿排脓　　　　D. 利尿通淋

E. 续筋接骨

答案解析：C。穿山甲的功效为活血消癥，通经下乳，消肿排脓。

7. 既能行血补血，又能舒筋活络的药是

A. 丹参　　　　　　B. 鸡血藤

C. 桃仁　　　　　　D. 延胡索

E. 当归

答案解析：B。鸡血藤的功效为行血补血，调经，舒筋活络。

考点发散：既能行血，又能补血的药包括当归和鸡血藤，而当归兼能调经止痛，润肠通便。

8. "能行血中之气滞，气中之血滞，治一身上下诸痛"的药是

A. 益母草　　　　　B. 没药

C. 红花　　　　　　D. 延胡索

E. 当归

答案解析：D。延胡索为活血行气止痛之良药，前人谓其能"能行血中之气滞，气中之血滞，治一身上下诸痛"。为常用的止痛药，无论何种痛证，均可配伍应用。

考点发散：既能活血，又能行气的药物有川芎、延胡索、郁金、姜黄、乳香、三棱、莪术，其中延胡索最善止痛。

9. 关于血竭的说法，错误的是

A. 活血定痛

B. 敛疮生肌

C. 入汤剂，每次 1~2g

D. 化瘀止血

E. 亦可研末外敷

答案解析：C。血竭以树脂为入药部位，功能善活血定痛，化瘀止血，敛疮生肌。血竭内服多入丸、散，研末服，每次 1~2g。外用适量，研末外敷。

10. 川芎与丹参的共同功效是

A. 除烦安神　　　　B. 活血祛瘀

C. 祛风止痛　　　　D. 凉血消痈

E. 化瘀止血

答案解析：B。川芎与丹参均具有活血祛瘀的功效，常用于各种瘀血病证。

考点发散：川芎为血中气药，兼能祛风止痛。丹参药性寒凉，适用于血热瘀滞之证，兼能除烦安神，凉血消痈。

11. 既能活血，又能利水的药不包括

A. 益母草　　　　　B. 泽兰

C. 王不留行　　　　D. 桃仁

E. 牛膝

答案解析：D。选项中既能活血，又能利水的药包括牛膝、益母草、泽兰及王不留行。

考点发散：桃仁的功效为活血祛瘀，润肠通便，止咳平喘。

12. 既能活血，又能行气的药不包括

A. 川芎　　　　　　B. 郁金

C. 莪术　　　　　D. 姜黄

E. 牛膝

答案解析：E。既能活血，又能行气的药包括川芎、延胡索、郁金、姜黄、乳香、莪术、三棱。

考点发散：牛膝的功效是活血通经，补肝肾，强筋骨，利水通淋，引火（血）下行。

二、B1 型题

(1~2 题共用备选答案)

A. 消积止痛　　　　B. 祛风止痛

C. 消肿排脓　　　　D. 通经止痛

E. 消肿生肌

1. 乳香除活血行气外，又能

2. 姜黄除活血行气外，又能

答案解析：1. E　2. D。乳香的功效是活血行气止痛，消肿生肌。姜黄的功效是活血行气，兼能通经止痛。

考点发散：消积止痛为三棱、莪术的功效。祛风止痛为川芎的功效。

(3~4 题共用备选答案)

A. 延胡索　　　　B. 桃仁

C. 五灵脂　　　　D. 益母草

E. 牛膝

3. 既活血止痛，又化瘀止血的药是

4. 既活血调经，又清热解毒的药是

答案解析：3. C　4. D。五灵脂的功效是活血止痛，化瘀止血。益母草的功效是活血调经，利尿消肿，清热解毒。

考点发散：延胡索的功效是活血行气止痛。桃仁的功效是活血祛瘀，润肠通便，止咳平喘。牛膝的功效是活血通经，补肝肾，强筋骨，利水通淋，引火（血）下行。

(5~6 题共用备选答案)

A. 续筋接骨　　　　B. 补肾强骨

C. 消积止痛　　　　D. 利水消肿

E. 敛疮生肌

5. 泽兰除活血调经外，又能

6. 血竭除活血定痛外，又能

答案解析：5. D　6. E。泽兰的功效是活血调经，利水消肿。血竭的功效是活血定痛，化瘀止血，敛疮生肌。

考点发散：续筋接骨为土鳖虫的功效。补肾强骨为骨碎补的功效。消积止痛为三棱、莪术的功效。

(7~8 题共用备选答案)

A. 续筋接骨　　　　B. 补肾强骨

C. 消积止痛　　　　D. 舒筋活络

E. 利尿通淋

7. 骨碎补除破血续伤外，又能

8. 王不留行除活血通经外，又能

答案解析：7. B　8. E。骨碎补的功效是破血续伤，补肾强骨。王不留行的功效是活血通经，下乳消痛，利尿通淋。

考点发散：土鳖虫的功效是破血逐瘀，续筋接骨。三棱、莪术的功效是破血行气，消积止痛。鸡血藤的功效是行血补血，调经，舒筋活络。

第十八单元　化痰止咳平喘药

一、A1 型题

1. 半夏的功效是

A. 燥湿化痰，祛风解痉，散结消肿

B. 燥湿化痰，降逆止呕，通络止痛

C. 燥湿化痰，降逆止呕，消痞散结

D. 清化热痰，宽胸散结，润肠通便

E. 清化热痰，降逆止呕，润肠通便

答案解析：C。半夏的功效是燥湿化痰，降逆止呕，消痞散结；外用消肿止痛。

考点发散：A 为天南星的功效。D 为瓜蒌的功效。

2. 桔梗不具有的功效

A. 宣肺　　　　B. 利咽

C. 燥湿　　　　D. 祛痰

E. 排脓

答案解析：C。桔梗的功效是宣肺，祛痰，利咽，排脓。

考点发散：C 为半夏的功效。

3. 清热化痰，治痰热心烦不寐的药是

A. 瓜蒌　　　　B. 浙贝母

C. 枇杷叶　　　　D. 竹沥

E. 竹茹

答案解析：E。竹茹甘寒性润，善清热化痰，治痰火内扰，胸闷痰多，心烦不寐者。

考点发散：其他选项亦能清热化痰，但无除烦之功。瓜蒌的功效是清化热痰，宽胸散结，润肠通便。浙贝母的功效是清热化痰，散结消痈。枇杷叶的功效是清肺止咳，降逆止呕。竹沥的功效是清热豁痰，定惊利窍。

4. 关于苦杏仁的说法，不正确的是

A. 止咳平喘

B. 有小毒，用量不宜过大

C. 婴儿慎服

D. 降气化痰

E. 阴虚咳喘及大便溏泄者忌用

答案解析：D。苦杏仁功效为止咳平喘，润肠通便，无化痰之功。苦杏仁有小毒，阴虚咳喘及大便溏泻者忌用，用量不宜过大，婴儿慎服。

5. 关于百部的说法，不正确的是

A. 久咳虚喘宜生用

B. 润肺止咳

C. 治新久咳嗽，百日咳，肺痨咳嗽

D. 杀虫灭虱

E. 脾虚食少便溏者忌用

答案解析：A。久咳虚喘宜用蜜炙百部。

考点发散：百部润肺止咳，治新久咳嗽，百日咳，肺痨咳嗽，宜蜜炙用；杀虫灭虱，治蛲虫，阴道滴虫、头虱及疥癣宜生用。脾虚食少便溏者忌用。

6. 桑白皮与葶苈子的共同功效是

A. 清热化痰　　　　B. 润肺止咳

C. 敛肺平喘　　　　D. 宣肺平喘

E. 泻肺平喘

答案解析：E。桑白皮与葶苈子均具有泻肺平喘，利水消肿的功效。

考点发散：浙贝母、瓜蒌清热化痰，百部润肺止咳，白果敛肺平喘，桔梗宣肺平喘。

7. 枇杷叶除清肺止咳外，又能

A. 除烦安神　　　　B. 祛痰利咽

C. 降逆止呕　　　　D. 润肠通便

E. 利水消肿

答案解析：C。枇杷叶的功效为清肺止咳，降逆止呕。

考点发散：选项 A 为竹茹的功效。选项 B 为桔梗的功效。选项 D 为苦杏仁的功效。选项 E 为桑白皮的功效。

8. 苦杏仁与桃仁的共同功效是

A. 止咳平喘　　　　B. 活血祛瘀

C. 软坚散结　　　　D. 清肝明目

E. 利水消肿

答案解析：A。苦杏仁与桃仁的共同功效是止咳平喘，润肠通便。

考点发散：苦杏仁与桃仁均有小毒，桃仁尚有活血祛瘀之效。

9. 白果的功效是

A. 润肺下气止咳　　B. 降气止咳平喘

C. 泻肺止咳平喘　　D. 清肺化痰止咳

E. 敛肺化痰平喘

答案解析：E。白果的功效是敛肺化痰平喘，止带缩尿。

考点发散：选项 A 为款冬花的功效。选项 B 为苦杏仁的功效。选项 C 为葶苈子的功效。选项 D 为瓜蒌的功效。

10. 咳嗽痰多，质稠难咯，胸膈痞满，便秘，宜选用的药是

A. 浙贝母　　　　　B. 半夏

C. 瓜蒌　　　　　　D. 白果

E. 苦杏仁

答案解析：C。根据题干辨证应属痰热阻肺，且患者兼胸膈气机不通，便秘，治宜清热化痰，宽胸散结，润肠通便，瓜蒌最为适宜。

考点发散：瓜蒌的功效是清热化痰，宽胸散结，润肠通便。

11. 白芥子的功效是

A. 燥湿化痰，祛风解痉

B. 清肺止咳，降逆止呕

C. 燥湿化痰，消痞散结

D. 清热化痰，软坚散结

E. 温肺化痰，通络止痛

答案解析：E。白芥子的功效是温肺化痰，利气散结，通络止痛。

考点发散：选项 A 为天南星的功效。选项 B 为枇杷叶的功效。选项 C 为半夏的功效。选项 D 为海蛤壳的功效。

二、B1 型题

（1~2 题共用备选答案）

A. 咽痛喑哑　　　　B. 中风痰迷

C. 嗳气呕吐　　　　D. 肠燥便秘

E. 阴道滴虫

1. 竹沥的主治病证是

2. 旋覆花的主治病证是

答案解析：1. B　2. C。竹沥的功效是清热豁痰，定惊利窍，用于痰热咳喘，中风痰迷，惊痫癫狂。旋覆花的功效是降气行水化痰，降逆止呕，用于咳喘痰多，痰饮蓄结，胸膈痞满，噫气，呕吐。

考点发散：选项 A 是桔梗的主治证。选项 D 为瓜蒌的主治病证。选项 E 是百部的主治病证。

(3~4 题共用备选答案)

A. 海蛤壳　　　　B. 前胡

C. 海藻　　　　　D. 枇杷叶

E. 白果

3. 既清肺化痰，又软坚散结的药是

4. 既消痰软坚，又利水消肿的药是

答案解析：3. A　4. C。海蛤壳的功效是清肺化痰，软坚散结。海藻的功效是消痰软坚，利水消肿。

考点发散：前胡的功效是降气化痰，疏散风热。枇杷叶的功效是清肺止咳，降逆止呕。白果的功效是敛肺化痰定喘，止带缩尿。

(5~6 题共用备选答案)

A. 川贝母　　　　B. 百部

C. 款冬花　　　　D. 浙贝母

E. 海蛤壳

5. 既能润肺止咳，又治瘰疬，乳痈，肺痈的药是

6. 既能润肺止咳，又治蛲虫，头虱，疥癣的药是

答案解析：5. A　6. B。以上选项中能润肺止咳的是川贝母、百部及款冬花。其中川贝母又可散结消肿，治瘰疬，乳痈，肺痈。百部又可杀虫灭虱，治蛲虫，阴道滴虫，头虱及疥癣。

考点发散：款冬花的主治咳喘，无论寒热虚实，皆可随证配伍。浙贝母与海蛤壳的功效是清肺化痰。

(7~8 题共用备选答案)

A. 蛲虫病，体虱　　B. 破伤风

C. 肺痈，肠痈　　　D. 咽喉肿痛

E. 梅核气

7. 半夏既治寒痰咳喘，又治

8. 瓜蒌既治痰热咳喘，又治

答案解析：7. E　8. C。半夏的主治病证是湿痰，寒痰证；呕吐；心下痞，结胸，梅核气；瘿瘤，痰核，痈疽肿毒及毒蛇咬伤。瓜蒌的主治病证是痰热咳喘；胸痹，结胸；肺痈，肠痈，乳痈；肠燥便秘。

考点发散：选项 A 为百部的主治病证。选项 B 为天南星的主治病证。选项 D 为桔梗的主治病证。

第十九单元　安神药

一、A1 型题

1. 柏子仁除养心安神外，又能

A. 清热解毒　　　　B. 润肠通便

C. 祛痰开窍　　　　D. 活血散瘀

E. 纳气平喘

答案解析：B。柏子仁的功效是养心安神，润肠通便。

考点发散：选项 A 为朱砂的功效。选项 C 为远志的功效。选项 D 为琥珀的功效。选项 E 为磁石的功效。

2. 既能养血安神，又能祛风通络的药物是

A. 远志　　　　　　B. 酸枣仁

C. 首乌藤　　　　　D. 柏子仁

E. 合欢皮

答案解析：C。首乌藤的功效是养血安神，祛风通络。

考点发散：远志的功效是安神益智，祛痰开窍，消散痈肿。酸枣仁的功效是养心益肝，安神，敛

汗。柏子仁的功效是养心安神，润肠通便。合欢皮的功效是解郁安神，活血消肿。

3. 远志与石菖蒲的共同功效除安神外，又善

A. 益智　　　　　　B. 祛风

C. 和胃　　　　　　D. 消肿

E. 开窍

答案解析：E。远志的功效是宁心安神，祛痰开窍，消散痈肿。石菖蒲的功效是开窍醒神，化湿和胃，宁神益智。

4. 不属于龙骨主治病证的是

A. 心悸失眠　　　　B. 头晕目眩

C. 自汗盗汗　　　　D. 湿疮痒疹

E. 瘰疬痰核

答案解析：E。龙骨的主治病证是心神不宁，心悸失眠，惊痫癫狂；肝阳眩晕；滑脱诸证（遗精、滑精、尿频、遗尿、崩漏、带下、自汗、盗汗等）；湿疮痒疹，疮疡久溃不敛。

考点发散：瘰疬痰核为牡蛎的主治病证。

5. 关于朱砂的说法，错误的是

A. 用于疮疡肿毒

B. 不宜入煎剂

C. 入丸、散服，每次 0.1 ~ 0.5g

D. 火煅后外用

E. 孕妇禁服

答案解析：D。入药只宜生用，忌火煅。

考点发散：朱砂清心镇惊，安神解毒，用于心神不宁，心悸，失眠；惊风，癫痫；疮疡肿毒，咽喉肿痛，口舌生疮。内服，只宜入丸、散服，每次 0.1 ~ 0.5g；不宜入煎剂。外用适量。本品有毒，内服不可过量或持续服用，孕妇及肝功能不全者禁服。

6. 具有活血利尿功效的药物是

A. 龙骨、牛膝　　B. 朱砂、蒲黄

C. 磁石、瞿麦　　D. 琥珀、益母草

E. 丹参、王不留行

答案解析：D。牛膝、蒲黄、益母草、琥珀、王不留行等药物的共同功效是活血利尿。

二、B1 型题

（1 ~ 2 题共用备选答案）

A. 聪耳明目　　B. 收湿敛疮

C. 软坚散结　　D. 清热解毒

E. 明目除翳

1. 磁石除镇惊安神、平肝潜阳外，还可

2. 龙骨除镇惊安神、平肝潜阳外，还可

答案解析：1. A　2. B。磁石的功效是镇惊安神，平肝潜阳，聪耳明目，纳气平喘。龙骨的功效是镇惊安神，平肝潜阳，收敛固涩。

考点发散：选项 C 是牡蛎的功效，易与龙骨混淆。选项 D 是朱砂的功效。选项 E 是珍珠母的功效，珍珠母亦能镇惊安神。

（3 ~ 4 题共用备选答案）

A. 癃闭　　　　B. 痈疽疮毒

C. 自汗盗汗　　D. 肠燥便秘

E. 遗精滑精

3. 酸枣仁的主治病证是

4. 远志的主治病证是

答案解析：3. C　4. B。酸枣仁的主治病证是心悸失眠；自汗，盗汗；伤津，口渴咽干。远志的主治病证是失眠多梦，心悸怔忡，健忘；癫痫惊狂；咳嗽痰多；痈疽疮毒，乳房肿痛，喉痹。

考点发散：选项 A 为琥珀的主治病证。选项 D 为柏子仁的主治病证。选项 E 为龙骨的主治病证。

第二十单元　平肝息风药

一、A1 型题

1. 牡蛎不具有的功效是

A. 平肝潜阳　　B. 收湿敛疮

C. 软坚散结　　D. 重镇安神

E. 收敛固涩

答案解析：B。牡蛎的功效是重镇安神，平肝潜阳，软坚散结，收敛固涩。

考点发散：龙骨与牡蛎的功效鉴别。龙骨与牡蛎均有重镇安神、平肝潜阳、收敛固涩的作用，均可用治心神不安、惊悸失眠、阴虚阳亢、头晕目眩及各种滑脱证。然龙骨长于镇惊安神，且收敛固涩力优于牡蛎；牡蛎平肝潜阳功效显著，又有软坚散结之功。

2. 平肝，清肝，息风，解毒的药物是

A. 钩藤　　　　B. 天麻

C. 地龙　　　　D. 僵蚕

E. 羚羊角

答案解析：E。羚羊角的功效是平肝息风，清肝明目，清热解毒。

考点发散：息风止痉药的功效鉴别。钩藤不能解毒；天麻不能清肝、解毒；地龙与僵蚕均不能平肝、清肝、解毒。

3. 全蝎与蜈蚣均不能治疗

A. 痉挛抽搐　　B. 风湿顽痹

C. 瘰疬结核　　D. 肝阳上亢

E. 顽固性头痛

答案解析：D。蜈蚣、全蝎皆有息风镇痉、解毒散结、通络止痛之功效，二药相须有协同增效作用。用于治疗痉挛抽搐，疮疡肿毒，瘰疬结核，风湿顽痹及顽固性头痛。

考点发散：全蝎与蜈蚣具有相同的功效与主治病证。D 为平肝潜阳药的主治病证。

4. 地龙不具有的功效是

A. 平喘　　　　　　B. 通络

C. 祛风　　　　　　D. 利尿

E. 清热息风

答案解析：C。地龙的功效为清热息风，平喘，通络，利尿，无祛风之功。

考点发散：地龙可治疗高热惊痫，癫狂；气虚血滞，半身不遂；痹证；肺热哮喘及小便不利，尿闭不通。

5. 患者，男，46 岁。症见眩晕，易怒，胁痛，目赤，失眠，治当平肝潜阳，清肝明目，安神，宜选用的药是

A. 石决明　　　　　B. 牡蛎

C. 代赭石　　　　　D. 珍珠母

E. 刺蒺藜

答案解析：D。以上诸药均能平肝潜阳，石决明和珍珠母能清肝明目，牡蛎和珍珠母能安神，只有珍珠母具有平肝潜阳，清肝明目，安神的所有功效。

考点发散：珍珠母的功效是平肝潜阳，安神，定惊明目，用于治疗肝阳上亢，头晕目眩；惊悸失眠，心神不宁；目赤翳障，视物昏花。

6. 僵蚕除息风止痉外，又能

A. 通络止痛　　　　B. 消痰散结

C. 清热解毒　　　　D. 祛风止痛

E. 攻毒散结

答案解析：D。僵蚕的功效为息风止痉，祛风止痛，化痰散结。

考点发散：A 为全蝎的功效。B 为半夏的功效。C 为羚羊角的功效。E 为全蝎的功效。

7. 羚羊角与牛黄的共同功效是

A. 平肝潜阳　　　　B. 化痰开窍

C. 清热解毒　　　　D. 清肺止咳

E. 清肝明目

答案解析：C。羚羊角的功效为平肝息风，清肝明目，散血解毒，兼解热镇痛；牛黄的功效是化痰开窍，息风止痉，清热解毒。二者共同的功效为清热解毒。

8. 石决明与决明子的共同功效是

A. 平肝潜阳　　　　B. 润肠通便

C. 息风止痉　　　　D. 重镇安神

E. 清肝明目

答案解析：E。石决明的功效为平肝潜阳，清肝明目；决明子的功效是清肝明目，润肠通便。

考点发散：石决明与决明子药名相似，均有明目之效，但石决明为平肝潜阳药，决明子为清热泻火药。

二、B1 型题

（1~2 题共用备选答案）

A. 僵蚕　　　　　　B. 牡蛎

C. 珍珠母　　　　　D. 刺蒺藜

E. 天麻

1. 既治风疹瘙痒，又治肝阳眩晕的药是

2. 既治风疹瘙痒，又治惊痫抽搐的药是

答案解析：1. D　2. A。僵蚕、刺蒺藜均能祛风止痒，治风疹瘙痒。刺蒺藜又能平抑肝阳，治肝阳上亢之头晕目眩。僵蚕又息风止痉，治惊痫抽搐。

考点发散：牡蛎的功效是重镇安神，潜阳补阴，软坚散结；珍珠母的功效是平肝潜阳，安神，定惊明目；天麻的功效是息风止痉，平抑肝阳，祛风通络。

（3~4 题共用备选答案）

A. 石决明　　　　　B. 珍珠母

C. 牡蛎　　　　　　D. 代赭石

E. 罗布麻叶

3. 既平肝潜阳，又凉血止血的药是

4. 既平抑肝阳，又清热利尿的药是

答案解析：3. D　4. E。代赭石的功效是平肝潜阳，重镇降逆，凉血止血。罗布麻叶的功效是平抑肝阳，清热利尿。

考点发散：石决明的功效是平肝潜阳，清肝明目。珍珠母的功效是平肝潜阳，安神，定惊明目。牡蛎的功效是重镇安神，潜阳补阴，软坚散结。

（5~6 题共用备选答案）

A. 石决明　　　　　B. 代赭石

C. 羚羊角　　　　　D. 钩藤

E. 天麻

5. 既治肝阳眩晕，又治肝虚目涩昏暗的药是

6. 既治肝阳眩晕，又治风湿痹痛的药是

答案解析：5. A　6. E。石决明的功效是平肝潜阳，清肝明目。天麻的功效是息风止痉，平抑肝阳，祛风通络。石决明、代赭石、羚羊角、天麻均可

平肝，治肝阳上亢之眩晕；石决明、羚羊角均治肝火上炎之目赤，石决明又治肝虚血少，目涩昏

暗。天麻又祛风通络，治手足不遂，风湿痹痛等。

第二十一单元 开 窍 药

一、A1 型题

1. 关于开窍药的说法不正确的是

A. 用于痰浊蒙蔽清窍之神昏谵语

B. 用于脱证神昏

C. 内服只入丸散

D. 不可久服

E. 多具芳香走窜之性

答案解析：B。开窍药只适用于神昏闭证，一般不用于脱证神昏。

考点发散：开窍药的适应证。开窍药主要用治温病热陷心包、痰浊蒙蔽清窍之神昏谵语，以及惊风、癫痫、中风等猝然昏厥、痉挛抽搐等。且为救急、治标之品，只宜暂用，不宜久服，以免耗泄元气；大多辛香，易于挥发，故内服只入丸散。

2. 石菖蒲的主治病证不包括

A. 痰蒙清窍，神志昏迷

B. 健忘，耳鸣，耳聋

C. 湿阻中焦，脘腹痞满

D. 血瘀经闭，痛经

E. 噤口痢

答案解析：D。石菖蒲可用于痰蒙清窍，神志昏迷；湿阻中焦，脘腹痞满，胀闷疼痛；噤口痢；健忘，失眠，耳鸣，耳聋。此外，还可用于声音嘶哑、痈疽疮疡、风湿痹痛、跌打损伤等。

考点发散：石菖蒲功效开窍醒神，化湿和胃，宁神益志。

3. 关于麝香的说法，错误的是

A. 入丸、散，每次 0.3 ~ 0.5g

B. 开窍醒神，催生下胎

C. 活血通经，消肿止痛

D. 用于各种原因所致之闭证神昏

E. 孕妇禁用

答案解析：A。麝香入丸、散，每次 0.03 ~ 0.1g。

考点发散：麝香的功效是开窍醒神，活血通经，消肿止痛，催生下胎，为醒神回苏之要药。可用于各种原因所致之闭证神昏，无论寒闭、热闭，用之皆效。麝香外用适量。不宜入煎剂。孕妇禁用。

二、B1 型题

（1 ~ 2 题共用备选答案）

A. 开窍醒神，辟秽止痛

B. 开窍醒神，清热止痛

C. 开窍醒神，化湿和胃

D. 开窍辟秽，行气止痛

E. 开窍醒神，活血通经

1. 冰片的功效是

2. 麝香的功效是

答案解析：1. B 2. E。冰片的功效是开窍醒神，清热止痛。麝香的功效是开窍醒神，活血通经，消肿止痛。

考点发散：选项 A 为苏合香的功效。选项 C 为石菖蒲的功效。

第二十二单元 补 虚 药

一、A1 型题

1. 人参与党参的共同功效不包括

A. 补脾肺气　　　　B. 益气生津

C. 扶正祛邪　　　　D. 益气生血

E. 益气活血

答案解析：E。人参与党参均具有补脾肺气、补肺气、益气生津、益气生血及扶正祛邪之功，均可

用于脾气虚、肺气虚、津伤口渴、消渴、血虚及气虚邪实之证。

2. 主治心气不足，脉结代，心动悸的药是

A. 人参　　　　B. 山药

C. 黄芪　　　　D. 甘草

E. 党参

答案解析：D。甘草益心气而治心气不足，脉结

代，心动悸。其他药物主要补脾肺之气。

考点发散：甘草的功效是补脾益气，祛痰止咳，缓急止痛，清热解毒，调和诸药，用于治疗心气不足，脉结代，心动悸；脾气虚证；咳喘；脘腹、四肢挛急疼痛；热毒疮疡，咽喉肿痛及药物、食物中毒；调和药性。

3. 人参的功效不包括

    A. 大补元气   B. 扶正祛邪

    C. 安神益智   D. 补脾益肺

    E. 养血安胎

答案解析：E。人参的功效是大补元气，补脾益肺，生津，安神益智，扶正祛邪。

考点发散：养血安胎为白术的功效。

4. 苍术与白术的共同主治病证是

    A. 自汗，盗汗   B. 气虚胎动不安

    C. 湿浊中阻证   D. 风湿痹痛

    E. 夜盲症

答案解析：C。苍术的功效是燥湿健脾，祛风散寒；白术的功效是健脾益气，燥湿利尿，止汗，安胎。白术与苍术均具有健脾燥湿之效，用于脾失健运，湿浊中阻证。然白术以健脾益气为主，宜用于脾虚湿困而偏于虚证者；苍术以苦温燥湿为主，宜用于湿浊内阻而偏于实证者。此外，白术还有利尿、止汗、安胎之功，苍术还有发汗解表、祛风湿及明目作用。

5. 既气阴双补，又补脾肺肾的药是

    A. 黄芪   B. 党参

    C. 天冬   D. 甘草

    E. 山药

答案解析：E。山药的功效是益气养阴，补脾肺肾，固精止带。黄芪、党参与甘草只能补气，天冬只能补阴。

考点发散：既气阴双补，又补脾肺肾的药有山药与黄精。

6. 人参与黄芪的共同主治病证是

    A. 疮痈不溃   B. 脾肺气虚

    C. 气虚水肿   D. 血痹肢麻

    E. 气虚欲脱

答案解析：B。人参的主治病证有元气虚脱证，肺脾心肾气虚证，热病气虚津伤口渴及消渴证；黄芪的主治病证有脾气虚证，肺气虚证，气虚自汗证及气血亏虚，疮疡难溃难腐，或溃久难敛。人

参与黄芪皆具有补脾肺气之功效，用于脾肺气虚证。人参兼有益气救脱、安神增智、补气助阳之功。黄芪长于补气升阳、益卫固表、托疮生肌、利水退肿。

7. 不属于鹿茸主治病证的是

    A. 肾阳不足之宫冷不孕

    B. 小儿五迟

    C. 崩漏

    D. 阴疽内陷

    E. 肾虚喘促

答案解析：E。鹿茸的主治病证有肾阳不足之阳痿滑精，宫冷不孕；精血虚亏之筋骨无力、神疲羸瘦、眩晕耳鸣，小儿五迟；妇女冲任虚寒，崩漏带下；疮疡久溃不敛，阴疽疮肿内陷不起。

考点发散：E为人参、补骨脂、沉香、蛤蚧等药物的主治病证。

8. 黄芪的功效不包括

    A. 补气升阳   B. 利尿消肿

    C. 托毒生肌   D. 燥湿健脾

    E. 益卫固表

答案解析：D。黄芪的功效是补气健脾，升阳举陷，益卫固表，利尿消肿，托毒生肌。

考点发散：黄芪的主治病证包括脾气虚证，肺气虚证，气虚自汗证及气血亏虚，疮疡难溃难腐，或溃久难敛。燥湿健脾为白术的功效。

9. 能清心的药物组是

    A. 龟甲、鳖甲   B. 墨旱莲、女贞子

    C. 石斛、玉竹   D. 百合、麦冬

    E. 天冬、楮实子

答案解析：D。百合能养阴润肺，清心安神；麦冬养阴润肺，益胃生津，清心安神。

考点发散：鳖甲入肝、肾经。墨旱莲、女贞子归肝、肾经。石斛归胃、肾经，玉竹归肺、胃经。天冬归肺、肾经，楮实子归肝、肾经。

10. 鹿茸与紫河车的共同功效是

    A. 补肾阳，益精血

    B. 补肾阳，调冲任

    C. 补肾阳，养血益气

    D. 补肾阳，纳气平喘

    E. 补肾阳，强筋骨

答案解析：A。鹿茸的功效是补肾阳，益精血，强筋骨，调冲任，托疮毒。紫河车的功效是补肾

益精，养血益气。

考点发散：鹿茸与紫河车皆能补肾阳，益精血，为滋补强壮之要药。鹿茸补阳力强，且使阳生阴长，而用于精血亏虚诸证；紫河车养阴力强，而使阴长阳生，兼能大补气血，用于气血不足，虚损劳伤诸证。

11. 补骨脂的功效不包括

A. 补肾助阳　　B. 固精缩尿

C. 养肝明目　　D. 纳气平喘

E. 温脾止泻

答案解析：C。补骨脂的功效是补肾壮阳，固精缩尿，温脾止泻，纳气平喘。

考点发散：养肝明目为菟丝子的功效。

12. 不属于续断主治病证的是

A. 腰膝酸痛　　B. 胎动不安

C. 阳痿不举　　D. 跌仆损伤

E. 五更泄泻

答案解析：E。续断的主治病证有阳痿不举，遗精遗尿；腰膝酸痛，寒湿痹痛；崩漏下血，胎动不安；跌仆损伤，筋伤骨折；痈肿疮疡，血瘀肿痛。

考点发散：五更泄泻为补骨脂的主治病证。

13. 生地黄与熟地黄的共同功效是

A. 凉血　　B. 益精

C. 养血　　D. 活血

E. 滋阴

答案解析：E。生地黄与熟地黄均能滋阴，用于阴虚证。生地黄兼清热凉血，生津；熟地黄兼补虚滋阴，益精髓。

考点发散：地黄始见于《神农本草经》，现临床使用有鲜、生、熟三种。均有养阴生津之功，而治阴虚津亏诸证。鲜地黄甘苦大寒，滋阴之力虽弱，但长于清热凉血，泻火除烦，多用于血热邪盛，阴虚津亏证；生（干）地黄甘寒质润，凉血之力稍逊，但长于养心肾之阴，故血热阴伤及阴虚发热者宜之；熟地黄性味甘温，入肝肾而功专养血滋阴，填精益髓，凡真阴不足，精髓亏虚者，皆可用之。

14. 不属于白芍主治病证的是

A. 肝血亏虚，月经不调

B. 肝阳上亢，头痛眩晕

C. 阴虚盗汗

D. 肺阴虚燥咳

E. 胸胁脘腹疼痛

答案解析：D。白芍的主治病证是肝血亏虚，月经不调；肝脾不和，胸胁脘腹疼痛，四肢挛急疼痛；肝阳上亢，头痛眩晕；外感风寒，营卫不和之汗出恶风及阴虚盗汗。

考点发散：肺阴虚燥咳为阿胶的主治病证。

15. 既能补益精血，又能润肠通便的药是

A. 当归　　B. 何首乌

C. 鹿茸　　D. 熟地黄

E. 黄精

答案解析：B。当归、何首乌能润肠通便，而当归不能益肾精。制何首乌补益精血，固肾乌须；生首乌解毒，截疟，润肠通便。

考点发散：补虚药中具有润肠通便之效的药有肉苁蓉、锁阳、当归、何首乌等。

16. 龟甲与鳖甲的共同功效是

A. 滋阴潜阳　　B. 补肾健脾

C. 软坚散结　　D. 养血补心

E. 固精止血

答案解析：A。龟甲与鳖甲，均能滋阴清热，潜阳息风，相须为用，治疗阴虚发热、阴虚阳亢、阴虚风动等证。

考点发散：龟甲的功效是滋阴潜阳，益肾健骨，养血补心。鳖甲的功效是滋阴潜阳，退热除蒸，软坚散结。

17. 均能补肝肾明目的药物组是

A. 女贞子、墨旱莲

B. 枸杞子、女贞子

C. 龟甲、石斛

D. 玉竹、楮实子

E. 菟丝子、桑椹

答案解析：B。枸杞子的功效是滋补肝肾，益精明目。女贞子的功效是滋补肝肾，乌须明目。

考点发散：补虚药中能补肝肾明目的药有菟丝子、沙苑子、石斛、枸杞子、女贞子、楮实子。

18. 能养胃生津的药物组有

A. 南沙参、百合　　B. 麦冬、墨旱莲

C. 石斛、北沙参　　D. 黄精、天冬

E. 玉竹、龟甲

答案解析：C。石斛的功效是益胃生津，滋阴清

热。北沙参的功效是养阴清肺，益胃生津。

考点发散：补阴药中入胃经，能养胃生津的药物有南沙参、北沙参、麦冬、石斛、玉竹。

二、B1 型题

(1～2题共用备选答案)

　　A. 蜂蜜　　　　　　B. 大枣

　　C. 黄芪　　　　　　D. 白扁豆

　　E. 太子参

1. 既能补脾和中，又能化湿的药是

2. 既能补中益气，又能养血安神的药是

　　答案解析：1. D　2. B。白扁豆的功效是补脾和中，化湿；大枣的功效是补中益气，养血安神。

　　考点发散：蜂蜜的功效是补中，润燥，止痛，解毒。黄芪的功效是健脾补中，升阳举陷，益卫固表，利尿，托毒生肌。太子参的功效是补气健脾，生津润肺。

(3～4题共用备选答案)

　　A. 脘腹、四肢挛急作痛

　　B. 脾虚胎动不安

　　C. 疮疡难溃难腐

　　D. 热病津伤口渴

　　E. 肾虚阳痿

3. 白术的主治病证是

4. 甘草的主治病证是

　　答案解析：3. B　4. A。白术益气安胎，治脾虚胎动不安。甘草缓急止痛，治脘腹、四肢挛急疼痛。

　　考点发散：C 为黄芪的主治病证。D 为西洋参的主治病证。E 为人参的主治病证。

(5～6题共用备选答案)

　　A. 鹿茸　　　　　　B. 肉苁蓉

　　C. 杜仲　　　　　　D. 菟丝子

　　E. 蛤蚧

5. 既能补肾助阳，又能润肠通便的药是

6. 既能补肾益精，又能养肝明目的药是

　　答案解析：5. B　6. D。肉苁蓉的功效是补肾助阳，润肠通便。菟丝子的功效是补肾益精，养肝明目，止泻，安胎。

　　考点发散：鹿茸的功效是补肾阳，益精血，强筋骨，调冲任，托疮毒。杜仲的功效是补肝肾，强筋骨，安胎；蛤蚧的功效是补肺益肾，纳气平喘，助肾益精。

(7～8题共用备选答案)

　　A. 沙苑子　　　　　B. 冬虫夏草

　　C. 淫羊藿　　　　　D. 续断

　　E. 益智仁

7. 既能补益肝肾，又能止血安胎的药是

8. 既能暖肾固精缩尿，又能温脾开胃摄唾的药是

　　答案解析：7. D　8. E。续断的功效是补益肝肾，强筋健骨，止血安胎，疗伤续折。益智仁的功效是暖肾固精缩尿，温脾开胃摄唾。

　　考点发散：沙苑子的功效是补肾固精，养肝明目。冬虫夏草的功效是补肾益肺，止血化痰。淫羊藿的功效是补肾壮阳，祛风除湿。

(9～10题共用备选答案)

　　A. 补血止血　　　　B. 补血活血

　　C. 养血敛阴　　　　D. 补益精血

　　E. 补血润肠

9. 阿胶的功效是

10. 白芍的功效是

　　答案解析：9. A　10. C。阿胶的功效是补血，滋阴，润肺，止血。白芍的功效是养血敛阴，柔肝止痛，平抑肝阳。

(11～12题共用备选答案)

　　A. 北沙参　　　　　B. 麦冬

　　C. 南沙参　　　　　D. 黄精

　　E. 楮实子

11. 既能滋肾，又能利尿的药是

12. 既能养阴清肺，又能化痰的药是

　　答案解析：11. E　12. C。楮实子的功效是滋肾，清肝，明目，利尿。南沙参的功效是养阴清肺，益胃生津，补气，化痰。

　　考点发散：北沙参的功效是养阴清肺，益胃生津。麦冬的功效是养阴生津，润肺清心。黄精的功效是补气养阴，健脾，润肺，益肾。

第二十三单元　收涩药

一、A1 型题

1. 下列选项中，不具有止血功效的药物是

A. 乌梅、椿皮　　B. 荆芥、桑叶

C. 莲子、芡实　　D. 五倍子、桑螵蛸

E. 赤石脂、海螵蛸

答案解析：C。收涩药中乌梅、五倍子、赤石脂、海螵蛸、椿皮等均能止血。归属其他类别的药物中具有止血作用的药物包括：荆芥、桑叶、黄芩、石韦等。

2. 莲子与芡实的共同主治病证不包括

A. 遗精　　　　　B. 泄泻

C. 带下　　　　　D. 心悸

E. 遗尿

答案解析：D。芡实与莲子，均能益肾固精，补脾止泻，止带，主治肾虚遗精、遗尿，脾虚泄泻，脾肾两虚之带下等。但芡实益脾肾固涩之中，又能除湿止带，故为虚、实带下证之常用药物。

考点发散：莲子的功效是固精止带，补脾止泻，益肾养心。芡实的功效是益肾固精，健脾止泻，除湿止带。

3. 下列选项中，不属于五味子主治病证的是

A. 久咳虚喘　　　B. 自汗盗汗

C. 肾虚遗精　　　D. 津伤口渴

E. 小便频数

答案解析：E。五味子有收敛固涩，益气生津，补肾宁心之效，可用于久咳虚喘；自汗，盗汗；遗精，滑精；久泻不止；津伤口渴，消渴；心悸，失眠，多梦。

考点发散：五味子的功效是收敛固涩，益气生津，补肾宁心。

4. 莲子与金樱子的共同功效除固精外，又善

A. 止汗　　　　　B. 止血

C. 止咳　　　　　D. 止痒

E. 止带

答案解析：E。莲子与金樱子的共同功效是固精、止泻、止带。

考点发散：莲子的功效是益肾固精，补脾止泻，止带，养心安神。金樱子的功效是固精缩尿止带，涩肠止泻。

5. 桑螵蛸与海螵蛸的共同功效是

A. 固精缩尿　　　B. 补肾助阳

C. 收敛止血　　　D. 固崩止带

E. 收湿敛疮

答案解析：A。桑螵蛸与海螵蛸有固精缩尿的作用，均可用于治疗肾虚精关不固之遗精滑精，遗尿尿频等证。但桑螵蛸固涩之中又能补肾助阳，而海螵蛸固涩力较强，兼能收敛止血，制酸止痛，收湿敛疮。

6. 不具有止泻功效的药是

A. 金樱子　　　　B. 椿皮

C. 山茱萸　　　　D. 肉豆蔻

E. 罂粟壳

答案解析：C。山茱萸的功效是补益肝肾，收敛固涩，可用于腰膝酸软，头晕耳鸣，阳痿；遗精滑精，遗尿尿频；崩漏，月经过多；大汗不止，体虚欲脱及消渴。其他药物均可涩肠止泻。

考点发散：金樱子的功效是固精缩尿止带，涩肠止泻。椿皮的功效是清热燥湿，收敛止带，止泻，止血。肉豆蔻的功效是涩肠止泻，温中行气。罂粟壳的功效是涩肠止泻，敛肺止咳，止痛。

二、B1 型题

（1~2 题共用备选答案）

A. 虚烦心悸　　　B. 蛔厥腹痛

C. 肾虚阳痿　　　D. 胃痛吞酸

E. 咽痛失音

1. 诃子的主治病证是

2. 桑螵蛸的主治病证是

答案解析：1.E　2.C。诃子的主治病证是久泻，久痢，久咳，失音。桑螵蛸的主治病证是遗精滑精，遗尿尿频，白浊，肾虚阳痿。

考点发散：虚烦心悸为五味子、莲子的主治病证。蛔厥腹痛为乌梅的主治病证。胃痛吞酸为海螵蛸的主治病证。

（3~4 题共用备选答案）

A. 海螵蛸　　　　B. 赤石脂

C. 金樱子　　　　D. 椿皮

E. 五倍子

3. 既能收湿敛疮，又能制酸止痛的药物是

4. 既能收湿敛疮，又能敛肺降火的药物是

答案解析：3. A　4. E。赤石脂、海螵蛸、五倍子均敛疮止血。海螵蛸的功效是固精止带，收敛止血，制酸止痛，收湿敛疮。五倍子的功效是敛肺降火，止咳止汗，涩肠止泻，固精止遗，收敛止

血，收湿敛疮。

考点发散：赤石脂的功效是涩肠止泻，收敛止血，敛疮生肌。金樱子的功效是固精缩尿止带，涩肠止泻。椿皮的功效是清热燥湿，收敛止带，止泻，止血。

第二十四单元　攻毒杀虫止痒药

一、A1 型题

1. 关于蟾酥的说法，错误的是

A. 开窍醒神

B. 孕妇忌用

C. 外用滴眼，治目赤肿痛

D. 内服 0.015 ~ 0.03g

E. 有毒

答案解析：C。蟾酥外用不可入目。

考点发散：蟾酥的功效是解毒，止痛，开窍醒神。内服 0.015 ~ 0.03g，研细，多入丸、散用。外用适量。本品有毒，内服慎勿过量。孕妇忌用。

2. 关于雄黄的说法，不正确的是

A. 祛痰截疟

B. 入丸、散用，每次 0.1 ~ 0.5g

C. 忌火煅

D. 孕妇禁用

E. 可用于湿疹疥癣

答案解析：B。雄黄内服 0.05 ~ 0.1g，入丸、散用。

考点发散：雄黄的功效是解毒，杀虫，祛痰截疟。内服宜慎，不可久服。外用不宜大面积涂擦及长期持续使用。孕妇禁用。切忌火煅。

3. 既能杀虫止痒，又能温肾壮阳的药是

A. 花椒　　　　B. 锁阳

C. 雄黄　　　　D. 蛇床子

E. 蜂房

答案解析：D。蛇床子的功效是杀虫止痒，燥湿祛风，温肾壮阳。花椒、雄黄及蜂房只能杀虫，锁阳只能温肾阳。

考点发散：花椒的功效是温中止痛，杀虫止痒。锁阳的功效是补肾助阳，润肠通便。雄黄的功效是解毒，杀虫。蜂房的功效是攻毒杀虫，祛风止痛。

二、B1 型题

（1 ~ 2 题共用备选答案）

A. 蜂房　　　　B. 白矾

C. 升药　　　　D. 砒石

E. 硼砂

1. 外用燥湿止痒，内服止泻，化痰的药是

2. 外用清热解毒，内服清肺化痰的药是

答案解析：1. B　2. E。白矾的功效是外用解毒杀虫，燥湿止痒；内服止血，止泻，化痰。硼砂的功效是外用清热解毒，内服清肺化痰。

考点发散：蜂房的功效是攻毒杀虫，祛风止痛。升药的功效是拔毒，去腐。砒石的功效是外用攻毒杀虫，蚀疮去腐；内服劫痰平喘，截疟。

第二十五单元　拔毒化腐生肌药

A1 型题

1. 关于砒石的说法，不正确的是

A. 外用蚀疮去腐

B. 内服每次 0.002 ~ 0.004g

C. 忌火煅

D. 孕妇忌服

E. 酒剂，每次服用 10 ~ 15ml

答案解析：E。砒石不可作酒剂服。

考点发散：砒石的使用注意。砒石的功效是外用攻毒杀虫，蚀疮去腐；内服祛痰平喘，截疟。外用适量，研末撒敷，宜作复方散剂或入膏药、药捻用。内服每次 0.002 ~ 0.004g，入丸、散。本品

剧毒，孕妇忌服。忌火煅。

2. 只供外用，不能内服的药是

A. 硫黄　　　　　B. 升药

C. 硼砂　　　　　D. 砒石

E. 雄黄

答案解析：B。升药有大毒，只供外用，不能内服。且不用纯品，而多配煅石膏外用。用时，研极细粉末，干掺或调敷，或以药捻沾药粉使用。

考点发散：其余药物虽有毒性，但可小量内服。硫黄内服每次 1.5~3g。硼砂内服每次 1.5~3g，入丸、散用。砒石内服每次 0.002~0.004g，入丸、散。雄黄内服每次 0.05~0.1g，入丸、散用。

方 剂 学

第一单元　总　论

1. 不属于"八法"的是

  A. 汗、吐   B. 下、和

  C. 滑、涩   D. 温、清

  E. 消、补

答案解析： C。汗、吐、下、和、温、清、消、补属于"八法"，而滑、涩不属于"八法"内容。

考点发散： 清代著名医家程钟龄依据"八纲"提出"八法"，即汗、吐、下、和、温、清、消、补。汗法是通过开泄腠理、调畅营卫、宣发肺气等方法，使在表的外感六淫之邪随汗而解的一类治法。吐法是通过涌吐的方法，使停留在咽喉、胸膈、胃脘的痰涎、宿食或毒物从口中吐出的一类治法。下法是通过泻下、荡涤、攻逐等方法，使停留在胃肠的宿食、燥屎、冷积、瘀血、结痰、停水等从下窍而出，以祛邪除病的一类治法。和法是通过和解或调和的方法，使半表半里之邪，或脏腑、阴阳、表里失和之征得以解除的一类治法。温法是通过温里散寒的方法治疗里寒证的一类治法。清法是通过清热、泻火、解毒、凉血等方法，以清除里热之邪的一类治法。消法是通过消食导滞、行气活血、化痰利水、驱虫等方法，使气、血、痰、食、湿、水、虫等渐积形成的有形之邪渐消缓散的一类治法。补法是通过补益人体气血阴阳，以治疗各种虚弱证候的一类治法。

2. 不属于"清法"主治病证的是

  A. 火证   B. 里热证

  C. 热毒证   D. 表热证

  E. 虚热证

答案解析： D。"清法"适用于里热证、火证、热毒证以及虚热证等里热病证，表热证不属于"清法"主治病证。

考点发散： 清法适用于里热证、火证、热毒证以及虚热证等里热病证。里热证有热在气分、营分、血分、热壅成毒，以及热在某一脏腑。表热证属于"汗法"的适应证。

3. 概括总结"八法"的医书是

  A.《伤寒论》   B.《医学心悟》

  C.《医学启源》   D.《黄帝内经》

  E.《温病条辨》

答案解析： B。"八法"是清代医家程钟龄在《医学心悟·医门八法》中概括总结前人治法而提出的汗吐下和温清消补八法。

考点发散：《伤寒论》在治疗疾病过程中体现了"八法"的应用，总结出了若干具体治法，如"可发汗，宜麻黄汤"等。《黄帝内经》提出了八法"因其轻而扬之"治法的理论基础。在总结前人治法的基础上，明确提出"八法"的医书是《医学心悟》。

4. 不属于吐法适应证的是

  A. 干霍乱   B. 中风痰壅

  C. 热结旁流   D. 毒物尚在胃中

  E. 宿食壅阻胃脘

答案解析： C。"吐法"适用于中风痰壅、宿食壅阻胃脘、毒物尚在胃中以及干霍乱。热结旁流不属于吐法适应证。

考点发散："下法"用于邪在胃肠而致大便不通、燥屎内结，或热结旁流，以及停痰留饮，瘀血停水等形症俱实之证。

5. 君药的涵义

  A. 针对主病或主证起主要治疗作用的药物

  B. 辅助君药加强治疗主病或主证的药物

  C. 针对重要的兼病或兼证起主要治疗作用的药物

  D. 直接治疗次要兼证的药物

  E. 调和方中诸药作用的药物

答案解析： A。所谓君药是指针对主病或主证起主要治疗作用的药物。

考点发散： 臣药是指辅助君药加强治疗主病或主证的药物；针对重要的兼病或兼证起主要治疗作用的药物。佐助药是指直接治疗次要兼证的药物。

使药是指调和方中诸药作用的药物。

6. 不属于佐药涵义的是

A. 直接治疗次要兼证的药物

B. 制约君臣药的毒性或峻烈之性

C. 辅助君臣药以加强治疗作用的药物

D. 辅助君药加强治疗主病或主证的药物

E. 与君药性味相反而又能在治疗中起相成作用的药物

答案解析： D。辅助君药加强治疗主病或主证的药物为臣药，不属于佐药的涵义。

考点发散： 佐药包括佐助药、佐制药、反佐药。其中佐助药是指辅助君臣药以加强治疗作用的药物，或直接治疗次要兼证的药物。佐制药是指制约君臣药的毒性或峻烈之性的药物。反佐药是指在病重邪甚，可能拒药时，配伍与君药性味相反而又能在治疗中起相成作用的药物。臣药是指辅助君药加强治疗主病或主证的药物；针对重要的兼病或兼证起主要治疗作用的药物。

7. "随症加减"是指

A. 君药改变

B. 佐药改变

C. 主病改变

D. 主证改变

E. 基本病机改变

答案解析： B。药味增减的变化，是指主病、主证、基本病机以及君药不变，改变方中次要药物，以适应变化了的病情需要。

考点发散： 药物是决定方剂功用的主要因素。当方剂中的药物增加或减少时，必然使方剂组成的配伍关系发生变化，并由此导致方剂功用的改变，其目的是使之更加适合变化了的病情需要。

8. 目前中医临床最为传统与常用的剂型是

A. 蜜丸

B. 汤剂

C. 散剂

D. 煎膏

E. 水丸

答案解析： B。汤剂是目前中医临床最为传统与常用的剂型。

考点发散： 汤剂的特点是吸收快，能迅速发挥药效；而且可以根据病情需要进行加减，能照顾到每个患者或具体病变的不同阶段，因而多适用于病证较重或病情不稳定的患者。

9. 不属于散剂特点的是

A. 制作简便

B. 吸收较快

C. 节省药材

D. 便于服用携带

E. 吸收较慢、药效持久

答案解析： E。散剂的特点是制作简便、不易变质、节省药材、便于服用携带，而吸收较慢、药效持久不属于散剂特点。

考点发散： 散剂是将药物粉碎，混合均匀后所制成的粉末状制剂。丸剂是将药物研成细粉或用其提取物，加入适宜的黏合剂而制成的球形固体剂型。丸剂的特点是吸收较慢、药效持久，节省药材，便于患者服用与携带。

二、B1 型题

(1～3 题共用备选答案)

A. 水丸

B. 散剂

C. 煎膏

D. 汤剂

E. 糊丸

1. 具有易于崩解，溶散快，吸收起效快特点的剂型是

2. 可以根据病情需要进行加减的剂型是

3. 口味甜美，具有滋润补益作用的剂型是

答案解析： 1. A　2. D　3. C。水丸易于崩解，溶散快，吸收起效快，易于吞服；汤剂可以根据病情需要进行加减，能照顾到每一个患者或具体病变的不同阶段；煎膏体积小，含量高，便于服用，口味甜美，具有滋润补益作用。

考点发散： 汤剂的特点是吸收快，能迅速发挥药效；而且可以根据病情需要进行加减，能照顾到每个患者或具体病变的不同阶段，因而多适用于病证较重或病情不稳定的患者。丸剂的特点是吸收较慢、药效持久，节省药材，便于患者服用与携带。常用的丸剂有蜜丸、水丸、糊丸、浓缩丸等，其中水丸亦称水泛丸，是指将药物细分用水、酒、醋、蜜水或药汁等为黏合剂制成的小丸。

(4～6 题共用备选答案)

A. 调和方中诸药作用的药物

B. 直接治疗次要兼证的药物

C. 制约君臣药的毒性、烈性

D. 针对主病或主证起主要治疗作用的药物

E. 针对重要的兼病或兼证起主要治疗作用的药物

4. 臣药的作用是

5. 君药的作用是

6. 使药的作用是

答案解析： 4. E　5. D　6. A。针对重要的兼病或兼证起主要治疗作用的药物为臣药。针对主病或

主证起主要治疗作用的药物为君药。调和方中诸药作用的药物为使药。

考点发散:使药有两种意义,一是引经药,是指能引方中诸药至特定病所的药物。二是调和药,即具有调和方中诸药作用的药物。

第二单元 解 表 剂

一、A1 型题

1. 不属于桂枝汤全方配伍特点的是

A. 发中有补 B. 散中有收

C. 邪正兼顾 D. 阴阳并调

E. 寒热并用

答案解析:E。桂枝汤全方配伍特点是发中有补,散中有收,邪正兼顾,阴阳并调,祛邪扶正。寒热并用不属于桂枝汤全方配伍特点。

考点发散:桂枝汤中辛温发散之桂枝为君药,以酸收之白芍为臣药,二药配伍,散中有收,汗中寓补,外可解肌发表,内可调和营卫,调和阴阳;生姜、大枣相配,补益脾胃,调和营卫;甘草调和药性,合桂枝辛甘化阳以实卫,合芍药酸甘化阴以和营。全方配伍特点是发中有补,散中有收,邪正兼顾,阴阳并调。

2. 具有解表散寒,温肺化饮功效的方剂是

A. 麻黄汤 B. 桂枝汤

C. 五苓散 D. 小青龙汤

E. 大青龙汤

答案解析:D。小青龙汤具有解表散寒、温肺化饮功效。

考点发散:麻黄汤的功效是发汗解表,宣肺平喘。桂枝汤的功效是解肌发表,调和营卫。五苓散的功效是利水渗湿,温阳化气。大青龙汤的功效是发汗解表,兼清郁热。

3. 患者恶寒发热,头身疼痛,无汗,烦躁,口渴,脉浮紧,治疗首选的方剂是

A. 败毒散 B. 大青龙汤

C. 小青龙汤 D. 柴葛解肌汤

E. 麻黄杏仁甘草石膏汤

答案解析:B。大青龙汤主治外感风寒,兼有郁热证,症见恶寒发热,头身疼痛,无汗,烦躁,口渴,脉浮紧等。

考点发散:败毒散主治气虚外感风寒湿表证,证见憎寒壮热,头项强痛,肢体酸痛,无汗,鼻塞声重,咳嗽有痰,胸膈痞满,舌淡苔白,脉浮而按之无力等。小青龙汤主治外寒里饮证,症见恶寒发热,头身疼痛,无汗,喘咳,痰涎清稀量多,胸痞,苔白滑,脉浮等。柴葛解肌汤主治外感风寒,郁而化热证,症见恶寒减轻,身热增盛,无汗头痛,目疼鼻干,心烦不眠,咽干耳聋,眼眶痛,舌苔薄黄,脉浮微洪。麻黄杏仁甘草石膏汤主治身热不解,咳逆气急,甚则鼻扇,口渴,有汗,舌苔薄黄,脉浮数。

4. 不属于九味羌活汤组成的药物是

A. 防风、川芎 B. 荆芥、薄荷

C. 苍术、细辛 D. 白芷、生地

E. 黄芩、甘草

答案解析:B。九味羌活汤由羌活、防风、川芎、苍术、细辛、白芷、生地、黄芩、甘草组成。荆芥、薄荷不属于九味羌活汤的组成药物。

考点发散:九味羌活汤主治外感风寒湿邪,内有蕴热,故方中羌活、防风、川芎、苍术、细辛、白芷善祛风寒湿邪,生地、黄芩善清里热。荆芥偏于透邪,薄荷偏于清利头目。

5. 不属于银翘散与桑菊饮共有的药物是

A. 桔梗 B. 连翘

C. 芦根 D. 薄荷

E. 金银花

答案解析:E。银翘散的组成药物是金银花、连翘、竹叶、荆芥、牛蒡子、淡豆豉、薄荷、桔梗、芦根、甘草。桑菊饮的组成药物是桑叶、菊花、桔梗、杏仁、连翘、芦根、薄荷、甘草,二方共有的药物是桔梗、连翘、芦根、薄荷、甘草。金银花不属于银翘散与桑菊饮共有的药物。

考点发散:银翘散、桑菊饮二方均可治疗温病初起,邪在肺卫。银翘散所治证候的病位偏于卫,桑菊饮所治证候的病位偏于肺,故二方均用连翘、芦根、薄荷、桔梗、甘草,疏散风热,宣利肺气。银翘散中金银花、连翘配伍清热解毒作用强;配伍辛微温之荆芥、淡豆豉增强辛散透表之力。桑菊饮中桔梗、杏仁相合，宣肺止咳作用较优。

6. 麻黄杏仁甘草石膏汤的功效是

A. 辛凉疏表，清肺平喘

B. 疏风清热，宣肺止咳

C. 辛凉透表，清热解毒

D. 宣利肺气，疏风止咳

E. 发汗解表，宣肺平喘

答案解析：A。麻黄杏仁甘草石膏汤的功效是辛凉疏表，清肺平喘。

考点发散：疏风清热，宣肺止咳是桑菊饮的功效。辛凉透表，清热解毒是银翘散的功效。宣利肺气，疏风止咳是止嗽散的功效。发汗解表，宣肺平喘是麻黄汤的功效。

7. 不属于柴葛解肌汤与九味羌活汤共有的药物是

A. 芍药　　　　B. 黄芩

C. 白芷　　　　D. 羌活

E. 甘草

答案解析：A。柴葛解肌汤由柴胡、葛根、芍药、黄芩、白芷、羌活、桔梗、甘草组成。九味羌活汤由羌活、防风、川芎、苍术、细辛、白芷、生地、黄芩、甘草组成。二方共有的药物是黄芩、白芷、羌活、甘草，芍药不属于柴葛解肌汤与九味羌活汤共有的药物。

8. 下列选项中属于扶正解表方剂的是

A. 败毒散　　　　B. 银翘散

C. 桑菊饮　　　　D. 桂枝汤

E. 柴葛解肌汤

答案解析：A。桂枝汤属于辛温解表的方剂。银翘散、桑菊饮、柴葛解肌汤属于辛凉解表的方剂。败毒散属于扶正解表的方剂。

考点发散：属于辛温解表的方剂有麻黄汤、桂枝汤、小青龙汤、大青龙汤、九味羌活汤、止嗽散。属于辛凉解表的方剂有银翘散、桑菊饮、麻黄杏仁甘草石膏汤、柴葛解肌汤。属于扶正解表的方剂有败毒散、参苏饮。

9. 参苏饮的功效是

A. 解表散寒，温肺化饮

B. 益气解表，散寒祛湿

C. 益气解表，理气化痰

D. 宣利肺气，疏风止咳

E. 疏风清热，宣肺止咳

答案解析：C。参苏饮的功效是益气解表，理气化痰。

考点发散：解表散寒，温肺化饮是小青龙汤的功效。益气解表，散寒祛湿是败毒散的功效。宣利肺气，疏风止咳是止嗽散的功效。疏风清热，宣肺止咳是桑菊饮的功效。

二、B1 型题

（1～2题共用备选答案）

A. 败毒散　　　　B. 银翘散

C. 桑菊饮　　　　D. 参苏饮

E. 九味羌活汤

1. 治疗气虚，外感风寒湿表证的方剂是

2. 治疗气虚外感风寒，内有痰湿证的方剂是

答案解析：1. A　2. D。败毒散主治气虚外感风寒湿表证。参苏饮主治气虚外感风寒，内有痰湿证。

考点发散：银翘散主治温病初起。桑菊饮主治风温初起，表热轻证。九味羌活汤主治外感风寒湿邪，内有蕴热证。

（3～4题共用备选答案）

A. 参苏饮　　　　B. 小青龙汤

C. 大青龙汤　　　　D. 九味羌活汤

E. 柴葛解肌汤

3. 含有葛根、芍药、桔梗的方剂是

4. 含有葛根、枳壳、桔梗的方剂是

答案解析：3. E　4. A。参苏饮的组成是人参、苏叶、葛根、半夏、姜汁、茯苓、枳壳、桔梗、木香、陈皮、炙甘草。柴葛解肌汤的组成是柴胡、葛根、甘草、黄芩、羌活、白芷、芍药、桔梗。

考点发散：小青龙汤的组成是麻黄、桂枝、芍药、干姜、细辛、半夏、五味子、甘草。大青龙汤的组成是麻黄、桂枝、杏仁、甘草、石膏、生姜、大枣。九味羌活汤的组成是羌活、防风、细辛、苍术、白芷、川芎、黄芩、生地、甘草。

（5～6题共用备选答案）

A. 参苏散　　　　B. 银翘散

C. 九味羌活汤　　　　D. 柴葛解肌汤

E. 麻黄杏仁甘草石膏汤

5. 体现"分经论治"基本结构的方剂是

6. 体现"治上焦如羽，非轻莫举"用药原则的是

答案解析：5. C　6. B。九味羌活汤中羌活为君药，治疗太阳风寒湿邪在表；防风散寒止痛，苍术发汗祛湿，为祛太阴寒湿的主要药物；细辛、白芷、川芎祛风散寒、宣痹止痛。其中川芎长于止少阳、

厥阴头痛，白芷善解阳明头痛，细辛善解少阴头痛，此三味与羌活、苍术合同，为本方"分经论治"的基本结构。银翘散重用金银花、连翘为君药，清热解毒，疏散风热，以薄荷、牛蒡子为臣药疏散风热，清利头目，解毒利咽；荆芥、淡豆

豉解表散邪，芦根、竹叶清热生津；桔梗宣肺利咽，甘草调和诸药。可见所用药物均系轻清之品，并且用法强调"香气大出即取服，勿过煮"，体现了"治上焦如羽，非轻莫举"的用药原则。

第三单元　泻 下 剂

一、A1 型题

1. 不属于泻下剂适用范围的是

　A. 饮食停滞者　　　B. 因寒而结实者

　C. 因燥而结实者　　D. 因水而结实者

　E. 因热而结实者

答案解析： A。因热而结实者、因寒而结实者、因燥而结实者、因水而结实者均可使用泻下剂，饮食停滞者不属于泻下剂的适用范围，而应使用消食剂。

考点发散： 泻下剂主要适用于里实证。消食剂主要适用于饮食积滞。

2. 不属于泻下剂注意事项的是

　A. 表证未解，里实虽成，不可纯用泻下剂

　B. 泻下剂易伤胃气，得效即止，慎勿过剂

　C. 泻下剂药多苦寒，只能用于里热实证

　D. 年老体弱、孕妇、产后或正值经期、病后伤津或亡血，均应慎用或禁用泻下剂

　E. 里实证若兼瘀血、虫积、痰浊等，应酌情将泻下剂与活血祛瘀、驱虫、化痰等方剂配合使用

答案解析： C。泻下剂应用注意事项：①临床首当辨别里实证的性质及患者体质的虚实。②表证未解，里实虽成，不可纯用泻下剂。③泻下剂易伤胃气，得效即止，慎勿过剂。④年老体弱、孕妇、产后或正值经期、病后伤津或亡血，均应慎用或禁用泻下剂。⑤里实证若兼瘀血、虫积、痰浊等，应酌情将泻下剂与活血祛瘀、驱虫、化痰等方剂配合使用。

3. 下列各项中，大承气汤配伍意义错误的是

　A. 枳实消导食积

　B. 枳实行气消痞

　C. 厚朴下气除满

　D. 芒硝为臣，泻热通便，软坚润燥

　E. 大黄为君，泻热通便，荡涤胃肠实热积滞

答案解析： A。大承气汤中大黄为君药，泻热通便，荡涤胃肠实热积滞。芒硝为臣药，泻热通便，软坚润燥。佐以厚朴下气除满，枳实行气消痞。枳实消导食积是错误的。

4. 属于大黄牡丹汤组成的药物是

　A. 桃仁、薏苡仁　　B. 杏仁、薏苡仁

　C. 桃仁、冬瓜仁　　D. 杏仁、冬瓜仁

　E. 薏苡仁、冬瓜仁

答案解析： C。大黄牡丹汤由大黄、牡丹皮、桃仁、冬瓜仁、芒硝组成，而杏仁、薏苡仁均不属于大黄牡丹汤的组成。

考点发散： 大黄牡丹汤主治肠痈初起，方中桃仁活血破瘀，冬瓜仁清肠利湿，导湿热从小便而去，并排脓消痈。

5. 具有泻热破瘀，散结消肿功效的方剂是

　A. 济川煎　　　　　B. 黄龙汤

　C. 大陷胸汤　　　　D. 大承气汤

　E. 大黄牡丹汤

答案解析： E。大黄牡丹汤的功效是泻热破瘀，散结消肿。

考点发散： 济川煎的功效是温肾益精、润肠通便。黄龙汤的功效是攻下通便、补气养血。大陷胸汤的功效是泻热逐水。大承气汤的功效是峻下热结。

6. 大陷胸汤组成的药物是

　A. 半夏、瓜蒌、黄连

　B. 大黄、茵陈、栀子

　C. 大黄、芒硝、甘遂

　D. 大戟、芫花、甘遂、大枣

　E. 大黄、芒硝、枳实、厚朴

答案解析： C。大陷胸汤由大黄、芒硝、甘遂组成。

考点发散： 小陷胸汤由半夏、瓜蒌、黄连组成。茵陈蒿汤由大黄、茵陈、栀子组成。十枣汤由大

戟、芫花、甘遂、大枣组成。大承气汤由大黄、
芒硝、枳实、厚朴组成。

7. 下列各项，组成中不含大黄的方剂是

A. 济川煎 　　　　　　 B. 黄龙汤

C. 温脾汤 　　　　　　 D. 麻子仁丸

E. 大陷胸汤

答案解析：A。济川煎由当归、牛膝、肉苁蓉、泽泻、升麻、枳壳组成。

考点发散：黄龙汤由大黄、芒硝、枳实、厚朴、人参、当归、甘草、桔梗组成。温脾汤由大黄、芒硝、附子、干姜、人参、当归、甘草组成。麻子仁丸由大黄、枳实、厚朴、芍药、杏仁、蜜组成。大陷胸汤由大黄、芒硝、甘遂组成。

8. 体现"寓通于补，欲降于升"特点的方剂是

A. 温脾汤 　　　　　　 B. 济川煎

C. 大承气汤 　　　　　 D. 麻子仁丸

E. 大黄牡丹汤

答案解析：B。济川煎配伍特点是寓通于补，欲降于升。

考点发散：温脾汤的配伍特点是温通、泻下、补益法兼备，温阳以驱寒，攻下不伤正。大承气汤的配伍特点是泻下与行气并重。麻子仁丸的配伍特点是攻润相合，下不伤正。大黄牡丹汤的配伍特点是泻下、清利、破瘀诸法并用。

9. 具有润肠泄热、行气通便功效的方剂是

A. 温脾汤 　　　　　　 B. 济川煎

C. 黄龙汤 　　　　　　 D. 麻子仁丸

E. 大陷胸汤

答案解析：D。麻子仁丸的功效是润肠泄热、行气通便。

考点发散：温脾汤的功效是攻下冷积，温补脾阳。济川煎的功效是温肾益精，润肠通便。黄龙汤的功效是攻下通便、补气养血。大陷胸汤的功效是泻热逐水。

二、B1 型题

（1~2 题共用备选答案）

A. 黄龙汤 　　　　　　 B. 温脾汤

C. 济川煎 　　　　　　 D. 十枣汤

E. 麻子仁丸

1. 主治肾阳虚弱，精津不足证的方剂是

2. 主治肠胃燥热，脾约便秘证的方剂是

答案解析：1. C 2. E。黄龙汤主治阳明腑实，气血不足证。温脾汤主治阳虚寒积证。济川煎主治肾阳虚弱，精津不足证。十枣汤主治悬饮，水肿。麻子仁丸主治肠胃燥热，脾约便秘证。

（3~4 题共用备选答案）

A. 君药 　　　　　　 B. 臣药

C. 佐药 　　　　　　 D. 使药

E. 反佐药

3. 大黄在温脾汤中为

4. 大黄在麻子仁丸中为

答案解析：3. A 4. C。温脾汤中大黄与附子配伍，共为君药。麻子仁丸中大黄与枳实、厚朴配伍，共为佐药。

考点发散：温脾汤主治阳虚寒积证，由大黄、芒硝、附子、干姜、当归、人参、甘草组成，方中以附子配大黄为君药，附子大辛大热，温壮脾阳，解散寒凝；大黄泻已成之冷积。麻子仁丸由大黄、枳实、厚朴、芍药、杏仁、麻子仁组成，方中以麻子仁为君药，润肠通便；杏仁上肃肺气，下润大肠；芍药养血敛阴，缓急止痛，共为臣药；大黄、枳实、厚朴轻下热结，共为佐药。

（5~6 题共用备选答案）

A. 黄龙汤 　　　　　　 B. 麻子仁丸

C. 大承气汤 　　　　　 D. 大陷胸汤

E. 大黄牡丹汤

5. 后下大黄的方剂是

6. 先煎大黄的方剂是

答案解析：5. C 6. D。大承气汤的煎服法明确指出，应后下大黄，取其泻下之力峻猛。大陷胸汤的煎服法明确指出，应先煎大黄，取其"治上者宜缓"之意。

考点发散：黄龙汤、麻子仁丸、大黄牡丹汤中对大黄的煎服法中未提出特殊要求。

第四单元 和 解 剂

一、A1 型题

1. 不属于小柴胡汤组成药物的是

A. 甘草　　　　　B. 白芍

C. 黄芩　　　　　D. 人参

E. 生姜

答案解析：B。小柴胡汤由柴胡、黄芩、半夏、人参、甘草、生姜、大枣组成，白芍不属于小柴胡汤组成的药物。

2. 不属于小柴胡汤主治证候的是

A. 目眩　　　　　B. 口苦咽干

C. 胸胁苦满　　　D. 泄利下重

E. 心烦喜呕

答案解析：D。小柴胡汤的主治证候是往来寒热、胸胁苦满、心烦喜呕、嘿嘿不欲饮食、口苦、咽干、目眩，泄利下重不属于小柴胡汤的主治证候。

3. 具有清胆利湿、和胃化痰功效的方剂是

A. 温胆汤　　　　B. 茵陈蒿汤

C. 小柴胡汤　　　D. 蒿芩清胆汤

E. 龙胆泻肝汤

答案解析：D。蒿芩清胆汤的功效是清胆利湿，和胃化痰。

考点发散：温胆汤的功效是理气化痰，和胃利胆。茵陈蒿汤的功效是清热利湿退黄。小柴胡汤的功效是和解少阳。龙胆泻肝汤的功效是清泻肝胆实火，清利肝经湿热。

4. 既为疏肝健脾代表方，又是妇科调经常用方的是

A. 四逆散　　　　B. 四物汤

C. 逍遥散　　　　D. 越鞠丸

E. 失笑散

答案解析：C。逍遥散具有疏肝解郁，养血健脾之功用，主治肝郁血虚脾虚之两胁作痛，头痛目眩，口燥咽干，神疲食少，或月经不调，乳房胀痛，脉弦而虚，临床运用逍遥散，既为疏肝健脾代表方，又是妇科调经常用方。

5. 属于半夏泻心汤主治证候的是

A. 食滞胃脘所致脘腹痞满

B. 寒热错杂所致心下痞

C. 胃虚痰阻所致胃脘痞闷

D. 脾虚食积所致脘腹痞满

E. 脾胃寒湿气滞所致脘腹胀满

答案解析：B。半夏泻心汤主治寒热错杂所致心下痞。

考点发散：保和丸主治食滞胃脘所致脘腹痞满。旋覆代赭汤主治胃虚痰阻所致胃脘痞闷，健脾丸主治脾虚食积所致脘腹痞闷，厚朴温中汤主治脾胃寒湿气滞所致脘腹胀满。

6. 不属于痛泻要方组成的药物是

A. 白术　　　　　B. 白芍

C. 防风　　　　　D. 陈皮

E. 山药

答案解析：E。痛泻要方由白术、白芍、防风、陈皮组成，山药不属于痛泻要方组成的药物。

考点发散：痛泻要方主治脾虚肝旺之痛泻，白术、白芍、防风、陈皮合而用之以补脾柔肝，祛湿止泻。山药既补脾气，又补脾阴，兼涩性，能止泻，但能助湿，壅滞气机，故于脾虚肝旺之痛泻不宜用之。

7. 蒿芩清胆汤证的发热特点是

A. 夜热早凉　　　　B. 身热夜甚

C. 恶寒发热　　　　D. 寒热如疟，寒轻热重

E. 寒热如疟，寒重热轻

答案解析：D。蒿芩清胆汤证的发热特点是寒热如疟，寒轻热重。

考点发散：蒿芩清胆汤主治少阳湿热证，症见寒热如疟，寒轻热重，口苦膈闷，吐酸苦水，或呕黄涎而黏，甚则干呕呃逆，胸胁胀痛，小便黄少，舌红苔白腻，间现杂色，脉数而右滑左弦。

8. 四逆散的主治证是

A. 蛔厥　　　　　B. 阴疽

C. 血虚寒厥证　　D. 阳郁厥逆证

E. 里热实证之热厥

答案解析：D。四逆散主治阳郁厥逆证。

考点发散：乌梅丸主治蛔厥，阳和汤主治阴疽，当归四逆汤主治血虚寒厥证，大承气汤主治里热实证之热厥。

二、B1 型题

（1～2 题共用备选答案）

A. 小柴胡汤　　　　B. 大柴胡汤

C. 蒿芩清胆汤　　D. 大黄牡丹汤

E. 葛根黄芩黄连汤

1. 主治伤寒少阳证的方剂是

2. 主治少阳湿热证的方剂是

答案解析：1. A　2. C。小柴胡汤主治伤寒少阳证；蒿芩清胆汤主治少阳湿热证。

考点发散：大柴胡汤主治少阳、阳明合病。大黄牡丹汤主治肠痈初起，湿热瘀滞证。葛根黄芩黄连汤主治协热下利。

(3～4 题共用备选答案)

A. 疏散风热　　B. 升阳举陷

C. 解肌透邪　　D. 疏肝解郁，透邪外出

E. 疏肝解郁，条达肝气

3. 柴胡在逍遥散中的作用是

4. 柴胡在四逆散中的作用是

答案解析：3. E　4. D。柴胡在逍遥散中的作用是疏肝解郁，条达肝气。柴胡在四逆散中的作用是

疏肝解郁，透邪外出。

考点发散：柴胡在普济消毒饮中的作用是疏散风热。在补中益气汤中的作用是升阳举陷。在败毒散中的作用是解肌透邪。

(5～6 题共用备选答案)

A. 行气解郁

B. 透邪解郁，疏肝理脾

C. 疏肝解郁，养血健脾

D. 疏肝行气，活血止痛

E. 清泻肝火，降逆止呕

5. 四逆散的功效是

6. 逍遥散的功效是

答案解析：5. B　6. C。四逆散的功效是透邪解郁，疏肝理脾。逍遥散的功效是疏肝解郁，养血健脾。

考点发散：越鞠丸的功效是行气解郁。柴胡疏肝散的功效是疏肝行气，活血止痛。左金丸的功效是清泻肝火，降逆止呕。

第五单元　清热剂

一、A1 型题

1. 不属于清热剂分类的是

A. 清气分热　　B. 清营凉血

C. 清热解毒　　D. 清脏腑热

E. 清热祛湿

答案解析：E。清气分热、清营凉血、清脏腑热、清热解毒均属于清热剂的分类。

考点发散：清热剂适用于里热证，若热在气分，则治宜清气分热；若热在营分或热在血分，则应清营凉血；若热甚成毒，治宜清热解毒；热在脏腑，则治宜清脏腑热；若为虚热，则治宜清虚热。因此，清热剂的具体分类为清气分热、清营凉血、清脏腑热、清热解毒、清虚热。

2. 不属于清热剂主治病证的是

A. 气分热盛，壮热烦渴

B. 热入营血，谵语发斑

C. 三焦火毒，错语不眠

D. 热盛结实，便难谵语

E. 温病后期，夜热早凉

答案解析：D。清热剂主治里热证，主要表现为气分热盛证、热入营血、脏腑热盛、热毒炽盛，虚

热证。而热盛结实，便难谵语属于里实证，宜用下法治疗，不属于清热剂主治病证范围。

考点发散：清热剂适用于里热证。一般是在表证已解，热已入里，或里热已盛而尚未结实的情况下使用。

3. 白虎汤与竹叶石膏汤共有的药物是

A. 竹叶、石膏　　B. 知母、麦冬

C. 粳米、甘草　　D. 生姜、大枣

E. 粳米、大枣

答案解析：C。粳米、甘草是白虎汤与竹叶石膏汤共有的药物。竹叶、知母、生姜、大枣均不是白虎汤与竹叶石膏汤共有的药物。

考点发散：白虎汤由石膏、知母、粳米、甘草组成，竹叶石膏汤是白虎汤去知母，加竹叶、麦冬、人参、半夏组成。

4. 不属于清营汤主治证候的是

A. 身热夜甚　　B. 神烦少寐

C. 时有谵语　　D. 斑疹隐隐

E. 舌绛苔白滑

答案解析：E。清营汤主治热入营分证，症见身热夜甚、神烦少寐、时有谵语、斑疹隐隐、舌绛而

干、脉细数，舌绛苔白滑不属于清营汤的主治证候。

5. 犀角地黄汤的功效是

A. 清热解毒，凉血散瘀

B. 清营解毒，透热养阴

C. 清热解毒，活血祛瘀

D. 清热解毒，活血止痛

E. 清热解毒，疏风散邪

答案解析：A。犀角地黄汤的功效是清热解毒，凉血散瘀。

考点发散：清营汤的功效是清营解毒，透热养阴。普济消毒饮的功效是清热解毒，疏风散邪。仙方活命饮的功效是清热解毒，消肿溃坚，活血止痛。

6. 主治三焦火毒证的方剂是

A. 凉膈散　　　　B. 黄连解毒汤

C. 普济消毒饮　　D. 仙方活命饮

E. 甘露消毒丹

答案解析：B。黄连解毒汤主治三焦火毒证。

考点发散：凉膈散主治上中二焦邪郁生热证。普济消毒饮主治大头瘟。仙方活命饮主治阳证痈疡肿毒初起。甘露消毒丹主治湿温时疫，邪在气分，湿热并重证。

7. 凉膈散中包含的方剂是

A. 小承气汤　　　B. 大承气汤

C. 调胃承气汤　　D. 增液承气汤

E. 桃核承气汤

答案解析：C。凉膈散是由调胃承气汤加栀子、大黄、竹叶、连翘组成。

考点发散：含有"承气汤"的方剂：麻子仁丸含有小承气汤，黄龙汤含有大承气汤等。

8. 属于仙方活命饮组成的药物是

A. 黄连　　　　　B. 连翘

C. 夏枯草　　　　D. 金银花

E. 蒲公英

答案解析：D。仙方活命饮由金银花、防风、白芷、当归尾、陈皮、甘草、赤芍、贝母、栝楼根、乳香、没药、穿山甲、皂角刺组成。黄连、连翘、夏枯草、蒲公英不属于仙方活命饮组成的药物。

考点发散：仙方活命饮主治阳证痈疡肿毒初起，方中用清热解毒药（金银花）、消散疮疡药（防风、白芷）、理气活血通络药（当归尾、陈皮、赤芍、乳香、没药、穿山甲、皂角刺）等配伍组成。

黄连、连翘、夏枯草、蒲公英虽均有清热解毒之功，但本方并未用之。

9. 不属于导赤散组成的药物是

A. 黄连　　　　　B. 竹叶

C. 木通　　　　　D. 甘草

E. 生地黄

答案解析：A。导赤散由生地黄、竹叶、木通、甘草组成，而黄连不属于导赤散的组成药物。

考点发散：导赤散主治心经火热证，《医宗金鉴》以"水虚火不实"概括本方证之病机较为贴切，故本方不宜用苦寒之性较强的黄连。

10. 龙胆泻肝汤的来源

A.《金匮要略》　　B.《温病条辨》

C.《千金要方》　　D.《医方集解》

E.《医学心悟》

答案解析：D。龙胆泻肝汤出自清代著名医家汪昂所著的《医方集解》。

考点发散：龙胆泻肝汤主治肝胆实火上炎证，或肝经湿热下注证。

11. 不属于龙胆泻肝汤主治证候的是

A. 目赤口苦　　　B. 耳聋耳肿

C. 头痛胁痛　　　D. 小便淋浊

E. 嘈杂吞酸

答案解析：E。龙胆泻肝汤主治肝胆实火上炎所致目赤口苦、耳聋耳肿、头痛胁痛，以及肝经湿热下注所致小便淋浊、阴肿阴痒等。嘈杂吞酸不属于龙胆泻肝汤主治证候。

考点发散：龙胆泻肝汤主治肝胆实火上炎证，症见头痛目赤，胁痛，口苦，耳聋，耳肿，舌红苔黄，脉弦数；肝经湿热下注证，症见阴肿，阴痒，筋痿，阴汗，小便淋浊，或妇女带下黄臭等，舌红苔黄腻，脉弦数有力。

12. 苇茎汤中的"三仁"是

A. 桃仁、薏苡仁、冬瓜仁

B. 杏仁、薏苡仁、白蔻仁

C. 桃仁、薏苡仁、郁李仁

D. 桃仁、白蔻仁、冬瓜仁

E. 杏仁、薏苡仁、冬瓜仁

答案解析：A。苇茎汤是由苇茎、桃仁、薏苡仁、冬瓜仁组成。

考点发散：桃仁、薏苡仁、冬瓜仁为苇茎汤之"三仁"。杏仁、薏苡仁、白蔻仁为三仁汤之"三仁"。

13. 主治气喘咳嗽，皮肤蒸热，日晡尤甚，舌红苔黄，脉细数等的最佳方剂是

A. 苇茎汤　　　　　B. 泻白散

C. 定喘汤　　　　　D. 白虎汤

E. 麻黄杏仁甘草石膏汤

答案解析：B。泻白散主治肺热咳喘证，症见气喘咳嗽，皮肤蒸热，日晡尤甚，舌红苔黄，脉细数等。

考点发散：苇茎汤主治肺痈，症见身有微热，咳嗽痰多，甚则咳吐腥臭脓血，胸中隐隐作痛，舌红苔黄腻，脉滑数。定喘汤主治风寒外束，痰热内蕴证，症见咳喘痰多气急，质稠色黄，或微恶风寒，舌苔黄腻，脉滑数。白虎汤主治气分热盛证，症见壮热面赤，烦渴引饮，汗出恶热，脉洪大有力。麻黄杏仁甘草石膏汤主治外感风邪，邪热壅肺证，症见身热不解，咳逆气急，甚则鼻扇，口渴，有汗或无汗，苔薄白或黄，脉浮数。

14. 清胃散与白头翁汤共有的药物是

A. 黄芩　　　　　B. 黄柏

C. 黄连　　　　　D. 生地黄

E. 牡丹皮

答案解析：C。清胃散由黄连、升麻、生地、当归、牡丹皮组成，白头翁汤由白头翁、黄连、黄柏、秦皮组成，二方共有的药物是黄连。

考点发散：清胃散主治胃火牙痛，白头翁汤主治热毒痢疾，二者均有热盛之象，前者热在胃，后者热在肠，而黄连可清胃肠之热，故二方均用之。

15. 玉女煎的主治病证是

A. 肾虚便秘　　　　B. 胃热阴虚证

C. 心经火热证　　　D. 肝火犯胃证

E. 肺热咳喘证

答案解析：B。玉女煎主治胃热阴虚证。

考点发散：济川煎主治肾虚便秘，导赤散主治心经火热证，左金丸主治肝火犯胃证，泻白散主治肺热咳喘证。

16. 不属于芍药汤中配伍肉桂的意义是

A. 佐药　　　　　B. 臣药

C. 防呕逆拒药　　　D. 助当归、白芍行血和营

E. 制约黄连、黄芩的苦寒之性

答案解析：B。芍药汤中配伍肉桂的意义是助当

归、白芍行血和营，制约黄连、黄芩的苦寒之性，防呕逆拒药，为佐药。

考点发散：芍药汤主治湿热痢疾，方中芍药与当归配伍，体现"行血则便脓自愈"，木香、槟榔配伍，体现"行气则后重自除"。配大黄，体现"通因通用"。

二、B1 型题

（1～3 题共用备选答案）

A. 凉膈散　　　　　B. 清营汤

C. 黄连解毒汤　　　D. 仙方活命饮

E. 普济消毒饮

1. 体现"苦寒直折"法的代表方剂是

2. 体现"以泻代清"法的代表方剂是

3. 体现"火郁发之"法的代表方剂是

答案解析：1. C　2. A　3. E。黄连解毒汤为体现"苦寒直折"法的代表方剂。凉膈散是体现"以泻代清"法的代表方剂。普济消毒饮是体现"火郁发之"法的代表方剂。

考点发散：清营汤是体现"透热转气"的代表方剂。仙方活命饮被称为"疮疡之圣药，外科之首方"。

（4～6 题共用备选答案）

A. 青蒿　　　　　B. 鳖甲

C. 黄连　　　　　D. 升麻

E. 牡丹皮

4. 清胃散原方中用量最大的药物是

5. 青蒿鳖甲汤原方中用量最大的药物是

6. 清胃散与青蒿鳖甲汤共有的药物是

答案解析：4. D　5. B　6. E。清胃散原方中用量最大的药物是升麻，青蒿鳖甲汤原方中用量最大的药物是鳖甲，二方共有的药物是牡丹皮。

考点发散：清胃散原方组成及用量：黄连六分、升麻一钱、当归身三分、牡丹皮半钱、生地黄三分。青蒿鳖甲汤原方组成及用量：青蒿二钱、鳖甲五钱、知母二钱、牡丹皮三钱、生地黄四钱。二方共有的药物是牡丹皮、生地黄。

（7～9 题共用备选答案）

A. 阴虚火旺盗汗

B. 暑热气津两伤证

C. 血虚阳浮发热证

D. 温病后期，邪伏阴分证

E. 暑病余热未清，气津两伤证

7. 当归六黄汤的主治证是

8. 竹叶石膏汤的主治证是

9. 青蒿鳖甲汤的主治证是

答案解析：7. A 8. E 9. D。当归六黄汤主治阴虚火旺盗汗，竹叶石膏汤主治暑病余热未清，气津两伤证，青蒿鳖甲汤主治温病后期，邪伏阴分证。

考点发散：清暑益气汤主治暑热气津两伤证，当归补血汤主治血虚阳浮发热证。

（10～12题共用备选答案）

　　A. 清胃凉血

　　B. 养阴透热

C. 清泻肺热，止咳平喘

D. 清泻肝火，降逆止呕

E. 滋阴降火，固表止汗

10. 左金丸的功效是

11. 当归六黄汤的功效是

12. 青蒿鳖甲汤的功效是

答案解析：10. D 11. E 12. B。左金丸的功效是清泻肝火，降逆止呕；当归六黄汤的功效是滋阴降火，固表止汗；青蒿鳖甲汤的功效是养阴透热。

考点发散：清胃散的功效是清胃凉血；泻白散的功效是清泻肺热，止咳平喘。

第六单元　祛暑剂

一、A1 型题

1. 不属于清暑益气汤组成药物的是

　　A. 知母　　　　　　B. 粳米

　　C. 甘草　　　　　　D. 石膏

　　E. 石斛

答案解析：D。清暑益气汤由西洋参、西瓜翠衣、麦冬、黄连、竹叶、荷梗、知母、粳米、甘草、石斛组成。石膏不属于清暑益气汤组成的药物。

考点发散：清暑益气汤主治暑热气津两伤证，方中用清热解暑药（西瓜翠衣、黄连、竹叶、知母）配伍益气养阴药（西洋参、麦冬、石斛、粳米、甘草），以清暑益气，养阴生津。由于暑气通于心，故用黄连清心火。石膏善于清肺胃之热，故本方未用之。

2. 属于香薷散的组成药物是

　　A. 佩兰　　　　　　B. 藿香

　　C. 厚朴　　　　　　D. 枳实

　　E. 白豆蔻

答案解析：C。香薷散由香薷、厚朴、白扁豆组成。

考点发散：香薷散主治阴暑，方中用香薷解表散寒，为夏月解表之要药；厚朴行气化湿；白扁豆健脾化湿；合而用之以祛暑解表，化湿和中。佩兰、藿香虽均有化湿解暑之效，但解表之力不如香薷，白豆蔻偏于化湿行气，但白扁豆健脾化湿和中，且具"消暑"之效，故本方未用佩兰、藿香、白豆蔻。

二、B1 型题

（1～2题共用备选答案）

　　A. 香薷散　　　　　B. 六一散

　　C. 阳和汤　　　　　D. 竹叶石膏汤

　　E. 清暑益气汤

1. 主治阴暑的方剂是

2. 主治暑湿证的方剂是

答案解析：1. A 2. B。香薷散主治阴暑，六一散主治暑湿证。

考点发散：阳和汤主治阴疽。竹叶石膏汤主治伤寒、温病、暑病余热未清，气津两伤证。清暑益气汤主治暑热气津两伤证。

第七单元　温里剂

一、A1 型题

1. 不属于理中丸主治病证的是

　　A. 胸痹　　　　　　B. 小儿慢惊

　　C. 小儿急惊风　　　D. 脾胃虚寒证

E. 阳虚失血证

答案解析：C。理中丸主治脾胃虚寒证，阳虚失血证，胸痹，病后喜唾涎沫，小儿慢惊等，所治诸病证皆由于中焦脾胃虚寒所致。小儿急惊风为热邪炽盛，热极动风所致。故不宜用理中丸治之。

2. 大建中汤与小建中汤共有的药物是

    A. 甘草　　　　　　　B. 胶饴

    C. 干姜　　　　　　　D. 生姜

    E. 大枣

答案解析：B。大建中汤由蜀椒、干姜、人参、胶饴组成，小建中汤由桂枝、芍药、甘草、生姜、大枣、胶饴组成。二方共用的药物是胶饴。

考点发散：大建中汤主治中阳衰弱，阴寒内盛之脘腹剧痛；小建中汤主治中焦虚寒，肝脾不和。二方所治均见中焦阳气不足而致腹痛，故二方均用饴糖温中补虚，缓急止痛。

3. 不属于小建中汤主治证候的是

    A. 心中悸动　　　　　B. 虚烦不宁

    C. 手足烦热　　　　　D. 咽干口燥

    E. 畏寒肢冷

答案解析：E。小建中汤主治中焦虚寒，肝脾不和证。症见腹中拘急疼痛，喜温喜按，神疲乏力，虚怯少气；或心中悸动，虚烦不宁，面色无华；或伴四肢酸楚，手足烦热，咽干口燥，舌淡苔白，脉细弦。

考点发散：小建中汤的主治病证乃因中焦虚寒，肝脾不和，化源不足所致。中焦虚寒，肝脾不和而见腹中拘急疼痛，喜温喜按，神疲乏力，虚怯少气；中焦虚寒，化源不足，气血不足失和而见心中悸动，虚烦不宁，面色无华；阴阳不足失和，阴不制阳而见手足烦热等。故畏寒肢冷不属于小建中汤主治证候。

4. 主治手足烦热的方剂是

    A. 理中丸　　　　　　B. 大建中汤

    C. 小建中汤　　　　　D. 大承气汤

    E. 吴茱萸汤

答案解析：C。小建中汤主治中焦虚寒，肝脾不和证之手足烦热。

考点发散：理中丸主治脾胃虚寒之畏寒肢冷。大建中汤主治中阳衰弱，阴寒内盛之手足厥冷。大承气汤主治里热实证之热厥。吴茱萸汤主治肝胃虚寒，浊阴上逆证之手足逆冷。

5. 不属于吴茱萸汤主治证候的是

    A. 颠顶头痛　　　　　B. 呕吐吞酸

    C. 大便泄泻　　　　　D. 烦躁不宁

    E. 烦热干渴

答案解析：E。吴茱萸汤主治肝胃虚寒，浊阴上逆证。症见食后泛泛欲呕，或呕吐吞酸，或干呕，或吐清冷涎沫，胸满脘痛，颠顶头痛，畏寒肢凉，甚则伴有手足厥冷，大便泄泻，烦躁不宁，舌淡苔白滑，脉沉弦或迟。烦热干渴不属于吴茱萸汤的主治范围。

考点发散：吴茱萸汤的主治证乃由肝胃虚寒，浊阴上逆所致，由于里无热，故未见烦热干渴。

6. 属于四逆汤组成药物的是

    A. 炮姜　　　　　　　B. 生姜

    C. 生甘草　　　　　　D. 生附子

    E. 制附子

答案解析：D。四逆汤由生附子、干姜、炙甘草组成。

考点发散：四逆汤主治心肾阳衰寒厥证，古方中用生附子，大辛大热，能迅达内外以温阳逐寒。而炙甘草、干姜则能制约生附子之毒性，并使药力持久。

7. 不属于当归四逆汤组成药物的是

    A. 桂枝　　　　　　　B. 芍药

    C. 生姜　　　　　　　D. 甘草

    E. 大枣

答案解析：C。当归四逆汤由桂枝、芍药、甘草、大枣、当归、细辛、通草组成，生姜不属于当归四逆汤的组成药物。

考点发散：当归四逆汤即由桂枝汤去生姜加当归、细辛、通草组成，由于寒在血脉而不在肌表，故减去发散走表之生姜。

8. 属于阳和汤组成药物的是

    A. 桂枝　　　　　　　B. 附子

    C. 干姜　　　　　　　D. 麻黄

    E. 炙甘草

答案解析：D。阳和汤由熟地黄、鹿角胶、肉桂、炮姜炭、白芥子、麻黄、生甘草组成。

考点发散：阳和汤组成中所用的"姜"为炮姜炭，而非干姜、生姜；方中所用的"甘草"为生甘草，而非炙甘草；所用的"桂"为肉桂，而非桂枝。

9. 不属于阳和汤主治范围的是

A. 胸痹　　　　　B. 痰核

C. 流注　　　　　D. 鹤膝风

E. 贴骨疽

答案解析： A。阳和汤主治阴疽，如贴骨疽、脱疽、流注、痰核、鹤膝风等，患处漫肿无头、皮色不变、酸痛无热、口中不渴、舌淡苔白、脉沉细或迟细。胸痹不属于阳和汤的主治范围。

考点发散： 阳和汤所治阴疽，乃由素体阳虚，营血不足，寒凝痰滞，痹阻于肌肉、筋骨、血脉而成。胸痹乃由于胸阳不振，痰阻气滞所致，故不属于阳和汤的主治范围。

二、B1 型题

（1~3 题共用备选答案）

A. 温经散寒，养血祛瘀

B. 养血祛瘀，温经止痛

C. 温阳补血，散寒通滞

D. 温经散寒，养血通脉

E. 温中补虚，降逆止痛

1. 阳和汤的功效是

2. 大建中汤的功效是

3. 当归四逆汤的功效是

答案解析： 1. C　2. E　3. D。阳和汤的功效是温阳补血，散寒通滞。当归四逆汤的功效是温经散寒，养血通脉。大建中汤的功效是温中补虚，降逆止痛。

考点发散： 温经汤的功用是温经散寒，养血祛瘀。生化汤的功用是养血祛瘀，温经止痛。

（4~6 题共用备选答案）

A. 四逆汤　　　　B. 大建中汤

C. 吴茱萸汤　　　D. 小建中汤

E. 当归四逆汤

4. 主治血虚寒厥证的方剂是

5. 主治心肾阳衰寒厥证的方剂是

6. 主治肝胃虚寒，浊阴上逆证的方剂是

答案解析： 4. E　5. A　6. C。当归四逆汤主治血虚寒厥证。四逆汤主治心肾阳衰寒厥证。吴茱萸汤主治肝胃虚寒，浊阴上逆证。

考点发散： 大建中汤主治中阳衰弱，阴寒内盛之脘腹剧痛证。小建中汤主治中焦虚寒，肝脾不和证。

第八单元　表里双解剂

一、A1 型题

1. 大柴胡汤与小柴胡汤共有的药物是

A. 人参、甘草　　　B. 柴胡、黄芩

C. 大枣、甘草　　　D. 生姜、甘草

E. 柴胡、芍药

答案解析： B。大柴胡汤是由小柴胡汤去人参、甘草，加大黄、枳实、芍药组成，二方共有的药物有柴胡、黄芩、半夏、生姜、大枣。

考点发散： 大柴胡汤由柴胡、黄芩、半夏、生姜、大枣、大黄、枳实、芍药组成。小柴胡汤由柴胡、黄芩、人参、甘草、半夏、生姜、大枣组成。

2. 属于防风通圣散组成药物的是

A. 大黄、芒硝、甘草

B. 大黄、枳实、厚朴

C. 大黄、芒硝、枳实、厚朴

D. 大黄、芒硝、玄参、生地、麦冬

E. 大黄、芒硝、枳实、厚朴、人参、当归、甘草

答案解析： A。防风通圣散由防风、荆芥、连翘、麻黄、薄荷、川芎、当归、白芍、白术、山栀子、大黄、芒硝、石膏、桔梗、甘草、滑石、生姜组成，方中含有大黄、芒硝、甘草。

考点发散： 防风通圣散中含调胃承气汤（大黄、芒硝、甘草），而不含有小承气汤（大黄、枳实、厚朴）、大承气汤（大黄、芒硝、枳实、厚朴）、增液承气汤（大黄、芒硝、玄参、生地、麦冬）、黄龙汤（大黄、芒硝、枳实、厚朴、人参、当归、甘草）。

3. 不属于葛根芩连汤主治证候的是

A. 身热下利　　　B. 胸脘烦热

C. 喘而汗出　　　D. 口干作渴

E. 郁郁微烦

答案解析： E。葛根芩连汤主治协热下利，症见身热下利、胸脘烦热、喘而汗出、口干作渴、舌红苔黄、脉数或促。郁郁微烦是大柴胡汤的主治证候，不属于葛根芩连汤的主治证候。

考点发散： 葛根芩连汤主治证乃因伤寒表证未解，

邪陷阳明所致，大柴胡汤主治少阳阳明合病，二方虽均见阳明之体征，但前者是邪陷阳明大肠，故见身热下利；后者则是邪热互结，阳明（胃）已成实，故见心下痞硬或满痛、大便不解。此外，大柴胡汤所治郁郁微烦乃因少阳胆气郁滞化热所致。

4. 防风通圣散的功效是

A. 解表清里

B. 解肌清热

C. 疏风解表，泻热通便

D. 和解少阳，内泻热结

E. 发汗祛湿，兼清里热

答案解析：C。防风通圣散的功效是疏风解表，泻热通便。

考点发散：葛根芩连汤的功效是解表清里。柴葛解肌汤的功效是解肌清热。大柴胡汤的功效是和解少阳，内泻热结。九味羌活汤的功效是发汗祛湿，兼清里热。

二、B1 型题

（1~3 题共用备选答案）

A. 协热下利

B. 伤寒少阳证

C. 少阳阳明合病

D. 外感风寒，郁而化热证

E. 风热壅盛，表里俱实证

1. 大柴胡汤的主治病证是

2. 防风通圣散的主治病证是

3. 葛根芩连汤的主治病证是

答案解析：1. C 2. E 3. A。大柴胡汤主治少阳阳明合病。防风通圣散主治风热壅盛，表里俱实证。葛根芩连汤主治协热下利。

考点发散：小柴胡汤主治伤寒少阳证。柴葛解肌汤主治外感风寒，郁而化热证。

第九单元 补 益 剂

一、A1 型题

1. 四君子汤原方各药剂量配比是

A. 人参、茯苓、白术、甘草各等份

B. 人参二钱，茯苓一钱，白术二钱，甘草一钱

C. 人参一钱，茯苓二钱，白术二钱，甘草一钱

D. 人参二钱，茯苓二钱，白术二钱，甘草一钱

E. 人参三钱，茯苓二钱，白术一钱，甘草一钱

答案解析：A。四君子汤原方各药剂量配比是人参、茯苓、白术、甘草各等份。

考点发散：四君子汤主治脾胃气虚证，方中人参、茯苓、白术、甘草四味药，用量等份，即按 1∶1∶1∶1 比例配比而成。

2. 有"培土生金"之意的方剂是

A. 生脉散 B. 归脾汤

C. 四君子汤 D. 参苓白术散

E. 补中益气汤

答案解析：D。参苓白术散中配伍桔梗宣利肺气，通调水道，载药上行，与补脾诸药合用，有"培土生金"之意，而生脉散、归脾汤、四君子汤、补中益气汤均无"培土生金"之意。

考点发散：参苓白术散具有益气健脾之功用，若用于肺气不足时，具有"培土生金"之效。

3. 补中益气汤原方中用量最大的药物是

A. 人参 B. 黄芪

C. 白术 D. 升麻

E. 柴胡

答案解析：B。补中益气汤原方用量最大的药物是黄芪。

考点发散：补中益气汤原方组成及用量是黄芪五分（病甚、劳役热甚者一钱），人参三分，白术三分，升麻二分或三分，柴胡二分或三分，当归二分，陈皮二分或三分，甘草五分。同时亦须明确治疗脾虚气陷证所用药量宜轻。

4. 主治久咳伤肺，气阴两虚证的方剂是

A. 生脉散 B. 九仙散

C. 麦门冬汤 D. 清燥救肺汤

E. 百合固金汤

答案解析：A。生脉散主治久咳伤肺，气阴两虚证。

考点发散：九仙散主治久咳肺虚证。麦门冬汤主治虚热肺痿。清燥救肺汤主治温燥伤肺，气阴两虚证。百合固金汤主治肺肾阴虚，虚火上炎证。

5. 玉屏风散原方各药剂量配比是

A. 防风一两, 炙黄芪一两, 白术一两

B. 防风二两, 炙黄芪一两, 白术一两

C. 防风一两, 炙黄芪二两, 白术二两

D. 防风二两, 炙黄芪三两, 白术一两

E. 防风一两, 炙黄芪三两, 白术二两

答案解析: C。玉屏风散原方各药剂量配比是防风一两, 炙黄芪二两, 白术二两。

6. 不属于四物汤主治病证的是

A. 头晕目眩　　　B. 月经不调

C. 心悸失眠　　　D. 经闭不行

E. 产后恶露不下

答案解析: E。四物汤主治营血虚滞证。头晕目眩, 心悸失眠, 面色无华, 妇人月经不调, 量少或经闭不行, 脐腹作痛, 甚或瘕块硬结, 舌淡, 口唇、爪甲色淡, 脉细弦或细涩。产后恶露不下不属于四物汤的主治病证。

考点发散: 四物汤主治月经不调, 经闭不行。生化汤、失笑散可治产后恶露不下。

7. 当归补血汤主治病证的脉象是

A. 脉洪大有力　　　B. 脉细弦或细涩

C. 尺脉数而有力　　　D. 脉细弱或虚大无力

E. 脉洪大而虚, 重按无力

答案解析: E。当归补血汤主治病证的脉象是脉洪大而虚, 重按无力。

考点发散: 当归补血汤主治血虚阳浮发热证。症见肌热面赤, 烦渴欲饮, 脉洪大而虚, 重按无力; 亦治妇人经期、产后血虚发热头痛, 或疮疡溃后, 久不愈合者。白虎汤主治病证的脉象是脉洪大有力。四物汤主治病证的脉象是脉细弦或细涩。大补阴丸主治病证的脉象是尺脉数而有力。八珍汤主治病证的脉象是脉细弱或虚大无力。

8. 含有茯苓的方剂是

A. 理中丸　　　B. 归脾汤

C. 炙甘草汤　　　D. 真人养脏汤

E. 补中益气汤

答案解析: B。归脾汤由黄芪、白术、茯苓、人参、炙甘草、当归、远志、龙眼肉、酸枣仁、木香、生姜、大枣组成, 组成中含有茯苓。

考点发散: 理中丸由干姜、人参、白术、甘草组成。炙甘草汤由炙甘草、桂枝、生姜、大枣、人参、阿胶、生地、麦冬、麻仁、清酒组成。真人养脏汤由罂粟壳、木香、诃子、当归、肉豆蔻、白术、芍药、肉桂组成。补中益气汤由黄芪、人参、白术、甘草、当归、陈皮、升麻、柴胡组成。

9. 不属于归脾汤主治证候的是

A. 盗汗　　　B. 舌光少津

C. 面色萎黄　　　D. 健忘失眠

E. 心悸怔忡

答案解析: B。归脾汤主治心脾气血两虚证, 症见心悸怔忡, 健忘失眠, 盗汗, 面色萎黄, 舌淡, 苔薄白, 脉细弱; 脾不统血证, 症见便血, 皮下紫癜, 妇女崩漏, 月经先期, 量多色淡, 或淋沥不止, 舌淡, 脉细弱。舌光少津不属于归脾汤的主治证候。

考点发散: 舌光少津属于津液不足之象, 而归脾汤所治之证乃由思虑过度, 劳伤心脾, 气血两亏所致, 故见舌淡。

10. 炙甘草汤中桂枝、生姜的作用是

A. 温经散寒　　　B. 温阳化气

C. 温阳利水　　　D. 温阳通脉

E. 温阳降逆

答案解析: D。炙甘草汤中桂枝、生姜的作用是温心阳, 通血脉。

考点发散: 炙甘草汤主治阴血阳气虚弱, 心脉失养所致心动悸、脉结代, 方中用炙甘草、人参、桂枝、生姜、大枣温补阳气; 阿胶、生地黄、麦门冬、麻子仁滋阴养血。其中桂枝、生姜的作用是温心阳, 通血脉, 并防诸厚味滋补之品滋腻太过。加清酒以温通血脉。

11. 不属于六味地黄丸主治病证的是

A. 腰膝酸软, 足跟作痛

B. 耳鸣耳聋, 头晕目眩

C. 足膝疼热, 心烦易怒

D. 骨蒸潮热, 手足心热

E. 遗精消渴, 牙齿动摇

答案解析: C。六味地黄丸主治肝肾阴虚证, 症见腰膝酸软, 足跟作痛, 耳鸣耳聋, 头晕目眩, 骨蒸潮热, 手足心热, 遗精消渴, 牙齿动摇, 小儿囟门不合, 舌红少苔, 脉沉细数。足膝疼热, 心烦易怒不属于六味地黄丸的主治病证。

考点发散: 六味地黄丸主治肝肾阴虚所致腰膝酸软, 足跟作痛, 耳鸣耳聋等。若见足膝疼热, 心烦易怒则宜用大补阴丸。

12. 具有金水并调作用的方剂是

    A. 生脉散   B. 左金丸

    C. 清燥救肺汤   D. 百合固金汤

    E. 参苓白术散

答案解析： D。百合固金汤方中诸药相合，滋肾保肺，金水并调，使阴血渐充，虚火自清，化痰咳止，肺气自固。

13. 一贯煎中意在佐金平木、扶土抑木的药物是

    A. 生地黄、当归   B. 北沙参、麦冬

    C. 生地、枸杞子   D. 当归身、川楝子

    E. 川楝子、枸杞子

答案解析： B。一贯煎中重用生地黄滋阴养血，寓滋水涵木之意；北沙参、麦冬滋养肺胃，养阴生津，意在佐金平木、扶土抑木。

考点发散： 一贯煎主治肝肾阴虚，肝气郁滞证，治宜滋阴疏肝，方中重用生地黄滋阴养血，补益肝肾，为君药，肝藏血，肾藏精，精血互生，故寓滋水涵木之意。当归、枸杞养血滋阴柔肝；北沙参、麦冬滋养肺胃，养阴生津，意在佐金平木、扶土抑木，共为臣药。佐以少量川楝子疏肝泄热，理气止痛。诸药合用，使阴虚得除，肝体得养，肝气得疏，诸症可解。

14. 一贯煎中的佐药是

    A. 川楝子   B. 枸杞子

    C. 当归身   D. 生地黄

    E. 北沙参

答案解析： A。一贯煎中佐以少量川楝子疏肝泄热，理气止痛。

15. 肾气丸的功效是

    A. 温补肾阳   B. 补肾助阳

    C. 温阳利水   D. 温肾益精

    E. 温肾暖脾

答案解析： B。肾气丸的功效是补肾助阳。

考点发散： 右归丸的功效是温补肾阳，填精益髓。真武汤的功效是温阳利水。济川煎的功效是温肾益精，润肠通便。四神丸的功效是温肾暖脾，固肠止泻。

二、B1 型题

(1~3 题共用备选答案)

    A. 生脉散   B. 四君子汤

    C. 玉屏风散   D. 参苓白术散

    E. 补中益气汤

1. 主治脾虚湿盛证的方剂是

2. 主治气虚发热证的方剂是

3. 主治温热、暑热，耗气伤阴证的方剂是

答案解析： 1. D   2. E   3. A。参苓白术散主治脾虚湿盛证。补中益气汤主治脾虚气陷证，气虚发热证。生脉散主治温热、暑热，耗气伤阴证以及久咳伤肺、气阴两虚证。

考点发散： 四君子汤主治脾胃气虚证。玉屏风散主治表虚自汗证。

(4~6 题共用备选答案)

    A. 真阴不足证   B. 肝肾阴虚证

    C. 阴虚火旺证   D. 阴虚火旺盗汗证

    E. 温病后期，邪伏阴分证

4. 左归丸主治

5. 大补阴丸主治

6. 六味地黄丸主治

答案解析： 4. A   5. C   6. B。左归丸主治真阴不足证。大补阴丸主治阴虚火旺证。六味地黄丸主治肝肾阴虚证。

考点发散： 当归六黄汤主治阴虚火旺盗汗证。青蒿鳖甲汤主治温病后期，邪伏阴分证。

(7~9 题共用备选答案)

    A. 右归丸   B. 肾气丸

    C. 左归丸   D. 大补阴丸

    E. 地黄饮子

7. 主治喑痱的方剂是

8. 主治转胞的方剂是

9. 主治阳痿遗精的方剂是

答案解析： 7. E   8. B   9. A。地黄饮子主治下元虚衰，痰浊上泛之喑痱证。肾气丸主治肾阳不足证，症见腰痛脚软，身半以下常有冷感，少腹拘急，小便不利或小便反多，入夜尤甚，阳痿早泄，舌淡而胖，脉虚弱，以及痰饮，水肿，消渴，脚气，转胞等。右归丸主治肾阳不足，命门火衰证，症见年老或久病气衰神疲，畏寒肢冷，腰膝软弱，阳痿遗精，或阳衰无子，或饮食减少，大便不实，或小便自遗，舌淡苔白，脉沉而迟。

考点发散： 左归丸主治真阴不足证，症见头晕目眩，腰酸腿软，遗精滑泄，自汗盗汗，口燥咽干，舌红少苔，脉细。大补阴丸主治阴虚火旺证，症见骨蒸潮热，盗汗遗精，咳嗽咯血，心烦易怒，足膝疼热，舌红少苔，尺脉数而有力。

第十单元　固　涩　剂

一、A1 型题

1. 属于固涩剂禁忌证的是

A. 热病多汗　　　　B. 痰饮咳嗽

C. 伤食泄泻　　　　D. 热痢初起

E. 久咳肺虚

答案解析：E。固涩剂适用于气血精津液滑脱不禁而表现为自汗盗汗、久咳不止、久泻久痢、遗精滑泄、小便失禁、崩漏、带下。

考点发散：固涩剂应用注意事项中指出，对于热病多汗、痰饮咳嗽、伤食泄泻、热痢初起、火扰遗泄、实热崩带等，均非固涩剂适用。

2. 治疗体虚自汗、盗汗证的方剂是

A. 桂枝汤　　　　B. 生脉散

C. 牡蛎散　　　　D. 玉屏风散

E. 当归六黄汤

答案解析：C。牡蛎散主治体虚自汗、盗汗证。玉屏风散主治表虚自汗。

考点发散：桂枝汤主治外感风寒表虚证。生脉散主治温热，暑热，耗气伤阴证以及久咳伤肺，气阴两虚证。当归六黄汤主治阴虚火旺之盗汗证。

3. 牡蛎散中的臣药是

A. 白术　　　　B. 黄芪

C. 小麦　　　　D. 煅牡蛎

E. 麻黄根

答案解析：B。牡蛎散中煅牡蛎为君药，黄芪为臣药，麻黄根为佐药，小麦为佐使药。

考点发散：牡蛎散的配伍意义：煅牡蛎敛阴潜阳，固表止汗，为君药；黄芪益气实卫，固表止汗，为臣药；麻黄根功专收敛止汗，为佐药；小麦益心气，养心阴，为佐使药。

4. 具有敛肺止咳，益气养阴功用的方剂是

A. 九仙散　　　　B. 生脉散

C. 泻白散　　　　D. 桑杏汤

E. 咳血方

答案解析：A。九仙散的功效是敛肺止咳，益气养阴。

考点发散：生脉散的功效是益气生津，敛阴止汗。泻白散的功效是清泻肺热，止咳平喘。桑杏汤的功效是清宣肺燥，润肺止咳。咳血方的功效是清肝宁肺，凉血止血。

5. 不属于真人养脏汤的组成药物是

A. 人参　　　　B. 当归

C. 肉桂　　　　D. 黄芪

E. 白术

答案解析：D。真人养脏汤由人参、当归、白术、肉豆蔻、肉桂、炙甘草、白芍、木香、诃子、罂粟壳组成，黄芪不属于真人养脏汤组成的药物。

考点发散：真人养脏汤用于脾肾虚寒，肠失固涩所致的泄痢无度，治宜涩肠固脱，温补脾肾之法，方中重用罂粟壳以涩肠固脱，配伍诃子、肉豆蔻以加强涩肠止泻之用，配伍肉桂、人参、白术等以加强温补脾肾之力。故未用偏于补中升阳之黄芪。

6. 四神丸的组成药物是

A. 赤石脂、肉豆蔻、吴茱萸、五味子

B. 补骨脂、白豆蔻、吴茱萸、五味子

C. 补骨脂、肉豆蔻、吴茱萸、五味子

D. 补骨脂、肉豆蔻、山茱萸、五味子

E. 补骨脂、白豆蔻、吴茱萸、五倍子

答案解析：C。四神丸由补骨脂、肉豆蔻、吴茱萸、五味子组成。

考点发散：四神丸主治脾肾阳虚之肾泄，方中补骨脂补命门之火，肉豆蔻暖脾止泻，吴茱萸温暖脾肾，五味子涩肠止泻，合而用之以温肾暖脾，涩肠止泻。赤石脂善固涩下焦滑脱；白豆蔻、山茱萸偏于补肝肾，适用于遗精滑精；五倍子虽具涩肠之效，但偏寒凉。故四神丸中未用之。

7. 桑螵蛸散的主治病证是

A. 肝肾阴虚证

B. 心肾两虚证

C. 心脾气血两虚证

D. 肺肾阴虚，虚火上炎证

E. 脾肾亏虚，冲脉不固证

答案解析：B。桑螵蛸散主治心肾两虚证。

考点发散：六味地黄丸主治肝肾阴虚证。归脾汤主治心脾气血两虚证。百合固金丸主治肺肾阴虚证。固冲汤主治脾肾亏虚证。

8. 固冲汤原方用量最大的药物是

A. 生黄芪   B. 炒白术

C. 煅龙骨   D. 煅牡蛎

E. 海螵蛸

答案解析：B。固冲汤由炒白术一两、生黄芪六钱、煅龙骨八钱、煅牡蛎八钱、萸肉八钱、生杭芍四钱、海螵蛸四钱、茜草三钱、棕边炭二钱、五倍子五分组成。原方用量最大的药物是炒白术。

9. 不属于固经丸组成药物的是

A. 白芍   B. 黄柏

C. 黄芩   D. 香附

E. 当归

答案解析：E。固经丸由白芍、黄柏、黄芩、香附、龟甲、椿根皮组成，当归不属于固经丸组成的药物。

考点发散：固经丸主治阴虚血热之崩漏，治宜滋阴清热，固经止血之法，当归味辛甘，性温，具有养血活血之用，本方不宜用之。

二、B1 型题

(1~3 题共用备选答案)

A. 四神丸   B. 九仙散

C. 牡蛎散   D. 易黄汤

E. 真人养脏汤

1. 主治五更泻的方剂是

2. 主治久泻久痢的方剂是

3. 主治久咳肺虚证的方剂是

答案解析：1. A 2. E 3. B。四神丸主治脾肾阳虚之五更泄。真人养脏汤主治久泻久痢，脾肾虚寒证。九仙散主治久咳肺虚证。

考点发散：牡蛎散主治体虚自汗、盗汗。易黄汤主治肾虚湿热带下。

(4~6 题共用备选答案)

A. 肾虚湿热带下

B. 阴虚火旺之盗汗

C. 阴虚血热之崩漏

D. 心肾两虚之尿频

E. 脾肾亏虚，冲脉不固之血崩

4. 易黄汤主治的病证是

5. 固经丸主治的病证是

6. 固冲汤主治的病证是

答案解析：4. A 5. C 6. E。易黄汤主治肾虚湿热带下。固经丸主治阴虚血热之崩漏。固冲汤主治脾肾亏虚，冲脉不固之血崩。

考点发散：当归六黄汤主治阴虚火旺之盗汗。桑螵蛸散主治心肾两虚之尿频。

第十一单元 安神剂

一、A1 型题

1. 不属于朱砂安神丸组成药物的是

A. 黄连   B. 当归

C. 柏子仁   D. 炙甘草

E. 生地黄

答案解析：C。朱砂安神丸由朱砂、黄连、当归、生地黄、炙甘草组成，柏子仁不属于朱砂安神丸的组成药物。

考点发散：朱砂安神丸主治心火亢盛，阴血不足证，故用朱砂、黄连清心火，安心神；当归、生地黄滋阴养血；炙甘草调和诸药。诸药配合，标本兼治。故未用养心安神之柏子仁。

2. 朱砂安神丸中的臣药是

A. 当归   B. 黄连

C. 朱砂   D. 炙甘草

E. 生地黄

答案解析：B。朱砂安神丸中以朱砂为君药，黄连为臣药，生地黄、当归为佐药，炙甘草为使药。

考点发散：朱砂安神丸所治之证乃由心火亢盛，灼伤阴血所致。方中以朱砂为君药，重镇安神，清心泻火；黄连清心泻火以除烦热，为臣药；生地黄滋阴清热，当归滋阴养血，为佐药；炙甘草调和诸药，为使药。

3. 天王补心丹中的"三参"是指

A. 人参、玄参、沙参

B. 人参、苦参、丹参

C. 海参、玄参、丹参

D. 人参、玄参、丹参

E. 西洋参、玄参、沙参

答案解析：D。天王补心丹中所含"三参"为人参、玄参、丹参。

考点发散：天王补心丹由人参、玄参、丹参、茯苓、桔梗、远志、当归、五味子、麦门冬、天门冬、柏子仁、酸枣仁、生地黄、朱砂、竹叶组成。

4. 天王补心丹中桔梗的作用是

A. 开宣肺气　　　　B. 载药上行

C. 宣利肺气　　　　D. 宣肺止咳利咽

E. 宣利肺气，通调水道

答案解析：B。天王补心丹中桔梗的作用是载药上行。

考点发散：桑菊饮中桔梗的作用是开宣肺气。藿香正气散中桔梗的作用是宣利肺气。银翘散中桔梗的作用是宣肺止咳利咽。参苓白术散中桔梗的作用是宣利肺气，通调水道。

5. 天王补心丹与酸枣仁汤共有的药物是

A. 茯苓　　　　　　B. 甘草

C. 知母　　　　　　D. 当归

E. 川芎

答案解析：A。天王补心丹由人参、玄参、丹参、酸枣仁、茯苓、桔梗、远志、当归、五味子、麦门冬、天门冬、柏子仁、生地黄、朱砂、竹叶组成。酸枣仁汤由酸枣仁、茯苓、川芎、知母、甘草组成。二方共有的药物是酸枣仁、茯苓。

考点发散：天王补心丹主治阴虚血少，神志不安之心悸失眠。酸枣仁汤主治肝血不足，虚热内扰之心悸失眠。二方均见血虚而致心神不安之象，故均用酸枣仁、茯苓养血宁心安神。

6. 酸枣仁汤中川芎的作用是

A. 祛风　　　　　　B. 活血

C. 行气　　　　　　D. 止痛

E. 调肝血而疏肝气

答案解析：E。酸枣仁汤方中佐以辛散之川芎，调肝血而疏肝气，与大量酸枣仁配伍，辛散与酸收并用，补血与行血结合，具有养血调肝之妙。

考点发散：酸枣仁汤主治肝血不足，虚热内扰证。方中重用甘酸质润之酸枣仁养血补肝，宁心安神，佐以辛散之川芎，调肝血而疏肝气，与大量酸枣仁配伍，辛散与酸收并用，补血与行血结合，具有养血调肝之妙。

7. 不属于酸枣仁汤组成的药物是

A. 川芎　　　　　　B. 知母

C. 茯苓　　　　　　D. 甘草

E. 大枣

答案解析：E。酸枣仁汤由酸枣仁、川芎、知母、茯苓、甘草组成，大枣不属于酸枣仁汤的组成药物。

考点发散：酸枣仁与大枣虽均有养血安神之功效，但酸枣仁汤主治肝血不足，虚热内扰证，方中酸枣仁入心肝经，养血补肝，宁心安神，为君药。而大枣甘温，归脾胃经，补中益气，养血安神，不适宜本方证，故酸枣仁汤中未用之。

二、B1 型题

（1~2 题共用备选答案）

A. 酸枣仁汤　　　　B. 大补阴丸

C. 朱砂安神丸　　　D. 天王补心丹

E. 当归补血汤

1. 主治阴虚血少，神志不安证的方剂是

2. 主治肝血不足，虚热内扰证的方剂是

答案解析：1. D　2. A。天王补心丹主治阴虚血少，神志不安证。酸枣仁汤主治肝血不足，虚热内扰证。

考点发散：大补阴丸主治阴虚火旺证。朱砂安神丸主治心火亢盛，阴血不足证。当归补血汤主治血虚阳浮发热证。

（3~4 题共用备选答案）

A. 归脾汤

B. 酸枣仁汤

C. 朱砂安神丸

D. 天王补心丹

E. 当归六黄汤

3. 具有镇心安神，清热养血功用的方剂是

4. 具有养血安神，清热除烦功用的方剂是

答案解析：3. C　4. B。朱砂安神丸的功用是镇心安神，清热养血。酸枣仁汤的功用是养血安神，清热除烦。

考点发散：归脾汤的功用是益气补血，健脾养心。天王补心丹的功用是滋阴清热，养血安神。当归六黄汤的功用是滋阴泻火，固表发汗。

第十二单元　开　窍　剂

一、A1 型题

1. 安宫牛黄丸的主治病证是

　　A. 三焦火毒证　　　B. 痰热内闭心包证

　　C. 邪热内陷心包证　D. 中上二焦邪郁生热证

　　E. 温热病，热闭心包证

　　答案解析：C。安宫牛黄丸主治邪热内陷心包证。

　　考点发散：黄连解毒汤主治三焦火毒证。至宝丹主治痰热内闭心包证。凉膈散主治中上二焦邪郁生热证。紫雪主治温热病，热闭心包证。

2. 不属于苏合香丸主治证候的是

　　A. 突然昏倒　　　B. 不省人事

　　C. 牙关紧闭　　　D. 苔白脉迟

　　E. 痰盛气粗

　　答案解析：E。苏合香丸主治寒闭证，症见突然昏倒，不省人事，牙关紧闭，苔白脉迟；亦治心腹卒痛，甚则昏厥，属寒凝气滞者。痰盛气粗不属于苏合香丸的主治病证。

　　考点发散：至宝丹主治痰热内闭心包证，症见神昏谵语，身热烦躁，痰盛气粗，舌绛苔黄垢腻，脉滑数。

二、B1 型题

（1~2 题共用备选答案）

　　A. 紫雪散　　　　　B. 至宝丹

　　C. 苏合香丸　　　　D. 黄连解毒汤

　　E. 安宫牛黄丸

1. 具有清热解毒，开窍醒神功效的方剂是

2. 具有化浊开窍，清热解毒功效的方剂是

　　答案解析：1. E　2. B。安宫牛黄丸的功效是清热解毒，开窍醒神。至宝丹的功效是化浊开窍，清热解毒。

　　考点发散：紫雪散的功效是清热开窍，息风止痉。苏合香丸的功效是芳香开窍，行气止痛。黄连解毒汤的功效是泻火解毒。

第十三单元　理　气　剂

一、A1 型题

1. 越鞠丸所治的"六郁"是

　　A. 气郁、血郁、火郁、水郁、痰郁、食郁

　　B. 肝郁、血郁、火郁、水郁、痰郁、食郁

　　C. 气郁、血郁、火郁、湿郁、痰郁、食郁

　　D. 气郁、血郁、寒郁、湿郁、痰郁、食郁

　　E. 气郁、血郁、阳郁、湿郁、痰郁、食郁

　　答案解析：C。越鞠丸主治六郁证，即气郁、血郁、火郁、湿郁、痰郁、食郁。

2. 属于越鞠丸组成药物的是

　　A. 香附　　　　　B. 柴胡

　　C. 香橼　　　　　D. 木香

　　E. 川楝子

　　答案解析：A。越鞠丸由香附、川芎、栀子、苍术、神曲组成。

　　考点发散：越鞠丸主治气血火湿痰食"六郁"，方中香附性平不寒不热，善于疏肝解郁，调理气机。选项中柴胡疏肝理气，偏于辛散发表；香橼疏肝理气，但作用较弱；木香偏于行气调中，川楝子苦寒行气止痛，证见热象者较为适宜。

3. 柴胡疏肝散与越鞠丸共有的药物是

　　A. 柴胡、芍药　　　B. 香附、川芎

　　C. 枳壳、陈皮　　　D. 柴胡、川芎

　　E. 柴胡、陈皮

　　答案解析：B。柴胡疏肝散由柴胡、陈皮、香附、川芎、芍药、枳壳、炙甘草组成。越鞠丸由香附、川芎、栀子、苍术、神曲组成。香附、川芎为二方共有的药物。

　　考点发散：柴胡疏肝散主治肝气郁滞证，具有疏肝行气，活血止痛的功效；越鞠丸主治六郁证，具有行气解郁的功效。二方皆有气郁之病机，均具有行气之功效，故二方皆用香附、川芎以行气止痛。

4. 为治胸痹的基础方是

　　A. 理中丸　　　　　B. 越鞠丸

C. 半夏厚朴汤　　　D. 厚朴温中汤

E. 瓜蒌薤白白酒汤

答案解析：E。瓜蒌薤白白酒汤主治胸阳不振，痰气互结之胸痹轻证，为治胸痹的基础方。

考点发散：理中丸主治脾胃虚寒所致的胸痹，为治疗中焦脾胃虚寒证的基础方。越鞠丸为主治气血火湿痰食"六郁"的代表方。半夏厚朴汤主治梅核气。厚朴温中汤主治脾胃寒湿气滞证。

5. 属于半夏厚朴汤的组成药物是

A. 干姜　　　　　　B. 炮姜

C. 苏叶　　　　　　D. 甘草

E. 苏子

答案解析：C。半夏厚朴汤由半夏、厚朴、茯苓、苏叶、生姜组成。

考点发散：半夏厚朴汤主治痰气郁结于咽喉所致的梅核气，故用半夏化痰散结，厚朴行气除满，茯苓助半夏化痰，生姜制半夏之毒，苏叶宣通郁结之气。选项中干姜温中祛寒，炮姜温通血脉，苏子降气化痰，甘草甘温益气和中，但易于壅滞气机，故姜、大枣、甘草、苏子等药与半夏厚朴汤证不相符合，即药证不符，故不宜用之。

6. 不属于半夏厚朴汤主治证候的是

A. 咽中如有物阻　　B. 咯吐不出

C. 吞咽不下　　　　D. 胸膈满闷

E. 嗳腐吞酸

答案解析：E。半夏厚朴汤主治梅核气，症见咽中如有物阻，咯吐不出，吞咽不下，胸膈满闷，或咳或呕，苔白润或白滑，脉弦缓或弦滑。嗳腐吞酸不属于半夏厚朴汤的主治证候。

考点发散：半夏厚朴汤所治梅核气乃由情志不遂，肝气郁结，肺胃失于宣降，津液不布，聚而为痰，痰气郁结于咽喉所致，虽有胃气上逆之呕，但未见嗳腐吞酸。越鞠丸、保和丸主治证候中均见嗳腐吞酸。越鞠丸主治六郁证，症见胸膈痞闷、脘腹胀痛、嗳腐吞酸、恶心呕吐等。保和丸主治食滞胃脘证，症见脘腹痞满胀痛、嗳腐吞酸、恶食呕逆等。

7. 属于厚朴温中汤的组成药物是

A. 陈皮、砂仁　　　B. 干姜、生姜

C. 木香、草果　　　D. 茯苓、白术

E. 生姜、大枣

答案解析：B。厚朴温中汤由厚朴、陈皮、甘草、

茯苓、草豆蔻、木香、干姜、生姜组成。砂仁、草果、白术、大枣、炮姜均非厚朴温中汤的组成药物。

考点发散：厚朴温中汤主治脾胃寒湿气滞证，故方中未用易于壅滞气机之白术、大枣。砂仁善于化湿行气，草果偏于燥湿温中；而木香擅长调中宣滞，行气止痛，草豆蔻则行气燥湿温中之力优；故厚朴温中汤用草豆蔻、木香，而未用砂仁、草果。

8. 厚朴温中汤与天台乌药散共有的药物是

A. 木香　　　　　　B. 陈皮

C. 青皮　　　　　　D. 香附

E. 甘草

答案解析：A。厚朴温中汤由厚朴、陈皮、甘草、茯苓、草豆蔻、木香、干姜、生姜组成。天台乌药散由乌药、木香、小茴香、青皮、高良姜、槟榔、川楝子、巴豆组成。二方共有的药物是木香。

考点发散：厚朴温中汤主治脾胃寒湿气滞证，天台乌药散主治肝经气滞寒凝证，二方均见气滞寒凝之病机，故二方均用辛散温通之木香行气止痛。

9. 具有温补肝肾，行气止痛功效的方剂是

A. 暖肝煎　　　　　B. 阳和汤

C. 吴茱萸汤　　　　D. 柴胡疏肝散

E. 天台乌药散

答案解析：A。暖肝煎具有温补肝肾，行气止痛的功效。

考点发散：阳和汤具有温阳补血，散寒通滞的功效。吴茱萸汤具有温中补虚，降逆止呕的功效。柴胡疏肝散具有疏肝行气，活血止痛的功效。天台乌药散具有行气疏肝，散寒止痛的功效。

10. 苏子降气汤的功效是

A. 宣降肺气，清热化痰

B. 宣利肺气，疏风止咳

C. 疏风清热，宣肺止咳

D. 降气平喘，祛痰止咳

E. 清泻肺热，止咳平喘

答案解析：D。苏子降气汤的功效是疏风清热，宣肺止咳。

考点发散：定喘汤的功效是宣降肺气，清热化痰。止嗽散的功效是宣利肺气，疏风止咳。桑菊饮的功效是疏风清热，宣肺止咳。泻白散的功效是清泻肺热，止咳平喘。

11. 属于苏子降气汤组成药物的是

　A. 白前　　　　　　B. 桂枝

　C. 苏叶　　　　　　D. 杏仁

　E. 生甘草

答案解析：C。苏子降气汤由苏子、半夏、当归、炙甘草、前胡、厚朴、肉桂、生姜、大枣、苏叶组成。而白前、桂枝、杏仁、生甘草不属于苏子降气汤的组成药物。

12. 定喘汤的主治证候是

　A. 喘咳短气，痰涎壅盛

　B. 咳嗽咽痒，咯痰不爽

　C. 气喘咳嗽，皮肤蒸热

　D. 咳喘痰多气急，质稠色黄

　E. 咳嗽痰多，咳吐腥臭脓血

答案解析：D。定喘汤主治风寒外束，痰热内蕴证，症见咳喘痰多气急，质稠色黄，或微恶风寒，舌苔黄腻，脉滑数。

考点发散：苏子降气汤主治上实下虚之喘咳证，症见痰涎壅盛，胸满膈闷，喘咳短气，呼多吸少，腰疼脚弱，肢体倦怠或肢体浮肿，舌苔白滑或白腻，脉弦滑。止嗽散主治风邪犯肺证，症见咳嗽咽痒，咯痰不爽，或微有恶风发热，苔薄白，脉浮缓。泻白散主治肺热咳喘证，症见气喘咳嗽，皮肤蒸热，日晡尤甚，舌红苔黄，脉细数。苇茎汤主治肺痈，热毒壅滞，痰瘀互结证，身有微热，咳嗽痰多，甚则咳吐腥臭脓血，胸中隐隐作痛，舌红苔黄腻，脉滑数。

13. 不属于定喘汤组成药物的是

　A. 麻黄　　　　　　B. 白果

　C. 杏仁　　　　　　D. 苏叶

　E. 桑白皮

答案解析：D。定喘汤由麻黄、白果、杏仁、苏子、桑白皮、款冬花、半夏、黄芩、甘草组成。苏叶不属于定喘汤的组成药物。

考点发散：定喘汤中仅有苏子而未用苏叶。苏子降气汤中苏子、苏叶并用。半夏厚朴汤、杏苏散均仅用苏叶。三子养亲汤中亦只用苏子。

14. 旋覆代赭汤的功效是

　A. 行气散结，降逆化痰

　B. 降逆化痰，益气和胃

　C. 温中补虚，降逆止呕

　D. 行气除满，温中燥湿

　E. 温中补虚，降逆止痛

答案解析：B。旋覆代赭汤的功效是降逆化痰，益气和胃。

考点发散：半夏厚朴汤的功效是行气散结，降逆化痰。吴茱萸汤的功效是温中补虚，降逆止呕。厚朴温中汤的功效是行气除满，温中燥湿。大建中汤的功效是温中补虚，降逆止痛。

二、B1 型题

（1～3 题共用备选答案）

　A. 行气解郁

　B. 疏肝行气，活血止痛

　C. 行气散结，降逆化痰

　D. 行气除满，温中燥湿

　E. 行气疏肝，散寒止痛

1. 越鞠丸的功效是

2. 柴胡疏肝散的功效是

3. 天台乌药散的功效是

答案解析：1. A　2. B　3. E。越鞠丸具有行气解郁的功效。柴胡疏肝散具有疏肝行气，活血止痛的功效。天台乌药散具有行气疏肝，散寒止痛的功效。

考点发散：半夏厚朴汤具有行气散结，降逆化痰的功效。厚朴温中汤具有行气除满，温中燥湿的功效。

（4～6 题共用备选答案）

　A. 六郁证　　　　　B. 梅核气

　C. 肝气郁滞证　　　D. 脾胃寒湿气滞证

　E. 肝经气滞寒凝证

4. 柴胡疏肝散的主治证是

5. 天台乌药散的主治证是

6. 厚朴温中汤的主治证是

答案解析：4. C　5. E　6. D。柴胡疏肝散主治肝气郁滞证。天台乌药散主治肝经气滞寒凝证。厚朴温中汤主治脾胃寒湿气滞证。

考点发散：越鞠丸主治六郁证。半夏厚朴汤主治梅核气。

（7～8 题共用备选答案）

　A. 上实下虚喘咳证

　B. 胃虚痰阻气逆证

　C. 肝经气滞寒凝证

　D. 脾胃寒湿气滞证

　E. 风寒外束，痰热内蕴证

7. 苏子降气汤的主治证是

8. 旋覆代赭汤的主治证是

    答案解析：7. A　8. B。苏子降气汤主治上实下虚喘咳证。旋覆代赭汤主治胃虚痰阻气逆证。

    考点发散：天台乌药散主治肝经气滞寒凝证。厚朴温中汤主治脾胃寒湿气滞证。定喘汤主治风寒外束，痰热内蕴证。

第十四单元　理 血 剂

一、A1 型题

1. 属于桃核承气汤的组成药物是

    A. 大黄、枳实、厚朴

    B. 大黄、芒硝、甘草

    C. 大黄、芒硝、枳实、厚朴

    D. 大黄、芒硝、玄参、麦冬、生地黄

    E. 大黄、芒硝、枳实、厚朴、人参、当归、桔梗

    答案解析：B。桃核承气汤由桃仁、桂枝、大黄、芒硝、甘草组成。

    考点发散：大黄、枳实、厚朴组成小承气汤。大黄、芒硝、甘草组成调胃承气汤。大黄、芒硝、枳实、厚朴组成大承气汤。大黄、芒硝、枳实、厚朴、人参、当归、桔梗组成黄龙汤。

2. 枳壳、桔梗并用的方剂是

    A. 银翘散　　　　B. 止嗽散

    C. 天王补心丹　　D. 参苓白术散

    E. 血府逐瘀汤

    答案解析：E。血府逐瘀汤由桃仁、红花、当归、生地黄、牛膝、川芎、赤芍、桔梗、枳壳、甘草、柴胡组成。

    考点发散：银翘散由连翘、银花、苦桔梗、薄荷、牛蒡子、竹叶、荆芥穗、淡豆豉、生甘草组成。止嗽散由桔梗、荆芥、紫菀、百部、白前、甘草、陈皮组成。天王补心丹由人参、茯苓、玄参、丹参、桔梗、远志、当归、五味子、麦门冬、天门冬、柏子仁、酸枣仁、生地黄组成。参苓白术散由白扁豆、白术、茯苓、甘草、桔梗、莲子肉、人参、砂仁、山药、薏苡仁组成。

3. 血府逐瘀汤的功效是

    A. 疏肝行气，活血止痛

    B. 活血祛瘀，疏肝通络

    C. 活血化瘀，行气止痛

    D. 活血祛瘀，散结止痛

    E. 活血化瘀，缓消癥块

    答案解析：C。血府逐瘀汤的功效是活血化瘀，行气止痛。

    考点发散：柴胡疏肝散的功效是疏肝行气，活血止痛。复元活血汤的功效是活血祛瘀，疏肝通络。失笑散的功效是活血祛瘀，散结止痛。桂枝茯苓丸的功效是活血化瘀，缓消癥块。

4. 不属于补阳还五汤的组成药物是

    A. 炙黄芪、赤芍　　B. 生黄芪、川芎

    C. 当归尾、白芍　　D. 当归身、地龙

    E. 生地黄、红花

    答案解析：B。补阳还五汤由生黄芪、当归尾、赤芍、地龙、川芎、红花、桃仁组成。

    考点发散：补阳还五汤中所用黄芪、当归、芍药分别是为生黄芪、当归尾、赤芍，由于补阳还五汤重在补气活血通络，故用生黄芪力专性走，当归尾、赤芍、地龙等均突出活血作用。

5. 不属于复元活血汤的组成药物是

    A. 大黄　　　　　　B. 川芎

    C. 柴胡　　　　　　D. 当归

    E. 栝楼根

    答案解析：B。复元活血汤由柴胡、栝楼根、当归、红花、甘草、穿山甲、大黄、桃仁组成。川芎不属于复元活血汤的组成药物。

    考点发散：复元活血汤主治跌仆损伤，瘀血滞留胁下，气机阻滞所致胁肋瘀肿，痛不可忍，故方中重用大黄配伍柴胡以荡涤凝瘀败血，攻散胁下瘀滞，并配桃仁、红花、穿山甲、当归、栝楼根等以加强破瘀通络，消肿止痛。

6. 复元活血汤中的君药是

    A. 桃仁、红花　　　B. 柴胡、当归

    C. 桃仁、大黄　　　D. 柴胡、大黄

    E. 栝楼根、穿山甲

    答案解析：D。复元活血汤以柴胡、大黄为君药，桃仁、红花、穿山甲为臣药，当归、栝楼根为佐

药，甘草为使药。

考点发散：复元活血汤方中重用酒制大黄荡涤凝瘀败血，导瘀下行，推陈出新；柴胡疏肝行气，引诸药入肝经。两药合用，一升一降，以攻散胁下之郁滞，共为君药。

7. 不属于温经汤主治证候的是

A. 漏下不止　　　　B. 久不受孕

C. 经停不至　　　　D. 月经超前

E. 产后恶露不行

答案解析：E。温经汤主治冲任虚寒，瘀血阻滞证。症见漏下不止，或血色暗而有块，淋沥不畅，或月经超前或延后，或逾期不止，或一月再行，或经停不至，而见少腹里急，腹满，傍晚发热，手心烦热，唇口干燥，舌质暗红，脉细而涩，亦治妇人宫冷，久不受孕。产后恶露不行不属于温经汤的主治证候。

考点发散：失笑散、生化汤二方均可治产后恶露不行。

8. 生化汤原方用量最大的药物是

A. 桃仁　　　　　　B. 川芎

C. 当归尾　　　　　D. 全当归

E. 当归身

答案解析：D。生化汤原方中用量最大的药物是全当归，用量为八钱。

考点发散：生化汤原方组成及用量：全当归八钱、桃仁十四枚、川芎三钱、炮干姜五分、炙甘草五分。

9. 不属于失笑散主治证候的是

A. 心腹刺痛　　　　B. 少腹急痛

C. 漏下不止　　　　D. 月经不调

E. 产后恶露不行

答案解析：C。失笑散主治瘀血停滞证，症见心腹刺痛，或产后恶露不行，或月经不调，少腹急痛。漏下不止不属于失笑散的主治证候。

考点发散：漏下不止常见于冲任虚寒，瘀血阻滞所致，抑或脾肾亏虚，冲脉不固所致。

10. 不属于桂枝茯苓丸主治证候的是

A. 胎动不安　　　　B. 经闭腹痛

C. 月经超前　　　　D. 妊娠漏下不止

E. 产后恶露不尽而腹痛拒按者

答案解析：C。桂枝茯苓丸主治瘀阻胞宫证，症见妇人素有癥块，妊娠漏下不止；或胎动不安；或

血色紫黑灰暗；或经闭腹痛，或产后恶露不尽而腹痛拒按者，舌质紫暗或有瘀点，脉沉涩。月经先期不属于桂枝茯苓丸的主治证候。

考点发散：月经先期常见于脾气虚弱，统摄失职所致，故月经先期不属于桂枝茯苓丸的主治证候，亦不宜用桂枝茯苓丸治之。

11. 不属于咳血方的组成药物是

A. 诃子　　　　　　B. 青黛

C. 海粉　　　　　　D. 栀子

E. 侧柏叶

答案解析：E。咳血方由青黛、栀子、瓜蒌仁、海粉、诃子组成。侧柏叶不属于咳血方的组成药物。

考点发散：咳血方主治肝火犯肺之咳血，故用青黛、栀子清泻肝火；瓜蒌仁、海粉清热化痰；诃子清降敛肺，化痰止咳。诸药合用，肝火得清，痰浊得除，肺自安宁。不用凉血止血的侧柏叶。

12. 不属于小蓟饮子的组成药物是

A. 滑石　　　　　　B. 当归

C. 小蓟　　　　　　D. 大蓟

E. 生地黄

答案解析：D。小蓟饮子由小蓟、滑石、甘草、当归、栀子、蒲黄、藕节、生地黄、淡竹叶组成。大蓟不属于小蓟饮子的组成药物。

考点发散：小蓟饮子主治下焦瘀热，损伤膀胱血络，气化失司所致的血淋、尿血，方中小蓟、蒲黄、藕节、生地黄凉血止血，滑石、木通、甘草、淡竹叶、栀子清热利小便，当归养血活血。合而用之，凉血止血为主，利水通淋为辅。小蓟、大蓟均能凉血止血，但小蓟善治尿血。

13. 槐花散的功效是

A. 凉血止血

B. 清肠止血，疏风行气

C. 清肝宁肺，凉血止血

D. 利湿清热，疏风止痛

E. 凉血止血，利水通淋

答案解析：B。槐花散的功效是清肠止血，疏风行气。

考点发散：十灰散的功效是凉血止血。咳血方的功效是清肝宁肺，凉血止血。当归拈痛汤的功效是利湿清热，疏风止痛。小蓟饮子的功效是凉血止血，利水通淋。

14. 黄土汤中黄芩的地位是

A. 君药　　　　B. 臣药

C. 佐药　　　　D. 使药

E. 佐使药

答案解析：C。黄土汤以灶心黄土为君药；白术、附子为臣药；生地、阿胶、黄芩为佐药，甘草为使药。

考点发散：黄土汤主治脾阳不足，脾不统血所致的便血、吐血、衄血、妇女崩漏，四肢不温等。方中以灶心黄土为君药，温中收涩止血；白术、附子为臣药，温阳健脾；佐以生地、阿胶滋阴养血，黄芩制约白术、附子过于温燥之性。

二、B1 型题

（1~3题共用备选答案）

A. 下焦蓄血证　　B. 胸中瘀血证

C. 瘀血阻滞证　　D. 中风之气虚血瘀证

E. 跌仆损伤，瘀血阻滞证

1. 桃核承气汤的主治证是

2. 血府逐瘀汤的主治证是

3. 补阳还五汤的主治证是

答案解析：1. A　2. B　3. D。桃核承气汤主治下焦蓄血证。血府逐瘀汤主治胸中瘀血证。补阳还五汤主治中风之气虚血瘀证。

考点发散：复元活血汤主治跌仆损伤，瘀血阻滞证。失笑散主治瘀血阻滞证。

（4~6题共用备选答案）

A. 温经汤　　　　B. 生化汤

C. 失笑散　　　　D. 黄土汤

E. 桂枝茯苓丸

4. 主治瘀阻胞宫证的方剂是

5. 主治冲任虚寒，瘀血阻滞证的方剂是

6. 主治血虚寒凝，瘀血阻滞证的方剂是

答案解析：4. E　5. A　6. B。桂枝茯苓丸主治瘀阻胞宫证。温经汤主治冲任虚寒，瘀血阻滞证。生化汤主治血虚寒凝，瘀血阻滞证。

考点发散：失笑散主治瘀血停滞证。黄土汤主治脾阳不足，脾不统血证。

（7~9题共用备选答案）

A. 血淋　　　　B. 肠风

C. 嗽血　　　　D. 咳血

E. 崩漏

7. 槐花散主治

8. 十灰散主治

9. 小蓟饮子主治

答案解析：7. B　8. C　9. A。槐花散主治肠风。十灰散主治嗽血。小蓟饮子主治血淋。

考点发散：咳血方主治肝火犯肺之咳血。黄土汤主治脾阳不足，脾不统血所致的大便下血，以及吐血、衄血、妇人崩漏等。

第十五单元　治风剂

一、A1 型题

1. 川芎茶调散与九味羌活汤共有的药物是

A. 白芷、防风　　B. 荆芥、防风

C. 薄荷、甘草　　D. 细辛、生姜

E. 荆芥、薄荷

答案解析：A。川芎茶调散由川芎、荆芥、白芷、羌活、炙甘草、细辛、防风、薄荷、清茶组成。九味羌活汤由羌活、防风、苍术、细辛、川芎、白芷、黄芩、生地、甘草组成。二方共有的药物是川芎、防风、白芷、羌活、细辛。

考点发散：川芎茶调散主治外感风邪头痛，九味羌活汤主治外感风寒湿，内有蕴热证，二方皆有外感风邪之体征，故皆用川芎、防风、白芷、羌活、细辛祛风止痛。

2. 消风散的功效是

A. 疏风止痛

B. 疏风除湿，清热养血

C. 祛风化痰，通络止痉

D. 疏风清热，养血活血

E. 祛风除湿，化痰通络，活血止痛

答案解析：B。消风散的功效是疏风除湿，清热养血。

考点发散：川芎茶调散的功效是疏风止痛。牵正散的功效是祛风化痰，通络止痉。大秦艽汤的功效是疏风清热，养血活血。小活络丹的功效是祛风除湿，化痰通络，活血止痛。

3. 牵正散的组成药物是

A. 白附子、白僵蚕、全蝎

B. 制附子、白僵蚕、全蝎

C. 生附子、白僵蚕、全蝎

D. 白附子、白僵蚕、蜈蚣

E. 白附子、天南星、蜈蚣

答案解析：A。牵正散由白附子、白僵蚕、全蝎组成。

考点发散：牵正散主治风中头面经络。

4. 不属于大秦艽汤的组成药物是

A. 川芎、当归　　　B. 羌活、独活

C. 荆芥、蝉蜕　　　D. 石膏、黄芩

E. 生地黄、熟地黄

答案解析：C。大秦艽汤由秦艽、川芎、当归、白芍、生地黄、熟地黄、羌活、独活、石膏、黄芩、防风、白术、白茯苓、细辛、甘草组成。荆芥、蝉蜕不属于大秦艽汤的组成药物。

考点发散：大秦艽汤主治风邪初中经络，方中秦艽、川芎、羌活、独活、防风祛风。消风散主治风疹，方中以荆芥、蝉蜕疏风止痒。

5. 小活络丹的主治病证是

A. 风寒湿痹证　　　B. 血虚寒厥证

C. 风邪初中经络证　　D. 风中头面经络证

E. 表虚不固之风水或风湿证

答案解析：A。小活络丹主治风寒湿痹证。

考点发散：当归四逆汤主治血虚寒厥证。大秦艽汤主治风邪初中经络证。牵正散主治风中头面经络证。防己黄芪汤主治表虚不固之风水或风湿证。

6. 羚角钩藤汤的功效是

A. 滋阴息风

B. 镇肝息风，滋阴潜阳

C. 祛风化痰，通络止痉

D. 凉肝息风，增液舒筋

E. 平肝息风，清热活血，补益肝肾

答案解析：D。羚角钩藤汤的功效是凉肝息风，增液舒筋。

考点发散：大定风珠的功效是滋阴息风。镇肝熄风汤的功效是镇肝息风，滋阴潜阳。牵正散的功效是祛风化痰，通络止痉。天麻钩藤饮的功效是平肝息风，清热活血，补益肝肾。

7. 不属于镇肝熄风汤主治证候的是

A. 目胀耳鸣　　　B. 脑部热痛

C. 面色如醉　　　D. 眩晕颠仆

E. 风寒湿痹

答案解析：E。镇肝熄风汤主治肝肾阴虚，肝阳化风，肝风内动所致类中风，既可用于头目眩晕，目胀耳鸣，脑部热痛，面色如醉，心中烦热，或时常噫气等中风发作之前；亦可用于肢体渐觉不利，或口眼渐形喎斜，甚或眩晕颠仆等中风发作之时，亦可用于昏不知人，移时始醒，或醒后不能复原等中风发作之后。

8. 属于天麻钩藤饮的组成药物是

A. 益母草、栀子、黄芩

B. 桑椹子、栀子、杜仲

C. 鸡血藤、牛膝、杜仲

D. 夜交藤、茯神、贯众

E. 生决明、龙骨、牡蛎

答案解析：A。天麻钩藤饮由天麻、钩藤、生决明、益母草、栀子、黄芩、牛膝、杜仲、夜交藤、茯神组成。

9. 不属于大定风珠主治证候的是

A. 手足瘛疭　　　B. 形瘦身倦

C. 舌绛少苔　　　D. 脉气虚弱

E. 高热烦躁

答案解析：E。大定风珠主治阴虚动风证，症见手足瘛疭、形瘦身倦、舌绛少苔、脉气虚弱、时时欲脱。高热烦躁不属于大定风珠的主治证候。

考点发散：大定风珠主治阴虚动风证，高热烦躁为羚角钩藤汤、安宫牛黄丸等方剂的主治证候。

二、B1 型题

（1~3题共用备选答案）

A. 类中风　　　B. 风疹、湿疹

C. 风中头面经络　　D. 风邪初中经络

E. 外感风邪头痛

1. 消风散主治

2. 大秦艽汤主治

3. 川芎茶调散主治

答案解析：1.B　2.D　3.E。消风散主治风疹、湿疹。大秦艽汤主治风邪初中经络。川芎茶调散主治外感风邪头痛。

考点发散：镇肝熄风汤主治类中风。牵正散主治风中头面经络。

（4~6题共用备选答案）

A. 大秦艽汤　　　B. 大定风珠

C. 镇肝熄风汤　　D. 天麻钩藤饮

E. 羚角钩藤汤

4. 主治类中风的方剂是

5. 主治肝热生风证的方剂是

6. 主治肝阳偏亢，肝风上扰证的方剂是

答案解析：4. C　5. E　6. D。镇肝熄风汤主治类中风。羚角钩藤汤主治肝热生风证。天麻钩藤饮主治肝阳偏亢，肝风上扰证。

考点发散：大秦艽汤主治风邪初中经络。大定风珠主治阴虚动风证。

(7~8 题共用备选答案)

A. 滋阴息风

B. 滋阴降火

C. 养阴透热

D. 疏风止痛

E. 行气解郁

7. 大定风珠的功效是

8. 川芎茶调散的功效是

答案解析：7. A　8. D。大定风珠的功效是滋阴息风。川芎茶调散的功效是疏风止痛。

考点发散：大补阴丸的功效是滋阴降火。青蒿鳖甲汤的功效是养阴透热。越鞠丸的功效是行气解郁。

第十六单元　治　燥　剂

一、A1 型题

1. 属于杏苏散的组成药物是

A. 枳壳、桔梗　　　B. 苏子、杏仁

C. 枳实、厚朴　　　D. 白前、桔梗

E. 茯苓、白术

答案解析：A。杏苏散由苏叶、杏仁、半夏、茯苓、前胡、桔梗、枳壳、甘草、生姜、大枣、陈皮组成。

2. 不属于杏苏散主治证候的是

A. 恶寒无汗　　　B. 心烦口渴

C. 咳嗽痰稀　　　D. 鼻塞咽干

E. 苔白脉弦

答案解析：B。杏苏散主治外感凉燥证，症见恶寒无汗，头微痛，咳嗽痰稀，鼻塞咽干，苔白脉弦。心烦口渴不属于杏苏散的主治证候。

考点发散：杏苏散主治外感凉燥证，而心烦口渴属于温燥或温热为患的症状，故清燥救肺汤等可见此证候。

3. 属于清燥救肺汤的组成药物是

A. 沙参、百合　　　B. 沙参、麦门冬

C. 人参、麦门冬　　　D. 人参、天门冬

E. 阿胶、天门冬

答案解析：C。清燥救肺汤由桑叶、煅石膏、甘草、人参、麦门冬、胡麻仁、杏仁、枇杷叶组成。

4. 不属于清燥救肺汤主治证候的是

A. 干咳无痰　　　B. 头痛身热

C. 咽喉干燥　　　D. 心烦口渴

E. 痰稠色黄

答案解析：E。清燥救肺汤主治温燥伤肺，气阴两伤证。症见干咳无痰，气逆而喘，头痛身热，咽喉干燥，鼻燥，胸满胁痛，心烦口渴，舌干少苔，脉虚大或数。痰稠色黄为痰热蕴肺所致，而清燥救肺汤的主治温燥伤肺，故其证候所见为干咳无痰。痰稠色黄宜用清热化痰药治之。

5. 桑杏汤的功效是

A. 清肺润燥，益气养阴

B. 清宣温燥，润肺止咳

C. 轻宣肺燥，理肺化痰

D. 清养肺胃，降逆下气

E. 润肺清热，理气化痰

答案解析：B。桑杏汤的功效是清宣温燥，润肺止咳。

考点发散：清燥救肺汤的功效是清肺润燥，益气养阴。杏苏散的功效是轻宣肺燥，理肺化痰。麦门冬汤的功效是清养肺胃，降逆下气。贝母瓜蒌散的功效是润肺清热，理气化痰。

6. 属于麦门冬汤的组成药物是

A. 生姜、大枣　　　B. 生姜、甘草

C. 甘草、粳米　　　D. 半夏、生姜

E. 人参、沙参

答案解析：C。麦门冬汤由麦门冬、半夏、人参、甘草、粳米、大枣组成。

考点发散：麦门冬汤主治肺胃阴虚，气火上逆所致咳喘、呕吐等。方中用人参益气生津，故不宜

使用温燥之生姜，而沙参虽具养阴生津之效，但无益气之功，故亦不宜用之。

7. 麦门冬汤的功效是

　　A. 滋养肺肾，止咳化痰

　　B. 清养肺胃，降逆下气

　　C. 益气生津，敛阴止汗

　　D. 清肺润燥，益气养阴

　　E. 益气滋阴，固肾止渴

　　答案解析：麦门冬汤的功效是清养肺胃，降逆下气。

　　考点发散：百合固金汤的功效是滋养肺肾，止咳化痰。生脉散的功效是益气生津，敛阴止汗。清燥救肺汤的功效是清肺润燥，益气养阴。玉液汤的功效是益气滋阴，固肾止渴。

8. 不属于玉液汤的组成药物是

　　A. 山药　　　　　　B. 黄芪

　　C. 葛根　　　　　　D. 知母

　　E. 麦门冬

　　答案解析：E。玉液汤由山药、黄芪、葛根、知母、鸡内金、五味子、天花粉组成。麦门冬不属于玉液汤的组成药物。

　　考点发散：玉液汤主治元气不升，真阴不足，脾肾两虚所致的消渴。方中山药、黄芪益气养阴，补脾固肾；知母、天花粉滋阴清热，润燥止渴；葛根升阳生津；鸡内金助脾健运；五味子固肾生津。

9. 属于增液汤的组成药物是

　　A. 玄参、麦门冬、生地黄

　　B. 玄参、天门冬、生地黄

　　C. 玄参、麦门冬、熟地黄

　　D. 沙参、麦门冬、熟地黄

　　E. 沙参、天门冬、熟地黄

　　答案解析：A。增液汤由玄参、麦门冬、生地黄组成。

二、B1 型题

（1～3题共用备选答案）

　　A. 外感凉燥证

　　B. 外感温燥证

　　C. 胃阴不足证

　　D. 阳明温病，津亏便秘证

　　E. 温燥伤肺，气阴两伤证

1. 杏苏散主治病证为

2. 桑杏汤主治病证为

3. 清燥救肺汤主治病证为

　　答案解析：1. A　2. B　3. E。杏苏散主治外感凉燥证。桑杏汤主治外感温燥证。清燥救肺汤主治温燥伤肺，气阴两伤证。

　　考点发散：麦门冬汤主治胃阴不足证。增液汤主治阳明温病，津亏便秘证。

（4～6题共用备选答案）

　　A. 清肺润燥，益气养阴

　　B. 清宣温燥，润肺止咳

　　C. 轻宣肺燥，理肺化痰

　　D. 益气滋阴，固肾止渴

　　E. 润肺清热，理气化痰

4. 杏苏散的功效为

5. 玉液汤的功效为

6. 清燥救肺汤的功效为

　　答案解析：4. C　5. D　6. A。杏苏散的功效是轻宣肺燥，理肺化痰。玉液汤的功效是益气滋阴，固肾止渴。清燥救肺汤的功效是清肺润燥，益气养阴。

　　考点发散：桑杏汤的功效是清宣温燥，润肺止咳。贝母瓜蒌散的功效是润肺清热，理气化痰。

第十七单元　祛湿剂

一、A1 型题

1. 平胃散的组成药物是

　　A. 苍术、厚朴、陈皮、甘草

　　B. 白术、厚朴、陈皮、甘草

　　C. 苍术、半夏、陈皮、甘草

　　D. 苍术、半夏、枳实、甘草

　　E. 茯苓、半夏、陈皮、甘草

　　答案解析：A。平胃散由苍术、厚朴、陈皮、甘草组成。

2. 不属于平胃散主治证候的是

　　A. 脘腹胀满　　　　B. 嗳气吞酸

　　C. 恶心呕吐　　　　D. 不思饮食

　　E. 语声低微

　　答案解析：E。平胃散主治湿滞脾胃证。症见脘腹胀满，不思饮食，口淡无味，恶心呕吐，嗳气吞酸，肢体沉重，怠惰嗜卧，常多自利，苔白腻而厚，脉缓。

考点发散：语声低微是脾胃气虚之象，平胃散主治湿滞脾胃，脾失健运之证，未见脾胃气虚之象。

3. 主治外感风寒，内伤湿滞证的方剂是

A. 平胃散　　　　　B. 八正散

C. 杏苏散　　　　　D. 小青龙汤

E. 藿香正气散

答案解析：E。藿香正气散主治外感风寒，内伤湿滞证。

考点发散：平胃散主治湿滞脾胃证。八正散主治湿热淋证。杏苏散主治外感凉燥证。小青龙汤主治外寒里饮证。

4. 藿香正气散与平胃散共有的药物是

A. 苍术、陈皮　　　B. 白术、陈皮

C. 半夏、厚朴　　　D. 陈皮、厚朴

E. 生甘草、大枣

答案解析：D。藿香正气散由大腹皮、白芷、紫苏、茯苓、半夏曲、白术、陈皮、厚朴、苦桔梗、藿香、甘草组成。平胃散由苍术、陈皮、厚朴、甘草、生姜、大枣组成。二方共有的药物是陈皮、厚朴。

考点发散：藿香正气散主治外感风寒，内伤湿滞证；平胃散主治湿滞脾胃证。二方均见湿困脾胃之象，故二方均用陈皮理气醒脾，厚朴理气化湿。

5. 茵陈蒿汤中大黄的地位是

A. 君药　　　　　　B. 臣药

C. 佐药　　　　　　D. 使药

E. 佐使药

答案解析：C。茵陈蒿汤中以茵陈蒿为君药，以栀子为臣药，以大黄为佐药。

考点发散：茵陈蒿汤主治湿热黄疸，方中重用茵陈蒿清利湿热，疏利肝胆，降泄浊逆，为君药。栀子清热降火，通利三焦为臣药。佐以大黄逐瘀泻热，通导大便，推陈出新，导湿热从大便而出。

6. 三仁汤中的"三仁"是

A. 桃仁、白蔻仁、薏苡仁

B. 杏仁、白蔻仁、薏苡仁

C. 杏仁、肉蔻仁、薏苡仁

D. 桃仁、冬瓜仁、薏苡仁

E. 杏仁、冬瓜仁、薏苡仁

答案解析：B。三仁汤由杏仁、白蔻仁、薏苡仁、滑石、白通草、竹叶、厚朴、半夏组成。

考点发散：三仁汤的"三仁"是杏仁、白蔻仁、薏苡仁。苇茎汤的"三仁"是桃仁、冬瓜仁、薏苡仁。

7. 不属于八正散的组成药物是

A. 瞿麦、萹蓄　　　B. 木通、滑石

C. 淡竹叶、泽泻　　D. 车前子、炙甘草

E. 山栀子仁、大黄

答案解析：C。八正散由瞿麦、萹蓄、木通、滑石、车前子、炙甘草、山栀子仁、大黄、灯心组成。淡竹叶、泽泻不属于八正散组成的药物。

考点发散：八正散所治之证乃因湿热下注，膀胱气化功能失调所致，故方中用瞿麦、萹蓄、木通、滑石、车前子、灯心利水通淋，山栀子仁、大黄清热泻火，使湿热从二便分消，炙甘草调和药性。

8. 甘露消毒丹的功效是

A. 清热燥湿，调气和血

B. 利湿化浊，清热解毒

C. 清热化湿，理气和中

D. 清热解毒，疏风散邪

E. 宣畅气机，清利湿热

答案解析：B。甘露消毒丹的功效是利湿化浊，清热解毒。

考点发散：芍药汤的功效是清热燥湿，调气和血。普济消毒饮的功效是清热解毒，疏风散邪。连朴饮的功效是清热化湿，理气和中。三仁汤的功效是宣畅气机，清利湿热。

9. 不属于连朴饮主治证候的是

A. 上吐下泻　　　　B. 胸脘痞闷

C. 心烦躁扰　　　　D. 小便短赤

E. 舌苔白腻

答案解析：E。连朴饮主治湿热霍乱。症见上吐下泻，胸脘痞闷，心烦躁扰，小便短赤，舌苔黄腻，脉滑数。舌苔白腻不属于连朴饮的主治证候。

考点发散：苔黄主热，苔腻主湿，舌苔黄腻表明体内有湿热，符合连朴饮主治湿热霍乱之体征。舌苔白腻表明体内有湿，而无里热之象，故不属于连朴饮主治证候。

10. 当归拈痛汤的主治病证是

A. 风寒湿痹　　　　B. 瘀血停滞证

C. 外感风邪头痛　　D. 风湿在表之痹证

E. 湿热相搏，外受风邪证

答案解析：E。当归拈痛汤主治湿热相搏，外受风邪证。

考点发散：小活络丹主治风寒湿痹。失笑散主治瘀血停滞证。川芎茶调散主治外感风邪头痛。羌活胜湿汤主治风湿在表之痹证。

11. 二妙散的药物组成是

　　A. 黄连、肉桂　　　　B. 滑石、甘草

　　C. 黄柏、苍术　　　　D. 黄连、吴茱萸

　　E. 补骨脂、肉豆蔻

答案解析：C。二妙散的药物组成是黄柏、苍术。

考点发散：六一散的组成是滑石、甘草。交泰丸的组成是黄连、肉桂。左金丸的组成是黄连、吴茱萸。二神丸的组成是补骨脂、肉豆蔻。

12. 五苓散中的君药是

　　A. 茯苓　　　　　　　B. 泽泻

　　C. 猪苓　　　　　　　D. 桂枝

　　E. 白术

答案解析：B。五苓散中泽泻为君药，茯苓、猪苓为臣药，桂枝、白术为佐药。

考点发散：五苓散方中重用泽泻为君药，直达下焦，利水渗湿；茯苓、猪苓利水渗湿为臣药；佐以白术健脾燥湿制水，桂枝温阳化气以助利水。

13. 猪苓汤与五苓散共有的药物是

　　A. 桂枝　　　　　　　B. 滑石

　　C. 阿胶　　　　　　　D. 泽泻

　　E. 白术

答案解析：D。猪苓汤由泽泻、茯苓、猪苓、滑石、阿胶组成。五苓散由泽泻、茯苓、猪苓、桂枝、白术组成。二方共有的药物有泽泻、茯苓、猪苓。

考点发散：猪苓汤主治水热互结证，五苓散主治膀胱气化不利之蓄水证。二方所致均有水湿内停，故二方均用泽泻、茯苓、猪苓渗湿利水。

14. 防己黄芪汤与玉屏风散共有的药物是

　　A. 防己、黄芪　　　　B. 防风、白术

　　C. 黄芪、白术　　　　D. 甘草、大枣

　　E. 生姜、大枣

答案解析：C。防己黄芪汤由防己、黄芪、白术、甘草、大枣、生姜组成。玉屏风散由防风、黄芪、白术组成。二方均有黄芪、白术。

考点发散：防己黄芪汤主治表虚不固之风水或风湿证，玉屏风散主治表虚自汗证，故二方均用黄芪、白术固表实卫。

15. 苓桂术甘汤的功效是

　　A. 温阳利水

　　B. 温阳化饮，健脾利湿

　　C. 益气祛风，健脾利水

　　D. 利水渗湿，温阳化气

　　E. 温阳健脾，行气利水

答案解析：B。苓桂术甘汤的功效是温阳化饮，健脾利湿。

考点发散：真武汤的功效是温阳利水。防己黄芪汤的功效是益气祛风，健脾利水。五苓散的功效是利水渗湿，温阳化气。实脾散的功效是温阳健脾，行气利水。

16. 不属于真武汤中芍药作用的是

　　A. 利小便　　　　　　B. 柔肝缓急

　　C. 敛阴舒筋　　　　　D. 养血调经

　　E. 防止温燥药耗伤阴津

答案解析：D。真武汤中芍药的作用：一是利小便以行水，二是柔肝缓急以止腹痛，三是敛阴舒筋以治筋肉瞤动，四是防止温燥药耗伤阴津。养血调经不属于真武汤中芍药的作用。

考点发散：真武汤主治阳虚水泛证，方中附子温壮肾阳，为君药；白术健脾燥湿，茯苓淡渗利湿，共为臣药；佐以生姜助附子温阳散寒，合茯苓、白术宣散水湿。

17. 实脾散中的君药是

　　A. 附子　　　　　　　B. 干姜

　　C. 附子、干姜　　　　D. 茯苓、白术

　　E. 大腹皮、白术

答案解析：C。实脾散中以附子、干姜为君药，茯苓、白术为臣药，木瓜、厚朴、木香、槟榔、草果为佐药，甘草、生姜、大枣为使药。

考点发散：实脾散主治脾肾阳虚，水气内停之阴水，故以附子、干姜为君药，温肾暖脾，扶阳抑阴，茯苓、白术为臣药，渗湿健脾，使水湿从小便而出。

18. 不属于完带汤配伍特点的是

　　A. 培土抑木　　　　　B. 寓通于补

　　C. 肝脾同治　　　　　D. 寓补于散

　　E. 寄消于升

答案解析：B。完带汤的配伍特点是培土抑木、肝脾同治、寓补于散、寄消于升。寓通于补不属

于完带汤的配伍特点。

考点发散：济川煎既可温肾益精治其本，又能润肠通便以治标，用药灵巧，补中有泻，降中有升，寓通于补之中，寄降于升之内。

二、B1 型题

(1~3 题共用备选答案)

A. 风湿在表之痹证

B. 脾虚肝郁，湿浊带下

C. 下焦虚寒之膏淋、白浊

D. 湿热相搏，外受风邪证

E. 痹证日久，肝肾两虚，气血不足证

1. 完带汤主治

2. 萆薢分清饮主治

3. 独活寄生汤主治

答案解析：1. B　2. C　3. E。完带汤主治脾虚肝郁，湿浊带下。萆薢分清饮主治下焦虚寒之膏淋、白浊。独活寄生汤主治痹证日久，肝肾两虚，气血不足证。

考点发散：羌活胜湿汤主治风湿在表之痹证。当归拈痛汤主治湿热相搏，外受风邪证。

(4~6 题共用备选答案)

A. 平胃散　　　　　B. 清胃散

C. 八正散　　　　　D. 茵陈蒿汤

E. 蒿芩清胆汤

4. 主治湿热淋证的方剂是

5. 主治湿滞脾胃证的方剂是

6. 主治湿热黄疸证的方剂是

答案解析：4. C　5. A　6. D。八正散主治湿热淋证。平胃散主治湿滞脾胃证。茵陈蒿汤主治湿热黄疸证。

考点发散：清胃散主治胃火牙痛。蒿芩清胆汤主治少阳湿热证。

(7~9 题共用备选答案)

A. 蓄水证　　　　　B. 湿热霍乱

C. 水热互结证　　　D. 阳虚水泛证

E. 风水或风湿证

7. 连朴饮的主治病证是

8. 猪苓汤的主治病证是

9. 防己黄芪汤的主治病证是

答案解析：7. B　8. C　9. E。连朴饮主治湿热霍乱。猪苓汤主治水热互结证。防己黄芪汤主治风水或风湿证。

考点发散：五苓散主治蓄水证。真武汤主治阳虚水泛证。

第十八单元　祛痰剂

一、A1 型题

1. 二陈汤的组成是

A. 半夏、橘红、厚朴、炙甘草、生姜、大枣

B. 半夏、橘红、茯苓、生甘草、生姜、白果

C. 半夏、橘红、猪苓、炙甘草、生姜、乌梅

D. 半夏、橘红、茯苓、炙甘草、生姜、乌梅

E. 半夏、橘红、茯苓、炙甘草、白术、乌梅

答案解析：D。二陈汤的组成是半夏、橘红、茯苓、炙甘草、生姜、乌梅。

2. 具有理气化痰，和胃利胆功效的方剂是

A. 越鞠丸　　　　　B. 温胆汤

C. 二陈汤　　　　　D. 小陷胸汤

E. 贝母瓜蒌散

答案解析：B。温胆汤的功效是理气化痰，和胃利胆。

考点发散：越鞠丸的功效是行气解郁。二陈汤的功效是燥湿化痰、理气和中。小陷胸汤的功效是清热化痰，宽胸散结。贝母瓜蒌散的功效是润肺清热，理气化痰。

3. 不属于清气化痰丸的组成药物是

A. 半夏、陈皮　　　B. 枳实、茯苓

C. 厚朴、杏仁　　　D. 杏仁、瓜蒌仁

E. 黄芩、胆南星

答案解析：C。清气化痰丸由半夏、陈皮、枳实、茯苓、杏仁、瓜蒌仁、黄芩、胆南星、姜汁组成。厚朴不属于清气化痰丸的组成药物。

考点发散：清气化痰丸主治痰热咳嗽，厚朴虽具平喘之功，但为苦辛温之品，不宜用之。

4. 小陷胸汤中的君药是

A. 黄连　　　　　　B. 半夏

C. 黄芩　　　　　　　　D. 瓜蒌

E. 干姜

答案解析：D。小陷胸汤中以瓜蒌为君药，以黄连、半夏为臣药。

考点发散：小陷胸汤主治痰热互结所致的小结胸病，治宜清热涤痰，宽胸散结。方中瓜蒌清热涤痰，宽胸散结，为君药；黄连泄热除痞，半夏化痰散结共为臣药，二药合用体现辛开苦降之法。

5. 不属于贝母瓜蒌散组成药物的是

A. 橘红　　　　　　　　B. 杏仁

C. 桔梗　　　　　　　　D. 茯苓

E. 天花粉

答案解析：B。贝母瓜蒌散由贝母、瓜蒌、橘红、桔梗、茯苓、天花粉组成，主治燥痰咳嗽。方中贝母、瓜蒌润肺化痰，天花粉清热生津润燥，橘红、茯苓合用理气健脾化痰，桔梗宣肺化痰止咳。

6. 苓甘五味姜辛汤的功效是

A. 温肺化饮

B. 解表散寒，温肺化饮

C. 温阳化饮，健脾利湿

D. 温肺化痰，降气消食

E. 行气除满，温中燥湿

答案解析：A。苓甘五味姜辛汤的功效是温肺化饮。

考点发散：小青龙汤的功效是解表散寒，温肺化饮。苓桂术甘汤的功效是温阳化饮，健脾利湿。三子养亲汤的功效是温肺化痰，降气消食。厚朴温中汤的功效是行气除满，温中燥湿。

7. 三子养亲汤的组成药物是

A. 紫苏子、白芥子、莱菔子

B. 牛蒡子、白芥子、莱菔子

C. 紫苏子、白附子、莱菔子

D. 白芥子、白附子、莱菔子

E. 紫苏子、白附子、川楝子

答案解析：A。三子养亲汤的组成药物是紫苏子、白芥子、莱菔子。

8. 三子养亲汤的主治病证是

A. 食滞胃脘证　　　　　B. 脾虚食积证

C. 风痰上扰证　　　　　D. 痰壅气逆食滞证

E. 胃虚痰阻气逆证

答案解析：D。三子养亲汤的主治病证是痰壅气逆食滞证。

考点发散：保和丸主治食滞胃脘证。健脾丸主治脾虚食积证。半夏白术天麻汤主治风痰上扰证。旋覆代赭汤主治胃虚痰阻气逆证。

9. 不属于半夏白术天麻汤主治证候的是

A. 眩晕头痛　　　　　　B. 胸膈痞闷

C. 恶心呕吐　　　　　　D. 胆怯易惊

E. 舌苔白腻

答案解析：D。半夏白术天麻汤主治风痰上扰证，症见眩晕头痛、胸膈痞闷、恶心呕吐、舌苔白腻、脉弦滑。胆怯易惊不属于半夏白术天麻汤的主治证候。

考点发散：温胆汤主治胆郁痰扰证而见胆怯易惊，头眩心悸，心烦不眠，夜易多梦等证候。

二、B1 型题

（1～3 题共用备选答案）

A. 湿痰证　　　　　　　B. 水热互结证

C. 风痰上扰证　　　　　D. 痰热互结证

E. 胆郁痰扰证

1. 温胆汤的主治病证是

2. 小陷胸汤的主治病证是

3. 半夏白术天麻汤的主治病证是

答案解析：1. E　2. D　3. C。温胆汤主治胆郁痰扰证。小陷胸汤主治痰热互结证。半夏白术天麻汤主治风痰上扰证。

考点发散：二陈汤主治湿痰证。猪苓汤主治水热互结证。

（4～6 题共用备选答案）

A. 痰热咳嗽　　　　　　B. 燥痰咳嗽

C. 寒饮咳嗽　　　　　　D. 肺热喘咳证

E. 上实下虚喘咳证

4. 清气化痰丸的主治病证是

5. 贝母瓜蒌散的主治病证是

6. 苓甘五味姜辛汤的主治病证是

答案解析：4. A　5. B　6. C。清气化痰丸主治痰热咳嗽。贝母瓜蒌散主治燥痰咳嗽。苓甘五味姜辛汤主治寒饮咳嗽。

考点发散：泻白散主治肺热喘咳证。苏子降气汤主治上实下虚喘咳证。

第十九单元 消 食 剂

一、A1 型题

1. 不属于保和丸组成药物的是

A. 山楂　　　　　B. 神曲

C. 麦芽　　　　　D. 陈皮

E. 莱菔子

答案解析：C。保和丸由山楂、神曲、莱菔子、半夏、陈皮、茯苓、连翘组成。麦芽不属于保和丸组成的药物。

考点发散：保和丸主治暴饮暴食所致的食积，方中的消食药有山楂、神曲、莱菔子，其中山楂善消肉食之积，神曲善化酒食陈腐油腻之积，莱菔子善消谷面之积；三药并用以消各种饮食积滞。

2. 不属于保和丸主治证候的是

A. 恶食呕逆　　　B. 大便秘结

C. 嗳腐吞酸　　　D. 苔厚腻，脉滑

E. 脘腹痞满胀痛

答案解析：B。保和丸主治食滞胃脘证，症见脘腹痞满胀痛，嗳腐吞酸，恶食呕逆，或大便泄泻，苔厚腻，脉滑。大便秘结不属于保和丸的主治证候。

考点发散：保和丸所治之证乃因饮食不节，暴饮暴食所致食滞胃脘，而见脘腹痞满胀痛、嗳腐吞酸，恶食呕逆，或大便泄泻，泄泻之后脘腹痞满胀痛随之减轻。治宜消食化滞，理气和胃。大便秘结多因积滞壅滞大肠，不属于食滞胃脘证的证候，故治宜通里攻下之法。

3. 枳实导滞丸的功效是

A. 消导化积，清热利湿

B. 温肺化痰，降气消食

C. 行气除满，温中燥湿

D. 行气散结，降逆化痰

E. 通阳散结，行气消痰

答案解析：A。枳实导滞丸的功效是消导化积，清热利湿。

考点发散：三子养亲汤的功效是温肺化痰，降气消食。厚朴温中汤的功效是行气除满，温中燥湿。半夏厚朴汤的功效是行气散结，降逆化痰。瓜蒌薤白白酒汤的功效是通阳散结，行气消痰。

4. 体现"通因通用"之法的方剂是

A. 保和丸　　　　B. 健脾丸

C. 乌梅丸　　　　D. 半夏泻心汤

E. 枳实导滞丸

答案解析：E。枳实导滞丸由大黄、枳实、神曲、茯苓、黄芩、黄连、白术、泽泻组成，诸药相伍，积祛食消，湿祛热清，诸症自解。此方用于湿热食滞之泄泻、下利，属"通因通用"之法。

考点发散：枳实导滞丸主治证乃因湿热食滞，内阻胃肠所致，方中以苦寒之大黄为君药，攻积泻热，使积热从大便而下。以苦辛微寒之枳实为臣药，行气消积，除脘腹之胀满。佐以苦寒之黄连、黄芩清热燥湿，厚肠止利；茯苓、泽泻渗利水湿而止泻；白术健脾燥湿，使攻积而不伤正；神曲消食化滞，使食消脾胃和。

5. 健脾丸与保和丸共有的药物是

A. 白术、甘草　　B. 山楂、神曲

C. 麦芽、陈皮　　D. 半夏、木香

E. 砂仁、连翘

答案解析：B。健脾丸由白术、木香、黄连、甘草、茯苓、人参、神曲、陈皮、砂仁、麦芽、山楂、山药、肉豆蔻组成；保和丸由山楂、神曲、莱菔子、半夏、陈皮、茯苓、连翘组成。二方共有的药物有山楂、神曲、陈皮、茯苓。

考点发散：健脾丸中配伍神曲、麦芽、山楂重在消食健脾，同时与健脾、行气、清热诸药相合以加强健脾消食之力。保和丸中配伍山楂、神曲、莱菔子重在消食降逆和胃，配伍燥湿降逆、行气、清热散结之品，以加强消食和胃降逆之力。

6. 健脾丸的功效是

A. 消食和胃

B. 消导化积，清热利湿

C. 健脾和胃，消食止泻

D. 降气化痰，益气和胃

E. 温阳健脾，行气利水

答案解析：C。健脾丸的功效是健脾和胃，消食止泻。

考点发散：保和丸的功效是消食和胃。枳实导滞丸的功效是消导化积，清热利湿。旋覆代赭汤的功效是降气化痰，益气和胃。实脾散的功效是温阳健脾，行气利水。

二、B1 型题

（1～2 题共用备选答案）

　　A. 保和丸　　　　　　B. 健脾丸

　　C. 二妙散　　　　　　D. 三子养亲汤

　　E. 枳实导滞丸

1. 主治湿热食积证的方剂是

2. 主治湿热食滞之泄泻的方剂是

　　答案解析：1. E　2. E。枳实导滞丸主治湿热食积证，亦治湿热食滞之泄泻、下利。

　　考点发散：保和丸主治食滞胃脘证。健脾丸主治脾虚食积证。二妙散主治湿热下注证。三子养亲汤主治痰壅食滞气逆证。

（3～4 题共用备选答案）

　　A. 保和丸　　　　　　B. 健脾丸

　　C. 清胃散　　　　　　D. 温脾汤

　　E. 实脾散

3. 主治食滞胃脘证的方剂是

4. 主治脾虚食积证的方剂是

　　答案解析：3. A　4. B。保和丸主治食滞胃脘证。健脾丸主治脾虚食积证。

　　考点发散：清胃散主治胃火牙痛证。温脾汤主治阳虚冷积证。实脾散主治脾肾阳虚，水气内停之阴水。

第二十单元　驱 虫 剂

一、A1 型题

1. 附子、黄连同用的方剂是

　　A. 温脾汤　　　　　　B. 乌梅丸

　　C. 芍药汤　　　　　　D. 实脾散

　　E. 半夏泻心汤

　　答案解析：B。乌梅丸由乌梅、细辛、干姜、炮附子、黄连、当归、蜀椒、桂枝、人参、黄柏组成，乌梅丸方中附子、黄连同用。

　　考点发散：温脾汤由大黄、当归、干姜、附子、人参、芒硝、甘草组成。芍药汤由芍药、槟榔、大黄、黄芩、黄连、当归、官桂、甘草、木香组成。实脾散由厚朴、白术、木瓜、木香、草果仁、槟榔、附子、白茯苓、干姜、甘草组成。半夏泻心汤由半夏、黄连、黄芩、干姜、甘草、大枣、

人参组成。

二、B1 型题

（1～2 题共用备选答案）

　　A. 乌梅丸　　　　　　B. 温脾汤

　　C. 四逆汤　　　　　　D. 理中丸

　　E. 四逆散

1. 主治久泻久痢的方剂是

2. 主治脏寒蛔厥证的方剂是

　　答案解析：1. A　2. A。乌梅丸主治脏寒蛔厥证，或久泻久痢。

　　考点发散：温脾汤主治阳虚寒积证。四逆汤主治心肾阳衰寒厥证。理中丸主治脾胃虚寒证。四逆散主治阳郁厥逆证。

第二十一单元　治痈疡剂

一、A1 型题

1. 仙方活命饮与普济消毒饮的组成药物均有

　　A. 银花　　　　　　　B. 连翘

　　C. 陈皮　　　　　　　D. 当归

　　E. 赤芍

　　答案解析：C。仙方活命饮的组成为白芷、贝母、防风、赤芍、归尾、甘草、皂角刺、炒山甲、天花粉、乳香、没药、金银花、陈皮。普济消毒饮的组成为黄芩、黄连、陈皮、甘草、玄参、柴胡、

桔梗、连翘、板蓝根、马勃、牛蒡子、薄荷、僵蚕、升麻。二方共有的药物是陈皮、甘草。

　　考点发散：前人称仙方活命饮为"疮疡之圣药，外科之首方"，适用于阳证而体实的各类疮疡肿毒。若用之得当，则"脓未成者即消，脓已成者即溃"。

2. 大黄牡丹汤中具有泻热、祛瘀作用的是

　　A. 大黄　　　　　　　B. 牡丹皮

　　C. 桃仁　　　　　　　D. 芒硝

　　E. 冬瓜仁

答案解析：A。大黄苦寒攻下，泻热逐瘀，荡涤肠中湿热瘀结之毒。

考点发散：大黄牡丹汤的组成是大黄、丹皮、桃仁、冬瓜仁、芒硝。功效为泻热破瘀，散结消肿。

3.《千金》苇茎汤的组成中有
  A. 杏仁、瓜蒌仁 　　　B. 桃仁、薏苡仁
  C. 砂仁、柏子仁 　　　D. 枣仁、麻子仁
  E. 杏仁、白蔻仁

答案解析：B。《千金》苇茎汤的组成有苇茎、薏苡仁、瓜瓣、桃仁。

考点发散：此方仅四药，结构严谨，药性平和，共奏清肺化痰，逐瘀排脓之效。

4. 阳和汤的组成中不包括
  A. 麻黄 　　　　　　　B. 白芥子
  C. 桂枝 　　　　　　　D. 炮姜炭
  E. 生甘草

答案解析：C。阳和汤的组成是熟地黄、麻黄、鹿角胶、白芥子、肉桂、生甘草、炮姜炭。

考点发散：阳和汤的功效是温阳补血，散寒通滞。主治阴疽，如贴骨疽、脱疽、流注、痰核、鹤膝风等。

5. 患处漫肿无头，皮色不变，酸痛无热，口中不渴，舌淡苔白，脉沉细，治宜选用
  A. 仙方活命饮 　　　　B. 普济消毒饮
  C. 阳和汤 　　　　　　D. 大黄牡丹汤
  E. 小金丹

答案解析：C。阳和汤主治阴疽，症见患处漫肿无头，皮色不变，酸痛无热，口中不渴，舌淡苔白，脉沉细或迟细。

考点发散：仙方活命饮主治疮疡肿毒初起（阳证），普济消毒饮治疗大头瘟毒（阳证），阳和汤治疗阴疽（阴证），大黄牡丹汤主治肠痈，小金丹主治瘰疬。

6. 阳和汤中可达皮里膜外，具有温化寒痰，通络散结作用的药物是
  A. 麻黄 　　　　　　　B. 白芥子
  C. 肉桂 　　　　　　　D. 炮姜炭
  E. 生甘草

答案解析：B。白芥子辛温，可达皮里膜外，温化寒痰，通络散结。

考点发散：方中重用熟地黄温补营血，填精补髓；鹿角胶温肾阳，益精血；二药合用，温阳补血，

共为君药。肉桂、姜炭药性辛热，均入血分，温阳散寒，温通血脉，为臣药。白芥子辛温，可达皮里膜外，温化寒痰，通络散结；少量麻黄，辛温达卫，宣通毛窍，开肌腠，散寒凝，为佐药。方中鹿角胶、熟地黄得姜、桂、芥、麻之宣通，则补而不滞；麻、芥、姜、桂得熟地黄、鹿角胶之滋补，则温散而不伤正。

二、B1 型题

（1~2 题共用备选答案）
  A. 阴疽 　　　　　　　B. 大头瘟
  C. 肺痈 　　　　　　　D. 五更泻
  E. 梅核气

1. 苇茎汤主治
2. 阳和汤主治

答案解析：1. C　2. A。苇茎汤为治疗肺痈之良方。不论肺痈之将成或已成皆可使用。用于肺痈脓未成者，服之可使消散；脓已成者，可使肺热清，痰瘀化，脓液外排，痈渐向愈。阳和汤温阳与补血并用，祛痰与通络相伍，可使阳虚得补，营血得充，寒凝痰滞得除，治疗阴疽犹如仲春温暖和煦之气，普照大地，驱散阴霾，而布阳和，故以"阳和汤"名之。

（3~4 题共用备选答案）
  A. 助药力以达全身 　　B. 行气活血以通络
  C. 理气以疏通壅滞 　　D. 温通气血以通经
  E. 制其凉药太过之性

3. 仙方活命饮中用酒同煎的意义是
4. 普济消毒饮中用陈皮的意义是

答案解析：3. A　4. C。仙方活命饮中用酒同煎，借其通瘀而行周身，助药力直达病所。普济消毒饮中用陈皮理气疏壅，以散邪热郁结，共为佐药。升麻、柴胡疏散风热，并引诸药上达头面，且寓"火郁发之"之意，功兼佐使之用。

（5~6 题共用备选答案）
  A. 大黄、桃仁 　　　　B. 大黄、枳实
  C. 大黄、柴胡 　　　　D. 大黄、干姜
  E. 大黄、甘草

5. 麻子仁丸的组成中有
6. 大黄牡丹汤的组成中有

答案解析：5. A　6. B。大黄牡丹汤的组成大黄、丹皮、桃仁、冬瓜仁、芒硝。麻子仁丸的组成有麻子仁、芍药、枳实、大黄、厚朴、杏仁。

中医经典

第一单元 内 经

一、A1 型题

1. 下列各项，《素问·上古天真论》中提出的不符合养生方法的是

A. 法于阴阳　　　B. 和于术数

C. 不妄作劳　　　D. 不时御神

E. 起居有常

答案解析： D。以酒为浆，以妄为常，醉以入房，以欲竭其精，以耗散其真，不知持满，不时御神，此为不符合养生之道的不良生活习惯和嗜好。

考点发散： 据《素问·上古天真论》所述，养生方法有五方面。一是法于阴阳，顺应四时阴阳变化调摄身体；二是和于术数，恰当使用修身养性之术；三是饮食有节，注意饮食调养，忌五味偏嗜，寒温不适；四是起居有常，生活作息有规律；五是不妄作劳，主张劳逸结合，不违背常规。

2. 《素问·四气调神大论》中，"不治已病治未病"体现的是

A. 未病先防的思想

B. 有病早治的思想

C. 顺应四时养生防病的思想

D. 善治者治皮毛的思想

E. 急则治标，缓则治本的思想

答案解析： A。治未病主要包括未病先防和已病防变两方面内容。《素问·四气调神大论》以"渴而穿井"和"斗而铸锥"作比喻，提出"治未病"的法则，即当疾病未发生之前，要做好预防工作，即"未病先防"的思想。"治未病"的法则，反映了《内经》的预防保健思想。如张仲景的"夫治未病者，见肝之病知肝传脾，当先实脾"；叶天士所谓"先安未受邪之地，恐其陷入易耳"的理论，均是对此原则的发挥。

3. 《素问·四气调神大论》中，"春夏养阳，秋冬养阴"指的是

A. 春夏顺其生长之气养生养长，秋冬顺其收藏之气养收养藏

B. 阳为阴之根，阴为阳之基

C. 春夏食寒凉以制其亢阳，秋冬食温热以抑其盛阴

D. 春夏养其内虚之阳，秋冬养其内虚之阴

E. 春夏顺其阳气，秋冬顺其阴气

答案解析： A。春夏养阳是指万物生发、长养，顺应其生长之气，以春养生、夏养长。秋冬属阴是指万物收敛、闭藏，顺应其敛藏之势，以秋养收、冬养藏。四时阴阳消长，是自然界万物生长壮老的根本，顺应四时阴阳，人和万物才会生生不息。

考点发散： ①以王冰为代表的医家认为，春夏阳盛，宜食寒凉制其亢阳，指出"全阴则阳气不极"；秋冬阴盛，宜食温热制其盛阴，指出"全阳则阴气不穷"。②以张介宾为代表的医家认为，春夏养阳是为养秋冬之阴，故春夏应避风凉生冷太过，以免伤阳而秋冬患疟泄等病；秋冬养阴，是为养春夏之阳，故秋冬应忌纵欲及过热，以免伤阴而患火证。③以张志聪为代表的医家认为，春夏阳盛于外而虚于内，故有"夏月伏阴"之病，故春夏宜养其内虚之阳；秋冬阴盛于外而虚于内，故有"冬月伏阳"之病，故秋冬宜养其内虚之阴。

4. 《素问·阴阳应象大论》中，"治病必求于本"的"本"指的是

A. 气血　　　　　B. 阴阳

C. 病因　　　　　D. 病证

E. 脾肾

答案解析： B。吴崐注曰："天地万物，变化生杀而神明者，皆本乎阴阳，则阴阳为病之本可知。"

5. 《素问·阴阳应象大论》中，"浊阴走五脏"的浊阴是指

A. 饮食物的糟粕和尿液

B. 水谷精气

C. 精血津液

D. 浓厚的营养物质

E. 痰饮等病理产物

答案解析：C。《素问·阴阳应象大论》认为人体阴阳清浊升降出入的生理表现是清阳出上窍，浊阴出下窍；清阳发腠理，浊阴走五脏，此处"浊阴"指精血津液；清阳实四肢，浊阴归六腑，此处"浊阴"指糟粕。

6. 《素问·阴阳应象大论》说："壮火之气衰，少火之气壮"，其中"壮火"和"少火"的本义是

A. 药食气味纯阳与温和的区别

B. 人体阳气亢盛与平和的区别

C. 病理之火与生理之火的区别

D. 邪火与正气的区别

E. 相火与君火的区别

答案解析：A。据《素问·阴阳应象大论》壮火是指药物饮食气味纯阳的作用，少火是指药物饮食气味温和的作用，后世发挥认为壮火即病理之火，少火即生理之火。

7. 根据《素问·阴阳应象大论》认为，不属于阴阳在诊断中应用的是

A. 审清浊，而知部分

B. 视喘息，听音声，而知病所苦

C. 观权衡规矩，而知病所主

D. 按尺寸、观浮沉滑涩，而知病所生

E. 观太过与不及之理

答案解析：E。《素问·阴阳应象大论》在论述阴阳在诊断中的应用时曰："善诊者，察色按脉，先别阴阳；审清浊，而知部分；视喘息，听音声，而知病所苦；观权衡规矩，而知病所主；按尺寸，观浮沉滑涩，而知病所生。"

8. 根据《素问·阴阳应象大论》，病邪部位高的治法是

A. 按而收之　　　B. 因而越之

C. 引而竭之　　　D. 散而泻之

E. 汗而发之

答案解析：B。《素问·阴阳应象大论》云：其高者，因而越之；其下者，引而竭之；中满者，泻之于内；其有形者，渍形以为汗。

考点发散：因其轻而扬之，指病势轻浅者，当用质轻而升散的药剂或方法治疗。因其重而减之，指病情深重，邪实于内者，应用逐步削减病邪的方法。因其衰而彰之，由于气血虚衰引起的病证，要用补益的方法，使气血充盛而彰显。

9. 关于"生病起于过用"的相关描述，错误的是

A. 饮食过量，或劳作过度

B. 邪气太过

C. 精神心理过于紧张

D. 五脏、经脉失调

E. "过用"即超越了生理常度

答案解析：B。"生病起于过用"的观点，认为疾病的发生，缘于"过用"。所谓"过用"，即超越了生理常度。其本意是饮食过量，或劳作过度，或精神心理过于紧张，导致五脏、经脉失调，超越了生理常度，而发生疾病。

10. 根据《素问·经脉别论篇》"勇者气行则已，怯者则著而为病也。"所谓"勇"和"怯"指的是

A. 体质强弱的两种不同状态

B. 正邪之气的两种不同状态

C. 阴阳的两种不同状态

D. 胖瘦的两种不同状态

E. 厚薄的两种不同状态

答案解析：A。勇者气行则已，怯者则著而为病也，所谓"勇"和"怯"是体质强弱的两种不同状态。一般而言，体质强壮，其正气旺盛，虽有邪侵，不易发病。但在一定的生活环境中，即使是体质强壮之人，若饮食、劳逸、精神等过度，同样可以成为致病因素，导致疾病发生。

11. 《素问·经脉别论》指出："食气入胃，浊气归心"，其中"浊气"是指

A. 饮食水谷　　　B. 食物残渣

C. 水谷之悍气　　D. 宗气

E. 谷食之气中的浓稠部分

答案解析：E。因水谷入胃后，经过腐熟消化变成水谷精气中的浓稠部分，输布全身，起到营养作用。

考点发散：《素问·经脉别论》认为谷食精气输布过程，主要有两个方面。一是"散精于肝"，经肝气的疏泄，滋养全身筋脉。二是"浊气归心"，注之于脉，再经过"肺朝百脉"，宣发与肃降相互配合，把精气输布到全身，外达皮毛，经气血相合，交汇后再回还于经脉中流于四肢，滋养全身。

12. 根据《素问·经脉别论》所述，未直接参与水液代谢的脏器是

A. 脾　　　　　　B. 肺

C. 肝　　　　　D. 膀胱

E. 胃

答案解析：C。饮入于胃，游溢精气，上输于脾，脾气散精，上归于肺，通调水道，下输膀胱。"未提及肝参与水液代谢。

考点发散：《素问·经脉别论》认为水液代谢的过程，当水液由胃纳入，经过腐熟消化，变成津液，由脾转输上归于肺，通过肺之宣发布散作用，使津液得以布散全身，即"水精四布，五经并行"，其中布散到体表的部分变为汗液排出体外，全身代谢后，多余的水液变为尿液排出体外。

13.《素问·太阴阳明论》中，"脾病而四肢不用"的机理是

A. 四肢不得禀受水谷之气

B. 湿遏土壅

C. 气日以衰

D. 脉道不利

E. 筋骨肌肉，无气以生

答案解析：A。"脾病而四肢不用"指的是脾病不能运化水谷精气至四肢，四肢得不到精气营养故四肢不用。

考点发散：本段从脾胃为水谷精气生化之源的角度，强调了四肢与脾胃的关系，为后世脾主四肢理论的形成奠定了基础。四肢之所以能正常运动，是由于它不断地得到胃中水谷精气的充养，然而胃中水谷精气"不得径至"于四肢，"必因于脾，乃得禀也"。因此，治痿独取阳明。

14.《素问·太阴阳明论》中，"今脾病不能为胃行其津液"的"津液"是指

A. 水谷精气　　　B. 水液

C. 胃阴　　　　　D. 唾涎

E. 胃液

答案解析：A。《素问·奇病论》"夫五味入口，藏于胃，脾为之行其精气。题干与解析两文相应，说明此"津液"实为水谷精气。

考点发散：脾者土也，治中央，常以四时长四脏，各十八日寄治，不得独主于时也。

15.《灵枢·决气》篇指出此"一气"指的是

A. 肾气　　　　　B. 营气

C. 卫气　　　　　D. 水谷精微之气

E. 元气

答案解析：D。《灵枢·决气》一气辨为六名，又称为"六气"。六气指的是"精、气、津、液、血、脉"，六气同源异名，此六气皆源于先天，赖后天水谷精微不断充养，故"一气"指水谷精微之气。

16.《灵枢·本神》中，"所以任物者谓之心"是指

A. 心有推动气血运行的作用

B. 心有意念，准备去做

C. 生命活动总的表现

D. 随人的神气往来的精神活动

E. 接受外界事物并进行分析

答案解析：E。《灵枢·本神》云："所以任物者谓之心，心有所忆谓之意，意之所存谓之志，因志而存变谓之思，因思而远慕谓之虑，因虑而处物谓之智"。此指出人的思维过程可用意、志、思、虑、智五个阶段概括。

考点发散：神产生之后，其活动场所为心，魂、魄、意、志、思、虑、智等神志活动过程由心主宰。心接受事物，并且对事物产生初步印象或念头，称为意念，此为思维活动的第一阶段，且伴随始终。根据意念目的而确定的志向或打算称为志，此为思维活动的第二阶段。志属于神志活动范围，根据确立的志向而对事物反复的分析、比较，称为思，此为思维活动的第三阶段。虑也属于神志活动范围，通过周密思考来计划未来的行动，称为虑，此为思维活动的第四阶段。在深谋远虑的基础上正确处理事物称为智，此为思维活动的第五阶段。

17.《灵枢·本神》提出"意"的概念是

A. 心有所忆　　　B. 意之所存

C. 因志而存变　　D. 因虑而处物

E. 所以任物

答案解析：A。《灵枢·本神》云："所以任物者谓之心，心有所忆谓之意，意之所存谓之志，因志而存变谓之思，因思而远慕谓之虑，因虑而处物谓之智"。

18.《素问·生气通天论》中，"阴者，藏精而起亟也；阳者，卫外而为固也"体现的是

A. 阴阳相互制约　　B. 阴阳互根互用

C. 阴阳平衡　　　　D. 阴阳一气论

E. 阴阳对立制约

答案解析：B。"阴者，藏精而起亟也；阳者，卫

外而为固也。"用"藏精"和"卫外"分别概括人体阴精和阳气的主要功能，以"起亟"和"为固"说明两者相互为用的关系。

考点发散：《素问·阴阳应象大论》亦指出："阴在内，阳之守也；阳在外，阴之使也。"

19. 据《素问·至真要大论》中，"暴注下迫"，此"下迫"是指

A. 脱肛　　　　　　B. 里急后重

C. 下利脓血　　　　D. 少腹胀满

E. 肛门窘迫

答案解析：B。暴注下迫：暴注指突然剧烈地泄泻。下迫指里急后重。

考点发散：病机十九条中火邪的致病特点：一是疮疡疼痛，多由火毒所致，乃由于火热蕴蒸，肉腐血败，而发痛肿疮疡。二是腐肿疼痛酸楚，惊骇不宁，此乃火毒灼伤血脉肌肉，令患处红肿溃烂、疼痛酸楚。三是口噤、鼓颔、战栗，看似寒象，但与烦躁不安同见，则实为火热郁闭，不得外达，反致阳盛格阴，火极似水的假象。

20. 根据《素问·至真要大论》中"逆者正治，从者反治"，下列不属于反治的是

A. 热因热用　　　　B. 寒因寒用

C. 寒者热之　　　　D. 通因通用

E. 塞因塞用

答案解析：C。"从者反治"故又称从治，指治疗用药的性质、作用趋向顺从疾病表象的治法。包括热因热用、寒因寒用、通因通用和寒因寒用。寒者热之是正治的范畴。

21. 《灵枢·百病始生》中，"两虚相得，乃客其形"之"两虚"是指

A. 虚邪与正虚　　　B. 气虚与血虚

C. 虚邪与虚风　　　D. 阴虚与阳虚

E. 气虚与阳虚

答案解析：A。两虚指外界的虚邪之风与人体正气虚弱。相得，即相结合。客其形，即邪气侵入人体而发病。

考点发散：该观点一方面阐明中医发病学的基本观点：既突出邪气的致病作用，又强调正气的主导作用。另一方面对疾病预防有重要的指导意义：要从正邪两方面入手，既要固护正气，又要避其邪。

22. 据《素问·痹论》所述，不属于与肝痹有关的表现是

A. 夜卧则惊　　　　B. 多饮

C. 小便数　　　　　D. 腹胀大，如怀妊之状

E. 色苍黄

答案解析：E。肝痹者，夜卧则惊，多饮，数小便，上为引如怀。

考点发散：根据病邪的偏胜，痹可分为行痹、痛痹和着痹；根据发病季节，痹可分为筋痹、脉痹、肌痹、皮痹、骨痹。按病变的部位，又可分为五脏痹和六腑痹。

23. 据《素问·痿论》所述，"主束骨而利机关"指的是

A. 经脉　　　　　　B. 宗筋

C. 经筋　　　　　　D. 肌肉

E. 络脉

答案解析：B。宗筋主束骨而利机关。

24. 《素问·汤液醪醴论》关于"神不使"表述错误的是

A. 由形弊血尽而致

B. 包括精神不能振奋

C. 病因是嗜欲无穷、忧患不止

D. 神指人体脏腑气血的功能作用

E. 指病人的精神不能为治疗所驱使

答案解析：E。神不使：神，一指机体脏腑气血的功能作用；二指精神意识活动对机体的调节控制作用。使，运用，役使。神不使，即机体处于"形弊血尽"和反常的精神意识状态，不能对各种治疗做出反应和调节。

25. 《素问·汤液醪醴论》中，水肿的治疗原则是

A. 平治于权衡，去宛陈莝

B. 缪刺其处，以复其形

C. 微动四极

D. 温衣

E. 开鬼门，洁净府

答案解析：E。开鬼门即发汗，洁净府即利小便。水肿病的治疗，首先应使潴留的水液排出体外，通常用发汗和利小便两种方法，使水邪有出路。

考点发散：平治於权衡，去菀陈莝，微动四极，温衣，缪刺其处，以复其形，开鬼门，洁净府，精以时服。五阳已布，疏涤五藏，故精自生，形自盛，骨肉相保，巨气乃平。

26. 《灵枢·决气》"两神相搏，合而成形，常先身

生"指的是

A. 精   B. 气

C. 神   D. 血

E. 津

答案解析：A。两神相搏，合而成形，常先身生，是谓精。

考点发散：两神，指男女两性。搏，交也。两神相搏，即男女媾合。

二、B1 型题

（1~2 题共用备选答案）

A. 气缓   B. 气上

C. 气下   D. 气收

E. 气耗

1. 根据《素问·举痛论》情志所伤，大怒引起的是

2. 根据《素问·举痛论》情志所伤，过喜引起的是

答案解析：1. B   2. A。九气致病原文：怒则气上，喜则气缓，思则气结，悲则气消，恐则气下，惊则气乱，寒则气收，炅则气泄，劳则气耗。

（3~4 题共用备选答案）

A. 心有所忆   B. 意之所存

C. 因志而存变   D. 因虑而处物

E. 所以任物

3. 《灵枢·本神》提出"智"是

4. 《灵枢·本神》提出"志"是

答案解析：3. D   4. B。《灵枢·本神》云："所以任物者谓之心，心有所忆谓之意，意之所存谓之志，因志而存变谓之思，因思而远慕谓之虑，因虑而处物谓之智"。

（5~6 题共用备选答案）

A. 肝   B. 火

C. 热   D. 胃

E. 肺

5. 《素问·至真要大论》"诸病胕肿，疼酸惊骇"，皆属于

6. 《素问·至真要大论》"诸胀腹大"，皆属于

答案解析：5. B   6. C。《素问·至真要大论》云：诸病胕肿，疼酸惊骇，皆属于火。诸胀腹大，皆属于热。

（7~8 题共用备选答案）

A. 魂   B. 智

C. 思   D. 魄

E. 意

7. 《灵枢·本神》提出，随神往来者谓之

8. 《灵枢·本神》提出，心有所忆谓之

答案解析：7. A   8. B。生之来谓之精，两精相搏谓之神，随神往来者谓之魂，并精而出入者谓之魄。父母之精结合而产生新的生命活动叫做神。两精，先天父母之精。魂是指一些意识活动，魂受神的支配而活动。魄是指一些与生俱来的、本能性的、较低级的神经心理活动，魄的活动以精气为物质基础。心有所忆谓之意即心对所反映事物的回想、联想活动称为意。

（9~10 题共用备选答案）

A. 可汗而已   B. 可泄而已

C. 可吐而已   D. 可消而已

E. 可和而已

9. 《素问·热论》中提及，未满三日的治法是

10. 《素问·热论》中提及，其满三日的治法是

答案解析：9. A   10. B。《素问·热论》云："其未满三日者，可汗而已；其满三日者，可泄而已"。

（11~12 题共用备选答案）

A. 其病生于内   B. 其病多痿厥寒热

C. 其病多为痈疡   D. 脏寒生满病

E. 其病挛痹

11. 据《素问·异法方宜论》地域不同，发病亦异。东方之域多

12. 据《素问·异法方宜论》地域不同，发病亦异。西方之域多

答案解析：11. C   12. A。东方之域多痈疡，治宜砭石。西方之域其病生于内，治宜毒药。北方之域脏寒生满病，治宜灸焫。南方之域其病挛痹，治宜微针。中央之域其病多痿厥寒热，治宜导引按蹻。

（13~14 题共用备选答案）

A. 砭石   B. 导引按蹻

C. 微针   D. 毒药

E. 灸焫

13. 《素问·异法方宜论》，不同的治疗方法适宜不同地域和病情，南方之域，治宜

14. 《素问·异法方宜论》，不同的治疗方法适宜不同地域和病情，北方之域，治宜

答案解析：13. C   14. E。东方之域多痈疡，治宜砭石。西方之域其病生于内，治宜毒药。北方之

域脏寒生满病，治宜灸焫。南方之域其病挛痹，治宜微针。中央之域其病多痿厥寒热，治宜导引按跷。

（15～16题共用备选答案）

A. 耳聋　　　　　B. 目不明

C. 汗大泄　　　　D. 脑髓消，耳数鸣

E. 色白，脉空虚

15. 据《灵枢·决气》，精脱者的表现是

16. 据《灵枢·决气》，血脱者的表现是

答案解析：15. A　16. E。《灵枢·夹气》云："精脱者，耳聋；血脱者，色白，夭然不泽，其脉空虚；气脱落，目不明；津脱者，腠理开，汗大泄；液脱者，骨属屈伸不利，色夭，脑髓消，股痠，耳数鸣。"

第二单元　伤寒论

一、A1 型题

1. 下列各项，属于太阳病提纲的是

A. 脉浮，头项强痛而恶寒

B. 脉浮，发热恶寒，头痛

C. 脉浮数，头身疼痛，恶寒

D. 脉浮紧，发热恶寒，无汗而喘

E. 脉浮缓，发热恶寒，汗出

答案解析：A。《伤寒论》第 1 条：太阳之为病，脉浮，头项强痛而恶寒。

考点发散：本条指出太阳病的基本脉症，太阳受邪导致功能失常和经气不利的基本病理特征。本条作为辨太阳病的脉症提纲，凡有上述脉症者即可诊为太阳病。

2. 太阳中风证汗出的机理是

A. 阳虚不能固摄于外

B. 肌表疏松，营血不荣

C. 卫虚失固，腠理疏松

D. 外邪化热，热迫津出

E. 风寒外袭，卫阳不固，营不内守

答案解析：E。太阳中风，阳浮而阴弱，导致汗出。其机理是肌表疏松，卫外不固，营不内守，故自汗出。

考点发散：太阳病见有"发热、汗出、恶风、脉缓者"，即是太阳中风证。风寒之邪外袭，卫阳浮盛抗邪，则发热；肌表疏松，卫外不固，营不内守，故自汗出；汗出肌疏，卫阳不能卫外，则恶风，甚则恶寒；风性疏泄，不会导致经脉收引束紧，故称脉浮而缓。以上脉症，反映了风性疏泄的致病特点，故名为中风。

3. 下列各项，不属桂枝汤之脉症的是

A. 脉浮弱　　　　B. 发热

C. 鼻鸣干呕　　　D. 项背强

E. 恶寒

答案解析：D。《伤寒论》第 12 条：太阳中风，阳浮而阴弱，阳浮者，热自发，阴弱者，汗自出，啬啬恶寒，淅淅恶风，翕翕发热，鼻鸣干呕者，桂枝汤主之。

4.《伤寒论》中，通过发汗而止利的汤剂是

A. 大青龙汤　　　B. 麻黄汤

C. 小青龙汤　　　D. 葛根汤

E. 葛根芩连汤

答案解析：E。《伤寒论》云："太阳病，桂枝证，医反下之，利遂不止。脉促者，表未解也；喘而汗出者，葛根黄芩黄连汤主之。"本方虽为表里双解之剂，但侧重于清里热，止热利。临床上最常用于湿热腹泻，或外感引起的协热利。

考点发散："利遂不止"：误用攻下，引邪内迫大肠而致。

5. 针对"伤寒表不解，心下有水气"这一条文，"心下"所指的部位是

A. 心脏　　　　　B. 胃脘

C. 脾胃　　　　　D. 心胸

E. 咽喉

答案解析：B。《伤寒论》第 40 条指出："伤寒表不解，心下有水气……小青龙汤主之"，明确指出了小青龙汤治疗外有表邪，内挟水饮的病症。心下即指胃脘部。

考点发散："厥阴之为病，消渴，气止撞心…"，此文中心指心胸及胃脘部。

6. 五苓散证出现消渴的病机是

A. 发汗太过，耗伤津液，胃中干燥

B. 外邪入里化热，伤津耗液

C. 阳虚不化，津不上承

D. 水热互结，热伤阴液

E. 水停下焦，气不化津，津不上承

答案解析：A。五苓散证中之烦渴，是由于太阳病发汗太过，伤津伤阳所致。伤津则胃中干，口中乏津而渴；伤阳则气化失职，水气停滞，不能输布。故见消渴，脉浮数，小便不利，微热，舌苔白润，渴饮不多，或水入即吐。所谓的"烦渴"，并非烦躁加口渴，只是形容口渴太甚而已。五苓散者，以二苓、泽泻淡渗利水，白术健脾行水。而用桂枝以通阳解表，可收到健脾利水、温阳解表之效果。阳气通调，则表证可解，又有助于气化转输，达到通里达表的目的。

7. 可用五苓散治疗的证候是

A. 大汗出，胃中干，烦躁不得眠，欲得饮水者

B. 服桂枝汤，或下之，仍头项强痛，翕翕发热，无汗，心下满微痛，小便不利者

C. 下利六七日，咳而呕渴，心烦不得眠，小便不利者

D. 霍乱，头痛发热，身疼痛，寒多不用水者

E. 伤寒表不解，干呕发热，咳喘，小便不利，少腹满者

答案解析：A。《伤寒论》第71条指出"太阳病，发汗后，大汗出，胃中干，烦躁不得眠，欲得饮水者，五苓散主之。"本条论述五苓散主治太阳之腑膀胱受邪、气化不利的证治。

考点发散：B选项为桂枝汤去桂加茯苓白术汤主之。C选项为猪苓汤主之。D选项为理中丸主之。E选项为小青龙汤主之。考生还应区分太阳蓄水证"烦渴"与阳明热证"烦渴"的鉴别，区别点在于体内津液的有无。

8. 生姜泻心汤证的治法是

A. 和胃消痞，散水止利

B. 和胃补中，降逆消痞

C. 和中降逆消痞

D. 和中扶阳消痞

E. 降气化痰，益气和胃

答案解析：A。生姜泻心汤主治由于脾胃虚弱，不能腐熟水谷，更兼水饮内停，于是中焦气机逆乱，浊气不降，则干呕食臭；清气不升，水气偏走大肠，则肠鸣漉漉而下利。治之当用生姜泻心汤散水止利，和胃消痞。

9. 生姜泻心汤证与半夏泻心汤证、甘草泻心汤证比较，主要特征在于

A. 以痞满而呕，肠鸣下利为主

B. 以心下痞，干噫食臭，腹中雷鸣，下利为主

C. 以痞利俱甚，谷不化为主

D. 以胃中不和，心下痞硬，腹中雷鸣为主

E. 以心下痞硬，按之濡软为主

答案解析：B。"伤寒汗出，解之后，胃中不和，心下痞硬，干噫食臭，胁下有水气，腹中雷鸣，下利者，生姜泻心汤主之"，其病机兼有水食停滞，和胃散水。

考点发散：三泻心汤主治均以心下痞，呕逆，下利，肠鸣为主症，其病机均有中虚寒热错杂，胃气壅滞的共同点。不同点是半夏泻心汤证偏于升降失常，甘草泻心汤证以中气不足为主。

10. 旋覆代赭汤证的病机是

A. 脾胃虚弱，痰湿内聚，胃气上逆

B. 脾胃阳虚，寒痰中阻，升降失常

C. 脾运失职，聚湿成痰，胃气上逆

D. 胃虚痰阻，虚气上逆

E. 肝脾不调，胆热乘胃，胃气上逆

答案解析：D。旋覆代赭汤证是由脾胃虚弱，运化失常，痰饮内生，气机痞塞，胃中虚气上逆所致，并无积食停滞，故仅噫气不除而无食臭，此外尚可见呕逆、痰多、舌苔白腻等痰浊内阻的证候，故当化痰下气，药用旋覆花消痰下气，代赭石重镇降逆。

11. "伤寒，脉结代，心动悸，炙甘草汤主之。"其病机为

A. 心阳虚，心神失其温养

B. 心血不足，神气浮越

C. 汗伤心阳，心神不宁

D. 气血不足，脉道不充，心神失养

E. 心阴心阳两虚，复被邪扰

答案解析：E。炙甘草汤的病机为：素体心阴阳不足，一旦被寒邪侵袭，内外合邪，遂致心阴阳气血俱虚，阴血内虚，心失所养，气虚血少，真气不续，故治以益气养血，通阳复脉，方用炙甘草汤。

12. 生姜泻心汤证中"腹中雷鸣"的病机是

A. 饮食不节，损伤脾胃，运化失职

B. 邪热内陷，脾虚湿聚，湿热互结，大肠气机失调

C. 脾胃阳虚，运化失职，湿热内阻，升降失常

D. 脾虚不运，水谷不别，升降失常

E. 脾胃虚损，运化失职，水走肠间

答案解析：E。生姜泻心汤证乃因脾胃虚弱，运化失职，水饮食滞化，升降失常，气机痞塞，水走肠间所致，其症还可见肠鸣、下利等。治宜和胃降逆，散水消痞，药用芩连与姜夏辛开苦降，开痰湿痞塞之结滞，重用生姜化饮和胃。

13. 茵陈蒿汤的临床表现不包括

  A. 但头汗出，身无汗

  B. 小便不利

  C. 渴饮水浆

  D. 身发黄

  E. 腹满

答案解析：E。阳明病，发热汗出者，此为热越，不能发黄也。但头汗出，身无汗，剂颈而还，小便不利，渴饮水浆者，此为瘀热在里，身必发黄，茵陈蒿汤主之。无腹满的症状。

考点发散：若阳明病，但见头汗出，至颈而止，说明是热不得外越只能上蒸；周身无汗，乃湿遏热伏，气机郁阻，湿不得外散。小便不利，是湿热内郁，气化失常，湿不得下泄。瘀热在里，则渴引水浆。湿热郁蒸，使胆汁不循常道而外溢，故出现身、目、小便俱黄之黄疸病。治当以茵陈蒿汤清热利湿以退黄。

14. 以下诸症，不属小柴胡汤主症的是

  A. 胸胁苦满   B. 口干不渴

  C. 往来寒热   D. 心烦喜呕

  E. 默默不欲饮食

答案解析：B。小柴胡汤证由太阳病传变而来，邪郁半表半里，表现为：往来寒热、胸胁苦满、默默不欲饮食、心烦喜呕、口苦、咽干、目眩、脉弦细、舌苔白。病机为：正气不足，病邪侵入少阳，少阳枢机不利，正邪分争，胆火内郁，进而影响脾胃。治法当以和解为主。

15. 小柴胡汤原方中，重用半斤的药物是

  A. 柴胡   B. 黄芩

  C. 生姜   D. 人参

  E. 大枣

答案解析：A。小柴胡汤方：柴胡半斤，黄芩三两，人参三两，生姜（切）、半夏（清）、甘草（炙）各三两，大枣十二枚（擘）。

考点发散：小柴胡汤由七味药组成。柴胡味辛，宣散半表之邪；黄芩味苦，可清半里之热，柴芩

相配，共解半表半里之邪，是为小柴胡汤之主药。半夏和生姜调理脾胃而降逆止呕。凡邪入少阳，意味着正气已有所不足，故用人参、炙甘草和大枣甘温益气和中，扶正以祛邪。本方有调达上下，宣通内外，和畅气机，枢转少阳的作用。且用去滓再煎之法，是取其气味醇和、药性纯合之意。

16. 下列不属于胃家的是

  A. 胃   B. 大肠

  C. 小肠   D. 膀胱

  E. 阳明经

答案解析：D。胃家，包括胃与肠，《灵枢·本输》："大肠、小肠皆属于胃。"

17. 濈然汗出的表现是

  A. 汗出不畅   B. 大汗淋漓

  C. 汗出连绵   D. 目合则汗

  E. 但头汗出

答案解析：C。濈然汗出，流水貌。这里指汗出连绵不断。

考点发散：濈然汗出是阳明热病之常见症。太阳中风证亦可见发热汗出，但同时必伴有恶风或恶寒，且汗出是不畅的，绝非濈然汗出之状。

18. 调胃承气汤证见"蒸蒸发热"的机理是

  A. 湿热蕴蒸   B. 郁热上达

  C. 上焦热盛   D. 里热外蒸

  E. 阴虚湿热

答案解析：D。调胃承气汤证蒸蒸发热是指热气蒸腾，由内达外，濈然汗出，故云"属胃也"。

19. 下列有关小承气汤证治法的论述，错误的是

  A. 通便泻热   B. 消滞除满

  C. 泻热和胃   D. 润燥软坚

  E. 泻热去实

答案解析：D。大便结硬是小承气汤的辨证要点。小承气汤中无芒硝，故没有润燥软坚之法。

考点发散：小承气汤有泻下通便，行气导滞之功。可用于治疗大便燥结偏重者；或大承气汤证之轻者；或阳明腑实证虽重，但有不宜峻下者，如年老体弱正气不足者，或素有宿疾津气有亏者，或兼有新感表邪尚未尽者，均可酌情用小承气汤攻下，但要注意中病即止，免伤正气。

20. 下列症状为三承气汤共有的症状是

  A. 手足濈然汗出   B. 潮热

C. 心烦　　　　　D. 腹满痛,绕脐痛

E. 脉滑数

答案解析:A。三承气汤均属阳明腑实证,承气汤证乃邪热与肠道宿滞互结,腑气不通所致,故见"痞、满、燥、实"四症。手足濈然汗出,才能充分说明肠中已燥,大便已硬,采用攻下法。

21. 下列各项,为少阳病提纲证的是

A. 呕而发热、目眩

B. 口苦、咽干、目眩

C. 头痛、发热、脉弦细

D. 往来寒热、胸胁苦满

E. 耳聋、目赤、胸中烦

答案解析:B。少阳之为病,口苦,咽干,目眩也。

考点发散:少阳主生发之气,性喜条达而恶抑郁。邪犯少阳,少火被郁,郁则病作。本条列举口苦、咽干、目眩三症,均具有少火被郁的特征,故为少阳病提纲。

22. 少阳病提纲证的病机为

A. 枢机不利,胆火上炎,灼伤津液

B. 少阳受邪,胆气上逆,经气郁滞

C. 邪郁少阳,三焦不利,水气内停

D. 少阳受病,胆气横逆,津液受伤

E. 枢机不利,水热互结,津不上承

答案解析:A。邪犯少阳,少火被郁,郁则病作。导致胆火上炎,火盛灼津,枢机不利。

23. 以下不属太阴病主症的是

A. 腹满而吐,时腹自痛

B. 自利不渴

C. 食不下

D. 胸下硬结

E. 手足自温

答案解析:E。"太阴之为病,腹满而吐,食不下,自利益甚,时腹自痛。若下之,必胸下结鞭。"无手足自温的症状。

考点发散:太阴之腹满不同于胃家实之腹满,胃家实之腹满属热实内结,腑气不通,治以下法。本证为脏寒生满病,病属虚寒,故法当温中散寒,健脾燥湿。若以满为实,误投苦寒攻下剂,则更伤中阳,阴寒结聚,可导致胸下结硬。

24. "自利不渴者,属太阴,以其脏有寒故也……",其不渴的原因是

A. 太阴主湿,寒湿内停

B. 太阴虚寒,里有寒饮

C. 里无热邪,津液未伤

D. 脾肾阳虚,水湿内生

E. 下利后饮水过多

答案解析:A。不渴是本条辨证的要点,因太阴主湿,寒湿内停,故以不渴揭示太阴为病的特征。

考点发散:自利是太阴病主症之一,由脾阳虚弱,运化失职,寒湿内停,清气不升所致。"脏有寒"是太阴里虚寒证病机的总概括。在治疗上,仲景提出"当温之",即温阳散寒,健脾燥湿之义。原文中未列具体方药,而曰"宜服四逆辈",即根据虚寒的轻重程度,选用四逆汤、理中汤一类的方剂。如病情单一,脾胃虚寒,宜投理中汤;若病情复杂,伴肾阳虚者,宜用四逆汤。

25. 少阴病的辨证提纲是

A. 脉沉、下利　　　B. 脉微,但欲寐

C. 脉细,但欲寐　　　D. 脉微细,但欲寐

E. 脉微欲绝

答案解析:D。少阴之为病,脉微细,但欲寐也。

考点发散:少阴统括心肾,为水火之脏,阴阳之根。心主神明,主血脉,为一身之主;肾主藏精,主水气,内寓真阴真阳,为先天之本。病在少阴,心肾阴阳气血不足,故出现脉微细,但欲寐之脉症。脉微,指脉来微弱无力,似有似无,此乃心肾阳衰,鼓动无力之征;脉细,指脉形细小如丝,此乃精血虚少,脉道不充之象。但欲寐,指精神萎靡不振,体力极度疲惫,似睡非睡的衰竭状态,以此脉症说明少阴病是以全身性虚衰为病理特征的疾病。

26. 少阴病提纲脉证的病机较确切的说法是

A. 邪入少阴,心肾虚衰,气血不足

B. 邪入少阴,心肾阳虚,气血不足

C. 邪入少阴,心肾虚衰,水火失济

D. 邪入少阴,心肾虚衰,阴寒内盛

E. 邪入少阴,心肾虚衰,心火独亢

答案解析:A。病入少阴,心肾阴阳气血不足,故出现脉微细,但欲寐之脉症。

27. "少阴病,始得之,反发热,脉沉者",治宜的方剂是

A. 桂枝汤

B. 四逆汤

C. 附子汤

D. 麻黄细辛附子汤

E. 麻黄汤

答案解析：D。少阴病，始得之，反发热，脉沉者，麻黄细辛附子汤主之。

28. 通脉四逆汤证的病机是

A. 寒邪化热，虚阳上扰

B. 阴寒内盛

C. 阴寒内盛，里寒外热

D. 阴寒内盛，格阳于外

E. 阳气郁遏，不能外达

答案解析：D。少阴病，下利清谷，里寒外热，手足厥逆，脉微欲绝，身反不恶寒，其人面色赤，或腹痛，或干呕，或咽痛，或利止脉不出者，通脉四逆汤主之。

29. 厥阴病提纲证的病机是

A. 正伤邪陷，寒热错杂

B. 上热下寒，寒热错杂

C. 阴阳胜复，寒热错杂

D. 表邪未解，上热下寒

E. 上热下寒，寒热格拒

答案解析：B。厥阴之为病，消渴，气上撞心，心中疼热，饥而不欲食，食则吐蛔，下之利不止。邪入厥阴，一方面相火炽盛，横逆上冲；另一方面乘犯脾土，使脾虚肠寒，结果出现上热下寒证。反映了厥阴，阴尽阳生，阴阳转化的病变特点。

30. 下列各项，不属厥阴病提纲的是

A. 消渴　　　　　B. 下利不渴

C. 饥不欲食　　　D. 心中疼热

E. 气上撞心

答案解析：B。厥阴之为病，消渴，气上撞心，心中疼热，饥而不欲食，食则吐蛔，下之利不止。

31. 治"手足厥寒，脉细欲绝"应选用的方剂是

A. 四逆汤

B. 四逆加人参汤

C. 当归四逆汤加吴茱萸生姜汤

D. 当归四逆汤

E. 吴茱萸汤

答案解析：D。手足厥寒，脉细欲绝者，当归四

逆汤主之。

32. 当归四逆汤证的病机是

A. 血虚寒凝，血脉不畅

B. 血虚感寒，寒邪凝滞，气血不畅

C. 血虚感寒，阳衰阴盛

D. 气血两虚，经脉失养

E. 血虚寒凝，经脉失养

答案解析：B。当归四逆汤证的病机为素体血虚，复感寒邪，寒凝肝脉，阳气不达四肢，致手足厥寒。

二、B1 型题

（1～2 题共用备选答案）

A. 四逆汤　　　　B. 四逆散

C. 通脉四逆汤　　D. 白通汤

E. 吴茱萸汤

1. 少阴病类似证，出现下利清谷，手足厥逆，脉微欲绝，身反不恶寒，其人色赤，治宜

2. 少阴病类似证，出现四逆，咳，悸，小便不利，腹中痛者，治宜

答案解析：1. C　2. B。少阴病，下利清谷，里寒外热，手足厥逆，脉微欲绝，身反不恶寒，其人面色赤，或腹痛，或干呕，或咽痛，或利止脉不出者，通脉四逆汤主之。少阴病，四逆，其人或咳，或悸，或小便不利，或腹中痛，或泄利下重者，四逆散主之。

考点发散：四逆散与四逆汤均可治四逆，均为主治症名方，但一为"散"，一为"汤"，以此提示四逆病机迥然有别。四逆汤主治阳虚之四逆，四逆散主治阳郁之四逆。而阳郁之四逆其治不在辛热，而用疏畅气机，透达郁阳。

（3～4 题共用备选答案）

A. 猪苓汤

B. 白虎加人参汤

C. 白虎汤

D. 五苓散

E. 大青龙汤

3. 证见脉浮数，微热，消渴，小便不利，或烦渴，水入则吐，治当用

4. 证见热结在里，表里俱热，大渴，舌上干燥，欲饮水数升者，治当用

答案解析：3. D　4. B。消渴，脉浮数，小便不利，微热，舌苔白润，渴饮不多，或水入即吐，五苓

散主之。伤寒若吐若下后，七八日不解，热结在里，表里俱热，时时恶风，大渴，舌上干燥而烦，欲饮水数升者，白虎加人参汤主之。

（5～6 题共用备选答案）

A. 药后多饮暖水 　　　B. 顿服

C. 啜热稀粥 　　　D. 平旦服

E. 饭前服

5. 桂枝汤的服用方法是

6. 五苓散的服用方法是

答案解析： 5. C　6. A。桂枝汤药后啜粥，服用本方取汗，尤须注意啜热稀粥，助药力，益胃气，易酿汗。五苓散，捣为散，以白饮，和服方寸匕。日三服。多饮暖水，汗出愈，如法将息。

（7～8 题共用备选答案）

A. 真武汤 　　　B. 茵陈蒿汤

C. 苓桂术甘汤 　　　D. 大柴胡汤

E. 小柴胡汤

7. 头眩，心下逆满，气上冲胸，宜用

8. 头眩，身瞤动，振振欲擗地者，宜用

答案解析： 7. C　8. A。太阳病，发汗，汗出不解，其人仍发热，心下悸，头眩，身瞤动，振振欲擗地者，真武汤主之。伤寒，若吐，若下后，心下逆满，气上冲胸，起则头眩，脉沉紧，发汗则动经，身为振振摇者，茯苓桂枝白术甘草汤主之。

第三单元 金匮要略

A1 型题

1.《金匮要略》认为杂病发病的主要原因为

A. 客气邪风侵袭 　　　B. 七情所伤

C. 房室竭乏 　　　D. 五脏真元不畅

E. 虫兽、金刃所伤

答案解析： D。若五脏真元通畅，人即安和。客气邪风，中人多死。

2. 太阳病，关节疼痛而烦，脉沉而细，其证属

A. 血痹 　　　B. 历节

C. 痛痹 　　　D. 湿痹

E. 风痹

答案解析： D。湿为六淫之一，其侵犯人体必首犯太阳之表并易流关节，湿邪痹着，阳气不通，故关节疼痛而烦。湿从外来，脉应浮缓，今见脉沉而细，沉为在里，主脾阳虚，细脉主湿，湿邪侵袭人体，内合于脾，脾失运化，内外合邪而形成湿痹。

考点发散： 湿痹病人除关节烦痛之外，又见小便不利，大便反快的证候，是内湿招致外湿。湿盛则濡泄，故大便反快。湿阻于中，阳气不化，故小便不利。治当利小便为主。小便通利，则里湿去，阳气通，湿痹自除。

3. 防己黄芪汤所治湿病，不具备下列哪项症状

A. 恶心 　　　B. 身重

C. 恶风 　　　D. 汗出

E. 脉浮

答案解析： A。脉浮身重，是风湿伤于肌表。汗出恶风，是气虚卫表不固。证候虽属于风湿，但表气已虚，故不用麻黄等发汗，而用防己黄芪汤益气除湿。

考点发散： 防己黄芪汤方中黄芪益气固表，防己、白术除风湿，甘草、生姜、大枣调和营卫。

4. 百合病"百脉一宗，悉致其病"，其中"一宗"是指

A. 先天之本肾脏 　　　B. 主血脉的心脏

C. 朝百脉的肺脏 　　　D. 包括心肺两脏

E. 宗气

答案解析： D。百脉一宗：百脉，泛指全身的血脉；宗，本也。百脉一宗，谓人体百脉，同出一源。心主血脉，肺朝百脉，人体一身血脉由心、肺所主。

考点发散： "百脉一宗，悉致其病"是对百合病病机的高度概括。人身之血脉，分为百脉，合之为一宗，由于心主血脉，肺主治节、朝百脉，故心肺为人体百脉之主管和统辖，"一宗"实际上就是指心肺；若心肺功能正常，则气血通畅，百脉调和；若心肺阴虚内热，则气血失调而百脉受累，症状百出，形成百合病。

5. 桂枝芍药知母汤证的病机是

A. 感受寒湿 　　　B. 感受风湿

C. 感受风寒　　　　D. 感受风热

E. 风湿化热

答案解析：E。本证属风湿相搏，郁遏日久化热伤阴，筋脉失养所致。

考点发散：由于风湿外侵，痹阻筋脉关节，气血运行不畅，风湿相搏，故诸肢节疼痛而肿大；病久不解，正虚邪盛，营卫气血耗损，消灼肌肉，故身体逐渐消瘦；湿无出路，痹阻下焦，气血不通，两脚肿胀，麻木不仁，有如与身体相脱离的感觉；风湿上犯，干及阳位，则头昏目眩，湿阻中焦，脾失健运，清气不升，故中气虚而短气；浊邪干胃，胃失和降，故温温欲吐。

6. 血痹的病因是

A. 营卫不足，感受风邪，血行不畅

B. 肝肾不足，血行不畅

C. 肝肾不足，感受风邪，血行不畅

D. 气血虚弱，血行不畅

E. 感受风邪

答案解析：A。血痹，阴阳俱微，寸口关上微，尺中小紧。阴阳俱微指皮肤络脉空虚，血气俱不足，即营卫不足。寸口关上微为阳气不足之脉；尺中小紧为感受外邪之象，致血行不畅，而为血痹。

7. 肺胀，咳而上气，烦躁而喘，脉浮者，治疗宜用

A. 大枣泻肺汤　　　B. 甘草干姜汤

C. 小青龙加石膏汤　D. 泽泻汤

E. 麦门冬

答案解析：C。肺胀，咳而上气，烦躁而喘，脉浮者，小青龙加石膏汤主之。

考点发散：小青龙加石膏汤证是内有饮邪，外有风寒，并夹有郁热、表现为咳喘，烦躁，脉浮，可有发热恶寒、头身疼痛等表证，治疗原则是外散表寒，里化痰饮，兼清郁热。

8. 胸痹心痛的病机是

A. 上焦阳虚　　　　B. 经脉闭阻

C. 痰涎壅盛　　　　D. 中焦阳虚

E. 阳微阴弦

答案解析：E。《金匮要略》云："夫脉当取太过不及，阳微阴弦，即胸痹而痛，所以然者，责其极虚也。今阳虚知在上焦，所以胸痹、心痛者，以其阴弦故也。"

考点发散：太过与不及，皆为病脉，脉之太过知其邪盛，脉之不及知其正虚。"阳微"即不及，为

上焦阳气不足，胸阳不振之象；"阴弦"即太过，阴寒太盛，水饮内停之征。

9. 病腹满，发热十日，脉浮而数，饮食如故，应选用的方剂是

A. 厚朴七物汤　　　B. 大柴胡汤

C. 厚朴三物汤　　　D. 大承气汤

E. 大黄附子汤

答案解析：A。题干描述为腑实兼表证的证治。宜用厚朴七物汤表里双解之剂治疗。本方由桂枝汤去芍药合厚朴三物汤组成。

10. 肾着的形成是由于

A. 寒湿留着于肾脏　B. 寒湿留着于腰部

C. 风邪留着于腰部　D. 风邪留着于肾脏

E. 瘀血留着于腰部

答案解析：B。肾着，乃寒湿痹着于腰部，因腰为肾之外府，故名肾着。

考点发散：本病多起于身劳汗出之后，冷汗久渍腰部，以致寒湿痹着，阳气不行，所以腰部冷痛而沉重；"如坐水中""形如水状""腹重如带五千钱"，都是形容腰部四周既冷且重之词。由于病在躯体下部，邪着肾之外府，留于经脉肌肉，尚未病及肾之本脏，故口不渴，小便自利；饮食如常，所以在治法上，不必温肾，当燠土以制水，去除在经之寒湿，则肾着可愈。甘姜苓术汤重用干姜配甘草以温中散寒，茯苓配白术以健脾除湿，寒去湿除，阳气温行，"腰中即温"，肾着遂愈。

11. 肾气丸治消渴的辨认要点是

A. 小便不利

B. 以饮一斗，小便一斗

C. 小便反多

D. 腰以下冷痛

E. 小便难

答案解析：B。《金匮要略》云：男子消渴，小便反多，以饮一斗，小便一斗，肾气丸主之。因肾气虚弱，命门火衰，既不能化气行水，蒸腾津液以上润，又不能摄水和制约偏渗之津液，故渴欲饮水，小便反多，以饮一斗，小便一斗，形成渴饮无度的下消病。治以肾气丸温补肾阳。

考点发散：由于肾之阴阳不可分离，故治疗本病，宜用肾气丸，使之阴生阳长，以恢复其蒸津化气之功。全方阴阳并补，脾肾同治，补泄兼

施，滋而不腻，温而不燥，既可助阳以化水，又可滋阴以生气。使水火相济，阴阳平复，则消渴自愈。

12. 风水，恶风，一身悉肿，脉浮而渴，续自汗出，无大热，应选用
A. 越婢汤
B. 防己黄芪汤
C. 杏子汤
D. 防己茯苓汤
E. 越婢加术汤

答案解析：A。风水在表则恶风、脉浮；水为风激，水气泛溢则一身悉肿；风水郁而化热，热蒸汗出不彻，热随汗稍外泄，故无大热；郁热伤津，故口渴。证乃风水挟热证，宜越婢汤发越水气，清透郁热。

考点发散：越婢汤方中麻黄配生姜发汗散水，重用石膏之辛凉，清透肺胃之郁热；大枣、甘草调中和药。方后云，恶风者，为汗出多伤及卫阳，卫阳不固，加附子以固护卫阳。若是水湿太盛，方中加用白术以健脾除湿，麻黄配伍白术，能行表里之湿而不致发散太过。

13. 黄疸病的病机是
A. 湿热内蕴，熏蒸于胆
B. 脾色必黄，瘀热以行
C. 无湿不作黄
D. 湿热内蕴
E. 寒湿交阻

答案解析：B。《金匮要略》云："寸口脉浮而缓，浮则为风，缓则为痹，痹非中风，四肢苦烦，脾色必黄，瘀热以行"。痹有闭阻郁滞之意，湿热瘀滞于脾胃是发黄的原因之一。脾主四肢、肌肉，脾为湿热所困，故四肢重滞不舒；脾属土，其色黄，如脾将瘀积的湿热转输于体表，就必然发生黄疸，故云"脾色必黄，瘀热以行"。

14. 当归芍药散所治妊娠腹痛证的病机是
A. 肝血不足
B. 肝气郁滞
C. 肝脾失和，湿阻血滞
D. 肝血不足，湿热内生
E. 肝郁化火

答案解析：C。妊娠腹痛是由肝（血虚）脾（气虚）失调，气郁血滞湿阻所致。肝藏血主疏泄，脾主运化水湿，妊娠时血聚胞宫养胎，肝血相对不足，则肝易失调畅而致气郁血滞，木不疏土，

脾虚失运则湿阻。故用当归芍药散养血调肝，渗湿健脾。

15. 半夏厚朴汤的功效是
A. 理气解郁，化痰散结
B. 活血通瘀
C. 破气散结
D. 祛瘀逐痰
E. 化痰利咽

答案解析：A。半夏厚朴汤主治咽中自觉有物阻塞，咯之不出，咽之不下，后世称为"梅核气"。本病的发生多由七情郁结，痰凝气滞，上逆于咽喉所致。治用半夏厚朴汤理气解郁，化痰散结。方中半夏、厚朴、生姜辛开苦降，以散结降逆；佐以茯苓利饮化痰；苏叶芳香宣气解郁。诸药合用，气顺痰消，则咽中自爽。

16. 脏躁病的症状是
A. 如寒无寒，如热无热
B. 喜悲伤欲哭，象如神灵所作，数欠伸
C. 口苦，小便赤，脉微数
D. 常默然，欲卧不能卧，欲行不能行
E. 意欲食，复不能食，饮食或有美时，成有不用闻食臭时

答案解析：B。妇人脏躁，喜悲伤欲哭，象如神灵所作，数欠伸，甘麦大枣汤主之。

考点发散：本病多由情志不舒或思虑过多，郁而化火，伤阴耗液，心脾两虚所致。一般表现有情志不宁、无故悲伤欲哭、频作欠伸、神疲乏力等症。治用甘麦大枣汤补益心脾，宁心安神。方中小麦养心安神，甘草、大枣甘润补中缓急，使脏不躁则悲伤叹息诸症自去。

二、B1型题
（1~2题共用备选答案）
A. 肌肤不仁
B. 即重不胜
C. 即不识人
D. 舌即难言
E. 口吐涎沫

1. 邪在於络，可见
2. 邪入於府，可见

答案解析：1. A 2. C。邪在於络，肌肤不仁；邪在於经，即重不胜；邪入於府，即不识人；邪入於藏，舌即难言，口吐涎。

考点发散：中风轻证，即邪中于经络，中络者，络脉瘀阻，则营气不能行于肌表，故肌肤麻木不

仁；如病情较重，邪中于经脉，则经脉不通，荣气不从，气血不能运行于肢体，故肢体沉重而不能任重。中风重证，即邪中于脏腑，中腑者病情深入而涉及六腑，腑失输泄，神失清灵，志无所主，则不能识人；中脏者，其病深痼而累及五脏，肺不主声，心不主舌，则舌即难言，脾不能摄津液而廉泉开，则口流涎唾，肾不藏精主骨，则骨弱肌痿不能举，肝失疏泄，则气血逆乱而瘀阻。风痰内壅，脏腑失于清灵，脑神无主，则舌强舌歪，难于言语，口眼歪斜，半身不遂等中风的严重症状相应而生。

（3~4题共用备选答案）

A. 素盛今瘦，水走肠间，沥沥有声

B. 水流在胁下，咳唾引痛

C. 饮水流行，归于四肢

D. 当汗出而不汗出，身体疼重

E. 咳逆倚息，短气不得卧，其形如肿

3.《金匮要略》中所谓"悬饮"是指

4.《金匮要略》中所谓"支饮"是指

答案解析： 3. B　4. E。四饮何以为异？师曰：其人素盛今瘦，水走肠间，沥沥有声，谓之痰饮。饮后水流在胁下，咳唾引痛，谓之悬饮。饮水流行，归于四肢，当汗出而不汗出，身体疼重，谓之溢饮。咳逆倚息，短气不得卧，其形如肿，谓之支饮。

（5~6题共用备选答案）

A. 风水　　　　B. 皮水

C. 正水　　　　D. 石水

E. 黄汗

5. 其脉自浮，外证骨节疼痛，恶风的是

6. 其脉自沉，外证腹满不喘的是

答案解析： 5. A　6. D。风水其脉自浮，外证骨节疼痛，恶风；石水其脉自沉，外证腹满不喘。

考点发散： 病有风水、皮水、正水、石水、黄汗。皮水其脉亦浮，外证跗肿，按之没指，不恶风，其腹如鼓，不渴，当发其汗。正水其脉沉迟，外证自喘。黄汗其脉沉迟，身发热，胸满，四肢头面肿，久不愈，必致痈脓。

（7~8题共用备选答案）

A. 病痉　　　　B. 郁冒

C. 乳不下　　　D. 大便难

E. 小便难

7. 新产血虚，多汗出，喜中风，故令

8. 亡血复汗，寒多，故令

答案解析： 7. A　8. B。新产妇人有三病，一者病痉，二者病郁冒，三者大便难，何谓也？师曰：新产血虚，多汗出，喜中风，故令病痉；亡血复汗，寒多，故令郁冒；亡津液，胃燥，故大便难。

考点发散： 由于产后失血过多，筋脉失养，加之腠理疏松，自汗出，营卫空虚，易受风邪，致使筋脉拘急不舒，发为肢体痉挛、抽搐之痉病。郁冒指郁闷昏冒，症见郁闷、眩晕、昏瞀，或有表证，是由于产后失血，覆被发汗，腠理不固，寒邪乘袭，郁闭于内，逆而上冲所致。大便难指大便秘结或不畅，是由于产后失血，津液重伤，肠失濡润所致。以上三证，其病机均与亡血伤津有关。

第四单元　温病学

一、A1型题

1.《温热论》中指出：温病与伤寒的主要区别在于

A. 发病季节不同

B. 传染与不传染

C. 辨营卫气血方法不同

D. 治疗方法不同

E. 伤阴程度不同

答案解析： D。伤寒与温病同属外感热病，叶氏提出"辨营卫气血"与"伤寒同"，是指其发展传变均具由表入里、由浅入深的一般规律，伤寒虽以六经分证，亦影响到卫气营血的病机变化。"若论治法则与伤寒大异也"。

2. 叶天士说："在卫汗之可也"，其"汗之"的含义主要是指

A. 辛温发汗　　B. 滋阴助汗

C. 益气解表　　D. 辛凉透达

E. 扶阳解表

答案解析： D"在卫汗之"，是指邪在卫分之表证，主以汗法，即解表法。叶氏所指温邪在表，治疗宜辛凉透汗解表，使邪从外解，用药既忌辛温发汗，以免助热耗阴，又不宜过用寒凉之品，以免凉遏致邪不外透。

考点发散：在卫汗之可也，到气才可清气，入营犹可透热转气，如犀角、玄参、羚羊角等物，入血就恐耗血动血，直须凉血散血，如生地、丹皮、阿胶、赤芍等物。

3. 《温热论》所说"逆传心包"指的是

A. 邪由营分传入心包

B. 邪由上焦传入下焦

C. 邪由气分入于营分

D. 邪由肺卫内传心包

E. 邪由中焦传至上焦

答案解析：D。邪不外解，手太阴肺的病变不解传至阳明气分，称为"顺传"；传变至心包，称为"逆传"。章虚谷提出"以卫气通肺，营气通心，而邪自卫入营，故逆传心包也"。

考点发散：逆传是相对顺传而言，在于突出"温邪"传变迅速，病情急剧转变，病势险重。

4. 叶天士认为湿热病而面色苍者，应注意的是

A. 利小便　　　　B. 顾其阳气

C. 顾其津液　　　D. 滋阴养血

E. 防止过汗

答案解析：C。《温热论》第九条：湿热阳邪易化燥伤阴，治温热病多使用清热滋阴之法。且吾吴湿邪害人最广，如面色白者，须要顾其阳气，湿胜则阳微也，法应清凉，然到十分之六七，即不可过于寒凉，恐成功反弃，何以故耶？湿热一去，阳亦衰微也；面色苍者，须要顾其津液，清凉到十分之六七，往往热减身寒者，不可就云虚寒，而投补剂。

5. 叶天士说："入营犹可透热转气"，其基本含义是

A. 病入营分，治疗只需大清营热，使病邪转出气分而解

B. 病入营分，治疗只需辛凉宣透，使病邪转出气分而解

C. 病入营分，治疗须在清营的基础上，配伍透泄之品，使病邪转出气分而解

D. 病入营分，治疗必须辛寒清气，使病邪转出气分而解

E. 病入营分，治疗必须苦寒泻火，使病邪转出气

分而解

答案解析：C。"入营犹可透热转气"是指邪热入营，治宜清营热、滋营阴，佐以轻清透泄之品，使营分邪热转出气分而解。

考点发散：用药如犀角（今以水牛角代之）、玄参、羚羊角等，再配合银花、连翘、竹叶等清泄之品，以达透热转气的目的。慎用滋腻养血和破散活血等药，以免腻滞留邪和破散伤血。

6. 叶天士论述"其邪始终在气分流连者，可冀其战汗透邪"，其基本方法是

A. 益胃　　　　　B. 宜肺

C. 清气　　　　　D. 发汗

E. 温阳

答案解析：A。《温热论》第七条：若其邪始终在气分流连者，可冀其战汗透邪，法宜益胃，令邪与汗并，热达腠开，邪从汗出。

考点发散：温邪久留，既不外解，又不内传营血，一直流连于气分者，邪虽未去而正气尚未虚衰，邪正相持，可希望通过战汗来透达邪气外解，可用叶氏提出的"益胃法"。清气生津，宣展气机，并灌溉汤液，使气机宣通，热达于外，腠开汗出，病邪随之外透。

7. 《温热论》所云："在阴盛之体，脾湿亦不少"，其病机为

A. 热重于湿　　　B. 湿重于热

C. 湿热并重　　　D. 湿阻脾胃

E. 三焦湿盛

答案解析：B。《温热论》第九条："在阳旺之躯，胃湿恒多；在阴盛之体，脾湿亦不少，然其化热则一。"随人体体质之异而有不同的病机变化：阳旺之体，湿邪多从热化，而归于阳明胃，表现为热重于湿，即叶氏所称之"胃湿"；在阴盛之体，邪从寒化，病多留恋太阴，表现为湿重于热，即叶氏所谓"脾湿"。两者湿热各有偏重，治法各异。

考点发散：叶氏举"酒客里湿素盛"为例，说明凡恣食生冷，过食肥甘而损伤脾胃，或素体肥胖，痰湿过盛者，影响脾胃健运，多有湿邪蕴藏于里，成为湿热类温病的致病内因，一旦再受外湿，则必内外相合而酝酿成病。

8. 《湿热病篇》湿热病的提纲是

A. 始恶寒，后但热不寒，汗出，胸痞舌白，口渴

不引饮

B. 始恶寒，后但热不寒，汗出，胸痞舌黄，口渴不引饮

C. 始恶寒，后但热不寒，汗不出，胸痞舌黄，口渴引饮

D. 始恶寒，后但热不寒，汗出，脘闷，舌白，口渴不引饮

E. 始恶寒，后但热不寒，汗不出，脘闷，舌黄，口渴引饮

答案解析： A。《温热病篇》湿热病的提纲：始恶寒，后但热不寒，汗出，胸痞舌白，口渴不引饮。湿热病属阳明太阴经者居多，中气实则病在阳明，中气虚则病在太阴。病在二经之表者，多兼少阳三焦，病在二经之里者，每兼厥阴风木。

9. 《湿热病篇》所说的阴湿伤表之候是

A. 恶寒发热，肌肉微疼，始终无汗

B. 恶寒无汗，身重头痛

C. 恶寒发热，身重关节疼痛，不为汗解

D. 恶寒发热，汗出胸痞

E. 恶寒发热，腹痛吐泻

答案解析： B。湿热证，恶寒无汗，身重头痛，湿在表分。阴湿伤表是指湿邪伤表，尚未化热。湿伤于表，卫阳为之所遏，故恶寒无汗。湿为阴邪，其性黏腻重着，气机被困，则头痛身重。

考点发散： 湿未化热，病在卫表，故用藿香、苍术皮、香薷等芳香辛散之品，佐以羌活祛风胜湿，薄荷、牛蒡子宣透卫表。

10. 湿热证，舌根白，舌尖红，湿渐化热，余湿犹滞，宜用

A. 苦泄佐淡渗　　B. 苦燥佐清热

C. 辛泄佐清热　　D. 淡渗利湿热

E. 芳香化湿热

答案解析： C。治疗即薛氏所谓"燥湿之中，即佐清热""辛泄佐清热"。用蔻仁、半夏、菖蒲辛散开泄，用大豆黄卷、连翘、绿豆衣、六一散清热利湿，为湿热两解之法。

考点发散： 本条证候薛氏自注为，实际上仍属湿重热轻之证。舌根虽仍白腻，但舌尖红表明湿渐化热。临床尚可见到胸痞、口渴、口苦或发热汗出不解，甚或小便短赤，脉濡数等症。

11. 《温病条辨》中所列温病，不包括下述哪种疾病

A. 温热　　　　　B. 霍乱

C. 温疫　　　　　D. 暑温

E. 风温

答案解析： B。温病者：有风温、有温热、有温疫、有温毒、有暑温、有湿温、有秋燥、有冬温、有温疟。

12. 吴鞠通提出：太阴风温、温热、温疫、冬温，初起但热不恶寒而渴者，主以

A. 白虎汤　　　　B. 桂枝汤

C. 麻杏石甘汤　　D. 银翘散

E. 竹叶石膏汤

答案解析： D。太阴风温、温热、温疫、冬温，初起恶风寒者，桂枝汤主之；但热不恶寒而渴者，辛凉平剂银翘散主之。

考点发散： 吴鞠通以"恶风寒"和"不恶风寒"作为辛温法和辛凉法的重要依据。

13. 吴鞠通提出上焦热厥，邪入心包，舌蹇者，主以

A. 清营汤　　　　B. 清营汤去黄连

C. 安宫牛黄丸　　D. 导赤承气汤

E. 三甲腹脉汤

答案解析： C。吴氏认为热厥可分为三类：上焦病见热厥以邪在心包络居多，当以芳香开窍为法，可取安宫牛黄丸或紫雪丹或至宝丹。而中焦则因阳明太实，上冲心包，当急下存阴，可取承气汤。下焦热厥，多阴虚风动，当育阴潜阳，可用三甲复脉汤或大定风珠。

14. 湿温病的禁忌治法是

A. 禁下、禁吐、禁汗

B. 禁下、禁补、禁汗

C. 禁下、禁润、禁汗

D. 禁补、禁润、禁汗

E. 禁补、禁润、禁吐

答案解析： C。湿温病，汗之则神昏耳聋，甚则目瞑不欲言，下之则洞泄，润之则病深不解。

考点发散： 一则禁汗：若见恶寒头痛，身重疼痛，误认为伤寒而用辛温发汗之药，则会耗伤心阳，湿浊随辛温之品上蒙清窍，可致神昏、耳聋、目闭等症。二则禁下：若见胸闷不饥等湿热阻滞脾胃之症，误以为胃肠积滞而妄用苦寒攻下，则脾阳受损，脾气下陷，湿邪下趋而为洞泄。三则禁润：若见午后身热等而误认为阴虚，妄用滋腻阴柔之药，势必使湿邪锢结难解，病情加重而难以治愈。

15. 头痛恶寒，身重疼痛，舌白不渴，脉弦细而濡，面色淡黄，胸闷不饥，午后身热，治疗适宜的方剂是
   A. 加减复脉汤　　　B. 大定风珠
   C. 黄连阿胶汤　　　D. 青蒿鳖甲汤
   E. 三仁汤
   答案解析：E。上述描述的是湿温初起，三仁汤是治疗湿温初起，邪遏卫气的名方，具有芳香宣气化湿之功，能轻开肺气，因肺主一身之气，肺气一开，则湿邪自化。

16. 《温病条辨》曰："阳明温病，无汗，实证未剧，不可下，小便不利。"宜用的方剂是
   A. 犀角地黄汤　　　B. 加减玉女煎
   C. 清营汤　　　　　D. 白虎汤加减
   E. 冬地三黄汤
   答案解析：E。阳明温病，无汗，实证未剧，不可下，小便不利者，冬地三黄汤主之。

17. 《温病条辨》指出：夜热早凉，热退无汗，热自阴来者，当用
   A. 蒿芩清胆汤　　　B. 加减复脉汤
   C. 黄连阿胶汤　　　D. 二甲复脉汤
   E. 青蒿鳖甲汤
   答案解析：E。夜热早凉，热退无汗，热自阴来者，青蒿鳖甲汤主之。
   考点发散：夜行阴分而热，日行阳分而凉，邪气深伏阴分可知；热退无汗，邪不出表而仍归阴分，更可知矣，故曰热自阴分而来，非上中焦之阳热也。邪气深伏阴分，混处气血之中，不能纯用养阴，又非壮火，更不得任用苦燥。

二、B1 型题

(1~2 题共用备选答案)
   A. 芦根、滑石　　　B. 薄荷、牛蒡
   C. 犀角、花露　　　D. 犀角、竹叶
   E. 薄荷、芦根。

1. 叶天士认为温邪在表，夹风则加
2. 叶天士认为温邪在表，夹湿则加
   答案解析：1. B　2. A。在表初用辛凉轻剂。夹风则加入薄荷、牛蒡之属，夹湿加芦根、滑石之流。或透风于热外，或渗湿于热下，不与热相搏，势必孤矣。

(3~4 题共用备选答案)
   A. 流连气分　　　B. 风火相煽

C. 两阳相劫　　　D. 玄府不通
   E. 浊邪害清

3. 叶天士认为"清窍必干"的原因是
4. 叶天士认为"清窍为之壅塞"的原因是
   答案解析：3. C　4. E。风夹温热而燥生，清窍必干，谓水主之气不能上荣，两阳相劫也。湿与温合，蒸郁而蒙蔽于上，清窍为之壅塞，浊邪害清也。

(5~6 题共用备选答案)
   A. 小承气汤　　　B. 玉女煎
   C. 温胆汤　　　　D. 犀角地黄汤
   E. 清营汤

5. 叶氏认为：若斑出热不解，胃津亡者，主以甘寒，重则可用
6. 叶氏认为：气病有不传血分，而邪留三焦，可用
   答案解析：5. B　6. C。若斑出热不解者，胃津亡也，主以甘寒，重则如玉女煎，轻则如梨皮、蔗浆之类。"再论气病有不传血分，而邪留三焦，……或如温胆汤之走泄。"

(7~8 题共用备选答案)
   A. 滋补肾阴　　　B. 顾其津液
   C. 温补阳气　　　D. 顾其阳气
   E. 气阴两补

7. 叶天士说：如面色白，湿邪害人者，须要
8. 叶天士说：如面色苍，湿邪害人者，须要
   答案解析：7. D　8. B。如面色白者，须要顾其阳气，湿胜则阳微也；面色苍者，须要顾其津液，不可就云虚寒，而投补剂。

(9~10 题共用备选答案)
   A. 犀角、花露　　　B. 犀角、连翘
   C. 犀角、丹皮　　　D. 犀角、生地
   E. 犀角、竹叶

9. 叶天士说"从风热陷入"，加
10. 叶天士说"从湿热陷入"，加
   答案解析：9. E　10. A。如从风热陷入者，用犀角、竹叶之属；如从湿热陷入者，犀角、花露之品，参入凉血清热方中。

(11~12 题共用备选答案)
   A. 甘寒
   B. 咸寒
   C. 甘寒之中加入酸寒
   D. 甘寒之中加入咸寒
   E. 酸寒

11. 斑出热不解，胃津亡也，治宜

12. 斑出热不解，其人肾水素亏也，治宜

答案解析： 11. A　12. D。若斑出热不解者，胃津亡也，主以甘寒，重则如玉女煎，轻则如梨皮、蔗浆之类。或其人肾水素亏，虽未及下焦，先自彷徨矣，必验之于舌，如甘寒之中加入咸寒，务在先安未受邪之地，恐其陷入易易耳。温病发斑多因阳明胃热内迫营血所致。斑疹外发则邪有透解之机，故斑出之后，热势应逐渐下降。

(13 ~ 14 题共用备选答案)

 A. 肌肉微疼，始终无汗

 B. 恶寒无汗，身重头痛

 C. 恶寒发热，身重关节疼痛，不为汗解

 D. 汗出胸痞，腹痛吐泻

 E. 脘中微闷，知饥不食

13.《湿热病篇》中指出湿在肌肉的表现是

14.《湿热病篇》中指出湿热蒙绕三焦的表现是

答案解析： 13. C　14. E。湿热证，恶寒发热，身重关节疼痛，湿在肌肉，不为汗解，宜滑石、大豆黄卷、茯苓皮、苍术皮、藿香叶、鲜荷叶、白通草、桔梗等味。不恶寒者，去苍术皮。湿热证，数日后脘中微闷，知饥不食，湿邪蒙绕三焦。

(15 ~ 16 题共用备选答案)

 A. 太阴之湿与阳明之热

 B. 湿邪内留，木火上逆

 C. 热邪充斥表里三焦

 D. 湿热阻遏膜原

 E. 湿渐化热，余湿犹滞

15.《湿热病篇》中"湿热证，舌根白，舌尖红"的病机是

16.《湿热病篇》中"湿热证，寒热如疟"的病机是

答案解析： 15. E　16. D。湿热证，舌根白，舌尖红，湿渐化热，余湿犹滞。湿热证，寒热如疟，湿热阻遏膜原。

(17 ~ 19 题共用备选答案)

 A. 新加黄龙汤 B. 宣白承气汤

 C. 导赤承气汤 D. 牛黄承气汤

 E. 增液承气汤

17.《温病条辨》中"对阳明温病，下之不通，又见喘促不宁，痰涎壅盛，右寸实大，肺气不降者"，主以

18.《温病条辨》中"对阳明温病，下之不通，又见左尺牢坚，小便赤痛，时烦渴甚者"，主以

19.《温病条辨》中"对阳明温病，下之不通，邪闭心包，神昏舌短，内窍不通，饮不解渴者"，主以

答案解析： 17. B　18. C　19. D。阳明温病，下之不通，其证有五：应下失下，正虚不能运药，不运药者死，新加黄龙汤主之。喘促不宁，痰涎壅滞，右寸实大，肺气不降者，宣白承气汤主之。左尺牢坚，小便赤痛，时烦渴甚，导赤承气汤主之。邪闭心包，神昏舌短，内窍不通，饮不解渴者，牛黄承气汤主之。津液不足，无水舟停者，间服增液，再不下者，增液承气汤主之。

(20 ~ 21 题共用备选答案)

 A. 银翘散   B. 桑菊饮

 C. 白虎汤   D. 黄连阿胶汤

 E. 麻杏石甘汤

20.《温病条辨》中指出少阴温病，壮火复炽，心中烦，不得卧者，当用

21.《温病条辨》中指出阳明温病，脉浮洪躁者，当用

答案解析： 20. D　21. C。少阴温病，真阴欲竭，壮火复炽，心中烦，不得卧，黄连阿胶汤。面目俱赤，语声重浊，呼吸俱粗，大便闭，小便涩，舌苔老黄甚则黑有芒刺，但恶热，不恶寒，日晡益甚者，传至中焦，阳明温病也。脉浮洪躁甚者，白虎汤主之；脉沉数有力，甚则脉体反小而实者，大承气汤主之。

(22 ~ 24 题共用备选答案)

 A. 将   B. 相

 C. 羽   D. 衡

 E. 权

22.《温病条辨》中指出，治内伤如

23.《温病条辨》中指出，治上焦如

24.《温病条辨》中指出，治下焦如

答案解析： 22. B　23. C　24. E。治外感如将（兵贵神速，机圆法活。去邪务尽，善后务细，盖早平一日，则人少受一日害）；治内伤如相（坐镇从容，神机默运，无功可言，无德可见，而人登寿域）。治上焦如羽（非轻不举）；治中焦如衡（非平不安）；治下焦如权（非重不沉）。

针 灸 学

第一单元　经络系统

1. 十二经脉的命名包涵的内容是

A. 阴阳、五行、脏腑　B. 五行、手足、阴阳

C. 手足、阴阳、脏腑　D. 脏腑、手足、五行

E. 阴阳、上下、脏腑

答案解析：C。十二经脉是根据手足、阴阳、脏腑来命名的，如手（手足）太阴（阴阳）肺（脏腑）经。十二经脉名称本身不包括五行内容。

考点发散：从命名规律分析，十二经脉包括手经、足经；内属阴，外属阳，脏属阴，腑属阳，属于五脏、分布在四肢内侧的是阴经，分为太阴、厥阴、少阴三阴经，属于六腑、分布在四肢外侧的是阳经，分为阳明、太阳、少阳三阳经。

2. 足三阴经在地机穴水平，由前向后的分布规律是

A. 厥阴在前，太阴在中，少阴在后

B. 太阴在前，厥阴在中，少阴在后

C. 太阴在前，少阴在中，厥阴在后

D. 厥阴在前，少阴在中，太阴在后

E. 少阴在前，太阴在中，厥阴在后

答案解析：B。足三阴经在内踝上 8 寸以下的分布规律是厥阴在前，太阴在中，少阴在后；在内踝上 8 寸以上是太阴在前，厥阴在中，少阴在后。地机穴位于阴陵泉穴下 3 寸，阴陵泉穴距内踝尖是 13 寸，故地机穴位于内踝尖上 10 寸水平。

考点发散：十二经脉在体表的分布规律是：按正立姿势，两臂下垂拇指向前的体位，上下肢的内外侧分别分成前、中、后三条线。手足阳经为阳明在前、少阳在中、太阳在后；手足阴经为太阴在前、厥阴在中、少阴在后。其中足三阴经在足内踝上 8 寸以下为厥阴在前、太阴在中、少阴在后，至内踝上 8 寸以上，太阴交出厥阴之前。

3. 在十二经脉中，手足阴经交接部位是

A. 额头部　　　　B. 上肢末端

C. 胸部　　　　D. 鼻旁

E. 下肢末端

答案解析：C。相互衔接的阴经在胸中交接，如足太阴经与手少阴经交接于心中；足少阴经与手厥阴经交接于胸中；足厥阴经与手太阴经交接于肺中。

考点发散：十二经脉的交接规律是：相表里的阴经与阳经在四肢末端交接；同名的阳经与阳经在头面部交接；相互衔接的阴经与阴经在胸部交接。

4. 有"一源三歧"之称的三条经脉是

A. 督脉、阳维脉、阳跷脉

B. 任脉、阴维脉、阴跷脉

C. 督脉、任脉、带脉

D. 任脉、督脉、冲脉

E. 冲脉、阳跷脉、任脉

答案解析：D。督脉、任脉、冲脉皆起于胞中，同出会阴，称为"一源三歧"。

考点发散：带脉起于胁下，阴维脉起于小腿内侧，阳维脉起于足跗外侧，阴跷脉起于足跟内侧，阳跷脉起于足跟外侧。

5. 在经络系统中，具有"离、入、出、合"循行特点的是

A. 奇经八脉　　　B. 十二皮部

C. 十二经筋　　　D. 十二经别

E. 十五络脉

答案解析：D。十二经别又称"别行之正经"，多从四肢肘膝关节附近别出正经（离），经过躯干深入体腔与相关脏腑联系（入），再浅出体表上行头项部（出），在头项部，阳经经别合于本经，阴经的经别合于其相表里的阳经（合）。手足三阴三阳经别，按阴阳表里关系组成六对，称为"六合"。

考点发散：十二经别通过"离、入、出、合"的分布，沟通了表里两经，加强了经脉与脏腑的联系，加强了十二经别与头部的联系，扩大了经脉循行的联系和经穴的主治范围。

6. 十二经脉的气血从足太阴脾经流注到的下一条经是

A. 足阳明胃经   B. 手太阴肺经

C. 手少阴心经   D. 足少阴肾经

E. 足太阴经别

答案解析：C。十二经脉的气血流注顺序是手太阴肺经——手阳明大肠经——足阳明胃经——足太阴脾经——手少阴心经——手太阳小肠经——足太阳膀胱经——足少阴肾经——手厥阴心包经——手少阳三焦经——足少阳胆经——足厥阴肝经，再由胸中交接到手太阴肺经，形成如环无端的循行。

考点发散：十二经脉主运行气血，营气行于脉中，卫气行于脉外。营气的运行顺序也就是十二经脉的顺序。

7. 在头面部交接的经脉是

A. 表里经   B. 同名阳经

C. 同名阴经   D. 一阴一阳经

E. 相交接的阴经

答案解析：B。同名的阳经与阳经在头面部交接，如手足阳明经交接于鼻旁，手足太阳经交接于目内眦，手足少阳经交接于目外眦。

考点发散：十二经脉的交接规律是：相表里的阴经与阳经在四肢末端交接，同名的阳经与阳经在头面部交接，相互衔接的阴经与阴经在胸部交接。

二、B1 型题

（1～2 题共用备选答案）

A. 十二经别   B. 十二经脉

C. 奇经八脉   D. 十二皮部

E. 十二经筋

1. 经络系统的主体是

2. 不进入内脏的是

答案解析：1. B   2. E。十二经脉是经络系统的主体，故又称"正经"。十二经筋均起于四肢末端，上行于头面胸腹部，具有结、聚、散、络的特点。有的进入体腔，但不络属脏腑、不入内脏。

考点发散：十二经别是十二正经别行深入体腔的支脉。十二皮部是十二经脉功能活动反映于体表的部位，也是络脉之气在皮肤所散布的部位。

第二单元　经络的作用和经络学说的临床应用

一、A1 型题

1. 下列不属于经络作用的是

A. 联系脏腑   B. 运行气血

C. 约束骨骼   D. 营养全身

E. 抗御病邪

答案解析：C。经络的作用是联系脏腑、沟通内外，运行气血、营养全身，抗御病邪、保卫机体。

考点发散：约束骨骼、屈伸关节是经筋的作用。

第三单元　腧穴的分类

一、A1 型题

1. 腧穴的分类是

A. 十二经穴、奇穴、阿是穴

B. 十二经穴、奇穴、特定穴

C. 十四经穴、特定穴、络穴

D. 十四经穴、阿是穴、特定穴

E. 十四经穴、阿是穴、奇穴

答案解析：E。腧穴分为十四经穴、奇穴、阿是穴。

考点发散：十四经穴是指分布在十二经脉和任督二脉上的腧穴，即归属于十四经的穴位，总称"十四经穴"，简称"经穴"。奇穴是指未归属于十四经穴范围，但有固定名称和位置的经验效穴，统称"经外奇穴"，简称"奇穴"。阿是穴又称"天应穴""不定穴"等，是以痛点或其他反应点作为刺灸部位，既不是经穴，又不是奇穴。

二、B1 型题

（1～2 题共用备选答案）

A. 364 个   B. 354 个

C. 360 个   D. 365 个

E. 361 个

1. 宋代《铜人腧穴针灸图经》载穴

2. 清代《针灸逢源》载穴

答案解析：1. B   2. E。《黄帝内经》实际载有穴名的约有 160 穴，三国魏晋时期的《针灸甲乙经》载有 349 穴，宋代《铜人腧穴针灸图经》中穴位总数增加至 354 个，至清代《针灸逢源》经穴总数达 361 个。

考点发散：腧穴分为十四经穴、经外奇穴、阿是穴三类，凡属于十二经脉和任、督脉的穴位总称为"十四经穴"，简称"经穴"。经穴均具有具体的穴名和固定的位置，分布在十四经循行线路上，有明确的主治。原经外奇穴印堂目前已归入督脉。

第四单元　腧穴的主治特点和规律

一、A1 型题

1. 内关既能治疗心动过速，又能治疗心动过缓，体现的腧穴主治特点是

A. 近治作用

B. 远治作用

C. 特殊作用

D. 调和作用

E. 间接作用

答案解析：C。腧穴的特殊作用包括良性的双向调节作用，如内关既能治疗心动过速，又能治疗心动过缓。

考点发散：腧穴的特殊作用还包括相对的特异性治疗作用，如至阴能纠正胎位。

2. 体现远治作用的是

A. 眼病取球后穴

B. 耳病取翳风穴

C. 头面部取合谷穴 D. 胃病取建里穴

E. 热病取大椎穴

答案解析：C。"经脉所过，主治所及"，合谷不仅能治上肢病证，而且能治颈部和头面部病证。

二、B1 型题

（1~2 题共用备选答案）

A. 妇科病　　　　　B. 神志病

C. 咽喉病　　　　　D. 前阴病

E. 胸部病

1. 足三阳经腧穴相同主治的病证是

2. 足三阴经腧穴相同主治的病证是

答案解析：1. B　2. A。足三阳经腧穴既有各自的分经主治规律，同时又在某些主治上有共同点，其相同主治为神志病、热病。足三阴经相同主治为腹部病、妇科病。

考点发散：足阳明经主治前头、口齿、咽喉、胃肠病；足少阳经主治侧头、耳、项、胁肋、胆病；足太阳经主治后头、项、腰背（背俞并治脏腑病）、肛肠病。足少阳经与足太阳经二经的相同主治为眼病。足三阳经的相同主治为神志病、热病。足太阴经穴主治脾胃病；足厥阴经穴主治肝病；足少阴经穴主治肾病、肺病、咽喉病。足厥阴经与足少阴经的相同主治为前阴病。足三阴经的相同主治为腹部病、妇科病。

第五单元　特定穴

一、A1 型题

1. 五输穴中经气"所注"处为

A. 井穴　　　　　B. 荥穴

C. 输穴　　　　　D. 经穴

E. 合穴

答案解析：C。《灵枢·九针十二原》："所注为输。"

考点发散：《灵枢·九针十二原》所记载的五输穴经气流注特点概括为："所出为井，所溜为荥，所注为输，所行为经，所入为合。"

2.《灵枢·九针十二原》对五输穴的记载中，"所入"处为

A. 井　　　　　B. 荥

C. 输　　　　　D. 经

E. 合

答案解析：E。《灵枢·九针十二原》："所入为合。"

3. 五输穴中"荥"穴多分布于

A. 手足末端

B. 掌指或跖趾关节后

C. 掌指或跖趾关节前

D. 肘膝关节附近

E. 腕踝关节以上

答案解析：C。荥穴多位于掌指或跖趾关节之前。

考点发散：井穴多位于手足末端，荥穴多位于掌指或跖趾关节前，输穴多位于掌指或跖趾关节后，经穴多位于腕踝关节以上，合穴多位于肘膝关节附近。

4. 阴经"荥穴"的五行属性是

A. 木 　　　　　B. 火

C. 土 　　　　　D. 金

E. 水

答案解析：B。《灵枢·本输》指出阴经井穴属木，按照五行顺序类推，阴经荥穴属火。

考点发散：《灵枢·本输》指出阴经井穴属木，阳经井穴属金。故阴经五输穴的五行属性为：井（木）、荥（火）、输（土）、经（金）、合（水）。阳经五输穴的五行属性为：井（金）、荥（水）、输（木）、经（火）、合（土）。

5. 阳经"经穴"的五行属性是

A. 木 　　　　　B. 火

C. 土 　　　　　D. 金

E. 水

答案解析：B。《灵枢·本输》指出阳经井穴属金，按照五行顺序类推，阳经经穴属火。

考点发散：《灵枢·本输》指出阴经井穴属木，阳经井穴属金。故阴经五输穴的五行属性为：井（木）、荥（火）、输（土）、经（金）、合（水）。阳经五输穴的五行属性为：井（金）、荥（水）、输（木）、经（火）、合（土）。

6. 根据《灵枢·顺气一日分为四时》的记载，"病时间时甚者"应取

A. 井穴 　　　　B. 荥穴

C. 输穴 　　　　D. 经穴

E. 合穴

答案解析：C。《灵枢·顺气一日分为四时》云："病时间时甚者，取之输"。

考点发散：《灵枢·顺气一日分为四时》云："病在脏者，取之井；病变于色者，取之荥；病时间时甚者，取之输；病变于音者取之经；经满而血者，病在胃及以饮食不节得病者，取之于合。"

7. 根据《难经·六十八难》的记载，主"体重节痛"

的穴是

A. 井 　　　　　B. 荥

C. 输 　　　　　D. 经

E. 合

答案解析：C。《难经·六十八难》云："输主体重节痛"。

考点发散：《难经·六十八难》云："井主心下满，荥主身热，输主体重节痛，经主喘咳寒热，合主逆气而泄。"

8. 根据《灵枢·顺气一日分为四时》的记载，"病在脏者"应取

A. 井 　　　　　B. 荥

C. 输 　　　　　D. 经

E. 合

答案解析：A。《灵枢·顺气一日分为四时》云："病在脏者，取之井"。

9. 能同时治疗表里经病证的特定穴是

A. 郄穴 　　　　B. 原穴

C. 俞穴 　　　　D. 募穴

E. 络穴

答案解析：E。十二经络脉从本经的络穴分出后，走向与其相表里的经脉，故十二络脉具有加强表里两经联系的作用，络穴除治疗本经病证外，还可以治疗相表里经脉的病证。

考点发散：根据络脉病候和络脉沟通表里两经的特点，可以选用络穴治疗络脉的虚实病证和表里两经的病变。

10. 大钟的特定穴属性是

A. 原穴 　　　　B. 络穴

C. 募穴 　　　　D. 背俞穴

E. 八脉交会穴

答案解析：B。大钟穴为肾经络穴。

考点发散：十五络穴分别为：肺经——列缺，大肠经——偏历，心经——通里，小肠经——支正，心包经——内关，三焦经——外关，脾经——公孙，胃经——丰隆，胆经——光明，肝经——蠡沟，肾经——大钟，膀胱经——飞扬，脾之大络——大包，任脉——鸠尾，督脉——长强。

11. 三焦的募穴是

A. 天枢 　　　　B. 石门

C. 关元 　　　　D. 中脘

E. 膻中

答案解析：B。三焦的募穴为石门，故本题选 B。天枢为大肠的募穴，关元为小肠的募穴，中脘为胃的募穴，膻中为心包的募穴。

考点发散：十二募穴分别为：天枢——大肠经，中府——肺经，关元——小肠经，巨阙——心经，中脘——胃经，章门——脾经，日月——胆经，期门——肝经，中极——膀胱经，京门——肾经，石门——三焦经，膻中——心包经。

12. 下列属于俞募配穴的是

A. 肺俞——太渊　　B. 小肠俞——上巨虚
C. 胃俞——足三里　D. 心俞——膻中
E. 胆俞——日月

答案解析：E。胆的背俞穴为胆俞，募穴为日月，故本题选 E。肺的募穴为中府，小肠的募穴为关元，胃的募穴为中脘，心的募穴为巨阙。

考点发散：由于俞募穴密切联系脏腑之气，所以临床上常用俞募配穴法，即把病变脏腑的俞募穴配合运用，发挥其协同作用，是前后配穴法典型的实例。

13. 八脉交会穴中，通于督脉的是

A. 列缺　　　　　B. 冲阳
C. 后溪　　　　　D. 外关
E. 照海

答案解析：C。八脉交会穴中后溪通于督脉，故选 C。A、B 不是八脉交会穴。外关通于阳维脉，照海通于阴跷脉。

考点发散：八脉交会穴均分布于肘膝关节以下，包括公孙（通冲脉）、内关（通阴维脉）、后溪（通督脉）、申脉（通阳跷脉）、足临泣（通带脉）、外关（通阳维脉）、列缺（通任脉）、照海（通阴跷脉）。

14. 既是八脉交会穴又是络穴的是

A. 通里　　　　　B. 后溪
C. 申脉　　　　　D. 内关
E. 照海

答案解析：D。内关为八脉交会穴之一，通于阴维脉，且内关为手厥阴心包经之络穴。

考点发散：既属八脉交会穴，又是络穴的穴位有：公孙、内关、外关、列缺。

15. 既是八会穴又是合穴的是

A. 委中　　　　　B. 绝骨

C. 阳陵泉　　　　D. 足三里
E. 太渊

答案解析：C。阳陵泉为八会穴中的筋会，又为足少阳胆经合穴。

16. 三焦的下合穴是

A. 委中　　　　　B. 委阳
C. 上巨虚　　　　D. 下巨虚
E. 阳陵泉

答案解析：B。三焦的下合穴为委阳。

考点发散：下合穴共有六个，胃、大肠、小肠、胆、膀胱、三焦的下合穴依次为足三里、上巨虚、下巨虚、阳陵泉、委中、委阳。下合穴主要用于治疗六腑疾病。

17. 足阳明胃经的本经子穴是

A. 丰隆　　　　　B. 冲阳
C. 厉兑　　　　　D. 条口
E. 内庭

答案解析：C。胃经在五行中属"土"，"火"为"土"之母，故母穴为属"火"的经穴解溪；"金"为"土"之子，故子穴为属"金"的经穴厉兑。

考点发散：五输穴具有五行属性，根据《难经·六十九难》提出"虚者补其母，实者泻其子"的观点，将五输穴配属五行，按"生我者为母，我生者为子"的原则，虚证用母穴，实证用子穴。这一取穴法称子母补泻取穴法。

二、B1 型题

（1~2 题共用备选答案）

A. 筑宾　　　　　B. 照海
C. 交信　　　　　D. 地机
E. 大钟

1. 阴维脉的郄穴是
2. 阴跷脉的郄穴是

答案解析：1. A　2. C。阴维脉的郄穴为筑宾。阴跷脉的郄穴为交信。

考点发散：十二经脉各有 1 个郄穴，阴跷脉、阳跷脉及阴维脉、阳维脉也各有 1 个郄穴，共计 16 个郄穴。具体如下：肺经——孔最，大肠经——温溜，胃经——梁丘，脾经——地机，心经——阴郄，小肠经——养老，膀胱经——金门，肾经——水泉，心包经——郄门，三焦经——会宗，胆经——外丘，肝经——中都，阳跷脉——跗阳，

阴跷脉——交信，阳维脉——阳交，阴维脉——筑宾。

（3～4题共用备选答案）

    A. 足临泣   B. 大杼

    C. 绝骨   D. 足窍阴

    E. 阳陵泉

3. 八会穴之筋会是

4. 八会穴之髓会是

答案解析： 3. E   4. C。八会穴之筋会是阳陵泉。八会穴之髓会是绝骨。

考点发散： 八会穴是指脏、腑、气、血、筋、脉、骨、髓所会聚的八个腧穴。具体如下：脏会——章门，腑会——中脘，气会——膻中，血会——膈俞，筋会——阳陵泉，脉会——太渊，骨会——大杼，髓会——绝骨。

第六单元　腧穴的定位方法

一、A1 型题

1. 脐中至耻骨联合上缘的骨度分寸是

    A. 4 寸   B. 5 寸

    C. 6 寸   D. 7 寸

    E. 8 寸

答案解析： B。脐中至耻骨联合上缘（曲骨）为 5 寸。

考点发散： 胸部的其他纵向骨度分寸是：胸剑联合中点（歧中）至脐中是 8 寸，胸骨上窝（天突）至胸剑联合中点是 9 寸。

2. 眉间（印堂）至前发际正中的骨度分寸是

    A. 2 寸   B. 3 寸

    C. 4 寸   D. 5 寸

    E. 6 寸

答案解析： B。眉间（印堂）至前发际正中的距离为 3 寸。

考点发散： 头部其他骨度分寸：前发际正中至后发际正中是 12 寸。

3. 两额角发际（头维）之间的骨度分寸是

    A. 5 寸   B. 8 寸

    C. 9 寸   D. 12 寸

    E. 13 寸

答案解析： C。两额角发际（头维）之间是 9 寸。

考点发散： 头部其他横向骨度分寸：耳后两乳突（完骨）之间是 9 寸。

4. 平两侧肩胛下角连线的棘突是

    A. 第 5 胸椎棘突   B. 第 6 胸椎棘突

    C. 第 7 胸椎棘突   D. 第 8 胸椎棘突

    E. 第 9 胸棘突椎

答案解析： C。自然姿势下，两侧肩胛下角连线约平第 7 胸椎棘突。

考点发散： 体表解剖标志可分为固定标志和活动标志两种。固定标志指各部位由骨节、肌肉所形成的突起、凹陷及五官轮廓、发际、指甲、乳头、肚脐等，是在自然姿势下可见的标志。活动标志是指各部的关节、肌肉、肌腱、皮肤随着活动而出现的空隙、凹陷、皱纹、尖端等，是在活动姿势下才会出现的标志。

5. 肩胛骨内侧缘至后正中线骨度分寸是

    A. 1.5 寸   B. 2 寸

    C. 3 寸   D. 6 寸

    E. 8 寸

答案解析： C。肩胛骨内侧缘至后正中线距离为 3 寸。

考点发散： 躯干部其他横向骨度分寸：两肩胛骨喙突内侧缘之间是 12 寸，两乳头之间是 8 寸。

二、B1 型题

（1～2题共用备选答案）

    A. 13 寸   B. 14 寸

    C. 15 寸   D. 16 寸

    E. 18 寸

1. 臀横纹至腘横纹的骨度分寸是

2. 胫骨内侧髁下方至内踝尖的骨度分寸是

答案解析： 1. B 2. A。臀横纹（臀沟）至腘横纹为 14 寸。胫骨内侧髁下方至内踝尖为 13 寸。

考点发散： 大腿部其他骨度分寸：股骨大转子至腘横纹是 19 寸，耻骨联合上缘至髌底是 18 寸。小腿部其他骨度分寸：腘横纹（平髌尖）至外踝尖是 16 寸，髌底至髌尖是 2 寸，内踝尖至足底是 3 寸。

第七单元 手太阴肺经、腧穴

一、A1 型题

1. 手太阴肺经起于

A. 肺   B. 中府

C. 拇指末节桡侧   D. 拇指末节尺侧

E. 中焦

答案解析：E。《灵枢·经脉》："肺手太阴之脉，起于中焦。"

考点发散：肺手太阴之脉，起于中焦，下络大肠，还循胃口，上膈属肺。从肺系，横出腋下，下循臑内，行少阴、心主之前，下肘中，循臂内上骨下廉，入寸口，上鱼，循鱼际，出大指之端。其支者，从腕后直出次指内廉，出其端。

2. 肺经的郄穴为

A. 尺泽   B. 列缺

C. 中府   D. 孔最

E. 郄门

答案解析：D。肺经的郄穴为孔最。

考点发散：孔最，郄穴，在前臂区，腕掌侧远端横纹上 7 寸，尺泽与太渊的连线上。主治：①咯血、鼻衄、咳嗽、气喘、咽喉肿痛等肺系病证。②肘臂挛痛。③痔血。

3. 属于手太阴经的腧穴是

A. 少泽   B. 少冲

C. 少商   D. 少海

E. 少府

答案解析：C。少商为手太阴肺经的井穴。少泽为小肠经穴，少冲、少海、少府为心经穴。

考点发散：少商，井穴，在手指，拇指末节桡侧，指甲根角侧上方 0.1 寸。主治：①咽喉肿痛、鼻衄等肺系实热证。②高热、昏迷、癫狂。③指肿，麻木。

4. 既可治疗咽喉肿痛，又可治疗昏迷的穴位是

A. 尺泽   B. 鱼际

C. 少商   D. 太渊

E. 中府

答案解析：C。少商，井穴。主治：①咽喉肿痛、鼻衄等肺系实热证。②高热，昏迷，癫狂。③指肿，麻木。

考点发散：少商，在手指，拇指末节桡侧，指甲根角侧上方 0.1 寸。

5. 治疗咳嗽、气喘、无脉症的首选穴是

A. 尺泽   B. 鱼际

C. 少商   D. 太渊

E. 列缺

答案解析：D。太渊，输穴、原穴、八会穴之脉会。主治：①咳嗽、气喘、咽痛、胸痛等肺系疾患。②无脉症。③腕臂痛。

考点发散：太渊，在腕前区，桡骨茎突与舟状骨之间，拇长展肌腱尺侧凹陷中。

6. 治疗小儿疳积的腧穴是

A. 尺泽   B. 鱼际

C. 太渊   D. 少海

E. 少商

答案解析：B。鱼际主治：①咳嗽、气喘、喉痹等肺系病证；②外感发热，掌中热；③小儿疳积。

第八单元 手阳明大肠经、腧穴

一、A1 型题

1. 循行"入下齿中"的经脉是

A. 手太阳经   B. 手阳明经

C. 足阳明经   D. 足太阴经

E. 足厥阴经

答案解析：B。《灵枢·经脉》："大肠手阳明之脉，起于大指次指之端，循指上廉，出合谷两骨之间，上入两筋之中，循臂上廉，入肘外廉，上臑外前廉，上肩，出髃骨之前廉，上出于柱骨之会上，下入缺盆，络肺，下膈，属大肠；其支者，从缺盆上颈贯颊，入下齿中，还出挟口，交人中，左之右，右之左，上挟鼻孔。"

2. 手阳明大肠经的起始穴是

A. 合谷   B. 商阳

C. 肩髃   D. 扶突

E. 迎香

答案解析：B。手阳明大肠经，起于食指之尖端（桡侧）。商阳为手阳明大肠经起始穴。

考点发散：商阳，井穴，在手指，食指末节桡侧，指甲根角侧上方0.1寸。主治：①齿痛、咽喉肿痛等五官疾患。②热病、昏迷等热证、急症。③手指麻木。

3. 肩髃穴的主治是

A. 瘾疹，瘰疬 　　　B. 发热，咳嗽

C. 痢疾，便秘 　　　D. 鼻塞，流涕

E. 月经不调

答案解析：A。肩髃主治：①肩臂挛痛、上肢不遂等肩、上肢病证。②瘾疹，瘰疬。

考点发散：①肩髃定位：在三角肌区，肩峰外侧缘前端与肱骨大结节两骨间凹陷中。②简便取穴法：屈臂外展，肩峰外侧缘呈现前后两个凹陷，前下方的凹陷即是本穴。

第九单元　足阳明胃经、腧穴

一、A1 型题

1. 在腹部从前正中线由内向外，经脉的排列顺序依次为

A. 任脉、足阳明胃经、足太阴脾经、足少阴肾经

B. 任脉、足少阴肾经、足阳明胃经、足太阴脾经

C. 任脉、足太阴脾经、足阳明胃经、足少阴肾经

D. 任脉、足少阴肾经、足太阴脾经、足阳明胃经

E. 任脉、足少阴肾经、足厥阴肝经、足太阴脾经

答案解析：B。在腹部，前正中线为任脉循行，旁开0.5寸为足少阴肾经，旁开2寸为足阳明胃经，旁开4寸为足太阴脾经。

考点发散：在胸部，前正中线旁开2寸为肾经，旁开4寸为胃经，旁开6寸为脾经。

2. 下列不属于足三里主治病证的是

A. 癫狂 　　　B. 乳痈

C. 热病 　　　D. 虚劳

E. 胃痛

答案解析：C。足三里，合穴，胃之下合穴。主治：①胃痛、呕吐、噎膈、腹胀、腹泻、痢疾、便秘等胃肠病证。②下肢痿痹。③心悸、眩晕、癫狂等神志病。④乳痈、肠痈等外科疾患。⑤虚劳诸证，为强壮保健要穴。

考点发散：足三里，在小腿外侧，犊鼻下3寸，胫骨前嵴外1横指处，犊鼻与解溪连线上。

3. 可治疗齿痛、牙关不利、颊肿、口角㖞斜等病证的腧穴是

A. 迎香 　　　B. 地仓

C. 颊车 　　　D. 听宫

E. 头维

答案解析：C。颊车穴主治：齿痛、牙关不利、颊肿、口角㖞斜等局部病证。

考点发散：颊车，在面部，下颌角前上方一横指（中指），闭口咬紧牙时咬肌隆起，放松时按之凹陷处。

4. 头维穴所属的经脉是

A. 足少阳胆经 　　　B. 足阳明胃经

C. 足太阳膀胱经 　　　D. 手少阳三焦经

E. 手阳明大肠经

答案解析：B。头维，足阳明胃经穴，在头部，当额角发际直上0.5寸，头正中线旁开4.5寸。

考点发散：头维主治：头痛、眩晕、目痛、迎风流泪等头目病证。

5. 位于下腹部，脐中下4寸，前正中线旁开2寸的腧穴是

A. 带脉 　　　B. 中极

C. 期门 　　　D. 归来

E. 梁门

答案解析：D。归来，在下腹部，脐中下4寸，前正中线旁开2寸。

考点发散：归来主治：①小腹痛，疝气。②月经不调、带下、阴挺、闭经等妇科病证。

二、B1 型题

（1～2题共用备选答案）

A. 解溪 　　　B. 梁丘

C. 大横 　　　D. 归来

E. 太白

1. 可治疗头痛、眩晕、癫狂的是

2. 可治疗带下、阴挺、闭经的是

答案解析：1. A　2. D。解溪，足阳明胃经穴，经穴。主治：①下肢痿痹、踝关节病、足下垂等下肢、踝关节疾患。②头痛，眩晕，癫狂。③腹胀，

便秘。归来，足阳明胃经穴。主治：①小腹痛，疝气。②月经不调、带下、阴挺、闭经等妇科病证。

考点发散：解溪，在踝区，踝关节前面中央凹陷中，踇长伸肌腱与趾长伸肌腱之间。归来，在下腹部，脐中下4寸，前正中线旁开2寸。

（3~4题共用备选答案）

A. 痰饮病证　　　　B. 妇科病证

C. 五官热性病证　　D. 出血病证

E. 肝胆病证

3. 丰隆善于治疗

4. 内庭善于治疗

答案解析：3.A　4.C。丰隆，足阳明胃经穴，络穴。主治：①头痛、眩晕、癫狂。②咳嗽、痰多等痰饮病证。③下肢痿痹。④腹胀，便秘。内庭，足阳明胃经穴，荥穴。主治：①齿痛、咽喉肿痛、鼻衄等五官热性病证。②热病。③胃病吐酸、腹泻、痢疾、便秘等胃肠病证。④足背肿痛，跖趾关节痛。

考点发散：丰隆，在小腿外侧，外踝尖上8寸，胫骨前肌外缘，条口旁开1横指。内庭，在足背第2、3趾间趾蹼缘后方赤白肉际处。

第十单元　足太阴脾经、腧穴

一、A1型题

1. 在内踝上8寸处相交叉的经脉是

A. 脾经与肾经　　B. 肾经与肝经

C. 肝经与脾经　　D. 肝经与胆经

E. 肾经与膀胱经

答案解析：C。足太阴脾经循行至内踝上8寸处交于足厥阴肝经之前，再沿膝股部内侧前缘上行。

考点发散：《灵枢·经脉》："脾足太阴之脉，起于大指之端，循指内侧白肉际，过核骨后，上内踝前廉，上端内，循胫骨后，交出厥阴之前，上循膝股内前廉，入腹，属脾，络胃，上膈，夹咽，连舌本，散舌下。其支者，复从胃别，上膈，注心中。脾之大络，名曰大包，出渊腋下三寸，布胸胁。"

2. 足太阴脾经的络穴是

A. 隐白　　　　B. 太白

C. 公孙　　　　D. 三阴交

E. 大包

答案解析：C。公孙，络穴、八脉交会穴（通冲脉）。

考点发散：公孙，在跖区，第1跖骨基底部的前下方赤白肉际处。主治：①胃痛、呕吐、腹痛、腹泻、痢疾等脾胃肠腑病证。②心烦失眠、狂证等神志病证。③逆气里急、气上冲心（奔豚气）等冲脉病证。

3. 足太阴脾经的终止穴是

A. 隐白　　　　B. 章门

C. 大包　　　　D. 大敦

E. 大横

答案解析：C。足太阴脾经起于足大趾末端，沿着下肢部向上至胸腹部等处，脾经起于隐白、止于大包。

考点发散：大包，在侧胸部，腋中线上，当第6肋间隙处。主治：①气喘。②胸胁痛。③全身疼痛。④岔气。⑤四肢无力。

4. 下列不属于三阴交穴主治病证的是

A. 腹胀肠鸣　　　　B. 月经不调

C. 阳虚诸证　　　　D. 泌尿系统疾患

E. 心悸失眠

答案解析：C。三阴交主治：①肠鸣腹胀、腹泻等脾胃病证。②月经不调、带下、阴挺、不孕、滞产等妇产科病证。③遗精、阳痿、遗尿等生殖泌尿系统疾患。④心悸，失眠，眩晕。⑤下肢痿痹。⑥阴虚诸证。⑦湿疹，荨麻疹。不包括阳虚诸证。

考点发散：三阴交，在小腿内侧，内踝尖上3寸，胫骨内侧缘后际。

5. 下列穴位中所属经脉属土，穴性属水的是

A. 冲阳　　　　B. 解溪

C. 太白　　　　D. 大都

E. 阴陵泉

答案解析：E。属土的经脉为胃经、脾经，胃经的穴位中性质属水的为内庭，脾经的穴位中性质属水的为阴陵泉。

考点发散：阴陵泉，合穴，在小腿内侧，胫骨内侧髁下缘与胫骨内侧缘之间的凹陷中。主治：①腹胀、腹泻、水肿、黄疸等脾湿证。②小便不利、遗尿、尿失禁等泌尿系统疾患。③膝痛、下肢痿痹等下肢病证。④阴部痛、痛经、带下、遗精等妇科、男科病证。

6. 地机穴位于内踝尖与阴陵泉的连线上，阴陵泉下

   A. 1寸   B. 2寸

   C. 3寸   D. 4寸

   E. 5寸

答案解析：C。地机，在小腿内侧，阴陵泉下3寸，胫骨内侧缘后际。

考点发散：地机，郄穴。主治：①痛经、崩漏、月经不调等妇科病。②腹痛、腹泻等脾胃病证。③小便不利、水肿等脾不运化水湿病证。④下肢痿痹。

二、B1型题

（1~2题共用备选答案）

   A. 内庭   B. 大敦

   C. 太溪   D. 行间

   E. 隐白

1. 常用于治疗崩漏的腧穴是
2. 常用于治疗疝气的腧穴是

   答案解析：1. E 2. B。隐白，足太阴脾经穴，井穴。主治：①月经过多、崩漏等妇科病。②便血、

尿血。③癫狂，多梦。④惊风。⑤腹满，暴泄。大敦，足厥阴肝经穴，井穴。主治：①疝气，少腹痛。②遗尿、癃闭、五淋等泌尿系病证。③月经不调。④癫痫，善寐。

考点发散：隐白，在足趾，大趾末节内侧，趾甲根角侧后方0.1寸。大敦，在足趾，足大趾末节外侧，趾甲根角侧后方0.1寸。

（3~4题共用备选答案）

   A. 乳痈   B. 逆气里急

   C. 瘾疹   D. 四肢疼痛

   E. 全身疼痛

3. 常取公孙穴治疗的病证是
4. 常取血海穴治疗的病证是

   答案解析：3. B 4. C。公孙，足太阴脾经穴，络穴，八脉交会穴（通冲脉）。主治：①胃痛、呕吐、腹痛、腹泻、痢疾等脾胃肠腑病证。②心烦失眠、狂证等神志病证。③逆气里急、气上冲心（奔豚气）等冲脉病证。血海，足太阴脾经穴。主治：①月经不调、痛经、闭经等妇科病。②瘾疹、湿疹、丹毒等血热性皮肤病、外科病证。③膝股内侧痛。

考点发散：公孙，在跖区，第1跖骨基底部的前下方赤白肉际处。血海，在股前区，髌底内侧端上2寸，股内侧肌隆起处。

第十一单元　手少阴心经、腧穴

一、A1型题

1. 常用于治疗骨蒸盗汗的腧穴是

   A. 神门   B. 阴郄

   C. 通里   D. 少海

   E. 合谷

   答案解析：B。阴郄的主治：①心痛、惊悸等心病。②骨蒸盗汗。③吐血，衄血。

考点发散：阴郄，郄穴。在前臂前区，腕掌侧远端横纹上0.5寸，尺侧腕屈肌腱的桡侧缘。

2. 手少阴心经除属、络的脏腑外，循行联络的脏腑还有

   A. 肺   B. 脾

   C. 肾   D. 胃

   E. 胆

答案解析：A。《灵枢·经脉》："心手少阴之脉，起于心中，出属心系，下膈，络小肠。其支者，从心系，上夹咽，系目系。其直者，复从心系却上肺，下出腋下，下循臑内后廉，行手太阴、心主之后，下肘内，循臂内后廉，抵掌后锐骨之端，入掌内后廉，循小指之内，出其端。"

二、B1型题

（1~2题共用备选答案）

   A. 足少阴肾经   B. 手少阴心经

   C. 足阳明胃经   D. 足太阴脾经

   E. 足太阳膀胱经

1. 以上经脉中，"系目系"的是
2. 以上经脉中，未与咽或喉咙相联系的是

   答案解析：1. B 2. E。《灵枢·经脉》："心手少

阴之脉，起于心中，出属心系……其支者，从心系，上夹咽，系目系。"足少阴肾经循行"循喉咙，夹舌本"；足阳明胃经循行"循喉咙，入缺盆"；足太阴脾经循行"夹咽，连舌本，散舌下"。足太阳膀胱经循行不经过咽或喉咙。

考点发散：《灵枢·经脉》："膀胱足太阳之脉，起于目内眦，上额交巅。其支者，从巅至耳上角。

其直者，从巅入络脑，还出别下项，循肩膊内，夹脊抵腰中，入循膂，络肾，属膀胱。其支者，从腰中，下夹脊，贯臀，入腘中。其支者，从膊内左右别下贯胛，夹脊内，过髀枢，循髀外从后廉下合腘中，以下贯踹内，出外踝之后，循京骨，至小指外侧。"

第十二单元　手太阳小肠经、腧穴

一、A1 型题

1. 耳屏正中与下颌骨髁突之间凹陷中的腧穴是

　　A. 上关　　　　　　B. 下关

　　C. 听宫　　　　　　D. 耳门

　　E. 听会

答案解析：C。听宫，手太阳小肠经穴，在面部，耳屏正中与下颌骨髁突之间的凹陷中。

考点发散：听宫主治：①耳鸣、耳聋、聤耳等耳疾。②齿痛。③癫狂病证。

2. 既循行至目锐眦，又循行至目内眦的经脉是

　　A. 手少阳三焦经　　　B. 手太阳小肠经

　　C. 手阳明大肠经　　　D. 足太阳膀胱经

　　E. 足厥阴肝经

答案解析：B。《灵枢·经脉》：小肠手太阳之脉，起于小指之端，循手外侧上腕，出踝中，直上循臂骨下廉，出肘内侧两骨之间，上循臑外后廉，出肩解，绕肩胛，交肩上，入缺盆，络心，循咽下膈，抵胃，属小肠。其支者，从缺盆循颈，上颊，至目锐眦，却入耳中。其支者，别颊上，抵鼻，至目内眦（斜络于颧）。

第十三单元　足太阳膀胱经、腧穴

一、A1 型题

1. 循行"从巅入络脑，还出别下项"的经脉是

　　A. 胃经　　　　　　B. 胆经

　　C. 膀胱经　　　　　D. 督脉

　　E. 小肠经

答案解析：C。《灵枢·经脉》："膀胱足太阳之脉……其直者，从巅入络脑，还出别下项，循肩膊内，夹脊抵腰中。"

2. 根据"治风先治血"的理论，治疗风疹可以配用

　　A. 合谷　　　　　　B. 肝俞

　　C. 心俞　　　　　　D. 肝俞

　　E. 膈俞

答案解析：E。膈俞，足太阳膀胱经穴，八会穴之血会。主治：①呕吐、呃逆、气喘等上逆之证。②贫血、吐血、便血等血证。③瘾疹、皮肤瘙痒等皮肤病证。④潮热，盗汗。

考点发散：膈俞，在脊柱区，第7胸椎棘突下，后正中线旁开1.5寸。

3. 足太阳膀胱经循行"挟脊抵腰中，入循膂"中的"膂"是指

　　A. 臀部的肌肉　　　B. 肩部的肌肉

　　C. 股部的肌肉　　　D. 腹部的肌肉

　　E. 脊柱两旁的肌肉

答案解析：E。膂，脊柱两旁的肌肉。

4. 治疗胎位不正的腧穴是

　　A. 隐白　　　　　　B. 至阴

　　C. 大敦　　　　　　D. 昆仑

　　E. 太溪

答案解析：B。至阴，足太阳膀胱经，井穴。主治：①胎位不正，滞产。②头痛，目痛，鼻塞，鼻衄。

考点发散：至阴，在足趾，小趾末节外侧，趾甲根角侧后方0.1寸。

5. 治疗急性吐泻速效的腧穴是

　　A. 委阳　　　　　　B. 委中

C. 承山　　　　　　D. 飞扬

E. 昆仑

答案解析：B。委中，足太阳膀胱经，合穴，膀胱之下合穴。主治：①腰背痛，下肢痿痹等腰及下肢病证。②腹痛、急性吐泻等急症。③小便不利，遗尿。④丹毒，皮肤瘙痒，疔疮。

考点发散：委中，足太阳膀胱经穴，在膝后区，腘横纹中点。

6. 第 9 胸椎棘突下，后正中线旁开 1.5 寸的腧穴是

A. 膈俞　　　　　　B. 胆俞

C. 脾俞　　　　　　D. 肝俞

E. 胃俞

答案解析：D。肝俞，在脊柱区，第 9 胸椎棘突下，后正中线旁开 1.5 寸。

考点发散：肝俞，足太阳膀胱经穴，肝之背俞穴。主治：①黄疸、胁痛等肝胆病证。②目赤、目视不明、目眩、夜盲、迎风流泪等目疾。③癫狂痫证。④脊背痛。

7. 与腰阳关在同一水平线上的腧穴是

A. 肾俞　　　　　　B. 气海

C. 膀胱俞　　　　　D. 大肠俞

E. 水分

答案解析：D。腰阳关，在脊柱区，后正中线上，第 4 腰椎棘突下方凹陷处。大肠俞，在脊柱区，第 4 腰椎棘突下，后正中线旁开 1.5 寸。

考点发散：大肠俞，足太阳膀胱经穴，大肠之背俞穴。主治：①腰腿痛。②腹胀、腹泻、便秘等胃肠病证。

8. 次髎穴的主治病证是

A. 痛经　　　　　　B. 滞产

C. 丹毒　　　　　　D. 呃逆

E. 便秘

答案解析：A。次髎，足太阳膀胱经穴。主治：①月经不调、痛经、带下等妇科病证。②小便不利。③遗精、疝气等男科病证。④腰骶痛，下肢痿痹。

考点发散：次髎，在骶区，正对第 2 骶后孔中。

二、B1 型题

（1~2 题共用备选答案）

A. 攒竹　　　　　　B. 委阳

C. 承山　　　　　　D. 天枢

E. 昆仑

1. 治疗痔疾常取的腧穴是

2. 治疗呃逆常取的腧穴是

答案解析：1. C　2. A。承山，足太阳膀胱经穴。主治：①腰腿拘急，疼痛。②痔疾，便秘。③腹痛，疝气。攒竹，足太阳膀胱经穴。主治：①头痛，眉棱骨痛。②眼睑𥆧动、眼睑下垂、口眼㖞斜、目视不明、流泪、目赤肿痛等眼疾。③呃逆。④急性腰扭伤。

考点发散：攒竹，在面部，眉头凹陷中，额切迹处。承山，在小腿后区，腓肠肌两肌腹与肌腱交角处。

（3~4 题共用备选答案）

A. 膀胱经的合水穴　B. 膀胱经的经火穴

C. 膀胱经的荥火穴　D. 膀胱经的输土穴

E. 膀胱经的井金穴

3. 昆仑是

4. 至阴是

答案解析：3. B　4. E。昆仑，足太阳膀胱经穴，经穴（阳经经穴属"火"）。至阴，足太阳膀胱经穴，井穴（阳经井穴属"金"）。

考点发散：足太阳膀胱经：井（金）——至阴，荥（水）——足通谷，输（木）——束骨，经（火）——昆仑，合（土）——委中。

第十四单元　足少阴肾经、腧穴

一、A1 型题

1. 肓俞归属的经脉是

A. 肝经　　　　　　B. 脾经

C. 肾经　　　　　　D. 膀胱经

E. 胆经

答案解析：C。肓俞，足少阴肾经穴，在腹部，脐中旁开 0.5 寸。

考点发散：肓俞，足少阴肾经穴。主治：①腹痛、腹胀、腹泻、便秘等胃肠病证。②月经不调。③疝气。

2. 下列不属于照海穴主治病证的是

A. 神志病证、失眠　B. 呕吐涎沫、吐舌

C. 月经不调、带下　　D. 小便频数、癃闭

E. 咽喉干痛、目赤

答案解析：B。照海，足少阴肾经穴，八脉交会穴（通阴跻脉）。主治：①癫痫、失眠等精神、神志病证。②咽喉干痛、目赤肿痛等五官热性病证。③月经不调、痛经、带下、阴挺、阴痒等妇科病证。④小便频数，癃闭。

考点发散：照海，在踝区，内踝尖下1寸，内踝下缘边际凹陷中。

二、B1 型题

（1～2题共用备选答案）

A. 内关　　　　　　　B. 复溜

C. 太溪　　　　　　　D. 然谷

E. 太冲

1. 擅于治疗中风的腧穴是

2. 治疗汗证首选的腧穴是

答案解析：1. E　2. B。太冲，足厥阴肝经穴，输穴，原穴。主治：①中风、头痛、眩晕、目赤肿痛等肝经风热病证。②月经不调、崩漏。③胁痛，腹胀，急躁易怒等肝、胃病证。④遗尿、癃闭。⑤下肢痿痹。复溜，足少阴肾经穴，经穴。主治：①水肿、腹胀、腹泻等胃肠病证。②水肿、汗证（盗汗、无汗或多汗）等津液输布失调病证。③腰脊强痛，下肢痿痹。

考点发散：太冲，在足背，第1、2跖骨间，跖骨底结合部前方凹陷中，或触及动脉搏动处。复溜，在小腿内侧，太溪穴上2寸，当跟腱的前缘。

第十五单元　手厥阴心包经、腧穴

一、A1 型题

1. 用于治疗心痛、心悸、呕血、咳血、疔疮的穴是

A. 内关　　　　　　　B. 孔最

C. 间使　　　　　　　D. 郄门

E. 劳宫

答案解析：D。郄门，手厥阴心包经穴，郄穴。主治：①心痛、心悸、心烦胸痛等心胸病证。②咳血、呕血、衄血等热性出血证。③疔疮。④癫痫。

考点发散：郄门，在前臂前区，腕掌侧远端横纹上5寸，掌长肌腱与桡侧腕屈肌腱之间。

二、B1 型题

（1～2题共用备选答案）

A. 癫狂、昏迷、小儿惊风

B. 心痛、呕吐、呃逆、癫痫

C. 心痛、呕血、咯血、鼻衄

D. 胸痛、咳嗽、肘臂挛痛

E. 热病、中暑、舌强肿痛

1. 掌长肌腱与桡侧腕屈肌腱之间，腕横纹上5寸的腧

穴的主治是

2. 掌长肌腱与桡侧腕屈肌腱之间，腕横纹上2寸的腧穴的主治是

答案解析：1. C　2. B。郄门，前臂掌侧，掌长肌腱与桡侧腕屈肌腱之间，腕横纹上5寸。主治：①心痛、心悸、心烦胸痛等心胸病证。②咯血、呕血、衄血等热性出血证。③疔疮。④癫痫。内关，前臂掌侧，掌长肌腱与桡侧腕屈肌腱之间，腕横纹上2寸。主治：①心痛、胸闷、心动过速或过缓等心系病证。②胃痛、呕吐、呃逆等胃腑病证。③中风、偏瘫、眩晕、偏头痛。④失眠，郁证、癫狂痫等神志病证。⑤肘臂挛痛。

考点发散：手厥阴心包经主治概要是：①心胸、神志病，如心痛、心悸、心烦、胸闷、癫狂痫等。②胃腑病证，如胃痛，呕吐等。③经脉循行部位的其他病证，如上臂内侧痛、肘臂挛麻、腕痛、掌中热等。

第十六单元　手少阳三焦经、腧穴

一、A1 型题

1. 下列用于治疗便秘、瘰疬的穴是

A. 天枢　　　　　　　B. 上巨虚

C. 支沟　　　　　　　D. 中脘

E. 大肠俞

答案解析：C。支沟，手少阳三焦经穴，经穴。主治：①便秘。②耳鸣，耳聋，暴喑。③瘰疬。④胁肋疼痛。⑤热病。

考点发散：支沟，在前臂后区，腕背侧远端横纹上3寸，尺骨与桡骨间隙中点。

2. 在颈部，耳垂后方，乳突下端前方凹陷中的穴是

A. 角孙　　　　　B. 翳风

C. 听宫　　　　　D. 耳门

E. 安眠

答案解析：B。翳风，在颈部，耳垂后方，乳突下端前方凹陷中。

考点发散：翳风，手少阳三焦经穴。主治：①耳鸣、耳聋等耳疾。②口眼㖞斜、牙关紧闭、颊肿等面口病证。③瘰疬。

第十七单元　足少阳胆经、腧穴

一、A1 型题

1. 风池穴所属的经脉是

A. 膀胱经　　　　B. 三焦经

C. 胆经　　　　　D. 大肠经

E. 胃经

答案解析：C。风池，足少阳胆经穴，在颈后区，枕骨之下，胸锁乳突肌上端与斜方肌上端之间的凹陷中。

考点发散：风池主治：①头痛、眩晕、失眠、中风、癫痫、耳鸣、耳聋等内风所致的病证。②感冒、热病、口眼歪斜等外风所致的病证。③目赤肿痛、视物不明、鼻塞、鼻衄、咽痛等五官病证。④颈项强痛。

2. 下列不属于阳陵泉主治病证的是

A. 黄疸、胁痛　　B. 腹泻、水肿

C. 呕吐、吞酸　　D. 下肢痿痹

E. 小儿惊风

答案解析：B。阳陵泉，足少阳胆经穴，合穴，胆之下合穴，八会穴之筋会。主治：①黄疸、胁痛、口苦、呕吐、吞酸等肝胆犯胃病证。②膝肿痛，下肢痿痹，麻木。③小儿惊风。

二、B1 型题

（1~2 题共用备选答案）

A. 耳门　　　　　B. 听宫

C. 听会　　　　　D. 下关

E. 颊车

1. 属于手少阳经的穴是

2. 属于足少阳经的穴是

答案解析：1. A　2. C。耳门，手少阳三焦经穴，在耳区，耳屏上切迹与下颌骨髁突之间的凹陷中。听会，足少阳胆经穴，在面部，耳屏间切迹与下颌骨髁突之间的凹陷中。

考点发散：耳门主治：①耳鸣、耳聋、耵耳等耳疾。②齿痛、颈颔痛。听会主治：①耳鸣、耳聋、耵耳等耳疾。②齿痛，口㖞，面痛。

考点发散：阳陵泉，在小腿外侧，腓骨小头前下方凹陷中。

二、B1 型题

（1~2 题共用备选答案）

A. 丘墟　　　　　B. 翳风

C. 悬钟　　　　　D. 风市

E. 风池

1. 常用于治疗中风、痴呆的腧穴是

2. 常用于治疗内外风证的腧穴是

答案解析：1. C　2. E。悬钟，足少阳胆经穴，八会穴之髓会。主治：①痴呆、中风、半身不遂等髓海不足疾患。②颈项强痛，胸胁满痛，下肢痿痹，脚气。风池，足少阳胆经穴。主治：①头痛、眩晕、中风、耳鸣、耳聋等内风所致病证。②感冒、热病、口眼歪斜等外风所致病证。③目赤肿痛、视物不明、鼻塞、咽痛等五官病证。④颈项强痛。

考点发散：悬钟，在小腿外侧，外踝尖上3寸，腓骨前缘。风池，在颈后区，枕骨之下，胸锁乳突肌上端与斜方肌上端之间的凹陷中。

第十八单元 足厥阴肝经、腧穴

一、A1 型题

1. 期门穴的定位是

A. 锁骨中线上，第 5 肋间隙

B. 锁骨中线上，第 6 肋间隙

C. 锁骨中线上，第 7 肋间隙

D. 第 11 浮肋游离缘

E. 第 12 浮肋游离缘

答案解析：B。期门穴位于锁骨中线上，第 6 肋间隙。

考点发散：位于锁骨中线上，第 5 肋间隙的腧穴是乳根。位于锁骨中线上，第 7 肋间隙的腧穴是日月。第 11 浮肋游离缘的腧穴是章门。第 12 浮肋游离缘的腧穴是京门。

二、B1 型题

（1~2 题共用备选答案）

A. 络穴　　　　　　B. 荥穴

C. 经穴　　　　　　D. 合穴

E. 井穴

1. 曲泉的特定穴属性是

2. 中封的特定穴属性是

答案解析：1. D　2. C。曲泉，足厥阴肝经穴，合穴。中封，足厥阴肝经穴，经穴。

考点发散：足厥阴肝经五输穴分别为：井穴——大敦，荥穴——行间，输穴——太冲，经穴——中封，合穴——曲泉。

第十九单元 督脉、腧穴

一、A1 型题

1.《难经》中关于督脉循行的描述，正确的是

A. 并于脊里，上巅

B. 旁约太阳之脉，上至风府

C. 并于脊里，上至风池

D. 并于脊里，上至风府

E. 旁约太阳之脉，上至风池

答案解析：D。督脉行于人体后正中线上，从尾骨端上行脊柱内部，上达项后风府，进入脑内。

考点发散：需掌握督脉循行的原文：督脉者，起于下极之输，并于脊里，上至风府，入属于脑，上巅，循额，至鼻柱。督脉的循行提示它的主治概要，包括脏腑病（循行接近很多脏腑的位置），神志病（入属于脑），热病（循行在背部正中），头面五官病，头项、脊背、腰骶疼痛（循行经过上述部位）。

2. 治疗月经不调、赤白带下等妇科病证的腧穴是

A. 长强　　　　　　B. 命门

C. 至阳　　　　　　D. 大椎

E. 百会

答案解析：B。命门穴的主治作用包括：①腰脊强痛、下肢痿痹。②月经不调、赤白带下等妇科病

证。③阳痿、遗精、精冷不育等肾阳不足证。④小腹冷痛、腹泻。

考点发散：命门穴的定位：在脊柱区，第 4 腰椎棘突下凹陷中，后正中线上。

3. 治疗脱肛、痔疮的腧穴是

A. 长强　　　　　　B. 至阳

C. 大椎　　　　　　D. 哑门

E. 上星

答案解析：A。长强穴的主治作用包括：①腹泻、痢疾、便血等肠腑病证。②癫狂痫证。③腰痛、脊强反折、尾骶骨痛。

考点发散：长强穴的定位：在会阴区，尾骨下方，尾骨端与肛门连线的中点处。

4. 治疗风疹、痤疮的腧穴是

A. 命门　　　　　　B. 百会

C. 哑门　　　　　　D. 大椎

E. 风府

答案解析：D。大椎穴的主治作用包括：①热病、疟疾、恶寒发热、咳嗽等外感病证。②骨蒸潮热。③癫狂痫证、小儿惊风等神志病证。④项强、脊痛。⑤风疹、痤疮。

考点发散：大椎穴的定位：在脊柱区，第 7 颈椎棘

突下凹陷中，后正中线上。

5. 以下不属于大椎穴主治作用的是

    A. 热病   B. 风疹

    C. 小儿惊风   D. 骨蒸潮热

    E. 痔疮

    答案解析：E。大椎穴的主治作用中不包括痔疮。

6. 应用艾灸法治疗胃下垂的腧穴是

    A. 风府   B. 百会

    C. 哑门   D. 大椎

    E. 腰阳关

    答案解析：B。百会穴的主治作用包括：①痴呆、中风、失语、癫狂、失眠、健忘、癫狂痫证、癔症等。②头风、头痛、眩晕、耳鸣等头面病证。③脱肛、阴挺、胃下垂等气失固摄而致的下陷性病证。

    考点发散：百会穴的定位：在头部，前发际正中直上5寸。

7. 治疗暴喑、舌强不语的腧穴是

    A. 身柱   B. 百会

    C. 哑门   D. 长强

    E. 腰阳关

    答案解析：C。哑门穴的主治作用包括：①暴喑、舌强不语。②癫狂痫、癔症等神志病证。③头痛、颈项强痛。

    考点发散：哑门穴的定位：在颈后区，第2颈椎棘突上际凹陷中，后正中线上。

8. 治疗昏迷、惊厥等证的腧穴是

    A. 百会   B. 哑门

    C. 素髎   D. 长强

    E. 身柱

    答案解析：C。素髎穴的主治作用包括：①昏迷、惊厥、新生儿窒息休克、呼吸衰竭等急危重症。②鼻塞、流涕、鼻渊等鼻病。

    考点发散：素髎穴的定位：在面部，鼻尖的正

中央。

9. 治疗晕厥、呼吸衰竭等危急重症的腧穴是

    A. 命门   B. 百会

    C. 上星   D. 水沟

    E. 大椎

    答案解析：D。水沟穴的主治作用包括：①昏迷、晕厥、中风、中暑、休克、呼吸衰竭等急危重症，为急救要穴之一。②癔症、癫狂痫、急慢惊风等神志病证。③鼻塞、面肿、赤痛、牙关紧闭等面鼻口部病证。④闪挫腰痛。⑤风水面肿。

    考点发散：水沟穴的定位：在面部，人中沟的上1/3与下2/3交界点处。

10. 治疗产后血晕、子痫的腧穴是

    A. 大椎   B. 命门

    C. 印堂   D. 百会

    E. 上星

    答案解析：C。印堂穴的主治作用包括：①痴呆、痫证、失眠、健忘等神志病证。②头痛、眩晕。③鼻衄、鼻渊。④小儿惊风、产后血晕、子痫。

    考点发散：印堂穴的定位：在头部，两眉毛内侧端中间的凹陷中。

二、B1 型题

（1~2题共用备选答案）

    A. 长强   B. 腰俞

    C. 腰阳关   D. 命门

    E. 身柱

1. 治疗疔疮发背，应首选的穴位是

2. 治疗小儿风痫，应首选的穴位是

    答案解析：1. E   2. E。选项中的穴位都在腰背部，其中A、B、C、D 4个穴位位于腰部。E 位于背部。疔疮发背及小儿风痫皆为身柱穴的治疗作用。

    考点发散：身柱穴的主治还包括身热、头痛、咳嗽、气喘等外感病证，以及腰脊强痛。

第二十单元 任脉、腧穴

一、A1 型题

1.《素问·骨空论》中关于任脉循行的描述，正确的是

    A. 起于中极，以上毛际，循腹里，上关元，至

        咽喉

    B. 起于中极之下，以上毛际，循脊，上关元，至咽喉

    C. 起于中极之下，以上毛际，循腹里，上脐，至

咽喉

D. 起于中极之下，以上毛际，循腹里，上关元，至咽喉

E. 起于中极之下，循腹里，上关元，至胸

答案解析：D。任脉行于人体前正中线上，起于小腹内，下出于会阴部，向上行于阴毛部，循腹沿前正中线上行，至关元等穴至咽喉。

考点发散：需掌握任脉循行的原文：任脉，起于中极之下，以上毛际，循腹里，上关元，至咽喉，上颐循面入目。任脉的循行提示它的主治概要，包括脏腑病（循行接近很多脏腑的位置），妇科病、前阴病（循行部位），颈及面口病（循行经过上述部位）。

2. 治疗中风脱证等元气虚损病证的腧穴是

A. 中极　　　　B. 关元

C. 下脘　　　　D. 天突

E. 廉泉

答案解析：B。关元穴的主治作用包括：①中风脱证、虚劳冷惫、羸瘦无力等元气虚损病证。②少腹疼痛，疝气。③腹泻、痢疾、脱肛、便血等肠腑病证。④五淋、尿血、尿闭、尿频等泌尿系病证。⑤遗精、阳痿、早泄、白浊等男科病。⑥月经不调、痛经、经闭、崩漏、带下、阴挺、恶露不尽、胞衣不下等妇科病证。⑦保健灸常用穴。

考点发散：关元穴的定位：在下腹部，脐中下3寸，前正中线上。

3. 治疗阴挺、产后恶露不止的腧穴是

A. 中极　　　　B. 神阙

C. 建里　　　　D. 天突

E. 承浆

答案解析：A。中极穴的主治作用包括：①遗尿、小便不利、癃闭等泌尿系病证。②遗精、阳痿、不育等男科病证。③月经不调、崩漏、阴挺、阴痒、不孕、产后恶露不止、带下等妇科病证。

考点发散：中极穴的定位：在下腹部，脐中下4寸，前正中线上。

4. 治疗小儿疳积的腧穴是

A. 中极　　　　B. 神阙

C. 下脘　　　　D. 膻中

E. 天突

答案解析：C。下脘穴的主治作用包括：①腹痛、腹胀、腹泻、呕吐、完谷不化、小儿疳积等脾胃

病证。②痞块。

考点发散：下脘穴的定位：在下腹部，脐中下4寸，前正中线上。

5. 保健灸常用的腧穴是

A. 中极　　　　B. 神阙

C. 上脘　　　　D. 膻中

E. 廉泉

答案解析：B。神阙穴的主治作用包括：①虚脱、中风脱证等元阳暴脱。②腹痛、腹泻、痢疾、便秘、脱肛等肠腑病证。③水肿、小便不利。④保健灸常用穴。

考点发散：神阙穴的定位：在脐区，脐中央。

6. 治疗暴喑、失语的腧穴是

A. 关元　　　　B. 神阙

C. 上脘　　　　D. 膻中

E. 廉泉

答案解析：E。廉泉穴的主治作用包括：中风失语、暴喑、吞咽困难、流涎、舌下肿痛、口舌生疮、喉痹等咽喉口舌病证。

考点发散：廉泉穴的定位：在颈前区，喉结上方，舌骨上缘凹陷中，前正中线上。

7. 治疗口㖞、流涎等口面部病证的腧穴是

A. 承浆　　　　B. 中极

C. 神阙　　　　D. 膻中

E. 上脘

答案解析：A。承浆穴的主治作用包括：①口㖞、齿龈肿痛、流涎、面肿等口面部病证。②暴喑。③癫痫。

考点发散：承浆穴的定位：在面部，颏唇沟的正中凹陷处。

8. 治疗瘿气、梅核气等证的腧穴是

A. 承浆　　　　B. 神阙

C. 中极　　　　D. 天突

E. 下脘

答案解析：D。天突穴的主治作用包括：①咳嗽、哮喘、胸痛、咽喉肿痛、暴喑等肺系病证。②瘿气、梅核气、噎膈等气机不畅病证。

考点发散：天突穴的定位：在颈前区，胸骨上窝正中央，前正中线上。

9. 治疗产后乳少、乳痈的腧穴是

A. 承浆　　　　B. 天突

C. 膻中　　　　D. 神阙

E. 天突

答案解析：C。膻中穴的主治作用包括：①咳嗽、气喘、胸闷、心痛、噎膈、呃逆等胸中气机不畅的病证。②产后乳少、乳痈、乳癖等胸乳病证。

考点发散：膻中穴的定位：在胸部，平第 4 肋间隙，前正中线上。

二、B1 型题

（1～2 题共用备选答案）

A. 中极　　　　　　B. 气海
C. 神阙　　　　　　D. 建里
E. 上脘

1. 治疗黄疸，应首选的穴位是

2. 治疗疝气，应首选的穴位是

答案解析：1. E　2. B。上脘穴的主治作用包括：①胃痛、呕吐、吞酸、腹胀等胃腑病证。②癫痫、不寐等神志病。③黄疸。气海穴的主治作用包括：①虚脱、形体羸瘦、脏器衰惫、乏力等气虚病证。②水谷不化、绕脐疼痛、腹泻、痢疾、便秘等肠腑病证。③小便不利、遗尿等泌尿系病证。④遗精、阳痿、疝气。⑤月经不调、痛经、经闭、崩漏、带下、阴挺、产后恶露不尽、胞衣不下等妇科病证。⑥保健灸常用穴。

考点发散：上脘穴的定位：在上腹部，脐中上 5 寸，前正中线上。气海穴的定位：在下腹部，脐中下 1.5 寸，前正中线上。

第二十一单元　奇　穴

一、A1 型题

1. 治疗失眠、健忘的奇穴是

A. 太阳　　　　　　B. 四神聪
C. 夹脊　　　　　　D. 牵正
E. 太阳

答案解析：B。四神聪穴的主治作用包括：①头痛、眩晕。②失眠、健忘、癫痫等神志病证。③目疾。

2. 四神聪穴的定位是

A. 前顶穴前后左右各旁开 1 寸
B. 百会穴前后左右各旁开 1 寸
C. 上星穴前后左右各旁开 1 寸
D. 神庭穴前后左右各旁开 1 寸
E. 风池穴前后左右各旁开 1 寸

答案解析：B。四神聪穴的定位：在头部，百会穴前后左右各旁开 1 寸，共 4 穴。

3. 治疗舌强、失语的奇穴是

A. 太阳　　　　　　B. 金津、玉液
C. 牵正　　　　　　D. 安眠
E. 三角灸

答案解析：B。金津、玉液穴的主治作用包括：①口疮、舌强、舌肿、失语。②呕吐、消渴。

考点发散：金津、玉液穴的定位：在口腔内，舌下系带的经脉上，左侧为金津，右侧为玉液。

4. 治疗面瘫的腧穴是

A. 太阳　　　　　　B. 金津、玉液
C. 定喘　　　　　　D. 安眠
E. 三角灸

答案解析：A。太阳穴的主治作用包括：①头痛。②目疾。③面瘫、面痛。

5. 太阳穴的定位是

A. 当眉梢与目外眦之间，向后约 2 横指的凹陷处
B. 当眉梢与目外眦之间，向后约 1 横指的凹陷处
C. 当眉梢与目内眦之间，向后约 1 横指的凹陷处
D. 当眉梢与目内眦之间，向后约 2 横指的凹陷处
E. 当耳根与目外眦之间，向后约 1 横指的凹陷处

答案解析：B。太阳穴的定位，在头部，当眉梢与目外眦之间，向后约 1 横指的凹陷处。

6. 治疗哮喘的奇穴是

A. 四神聪　　　　　B. 太阳
C. 定喘　　　　　　D. 三角灸
E. 牵正

答案解析：C。定喘穴的主治作用包括：①哮喘、咳嗽。②落枕、肩背痛、上肢疾患。

考点发散：定喘穴的定位：在脊柱区，平第 7 颈椎棘突下，后正中线旁开 0.5 寸。

7. 治疗疝气的奇穴是

A. 四神聪　　　　　B. 太阳
C. 定喘　　　　　　D. 三角灸
E. 牵正

答案解析：D。三角灸的主治作用：①疝气、奔豚、腹痛。②不孕症。

考点发散：三角灸穴的定位：在下腹部，以患者两口角之间的长度为一边，做等边三角形，将顶角置于患者脐心，底边呈水平线，两底角处取穴。

8. 治疗口㖞的奇穴是

A. 四神聪　　　　B. 太阳

C. 定喘　　　　　D. 三角灸

E. 牵正

答案解析：E。牵正穴的主治作用包括：①口㖞、口疮。②牙痛。

9. 牵正穴的定位是

A. 耳垂前 1~2 寸处

B. 耳垂前 0.5~1 寸处

C. 耳垂后 0.5~1 寸处

D. 耳垂后 1~2 寸处

E. 耳根前 0.5~1 寸处

答案解析：B。牵正穴的定位：在面颊部，耳垂前 0.5~1 寸处。

10. 治疗消渴的奇穴是

A. 牵正　　　　　B. 三角灸

C. 定喘　　　　　D. 太阳

E. 胃脘下俞

答案解析：E。胃脘下俞的主治作用包括：①消渴。②胃痛、腹痛、胸胁痛。

考点发散：胃脘下俞的定位：在脊柱区，平第8胸椎棘突下，后正中线旁开 1.5 寸。

11. 安眠穴的定位是

A. 当翳风穴与乳突连线的中点

B. 当翳风穴与风池穴连线的中点

C. 当天柱穴与风池穴连线的中点

D. 当风池穴与风府穴连线的中点

E. 当翳风穴与角孙穴连线的中点

答案解析：B。安眠穴的定位：在项部，当翳风穴与风池穴连线的中点。

12. 治疗失眠的奇穴是

A. 安眠　　　　　B. 胃脘下俞

C. 定喘　　　　　D. 三角灸

E. 牵正

答案解析：A。安眠穴的主治作用包括：①失眠、头痛、眩晕。②心悸。③癫狂。

13. 治疗急性腰扭伤的奇穴是

A. 八邪　　　　　B. 四缝

C. 十宣　　　　　D. 膝眼

E. 腰痛点

答案解析：E。腰痛点的主治作用：急性腰扭伤。

考点发散：腰痛点的定位：在手背，第 2、3 掌骨及第 4、5 掌骨之间，腕背侧横纹远端与掌指关节中点处，一手 2 穴。

14. 腰眼穴的定位是

A. 平第 4 腰椎棘突下，后正中线旁开约 1.5 寸凹陷中

B. 平第 4 腰椎棘突下，后正中线旁开约 3.5 寸凹陷中

C. 平第 4 腰椎棘突下，后正中线旁开约 3 寸凹陷中

D. 平第 3 腰椎棘突下，后正中线旁开约 3.5 寸凹陷中

E. 平第 2 腰椎棘突下，后正中线旁开约 3.5 寸凹陷中

答案解析：B。腰眼穴的定位：在腰区，平第 4 腰椎棘突下，后正中线旁开约 3.5 寸凹陷中。

15. 治疗月经不调的奇穴是

A. 牵正　　　　　B. 三角灸

C. 定喘　　　　　D. 太阳

E. 腰眼

答案解析：E。腰眼穴的主治作用包括：①腰痛。②月经不调、带下。③虚劳。

16. 四缝穴的定位是

A. 第 1~5 指掌面的近侧指间关节横纹的中央

B. 第 2~5 指掌面的近侧指间关节横纹的中央

C. 第 2~5 足趾的近侧指间关节横纹的中央

D. 第 1~5 足趾的近侧指间关节横纹的中央

E. 第 2~5 指掌面的远侧指间关节横纹的中央

答案解析：B。四缝穴的定位：在手指，第 2~5 指掌面的近侧指间关节横纹的中央，一手 4 穴。

17. 在手指，十指尖端，距指甲游离缘 0.1 寸的穴位是

A. 腰眼　　　　　B. 八邪

C. 八风　　　　　D. 四缝

E. 十宣

答案解析：E。十宣穴的定位：在手指，十指尖端，距指甲游离缘 0.1 寸（指寸），左右共 10 穴。

18. 治疗毒蛇咬伤的奇穴是

    A. 腰眼

    B. 外劳宫

    C. 八风

    D. 四缝

    E. 十宣

    答案解析：C。八风穴的主治作用包括：①足趾肿痛、趾痛。②毒蛇咬伤。③脚气。

    考点发散：八风穴的定位：在足背，第1~5趾间，趾蹼缘后方赤白肉际处，左右各8穴。

二、B1 型题

（1~2题共用备选答案）

    A. 腰眼   B. 八邪

    C. 八风   D. 四缝

    E. 十宣

1. 治疗小儿疳积，应首选的穴位是

2. 治疗高热，应首选的穴位是

    答案解析：1. D   2. E。四缝穴的主治作用包括：①小儿疳积。②百日咳。十宣穴的主治作用包括：①昏迷。②癫痫。③高热、咽喉肿痛。④手指麻木等。

第二十二单元   毫针刺法

一、A1 型题

1. 关于针刺部位消毒，正确的是

    A. 应在穴位皮肤用95%酒精棉球擦拭

    B. 先用5%碘酊涂擦，稍干后，再用75%酒精棉球擦拭脱碘

    C. 擦拭时应从腧穴部位的外向中心点绕圈消毒

    D. 擦拭时应从腧穴部位的中心点向外绕圈消毒

    E. 先用2%碘酊涂擦，稍干后，再用95%酒精棉球擦拭脱碘

    答案解析：D。针刺部位消毒应在穴位皮肤用75%酒精棉球擦拭消毒，或先用2%碘酊涂擦，稍干后，再用75%酒精棉球擦拭脱碘。擦拭时应从腧穴部位的中心点向外绕圈消毒。穴位皮肤消毒后，应注意防止重新污染。

2. 对于年老体弱、病重的患者应采取的针刺体位是

    A. 直立位   B. 卧位

    C. 俯伏坐位   D. 仰靠坐位

    E. 侧伏坐位

    答案解析：B。对于年老体弱、病重的患者应尽量采取卧位。

    考点发散：对于初诊、精神紧张或年老体弱、病重的患者应尽量采取卧位，以防患者感到疲劳或晕针。对患有严重心脏病和严重呼吸系统疾病的患者应慎用俯卧位。

3. 下列进针方法不属于双手进针法的是

    A. 管针进针法   B. 指切进针法

    C. 夹持进针法   D. 舒张进针法

    E. 提捏进针法

    答案解析：A。指切进针法、夹持进针法、舒张进针法、提捏进针法都属于常用的双手进针法。

    考点发散：进针方法包括单手进针法、双手进针法、管针进针法等。

4. 直刺的进针角度是

    A. 15°   B. 30°

    C. 45°   D. 90°

    E. 60°

    答案解析：D。直刺是针身与皮肤表面呈90°刺入。

    考点发散：斜刺是针身与皮肤表面呈45°刺入，平刺是针身与皮肤表面呈15°刺入。

5. 医者用刺手拇、食指执持针柄，细细捻搓数次，然后张开两指，一搓一放，反复数次，属于辅助手法中的

    A. 弹法   B. 刮法

    C. 循法   D. 摇法

    E. 飞法

    答案解析：E。飞法指针后不得气者，医者用刺手拇、食指执持针柄，细细捻搓数次，然后张开两指，一搓一放，反复数次，状如飞鸟展翅，故称飞法。

    考点发散：针刺的辅助手法包括：弹法、刮法、循法、摇法、飞法等，其中飞法的作用在于催气、行气，并使针刺感应增强。宜在肌肉丰厚处施术。

6. 关于捻转补法，描述正确的是

    A. 先浅后深，重插轻提，提插幅度小，频率慢

    B. 先深后浅，轻插重提，提插幅度大，频率快

    C. 捻转角度小，用力轻，频率慢，操作时间短

D. 捻转角度大，用力重，频率快，操作时间长

E. 结合拇指向后、食指向前（右转用力为主）者

答案解析：C。对于捻转补泻，得气后，捻转角度小，用力轻，频率慢，操作时间短，结合拇指向前、食指向后（左转用力为主）者为补法。

考点发散：对于捻转补泻，得气后，捻转角度大，用力重，频率快，操作时间长，结合拇指向后、食指向前（右转用力为主）者为泻法。

7. 关于提插泻法，描述正确的是

A. 捻转角度小，用力轻，频率慢，操作时间短

B. 捻转角度大，用力重，频率快，操作时间长

C. 结合拇指向后、食指向前（右转用力为主）者

D. 先浅后深，重插轻提，提插幅度小，频率慢

E. 先深后浅，轻插重提，提插幅度大，频率快

答案解析：E。对于提插补泻，得气后，先深后浅，轻插重提，提插幅度大，频率快，操作时间长者为泻法。

考点发散：对于提插补泻，得气后，先浅后深，重插轻提，提插幅度小，频率慢，操作时间短者为补法。

8. 关于疾徐补法，描述正确的是

A. 进针时徐徐刺入，少捻转，疾速出针

B. 进针时疾速刺入，多捻转，徐徐出针

C. 进针时针尖随着经脉循行去的方向刺入

D. 进针时针尖迎着经脉循行来的方向刺入

E. 进针得气后，施行均匀的提插、捻转手法

答案解析：A。对于疾徐补泻，进针时徐徐刺入，少捻转，疾速出针者为补法。

考点发散：对于疾徐补泻，进针时疾速刺入，多捻转，徐徐出针者为泻法。

9. 关于迎随泻法，描述正确的是

A. 进针时针尖随着经脉循行去的方向刺入

B. 进针时针尖迎着经脉循行来的方向刺入

C. 患者呼气时进针，吸气时出针

D. 患者吸气时进针，呼气时出针

E. 进针得气后，施行均匀的提插、捻转手法

答案解析：B。对于迎随补泻，进针时针尖迎着经脉循行来的方向刺入为泻法。

考点发散：对于迎随补泻，进针时针尖随着经脉

循行去的方向刺入为补法。

10. 关于呼吸补法，描述正确的是

A. 患者呼气时进针，吸气时出针

B. 患者吸气时进针，呼气时出针

C. 出针时迅速揉按针孔

D. 出针时摇大针孔而不按

E. 进针得气后，施行均匀的提插、捻转手法

答案解析：A。对于呼吸补泻，患者呼气时进针，吸气时出针为补法。

11. 关于开阖泻法，描述正确的是

A. 患者呼气时进针，吸气时出针

B. 患者吸气时进针，呼气时出针

C. 出针时迅速揉按针孔

D. 出针时摇大针孔而不按

E. 进针得气后，施行均匀的提插、捻转手法

答案解析：D。对于开阖补泻，出针时摇大针孔而不按为泻法。

考点发散：对于开阖补泻，出针时迅速揉按针孔为补法。

12. 关于平补平泻法，描述正确的是

A. 患者呼气时进针，吸气时出针

B. 患者吸气时进针，呼气时出针

C. 出针时迅速揉按针孔

D. 出针时摇大针孔而不按

E. 进针得气后，施行均匀的提插、捻转手法

答案解析：E。进针得气后，施行均匀的提插、捻转手法，为平补平泻。

考点发散：针刺的补泻手法包括捻转补泻，提插补泻，疾徐补泻，迎随补泻，呼吸补泻，开阖补泻，平补平泻等。

13. 以下不属于针刺异常情况的是

A. 晕针   B. 滞针

C. 后遗感   D. 断针

E. 气胸

答案解析：C。本题中的选项皆为针刺后可能出现的情况，但后遗感不属于异常情况。

考点发散：针刺异常情况包括晕针、滞针、断针、气胸、血肿、弯针等。

第二十三单元　灸　法

一、A1 型题

1. 关于灸法的作用，描述错误的是

A. 温经散寒　　　B. 扶阳固脱

C. 消瘀散结　　　D. 防病保健

E. 泻血泄热

答案解析：E。泻血泄热不是灸法的作用。

考点发散：灸法的作用包括温经散寒、扶阳固脱、消瘀散结和防病保健。

2. 施灸时需将皮肤烧伤化脓，愈后留有瘢痕的，称为

A. 隔姜灸　　　B. 瘢痕灸

C. 隔蒜灸　　　D. 隔盐灸

E. 隔附子饼灸

答案解析：B。施灸时需将皮肤烧伤化脓，愈后留有瘢痕的，称为瘢痕灸。

考点发散：瘢痕灸，又名化脓灸，属于直接灸的范畴，而隔姜灸、隔蒜灸、隔盐灸、隔附子饼灸都属于间接灸。

3. 下列属于艾条灸的是

A. 瘢痕灸　　　B. 温和灸

C. 隔盐灸　　　D. 温针灸

E. 灯火灸

答案解析：B。选项中只有温和灸属于悬起灸，是艾条灸的一种。

考点发散：艾条灸是将艾绒制成艾条进行施灸，可分为悬起灸和实按灸两种方式，其中悬起灸又可分为温和灸、雀啄灸和回旋灸。

4. 下列属于艾条灸的是

A. 瘢痕灸　　　B. 蒜泥灸

C. 太乙针灸　　　D. 温针灸

E. 灯火灸

答案解析：B。选项中只有太乙针灸属于实按灸，是艾条灸的一种。

考点发散：艾条灸是将艾绒制成艾条进行施灸，可分为悬起灸和实按灸两种方式，其中实按灸又可分为太乙针灸和雷火针灸。

5. 下列属于艾炷灸的是

A. 瘢痕灸　　　B. 蒜泥灸

C. 雀啄灸　　　D. 温针灸

E. 灯火灸

答案解析：A。选项中只有瘢痕灸属于直接灸，是艾炷灸的一种。

考点发散：艾炷灸是将艾绒制成艾炷后，置于施灸部位点燃而治病的方法。艾炷灸又分直接灸与间接灸两类。其中直接灸又可分为无瘢痕灸和瘢痕灸。

6. 下列属于艾炷灸的是

A. 温和灸　　　B. 蒜泥灸

C. 隔蒜灸　　　D. 温针灸

E. 灯火灸

答案解析：C。选项中只有隔蒜灸属于间接灸，是艾炷灸的一种。

考点发散：艾炷灸是将艾绒制成艾炷后，置于施灸部位点燃而治病的方法。艾炷灸又分直接灸与间接灸两类。其中间接灸又可分为隔姜灸、隔蒜灸、隔盐灸、隔附子饼灸等。

第二十四单元　拔　罐　法

一、A1 型题

1. 将罐吸附在体表后，使罐子吸拔留置于施术部位，属于以下哪种方法

A. 闪罐法　　　B. 走罐法

C. 刺血拔罐法　　　D. 留针拔罐法

E. 留罐法

答案解析：E。留罐法，又称坐罐，将罐吸附在体表后，使罐子吸拔留置于施术部位，一般留置10～15分钟，然后将罐起下。

考点发散：拔罐的方法分为闪罐法、走罐法、刺血拔罐法、留针拔罐法、留罐法。

二、B1 型题

(1~2 题共用备选答案)

    A. 闪罐法　　　　　　B. 走罐法
    C. 留罐法　　　　　　D. 留针拔罐法
    E. 刺血拔罐法

1. 不宜留罐部位多采用的拔罐方法是
2. 热证及某些皮肤病多采用的拔罐方法是

答案解析：1. A　2. E。闪罐法适用于不宜留罐部位，如小儿、年轻女性的面部。刺血拔罐法多用于热证、实证、瘀血证及某些皮肤病。

考点发散：其中闪罐法要将罐拔住后立即起下，反复多次地拔住起下，直至皮肤潮红、充血或瘀血为度。刺血拔罐法是用三棱针点刺或皮肤针扣刺出血后，再将火罐吸附于点刺的部位，使之出血，以加强刺血治疗的作用。

第二十五单元　其他针法

一、A1 型题

1. 对局部瘀血、血肿周围进行点刺的方法是

    A. 点刺法　　　　　　B. 散刺法
    C. 刺络法　　　　　　D. 挑刺法
    E. 拔罐法

答案解析：B。散刺法多用于局部瘀血、血肿或水肿、顽癣等。

考点发散：散刺法是对病变局部周围进行点刺的方法，以达到去瘀生新，通经活络的目的。

二、B1 型题

(1~2 题共用备选答案)

    A. 疏密波　　　　　　B. 断续波
    C. 电磁波　　　　　　D. 连续波
    E. 曲线波

1. 常用于治疗瘫痪的电针波形是
2. 常用于治疗面瘫的电针波形是

答案解析：1. B　2. A。断续波因其动力作用颇强，能提高肌肉组织的兴奋性，常用于治疗痿证、瘫痪等。疏密波动力作用较大，在治疗时兴奋效应占优势，常用于治疗面瘫、坐骨神经痛等。

考点发散：断续波是有节律地时断、时续自动出现的一种波形，机体不易产生适应。疏密波是疏波、密波自动交替出现的一种波形，能克服单一波型易产生适应的缺点。

第二十六单元　头针、耳针

一、A1 型题

1. 在头前部，从神庭穴向前引一直线，长 1 寸的头针是

    A. 顶中线　　　　　　B. 额中线
    C. 顶旁 1 线　　　　　D. 颞前线
    E. 枕上旁线

答案解析：B。额中线位于头前部，从神庭穴向前引一直线，长 1 寸。

考点发散：额中线的主治作用包括癫痫、精神失常、鼻病等。

2. 位于对耳轮下脚末端与耳轮内缘相交处的耳穴是

    A. 肘　　　　　　　　B. 腰骶椎
    C. 交感　　　　　　　D. 肩
    E. 脑干

答案解析：C。交感的定位，在对耳轮下脚末端与耳轮内缘相交处。

考点发散：交感的主治作用包括胃肠痉挛、胆绞痛、心绞痛等。

3. 位于对耳屏内侧面的耳穴是

    A. 神门　　　　　　　B. 脑干
    C. 皮质下　　　　　　D. 肩
    E. 咽喉

答案解析：C。皮质下在对耳屏内侧面。

考点发散：皮质下的主治作用包括痛证、神经衰弱、失眠等。

4. 位于耳轮脚消失处的耳穴是

    A. 皮质下　　　　　　B. 咽喉
    C. 胃　　　　　　　　D. 肩

E. 脑干

答案解析：C。胃的耳穴在耳轮脚消失处。

考点发散：胃的主治作用包括胃炎、胃痉挛、消化不良等。

5. 位于耳甲腔正中凹陷处的耳穴是

A. 肾   B. 肝

C. 心   D. 脾

E. 肺

答案解析：C。心的耳穴在耳甲腔正中凹陷处。

考点发散：心的主治作用包括心动过速、心律不齐、心绞痛等。

6. 在耳垂正面中央部的耳穴是

A. 眼   B. 舌

C. 鼻   D. 口

E. 牙

答案解析：A。眼的耳穴在耳垂正面中央部。

考点发散：眼的主治作用包括结膜炎、睑腺炎、假性近视等。

二、B1 型题

（1～2 题共用备选答案）

A. 三焦   B. 肾

C. 内分泌   D. 耳背沟

E. 肾上腺

1. 常用于治疗高血压的耳穴是

2. 常用于治疗链霉素中毒的耳穴是

答案解析：1. D   2. E。耳背沟是治疗高血压的常用耳穴，又称降压沟。肾上腺是治疗链霉素中毒的特定耳穴。

考点发散：耳背沟的定位在对耳轮沟和对耳轮上下脚沟处。肾上腺的定位在耳屏游离缘下部尖端。

第二十七单元　针灸治疗总论

一、A1 型题

1. "三因制宜" 中的 "三因" 是指

A. 因人、因时、因月

B. 因人、因时、因地

C. 因人、因天、因地

D. 因天、因时、因地

E. 天时、地利、人和

答案解析：B。三因制宜是指因人、因时、因地制宜。

考点发散：即根据治疗对象、地理环境、季节（包括时辰）等具体情况制订适宜的治疗方法。

2. 下列治疗方法属于 "虚则补之" 的是

A. 脱肛灸百会、神阙

B. 丹毒用三棱针点刺出血

C. 急性尿潴留针刺水道、秩边

D. 风热感冒针刺大椎、曲池

E. 肾虚腰痛针刺肾俞、委中

答案解析：A。虚则补之，是指虚证采用补法治疗。B 应用的原则是 "实则泻之"。C 应用的原则是 "急则治标"。D 应用的原则是 "热则疾之"。E 应用的原则是 "标本同治"。

考点发散：①针灸治疗虚证，主要是通过选择具有补虚作用的腧穴，选用具有补虚作用的针灸方法，采用刺灸手法之补法等来实现的。②针灸治疗实证，主要是通过选择具有泻实作用的腧穴，选用具有泻实作用的针灸方法，采用刺灸手法之泻法等来实现的。③热则疾之，是针对热性病证所制订的清热的治疗原则。热则疾之是指热性病证的治疗原则，是浅刺疾出或点刺放血，手法宜轻而快，可以不留针或短暂留针，以清热泄毒。④急则治标，是指标病急于本病时，首先要治疗标病。"标" "本" 是相对的概念，可以用于说明病变过程中矛盾的主次关系。治标是在紧急情况下的一种权宜之计，而治本才是治病的根本目的。⑤缓则治本，尤其对于慢性病和急性病的恢复期有重要的指导意义。⑥标本同治，是指当标病和本病处于俱重或俱缓的状态时，应当采用标本同治的方法。

3. 下列治疗方法属于 "寒则留之" 的是

A. 风热感冒针刺大椎、曲池

B. 丹毒用三棱针点刺出血

C. 久立于冷水中而致膝关节痛灸关元

D. 肾虚腰痛针刺肾俞、委中

E. 脱肛灸百会、神阙

答案解析：C。寒则留之，是针对寒性病证所制订的治疗原则。

考点发散：寒则留之是指寒性病证的治疗原则是深刺而久留针，以达到温经散寒的目的，加艾灸更能助阳散寒，使阳气得复，寒邪乃散。

4. 下列配穴方法属于"前后配穴法"的是

A. 痛经刺关元、三阴交
B. 胃脘痛刺内关、足三里
C. 咳嗽刺中府、肺俞
D. 牙痛刺颊车、内庭
E. 骨痛刺涌泉、昆仑

答案解析：C。前后配穴法是将人体前部和后部的腧穴配合应用的方法。选项 C 属于前后配穴法。选项 A 属于"远近配穴法"。选项 B 属于"上下配穴法"。选项 D 属于"本经配穴法"。选项 E 属于"表里经配穴法"。

5. 下列配穴方法属于"上下配穴法"的是

A. 痛经刺关元、三阴交
B. 胃脘痛刺内关、足三里
C. 咳嗽刺中府、肺俞
D. 牙痛刺颊车、内庭
E. 骨痛刺涌泉、昆仑

答案解析：B。上下配穴法是将腰部以上腧穴和腰

部以下腧穴配合应用的方法。B 属于上下配穴法。

6. 下列配穴方法属于"表里经配穴法"的是

A. 胃脘痛刺内关、足三里
B. 牙痛刺颊车、内庭
C. 痛经刺关元、三阴交
D. 咳嗽刺中府、肺俞
E. 骨痛刺涌泉、昆仑

答案解析：E。表里经配穴法是以脏腑、经脉的阴阳表里配合关系为依据的配穴方法。E 属于表里经配穴法。

二、B1 型题

(1~2 题共用备选答案)

A. 热则疾之 B. 虚则补之
C. 寒则留之 D. 实则泻之
E. 不盛不虚以经取之

1. "陷下则灸之"属于以上哪种治疗原则
2. "菀陈则除之"属于以上哪种治疗原则

答案解析：1. B 2. D。陷下则灸之，属于虚则补之的范畴，指气虚下陷的治疗原则是以灸治为主。菀陈则除之，属于实则泻之的范畴，是实证用泻法的一种。

第二十八单元　内科病证的针灸治疗

一、A1 型题

1. 针灸治疗中风中脏腑的脱证，主选的腧穴是

A. 督脉穴　　　B. 任脉穴
C. 手厥阴经穴　　D. 手少阴经穴
E. 足太阴经穴

答案解析：B。治疗脱证应以回阳固脱为法，当选任脉穴用灸法。

考点发散：中经络取督脉、手厥阴、足太阴经穴为主，中脏腑的闭证取督脉、手厥阴和十二井穴为主。

二、A2 型题

1. 患者，女，25 岁。昨日洗头后头发未干即外出，晚间觉头顶部间断疼痛，呈掣痛、跳痛，影响睡眠，舌淡暗苔薄白，脉浮紧。针灸治疗除主穴外，应加用的配穴是

A. 天柱、后溪、昆仑
B. 阳白、合谷、内庭

C. 率谷、外关、足临泣
D. 四神聪、太冲、内关
E. 中脘、丰隆、足三里

答案解析：D。患者头痛部位在颠顶部，根据经络辨证，当属厥阴头痛，配穴取局部穴四神聪，加手足厥阴经远端腧穴内关、太冲。选项 A 为太阳经头痛的配穴，选项 B 为阳明经头痛的配穴，选项 C 为少阳经头痛的配穴，选项 E 是辨证配穴，为痰浊头痛的配穴。

考点发散：头痛应根据疼痛部位进行经络辨证，后枕连及项部痛属太阳头痛，前额痛属阳明头痛，两侧痛属少阳头痛，颠顶痛或连于目系者属厥阴头痛。如果腧穴位于疼痛部位，或归属对应经脉，为正确选项。

2. 患者，男，38 岁。3 天前晨起后眼前闪烁暗点，随后出现右侧颞枕部头痛，疼痛剧烈，呈搏动性，每日发作数次，每次持续 1~2 小时，舌红少苔，

脉弦。针灸治疗的主穴除率谷、阿是穴外，还有

A. 风池、百会、太阳、合谷

B. 风池、外关、足临泣、太冲

C. 风池、百会、太冲、内关

D. 百会、神门、照海、申脉

E. 百会、印堂、水沟、内关

答案解析：B。眼前闪烁暗点为偏头痛的先兆症状，结合急性发作、疼痛剧烈、搏动性疼痛及疼痛部位在颞枕部，诊断为偏头痛，外关、足临泣为八脉交会穴，二穴配合可治疗偏头痛。选项 A 为头痛的主穴。选项 C 为眩晕实证的主穴。选项 D 为不寐的主穴。选项 E 为郁证的主穴。

考点发散：偏头痛之肝阳上亢证配百会、行间，痰湿偏盛证配证中脘、丰隆，瘀血阻络证配血海、膈俞。

3. 患者，女，53 岁。右侧上颌部闪电样剧烈疼痛 5 天，每因刷牙、洗脸或外出受风寒后发作，每日发作数次，每次持续 3～5 分钟，舌淡苔白，脉浮紧。以下刺灸方法错误的是

A. 宜先针刺远端腧穴

B. 远端腧穴宜重刺激

C. 可以酌情加用灸法

D. 针刺时宜选用泻法

E. 面部腧穴宜重刺激

答案解析：E。结合典型的面部闪电样疼痛，因刷牙动作诱发，发病时间短，诊断为面痛急性期，针刺宜用泻法，先取远端穴重刺激，面部穴在急性期宜轻刺，结合遇风寒发作及舌脉，属外感风寒型，可加用灸法。

考点发散：面痛治疗还可在面部扳机点埋藏皮内针；或耳针法，取穴面颊、额、颌、神门；或刺络拔罐，取穴颧髎、地仓、颊车。

4. 患者，男，49 岁。1 周前生气后出现左侧下颌周围针刺样疼痛，突发突止，常于情绪波动时发作，大便秘结，口渴，舌红苔黄，脉数，平素急躁易怒。针灸治疗除主穴外，应加用的配穴是

A. 曲池、外关

B. 风池、列缺

C. 内关、三阴交

D. 行间、内庭

E. 风池、太溪

答案解析：D。下颌部针刺样疼痛，突发突止为典型面痛症状，便秘口渴属胃火，且平素急躁易怒、情绪波动时发作，结合舌脉，辨证为肝胃郁热证。

行间、内庭分别为肝经、胃经荥穴，荥穴主治热证。选项 A 为外感风热型的配穴，选项 B 为外感风寒型的配穴，选项 C 为气血瘀滞型的配穴，选项 E 为阴虚阳亢型的配穴。

5. 患者，男，60 岁。腰痛反复发作 3 年，以腰脊右侧为重，腰痛隐隐，无下肢放射痛，舌淡苔薄白，脉沉细。针灸治疗除主穴外，应加用的配穴是

A. 后溪

B. 申脉

C. 次髎

D. 命门

E. 膈俞

答案解析：B。腰痛部位在腰脊右侧，属足太阳经证，申脉为足太阳经腧穴。选项 A 为督脉病证的配穴。患者腰痛隐隐、反复发作，结合舌脉属肾虚腰痛，选项 C、选项 E 为瘀血腰痛的配穴，选项 D 为寒湿腰痛的配穴。

考点发散：根据经络辨证，腰痛部位在脊柱正中者为督脉病证，配后溪；在腰脊两侧者为足太阳经证，配申脉。根据脏腑辨证，寒湿腰痛配命门、腰阳关，瘀血腰痛配膈俞、次髎，肾虚腰痛配肾俞、太溪。

6. 患者，女，57 岁。双膝关节疼痛 1 个月余，双膝屈伸不利，行走费力，局部红肿，皮温升高，舌红苔黄，脉滑数。针灸治疗除主穴外，应加用的配穴是

A. 膈俞、血海

B. 肾俞、关元

C. 大椎、曲池

D. 命门、腰阳关

E. 阴陵泉、足三里

答案解析：C。双膝红肿热痛，结合舌脉，诊断为痹证之热痹，只有选项 C 具有泻热作用。选项 A 为行痹的配穴，选项 B 为痛痹的配穴，选项 D 为寒湿腰痛的配穴，选项 E 为着痹的配穴。

考点发散：痹证治疗以局部腧穴为主，再根据经络辨证配合循经取穴，根据脏腑辨证配合辨证取穴。

7. 患者，女，36 岁。1 周前突然出现右侧臀疼痛，向小腿外侧、足外侧放射，疼痛剧烈，舌暗苔白，脉沉。针灸治疗除阿是穴外，还应选的主穴是

A. 腰夹脊、秩边、委中、承山、昆仑

B. 肾俞、大肠俞、血海、阴陵泉、太溪

C. 命门、肾俞、梁丘、足三里、解溪

D. 腰夹脊、环跳、阳陵泉、悬钟、丘墟

E. 阿是穴、腰眼、风市、三阴交、照海

答案解析：D。右臀部疼痛伴下肢放射痛，诊断为坐骨神经痛，疼痛部位在小腿、足外侧，经络辨证属足少阳经证，主穴取腰夹脊配合足少阳经穴。

考点发散：坐骨神经痛寒湿证配命门、腰阳关，瘀血阻络证配血海、阿是穴，气血不足证配足三里、三阴交。

8. 患者，男，59岁。今日晨起发觉右侧肢体活动不灵活，伴右口角歪斜，言语不利，神志清楚，舌红苔黄腻，脉弦滑。针灸治疗的主穴是

A. 水沟、十二井穴、太冲、丰隆、劳宫

B. 水沟、内关、三阴交、极泉、尺泽、委中

C. 气海、关元、神阙、百会、足三里、太溪

D. 百会、风池、肝俞、脾俞、肾俞、关元

E. 水沟、百会、内关、涌泉、后溪

答案解析：B。患者出现典型中风症状，且神志清楚，诊断为中风之中经络。选项A为中脏腑之闭证的主穴；选项C、选项D处方中均含补益作用的腧穴，不适宜中风急性期；E为痫病发作期的主穴。

考点发散：该患者针灸治疗时，水沟向上方斜刺，用雀啄法，以眼球湿润为度；内关用泻法；三阴交用补法；极泉在原穴位置下1寸心经上取穴，避开动脉，直刺进针，用提插泻法，以患者上肢有麻胀感和抽动感为度；尺泽、委中直刺，用提插法使肢体有抽动感。

9. 患者，男，63岁。与家人吵架时突然出现左侧口角歪斜，左侧肢体活动不灵活，随即昏倒，不省人事，伴目合口开，肢冷汗多，小便失禁，脉微细。在西医治疗的基础上，配合针灸治疗，应选用的主穴是

A. 水沟、内关　　　B. 关元、神阙

C. 水沟、十二井　　D. 极泉、三阴交

E. 气海、足三里

答案解析：B。突发口角歪斜、肢体活动不利、伴神志障碍，诊断为中风之中脏腑。结合兼症及舌脉，诊断为脱证，主穴为关元、神阙，有回阳救逆之功。选项A、选项D为中经络的主穴，选项C为闭证的主穴，选项E为中经络气虚血瘀证的配穴。

考点发散：脱证取关元、神阙，用大艾炷重灸，神阙可用隔盐灸，至四肢转温为度。闭证取十二井穴，用三棱针点刺出血，其余主穴用泻法。

10. 患者，女，81岁。左侧肢体偏瘫2个月，伴左侧

肢体麻木，手足拘挛，眩晕耳鸣，舌红，苔少，脉细数。针灸治疗除主穴外，应加用的配穴是

A. 太冲、太溪　　　B. 丰隆、合谷

C. 曲池、内庭　　　D. 太溪、风池

E. 气海、足三里

答案解析：D。诊断为中风中经络，阴虚风动型。选项A为肝阳暴亢证的配穴，选项B为风痰阻络证的配穴，选项C为痰热腑实证的配穴，选项E为气虚血瘀证的配穴。

考点发散：病侧肢体屈曲拘挛者，肘部配曲泽，腕部配大陵，膝部配曲泉，踝部配太溪，足内翻配丘墟透照海，足外翻配太溪、中封，足下垂配解溪。

11. 患者，女，43岁。头晕5天，头重如裹，视物旋转，如坐舟船，闭目少顷可复常，舌淡苔白腻，脉弦滑。针灸治疗的主穴是

A. 水沟、内关、尺泽、委中

B. 百会、太阳、合谷、昆仑

C. 风池、百会、太冲、内关

D. 百会、印堂、水沟、内关

E. 百会、内关、太溪、悬钟

答案解析：C。诊断为眩晕，病程短，结合舌脉及症状，辨为实证之痰湿中阻证。选项A为中风中经络的主穴，选项B为太阳头痛的主穴，选项D为郁证的主穴，选项E太溪、悬钟补肾益髓，可排除。

考点发散：眩晕实证之肝阳上亢证配行间、侠溪、太溪，痰湿中阻证配头维、中脘、丰隆。

12. 患者，男，58岁。平素工作劳累，近半年常感头晕目眩，两眼昏花，少寐健忘，腰膝酸软，耳鸣，舌红，脉弦细。针灸治疗除主穴外，应加用的配穴是

A. 行间、侠溪、太溪　B. 头维、中脘、丰隆

C. 气海、脾俞、胃俞　D. 百会、风池、太冲

E. 太溪、悬钟、三阴交

答案解析：E。诊断为眩晕，病程长，结合兼症、舌脉，辨证为肾精不足证，故选太溪、悬钟、三阴交补肾益髓。选项A泻肝胆实火，选项B健脾化痰，选项C补气健脾。选项D为眩晕实证的主穴。

考点发散：眩晕虚证的主穴是百会、风池、肝俞、肾俞、足三里。气血两虚证配气海、脾俞、胃俞，肾精不足证配太溪、悬钟、三阴交。

13. 患者，女，33 岁。发热 3 天后出现左侧口眼歪斜，流泪，吃饭存食，刷牙漏水，舌红苔薄黄，脉浮数。针灸治疗除主穴外，应加用的配穴是
A. 风池、风府　　　　B. 外关、关冲
C. 中脘、丰隆　　　　D. 血海、三阴交
E. 气海、足三里

答案解析：B。诊断为面瘫之风热侵袭证。选项 A 为风寒外袭证的配穴，选项 E 为气血不足证的配穴。选项 C 的功效为健脾化痰，选项 D 的功效是活血化瘀，不宜用于风热证。

考点发散：眼睑闭合不全配鱼腰、丝竹空、申脉，鼻唇沟变浅配迎香，人中沟歪斜配水沟，颏唇沟歪斜配承浆。

14. 患者，男，20 岁。双下肢瘫痪，肌肉萎缩，腰膝酸软，舌红少苔，脉细数。针灸治疗除主穴外，应加用的配穴是
A. 尺泽、大椎　　　　B. 脾俞、胃俞
C. 肝俞、肾俞　　　　D. 中脘、丰隆
E. 内庭、阴陵泉

答案解析：C。诊断为痿证之肝肾亏虚证。选项 A 为肺热津伤的配穴，选项 B 为脾胃虚弱的配穴，选项 E 为湿热浸淫的配穴。选项 D 的功效是健脾化痰，不宜用于肝肾亏虚患者。

考点发散：痿证的主穴，上肢取肩髃、曲池、外关、合谷、颈胸段夹脊穴，下肢取髀关、足三里、阳陵泉、悬钟、三阴交、解溪、腰部夹脊穴。

15. 患者，女，32 岁。做家务时突然昏仆，不省人事，两目上视，牙关紧闭，四肢抽搐，持续 1 分钟后自行缓解如常人。针灸治疗主选的经穴是
A. 手足厥阴经穴
B. 手足少阴经穴
C. 任脉、足厥阴经穴
D. 督脉、手厥阴经穴
E. 手厥阴、手少阴经穴

答案解析：D。诊断为痫病发作期，针灸治疗以督脉、手厥阴经穴为主。

考点发散：痫病间歇期，针灸治疗以任脉、手足厥阴经穴为主。

16. 患者，男，46 岁。脑外伤后发作四肢抽搐、牙关紧闭、口吐白沫 2 次，约 2 分钟后自行缓解如常人，经口服西药治疗 1 个月后未再发作，针灸治疗的主穴是
A. 水沟、内关、三阴交、极泉、尺泽、委中
B. 印堂、鸠尾、间使、太冲、丰隆、腰奇

C. 水沟、百会、后溪、内关、涌泉、神门
D. 百会、安眠、神门、三阴交、照海、申脉
E. 百会、印堂、四神聪、内关、太溪、悬钟

答案解析：B。诊断为痫病间歇期，其中鸠尾是任脉络穴，是治疗痫病的要穴，间使、腰奇是治疗痫病的经验穴。选项 A 是中风中经络的主穴；选项 C 除神门外，是痫病发作期的主穴；选项 D 是不寐的主穴；选项 E 是痴呆的主穴。

考点发散：痫病间歇期的配穴：痰火扰神证配神门、行间、内庭，风痰闭阻证配合谷、风池、阴陵泉，瘀阻脑络证配膈俞、内关、血海，心脾两虚证配心俞、脾俞、足三里，肝肾阴虚证配肝俞、肾俞、三阴交。

17. 患者，女，52 岁。因家中变故，近 1 年来入睡困难，夜寐梦多，易惊善恐，舌淡苔薄，脉弦细。针灸治疗除主穴外，应加用的配穴是
A. 心俞、脾俞　　　　B. 太溪、肾俞
C. 心俞、胆俞　　　　D. 行间、侠溪
E. 内关、足三里

答案解析：C。诊断为不寐之心胆气虚证。选项 A 是心脾两虚证的配穴，选项 B 是心肾不交证的配穴，选项 D 是肝火扰神证的配穴，选项 E 是脾胃不和证的配穴。

考点发散：恶梦配厉兑、隐白，头晕配风池、悬钟，重症不寐配夹脊、四神聪。

18. 患者，女，45 岁。精神抑郁，情绪不宁，胸胁胀痛，舌苔薄白，脉弦。针灸治疗除主穴外，应加用的配穴是
A. 膻中、期门　　　　B. 行间、侠溪
C. 通里、心俞　　　　D. 心俞、脾俞
E. 丰隆、阴陵泉

答案解析：A。诊断为郁证之肝气郁结证。选项 B 是气郁化火证的配穴，选项 C 是心神惑乱证的配穴，选项 D 是心脾两虚证的配穴，选项 E 是痰气郁结证的配穴。

考点发散：另有肝肾阴虚证配肝俞、肾俞、太溪、三阴交，咽部异物阻塞感明显者配天突、照海。

19. 患者，男，81 岁。3 年来记忆力逐渐下降，反应迟钝，寡言少语，神情淡漠，针灸治疗应主选的经穴是
A. 督脉、手厥阴、足少阴经穴
B. 督脉、手少阴、足少阴经穴
C. 任脉、足太阳、足少阳经穴
D. 任脉、手厥阴、手少阴经穴

E. 督脉、任脉、手足太阳经穴

答案解析：A。诊断为痴呆，针灸治疗取督脉、手厥阴、足少阴经穴为主。

考点发散：痴呆的针灸主穴是百会、印堂、四神聪、内关、太溪、悬钟。其中太溪、悬钟行补法，其余主穴平补平泻。

20. 患者，女，75岁。近年来智力逐渐衰退，记忆力下降，言辞颠倒，神情呆滞，生活不能自理，善惊易恐，肌肤甲错，舌质紫暗，脉细涩。针灸治疗除主穴外，应加用的配穴是

A. 肝俞、肾俞　　　B. 膈俞、内关
C. 丰隆、中脘　　　D. 太溪、肾俞
E. 气海、足三里

答案解析：B。结合主症及舌脉，诊断为痴呆之瘀血阻络证，膈俞有活血化瘀之功，内关属手厥阴心包经，常用于治疗瘀血证。选项A为肝肾亏虚证的配穴，选项C为痰浊蒙窍证的配穴，选项E为气血不足证的配穴。选项D为阴虚火旺证的配穴，痴呆不包含这个证型。

考点发散：痴呆的辨证分型包括肝肾亏虚证、气血不足证、痰浊蒙窍证、瘀血阻络证。

21. 患者，女，32岁。常觉心中悸动，惊惕不安，伴失眠健忘，头晕乏力，舌淡苔薄白，脉弱无力。针灸治疗除主穴外，应加用的配穴是

A. 心俞、胆俞　　　B. 太溪、肾俞
C. 膻中、膈俞　　　D. 脾俞、足三里
E. 气海、阴陵泉

答案解析：D。诊断为心悸之心脾两虚证，脾俞、足三里有益气健脾之功。选项A胆俞是心胆虚怯证的配穴，选项B是阴虚火旺证的配穴，选项C是心脉瘀阻证的配穴，选项E是水气凌心证的配穴。

考点发散：心悸的针灸治疗主穴是内关、神门、郄门、心俞、巨阙。治疗心脉瘀阻证时，膈俞可用刺络拔罐。

22. 患者，女，19岁。受寒后出现恶寒发热，鼻塞流涕，头重如裹，胸闷纳呆，舌苔薄白略腻，脉浮。针灸治疗除主穴外，应加用的配穴是

A. 风门　　　　　　B. 肺俞
C. 曲池　　　　　　D. 尺泽
E. 阴陵泉

答案解析：E。诊断为感冒，结合兼症，辨为夹湿型，阴陵泉为化湿要穴。风门、肺俞是风寒感冒的配穴，曲池、尺泽是风热感冒的配穴。

考点发散：感冒夹暑配委中，体虚感冒配足三里，咽喉疼痛配少商、商阳。风寒加灸，风热加大椎刺络拔罐。

23. 患者，女，37岁。发热，体温38.5℃，微恶风寒，鼻塞流涕，咽喉肿痛，舌苔薄黄，脉浮数。针灸治疗应主选的经穴是

A. 手足阳明、足太阳经穴
B. 督脉、手太阴、手阳明经穴
C. 手足太阴、手少阴经穴
D. 手少阴、手足太阳经穴
E. 手足厥阴、足阳明经穴

答案解析：B。诊断为感冒，针灸治疗取手太阴、手阳明经穴及督脉穴为主。

考点发散：感冒的主穴是列缺、合谷、风池、大椎、太阳。

24. 患者，男，53岁。咳嗽5天，咳嗽频剧，痰黄质稠，咽喉肿痛，舌苔薄黄，脉浮数。针灸治疗除主穴外，应加用的配穴是

A. 风门、太渊　　　B. 大椎、曲池
C. 行间、鱼际　　　D. 丰隆、阴陵泉
E. 气海、足三里

答案解析：B。根据病程短、伴肺卫表证及舌脉，诊断为外感咳嗽之风热犯肺。选项A是风寒袭肺证的配穴，选项C、选项D、选项E是内伤咳嗽的配穴，选项C是肝火灼肺证的配穴，选项D是痰湿阻肺证的配穴，选项E是气短乏力的随症配穴。

考点发散：内伤咳嗽分为痰湿阻肺证、肝火灼肺证、肺阴亏虚证三个证型，肺阴亏虚配膏肓。内伤咳嗽还需随症配穴：咯血配孔最，胁痛配阳陵泉，咽喉干痒配太溪，盗汗配阴郄。

25. 患者，男，25岁。因气候变化突发喘息，喉中痰鸣如吼，胸高气粗，呼吸深长有余，呼出为快，痰色黄，舌红苔黄腻，脉滑数。针灸治疗的主穴除定喘外，还有

A. 列缺、合谷、风池、大椎
B. 曲池、尺泽、合谷、太渊
C. 肺俞、膏肓、太渊、太溪
D. 风门、少商、行间、鱼际
E. 列缺、尺泽、肺俞、中府

答案解析：E。诊断为哮喘实证之痰热阻肺证。选项A是感冒的主穴，选项C是哮喘虚证的主穴。选项B的功效是泄热为主，选项D风门祛风，行间泻肝火，不符合本患者的证候。

脉细数。针灸治疗除主穴外，应加用的配穴是

A. 梁门、下脘   B. 期门、太冲

C. 膈俞、三阴交   D. 胃俞、内庭、三阴交

E. 关元、脾俞、胃俞

答案解析：D。根据病程、隐痛、典型症状和舌脉，诊断为胃痛虚证，胃阴不足证。选项 A 是饮食伤胃证的配穴，选项 B 是肝气犯胃证的配穴，选项 C 是瘀血停胃证的配穴，选项 E 是脾胃虚寒证的配穴。

考点发散：胃痛的主穴与呕吐的主穴相同，是中脘、足三里、内关。辨证配穴另有寒邪客胃型证，胃俞。

30. 患者，女，47 岁。进食不洁后出现大便次数增多 2 天，泄下急迫，黄褐臭秽，肛门灼热，舌红苔黄腻，脉濡数。针灸治疗的主穴是

A. 中脘、足三里、内关、胃俞

B. 天枢、上巨虚、阴陵泉、水分

C. 神阙、天枢、足三里、公孙

D. 天枢、大肠俞、上巨虚、支沟

E. 天枢、上巨虚、合谷、三阴交

答案解析：B。发病 2 天并结合典型症状诊断为急性泄泻，故取大肠募穴天枢、下合穴上巨虚，配健脾利湿的阴陵泉、水分。选项 A 前 3 穴是胃痛的主穴，没有利湿作用。选项 C 是慢性泄泻的主穴，神阙能温补元阳。选项 D 是便秘的主穴，支沟是治疗便秘的要穴。选项 E 是痢疾的主穴，取合谷通调肠腑气血。

考点发散：急性泄泻的配穴是：寒湿内盛证配神阙，肠腑湿热证配内庭、曲池，食滞肠胃证配中脘。随症配穴：泄下脓血配曲池、三阴交、内庭。

31. 患者，男，50 岁。大便时溏时泻，迁延反复，稍进油腻食物则便次增多，面黄神疲，舌淡苔白，脉细弱。针灸治疗除主穴外，应加用的配穴是

A. 肾俞、关元   B. 肝俞、太冲

C. 脾俞、太白   D. 曲池、内庭

E. 内关、中脘

答案解析：C。病情迁延、结合兼症面黄神疲及舌脉，诊断为慢性泄泻之脾气虚弱证，脾俞、太白健脾益气。选项 A 是肾阳虚衰证的配穴，选项 B 是肝气乘脾证的配穴，选项 E 是干扰选项。

考点发散：慢性泄泻的主穴是神阙、天枢、足三里、公孙。神阙用隔盐灸或隔姜灸，脾虚、肾虚证针灸并用（肾阳虚衰证可用隔附子饼灸）。

考点发散：哮喘实证的配穴是：风寒外袭证配风门、合谷，痰热阻肺证配丰隆、曲池。喘甚者配天突。

26. 患者，男，61 岁。每于气候交替时发作喘息，现喘促气短，动则加剧，喉中痰鸣，痰稀，神疲，汗出，舌淡苔白，脉细弱。针灸治疗除主穴外，应加用的配穴是

A. 尺泽   B. 合谷

C. 气海   D. 关元

E. 风门

答案解析：C。根据病程长、兼症及舌脉，诊断为哮喘虚证之肺气虚证。选项 A、选项 B 用于哮喘实证，选项 D 温补元气，选项 E 祛风散寒，不适宜本患者的证候。

考点发散：哮喘虚证的主穴是肺俞、膏肓、肾俞、太渊、太溪、足三里、定喘。肺气虚证配气海，肾气虚证配关元。

27. 患者，男，28 岁。暴饮暴食后出现呕吐酸腐，脘腹胀满，嗳气厌食，舌苔厚腻，脉滑实。针灸治疗应主选的经穴除胃的募穴外，还有

A. 手阳明、足阳明经穴

B. 手少阳、足太阴经穴

C. 足太阴、足阳明经穴

D. 足阳明、手厥阴经穴

E. 手太阳、足少阳经穴

答案解析：D。诊断为呕吐，应取胃的募穴、足阳明、手厥阴经穴为主。

考点发散：呕吐的主穴是中脘、足三里、内关。

28. 患者，女，51 岁。时常心情不畅，昨日与家人吵架后发作呕吐，嗳气吞酸，胸胁胀满，舌苔薄白，脉弦。针灸治疗除主穴外，应加用的配穴是

A. 上脘、胃俞   B. 金津、玉液

C. 梁门、天枢   D. 丰隆、公孙

E. 期门、太冲

答案解析：E。诊断为呕吐之肝气犯胃证，故选期门、太冲疏肝理气。选项 A 是呕吐之寒邪客胃证的配穴，选项 B 是呕吐之热邪内蕴证的配穴，选项 C 是呕吐之饮食停滞证的配穴，选项 D 是呕吐之痰饮内停证的配穴。

考点发散：呕吐还有脾胃虚寒证，应配脾俞、胃俞。

29. 患者，男，52 岁。胃脘部反复发作灼热隐痛，似饥而不欲食，口燥咽干，大便干结，舌红少津，

32. 患者，男，34 岁。急性起病，下利脓血，里急后重，腹痛剧烈，壮热口渴，烦躁，舌红绛苔黄燥，脉滑数。针灸治疗除主穴外，应加用的配穴是

A. 曲池、内庭　　　　B. 中脘、气海
C. 内关、中脘　　　　D. 大椎、十宣
E. 脾俞、足三里

答案解析： D。根据起病急、病情重、典型主症及壮热烦躁、舌红绛，诊断为痢疾之疫毒痢，故选大椎、十宣，泻热、醒神。选项 A 是湿热痢的配穴，选项 B 是寒湿痢的配穴，选项 C 是噤口痢的配穴，选项 E 是休息痢的配穴。

考点发散： 痢疾的主穴是天枢、上巨虚、合谷、三阴交。痢疾的随症配穴：久痢脱肛配百会，大椎、十宣点刺出血。

33. 患者，男，62 岁。大便秘结不通，排便艰涩难解，针灸治疗的主穴是

A. 天枢、上巨虚、合谷、三阴交
B. 天枢、大肠俞、上巨虚、支沟
C. 神阙、天枢、足三里、公孙
D. 天枢、上巨虚、阴陵泉、水分
E. 中脘、内关、足三里、下脘

答案解析： B。根据典型症状诊断为便秘，故取大肠的募穴天枢、俞穴大肠俞、下合穴上巨虚，便秘配穴支沟。选项 A 是痢疾的主穴，选项 C 是慢性泄泻的主穴，选项 D 是急性泄泻的主穴，选项 E 前 3 穴是胃痛的主穴。

考点发散： 针灸治疗便秘取大肠的背俞穴、募穴、下合穴为主。

34. 患者，女，36 岁。大便不爽，欲便不得，腹中胀痛，胸胁痞满，舌苔薄腻，脉弦。针灸治疗除主穴外，应加用的配穴是

A. 内庭、曲池　　　　B. 太冲、中脘
C. 神阙、关元　　　　D. 照海、太溪
E. 足三里、脾俞

答案解析： B。根据典型主症，结合兼症腹胀、胸胁痞满及舌脉，诊断为便秘之气秘，配太冲、中脘。内庭、曲池能清热，是热秘的配穴。神阙、关元能温阳，是冷秘的配穴。照海、太溪是便秘兼阴伤津亏的配穴。足三里、脾俞、气海是虚秘的配穴。

考点发散： 冷秘、虚秘宜配合灸法。

35. 患者，男，35 岁。性生活时阴茎勃起不坚，临房时早泄，随之疲软，针灸治疗的主穴是

A. 关元、三阴交、肾俞
B. 中极、膀胱俞、秩边
C. 神阙、天枢、足三里
D. 阴陵泉、三阴交、太冲
E. 气海、太溪、血海

答案解析： A。根据典型主症，诊断为阳痿，故选关元温补元阳，肾俞培补肾气，三阴交补益肝肾兼健脾。

考点发散： 阳痿针灸治疗取任脉、足太阴经穴及相应背俞穴为主。针关元时针尖略向下，使针感向前阴放散。

36. 患者，男，41 岁。性生活时阴茎不能勃起，兼心悸易惊，胆怯多疑，苔薄白，脉弦细。针灸治疗除主穴外，应加用的配穴是

A. 命门、太溪　　　　B. 心俞、脾俞
C. 志室、胆俞　　　　D. 太冲、内关
E. 曲骨、阴陵泉

答案解析： C。根据典型主症，诊断为阳痿之惊恐伤肾证，此证候选含胆俞的选项。选项 A 是肾阳不足证的配穴，选项 B 加足三里是心脾两虚证的配穴，选项 D 是肝郁气滞证的配穴，选项 E 是湿热下注证的配穴。

考点发散： 阳痿的随症配穴：失眠多梦配神门、心俞，食欲不振配中脘、足三里，腰膝酸软配命门、阳陵泉。

37. 患者，女，64 岁。排尿困难 1 周，尿细如线，小腹胀满疼痛，舌紫暗有瘀点，脉涩。针灸治疗除主穴外，应加用的配穴是

A. 委阳　　　　　　　B. 尺泽
C. 太冲　　　　　　　D. 次髎
E. 太溪

答案解析： D。根据病程短、典型主症和舌脉，诊断为癃闭实证之浊瘀阻塞证，选项 C、选项 D 均有活血作用，但次髎位于病变局部，是治疗泌尿、妇科病的要穴，故选项 D 是最佳答案。选项 A 是膀胱湿热证的配穴，选项 B 是肺热壅盛证的配穴，选项 C 是肝郁气滞证的配穴，选项 E 是无关选项。

考点发散： 癃闭实证的主穴是中极、膀胱俞、秩边、阴陵泉、三阴交。

38. 患者，男，60 岁。排尿不利 3 年，排尿无力，时欲小便而不得出，针灸治疗的主穴是

A. 中极、膀胱俞、秩边、阴陵泉、三阴交

B. 关元、肾俞、三阴交、太冲、内关

C. 气海、归来、太溪、血海、三阴交

D. 神阙、天枢、足三里、公孙、太冲

E. 关元、脾俞、胃俞、三焦俞、秩边

答案解析： E。根据病程长和典型主症，诊断为癃闭虚证。选项 A 是癃闭实证的主穴，选项 B 是肝郁气滞证阳痿的针灸处方。选项 C 中血海活血，选项 D 中太冲疏肝，宜用于实证。

考点发散： 脾虚气弱证配气海、足三里，肾气亏虚证配太溪、命门。

39. **患者，男，51 岁。近半年体重下降，多饮、多食、多尿，针灸治疗主选的经穴除相应脏腑背俞穴外，还有**

A. 手少阴、手阳明经穴

B. 手太阴、足阳明经穴

C. 足太阴、足少阴经穴

D. 足太阳、足少阳经穴

E. 手厥阴、足太阴经穴

答案解析： C。根据典型症状诊断为消渴，应取相应脏腑背俞穴及足太阴、足少阴经穴为主。

考点发散： 消渴的针灸主穴是胃脘下俞、肺俞、脾俞、肾俞、太溪、三阴交。

40. **患者，女，45 岁。多饮、多食、多尿 2 年，多食易饥，口干欲饮，舌苔黄，脉滑实有力，针灸治疗除主穴外，应加用的配穴是**

A. 关元、命门　　B. 太渊、少府

C. 复溜、太冲　　D. 内庭、地机

E. 曲池、血海

答案解析： D。根据典型症状和舌脉，诊断为消渴之胃热伤津证，配穴为内庭、地机。选项 A 是消渴之阴阳两虚证的配穴，选项 B 是消渴之肺燥津伤证的配穴，选项 C 是消渴之肾阴亏虚证的配穴。选项 E 加风池是皮肤瘙痒的随症配穴。

考点发散： 消渴的随症配穴是：上肢疼痛或麻木配肩髃、曲池、合谷，下肢疼痛或麻木配风市、阳陵泉、解溪。

三、B1 型题

（1~2 题共用备选答案）

A. 风门、列缺　　B. 头维、阴陵泉

C. 太溪、太冲　　D. 中脘、丰隆

E. 血海、膈俞

1. 头痛如裹，起病急，痛无休止，兼肢体困重，舌苔白腻，脉濡，针灸治疗除主穴外，应加用的配穴是

2. 头痛昏蒙，反复发作，时轻时重，兼胸闷脘胀，舌苔白腻，脉滑，针灸治疗除主穴外，应加用的配穴是

答案解析： 1. B　2. D。头痛起病急、痛无休止为外感头痛，头痛如裹、肢体困重，属风湿头痛，宜加配穴头维、阳陵泉。头痛反复发作，时轻时重为内伤头痛，头昏蒙、胸闷脘胀，符合痰浊的特点，属痰浊头痛，宜加配穴中脘、丰隆。

考点发散： 外感头痛之风寒头痛配风门、列缺，风热头痛配曲池、大椎。内伤头痛之肝阳上亢头痛配太溪、太冲，瘀血头痛配血海、膈俞，血虚头痛配脾俞、足三里。

（3~4 题共用备选答案）

A. 听会　　　　B. 翳风

C. 廉泉　　　　D. 承浆

E. 水沟

3. 面瘫伴乳突部疼痛的配穴是

4. 面瘫伴味觉减退的配穴是

答案解析： 3. B　4. C。面瘫伴乳突疼痛取翳风，味觉减退配廉泉。听会位于耳前，治疗耳部疾患；承浆是颏唇沟歪斜的配穴；水沟是人中沟歪斜的配穴。

考点发散： 面瘫除面部症状外，部分患者初起时有耳后疼痛，还可伴患侧舌前 2/3 味觉减退或消失，听觉过敏等症状。

（5~6 题共用备选答案）

A. 合谷　　　　B. 少商

C. 申脉　　　　D. 太溪

E. 曲池

5. 外感咳嗽伴咽喉疼痛的配穴是

6. 内伤咳嗽伴咽喉干痒的配穴是

答案解析： 5. B　6. D。外感咳嗽伴咽痛宜清热利咽为法，选手太阴肺经穴为主，肺经井穴少商是治疗咽痛的要穴。内伤咳嗽伴咽痒宜滋阴利咽为法，故配太溪。

考点发散： 外感咳嗽的主穴是肺俞、列缺、合谷，内伤咳嗽的主穴是肺俞、太渊、三阴交。

第二十九单元 妇儿科病证的针灸治疗

A2 型题

1. 患者，女，28 岁。月经周期提前 9 天，连续 2 个月经周期，月经量多，色红质黏，面红口干，舌红苔黄，脉数。针灸治疗的主穴是

A. 关元、三阴交、肝俞

B. 气海、三阴交、归来

C. 中极、次髎、地机

D. 关元、足三里、三阴交

E. 关元、三阴交、血海

答案解析：E。月经先期的治法是调理冲任，清热调经，血海有清热凉血功效，故选 E。选项 A 是月经先后无定期的主穴，选项 B 是月经后期的主穴，选项 C 加三阴交是实证痛经的主穴，选项 D 是虚证痛经的主穴。

考点发散：月经先期之实热证配行间，月经先期之虚热证配太溪，月经先期之气虚证配足三里、脾俞，月经先期之月经过多配隐白。

2. 患者，女，35 岁。半年来月经周期推迟 10 天左右，月经量少，小腹冷痛，舌胖苔薄白，脉沉紧。针灸治疗除主穴外，应加用的配穴是

A. 行间、侠溪 　　 B. 关元、命门

C. 肾俞、太溪 　　 D. 期门、太冲

E. 血海、足三里

答案解析：B。诊断为月经后期，根据小腹冷痛，诊断为寒凝证，关元、命门有温阳功效。选项 A 有清泻肝胆的作用，是无关选项。选项 C 温阳作用不强，是月经先后无定期之肾虚证的配穴。选项 D 疏肝理气，是月经先后无定期之肝郁证的配穴，选项 E 是月经后期之血虚证的配穴。

考点发散：月经后期分寒凝、血虚两型，月经先后无定期分肝郁、肾虚两型。

3. 患者，女，25 岁。行经之初小腹胀痛拒按，经血量少，行而不畅，血色紫暗有块，块下痛减，伴乳房胀痛，舌质紫暗，脉弦。针灸治疗除主穴外，应加用的配穴是

A. 气海、脾俞 　　 B. 太溪、肾俞

C. 太冲、血海 　　 D. 关元、归来

E. 中脘、丰隆

答案解析：C。疼痛拒按为实证，胀痛为气滞，色暗有块为血瘀，诊断为痛经实证之气滞血瘀证，

太冲行气，血海活血，是宜选的配穴。选项 A 益气健脾，选项 B 补肾，选项 D 温阳，选项 E 化痰，均不符合此患者的证候。

考点发散：痛经实证的主穴是中极、次髎、地机、三阴交，气滞血瘀证配太冲、血海，寒凝血瘀证配关元、归来。

4. 患者，女，34 岁。月经将净时小腹绵绵作痛，月经色暗量少，伴腰骶酸痛，头晕耳鸣，舌淡红苔薄，脉沉细。针灸治疗的主穴是

A. 关元、三阴交、血海

B. 气海、三阴交、归来

C. 关元、三阴交、肝俞

D. 中极、次髎、三阴交

E. 关元、足三里、三阴交

答案解析：E。诊断为痛经虚证。选项 A 是月经先期的主穴，选项 B 是月经后期的主穴，选项 C 是月经先后无定期的主穴，选项 D 加地机是痛经实证的主穴。

考点发散：痛经之气血虚弱证配气海、脾俞，痛经之肾气亏损证配太溪、肾俞。

5. 患者，女，33 岁。月经量多，色紫红而黏腻，带下量多，舌苔黄腻，脉濡数。针灸治疗除主穴外，应加用的配穴是

A. 中极、血海 　　 B. 血海、膈俞

C. 膻中、太冲 　　 D. 中极、阴陵泉

E. 气海、足三里

答案解析：D。诊断是崩漏实证之湿热证，配阴陵泉、中极。选项 A 是崩漏之血热证的配穴，选项 B 是崩漏之血瘀证的配穴，选项 C 是崩漏之气郁证的配穴。选项 E 健脾益气，不符合此患者的证候。

考点发散：崩漏实证的主穴是关元、三阴交、隐白，隐白是治疗崩漏的经验穴，用灸法。

6. 患者，女，40 岁。月经量多，淋漓难尽，经血色淡质稀，舌苔白，脉沉弱。针灸治疗除主穴外，应加用的配穴是

A. 膻中、太冲 　　 B. 血海、膈俞

C. 百会、脾俞 　　 D. 肾俞、太溪

E. 太冲、血海

答案解析：C。诊断是崩漏虚证之脾虚证，故选脾俞健脾，百会升阳固脱。选项 A 行气疏肝，选项 B

活血化瘀，选项 D 补肾，选项 E 行气活血，不符合此患者的证候。

考点发散：崩漏虚证的主穴是气海、三阴交、肾俞、足三里，毫针补法，可灸。

7. 患者，女，49 岁。月经紊乱，情绪不稳定，烘热汗出，头晕耳鸣，五心烦热，腰膝酸软，口干，小便黄，舌红苔少，脉数。针灸治疗除主穴外，应加用的配穴是

  A. 关元、命门　　　　B. 风池、太冲

  C. 中脘、丰隆　　　　D. 照海、阴谷

  E. 心俞、神门

答案解析：D。月经紊乱、烘热汗出是绝经前后诸证的典型症状，结合症状和舌脉诊断为肾阴虚证，故选照海养阴调神。选项 A 温阳，选项 B 平肝息风，选项 C 化痰，选项 E 安神。

考点发散：绝经前后诸证的随证配穴：肾阳虚证配关元、命门，肝阳上亢证配风池、太冲，痰气郁结证配中脘、丰隆。随症配穴：烦躁失眠配心俞、神门，纳少便溏配中脘、阴陵泉。

8. 患者，女，52 岁。近 2 年月经紊乱，潮热汗出，心悸，情绪不稳定，针灸治疗应主选的经穴除相应背俞穴外，还有

  A. 足阳明、足太阴经穴

  B. 足少阴、足厥阴经穴

  C. 任脉、足太阴经穴

  D. 督脉、足少阴经穴

  E. 手厥阴、足厥阴经穴

答案解析：C。根据年龄和典型症状诊断为绝经前后诸证，应取任脉、足太阴经穴和相应背俞穴为主。

考点发散：绝经前后诸证的针灸主穴是肾俞、肝俞、太溪、气海、三阴交。

9. 患者，女，30 岁。带下量多，色黄质稠，有臭味，阴部瘙痒。针灸治疗除主穴外，应加用的配穴是

  A. 气海、足三里、脾俞

  B. 关元、肾俞、照海

  C. 阴陵泉、水道、次髎

  D. 风池、太冲、合谷

  E. 关元、足三里、三阴交

答案解析：C。根据带下色黄、阴部瘙痒，结合舌脉，诊断为带下病之湿热下注证，选阴陵泉、水道、次髎。选项 A 健脾益气，选项 B 补肾，选

D 平肝息风，选项 E 补肾健脾，不符合此患者的证候。

考点发散：带下病脾虚证配气海、足三里、脾俞，肾虚证配关元、肾俞、照海。

10. 患者，女，25 岁。产后乳少，乳房松软不胀，针灸治疗应选用的主穴是

  A. 乳中、带脉、外关

  B. 气海、脾俞、胃俞

  C. 合谷、太冲、内关

  D. 中脘、丰隆、关冲

  E. 乳根、膻中、少泽

答案解析：E。诊断为缺乳，少泽是通乳的经验穴。选项 A 带脉是治疗带下病的主穴，选项 B 的功效是健脾益气，选项 C、选项 D 是无关选项。

考点发散：缺乳的针灸治法是取足阳明、任脉穴为主。针刺乳根时针尖向乳房基底部横刺至双乳微胀为佳，针刺膻中时向两侧乳房横刺 0.5~1寸，少泽点刺出血。

11. 患者，女，30 岁。产后乳少汁稠，乳房胀满而痛，乳腺胀硬，情志抑郁。针灸治疗除主穴外，应加用的配穴是

  A. 太冲、内关　　　　B. 脾俞、胃俞

  C. 关元、肾俞　　　　D. 血海、膈俞

  E. 中脘、丰隆

答案解析：A。诊断为缺乳之肝郁气滞。选项 B 补脾胃，选项 C 补肾，选项 D 活血，选项 E 化痰，不符合此患者的证候。

考点发散：缺乳之气血虚弱证配足三里、脾俞、胃俞，可加灸。

12. 患者，男，2 岁。睡中经常遗尿，每夜 3~5 次，醒后方觉，针灸治疗应主选的经穴除膀胱经的背俞穴、募穴外，还有

  A. 手太阴、足太阴经穴

  B. 足少阴、足膀胱经穴

  C. 足阳明、足厥阴经穴

  D. 任脉、足太阴经穴

  E. 督脉、足少阴经穴

答案解析：D。诊断为遗尿，针灸治法是取任脉、足太阴经穴和膀胱经的背俞穴、募穴为主。

考点发散：遗尿的主穴是关元、中极、膀胱俞、三阴交。下腹部腧穴针尖向下斜刺，以针感到达前阴部为佳。

13. 患者，女，3 岁。睡中经常遗尿，尿量少，味臊，性情急躁，面赤唇红，舌苔黄，脉数有力。针灸治疗除主穴外，应加用的配穴是
　　A. 肾俞、命门　　　　B. 肺俞、气海
　　C. 行间、阴陵泉　　　D. 内关、足三里
　　E. 血海、三阴交

答案解析：C。诊断为遗尿之肝经郁热证，配穴选行间、阴陵泉。选项 A 补肾，选项 B 益气，选项 D 和胃降逆，选项 E 活血，不符合此患者的证候。

考点发散：肾气不足证配肾俞、命门、太溪，脾肺气虚证配肺俞、气海、足三里。夜梦多配百会、神门。

第三十单元　皮外伤科病证的针灸治疗

一、A1 型题

1. 瘾疹选用拔罐法治疗时，最宜选用的腧穴是
　　A. 大椎　　　　　　B. 中脘
　　C. 神阙　　　　　　D. 脾俞
　　E. 至阳

答案解析：C。神阙拔罐是治疗瘾疹的特殊方法。

考点发散：神阙拔罐治瘾疹的方法：先留罐 5 分钟，起罐后再拔 5 分钟，如此反复 3 次，也可用闪罐法拔至穴位局部充血。

2. 颈椎病见颈项肩臂放射性疼痛麻木，并伴有拇指、食指、中指麻木者，其经络辨证是
　　A. 手阳明经证　　　　B. 督脉
　　C. 足太阳经证　　　　D. 足阳明经证
　　E. 手足太阳经证

答案与解析：A。颈椎病根据疼痛部位进行辨证：颈项肩臂放射性疼痛麻木，或伴有拇指、食指、中指麻木者为手阳明经证；颈项枕部疼痛，颈部僵紧不舒者，为督脉、足太阳经证。

二、A2 型题

1. 患者，女，52 岁。皮肤突发瘙痒不止，可见大小不等的风团，融合成片，颜色淡红，边界清楚，此伏彼起，一日之内发作数次。针灸治疗应主选的经穴是
　　A. 手太阴、足膀胱经穴
　　B. 手阳明、足太阴经穴
　　C. 手厥阴、足少阴经穴
　　D. 督脉、足阳明经穴
　　E. 任脉、足厥阴经穴

答案解析：B。诊断为瘾疹，针灸治疗应取手阳明、足太阴经穴为主。

考点发散：瘾疹的主穴是曲池、合谷、血海、膈俞、三阴交、委中。毫针泻法，膈俞可点刺出血。血海、膈俞、委中合用，意在"治风先治血，血行风自灭"。

2. 患者，男，61 岁。反复发作皮肤瘙痒，可见形状各异的风团，孤立散在，边界清楚，午后或夜间加剧，口干，舌红少苔，脉细数无力。针灸治疗除主穴外，应加用的配穴是
　　A. 大椎、风门　　　　B. 风门、肺俞
　　C. 天枢、足三里　　　D. 脾俞、足三里
　　E. 关元、命门

答案解析：D。诊断为瘾疹之血虚风燥证，治宜健脾以补益气血生化之源。选项 A 祛风清热，选项 B 祛风散寒，选项 C 调理胃肠，选项 E 温肾，不符合此患者的证候。

考点发散：瘾疹之风热犯表证配大椎、风门，风寒束表证配风门、肺俞，瘾疹之胃肠积热证配天枢、足三里，瘾疹之血虚风燥证配脾俞、足三里。随症配穴：呼吸困难配天突，恶心呕吐配内关。瘾疹之风寒束表证可灸，瘾疹之血虚风燥证只针不灸。

3. 患者，男，58 岁。右侧胁肋部出现簇集性、粟粒大小丘状疱疹，呈带状分布，皮损色淡，疱壁松弛，胸胁痞满，纳差，舌红苔黄腻，脉濡数。针灸治疗除主穴外，应加用的配穴是
　　A. 行间、侠溪　　　　B. 阴陵泉、内庭
　　C. 血海、三阴交　　　D. 大椎、曲池
　　E. 肝俞、肾俞

答案解析：B。诊断为蛇串疮之脾胃湿热证，故选阴陵泉利湿，内庭泻热。选项 A 泻肝胆火，选项 C 活血化瘀，选项 D 清热，选项 E 补益肝肾，不符合此患者的证候。

考点发散：蛇串疮的主穴是局部阿是穴和相应夹脊穴。其他辨证配穴是：肝胆火盛证配行间、侠溪，瘀血阻络证配血海、三阴交。随症配穴：便秘配天枢，心烦配神门。

4. 患者，男，双上肢外侧起皮疹 3 年，伴瘙痒，丘疹融合成片，皮肤增厚，干燥粗糙，色素沉着，有

灰白色鳞屑，夜间瘙痒加剧，舌淡苔白，脉细。针灸治疗除主穴外，应加用的配穴是

A. 外关、风池、关冲

B. 太冲、肝俞、行间

C. 脾俞、三阴交、足三里

D. 天枢、中脘、丰隆

E. 关元、命门、肾俞

答案解析：C。根据皮损特点诊断为神经性皮炎，夜间痒剧、脉细辨为血虚风燥证。选项 A 祛风，选项 B 泻肝火，选项 D 化痰，选项 E 补肾，均不符合此患者的证候。

考点发散：神经性皮炎的主穴是阿是穴、曲池、合谷、血海、膈俞。其他辨证配穴是：风热侵袭证配外关、风池，肝郁化火证配太冲、肝俞。

5. 患者，女，45 岁。右侧乳房可触及肿块，伴疼痛，在月经前加重，腰酸乏力，月经失调，舌淡，脉沉细。针灸治疗应主选的经穴是

A. 任脉、足太阴经穴

B. 督脉、足太阳经穴

C. 足阳明、足厥阴经穴

D. 手厥阴、足少阳经穴

E. 足少阴、足阳明经穴

答案解析：C。诊断为乳癖，循行经过乳房的经脉是足阳明、足厥阴经，故针灸治疗取足阳明、足厥阴经穴为主。

考点发散：乳癖的针灸主穴是膻中、乳根、屋翳、期门、足三里、太冲。毫针泻法，针刺膻中时向患侧乳房横刺，针刺乳根时向上刺入乳房底部，针刺屋翳、期门时沿肋间隙向外斜刺。诸穴不可直刺、深刺，以免伤及内脏。

6. 患者，女，32 岁。右侧乳房有肿块，伴胀痛，胸闷不舒，恶心欲呕，舌苔腻，脉滑。针灸治疗除主穴外，应加用的配穴是

A. 肝俞、内关　　B. 丰隆、中脘

C. 关元、肝俞　　D. 外关、风池

E. 曲池、合谷

答案解析：B。诊断为乳癖之痰浊凝结证，配穴选丰隆、中脘，有化痰功效。选项 A 疏肝，选项 C 补肝肾，选项 D 祛风，选项 E 泻热，不符合此患者的证候。

考点发散：肝郁气滞证配肝俞、内关，冲任失调证配关元、肝俞、肾俞。

7. 患者，男，27 岁。长期伏案工作，头枕及后项部疼痛，右上肢间断麻木。针灸治疗除主穴外，应加用的配穴是

A. 外关　　B. 合谷

C. 申脉　　D. 后溪

E. 鱼际

答案解析：C。诊断为颈椎病，疼痛部位在头枕及后项部，病在足太阳经，申脉为足太阳经穴。选项 A 属少阳经，选项 B 属阳明经，选项 D 属手太阳经、通于督脉，选项 E 属手太阴经，不符合此患者的经络辨证。

考点发散：疼痛在颈项侧后方为病在少阳经，配外关。疼痛在颈项侧部为病在阳明经，配合谷。疼痛在后项正中为病在督脉，配后溪。

8. 患者，女，32 岁。受寒后出现颈项侧后方疼痛 3 天，伴右上肢外侧麻木、疼痛，得热痛减。针灸治疗除主穴外，应加用的配穴是

A. 合谷、列缺　　B. 膈俞、合谷

C. 肝俞、肾俞　　D. 中脘、内关

E. 听宫、外关

答案解析：A。诊断为颈椎病之外邪内侵证，故选合谷、列缺祛风通络。选项 B 行气活血，选项 C 补肝肾，选项 D 和胃降逆，选项 E 治疗耳部疾患，不符合此患者的证候。

考点发散：颈椎病之气滞血瘀证配膈俞、合谷，颈椎病之肝肾不足证配肝俞、肾俞。上肢麻痛配合谷、手三里，头晕头痛配百会或四神聪，恶心、呕吐配中脘、内关，耳鸣、耳聋配听宫、外关。

9. 患者，男，29 岁。晨起时发现颈肩部疼痛，头部歪向患侧，颈肩部压痛明显。针灸治疗除主穴外，应加用的配穴是

A. 大椎、束骨　　B. 外关、肩井

C. 风池、合谷　　D. 内关、合谷

E. 肩髃、天宗

答案解析：B。睡眠后出现颈肩部疼痛、颈部活动受限，诊断为落枕，疼痛在颈肩部，经络辨证属少阳经。选项 A 是病在督脉、太阳经的配穴，选项 C 是落枕之风寒袭络证的配穴，选项 D 是落枕之气滞血瘀证的配穴，选项 E 是局部配穴，肩痛配肩髃，背痛配天宗。

考点发散：落枕的主穴是外劳宫、天柱、阿是穴、后溪、悬钟。

10. 患者，女，35 岁。因夜卧受寒，晨起发觉项背部强痛，低头加重，以下针灸操作方法，错误的是

A. 毫针刺用泻法　　B. 先刺局部腧穴

C. 风寒者加灸法　　D. 血瘀者配放血法

E. 阿是穴刺络拔罐

答案解析：B。落枕用毫针泻法，先刺远端外劳宫、后溪、悬钟，持续捻转，嘱患者慢慢活动颈部，再针刺局部腧穴。风寒袭络者可局部配艾灸，气滞血瘀者可局部配三棱针点刺放血。拔罐法取局部压痛点，先闪罐再留罐，可配合刺络拔罐。

考点发散：落枕急性期应先取远端穴，令患者活动患处，再刺局部穴，局部穴不宜重刺激。

11. 患者，男，58岁。受风寒后出现右侧肩部疼痛1周，上举、外展活动受限。针灸治疗应选用的经验效穴是

A. 肩髃透肩髎　　B. 外关透内关

C. 合谷透后溪　　D. 条口透承山

E. 梁丘透血海

答案解析：D。根据年龄、病史和典型症状，诊断为漏肩风，条口透承山是治疗本病的经验效穴。

考点发散：针灸治疗漏肩风的主穴是肩髃、肩髎、肩贞、阿是穴、阳陵泉、条口透承山。

12. 患者，女，61岁。左肩疼痛伴活动受限1年，症状逐渐加重，外展、后背活动受限，疼痛以肩前部为主。针灸治疗除主穴外，应加用的配穴是

A. 合谷　　　　B. 外关

C. 后溪　　　　D. 内关

E. 列缺

答案解析：E。疼痛在肩前部为主者属手太阴经证。A属手阳明经，B属手少阳经，C属手太阳经，D属手厥阴经，不符合此患者的经络辨证。

考点发散：疼痛以肩前外侧部为主者是手阳明经证，配合谷。疼痛以肩外侧为主者是手少阳经证，配外关。疼痛以肩后部为主者是手太阳经证，配后溪。

13. 患者，女，65岁。坐公交车时不慎右肩撞到前排座椅，经检查未发现肩关节器质性病变，但觉右肩疼痛、拒按。针灸治疗除主穴外，应加用的配穴是

A. 合谷、风池　　B. 内关、膈俞

C. 气海、足三里　　D. 外关、阳陵泉

E. 中脘、阴陵泉

答案解析：B。有肩部外伤史、疼痛拒按，诊断为漏肩风之气滞血瘀证。A是漏肩风之外邪内侵证的配穴，C是漏肩风之气血虚弱证的配穴，D、E无活血作用。

14. 患者，男，33岁。踢球时不慎扭伤，左膝关节内上方疼痛1周，局部无明显肿胀。针灸治疗下列取穴正确的是

A. 左侧解溪　　　B. 右侧尺泽

C. 左侧肩前　　　D. 右侧内关

E. 左侧居髎

答案解析：B。扭伤可根据手足同名经配穴法进行配穴，膝关节与肘关节对应，左膝关节内上方扭伤，病在左侧足太阴经，可在右侧手太阴经尺泽附近寻找压痛点针刺。

考点发散：还可根据病位在其上下循行邻近取穴，膝内侧扭伤，病在足太阴经，可取血海、阴陵泉。

15. 患者，男，48岁。抬重物时右腕部不慎扭伤2周，经检查无器质性病变，右腕背侧疼痛，局部无红肿。针灸治疗除主穴外，应加用的配穴是

A. 曲池、小海、天井

B. 环跳、秩边、居髎

C. 阳溪、阳池、阳谷

D. 申脉、解溪、丘墟

E. 风池、绝骨、后溪

答案解析：C。扭伤的配穴以局部腧穴为主，阳溪、阳池、阳谷3个腧穴均位于腕部。其他选项的腧穴均不在腕部。

考点发散：腰部扭伤配大肠俞、腰痛点、委中，颈部扭伤配风池、绝骨、后溪，肩部扭伤配肩髃、肩髎、肩贞，肘部扭伤配曲池、小海、天井，髋部扭伤配环跳、秩边、居髎，膝部扭伤配膝眼、膝阳关、梁丘，踝部扭伤配申脉、解溪、丘墟。毫针泻法，急性扭伤先针远端穴，令患者活动患处。陈旧性扭伤留针加灸法，或用温针灸。

16. 患者，男，29岁，运动员。肘关节内下方疼痛2周，拧毛巾或提重物时疼痛明显，肱骨内上髁周围明显压痛。此患者的诊断是

A. 手太阳经筋证　　B. 手阳明经筋证

C. 手少阳经筋证　　D. 手太阴经筋证

E. 手厥阴经筋证

答案解析：A。诊断为肘劳，肘关节内下方（肱骨内上髁周围）明显压痛者，俗称高尔夫球肘，为手太阳经筋证。

17. 患者，女，49 岁。无明显诱因出现肘关节外部疼痛 2 天，外用膏药后症状减轻，做家务后再次加重，尺骨鹰嘴处明显压痛。针灸治疗除阿是穴外，应加用的配穴是
   A. 曲池、三间　　　B. 内关、曲泽
   C. 阳谷、小海　　　D. 外关、天井

E. 尺泽、列缺

答案解析：D。诊断为肘劳，肘关节外部（尺骨鹰嘴处）明显压痛，为手少阳经筋证，外关、天井属手少阳经。选项 A 属手阳明经，选项 B 属手厥阴经，选项 C 属手太阳经，选项 E 属手太阴经，均不符合此患者的证候。

考点发散：手阳明经筋证配曲池、手三里、三间，手太阳经筋证配阳谷、小海。

第三十一单元　五官科病证的针灸治疗

一、A2 型题

1. 患者，男，22 岁。2 天前眼有异物感，视物不清，继而目赤肿痛，羞明流泪，眵多胶结。针灸治法除近部取穴外，还有
   A. 手太阴、手阳明经穴
   B. 手阳明、足厥阴经穴
   C. 手阳明、足阳明经穴
   D. 手太阴、足少阳经穴
   E. 手厥阴、手太阳经穴

答案解析：B。诊断为目赤肿痛，针灸治法以近部取穴及手阳明、足厥阴经穴为主。

考点发散：目赤肿痛的主穴是睛明、太阳、风池、合谷、太冲。

2. 患者，女，26 岁。突觉目睛红赤、灼热，痒痛皆作，眵多黄黏，舌苔微黄，脉浮数。针灸治疗除主穴外，应加用的配穴是
   A. 百会、神庭　　　B. 中脘、丰隆
   C. 神门、后溪　　　D. 行间、侠溪
   E. 少商、外关

答案解析：E。诊断为目赤肿痛之外感风热证。选项 A 安神，选项 B 化痰，选项 C 调神，选项 D 泻肝胆实火，均不符合此患者的证候。

考点发散：目赤肿痛之肝胆火盛证配行间、侠溪。

3. 患者，女，38 岁。突发耳聋 1 周，耳闷胀，耳鸣如潮，鸣声隆隆不断，按之不减。针灸治疗的主穴是
   A. 耳门、听宫、内关、神门
   B. 听会、翳风、中渚、侠溪
   C. 率谷、完骨、大椎、肝俞

D. 听宫、翳风、太溪、肾俞
   E. 下关、合谷、曲池、太冲

答案解析：B。病程短，结合症状诊断为耳鸣耳聋实证。选项 D 是耳鸣耳聋虚证的主穴，选项 A、选项 C、选项 E 均为无关选项。

考点发散：耳鸣耳聋实证取局部穴及手足少阳经穴为主，虚证取局部穴及足少阴经穴为主。听会、听宫、翳风的针感宜向耳底或耳周传导为佳。

4. 患者，女，52 岁。耳内胀闷、耳鸣 2 天，伴听力下降，耳鸣如潮，畏寒发热，舌红苔薄，脉浮数。针灸治疗除主穴外，应加用的配穴是
   A. 行间、丘墟　　　B. 肝俞、肾俞
   C. 外关、合谷　　　D. 气海、足三里
   E. 丰隆、阴陵泉

答案解析：C。诊断为耳鸣耳聋实证之外感风邪证。选项 A 泻肝胆实火，选项 B 补益肝肾，选项 D 益气健脾，选项 E 健脾化痰，均不符合此患者的证候。

考点发散：耳鸣耳聋实证之肝胆火盛证配行间、丘墟，痰火郁结证配丰隆、阴陵泉。耳鸣耳聋虚证之脾胃虚弱证配气海、足三里。

5. 患者，男，46 岁。牙痛 2 天，伴齿龈红肿、口臭、口渴、便秘，舌红苔黄燥，脉洪数。针灸治疗除主穴外，应加用的配穴是
   A. 太溪、行间　　　B. 外关、风池
   C. 内庭、二间　　　D. 中脘、丰隆
   E. 关元、命门

答案解析：C。病程短，口臭、便秘，结合舌脉，诊断为胃火牙痛。选项 A 补肾泻火，选项 B 祛风，

选项 D 化痰，选项 E 温阳，均不符合此患者的证候。

考点发散：风火牙痛配外关、风池，虚火牙痛配太溪、行间。

6. 患者，男，21 岁。咽喉部红肿疼痛、吞咽不适 5 天，伴发热汗出，头痛，舌红苔薄白，脉浮数。针灸治疗应主选的经穴是
　　A. 手太阴、足少阴经穴
　　B. 手阳明、足阳明经穴
　　C. 手阳明、手少阳经穴
　　D. 手太阴、手阳明经穴
　　E. 手少阴、足太阴经穴

答案解析：D。诊断为咽喉肿痛实证，针灸治法以取手太阴、手阳明经穴为主。

考点发散：咽喉肿痛虚证取足少阴经穴为主。

7. 患者，男，36 岁，教师。常年间断咽喉疼痛，咽干微肿，入夜疼痛尤甚，咽部异物感，手足心热，舌红少苔，脉细数。针灸治疗应选用的主穴是
　　A. 少商、合谷、尺泽、关冲
　　B. 太溪、照海、列缺、鱼际
　　C. 合谷、颊车、下关、太溪
　　D. 听会、翳风、中渚、侠溪
　　E. 睛明、太阳、风池、合谷

答案解析：B。诊断为咽喉肿痛虚证。选项 A 是咽喉肿痛实证的主穴，选项 C 是虚火牙痛的针灸处方，选项 D 是耳鸣耳聋实证的主穴，选项 E 是目赤肿痛的主穴。

考点发散：咽喉肿痛实证的配穴是：外感风热配风池、外关，肺胃热盛配内庭、鱼际。

8. 患者，男，15 岁。常看电视及平板电脑，视近清晰，视远模糊，视力减退。针灸治疗的主穴是
　　A. 睛明、太阳、大椎、曲池
　　B. 听宫、翳风、太溪、肾俞
　　C. 合谷、颊车、下关、内庭
　　D. 睛明、承泣、风池、光明
　　E. 少商、合谷、尺泽、关冲

答案解析：D。诊断为近视。选项 A 泄热，选项 B 治疗耳疾，选项 C 治疗牙痛，选项 E 治疗咽喉肿痛。

考点发散：针灸治疗近视的治法是调气活血，养肝明目。以局部选穴为主，辅以远部选穴。

9. 患者，男，10 岁。视近清晰，视远模糊，视力减退，眼易疲劳，神疲乏力，面色不华，头晕心悸，纳呆便溏，舌淡，脉细。针灸治疗除主穴外，应加用的配穴是
　　A. 肝俞、肾俞、太溪
　　B. 心俞、脾俞、足三里
　　C. 中脘、气海、阴陵泉
　　D. 曲池、大椎、三阴交
　　E. 太冲、行间、侠溪

答案解析：B。诊断为近视之心脾两虚证。选项 A 补益肝肾，选项 C 益气健脾，选项 D 清热活血，选项 E 泻肝胆实火，均不符合此患者的证候。

考点发散：近视之肝肾不足证配肝俞、肾俞、太溪、太冲。

第三十二单元　急症及其他病证的针灸治疗

一、A2 型题

1. 患者，男，60 岁。突然昏仆，面色苍白，四肢厥冷，舌淡苔薄白，脉细缓无力。针灸治疗的主穴是
　　A. 水沟、内关、三阴交、极泉
　　B. 百会、风池、太冲、内关
　　C. 水沟、百会、内关、足三里
　　D. 百会、肝俞、肾俞、脾俞
　　E. 印堂、鸠尾、间使、太冲

答案解析：C。诊断为晕厥。选项 A 是中风的主穴，选项 B、选项 D、选项 E 无醒神开窍的腧穴。

考点发散：晕厥的治法是苏厥醒神，选督脉穴为主。

2. 患者，女，49 岁。素体健壮，因恼怒突然昏仆，呼吸急促，牙关紧闭，舌淡苔薄白，脉沉弦。针灸治疗除主穴外，应加用的配穴是
　　A. 气海、关元　　　　B. 肝俞、肾俞
　　C. 中脘、丰隆　　　　D. 合谷、太冲
　　E. 曲池、大椎

答案解析：D。诊断为晕厥，结合牙关紧闭、舌脉辨证为实证。选项 A 益气，选项 B 补肝肾，选项 C 化痰，选项 E 清热，均不符合此患者的证候。

考点发散：晕厥虚证配气海、关元。

3. 患者，男，38 岁。右侧胁肋部突发持续性绞痛，有钻顶感，呈阵发性，脉紧。针灸治疗除主穴外，应加用的配穴是

A. 内庭、阴陵泉   B. 太冲、丘墟

C. 迎香透四白   D. 外关、阳陵泉

E. 期门、大包

答案解析：C。右胁肋部疼痛、有钻顶感诊断为胆绞痛之蛔虫妄动，迎香透四白为治疗胆道蛔虫症的经验穴。

考点发散：胆绞痛的主穴是胆囊穴、阳陵泉、胆俞、日月。肝胆湿热证配内庭、阴陵泉，肝胆气滞证配太冲、丘墟。

4. 患者，女，54 岁。生气后突发胸闷及心前区压榨性疼痛，烦躁不宁，脉弦紧。针灸治疗除主穴外，应加用的配穴是

A. 太冲、血海   B. 神阙、至阳

C. 中脘、丰隆   D. 心俞、至阳

E. 曲池、合谷

答案解析：A。典型症状为心绞痛，生气后发病、胸闷，结合舌脉，诊断为气滞血瘀证，太冲、血海理气活血。B 温阳散寒，C 化痰，D 补心、温阳，E 清热，均不符合此患者的证候。

考点发散：心绞痛的主穴是内关、郄门、阴郄、膻中，心绞痛之寒邪凝滞证配神阙、至阳，心绞痛之痰浊阻络证配中脘、丰隆，心绞痛之阳气虚衰证配心俞、至阳。

5. 患者，男，46 岁。突发腰部绞痛，疼痛从后腰肾区向腹部、同侧阴囊和大腿内侧放射，小便时有中断，尿血，舌红苔黄腻，脉弦滑数。针灸治疗除主穴外，应加用的配穴是

A. 气海、关元   B. 太溪、太冲

C. 委阳、合谷   D. 肾俞、命门

E. 血海、膈俞

答案解析：C。根据典型症状诊断为肾绞痛，结合舌脉辨证为下焦湿热证。A 温肾益气，B 滋肾平肝，D 补肾温阳，E 活血，均不符合此患者的证候。

考点发散：肾绞痛的主穴是肾俞、膀胱俞、中极、三阴交、阴陵泉。肾气不足配气海、关元。

6. 患者，女，31 岁。近 1 年体重增加 20 斤，形体壮硕，肌肤紧而结实，消谷善饥，大便干燥，舌红苔黄腻，脉滑数。针灸治疗除主穴外，应加用的配穴是

A. 脾俞、足三里   B. 肾俞、关元

C. 照海、申脉   D. 上巨虚、内庭

E. 膻中、内关

答案解析：D。诊断为肥胖症之胃肠积热证，上巨虚、内庭清热通肠。A 益气健脾，B 补肾，C 调整睡眠，E 宽胸理气，均不符合此患者的证候。

考点发散：肥胖症之脾胃虚弱证配脾俞、足三里，肥胖症之肾阳亏虚证配肾俞、关元。心悸配神门、内关，胸闷配膻中、内关，嗜睡配照海、申脉，腹部肥胖配归来、下脘、中极，便秘配支沟，性功能减退配关元、肾俞，下肢水肿配三阴交、水分。

7. 患者，男，44 岁。形体肥胖，臃肿虚浮，食欲不振，大便溏薄，舌淡苔薄，脉细弱。针灸治疗应主选的经穴是

A. 手足太阳、足少阳经穴

B. 手足阳明、足太阴经穴

C. 手足太阴、足太阳经穴

D. 手足厥阴、足少阴经穴

E. 手足少阳、足阳明经穴

答案解析：B。诊断为肥胖症，针灸治疗以手足阳明、足太阴经穴为主。

考点发散：肥胖症的主穴是曲池、天枢、阴陵泉、丰隆、太冲。

诊断学基础

第一单元　症状学

一、A1 型题

1. 引起发热的病因最多见的是

A. 感染性疾病

B. 结缔组织和变态反应性疾病

C. 内分泌代谢障碍

D. 无菌性坏死物质的吸收

E. 自主神经功能紊乱

答案解析：A。临床上引起发热的病因很多，但最常见的是感染性疾病。

考点发散：发热是临床上最常见的症状之一，多种疾病均有发热症状，尤以感染性发热最多见。

2. 下列疾病临床表现可见发热伴头痛、呕吐或昏迷的是

A. 病毒性肝炎　　　　B. 伤寒

C. 中毒性菌痢　　　　D. 肺结核

E. 肾盂肾炎

答案解析：C。发热伴头痛、呕吐或昏迷见于乙型脑炎、流行性脑脊髓膜炎、脑型疟疾、脑出血、蛛网膜下腔出血、中毒性菌痢等。

3. 下列疾病常表现为稽留热的是

A. 肺炎链球菌肺炎　　B. 败血症

C. 风湿热　　　　　　D. 疟疾

E. 肺结核

答案解析：A。肺炎链球菌肺炎患者的发热特点为：持续高热，体温维持在 39～40℃，24 小时内体温波动范围不超过 1℃，可持续数天至数周。

考点发散：弛张热常见于败血症、风湿热、重症肺结核及化脓性炎症。间歇热见于疟疾、急性肾盂肾炎。

4. 弛张热型伴有寒战，常见的疾病是

A. 麻疹　　　　　　　B. 伤寒

C. 病毒性肝炎　　　　D. 败血症

E. 布鲁菌病

答案解析：D。败血症患者发热时体温往往达 39℃以上，24 小时内波动范围常超过 2℃，且体温最低时仍高于正常。其发热的机制为体温调节中枢通

过兴奋运动神经，引起骨骼肌阵缩（即寒战），使机体产热增多，同时有皮肤及竖毛肌收缩，排汗停止，散热减少。

考点发散：稽留热常见于肺炎链球菌肺炎、伤寒及斑疹伤寒高热期。间歇热见于疟疾、急性肾盂肾炎。

5. 下列疾病出现发热是由于产热过多所致的是

A. 脑出血　　　　　　B. 血清病

C. 风湿热　　　　　　D. 严重脱水

E. 甲状腺功能亢进症

答案解析：E。甲状腺功能亢进症的突出表现是高代谢，致使机体产热增多。

考点发散：非致热源性发热包括癫痫持续状态、甲亢引起的产热过多；先天性汗腺缺乏、广泛性皮肤病、环境高温所引起的散热减少；颅脑外伤、出血、炎症等使体温调节中枢直接受损。

6. 下列疾病常表现为波状热的是

A. 肺炎球菌肺炎　　　B. 伤寒

C. 病毒性肝炎　　　　D. 败血症

E. 布鲁菌病

答案解析：E。布鲁菌病患者发热的特点为体温逐渐上升达 39℃ 或以上，数天后又逐渐下降到正常水平，持续数天后又逐渐升高，如此反复多次。

考点发散：间歇热见于疟疾、急性肾盂肾炎。回归热可见于回归热、霍奇金病。

7. 下列疾病，常表现为夜间阵发性呼吸困难的是

A. 急性脑血管疾病

B. 癔病

C. 急性感染所致的毒血症

D. 慢性阻塞性肺气肿

E. 左心功能不全

答案解析：E。夜间平卧后回心血量增多，加重心脏负担；另外平卧后膈肌上升压迫肺脏，加重呼吸困难；夜间迷走神经张力增高，心率降低，左心室排血量降低，加重肺淤血，同时迷走神经兴

奋使气管平滑肌收缩，加重呼吸困难。

考点发散：左心功能不全常引起心源性呼吸困难，临床表现包括劳力性呼吸困难、端坐呼吸、夜间阵发性呼吸困难。

8. 患者长期低热、盗汗，伴有咳嗽、咯血，首先考虑的疾病是

A. 肺结核

B. 支气管扩张

C. 支气管肺癌

D. 风湿性心脏病二尖瓣狭窄

E. 急性肺水肿

答案解析：A。长期低热最常见的病因为结核感染；咯血原因很多，但最常见的是肺结核。

考点发散：咳嗽、咯血主要见于呼吸系统和心血管系统疾病，如肺结核、支气管扩张症、肺脓肿、支气管肺癌、先天性心脏病、二尖瓣狭窄等。

9. 下列疾病，不会引起肝细胞性黄疸的是

A. 疟疾   B. 急性甲型肝炎

C. 中毒性肝炎   D. 钩端螺旋体病

E. 肝癌

答案解析：A。疟疾引起的是溶血性黄疸。其他选项常有肝细胞的损伤，故可致肝细胞性黄疸。

考点发散：溶血性黄疸病因主要有遗传性球形红细胞增多症、蚕豆病、异型输血、新生儿 Rh 溶血病、败血症、疟疾、毒蛇咬伤等。胆汁淤积性黄疸病因主要有肝内胆管结石、胆道结石、胆管癌、胰头癌、胆道炎症水肿、胆道蛔虫等。

10. 下列疾病，临床表现可见喷射性呕吐的是

A. 耳源性眩晕   B. 脑炎

C. 肠梗阻   D. 尿毒症

E. 胃炎

答案解析：B。脑炎患者由于脑组织炎性水肿，故常有颅内高压，因而表现为喷射性呕吐。

考点发散：有恶心先兆，呕吐后感轻松者见于胃源性呕吐。无恶心、呕吐不费力，全身状态较好者，多见于神经症性呕吐。喷射性呕吐伴有头痛者见于颅内高压。

11. 金属音调咳嗽最常见的疾病是

A. 肺结核   B. 肺炎链球菌肺炎

C. 支气管肺癌   D. 慢性阻塞性肺气肿

E. 支气管扩张症

答案解析：C。金属音调咳嗽是气道受压狭窄的

表现。支气管肺癌以及肺癌引起的纵隔淋巴结肿大等，都会压迫气管，患者咳嗽时气流喷出发出金属音调。

考点发散：犬吠样咳嗽见于喉头炎症水肿或气管受压。声音嘶哑的咳嗽多见于声带炎、喉炎、喉癌，及肺癌压迫喉返神经等情况。

12. 转移性右下腹痛最常见于

A. 急性肝炎   B. 急性胆囊炎

C. 急性肠炎   D. 急性阑尾炎

E. 急性胰腺炎

答案解析：D。阑尾解剖部位在右下腹。此外，阑尾炎发病后的腹痛系因为阑尾的神经由交感神经纤维经腹腔丛和内脏小神经传入，由于其传入的脊髓节段在第 10、11 胸节，所以发病初常表现为脐周牵涉痛。随着病情发展，阑尾的炎性渗液刺激壁腹膜，从而引起右下腹痛，故阑尾炎的特征性表现为转移性右下腹痛。

考点发散：结肠疾病疼痛多位于下腹或左下腹；膀胱炎、盆腔炎及异位妊娠破裂疼痛在下腹部。这些疾病引发的腹痛均无转移的特点。

13. 下列表现不属于意识障碍的是

A. 嗜睡   B. 抽搐

C. 意识模糊   D. 谵妄

E. 昏迷

答案解析：B。意识障碍的表现包括嗜睡、昏睡、意识模糊、昏迷和谵妄。抽搐是不随意运动的表现，是神经－肌肉疾病的病理现象，表现为横纹肌的不随意收缩。

考点发散：以觉醒度改变为主的意识障碍有嗜睡、昏睡、昏迷；以意识内容改变为主的意识障碍有意识模糊、谵妄。

14. 下列疾病常咯出铁锈色痰的是

A. 肺炎链球菌肺炎   B. 肺结核

C. 支气管肺癌   D. 慢性阻塞性肺气肿

E. 支气管扩张症

答案解析：A。肺炎链球菌肺炎的病理变化有四期，即充血期、红色肝样变期、灰色肝样变期以及溶解消散期。在红色肝样变期有大量红细胞、白细胞进入病变肺泡，红细胞破坏后释放出含铁血黄素，故患者痰液可呈铁锈色。

考点发散：粉红色泡沫样痰见于急性肺水肿；痰量多且呈脓性见于支气管扩张症、肺脓肿等。

15. 呕血与黑便最常见的病因是

A. 痔疮　　　　　　B. 急性肠炎

C. 消化性溃疡　　　D. 直肠癌

E. 肛裂

答案解析：C。呕血与黑便是上消化道出血的典型表现，引起上消化道出血最常见的原因是消化性溃疡。

考点发散：呕血、黑便（上消化道出血）的常见病因，除消化性溃疡最常见外，还有肝硬化、门脉高压引起的食管－胃底静脉曲张破裂、急性胃黏膜病变。

16. 下列疾病表现有三凹征的是

A. 支气管肺炎　　　B. 喉头水肿

C. 支气管肺癌　　　D. 支气管哮喘

E. 支气管炎

答案解析：B。喉头水肿可致上呼吸道阻塞。吸气时由于胸内负压极度增大，引起胸骨上窝、锁骨上窝、肋间隙明显凹陷，故三凹征是上部气道部分梗阻的典型表现。

考点发散：三凹征是吸气性呼吸困难的体征，见于喉、气管的狭窄、阻塞。呼气性呼吸困难是小支气管痉挛或狭窄所致，主要见于支气管哮喘、慢性阻塞性肺气肿、慢性喘息性支气管炎等。

17. 年轻人出现胸痛，在下列疾病中可能性最小的是

A. 结核性胸膜炎　　B. 自发性气胸

C. 肺炎链球菌肺炎　D. 心肌炎

E. 心绞痛

答案解析：E。心绞痛由于心脏缺血所致。心脏缺血常见于冠状动脉粥样硬化性心脏病，这种疾病以老年人多见，故年轻人出现胸痛系由心绞痛所致者相比之下可能性最小。

考点发散：心绞痛的胸痛特点为劳累、情绪激动可诱发，表现为心前区胸骨后压榨性疼痛，伴窒息感，可牵涉至左肩部及左上肢内侧缘。持续数分钟，休息和（或）含服硝酸甘油可缓解。

18. 临床表现为心前区持续性压榨样剧痛，最可能是下列疾病中的

A. 食管炎　　　　　B. 肋间神经痛

C. 急性心肌梗死　　D. 自发性气胸

E. 心包炎

答案解析：C。急性心肌梗死是指持久而严重的心肌缺血所致的部分心肌急性坏死。故常表现为心前区持续性压榨样剧痛。

考点发散：急性心肌梗死与心绞痛胸痛特点的鉴别为急性心肌梗死胸痛持续时间长（多超过30分钟，或长达数小时），休息、含服硝酸甘油疼痛不缓解。心绞痛胸痛持续数分钟，休息和（或）含服硝酸甘油可缓解。

19. 上腹疼痛伴进行性加重的黄疸，最可能的疾病是

A. 消化性溃疡　　　B. 胆囊炎

C. 胰头癌　　　　　D. 胰腺炎

E. 慢性胃炎

答案解析：C。胰头的肿瘤常靠近胆总管下段，故易出现由于胆道梗阻造成的黄疸。腹痛原因是多方面的，如肿瘤压迫胰管和胆管引起腹部胀满疼痛；肿瘤侵及腹腔神经丛时，常导致上腹部疼痛及腰背痛，且疼痛常较剧烈；当肿瘤侵及内脏包膜或腹膜可引起脐周或全腹痛。此外，肿瘤引起胰头水肿也可产生疼痛。

考点发散：胆囊炎、胆道结石可表现为阵发性右上腹部绞痛，黄疸多呈阵发性急性出现。

20. 头面部阵发性电击样疼痛，最可能的疾病是

A. 脑供血不足　　　B. 三叉神经痛

C. 偏头痛　　　　　D. 紧张性头痛

E. 高血压病

答案解析：B。三叉神经为混合神经，是面部最粗大的神经，含有一般躯体感觉和特殊内脏运动两种纤维。三叉神经痛的特点为骤然发作，疼痛剧烈如刀割、电击样。

考点发散：高血压头痛多为搏动性头痛，紧张性头痛多有重压感或紧箍感。

21. 患者意识障碍，呼气有蒜臭味，最可能的疾病是

A. 安眠药中毒　　　B. 有机磷农药中毒

C. 脑炎　　　　　　D. 肝昏迷

E. 糖尿病酮症酸中毒

答案解析：B。有机磷农药本身具有大蒜臭味，故针对意识障碍，且呼气有蒜臭味的患者首先考虑有机磷农药中毒。

考点发散：肝昏迷患者呼气有腥臭味，糖尿病酮症酸中毒患者呼气有烂苹果味，尿毒症患者呼气有氨味。

22. 患者右侧胸廓较左侧饱满，叩诊呈鼓音。应首先考虑的疾病是

A. 气胸　　　　　　B. 肺不张

C. 肺炎　　　　　　D. 肺气肿

E. 胸腔积液

答案解析：A。患者一侧胸廓饱满，且叩诊呈鼓音，所以首先考虑气胸。

考点发散：肺不张、肺炎叩诊多为浊音（肺炎链球菌肺炎实变期叩诊可为实音）；肺气肿叩诊呈过清音；胸腔积液时积液区叩诊为实音。

23. 可闻及病理性支气管呼吸音的部位是

A. 肩胛下区　　　　B. 喉部

C. 胸骨上窝　　　　D. 背部第 6 颈椎附近

E. 背部第 7 颈椎附近

答案解析：A。在正常肺泡呼吸音分布的区域内听到支气管呼吸音，即为病理性支气管呼吸音。肩胛下区为正常肺泡呼吸音的听诊部位。

考点发散：正常支气管呼吸音出现在喉部、胸骨上窝、背部第 6 颈椎至第 2 胸椎附近。

24. 下列各项，属被动体位的是

A. 角弓反张　　　　B. 翻动体位

C. 肢体瘫痪　　　　D. 端坐呼吸

E. 辗转体位

答案解析：C。肢体瘫痪者不能随意调整和变换肢体和躯干的位置，故为被动体位。

考点发散：角弓反张、端坐呼吸、辗转体位均为强迫体位。

25. 意识障碍伴瞳孔缩小，最可能的是

A. 颠茄类中毒　　　B. 吗啡中毒

C. 酒精中毒　　　　D. 氰化物中毒

E. 癫痫

答案解析：B。吗啡激动 M 受体，引起瞳孔括约肌收缩，使瞳孔缩小。

考点发散：双侧瞳孔缩小见于有机磷农药、吗啡、毛果芸香碱、毒扁豆碱等中毒；瞳孔扩大见于阿托品中毒、视神经萎缩、濒死状态、颈交感神经刺激等。

26. 关于心绞痛的胸痛特点，**错误**的是

A. 胸痛部位位于胸骨中上段后方

B. 疼痛向左肩部放射

C. 疼痛呈压榨样伴窒息感

D. 进食、吞咽时加重

E. 含服硝酸甘油迅速缓解

答案解析：D。进食、吞咽时加重胸痛是食管病变的表现。

27. 水肿伴有肝肿大、颈静脉怒张见于

A. 肾源性水肿　　　B. 肝源性水肿

C. 心源性水肿　　　D. 营养不良性水肿

E. 黏液性水肿

答案解析：C。心脏扩大、颈静脉怒张、肝颈静脉反流征阳性者见于心源性水肿。

考点发散：有贫血者多见肾源性水肿。毛发枯燥而稀疏，皮肤苍黄而干燥者，见于甲状腺功能减退症。

28. 心源性水肿最常见的原因是

A. 左心衰竭　　　　B. 肺水肿

C. 右心衰竭　　　　D. 肺栓塞

E. 感染性心内膜炎

答案解析：C。心源性水肿常见的病因有右心衰竭、缩窄性心包炎。

考点发散：心源性水肿常伴有颈静脉怒张、肝肿大、肝颈静脉反流征阳性，严重者可出现胸水、腹水、心包积液，颜面浮肿。

29. 干咳或刺激性咳嗽常见于

A. 慢性支气管炎　　　B. 支气管扩张症

C. 肺炎　　　　　　　D. 急性或慢性咽喉炎

E. 肺脓肿

答案解析：D. 干性咳嗽指咳嗽无痰或痰量甚少。常见于急性咽喉炎、急性支气管炎初期、胸膜炎、轻症肺结核、肺癌等。

考点发散：湿性咳嗽指咳嗽有痰。常见于慢性咽喉炎、慢性支气管炎、支气管扩张症、肺炎、肺脓肿、空洞型肺结核。

30. 金属音样咳嗽见于

A. 肿瘤压迫喉返神经

B. 百日咳

C. 纵隔肿瘤压迫气管

D. 声带麻痹

E. 严重肺气肿

答案解析：C。金属调的咳嗽可由于纵隔肿瘤或支气管肺癌等直接压迫气管所致。

考点发散：①声音嘶哑的咳嗽多见于声带炎、喉炎、喉癌，以及肺癌、扩张的左心房或主动脉瘤压迫喉返神经。②犬吠样咳嗽多见于喉头炎症水肿或气管受压。③无声（或无力）咳嗽可见于极度衰弱或声带麻痹的患者。④带有鸡鸣样吼声常见于百日咳。

31. 粉红色泡沫样痰最常见于

A. 慢性支气管炎　　　B. 肺结核

C. 肺脓肿　　　　　　D. 肺水肿

E. 支气管胸膜瘘

答案解析：D。肺水肿时咳痰常呈粉红色泡沫状。

考点发散：急性呼吸道炎症时痰量较少；支气管扩张症、空洞型肺结核、肺脓肿等痰量常较多；支气管扩张症与肺脓肿患者痰量多时，痰可出现分层现象：上层为泡沫，中层为浆液或浆液脓性，下层为坏死性物质。痰有恶臭气味者，提示有厌氧菌感染。

32. 大量咯血是指每天咯血量超过

A. 100ml　　　　　　B. 200ml

C. 300ml　　　　　　D. 400ml

E. 500ml

答案解析：E。每日咯血量在100ml内者属小量咯血；咯血量在100~500ml者属中等量咯血；咯血量超过500ml者属大量咯血。

考点发散：咯血是指喉部以下的呼吸器官出血，经咳嗽动作从口腔排出。咯血前常有喉部作痒，血液随咳嗽而咯出。

33. 大量咯血常见于

A. 支气管肺癌　　　　B. 支气管扩张症

C. 急性肺脓肿　　　　D. 肺气肿

E. 支气管哮喘

答案解析：B。咯血量较大而骤然停止可见于支气管扩张症，因出血来自支气管动脉系统、压力高，出血量常较多，但动脉壁弹性好，收缩力强，可较快止血。

考点发散：咯粉红色泡沫痰为急性左心衰竭肺水肿的表现。血与痰相混者，常为肺和深部支气管的小血管破裂或炎症渗出，多见于肺炎。痰中带血多见于浸润型肺结核、急性和慢性支气管炎症等。多次反复少量咯血，要警惕支气管肺癌。

34. 心绞痛的疼痛性质多为

A. 刀割样　　　　　　B. 烧灼样

C. 刺痛　　　　　　　D. 绞榨样痛

E. 撕裂样痛

答案解析：D。心绞痛常呈压榨样痛，可伴有窒息感。

考点发散：带状疱疹呈阵发性的灼痛或刺痛；肌痛常呈酸痛；骨痛呈刺痛；食管炎常呈灼痛或灼

热感；心肌梗死疼痛较心绞痛更为剧烈并有恐惧、濒死感；干性胸膜炎常呈尖锐刺痛或撕裂痛，呼吸时加重，屏气时消失；原发性肺癌、纵隔肿瘤可有胸部闷痛；肺梗死为突然剧烈刺痛或绞痛，常伴有呼吸困难与发绀。

35. 广泛性剧烈腹痛伴腹肌紧张或板状腹多见于

A. 消化性溃疡　　　　B. 胆石症

C. 急性胰腺炎　　　　D. 胆道蛔虫症

E. 急性弥漫性腹膜炎

答案解析：E。持续性、广泛性剧烈腹痛伴腹肌紧张或板状腹，提示为急性弥漫性腹膜炎。

考点发散：消化性溃疡常有慢性、周期性、节律性中上腹隐痛或灼痛，如突然呈剧烈的刀割样、烧灼样持续性疼痛，可能并发急性穿孔；并发幽门梗阻者为胀痛，于呕吐后减轻或缓解。胆石症、泌尿道结石及肠梗阻的绞痛相当剧烈，病人常呻吟不已，辗转不安。剑突下钻顶样痛是胆道蛔虫梗阻的特征。

36. 急性胰腺炎的腹痛位于

A. 右上腹部　　　　　B. 左下腹部

C. 脐部或脐周　　　　D. 中上腹部

E. 左上腹部

答案解析：D。胃及十二指肠疾病、急性胰腺炎疼痛多在中上腹部。

考点发散：肝、胆疾患疼痛位于右上腹；急性阑尾炎早期疼痛在脐周或上腹部，数小时后转移至右下腹；小肠绞痛位于脐周；结肠疾病疼痛多位于下腹或左下腹；膀胱炎、盆腔炎症及异位妊娠破裂，疼痛在下腹部；空腔脏器穿孔后引起弥漫性腹膜炎则为全腹痛。

37. 发作性呼吸困难伴有哮鸣音常见于

A. 左心衰竭　　　　　B. 右心衰竭

C. 支气管哮喘　　　　D. 癔症

E. 气管异物

答案解析：C。呼气性呼吸困难表现为呼气显著费力，呼气时间延长而缓慢，伴有广泛哮鸣音。是由于肺组织弹性减弱及小支气管痉挛、狭窄，呼气时气流在肺泡和细支气管的阻力增大所致。常见于支气管哮喘、喘息型慢性支气管炎、慢性阻塞性肺气肿等。

考点发散：吸气性呼吸困难表现为吸气显著困难，由气道高度狭窄时呼吸肌极度紧张所致。胸骨上窝、锁骨上窝、肋间隙在吸气时明显凹陷，称为三凹征。

38. 引起呕血最常见的原因是
A. 慢性胃炎
B. 急性十二指肠黏膜病变
C. 胃癌
D. 消化性溃疡
E. 胃黏膜脱垂症

答案解析：D。发生呕血，最常见的原因是消化性溃疡。

考点发散：非甾体类抗炎药及应激所致的胃黏膜病变出血也较常见。

39. 可出现大便隐血阳性的每日出血量为
A. ＜1ml B. ＜2ml
C. ＜3ml D. ＜4ml
E. ＜5ml

答案解析：E。出血量达5ml以上可出现大便隐血试验阳性。达60ml以上可出现黑便，胃内蓄积血量达300ml可出现呕血。出血量一次达400ml以上可出现头昏、眼花、口干、乏力、皮肤苍白、心悸不安、出冷汗，甚至昏倒。出血量达800～1000ml以上可出现周围循环衰竭。

40. 抽搐而不伴有脑膜刺激征的是
A. 脑膜炎 B. 癔症
C. 脑膜脑炎 D. 蛛网膜下腔出血
E. 假性脑膜炎

答案解析：B。抽搐伴脑膜刺激征，见于各种脑膜炎及蛛网膜下腔出血等。

考点发散：抽搐伴高热，见于颅内与全身的感染性疾病、小儿高热惊厥等。注意抽搐本身也可引起高热。伴高血压，见于高血压脑病、高血压脑出血、妊娠高血压综合征、颅内高压等。伴瞳孔散大、意识丧失、大小便失禁，见于癫痫大发作。不伴意识丧失，见于破伤风、狂犬病、低钙抽搐、癔症性抽搐。伴肢体偏瘫者，见于脑血管疾病及颅内占位性病变。

41. 昏迷伴瞳孔缩小的是
A. 氰化物中毒 B. 一氧化碳中毒
C. 乙醇中毒 D. 癫痫
E. 巴比妥类中毒

答案解析：E。昏迷伴瞳孔缩小见于海洛因、吗啡、巴比妥类、有机磷等中毒。

考点发散：①昏迷伴发热：先发热后出现意识障碍见于严重感染性疾病；先出现意识障碍后出现发热见于体温调节中枢功能失常引起发热的疾病。②呼吸缓慢：见于呼吸中枢兴奋性下降，如吗啡或巴比妥类中毒，颅内高压等。③伴呼吸深大：见于尿毒症、糖尿病酮症酸中毒等。④伴瞳孔散大：见于乙醇中毒、癫痫、低血糖昏迷等。⑤伴高血压：常见于脑出血、高血压脑病、肾炎、颅内高压等。⑥伴脑膜刺激征：见于各种脑膜炎及蛛网膜下腔出血等。

二、B1型题
（1～2题共用备选答案）
A. 白血病 B. 肺结核
C. 急性胆囊炎 D. 麻疹
E. 肺炎链球菌肺炎

1. 发热伴口唇疱疹常见的疾病是
2. 发热伴结膜充血常见的疾病是

答案解析：1. E 2. D。肺炎链球菌肺炎是由肺炎链球菌引起的肺实质急性炎症。约半数患者发病前先有上呼吸道病毒感染的经过，口唇疱疹系病毒感染所致。由于病毒感染，使呼吸道上皮细胞损伤，抵抗力下降。麻疹是由麻疹病毒引起的急性呼吸道传染病。儿童多见，常表现有皮疹、发热、流鼻涕、咳嗽、眼结膜炎等。

考点发散：发热伴肝脾肿大常见于传染性单核细胞增多症、病毒性肝炎、肝及胆道感染、布氏杆菌病、疟疾、结缔组织病、白血病、淋巴瘤及黑热病、急性血吸虫病等。发热伴皮肤黏膜出血可见于重症感染及某些急性传染病，如流行性出血热、病毒性肝炎、斑疹伤寒、败血症等。也可见于某些血液病，如急性白血病、重症再生障碍性贫血、恶性组织细胞病等。

（3～4题共用备选答案）
A. 抽搐伴苦笑面容
B. 抽搐伴高血压
C. 抽搐伴高热、脑膜刺激征
D. 抽搐伴肢体瘫痪
E. 抽搐不伴有意识丧失

3. 脑膜炎的临床特点是
4. 低钙抽搐的临床特点是

答案解析：3. C 4. E。脑膜有炎症时，脑脊髓膜受到刺激并影响到脊神经根，当牵拉刺激时引起相应肌群反射性的痉挛，即脑膜刺激征。低钙抽搐是由于低钙引起了神经肌肉兴奋性增高，从而引起局部或全身的肌肉抽搐，患者无意识障碍。

考点发散：抽搐伴血压增高，可见于高血压病、肾炎、子痫、铅中毒等。抽搐伴瞳孔扩大、意识丧失，可见于癫痫大发作。

（5～6题共用备选答案）

A. 角膜周围血管增生

B. 角膜边缘出现灰白色混浊环

C. 角膜溃疡

D. 角膜边缘出现黄色或棕褐色色素环

E. 角膜软化

5. 婴幼儿营养不良出现的是

6. 肝豆状核变性出现的是

答案解析：5. E 6. D。婴幼儿营养不良早期可致角膜、结膜上皮干燥、变质，晚期出现角膜基质层的坏死、崩溃。肝豆状核变性又称 Wilson 病，是一种常染色体隐性遗传的铜代谢障碍疾病，由于铜在体内过度蓄积，损害肝、脑等器官而致病。铜在肝内合成铜蓝蛋白减少，血铜增高，再随血流沉积在全身，尤其是血供丰富的器官，如肝、脑、肾及角膜等器官，并引起相应的表现。角膜边缘出现黄色或棕褐色色素环即是铜沉着所致。

考点发散：瞳孔缩小，见于虹膜炎症、中毒（有机磷类农药）、药物反应（毛果芸香碱、吗啡、氯丙嗪）等。瞳孔扩大见于外伤、颈交感神经刺激、青光眼绝对期、视神经萎缩、药物影响（阿托品、可卡因）等。双侧瞳孔大小不等常提示有颅内病变，如脑外伤、脑肿瘤、中枢神经梅毒、脑疝等。

（7～8题共用备选答案）

A. 神经精神性呼吸困难

B. 血源性呼吸困难

C. 肺源性呼吸困难

D. 心源性呼吸困难

E. 中毒性呼吸困难

7. 高血压脑出血引起的呼吸困难属于

8. 高血压心脏病引起的呼吸困难属于

答案解析：7. A 8. D。高血压脑出血出现呼吸困难的原因是患者有脑水肿颅内高压，易导致脑疝，从而影响呼吸中枢的功能，故属于神经精神性呼吸困难。高血压心脏病出现呼吸困难的原因是患者有心力衰竭，左心衰导致肺淤血、肺水肿；右

心衰导致体循环淤血，致组织缺氧和二氧化碳潴留，故属于心源性呼吸困难。

考点发散：心源性呼吸困难表现为劳力性呼吸困难、端坐呼吸；急性左心衰竭时，可出现心源性哮喘。神经精神性呼吸困难主要是由于呼吸中枢受增高的颅内压和供血减少的刺激，使呼吸变得慢而深，并常伴有呼吸节律的改变，如双吸气（抽泣样呼吸）、呼吸遏制（吸气突然停止）等。

（9～10题共用备选答案）

A. 胰头癌 B. 溶血性贫血

C. 钩端螺旋体病 D. 蚕豆病

E. 地中海贫血

9. 可导致胆汁淤滞性黄疸的是

10. 可导致肝细胞性黄疸的是

答案解析：9. A 10. C。胰头癌，随病情发展，逐渐压迫胆道，致胆汁排出受阻，故引起胆汁淤滞性黄疸。钩端螺旋体病，常导致肝功能受损，影响肝脏对胆红素的代谢过程，故致肝细胞性黄疸。

考点发散：由于胰头癌压迫胆总管导致胆道阻塞、黄疸进行性加深，胆囊也显著肿大，但无压痛，称为 Courvoisier 征阳性。

（11～12题共用备选答案）

A. 高血压脑病 B. 颅内高压症

C. 吗啡中毒 D. 流行性脑膜炎

E. 重度休克

11. 可出现意识障碍伴呼吸缓慢的是

12. 可出现意识障碍伴发热的是

答案解析：11. C 12. D。吗啡可抑制呼吸中枢，故吗啡中毒后患者呼吸缓慢，严重者常因呼吸肌麻痹而死亡。流行性脑膜炎，是由脑膜炎球菌引起的化脓性脑膜炎，故患者常有发热、头痛等症状。

考点发散：意识障碍伴心动过缓，可见于颅内高压症，房室传导阻滞以及吗啡类、毒蕈中毒等；伴高血压，可见于高血压脑病、脑血管意外、肾炎尿毒症等；伴低血压，可见于各种原因的休克；伴脑膜刺激征见于脑膜炎、蛛网膜下腔出血等。

（13～14题共用备选答案）

A. 稽留热 B. 弛张热

C. 间歇热 D. 波状热

E. 回归热

13. 布氏杆菌病可出现

14. 急性肾盂肾炎可出现

答案解析：13. D　14. C。波状热见于布鲁菌病。间歇热见于疟疾、急性肾盂肾炎等。

考点发散：稽留热见于肺炎链球菌性肺炎，伤寒、斑疹伤寒等的发热极期。弛张热常见于败血症，风湿热、重症肺结核、化脓性炎症等。回归热常见于回归热、霍奇金病、周期热等。

（15～16题共用备选答案）

A. 水肿伴重度蛋白尿

B. 水肿伴消瘦和体重减轻

C. 水肿与月经周期有关

D. 非凹陷性水肿，以颜面、下肢较明显

E. 水肿伴呼吸困难与发绀

15. 肾源性水肿的特点是

16. 黏液性水肿的特点是

答案解析：15. A　16. D。①黏液性水肿：特点为非凹陷性，颜面及下肢较明显。常见于甲状腺功能减退症，垂体前叶功能减退症等疾病。

考点发散：伴颈静脉怒张、肝－颈静脉反流征阳性，见于心源性水肿。

（17～18题共用备选答案）

A. 胸骨后方、剑突下或心前区疼痛，可向左肩或左臂内侧放射

B. 胸背部疼痛，向下放射至下腹、腰部或下肢

C. 以肩部、腋下疼痛为主，向上肢内侧放射

D. 胸侧部疼痛

E. 疼痛沿肋间神经分布

17. 带状疱疹的疼痛是

18. 心绞痛的疼痛是

答案解析：17. E　18. A。带状疱疹是成簇的水疱沿一侧肋间神经分布伴胸痛，疱疹不超过体表正中线。心绞痛与急性心肌梗死的疼痛常位于胸骨后或心前区，疼痛常牵涉至左肩背、左臂内侧达无名指及小指。

考点发散：食管、膈和纵隔肿瘤的疼痛也位于胸骨后，常伴进食或吞咽时加重。自发性气胸、急性胸膜炎和肺梗死的胸痛多位于患侧的腋前线及腋中线附近。

（19～20题共用备选答案）

A. 幽门管溃疡　　B. 小肠低位梗阻

C. 胃泌素瘤　　D. 胃潴留

E. 上消化道出血

19. 呕吐物有粪臭味提示

20. 呕吐物为咖啡渣样提示

答案解析：19. B　20. E。呕吐物呈咖啡色，见于上消化道出血。呕吐物有粪臭者提示低位肠梗阻。

考点发散：呕吐隔餐或隔日食物，并含腐酵气味，见于幽门梗阻。呕吐物含胆汁者多见于十二指肠乳头以下的十二指肠或空肠梗阻。呕吐物中有蛔虫者见于胆道蛔虫、肠道蛔虫。

（21～22题共用备选答案）

A. 咯血伴脓痰

B. 咯血伴皮肤黏膜出血

C. 咯血伴黄疸

D. 咯血伴呛咳

E. 咯血伴胸痛

21. 流行性出血热可出现

22. 支气管扩张症可出现

答案解析：21. B　22. A。咯血伴脓痰：可见于支气管扩张、肺脓肿、空洞型肺结核并发感染、化脓性肺炎等。伴皮肤黏膜出血：应考虑钩端螺旋体病、流行性出血热、血液病等。

考点发散：伴发热：可见于肺结核，肺炎链球菌性肺炎、肺脓肿、肺出血型钩端螺旋体病、流行性出血热、支气管肺癌等。伴胸痛：可见于肺炎链球菌性肺炎、肺梗死、肺结核、支气管肺癌等。伴呛咳：可见于支气管肺癌、肺炎支原体肺炎等。伴黄疸：应考虑钩端螺旋体病、肺梗死及转移性肿瘤等。伴进行性消瘦：多见于活动性肺结核与支气管肺癌。

（23～24题共用备选答案）

A. 惊厥伴发热

B. 惊厥发作前伴呼吸深大

C. 惊厥伴瞳孔扩大与舌咬伤

D. 惊厥伴脑膜刺激征

E. 惊厥伴高血压

23. 尿毒症的表现是

24. 婴幼儿急性感染的表现是

答案解析：23. B　24. A。惊厥伴呼吸深大：见于尿毒症、糖尿病酮症酸中毒等。伴发热：先发热后出现意识障碍见于严重感染性疾病；先出现意识障碍后出现发热见于体温调节中枢功能失常引起发热的疾病。

考点发散：伴呼吸缓慢多见于呼吸中枢兴奋性下降，如吗啡或巴比妥类中毒、颅内高压等。伴瞳孔散大：见于酒精中毒、癫痫、低血糖昏迷等。

伴高血压：常见于脑出血、高血压脑病、肾炎、颅内高压等。伴脑膜刺激征：见于各种脑膜炎及蛛网膜下腔出血等。

第二单元　问诊及检体诊断

1. 下列内容属于现病史的是

A. 生育史　　　　　B. 习惯与嗜好

C. 本次发病时间　　D. 曾患过的疾病

E. 职业及工作条件

答案解析：C。发病时间为现病史主要内容，其余选项涉及内容与现病史无关。

考点发散：习惯与嗜好、职业及工作条件、社会经历、性病冶游史均为个人史须记录内容。

2. 下列问诊内容不正确的是

A. 您病了几天了？

B. 您哪儿不舒服？

C. 您什么时候开始病的？

D. 您一般在什么情况下发病？

E. 您胸部疼痛向左上肢内侧放射吗？

答案解析：E。E答案为诱导性提问，问诊时不允许诱导患者说出符合医生主观臆断的内容。

考点发散：问诊内容包括：一般项目、主诉、现病史、既往史、系统回顾、个人史、婚姻史、月经生育史、家族史。

3. 正常右肺上部的叩诊音是

A. 清音　　　　　　B. 实音

C. 过清音　　　　　D. 稍浊音

E. 鼓音

答案解析：D。因右肺上叶体积较小，含气量较少，且该部肌肉较多，故右肺上部叩诊音比左肺上部稍浊。

考点发散：胸部异常浊音或实音可见于肺炎、肺结核、肺梗死、肺不张、肺水肿、肺肿瘤、胸腔积液、胸膜增厚粘连、胸壁水肿等。异常鼓音见于空洞型肺结核、液化破溃的肺脓肿或肺肿瘤。过清音见于肺气肿、支气管哮喘发作时。

4. 正常人胸部不会出现的叩诊音是

A. 清音　　　　　　B. 浊音

C. 鼓音　　　　　　D. 实音

E. 过清音

答案解析：E。过清音为慢性阻塞性肺气肿患者双肺脏的叩诊音，故正常胸部不出现。

考点发散：过清音提示肺内含气量增加，肺泡弹性减退，见于肺气肿、支气管哮喘发作时。

5. 检查腹部有无压痛、反跳痛，宜采用的方法是

A. 深部滑行触诊法　　B. 双手触诊法

C. 深压触诊法　　　　D. 冲击触诊法

E. 钩指触诊法

答案解析：C。深压触诊法是以拇指或并拢的 2～3 个手指逐渐深压以探测腹腔深部病变的部位，或确定压痛点，如阑尾压痛点及胆囊压痛点等。检查反跳痛，即在压痛点深压的基础上迅速将手抬起，并询问患者是否疼痛加剧或观察是否出现痛苦表情。

考点发散：双手触诊法适用于腹部实质性脏器的触诊，如肝脏、脾脏、肾脏等；深部滑行触诊法适用于胃肠病变和腹腔深部包块的触诊；深压触诊法多用于探测腹腔深在病变的部位或确定腹腔压痛点；冲击触诊法适用于大量腹水致肝、脾难以触及时的腹部触诊。

6. 下列表现不符合乳腺癌的是

A. 乳房内不规则硬块

B. 乳房红、肿、热、痛

C. 乳头近期不明原因凹陷

D. 乳房皮肤橘皮样变

E. 乳头异常溢液

答案解析：B。乳房红、肿、热、痛是急性乳腺炎的典型表现。

7. 正常成人的理想血压是

A. BP ＜ 120/80mmHg

B. BP ＜ 130/80mmHg

C. BP ＜ 120/90mmHg

D. BP ＜ 130/90mmHg

E. BP ＜ 140/90mmHg

答案解析：A。世界卫生组织规定的理想血压是收

缩压 <120mmHg，舒张压 <80mmHg。

考点发散：高血压诊断标准：至少 3 次非同日血压测定，收缩压 ≥ 140mmHg 和（或）舒张压 ≥ 90mmHg。

8. 下列面容中，表现为面色晦暗，双颊紫红，口唇轻度发绀的是

 A. 甲亢面容   B. 二尖瓣面容

 C. 黏液水肿面容 D. 满月面容

 E. 脱水面容

答案解析：B。风湿性心脏病二尖瓣狭窄常合并右心衰竭，而右心衰竭可导致体循环淤血，长期的淤血使面部的血流减慢，还原血红蛋白的含量增多，组织缺氧，形成了二尖瓣面容。

考点发散：甲亢面容表现为表情惊愕，眼裂增大，眼球突出，目光闪烁，烦躁不安，兴奋易怒。黏液性水肿面容表现为面色苍白，颜面浮肿，脸厚面宽，目光呆滞，反应迟缓，神情倦怠，眉毛头发稀疏，舌胖色淡。满月面容表现为面圆如满月，皮肤发红，常有痤疮、小须。

9. 下列疾病不出现颈静脉怒张的是

 A. 高血压病   B. 心包积液

 C. 心包缩窄   D. 右心衰竭

 E. 上腔静脉梗阻

答案解析：A。颈静脉怒张是腔静脉压增高的典型表现，高血压病是体循环动脉压的升高。

考点发散：颈静脉怒张的判定标准：坐位与立位时颈静脉明显充盈、怒张，或卧位时颈静脉充盈水平超过锁骨上缘至下颌角的下 2/3。

10. 甲状腺功能亢进症的特征性表现是

 A. 甲状腺质地较柔软

 B. 甲状腺可随吞咽上下移动

 C. 甲状腺出现结节

 D. 甲状腺有连续性血管杂音

 E. 甲状腺对称性肿大

答案解析：D。甲亢时甲状腺肿大血流增多，故可在上下叶外侧闻及血管杂音。

考点发散：甲状腺可随吞咽上下移动，此特点可与其他颈前包块鉴别。

11. 下列各项可引起气管向患侧移位的是

 A. 气胸   B. 肺不张

 C. 肺气肿   D. 胸腔积液

 E. 纵隔肿瘤

答案解析：B。肺不张是指一个或多个肺段或肺叶的容量或含气量减少，从而引起气管向患侧移位。

考点发散：气胸、胸腔积液、纵隔肿瘤可使气管向健侧移位。主动脉弓动脉瘤可使气管随心脏收缩而向下捜动。

12. 下列各项，不属于皮肤黏膜出血的是

 A. 蜘蛛痣   B. 出血点

 C. 血肿   D. 紫癜

 E. 瘀斑

答案解析：A。蜘蛛痣是体表皮肤小动脉末梢分支扩张形成的血管痣，因体内雌激素水平增高引起。

考点发散：蜘蛛痣多出现于上腔静脉分布的区域内，如面、颈、手背、上臂、前胸和肩部等处，其大小不等。临床常见于急、慢性肝炎或肝硬化。

13. 下列疾病中常引起全身淋巴结肿大的是

 A. 急性化脓性扁桃体炎

 B. 丹毒

 C. 淋巴结结核

 D. 传染性单核细胞增多症

 E. 转移癌

答案解析：D。传染性单核细胞增多症是由 EB 病毒引起的一种急性的单核 - 巨噬细胞系统增生性疾病，患者有发热、咽痛、全身淋巴结肿大、肝脾肿大以及皮疹等表现。

考点发散：局部淋巴结肿大多见于非特异性淋巴结炎、淋巴结结核、恶性肿瘤淋巴转移。

14. 下列各项，常出现库斯莫尔呼吸的是

 A. 神经症   B. 心源性呼吸困难

 C. 血源性呼吸困难 D. 糖尿病酮症酸中毒

 E. 肺源性呼吸困难

答案解析：D。糖尿病酮症酸中毒患者体内酸性代谢产物潴留，刺激机体出现库斯莫尔呼吸，这种呼吸有利于排出较多的二氧化碳，从而缓解代谢性酸中毒。

考点发散：心源性呼吸困难主要见于左心功能不全患者。可表现为劳力性呼吸困难、端坐呼吸、夜间阵发性呼吸困难。

15. 下列疾病中，病灶部位语颤增强的是

 A. 肺气肿   B. 阻塞性肺不张

C. 肺实变　　　　　　D. 胸腔积液

E. 气胸

答案解析：C。肺实变后，组织致密度增高，使声波传导性能增强。

考点发散：语颤增强见于肺实变、压迫性肺不张、浅而大的肺空洞。

16. 下列疾病中表现为黏液性水肿的是

A. 甲状腺功能减退症

B. 肾病综合征

C. 右心衰竭

D. 经前期紧张综合征

E. 急性肾炎

答案解析：A。甲状腺功能减退症患者表现为全身性代谢减低，细胞间黏多糖沉积，故为黏液性水肿。

考点发散：肾源性水肿从眼睑、颜面开始而延及全身，发展常迅速，水肿软而移动性大，伴有其他肾病症状，如高血压、蛋白尿、血尿、管型尿、眼底改变等。心源性水肿从足部开始，向上延及全身，发展较缓慢，比较坚实，移动性较小，伴有心功能不全症状，如心脏增大、心脏杂音、肝大、静脉压升高等。

17. 腹部检查最常用的方法是

A. 视诊　　　　　　　B. 触诊

C. 叩诊　　　　　　　D. 听诊

E. 嗅诊

答案解析：B。腹部主要有胃肠、肝、胆、胰腺、脾脏、肾脏等器官，检查方法以触诊为主。

18. 一般不会使脉搏增快的疾病是

A. 甲状腺功能减退症

B. 休克

C. 发热

D. 贫血

E. 心力衰竭

答案解析：A。甲减时，机体代谢缓慢，各系统功能低下。心血管系统也不例外，患者常有窦性心动过缓。

考点发散：检查脉率时除脉率快慢变化外，还应观察脉率与心率是否一致。某些心律失常如心房颤动或频发期前收缩时，由于部分心脏收缩的搏出量低，不足以引起周围动脉搏动，故脉率可少于心率，称为脉搏短绌。

19. 下列疾病出现跨阈步态的是

A. 小脑疾病　　　　　B. 脊髓疾病

C. 佝偻病　　　　　　D. 腓总神经麻痹

E. 脑性瘫痪

答案解析：A。腓总神经麻痹时踝部肌腱、肌肉弛缓，患足下垂，行走时必须抬高下肢才能起步，称为跨阈步态。

考点发散：脊髓病变患者可出现感觉性共济失调步态；震颤麻痹患者可见慌张步态；脑性瘫痪与截瘫患者可出现剪刀步态；急性脑血管病后遗症可出现痉挛性偏瘫步态。

20. 皮肤黏膜呈樱桃红色，常见的疾病是

A. 肺结核　　　　　　B. 一氧化碳中毒

C. 红细胞增多症　　　D. 二尖瓣狭窄

E. 肺炎链球菌肺炎

答案解析：B。一氧化碳与红细胞中血红蛋白结合，形成稳定的碳氧血红蛋白，故皮肤黏膜呈樱桃红色。

考点发散：病理情况下，皮肤暂时性发红多见于发热性疾病，如肺炎链球菌肺炎、肺结核、猩红热、阿托品及一氧化碳中毒等。皮肤持久性发红见于 Cushing 综合征及真性红细胞增多症。

21. 下列各项可致单侧眼睑闭合障碍的是

A. 动眼神经损伤　　　B. 面神经损伤

C. 滑车神经损伤　　　D. 展神经损伤

E. 三叉神经损伤

答案解析：B。面神经支配眼轮匝肌，其功能是使眼裂闭合。故面神经损伤后，患者出现闭眼困难。

考点发散：面神经受损可分为周围性和中枢性损害两种，一侧面神经周围性（核或核下性）损害时，病侧额纹减少、眼裂增大、鼻唇沟变浅，不能皱额、闭眼，微笑或露齿时口角歪向健侧，鼓腮及吹口哨时病变侧漏气。中枢性（核上的皮质脑干束或皮质运动区）损害时，由于上半部面肌受双侧皮质运动区的支配，皱额、闭眼无明显影响，只出现病灶对侧下半部面部表情肌的瘫痪。

22. 下列体征中，符合慢性阻塞性肺气肿的是

A. 有断续性呼吸音

B. 肺泡呼吸音减弱

C. 有异常支气管呼吸音

D. 肺泡呼吸音增强

E. 有支气管肺泡呼吸音

答案解析：B。慢性阻塞性肺气肿患者，肺泡壁破坏，弹性减弱，故肺泡呼吸音减弱。

考点发散：阻塞性肺气肿时，可见胸廓呈桶状，肋间隙增宽，呼吸动度减弱，语颤减弱。双肺叩诊呈过清音，肺下界下降，并移动度变小。心浊音界缩小或消失，肝浊音界下移。肺泡呼吸音普遍性减弱，呼气相延长，双肺底偶可闻及湿啰音。

23. 恶性肿瘤转移所致的淋巴结肿大的特点是

A. 质软无压痛

B. 质稍硬，呈多发性

C. 质硬无压痛，与周围组织粘连

D. 表面光滑无粘连

E. 表面无红肿

答案解析：C。恶性肿瘤转移性淋巴结多为浸润性生长，与附近组织广泛粘连，界限不清。

考点发散：胸部肿瘤如肺癌可向右侧锁骨上窝或腋窝淋巴结群转移；胃癌多向左侧锁骨上窝淋巴结群转移，因此处系胸导管进颈静脉的入口，这种肿大的淋巴结称为 Virchow 淋巴结，常为胃癌、食管癌转移的标志。

24. 下列疾病，病灶处可出现异常支气管呼吸音的是

A. 慢性支气管炎　　B. 肺炎链球菌肺炎实变期

C. 支气管肺炎　　D. 气胸

E. 肺水肿

答案解析：B。肺炎链球菌肺炎实变期，病灶肺泡充满了白细胞、红细胞、血浆等炎性成分，致使组织实变，而气道通畅，故可闻及异常支气管呼吸音。

考点发散：语颤增强、异常支气管呼吸音、支气管语音的临床意义一致，均见于肺组织实变、肺内大空腔、压迫性肺不张。

25. 下列各项，可出现胸骨压痛或叩击痛的是

A. 胸腔积液　　B. 肋骨软骨炎

C. 急性白血病　　D. 再生障碍性贫血

E. 气管内异物

答案解析：C。由于骨髓腔内白血病细胞大量增殖，引起骨髓腔容积压力增高；此外，白血病细胞浸润骨膜刺激感觉神经，从而引起胸骨压痛。

考点发散：肋间神经炎、肋软骨炎、胸壁软组织炎及肋骨骨折的患者，胸壁受累的局部可有压痛。

26. 下列各项中，可使肺下界下移的是

A. 肺间质纤维化　　B. 肺不张

C. 腹腔巨大肿物　　D. 肝脾肿大

E. 肺气肿

答案解析：E。肺气肿患者，肺脏体积增大，故肺下界下移。

考点发散：肺下界移动度减弱见于：①肺组织弹性消失，如肺气肿等；②肺组织萎缩，如肺不张和肺纤维化等；③肺组织炎症和水肿。当胸腔大量积液、积气及广泛胸膜增厚粘连时，肺下界及其移动度不能叩得。

27. 下列各项能够区别胸膜摩擦音和心包摩擦音的是

A. 摩擦音粗糙的程度

B. 摩擦音出现的部位

C. 摩擦音持续的时间

D. 伴随体征

E. 屏住呼吸摩擦音是否消失

答案解析：E。胸膜摩擦音与呼吸关系密切，屏住呼吸摩擦音消失。

考点发散：胸膜摩擦音常发生于纤维素性胸膜炎、肺梗死、胸膜肿瘤及尿毒症等患者。心包摩擦音见于各种感染性心包炎，也可见于急性心肌梗死、尿毒症、心脏损伤后综合征和系统性红斑狼疮等非感染性情况。

28. 突然出现呼吸困难，并伴一侧呼吸音消失，应首先考虑的是

A. 急性心肌梗死　　B. 急性左心衰

C. 严重气胸　　D. 支气管哮喘

E. 肺气肿

答案解析：C。严重气胸，肺组织受压，故有呼吸困难，呼吸音消失。

考点发散：气胸时，少量胸腔积气者，常无明显体征。积气量多时，患侧胸廓饱满，肋间隙变宽，呼吸动度减弱；语音震颤及语音共振减弱或消失。气管、心脏移向健侧。叩诊患侧呈鼓音。右侧气胸时肝浊音界下移。听诊患侧呼吸音减弱或消失。

29. 下列关于心尖搏动的叙述错误的是

A. 正常人心尖搏动一般位于第 5 肋间左锁骨中线内 0.5cm

B. 左心室肥大时心尖搏动向左下移位

C. 右心室肥大时心尖搏动向右移位

D. 左侧气胸时心尖搏动消失

E. 右侧气胸时心尖搏动向左侧移位

答案解析：C。右心室肥大心尖搏动向左移。

考点发散：心尖搏动增强见于高热、严重贫血、甲状腺功能亢进或左心室肥厚心功能代偿期。心尖搏动减弱可见于扩张型心肌病、急性心肌梗死、心包积液、缩窄性心包炎、肺气肿、左侧大量胸水或气胸等。

30. 下列各项中，出现抬举性心尖搏动的是

A. 甲亢 　　　　 B. 右心室肥大

C. 左心室肥大 　 D. 心包积液

E. 粘连性心包炎

答案解析：C。左心室肥大时心肌收缩力增强，致使患者出现抬举性心尖搏动。这是诊断左心室肥大的可靠体征。

考点发散：粘连性心包炎可出现负性心尖搏动。

31. 下列心脏病可出现连续性震颤的是

A. 二尖瓣狭窄 　 B. 室间隔缺损

C. 主动脉瓣狭窄 　 D. 肺动脉瓣狭窄

E. 动脉导管未闭

答案解析：E。动脉导管未闭时从主动脉到肺动脉有持续的异常血流存在，故表现为连续性震颤。

考点发散：震颤是器质性心血管疾病的特征性体征之一。心尖部舒张期震颤见于二尖瓣狭窄；胸骨左缘第2肋间收缩期震颤见于肺动脉瓣狭窄；胸骨右缘第2肋间收缩期震颤见于主动脉瓣狭窄；胸骨左缘第3、4肋间收缩期震颤见于室间隔缺损。

32. 二尖瓣狭窄时心脏浊音界的主要变化是

A. 心底部增宽 　 B. 心尖部向左扩大

C. 梨形心 　　　 D. 靴型心

E. 三角烧瓶心

答案解析：C。二尖瓣狭窄时左心房增大致心腰部饱满，呈现梨形心。

考点发散：左心室扩大，心界向左下扩大，心腰部明显凹陷，称为"靴形心"。主要见于高血压性心脏病、主动脉瓣关闭不全，又称"主动脉型心"。心包积液时心界双侧扩大，随体位而变化。坐位时心界呈三角烧瓶形，卧位时心底部浊音界增宽。

33. 下列表现符合早搏听诊特点的是

A. 心率减慢 　　 B. 第一心音减弱

C. 有代偿间歇 　 D. 第二心音增强

E. 第二心音分裂

答案解析：C。早搏听诊为在原来整齐的心律中突然提前出现一次心搏，继之有一较长的代偿间歇，早搏的第一心音增强，第二心音减弱。

34. 下列对心音的叙述正确的是

A. 第一心音标志着心室舒张的开始

B. 第二心音主要由主动脉瓣和肺动脉瓣关闭产生

C. 第一心音在心底部听诊最强，第二心音在心尖部听诊最强

D. 正常成人可听到第三心音

E. 正常人均可听到第四心音

答案解析：B。第一心音标志着心室收缩的开始，在心尖部最强；正常成人无第三、第四心音。

考点发散：S_1音调较S_2低，时限较长，在心尖区最响；S_2时限较短，在心底部较响；S_1至S_2的距离较S_2至下一心搏S_1的距离短。心尖或颈动脉的向外搏动与S_1同步或几乎同步，其中利用颈动脉搏动判别S_1更为方便。

35. 下列各项，听诊可出现"大炮音"的是

A. 房颤 　　　　 B. 甲亢

C. 二尖瓣狭窄 　 D. 完全房室传导阻滞

E. 室间隔缺损

答案解析：D。完全房室传导阻滞时，房室分离，若心室收缩紧接在心房收缩之后发生，则产生极响亮的大炮音。

考点发散：①S_1增强：常见于二尖瓣狭窄、高热、贫血、甲状腺功能亢进等。②S_1减弱：常见于二尖瓣关闭不全、主动脉瓣关闭不全、心肌炎、心肌病、心肌梗死或心力衰竭。

36. 下列关于固定性第二心音分裂的叙述正确的是

A. 只出现在吸气时 　 B. 只出现在呼气时

C. 只在心尖部能听到 　 D. 呼气吸气均出现

E. 心率快时听到

答案解析：D。固定性S_2分裂指S_2分裂不受呼气吸气的影响，分裂时距固定。

考点发散：固定性S_2分裂可见于先天性心脏病房间隔缺损。

37. 舒张早期奔马律指的是

A. 第三心音奔马律

B. 第四心音奔马律

C. 呼气时明显的奔马律

D. 吸气时明显的奔马律

E. 房性奔马律

答案解析：A。舒张早期奔马律又称第三心音奔马律或室性奔马律。

考点发散：舒张早期奔马律与生理性 S_3 的主要区别是后者见于健康人，尤其是儿童和青少年，在心率不快时易发现，S_3 与 S_2 的间距短于 S_1 与 S_2 的间距，左侧卧位及呼气末明显，且在坐位或立位时 S_3 可消失。舒张早期奔马律的出现，提示有严重器质性心脏病，常见于心力衰竭、急性心肌梗死、重症心肌炎与扩张型心肌病等。

38. 左心衰竭不可能出现的体征是

A. 奔马律　　　　B. 第一心音减弱

C. 双肺底湿啰音　　D. 端坐呼吸

E. 颈静脉怒张

答案解析：E。颈静脉怒张为右心衰竭的典型表现。

考点发散：右心衰竭主要是体循环系统淤血的体征。①视诊：颈静脉怒张，可有周围性发绀，水肿。②触诊：可触及不同程度的肝大、压痛及肝颈静脉反流征阳性。下肢或腰骶部等下垂部位凹陷性水肿，严重者可全身水肿。③叩诊：可有胸水（右侧多见）与腹水体征。④听诊：由于右心室扩大可在三尖瓣听诊区闻及三尖瓣相对关闭不全的收缩期吹风样杂音，以及右心室舒张期奔马律。

39. 器质性二尖瓣狭窄不会出现的体征是

A. 隆隆样杂音　　　B. 开瓣音

C. 第一心音亢进　　D. Graham Steell 杂音

E. Austin Flint 杂音

答案解析：E。Austin Flint 杂音是由于主动脉瓣关闭不全造成相对性二尖瓣狭窄所致的。

考点发散：各种病变引起的肺动脉扩张造成肺动脉瓣相对性关闭不全，因此在肺动脉瓣区出现舒张期递减型杂音，此即为 Graham Steell 杂音。

40. 下列选项，符合主动脉瓣关闭不全杂音表现的是

A. 胸骨右缘第 2 肋间杂音最响亮

B. 舒张期杂音

C. 吹风样杂音

D. 向左腋下传导

E. 吸气增强

答案解析：B。主动脉瓣关闭不全时，在心脏舒张期，血液从主动脉反流至左心室，故可于主动脉第二听诊区闻及舒张期叹气样递减型杂音，并向胸骨下端或心尖部传导，呼气末增强。

考点发散：二尖瓣狭窄表现为心尖部、舒张中晚期隆隆样、递增型杂音，不传导，左侧卧位呼气末加强。二尖瓣关闭不全表现为心尖部、全收缩期 3/6 级以上、一贯型吹风样杂音，向左腋下传导，左侧卧位呼气末加强。主动脉瓣狭窄表现为主动脉瓣区，高调、粗糙的递增递减型收缩期喷射样杂音，向颈部传导。前倾坐位，呼气末增强。

41. 下列各项，提示二尖瓣狭窄但尚具有一定弹性的体征是

A. 奔马律

B. 心尖部舒张期杂音

C. 收缩早期喷射音

D. 开瓣音

E. 第二心音分裂

答案解析：D。开瓣音的存在可作为二尖瓣瓣叶弹性及活动尚好的间接指标，是二尖瓣分离术适应证的重要参考条件。

考点发散：二尖瓣狭窄体征：二尖瓣面容，心尖区常有舒张期震颤，心尖搏动左移。心浊音界可呈梨形。心尖区隆隆样、舒张中晚期递增型杂音，左侧卧位时更明显，这是二尖瓣狭窄最重要而又特征性的体征。心尖区 S_1 亢进，为本病听诊之第二个特征，部分患者于心尖区内侧可闻及开瓣音，提示瓣膜弹性及活动度尚好。P_2 亢进和分裂；如肺动脉扩张，肺动脉瓣区可有 Graham Steell 杂音。

42. 下列叙述正确的是

A. 心尖搏动移位则一定有器质性心脏病

B. 心前区触及震颤则一定有器质性心脏病

C. 心脏相对浊音界缩小则一定有器质性心脏病

D. 第二心音分裂则一定有器质性心脏病

E. 出现收缩期杂音则一定有器质性心脏病

答案解析：B。震颤出现的病理基础是瓣膜口狭窄以及异常通道的存在，故该体征是器质性心脏病的特征性表现。

考点发散：心尖部舒张期震颤见于二尖瓣狭窄，

胸骨左缘第2肋间收缩期震颤见于肺动脉瓣狭窄，胸骨右缘第2肋间收缩期震颤见于主动脉瓣狭窄，胸骨左缘第3、4肋间收缩期震颤见于室间隔缺损，胸骨左缘第二肋间连续性震颤见于动脉导管未闭。

43. 室间隔缺损的杂音听诊部位是

A. 心尖搏动处

B. 胸骨左缘第2肋间

C. 胸骨右缘第2肋间

D. 胸骨左缘第3、4肋间

E. 胸骨体下端近剑突处

答案解析：D。室间隔缺损导致心脏收缩时血流在射向主动脉的同时也由左心室进入右心室，使局部血流出现湍流，因而杂音出现在胸骨左缘第3、4肋间。

考点发散：室间隔缺损：胸骨左缘第3、4肋间响亮粗糙的收缩期杂音。动脉导管未闭：胸骨左缘第2肋间，连续、粗糙类似机器转动的杂音。

44. 下列各项中，可出现周围血管征的是

A. 心包积液　　　B. 室间隔缺损

C. 休克　　　　　D. 心力衰竭

E. 主动脉瓣关闭不全

答案解析：E。主动脉瓣关闭不全使脉压增高，因而出现周围血管征。

考点发散：周围血管征由脉压增大引起，包括枪击音、杜氏双重杂音、毛细血管搏动征、水冲脉、收缩期点头运动、颈动脉搏动明显。

45. 下列体征提示炎症波及壁腹膜的是

A. 腹部压痛　　　B. 反跳痛

C. 腹壁紧张　　　D. 脐周围蓝色

E. 逆蠕动波

答案解析：B。反跳痛是腹膜壁层已受炎症累及的征象。

考点发散：腹膜炎患者常有腹肌紧张，压痛与反跳痛，称腹膜刺激征，亦称腹膜炎三联征。当腹内脏器炎症尚未累及壁腹膜时，可仅有压痛而无反跳痛。

46. 大量腹水时不会出现的体征是

A. 脐疝　　　　　B. 液波震颤

C. 蛙腹　　　　　D. 移动性浊音

E. 振水音

答案解析：E。振水音说明胃潴留，可见于幽门

梗阻、胃扩张等。

考点发散：肝硬化可出现皮肤、巩膜黄染，蜘蛛痣，肝掌，男性常有乳房发育并伴压痛。蛙腹、脐疝、腹壁静脉曲张，液波震颤阳性。早期肝常肿大，晚期则缩小，质较硬，边缘锐利，表面可能触到小结节，无压痛。脾脏轻度至中度肿大，移动性浊音阳性。

47. 腹部触诊，不符合淤血性肝肿大的是

A. 肝表面光滑　　　B. 质韧

C. 压痛明显　　　　D. 边缘锐利

E. 肝颈静脉回流征阳性

答案解析：D。淤血性肝肿大时，肝边缘圆钝。

考点发散：急性肝炎时，肝脏可轻度肿大，表面光滑，边缘钝，质稍韧，但有充实感及压痛。肝淤血时，肝脏可明显肿大，且大小随淤血程度变化较大，表面光滑，边缘圆钝，质韧，也有压痛，肝颈静脉回流征阳性为其特征。肝硬化的早期肝常肿大，晚期则缩小，质较硬，边缘锐利，表面可能触到小结节，无压痛。肝癌时肝脏逐渐肿大，质地坚硬如石，边缘不整，表面高低不平，可有大小不等的结节或巨块，压痛和叩痛明显。

48. 下列病变，表现为肝浊音界消失代之以鼓音的是

A. 肝囊肿　　　　　B. 肝脏下垂

C. 急性胃肠穿孔　　D. 胃扩张

E. 右侧气胸

答案解析：C。急性胃肠穿孔时气体由胃肠进入腹膜腔，气体轻，常滞留在腹膜腔顶部并遮盖肝脏，从而使肝浊音界消失被鼓音取代。

考点发散：消化性溃疡可发生急性穿孔，穿孔部位多为十二指肠前壁或胃前壁，腹痛往往突然变得非常剧烈，起始于上腹部，可蔓延至全腹，接着出现腹膜炎的症状和体征，患者可表现为恶心、呕吐、烦躁不安、面色苍白、四肢湿冷、心动过速，甚可有休克表现。全腹壁呈板样强直，有明显压痛和反跳痛，肝浊音界缩小或消失，肠鸣音减弱或消失。

49. 下列各项中，可出现肠鸣音消失的是

A. 机械性肠梗阻　　　B. 麻痹性肠梗阻

C. 急性胆囊炎　　　　D. 大量腹水

E. 巨大卵巢囊肿

答案解析：B。麻痹性肠梗阻肠蠕动停止，肠鸣

音消失。

考点发散：肠鸣音亢进，见于机械性肠梗阻。

50. 下列各项不会出现振水音的是

A. 正常人餐后 1 小时

B. 正常人大量饮水后

C. 正常人清晨空腹

D. 幽门梗阻

E. 胃扩张

答案解析：C。振水音说明胃潴留，正常人清晨空腹状态下无振水音出现。

考点发散：幽门梗阻腹部检查可发现胃型和胃蠕动波，空腹时上腹部可查到振水音，是幽门梗阻的特征性体征。

51. 腹部触诊，健康人的脾脏应该是

A. 正常情况下脾不能触及

B. 左卧位可触及

C. 右卧位可触及

D. 仰卧位可触及

E. 前倾坐位可触及

答案解析：A。正常脾脏任何体位均不能触及。

考点发散：临床记录中，常将脾肿大分为轻、中、高三度。脾缘不超过肋下 2cm 为轻度肿大；超过 2cm，在脐水平线以上为中度肿大；超过脐水平线或前正中线则为高度肿大，即巨脾。

52. 下列叙述，符合巨脾的是

A. 肋下触及脾脏 B. 脾大在肋下 2cm

C. 脾大在肋下 3cm D. 脾大达脐水平线

E. 脾大超过脐水平线

答案解析：E。脾肿大超过脐水平为高度肿大，又称巨脾。

考点发散：脾脏高度肿大，表面光滑者见于慢性粒细胞性白血病、黑热病、慢性疟疾和骨髓纤维化等。

53. 下列疾病可引起脾脏高度肿大的是

A. 早期肝硬化 B. 感染性心内膜炎

C. 败血症 D. 慢性溶血性贫血

E. 慢性粒细胞性白血病

答案解析：E。慢粒时，由于白血病细胞的恶性增生及广泛浸润，可使脾脏高度肿大。

考点发散：脾脏轻度肿大常见于急慢性肝炎、伤寒、粟粒型结核、急性疟疾、感染性心内膜炎及败血症等，一般质地柔软。脾脏中度肿大常见于

肝硬化、疟疾后遗症、慢性淋巴细胞性白血病、慢性溶血性黄疸、淋巴瘤、系统性红斑狼疮等，质地一般较硬。

54. 下列情况中，可出现蛙腹的是

A. 腹膜有炎症或肿瘤浸润

B. 腹腔大量积液

C. 腹腔大量积气

D. 腹腔巨大肿瘤

E. 腹壁上的肿物

答案解析：B。大量腹腔积液患者仰卧位时，腹水受重力影响常位于腹部两侧，故出现蛙腹。

考点发散：腹膜有炎症或肿瘤浸润时，腹部常呈尖凸型，称为尖腹。积气在腹腔内，称为气腹，见于胃肠穿孔或治疗性人工气腹，前者常伴有不同程度的腹膜炎。

55. 下列疾病，上腹部出现明显胃蠕动波的是

A. 急性胃炎 B. 胃黏膜脱垂

C. 胃癌 D. 胃溃疡

E. 幽门梗阻

答案解析：E。幽门梗阻时胃蠕动增强，上腹部可见胃蠕动波。

考点发散：肠梗阻时亦可看到肠蠕动波，小肠梗阻所致的蠕动波多见于脐部，结肠远端梗阻时，其宽大的肠型多位于腹部周边，如发生了肠麻痹，则蠕动波消失。

56. 下列选项中，表现为肝脏进行性肿大，质地坚硬，有结节感的是

A. 肝淤血 B. 慢性肝炎

C. 肝癌 D. 脂肪肝

E. 急性肝炎

答案解析：C。肝癌时由于癌细胞增生，使肝脏进行性肿大，质硬，边缘不整齐，有结节。

考点发散：急性肝炎时，肝脏可轻度肿大，表面光滑，边缘钝，质稍韧，但有充实感及压痛。肝淤血时，肝脏可明显肿大，且大小随淤血程度变化较大，表面光滑，边缘圆钝，质韧，也有压痛，肝颈静脉回流征阳性为其特征。

57. 下列各项对腹腔积液和腹腔积气鉴别最有价值的是

A. 腹部外形

B. 腹壁张力

C. 移动体位时其形态有无改变

D. 肝浊音界改变

E. 移动性浊音

答案解析： E。腹腔积液叩诊呈移动性浊音，腹腔积气叩诊呈鼓音。

考点发散： 当腹腔内游离腹水在 1000ml 以上时，即可查出移动性浊音。

58. 下列各项中，浮髌试验为阳性的是

A. 髌骨骨折　　　B. 膝关节滑膜炎

C. 膝关节腔积液　D. 膝腱反射消失

E. 膝内翻

答案解析： C。浮髌试验阳性见于膝关节腔大量积液。

考点发散： 膝内翻、膝外翻均可见于佝偻病。

59. 下列各项中，可出现爪形手的是

A. 尺神经损伤　　B. 支气管扩张

C. 缺铁性贫血　　D. 肺气肿

E. 风湿热

答案解析： A。尺神经损伤后，致掌指关节过伸，指间关节屈曲，状似鹰爪。

考点发散： 手指关节出现梭形肿胀见于类风湿关节炎。杵状指（趾）常见于：①呼吸系统疾病，如慢性肺脓肿、支气管扩张和支气管肺癌；②某些心血管疾病，如发绀型先天性心脏病，亚急性感染性心内膜炎；③营养障碍性疾病，如肝硬化。

60. 以下各项关于肌力的描述不正确的是

A. 0 级：完全瘫痪

B. 1 级：肢体可在床面上水平移动

C. 3 级：肢体抬离床面但不能抗阻力

D. 5 级：正常肌力

E. 2 级：肢体可在床面上水平移动，但不能抬离床面

答案解析： B。1 级肌力仅见肌肉收缩，无肢体运动。

考点发散： ①单瘫：单一肢体瘫痪，多见于脊髓灰质炎；②偏瘫：为一侧肢体（上、下肢）瘫痪，常伴有同侧颅神经损害，多见于颅内病变或脑卒中；③交叉性偏瘫：为一侧肢体瘫痪及对侧颅神经损害，多见于脑干病变；④截瘫：为双侧下肢瘫痪，是脊髓横贯性损伤的结果，见于脊髓外伤、炎症等。

61. 周围性面瘫与中枢性面瘫鉴别的关键是

A. 鼻唇沟是否变浅　B. 口角是否下垂

C. 鼓腮是否漏气　　D. 闭目是否障碍

E. 咽反射是否存在

答案解析： D。中枢性面瘫表现为病灶对侧眼裂以下表情肌的瘫痪，故闭目正常；周围性面瘫表现为病灶侧表情肌的瘫痪，闭目障碍。故闭目动作是鉴别关键。

考点发散： 单侧上睑下垂见于一侧动眼神经麻痹。单侧眼睑闭合障碍见于一侧周围性面神经麻痹。

62. 下列各项中，属于病理反射的是

A. 跟腱反射　　　B. 角膜反射

C. Babinski 征　　D. 脑膜刺激征

E. 膝反射

答案解析： C。Babinski 征是锥体束受损的典型表现，为病理反射。

考点发散： 脑膜刺激征为脑膜受激惹的体征，包括颈强直、Kernig 征、Brudzinski 征。

63. 支配眼球运动的三对颅神经是

A. 动眼神经、外展神经、滑车神经

B. 三叉神经、面神经、动眼神经

C. 外展神经、滑车神经、视神经

D. 滑车神经、外展神经、视神经

E. 视神经、滑车神经、三叉神经

答案解析： A。运动眼球的肌肉：一侧共 6 块，包括 4 块直肌和两块斜肌。4 块直肌是上直肌（使瞳孔转向上内）、下直肌（下内）、内直肌（内）、外直肌（外）。2 块斜肌是上斜肌（下外）、下斜肌（上外）。动眼神经支配上直肌、下直肌、下斜肌、内直肌；滑车神经支配上斜肌；展神经支配外直肌。

考点发散： 眼球运动向内、向上及向下活动受限，以及上睑下垂、调节反射消失均提示有动眼神经麻痹。如眼球向下及向外运动减弱，提示滑车神经有损害。眼球向外转动障碍则为展神经受损。

64. 出现病理反射的原因是

A. 脊髓反射弧的损害

B. 神经系统兴奋性普遍增高

C. 脑干网状结构损害

D. 锥体束损害

E. 周围神经受损

答案解析：D。病理反射是指锥体束损害时失去了对脑干和脊髓的抑制功能，而出现的正常人不能见到的反射。

考点发散： 下肢的病理反射包括 Babinski 征、Oppenheim 征、Gordon 征、Chaddock 征、Gonda 征。

65. 下列各项，不属于深反射的是

A. 肱二头肌反射　　B. 肱三头肌反射

C. 膝反射　　　　　D. 跟腱反射

E. 提睾反射

答案解析：E。提睾反射为浅反射。

考点发散： 浅反射检查项目：角膜反射、腹壁反射、提睾反射、跖反射、肛门反射。

66. 下列各项可出现三偏综合征的是

A. 周围神经受损　　B. 内囊受损

C. 脑干受损　　　　D. 脊髓受损

E. 一侧皮层局部受损

答案解析：B。运动、感觉、视觉的传导通路都经过内囊，且内囊较窄，如有病变常一并受损，故常同时出现偏瘫、偏盲和偏身感觉障碍。

考点发散： 单瘫多见于大脑中央前回局部受损；偏瘫多见于内囊受损；交叉性偏瘫多见于脑干病变；截瘫是脊髓横贯性损伤的结果。

67. 下列对中枢性瘫痪的叙述错误的是

A. 瘫痪范围广　　B. 深反射增强

C. 肌张力减低　　D. 病理反射阳性

E. 肌肉萎缩不明显

答案解析：C。上运动神经元损伤后，失去了对下运动神经元的控制，故中枢性瘫痪患者表现的是肌张力增高。

考点发散： 周围性瘫痪，瘫痪范围局限（以肌群为主）；肌张力减弱；腱反射减弱；无病理反射；肌萎缩明显，可出现肌束震颤。

二、B1 型题

（1～2 题共用备选答案）

A. 扁平胸　　　　B. 桶状胸

C. 串珠胸　　　　D. 漏斗胸

E. 鸡胸

1. 慢性阻塞性肺气肿患者的胸廓呈

2. 慢性浸润性肺结核患者的胸廓呈

答案解析：1. B　2. A。桶状胸系由于肺内含气增多，肺脏体积增大所致。慢性浸润性肺结核是一种慢性消耗疾病，由于病程长故导致扁平胸。

考点发散： 佝偻病胸表现为鸡胸、佝偻病串珠、肋膈沟。

（3～4 题共用备选答案）

A. 剑突下钻顶样痛

B. 右上腹进行性锐痛

C. 右上腹持续性胀痛

D. 腹部突发刀割样剧痛

E. 脐周围剧烈绞痛

3. 胆道蛔虫梗阻时出现的疼痛呈

4. 胃肠急性穿孔时出现的疼痛呈

答案解析：3. A　4. D。蛔虫从小肠逆行进入胆道，引起胆管和 oddi 括约肌痉挛导致腹痛。胃肠急性穿孔后，消化液进入腹膜腔，刺激壁腹膜引起腹部剧痛。

考点发散： 急性阑尾炎表现为转移性右下腹痛。胆石症表现为右上腹阵发性绞痛，辗转不安。肝癌呈右上腹进行性锐痛，慢性肝炎和淤血性肝肿大表现为右上腹持续性胀痛。

（5～6 题共用备选答案）

A. 肠梗阻　　　　B. 肠炎

C. 急性胆囊炎　　D. 直肠癌

E. 急性腹膜炎

5. 腹痛伴腹胀呕吐，停止排便排气，提示的疾病是

6. 腹痛伴腹部压痛、反跳痛、腹肌紧张，提示的疾病是

答案解析：5. A　6. E。肠梗阻后，肠内容物通过受阻，有时会出现肠管的逆蠕动，从而产生腹胀、腹痛、恶心呕吐及排便障碍等一系列症状。急性腹膜炎时，腹膜受刺激致使腹肌痉挛、腹壁明显紧张，甚至强直硬如木板。

考点发散： 腹痛伴黄疸可能与肝胆胰疾病有关。腹痛伴休克，同时有贫血者可能是腹腔脏器破裂（如肝、脾或异位妊娠破裂）；无贫血者则见于胃肠穿孔、绞窄性肠梗阻、肠扭转、急性出血坏死性胰腺炎等。腹腔外疾病如心肌梗死、肺炎也可有腹痛与休克。

（7～8 题共用备选答案）

A. 粉红色泡沫痰　　B. 铁锈色样痰

C. 大量恶臭痰　　　D. 白色黏痰

E. 白色泡沫痰

7. 支气管扩张症患者常咳出的是

8. 急性肺水肿患者常咳出的是

答案解析：7. C 8. A。支气管扩张症患者病灶部位有厌氧菌的感染，故常咯出恶臭痰液。急性肺水肿患者，因痰液中含有红细胞、血浆，故常咯出粉红色泡沫痰。

考点发散：铁锈色痰为典型肺炎链球菌肺炎的特征。

（9～10题共用备选答案）

 A. 支气管哮喘 B. 胸腔积液

 C. 重症肺炎   D. 气胸

 E. 气管异物

9. 表现为呼气性呼吸困难的疾病是

10. 表现为吸气性呼吸困难的疾病是

答案解析：9. A 10. E。支气管哮喘的主要病理改变是小气道痉挛，故出现的是呼气性呼吸困难。气管异物造成的是大气道阻塞，故出现的是吸气性呼吸困难。

考点发散：代谢性酸中毒如尿毒症、糖尿病酮症等出现深长而规则的呼吸，可伴有鼾音，称为库斯莫尔征（Kussmaul sign）。

（11～12题共用备选答案）

 A. 支气管哮喘 B. 气胸

 C. 干性胸膜炎 D. 急性肺水肿

 E. 支气管扩张症

11. 双肺有散在或弥漫性哮鸣音的疾病是

12. 双肺满布水泡音和哮鸣音的疾病是

答案解析：11. A 12. D。支气管哮喘的病理改变是双肺广泛的小气道狭窄，气道阻力增大，致使患者出现严重的呼吸困难，双肺满布哮鸣音，呼气时间延长。急性肺水肿的病理改变是组织液积聚在肺泡、肺间质和细小支气管内，造成肺通气与换气功能严重障碍，致使患者出现极度呼吸困难，常咳出大量白色或粉红色泡沫痰，双肺满布水泡音和哮鸣音。

考点发散：局限性干啰音，常见于支气管内膜结核或肿瘤等。肺部局限性湿啰音，仅提示该处的局部病变，如肺炎、肺结核或支气管扩张等。两侧肺底湿啰音，多见于心力衰竭所致的肺淤血和支气管肺炎等。

（13～14题共用备选答案）

 A. 心尖搏动处

 B. 胸骨右缘第2肋间

 C. 胸骨左缘第2肋间

 D. 胸骨左缘第3、4肋间

 E. 胸骨体下端近剑突偏右或偏左

13. 肺动脉瓣听诊区是

14. 主动脉瓣听诊区是

答案解析：13. C 14. B。肺动脉瓣听诊区位于胸骨左缘第2肋间；主动脉瓣听诊区位于胸骨右缘第2肋间。

考点发散：主动脉瓣听诊区主要听诊主动脉瓣狭窄的杂音；主动脉瓣第二听诊区（胸骨左缘第3、4肋间）主要听诊主动脉瓣关闭不全的杂音。

（15～16题共用备选答案）

 A. 胸骨右缘第2肋间收缩期震颤

 B. 胸骨左缘第3、4肋间收缩期震颤

 C. 心尖部收缩期震颤

 D. 心尖部舒张期震颤

 E. 胸骨左缘第2肋间及其附近连续性震颤

15. 室间隔缺损的震颤是

16. 动脉导管未闭的震颤是

答案解析：15. B 16. E。室间隔缺损时胸骨左缘第3、4肋间出现收缩期震颤；动脉导管未闭时在胸骨左缘第2肋间及其附近出现连续性震颤。

考点发散：心尖部舒张期震颤见于二尖瓣狭窄；胸骨左缘第2肋间收缩期震颤见于肺动脉瓣狭窄；胸骨右缘第2肋间收缩期震颤见于主动脉瓣狭窄。

（17～18题共用备选答案）

 A. 吹风样   B. 隆隆样

 C. 叹气样   D. 机器声样

 E. 乐音样

17. 二尖瓣狭窄的杂音性质是

18. 主动脉瓣关闭不全的杂音性质是

答案解析：17. B 18. C。二尖瓣狭窄时出现隆隆样（雷鸣样）杂音；主动脉瓣关闭不全时出现叹气样杂音。

考点发散：二尖瓣关闭不全表现为粗糙吹风样杂音；主动脉瓣狭窄为喷射样杂音；动脉导管未闭为粗糙的类机器转动样杂音。

（19～20题共用备选答案）

 A. 水冲脉   B. 交替脉

 C. 重搏脉   D. 奇脉

 E. 短绌脉

19. 房颤时出现

20. 左室衰竭时出现

答案解析：19. E 20. B。房颤时出现短绌脉；左室衰竭可出现交替脉。

考点发散：水冲脉见于甲状腺功能亢进、严重贫血、主动脉瓣关闭不全、先天性心脏病动脉导管未闭等。

（21～22题共用备选答案）

A. 右锁骨中线与肋缘交界处

B. 背部第12肋与脊柱的夹角顶点

C. 脐与髂前上棘连线的中外1/3交界处

D. 脐水平线上腹直肌外缘

E. 髂前上棘水平腹直肌外缘

21. 胆囊点位于

22. 中输尿管压痛点位于

答案解析：21. A 22. E。胆囊点位于右锁骨中线与肋缘交界处；中输尿管压痛点位于髂前上棘水平腹直肌外缘。

（23～24题共用备选答案）

A. 脐以上向上，脐以下向上

B. 脐以上向下，脐以下向下

C. 脐以上向上，脐以下向下

D. 脐以上向下，脐以下向上

E. 由外向内

23. 门脉高压时腹壁静脉血流方向是

24. 下腔静脉阻塞时腹壁静脉血流方向是

答案解析：23. C 24. A。门脉高压时腹壁静脉血流方向是脐以上向上，脐以下向下；下腔静脉阻塞时腹壁静脉血流方向是脐以上向上，脐以下向上。

考点发散：门静脉高压时，曲张静脉由脐向四周放射，如水母头状；下腔静脉阻塞时，曲张的静脉大都分布在腹壁两侧。

（25～26题共用备选答案）

A. 左腰部皮肤呈蓝色

B. 脐周围或下腹发蓝

C. 腹部系腰带部位有褐色素沉着

D. 腹部和腰部不规则的斑片状色素沉着

E. 脐与耻骨之间的中线上有褐色素沉着

25. Grey - Turner 征表现为

26. Cullen 征表现为

答案解析：25. A 26. B。左腰部皮肤呈蓝色，为血液自腹膜后间隙渗到侧腹壁的皮下所致，称为

Grey - Turner 征；脐周围或下腹壁皮肤发蓝为腹腔内大出血的征象称为 cullen 征。

考点发散：Grey - Turner 征可见于急性出血坏死型胰腺炎。Cullen 征见于宫外孕破裂或急性出血坏死型胰腺炎。

（27～28题共用备选答案）

A. 尺神经损伤   B. 缺铁性贫血

C. 肺脓肿   D. 类风湿关节炎

E. 风湿性关节炎

27. 可出现匙状指的是

28. 可出现杵状指的是

答案解析：27. B 28. C。匙状指可见于缺铁性贫血；杵状指可见于肺脓肿。

考点发散：尺神经损伤出现爪形手；类风湿关节炎可致梭形关节。

（29～30题共用备选答案）

A. 单瘫   B. 偏瘫

C. 交叉瘫   D. 四肢瘫

E. 截瘫

29. 脑干受损常出现的瘫痪类型是

30. 颈膨大受损常出现的瘫痪类型是

答案解析：29. C 30. D。脑干受损出现交叉瘫；颈膨大受损出现四肢瘫。

考点发散：单瘫多见于大脑中央前回局部受损；偏瘫多见于内囊受损；截瘫是脊髓横贯性损伤的结果。

（31～32题共用备选答案）

A. 浅部触诊法   B. 深部滑行触诊法

C. 冲击触诊法   D. 双手触诊法

E. 深压触诊法

31. 腹腔大量积液时，触诊肿大肝脾时宜采用的触诊手法是

32. 触诊麦氏点有无压痛时宜采用的触诊手法是

答案解析：31. C 32. E。冲击触诊法适用于大量腹水而肝脾难以触及时；深压触诊法适用于压痛点的触诊。

考点发散：双手触诊法适用于腹部实质性脏器的触诊，如肝脏、脾脏、肾脏等；深部滑行触诊法适用于胃肠病变和腹腔深部包块的触诊。

（33～34题共用备选答案）

A. 1000ml   B. 1500ml

C. 2000ml   D. 2500ml

E. 3000ml

33. 触及液波震颤时，游离腹水量至少达到

34. 腹部移动性浊音阳性，游离腹水量至少达

答案解析：33. E　34. A。腹腔内腹水在3000～4000ml以上可出现液波震颤；腹腔游离腹水在1000ml以上时，可出现移动性浊音。

考点发散：腹水体征有蛙腹、脐疝、液波震颤、移动性浊音。

（35～36题共用备选答案）

A. 急性胆囊炎　　B. 胆结石
C. 肝硬化　　　　D. 慢性肝炎
E. 胰头癌

35. 可出现库瓦西耶（Courvoisier）征的疾病是

36. 可出现墨菲（Murphy）征的疾病是

答案解析：35. E　36. A。库瓦西耶征为胰头癌压迫胆总管所致；墨菲征阳性见于急性胆囊炎。

考点发散：胰头癌所致黄疸为胆汁淤积性黄疸，呈进行性加重。胆结石也可导致胆汁淤积性黄疸，黄疸呈阵发性。肝硬化与慢性肝炎所致黄疸为肝细胞性黄疸。

（37～38题共用备选答案）

A. 机械性肠梗阻　　B. 急性胆囊炎
C. 急性胃穿孔　　　D. 急性阑尾炎
E. 结核性腹膜炎

37. 可出现腹部揉面感的是

38. 可出现板状腹的是

答案解析：37. E　38. C。腹部揉面感见于结核性腹膜炎和癌性腹膜炎；板状腹见于急性胃肠穿孔引起的急性弥漫性腹膜炎。

考点发散：腹膜炎患者常有腹肌紧张，压痛与反跳痛，称腹膜刺激征，亦称腹膜炎三联征。当腹内脏器炎症尚未累及壁腹膜时，可仅有压痛而无反跳痛。

（39～40题共用备选答案）

A. 慢性肝炎　　B. 肝癌
C. 大量心包积液　D. 甲亢
E. 肝硬化门脉高压

39. 上述疾病可出现肝颈静脉回流征阳性的是

40. 上述疾病可出现毛细血管搏动征阳性的是

答案解析：39. C　40. D。肝颈静脉回流征阳性见

于右心功能不全、心包积液、缩窄性心包炎；毛细血管搏动征阳性见于甲亢、严重贫血、主动脉瓣关闭不全等脉压增高的疾病。

考点发散：心包积液体征有：视心尖搏动明显减弱甚至消失；心浊音界向两侧扩大，且随体位改变；卧位时心底部浊音界增宽，坐位呈三角烧瓶状；心音弱而远，偶然可闻及心包叩击音；大量积液时，由于静脉回流障碍，可出现颈静脉怒张、肝大和肝颈静脉反流征阳性。脉压减小，并可出现奇脉。

（41～42题共用备选答案）

A. 二尖瓣狭窄
B. 主动脉瓣关闭不全
C. 动脉导管未闭
D. 主动脉瓣狭窄
E. 心力衰竭

41. 上述疾病可闻及第一心音增强的是

42. 上述疾病可闻及第二心音增强的是

答案解析：41. A　42. C。二尖瓣狭窄时心室充盈度小，瓣膜所处位置低，故S_1增强；动脉导管未闭时肺动脉压力增高，导致第二心音增强。

考点发散：S_1减弱常见于二尖瓣关闭不全、主动脉瓣关闭不全、心肌炎、心肌病、心肌梗死或心力衰竭。S_2减弱常见于低血压、主动脉瓣或肺动脉瓣狭窄等。

（43～44题共用备选答案）

A. 指关节梭状畸形　B. 杵状指
C. 匙状甲　　　　　D. 浮髌现象
E. 肢端肥大

43. 支气管扩张症常表现的是

44. 类风湿关节炎常表现的是

答案解析：43. B　44. A。支气管扩张症患者，机体缺氧，引起末梢结缔组织增生，出现杵状指。类风湿关节炎的基本病理改变是滑膜炎。手关节是类风湿关节炎最常累及的部位，其中以掌指关节和近端指间关节病变最为常见。近端指间关节受累之初可表现为轻度肿胀，之后肿胀加重呈梭形。

考点发散：咯血伴大量脓痰、杵状指多见于支气管扩张症、肺脓肿。

第三单元　实验诊断

一、A1 型题

1. 下列可引起红细胞和血红蛋白量增多的疾病是

　　A. 慢性感染　　　　B. 慢性肺源性心脏病

　　C. 慢性肾病　　　　D. 脾功能亢进

　　E. 葡糖糖 - 6 - 磷酸脱氢酶缺乏症

　　答案解析：B。慢性阻碍性肺气肿患者缺氧严重，致使骨髓红系代偿增生。

　　考点发散：引起红细胞和血红蛋白量增多和减少（贫血）的疾病的区别。

2. 某患者实验室检查见 RBC $3.2 \times 10^{12}/L$，Hb $75g/L$，同时 $MCV\downarrow$，$MCH\downarrow$，$MCHC\downarrow$，$RDW\uparrow$。最可能的诊断是

　　A. 巨幼细胞贫血

　　B. 再生障碍性贫血

　　C. 缺铁性贫血

　　D. 珠蛋白生成障碍性贫血

　　E. 溶血性贫血

　　答案解析：C。机体缺铁可致小细胞低色素性贫血。铁是血红素生成的辅酶，由于缺铁，血红素生成减少，致血红蛋白合成少，血红蛋白是红细胞主要组成成分，血红蛋白的减少使红细胞体积变小。

　　考点发散：红细胞和血红蛋白量减少（贫血）的概念，临床几种常见引起贫血疾病的形态学分类的区别。平均红细胞体积（MCV）测定用于判断贫血的类型；平均红细胞血红蛋白含量（MCH）测定和平均红细胞血红蛋白浓度（MCHC）测定用于判断贫血的类型及其轻重程度。

3. 引起反应性中性粒细胞增多最常见的原因是

　　A. 恶性肿瘤　　　　B. 急性中毒

　　C. 急性心肌梗死　　D. 急性大出血

　　E. 化脓性感染

　　答案解析：E。机体对各种病因刺激产生的应激反应，动员骨髓贮存池中的粒细胞释放或边缘池粒细胞进入循环池。其中化脓性感染为最常见的原因，如流行性脑脊髓膜炎、肺炎、阑尾炎等。

　　考点发散：反应性中性粒细胞增多的原因有：①急性感染：细菌、病毒（出血热、乙脑、传染性单核细胞增多症、狂犬病）、立克次体、螺旋体、寄生虫等感染均可致中性粒细胞增多；②广泛组织损伤或坏死：如外伤、手术、大面积灼伤、血管栓塞等；③急性溶血：由于缺氧和红细胞破坏后的分解产物刺激骨髓贮存池释放粒细胞；④急性失血：刺激骨髓贮存池释放粒细胞增多；⑤中毒：如铅、汞、砷、苯等中毒，昆虫及蛇咬伤等；⑥某些药物：如肾上腺皮质激素、锂盐、肾上腺素、G - CSF、GM - CSF 等；⑦恶性肿瘤：如胰腺癌、胃癌、肺癌、肾癌、肝癌等；⑧其他：尿毒症、糖尿病酮症酸中毒、甲状腺功能亢进症、类风湿关节炎、溃疡性结肠炎等。

4. 下列可引起嗜酸性粒细胞增多的疾病是

　　A. 休克　　　　　　B. 支气管哮喘

　　C. 伤寒　　　　　　D. 库欣综合征

　　E. 严重烧伤

　　答案解析：B。嗜酸性粒细胞与免疫系统之间关系密切，可抑制嗜碱性粒细胞和肥大细胞的生物活性物质的合成与释放，吞噬异物颗粒，并分泌组胺酶破坏组胺，从而抑制过敏反应。

　　考点发散：寄生虫感染是嗜酸性粒细胞增多最常见的原因。变态反应性疾病包括过敏性鼻炎、支气管哮喘、荨麻疹、血管神经性水肿和药物过敏反应等，均可出现嗜酸性粒细胞增多。伤寒可引起中性粒细胞减少；休克、严重烧伤可引起病理性中性粒细胞增多。

5. 下列疾病可致淋巴细胞增多的是

　　A. 阑尾炎

　　B. 胃癌

　　C. 阵发性睡眠性血红蛋白尿

　　D. 病毒性肝炎

　　E. 亚急性感染性心内膜炎

　　答案解析：D。化脓菌感染、癌症、溶血等可引起病理性中性粒细胞增多。

　　考点发散：T 淋巴细胞参与细胞免疫，而人体对病毒、结核杆菌、真菌及原虫等的防御免疫，在自身免疫性疾病、组织移植排斥反应、迟发变态反应及抗肿瘤作用等方面，都是由细胞免疫所主导的。B 淋巴细胞在有抗原存在时，可转变为能合成

免疫球蛋白的浆细胞，产生特异性抗体参与体液免疫。

6. 肺炎链球菌肺炎恢复期，出现一过性外周血中的中性粒细胞5叶及6叶者超过3%，提示的意义是

A. 机体反应性良好　　B. 机体反应差

C. 机体预后良好　　　D. 机体预后差

E. 正常现象

答案解析： E。正常人外周血中的中性粒细胞以3叶者为主，若5叶及以上者超过3%，称为核右移。常见于巨幼细胞贫血、恶性贫血等。在炎症恢复期出现一过性核右移是正常现象；若在疾病进行期突然发现核右移，表示预后不良。

考点发散： 外周血中中性粒细胞核象是指粒细胞的分叶情况。反映粒细胞的成熟程度，核象变化反映基本的病情发展和预后。核象变化可分为核象左移和核象右移两种。外周血中杆状核粒细胞增多和杆状核阶段以前的幼稚细胞出现称为核左移。外周血中中性分叶核粒细胞增多，同时分5叶核以上的细胞>3%称为核右移，这是造血功能衰退或者造血物质缺乏的表现，核右移常伴白细胞总数减少。

7. 下列疾病，常表现为鲜血便的是

A. 胃溃疡　　　　　B. 痔疮

C. 急性肠炎　　　　D. 过敏性肠炎

E. 胃癌

答案解析： B。痔疮是直肠下段黏膜下和肛管皮肤下的静脉丛淤血、扩张和屈曲所形成的静脉团，静脉团破裂后表现为鲜血便。

考点发散： 呕血、黑便是上消化道出血最常见的表现，消化性溃疡是最常见的病因。鲜血便常由下消化道，即屈氏韧带以下的消化道（包括空、回肠，结肠与直肠）疾病引起，常见病因有痔疮、肛裂、直肠癌等。

8. 可直接反应骨髓红细胞生成能力的指标是

A. RDW　　　　　B. RBC

C. Hb　　　　　　D. Ret

E. ESR

答案解析： D。网织红细胞（Ret）是晚幼红细胞到成熟红细胞之间的未完全成熟红细胞，其数量可直接反应骨髓红细胞生成能力。

考点发散： 网织红细胞是红细胞的前身。骨髓中红细胞系统的增生发育过程为：多能干细胞→单能干细胞→原始红细胞→早幼红细胞→中幼红细胞→晚幼红细胞→网织红细胞→成熟红细胞。晚幼红细胞以后细胞即不再分裂，发育过程中核被排出而成为网织红细胞。网织红细胞含有少量核糖核酸（RNA），用煌焦油蓝染色时成网状故名网织红细胞。网织红细胞进一步成熟，RNA消失而为成熟红细胞。

9. 下列各项可导致ESR增快的是

A. RBC数量增加　　B. RBC直径减小

C. 免疫复合物减少　　D. 白蛋白增加

E. 纤维蛋白原增加

答案解析： E。纤维蛋白原带正电荷，增多时可使红细胞表面负电荷减少，致血沉增快。

考点发散： 红细胞沉降率（ESR）是指红细胞在一定条件下沉降的速率，它受多种因素影响。正常情况下，红细胞膜表面的唾液酸带有负电荷，使红细胞互相排斥而保持悬浮稳定状态，沉降很慢。但在病理情况下，带有正电荷的血浆纤维蛋白原或球蛋白增多时可使红细胞表面负电荷减少，彼此易于沾边成缗钱状，导致血沉增快。

10. 作为外源性凝血系统较为灵敏和最常用的筛选试验是

A. CRT　　　　　B. PLT

C. BT　　　　　　D. PT

E. AT

答案解析： D。血浆凝血酶原时间（PT）是外源性凝血系统较为灵敏和最常用的筛选试验。

考点发散： 血浆凝血酶原时间主要反映外源性凝血是否正常。其原理是在抗凝血中加入足够量的组织凝血活酶（组织因子，TF）和适量的钙离子，满足外源性凝血条件，从加入钙离子到血浆凝固所需的时间即为PT。

11. 可作为鉴别原发性与继发性纤溶症的重要指标是

A. 血浆D－二聚体测定

B. FDP测定

C. BT

D. 3P试验

E. APTT

答案解析： A。FDP阳性或增高仅是体内纤溶亢进的标志，但不能鉴别原发性和继发性。血浆D－二聚体阳性或增高见于继发性纤溶症，而原发性纤溶症为阴性或不增高。

考点发散：D－二聚体主要反映纤维蛋白溶解功能。增高或阳性见于继发性纤维蛋白溶解功能亢进，如高凝状态、弥散性血管内凝血、肾脏疾病、器官移植排斥反应、溶栓治疗等。只要机体血管内有活化的血栓形成及纤维溶解活动，D－二聚体就会升高。心肌梗死、脑梗死、肺栓塞、静脉血栓形成、手术、肿瘤、弥散性血管内凝血、感染及组织坏死等均可导致D－二聚体升高。

12. 正常骨髓象的表现是

A. 增生明显活跃，粒红比值（2～4）∶1

B. 增生明显活跃，粒红比值（1～2）∶1

C. 增生活跃，粒红比值（2～4）∶1

D. 增生活跃，粒红比值（1～2）∶1

E. 增生减低，粒红比值（2～4）∶1

答案解析：C。粒红比值（M∶E）指粒细胞系各阶段细胞总和与各阶段幼红细胞总和之比，正常人为（2～4）∶1。

考点发散：骨髓内有核细胞的数量，反映了骨髓增生情况。一般可依据成熟红细胞和有核细胞的比例判定其增生程度：极度活跃、明显活跃、活跃（正常骨髓象）、减低、明显减低。

13. 下列疾病可出现酱油色尿液的是

A. 慢性肾小球肾炎　　B. 过敏性紫癜

C. 肾盂肾炎　　　　　D. 蚕豆病

E. 膀胱炎

答案解析：D。蚕豆病是一种葡萄糖－6－磷酸脱氢酶（G－6－PD）缺乏所导致的急性溶血性疾病，故患者尿液呈酱油色。

考点发散：正常人尿液是淡黄色、清晰透明的液体。血尿多见于肾结核、肾肿瘤、肾结石、急性肾小球肾炎、肾盂肾炎、膀胱炎等；浓茶样或酱油色尿多见于蚕豆病、阵发性睡眠性血红蛋白尿、血型不符的输血反应；深黄色、振荡后多有泡沫为胆红素尿，多见于黄疸性肝炎，也见于服用维生素B$_{12}$、甲硝唑、大黄的患者的酸性尿液中；乳白色尿见于丝虫病，也可见于结核、肿瘤、胸腹部创伤；脓尿和菌尿多见于肾盂肾炎、膀胱炎等。

14. 尿糖定性为阳性时，血糖应超过的浓度是

A. 7.88mmol/L　　　B. 6.88mmol/L

C. 7.0mmol/L　　　　D. 11.1mmol/L

E. 8.89mmol/L

答案解析：E。正常人尿中可有微量的葡萄糖，当血糖浓度超过肾糖阈8.89mmol/L（160mg/dl）或血糖正常但肾糖阈降低时，尿糖定性检测为阳性。

15. 下列可引起血糖正常性糖尿的疾病是

A. 脑血管疾病　　　　B. 肾病综合征

C. 糖尿病　　　　　　D. 肢端肥大症

E. 甲状腺功能亢进

答案解析：B。肾小管对葡萄糖的重吸收功能减退，肾糖阈值降低所致的糖尿称为血糖正常性糖尿，又称肾性糖尿。

考点发散：肾性糖尿是指血糖浓度正常而出现糖尿，患者空腹血糖及糖耐量均正常。各种先天或获得性原因（如家族性肾性糖尿及各种肾小管性酸中毒等）引起肾脏近曲小管损害，致使肾小管重吸收葡萄糖的功能减退，而肾小球滤过率仍然正常，因肾糖阈值降低而呈现糖尿，常伴有氨基酸、碳酸氢盐及尿酸等重吸收障碍。

16. 尿常规WBC（＋＋＋），镜检有大量白细胞管型，最可能的诊断是

A. 急性肾小球肾炎　　B. 狼疮性肾炎

C. 肾病综合征　　　　D. 急性肾盂肾炎

E. 肾结石

答案解析：D。白细胞管型是诊断肾盂肾炎及间质性肾炎的重要依据。

考点发散：尿常规检查白细胞阳性多为泌尿系感染，见于肾盂肾炎、膀胱炎、尿道炎及肾结核等。正常尿中无白细胞管型，其出现常提示肾实质有活动性感染病变，主要见于肾盂肾炎、肾脓肿等。

17. 健康人晨起尿液中可出现的管型是

A. 透明管型　　　　　B. 细胞管型

C. 颗粒管型　　　　　D. 蜡样管型

E. 脂肪管型

答案解析：A。正常人晨尿中可见少量透明管型。

考点发散：管型尿的形成与尿蛋白的性质、浓度、尿液酸碱度以及尿量有密切关系，看是否有管型尿宜采取清晨标本做检查，正常人尿中可见透明管型和颗粒管型，一般12小时尿内小于5000个，如增多或出现其他管型称为管型尿。红细胞管型来源于肾实质；白细胞管型是诊断肾盂肾炎及间质性肾炎的重要依据；上皮细胞管型提示急性肾衰；蜡样管型多见于慢性肾衰；脂肪管型见于肾病综合征。

18. 下列各项，不符合蜡样管型意义叙述的是
    A. 说明肾小管病变严重，预后较差
    B. 提示局部肾单位有长期阻塞性少尿或无尿
    C. 是细胞崩解的最后产物
    D. 见于慢性肾小球肾炎晚期、慢性肾衰竭及肾淀粉样变性
    E. 肾病综合征尿中大量出现

    答案解析：E。蜡样管形外型很像透明管型，但质地更加坚实、色泽较暗、折光性较强、直径较粗大。正常人尿中没有此种管型。尿中出现蜡样管型提示慢性肾功能不全或肾脏淀粉样变性。肾病综合征尿中出现的是脂肪管型。

19. 对急性肾小球肾炎最有诊断意义的管型是
    A. 白细胞管型　　　B. 颗粒管型
    C. 红细胞管型　　　D. 蜡样管型
    E. 脂肪管型

    答案解析：C。急性肾小球肾炎病理变化是肾小球滤过膜损伤，故常出现血尿及红细胞管型。

    考点发散：管型的临床意义。红细胞管型是指管型内含有多个红细胞。正常尿液无红细胞管型，当肾小球疾病和肾单位有出血时尿中可出现。如急性肾小球肾炎、慢性肾小球肾炎急性发作等。

20. 脑脊液外观为脓性，中性粒细胞和蛋白量显著增高，最可能的诊断是
    A. 脑肿瘤　　　　　B. 病毒性脑炎
    C. 结核性脑膜炎　　D. 感染性多发性神经炎
    E. 化脓性脑膜炎

    答案解析：E。化脓性脑膜炎，由于感染的是化脓菌，故脑脊液外观呈脓性；细胞增多，以中性粒细胞为主；蛋白质显著增加；葡萄糖明显减少或消失；氯化物稍低。

    考点发散：正常成年人的脑脊液约 100 ~ 150ml，其比重为 1，呈弱碱性，不含红细胞，但每立方毫米中约含 5 个淋巴细胞。正常脑脊液具有一定的化学成分和压力，对维持颅压的相对稳定有重要作用。患中枢神经系统疾病时，神经细胞的代谢紊乱，将使脑脊液的性状和成分发生改变；若脑脊液的循环路径受阻，颅内压力将增高。

21. 脑脊液外观呈毛玻璃样，静置后有薄膜形成，最可能的诊断是

    A. 流行性乙型脑炎　B. 结核性脑膜炎
    C. 病毒性脑膜炎　　D. 化脓性脑膜炎
    E. 新型隐球菌性脑膜炎

    答案解析：B。结核性脑膜炎时脑脊液外观微浊，毛玻璃样，静置后有薄膜形成；细胞数增加，早期以中性粒细胞为主，其后以淋巴细胞为主；蛋白质定性（＋＋），定量增加；葡萄糖减少；氯化物明显减少。

22. 可出现 A/G 比值倒置的疾病是
    A. 肝硬化　　　　　B. 急性心肌梗死
    C. 肠梗阻　　　　　D. 小细胞型肺癌
    E. 过敏性紫癜

    答案解析：A。白蛋白/球蛋白（A/G）比值是评价肝脏功能状态的重要指标。慢性肝炎、肝硬化、肝癌等慢性肝病，常导致肝脏合成白蛋白减少，而单核 - 巨噬细胞系统因受刺激合成 γ 球蛋白增加，从而使 A/G 比值发生变化，严重时可出现 A/G 比值倒置。

    考点发散：血清白蛋白和球蛋白改变的临床意义。A/G 比值反映了清蛋白与球蛋白浓度变化的关系。正常 A/G 比值为（1.5 ~ 2.5）/1。临床上常用 A/G 比值来衡量肝脏疾病的严重程度，当 A/G 比值小于 1 时，称比值倒置，为慢性肝炎或肝硬化的特征之一。

23. 下列疾病中，尿胆红素检查呈强阳性的是
    A. 新生儿黄疸
    B. 病毒性乙型肝炎
    C. 蚕豆病
    D. 遗传性球形红细胞增多症
    E. 胰头癌

    答案解析：E。阻塞性黄疸时血清中总胆红素增高，以结合胆红素增高为主，尿胆红素呈强阳性，见于胰头癌、胆石症、胆道肿瘤等。

24. 检验肝细胞受损比较敏感的指标是
    A. AST　　　　　　B. ALT
    C. AMY　　　　　　D. LDH
    E. GGT

    答案解析：B。肝细胞内 ALT 活性非常高，比血清高 100 倍以上，故只要有 1/100 的肝细胞坏死，便可使血清内酶活性升高 1 倍。故测定 ALT 是肝细胞受损最敏感的指标之一。

    考点发散：在各种酶检测中，ALT 和 AST 能敏感

地反映肝细胞是否损伤及损伤程度。由各种急性病毒性肝炎、药物或酒精引起急性肝细胞损伤时，检查血清 ALT 最敏感，在临床症状如黄疸出现之前 ALT 就已明显升高，同时 AST 也升高，但是 AST 升高程度不如 ALT。而在慢性肝炎和肝硬化时，AST 升高程度却超过 ALT，因此 AST 主要反映的是肝脏损伤程度。在重症肝炎时，由于大量肝细胞坏死，血中 ALT 逐渐下降，而此时胆红素却逐渐升高，即出现"胆酶分离"现象，这往往是肝坏死的前兆。在急性肝炎恢复期，如果出现 ALT 正常而 γ - GT 持续升高，常常提示肝炎慢性化转变。

25. 下列各项，有胆汁淤积指标酶之称的是

A. AST B. ALT

C. ALP D. LDH

E. GGT

答案解析：C。血清中碱性磷酸酶（ALP）主要来自肝细胞和成骨细胞，通常 ALP 随胆汁排入小肠，所以 ALP 可作为肝胆疾病诊断的一个指标，尤其是胆道阻塞性疾病，ALP 升高的程度与胆道阻塞程度成正比，有胆汁淤积指标酶之称。

26. ALT/AST <1 可见于的疾病是

A. 酒精性肝病 B. 慢性乙型肝炎

C. 脂肪肝 D. 肝硬化

E. 肝癌

答案解析：A。酒精性肝病时，ALT 基本正常，AST 显著升高，故 ALT/AST <1。

考点发散：临床上常用 AST/ALT 的比值来反映肝细胞的损害情况。肝病时 AST/ALT 比值 <1，常提示肝脏损害较轻，AST/ALT 比值 >1，则提示肝脏损害较重。但是在 ALT、AST 均在正常值范围内时意义不大。

27. 测定肾小球滤过率最常用的方法是

A. Cr B. BUN

C. CCr D. 尿浓缩稀释试验

E. 血清肽抑素

答案解析：C。内生肌酐清除率（CCr）是指肾脏在单位时间内能将若干体积血浆中所含的内生肌酐全部加以清除，通常以毫升/分（ml/min）来表示，是测定肾小球滤过率最常用的方法。

28. Cr 和 BUN 均增高时，最可能的诊断是

A. 急性心肌梗死 B. 肠梗阻

C. 肾功能衰竭 D. 肾盂肾炎

E. 糖尿病

答案解析：C。血肌酐（Cr）主要由肾小球过滤，肾实质损伤时，肾小球的滤过功能下降，内生肌酐清除率（CCr）减少，Cr 升高。血尿素氮（BUN）是指血清尿素中的氮，由于尿素经肾小球滤过，所以当肾实质有病变时，肾小球滤过率下降，尿素排出减少，造成血中 BUN 增高。

考点发散：血肌酐（Cr）和血尿素氮（BUN）在一定程度上可反映肾小球滤过功能的损害程度。血尿素氮（BUN）还受肾外因素的影响，如高蛋白饮食、消化道出血、脱水及高分解代谢时，可致血尿素氮（BUN）增高。在外源性肌酐摄入量稳定、体内肌酐生成量恒定的情况下，血肌酐（Cr）主要取决于肾小球的滤过能力，故较血尿素氮（BUN）更为准确。因此血清尿素氮与肌酐的比值的观察具有一定临床意义。

29. 诊断泌尿系统疾病首选的检查项目是

A. 血肌酐＋尿素氮测定

B. 尿比重测定

C. 内生肌酐清除率

D. 尿常规检查

E. 菊粉清除率测定

答案解析：D。泌尿系统的炎症、结石、结核、肿瘤及血管病变等，各种产物可直接进入尿液，引起尿液变化，治疗后病情好转时尿液可逐步改善。因此尿常规检查是泌尿系统疾病诊断和疗效观察的首选项目。

考点发散：尿常规是医学检验"三大常规"项目之一，不少肾脏病变早期就可以出现蛋白尿或者尿沉渣中有形成分。对于某些全身性病变以及身体其他脏器影响尿液改变的疾病如糖尿病、血液病、肝胆疾患、流行性出血热等的诊断，也有很重要的参考价值。同时，尿液的化验检查还可以反映一些疾病的治疗效果及预后。通过此项检查可以判断相应的病征。

30. 口服葡萄糖耐量试验（OGTT）检查结果为空腹血糖（FPG）6.5mmol/L，2h 血糖 10.2mmol/L，最可能的诊断是

A. 1 型糖尿病 B. 2 型糖尿病

C. 特殊类型糖尿病 D. 糖耐量降低

E. 空腹血糖受损

答案解析：D。正常人口服一定量的葡萄糖后，暂时升高的血糖刺激了胰岛素分泌增加，使血糖在短时间内降至空腹水平，此为耐糖现象。当糖代谢紊乱时，口服一定量的葡萄糖后血糖急剧升高，或升高不明显，但短时间内不能降至空腹水平（或原来水平），此为糖耐量异常或糖耐量降低。参考值：空腹血糖 < 6.1mmol/L，服糖后 0.5 ~ 1 小时，7.8 ~ 9.0mmol/L，峰值 < 11.1mmol/L；2 小时后血糖 ≤ 7.8mmol/L；3 小时后降至空腹水平。

考点发散：口服葡萄糖耐量试验，是指给病人口服 75g 葡萄糖，然后测其血糖变化，观察病人耐受葡萄糖的能力，是目前公认的诊断糖尿病的金标准，在血糖异常增高但尚未达到糖尿病诊断标准时，为明确是否为糖尿病可以采用该试验。

31. 不属于葡萄糖耐量试验（OGTT）的适应证的是

A. 无糖尿病症状，随机血糖或空腹血糖异常，以及有一过性或持续性糖尿者

B. 有糖尿病症状，但空腹血糖未达到诊断标准者

C. 妊娠期、甲状腺功能亢进症、肝脏疾病时出现糖尿者

D. 空腹血糖 > 7.0mmol/L

E. 无糖尿病症状，但有明显的糖尿病家族史

答案解析：D。而空腹血糖 > 7.0mmol/L 即可诊断为糖尿病。

考点发散：葡萄糖耐量试验（OGTT）的适应证包括：①无糖尿病症状，随机血糖或空腹血糖异常，以及有一过性或持续性糖尿者；②无糖尿病症状，但有明显的糖尿病家族史；③有糖尿病症状，但 FBG 未达到诊断标准者；④妊娠期、甲状腺功能亢进症、肝脏疾病时出现糖尿者；⑤分娩巨大胎儿或有巨大胎儿史的妇女；⑥原因不明的肾脏疾病或视网膜病变。

32. 可作为评估血糖控制效果的指标是

A. Hb　　　　　　B. FBG

C. TC　　　　　　D. OGTT

E. GHb

答案解析：E。糖化血红蛋白水平反映的是在检测前 120 天内的平均血糖水平，而与抽血时间、病人是否空腹、是否使用胰岛素等因素无关。是判定糖尿病长期控制的良好指标。

考点发散：糖化血红蛋白（GHb）是指血液中和葡萄糖结合的血红蛋白。当血液中葡萄糖浓度较高时，人体所形成的糖化血红蛋白含量也会相对较高。人体内红细胞的寿命一般为 120 天，在细胞死亡前，血液中糖化血红蛋白含量也会保持相对不变。

33. 以下血脂检查各项指标中，是动脉粥样硬化的危险因素的是

A. LDL – C↓　　　B. TG↓

C. apoA I↑　　　D. HDL – C↑

E. apoB↑

答案解析：E。apoB 是 LDL 的主要载脂蛋白，其水平直接与动脉粥样硬化、冠心病发病呈正相关。

考点发散：三酰甘油（TG）是甘油和 3 个脂肪酸所形成的酯，又称为中性脂肪。TG 是机体恒定的供能来源，主要存在于前 β 脂蛋白和乳糜颗粒中，直接参与胆固醇和胆固醇酯的合成。TG 增高是动脉粥样硬化的危险因素之一。低密度脂蛋白 – 胆固醇（LDL – C）中，LDL 是胆固醇的主要携带者，可向组织及细胞内运送胆固醇，直接促进动脉粥样硬化的形成。apoB 是 LDL 的主要载脂蛋白，其水平直接与动脉粥样硬化、冠心病发病呈正相关。高密度脂蛋白（HDL – C）中，HDL 有将周围组织中的胆固醇逆向转运至肝脏并转化为胆汁酸而清除的功能，因此 HDL 有抗动脉粥样硬化的作用。apoA I 为 HDL 的主要载脂蛋白，可将组织细胞内多余的胆固醇运至肝脏处理，对防止动脉粥样硬化的发生及发展有重要意义。

34. 急性心肌梗死后 CK 开始升高的时间是

A. 4 ~ 6 小时　　　B. 1 ~ 2 小时

C. 0.5 ~ 1 小时　　D. 12 ~ 24 小时

E. 12 ~ 36 小时

答案解析：A。肌酸激酶在急性心肌梗死发病后 4 ~ 10 小时开始升高，12 ~ 36 小时达高峰，72 ~ 96 小时恢复正常，是急性心肌梗死早期诊断的敏感指标之一。

考点发散：肌酸激酶（CK）主要存在于胞质和线粒体中，以骨骼肌、心肌含量最多，其次是脑组织和平滑肌。

35. 诊断 AMI 最特异的心肌损伤标志物是

A. CK　　　　　　B. CK – MB

C. AST　　　　　D. cTnT

E. Mb

答案解析： D。cTnT 以复合物的形式存在于细丝上，6% ~8% 的 cTnT 以游离的形式存在于心肌细胞胞质中。当心肌细胞损伤时，cTnT 便释放到血清中。cTnT 是诊断 AMI 的确定性标志物。

考点发散： 肌钙蛋白（cTnT）是肌肉收缩的调节蛋白。AMI 发病后 3 ~6 小时的 cTnT 即升高，10 ~24 小时达峰值，其峰值可为参考值的 30 ~40 倍，诊断急性心肌梗死的灵敏度为 50% ~59%，特异性为 74% ~96%，故其特异性明显优于 CK - MB 和 LDH。

36. 唯一可通过胎盘的免疫球蛋白是

A. IgA　　　　　B. IgM

C. IgG　　　　　D. IgD

E. IgE

答案解析： C。免疫球蛋白可以分为 IgG、IgA、IgM、IgD、IgE 五类，其中 IgG 是唯一可通过胎盘的免疫球蛋白，是新生儿自然获得的免疫抗体。

考点发散： 免疫球蛋白是具有抗体活性的动物蛋白。主要存在于血浆中，也见于其他体液、组织和一些分泌液中。人血浆内的免疫球蛋白大多数存在于丙种球蛋白（γ - 球蛋白）中。由两条相同的轻链和两条相同的重链所组成，是一类重要的免疫效应分子。由高等动物免疫系统淋巴细胞产生的蛋白质，经抗原的诱导可以转化为抗体。因结构不同可分为 IgG、IgA、IgM、IgD 和 IgE 5 种，多数为丙种球蛋白。可溶性免疫球蛋白存在于体液中，参与体液免疫；膜型免疫球蛋白是 B 淋巴细胞抗原受体。

37. 关于抗链球菌溶血素 O（ASO）叙述不正确的是

A. ASO 增高提示曾有溶血性链球菌感染，是近期感染的标志

B. ASO 在溶血性链球菌感染后 1 周开始升高，4 ~6 周达高峰

C. 正常人血清中有一定量的 ASO

D. ASO 增高可见于扁桃体炎

E. 高胆固醇血症也可引起 ASO 增高

答案解析： A。抗链球菌溶血素 O 在溶血性链球菌感染后 1 周开始升高，4 ~6 周达高峰，并可持续至病愈后数月到数年。

考点发散： ASO 增高是提示曾有溶血性链球菌感染的标志，不一定是近期感染。正常人血清中也有一定量的 ASO，但 <500U。ASO 增高可见于感染性心内膜炎、扁桃体炎、风湿热、链球菌感染后急性肾小球肾炎等，也可见于高胆固醇血症、巨球蛋白血症等。

38. 注射乙型肝炎疫苗后，乙肝五项检查中呈阳性的指标是

A. HBsAg　　　　　B. HBsAb

C. HBeAg　　　　　D. HBeAb

E. HBcAb

答案解析： B。HBsAb 是乙肝五项中唯一保护性抗体，阳性可见于注射过乙型肝炎疫苗，或曾感染过 HBV。

考点发散： HBsAg（乙肝表面抗原）它是乙肝病毒的外壳物质，本身没有传染性。它的阳性往往提示有完整的病毒颗粒存在。抗 - HBs（乙肝表面抗体，HbsAb）存在提示人对乙肝有了抵抗力。HBeAg（乙型肝炎 e 抗原）它产生于病毒内部，可分泌血液中，e 抗原阳性提示病毒有活动，而且是具有传染性的指标。抗 - HBe（乙肝 e 抗体，HBeAb）是人体针对 e 抗原产生的一种蛋白物质，阳性结果提示病毒的传染性变弱，病情已处于恢复阶段。抗 - HBc（乙肝核心抗体，HbcAb）这种抗体分 IgM 和 IgG 两种：抗 HBc - IgM 阳性提示病毒活动，有传染性；抗 HBc - IgG 阳性提示为以往感染，无传染性，不需抗病毒治疗。其他，HBV - DNA 是病毒的遗传基因，存在于病毒的核心部位，它的阳性和 HBeAg 阳性意义基本是一致的。

39. 下列肾功能检查，能够测定肾小管功能的是

A. 昼夜尿比密试验　　B. 血清肌酐测定

C. 血清尿素氮测定　　D. 血清尿酸测定

E. 内生肌酐清除率

答案解析： A。通过测定正常 24 小时尿量、昼尿量与夜尿量之比及尿比密，了解远端肾小管和集合管重吸收功能的检查方法。

考点发散： ①尿少、比密高：见于各种原因引起的肾血容量不足（肾前性）、急性肾炎（肾性）等；②夜尿多、比密低：提示肾小管功能受损，如慢性肾炎等；③尿比密低而固定：见于肾脏病变晚期，提示肾小管功能极差；④尿量明显增多：是尿崩症的典型表现。

40. HBV 感染最直接、最灵敏和特异的检测指标是

A. HBsAg　　　　　B. HBeAg

C. HBcAg　　　　　D. HBeAb

E. HBV – DNA

答案解析：E。HBV – DNA 被包裹在 HBV 的核心中，当机体感染 HBV 时，在外周血中 HBV – DNA 的出现要早于血清学的抗原抗体指标，并且只有 HBV – DNA 存在才会引起感染，故 HBV – DNA 是感染最直接、最灵敏和特异的检测指标。

考点发散：HBV – DNA 是病毒的遗传基因，存在于病毒的核心部位，它的阳性提示病毒有活动，而且是具有传染性的指标。

41. 患者血清幽门螺杆菌抗体阳性，其可能的疾病是

A. 肠息肉　　　　　B. 肝癌

C. 肠易激综合征　　D. 消化性溃疡

E. 反流性食道炎

答案解析：D。血清幽门螺杆菌抗体阳性见于胃、十二指肠幽门螺旋菌感染，如胃炎、消化性溃疡等，也可见于胃癌和胃黏膜相关性淋巴样组织淋巴瘤。其敏感性大于 90%，特异性为 85%。

考点发散：幽门螺杆菌进入胃后，借助菌体一侧的鞭毛提供动力穿过黏液层。研究表明，幽门螺杆菌在黏稠的环境下具有极强的运动能力，强动力性是幽门螺杆菌致病的重要因素。幽门螺杆菌到达上皮表面后，通过黏附素，牢牢地与上皮细胞连接在一起，避免随食物一起被胃排空；并分泌过氧化物歧化酶（SOD）和过氧化氢酶，以保护其不受中性粒细胞的杀伤作用。幽门螺杆菌富含尿素酶，通过尿素酶水解尿素产生氨，在菌体周围形成"氨云"保护层，以抵抗胃酸的杀灭作用。幽门螺杆菌感染明显地增加了发生十二指肠和胃溃疡的危险性。大约 1/6 幽门螺杆菌感染者可能发生消化性溃疡病。

42. 下列对诊断类风湿关节炎最有意义的指标是

A. ASO　　　　　B. Hb

C. RF　　　　　　D. AFP

E. CE

答案解析：C。类风湿因子（RF）主要存在于类风湿关节炎患者的血清和关节液中，未经治疗的类风湿关节炎患者，RF 阳性率为 80%，且滴度常 >1：160。

考点发散：临床上动态观察滴度变化，可作为病

变活动及药物治疗后疗效的评价。

43. 下列常用于产前常规检查的指标是

A. ASO　　　　　B. 弓形虫抗体

C. CA125　　　　D. ALP

E. 结核分枝杆菌抗体

答案解析：B。弓形虫属原虫，因其有致畸性，故将其作为产前常规检查。

考点发散：先天性弓形虫感染可引起神经系统，特别是生后远期智力障碍，若孕妇感染可引起流产、胎儿先天畸形，因此临床极为重视。

44. 下列各项中，引起血清胆固醇减低的是

A. 动脉粥样硬化　　B. 肾病综合征

C. 糖尿病　　　　　D. 痛风

E. 甲亢

答案解析：E。甲亢患者代谢旺盛，促进胆固醇代谢分解成胆汁酸，使胆固醇减低。

考点发散：血清总胆固醇是指血液中所有脂蛋白所含胆固醇之总和。总胆固醇包括游离胆固醇和胆固醇酯，肝脏是合成和贮存的主要器官。胆固醇是合成肾上腺皮质激素、性激素、胆汁酸及维生素 D 等生理活性物质的重要原料，也是构成细胞膜的主要成分，其血清浓度可作为脂代谢的指标。

二、B1 型题

（1～2 题共用备选答案）

A. 120～90g/L　　　B. 110～90g/L

C. 90～60g/L　　　 D. 60～30g/L

E. 30～10g/L

1. 成年女性轻度贫血时，血红蛋白含量的标准判断是

2. 成年男性重度贫血时，血红蛋白含量的标准判断是

答案解析：1. B　2. D。单位容积内循环血液中红细胞数、血红蛋白量低于参考值低限，称为贫血。临床上通常根据血红蛋白减低的程度将贫血分为四级，即轻度：男性 <120g/L，女性 <110g/L，但 >90g/L；中度：90～60g/L；重度：60～30g/L；极重度：<30g/L。

考点发散：血红蛋白的特性：在氧含量高的地方，容易与氧结合；在氧含量低的地方，又容易与氧分离。血红蛋白的这一特性，使红细胞具有运输氧的功能。外周血血红蛋白正常值，成年男性：135～175g/L；成年女性：110～150g/L。

（3～4题共用备选答案）

　　A. WBC 增高　　　　B. RBC 减少

　　C. Hb 增高　　　　　D. Ret 增高

　　E. ESR 减慢

3. 判断贫血治疗效果的指标是

4. 早期诊断内出血的指标是

　　答案解析：3. D　4. A。贫血病人，给予有关抗贫血药物后，网织红细胞（Ret）增高说明治疗有效，反之，说明无效。内出血早期（1～2小时内），因为反射性血管收缩及脾脏释放贮存血，血液来不及稀释，病人的红细胞数和血红蛋白保持在正常范围。因此白细胞增高可作为早期诊断内出血的参考指标。

　　考点发散：网织红细胞是尚未完全成熟的红细胞，在周围血液中的数值可反映骨髓红细胞的生成功能，因而对血液病的诊断和治疗反应的观察均有其重要意义。白细胞在人体中担负许多重任，它具有吞噬异物并产生抗体的作用，机体伤病的损伤治愈能力，抗御病原体入侵的能力，对疾病的免疫抵抗力等。

（5～6题共用备选答案）

　　A. 大细胞性贫血

　　B. 正常细胞性贫血

　　C. 单纯小细胞性贫血

　　D. 小细胞低色素性贫血

　　E. 小细胞均一性贫血

5. 急性溶血引起的贫血属于

6. 巨幼细胞贫血属于

　　答案解析：5. B　6. A。急性溶血引起的贫血时，红细胞平均体积（MCV）80～100fl，红细胞平均血红蛋白量（MCH）27～34pg，红细胞平均血红蛋白浓度320～360g/L，属于正常细胞性贫血。巨幼细胞性贫血时，红细胞平均体积（MCV）高于100fl，红细胞平均血红蛋白量（MCH）高于34pg，红细胞平均血红蛋白浓度320～360g/L，属于大细胞性贫血。

　　考点发散：贫血的形态学分类主要是根据红细胞平均体积（MCV）及红细胞平均血红蛋白浓度（MCHC）两项形态学特点，将所有贫血分成正常细胞型、小细胞低色素型、大细胞型三种。这一分类法的优点是从红细胞的形态学特点可以推测贫血的发病机制和可能病因，对于小细胞低色素型贫血和大细胞型贫血的病因估计意义更大。

（7～8题共用备选答案）

　　A. AFP　　　　　　　B. ALP

　　C. PSA　　　　　　　D. CA125

　　E. CEA

7. 可用于诊断结肠癌的肿瘤标志物是

8. 可用于诊断卵巢癌的肿瘤标志物是

　　答案解析：7. E　8. D。CEA 是一种广谱性肿瘤标志物，可在多种肿瘤中表达，临床上主要用于辅助恶性肿瘤的诊断、判断预后、监测疗效和肿瘤复发等。CEA 升高主要见于胰腺癌、结肠癌、直肠癌、乳腺癌、胃癌、肺癌等患者。CA125 存在于卵巢癌组织细胞和浆液性腺癌组织中。卵巢上皮癌病人的 CA125 浓度可明显升高，早期诊断和复发诊断的敏感性可达 50%～90%，故对诊断卵巢癌有较大临床价值，尤其对观察治疗效果和判断复发较为灵敏。

　　考点发散：肿瘤标志物是反映肿瘤存在的化学类物质。它们或不存在于正常成人组织而仅见于胚胎组织，或在肿瘤组织中的含量大大超过在正常组织里的含量，它们的存在或量变可以提示肿瘤的性质，借以了解肿瘤的组织发生、细胞分化、细胞功能，以帮助肿瘤的诊断、分类、预后判断以及治疗指导。

（9～10题共用备选答案）

　　A. PLT 和 FPA　　　B. APTT 和 PLT

　　C. BT 和 PLT　　　　D. PT 和 APTT

　　E. PLT 和 PT

9. 属于一期止血缺陷筛选的试验是

10. 属于二期止血缺陷筛选的试验是

　　答案解析：9. C　10. D。一期止血缺陷是指血管壁和血小板异常所致的出血性疾病，其筛选试验包括血小板计数（PLT）和出血时间（BT）。二期止血缺陷是指凝血因子缺乏或病理性抗凝物质存在所致的出血性疾病，其筛选试验包括活化部分凝血酶时间（APTT）和血浆凝血酶原时间（PT）。

　　考点发散：血液凝固简称凝血，是血液由流动状态变为凝胶状态的过程，它是止血功能的重要组成部分。凝血过程是一系列凝血因子被相继酶解激活的过程，最终生成凝血酶，形成纤维蛋白凝块。机体凝血系统包括凝血和抗凝两个方面，两者间的动态平衡是正常机体维持体内血液流动状态和防止血液丢失的关键。机体的正常止凝血，主要依赖于完整的血管壁结构和功能、有效的血小板质量和数量、正常的血浆凝血因子活性。

（11～12题共用备选答案）

    A. 2500ml　　　　　　B. 2000ml

    C. 1000ml　　　　　　D. 400ml

    E. 100ml

11. 多尿是指24小时尿量超过

12. 少尿是指24小时尿量少于

    答案解析：11. A　12. D。正常人尿量为1000～2000ml/24h。24小时尿量超过2500ml者，称为多尿。24小时尿量少于400ml者，称为少尿。24小时尿量少于100ml者，称为无尿。

    考点发散：①多尿：正常人大量饮水可致多尿，称为水利尿。病态性多尿分为肾源性和非肾源性两类。前者产生于各种原因所致的肾小管功能不全，慢性间质性肾炎和急性肾衰多尿期，肾性尿崩症；后者见于溶质利尿，如糖尿病、应用甘露醇、中枢性尿崩症、神经性烦渴、癔病性多尿等。②少尿或无尿：少尿分为肾前性、肾性及肾后性。肾前性常为产量不足、排血量下降所致；肾性为各种肾脏实质性改变导致；肾后性多由于尿路梗阻或排尿障碍。诊断少尿时应除外尿潴留。少尿和无尿是临床上威胁生命的极其严重的症状，患者应马上到医院检查病因，并予以迅速有效的处理。

（13～14题共用备选答案）

    A. 3个　　　　　　　　B. 5个

    C. 8个　　　　　　　　D. 10个

    E. 12个

13. 镜下血尿是指每高倍视野尿红细胞数超过的数目是

14. 镜下脓尿是指每高倍视野尿白细胞数超过的数目是

    答案解析：13. A　14. B。正常人尿液中红细胞平均0～3个/HP；若每高倍视野红细胞超过3个，尿外观无血色者，称为镜下血尿。正常人尿液中白细胞平均0～5个/HP；若每高倍视野白细胞或脓细胞数超过5个，称为镜下脓尿。

    考点发散：镜下血尿，见于急慢性肾小球肾炎、泌尿系结石、肿瘤等；正常人尿中允许出现少量白细胞或（和）脓细胞。若每高倍视野白细胞或脓细胞数超过正常，见于尿路感染。

（15～16题共用备选答案）

    A. 白陶土样便　　　　　B. 柏油样便

    C. 米泔水样便　　　　　D. 冻状便

    E. 鲜血便

15. 霍乱患者可出现的粪便是

16. 胃癌患者可出现的粪便是

    答案解析：15. C　16. B。米泔水样便呈白色淘米水样，内含有黏液片块，量大、稀水样，见于重症霍乱、副霍乱患者。柏油样为便稀薄、黏稠、漆黑、发亮的黑色粪便，形似柏油，故称柏油样便，见于胃癌、消化性溃疡等引起的上消化道出血。

    考点发散：正常成人粪便为黄褐色圆柱状软便，病理情况下，可有以下改变：①食糜样或稀汁样便：见于各种原因引起的腹泻；②黏液、脓样或脓血便：见于痢疾、溃疡性结肠炎、直肠癌；③冻状便：过敏性结肠炎病人常于腹部绞痛之后，排出黏冻状便；④柏油样便：黑色富有光泽，呈柏油样，见于各种原因引起的上消化道出血；⑤鲜血便：见于肠道下段出血性疾病，如痢疾、结肠癌、痔疮等；⑥白陶土样便：见于各种原因引起的阻塞性黄疸；⑦绿色稀便：见于乳儿消化不良，因肠蠕动过快，胆绿素由粪便中排出所致；⑧细条状便：经常排细条状或扁条状粪便，说明有肠狭窄，见于直肠癌；⑨米泔样便：呈白色淘米水样，内含黏液片块、量多，见于霍乱和副霍乱。

（17～18题共用备选答案）

    A. 骨骼肌　　　　　　　B. 心肌

    C. 肝脏　　　　　　　　D. 肾脏

    E. 脑组织

17. ALT主要分布的脏器组织是

18. AST主要分布的脏器组织是

    答案解析：17. C　18. B。ALT主要分布在肝脏，其次是骨骼肌、肾脏、心肌等组织中；AST主要分布在心肌，其次在肝脏、骨骼肌和肾脏组织中。在肝细胞中，ALT主要存在于非线粒体中，而大约80%的AST存在于线粒体内。

    考点发散：转氨酶主要存在于肝细胞内。当肝细胞发生炎症、坏死、中毒等，造成肝细胞受损时，转氨酶便会释放到血液里，使血清转氨酶升高。通常，体检中主要检查的转氨酶是谷丙转氨酶（ALT）。

（19～20题共用备选答案）

    A. ≥7.0mmol/L　　　　B. >5.6mmol/L

C. ≥11.1mmol/L　　D. >7.8mmol/L

E. >10.0mmol/L

19. 成人空腹血糖诊断糖尿病的标准是

20. 成人糖尿病症状 + 随机血糖诊断糖尿病的标准是

答案解析：19. A　20. C。空腹血糖 ≥7.0mmol/L 或糖尿病症状 + 随机血糖≥11.1mmol/L，即可诊断为糖尿病。

考点发散：血液中的糖分称为血糖，绝大多数情况下都是葡萄糖（英文简写 Glu）。体内各组织细胞活动所需的能量大部分来自葡萄糖，所以血糖必须保持一定的水平才能维持体内各器官和组织的需要。正常人空腹血糖浓度为 3.9～6.0mmol/L。不同时间段监测血糖的意义不同：空腹血糖主要反映在基础状态下（最后一次进食后 8～10 小时）没有饮食负荷时的血糖水平，是糖尿病诊断的重要依据。餐后 2 小时的血糖反映胰岛 B 细胞储备功能的重要指标，即进食后食物刺激 B 细胞分泌胰岛素的能力。测餐后 2 小时的血糖能发现可能存在的餐后高血糖，能较好的反映进食与使用降糖药是否合适，这是空腹血糖不能反映的。睡前血糖反映胰岛 B 细胞对进食晚餐后高血糖的控制能力。是指导夜间用药或注射胰岛素剂量的依据。随机血糖可以了解机体在特殊情况下对血糖的影响，如进餐的多少、饮酒、劳累、生病、情绪变化、月经期等。

（21～22 题共用备选答案）

A. HBsAg 阳性、HBsAb 阳性、HBeAb 阳性

B. HBsAb 阳性、HBeAb 阳性、HBcAb 阳性

C. HBsAg 阳性、HBeAg 阳性、HBcAb 阳性

D. HBsAg 阳性、HBeAg 阳性、HBcAg 阳性

E. HBsAg 阳性、HBeAb 阳性、HBcAb 阳性

21. 乙肝五项检查呈"小三阳"的阳性指标是

22. 乙肝五项检查呈"大三阳"的阳性指标是

答案解析：21. E　22. C。HBsAg 阳性、HBeAb 阳性、HBcAb 阳性俗称"小三阳"，提示 HBV 复制减少，传染性已降低。HBsAg 阳性、HBeAg 阳性、HBcAb 阳性俗称"大三阳"，提示 HBV 正在大量复制，有较强的传染性。

（23～24 题共用备选答案）

A. AFP　　　　　　B. ALP

C. PSA　　　　　　D. CA125

E. CEA

23. 可用于诊断原发性肝癌的指标是

24. 可用于诊断前列腺癌的指标是

答案解析：23. A　24. C。甲胎蛋白（AFP）是在胎儿早期由肝脏和卵黄囊合成的一种血清糖蛋白，出生后，AFP 的合成很快受到抑制。当肝细胞或生殖腺胚胎组织发生恶性病变时，有关基因重新被激活，使原来已丧失合成 AFP 能力的细胞又重新开始合成，以致血中 AFP 含量明显升高。因此血中 AFP 浓度检测对诊断肝细胞癌及滋养细胞恶性肿瘤有重要的临床价值。前列腺特异抗原（PSA）是一种由前列腺分泌的单链糖蛋白，它存在于前列腺管道的上皮细胞中，在前列腺癌时可见 PSA 血清水平明显升高。

第四单元　影像诊断

一、A1 型题

1. 下列各项，不符合双侧弥漫性阻塞性肺气肿 X 线表现的是

A. 肺纹理稀疏、细小

B. 两肺野透亮度降低

C. 纵隔狭长

D. 肺野密度降低

E. 横膈低平

答案解析：B。肺气肿时肺体积增大，含气量增多，肺野透亮度应增高。

考点发散：弥漫性阻塞性肺气肿 X 线表现为两肺野透明度增加，常有肺大疱出现，肺纹理稀疏。肺气肿晚期，肺组织及毛细血管床破坏加重，气肿区小血管变细减少，肺野透明度明显增加；胸廓前后径及横径均增大，肋间隙增宽，横膈低平且活动减弱；心影狭长呈垂位心形，中心肺动脉可以增粗，外围肺血管纹理变细，严重者出现肺动脉高压及肺心病。

2. 下列各项，属于原发型肺结核典型 X 线表现的是

A. 肺尖处片状高密度影

B. 双肺弥漫性散在分布的粟粒状阴影

C. 由原发浸润、淋巴管炎和肺门淋巴结肿大组成

的哑铃状影

    D. 有空洞形成

    E. 双肺散在条索状阴影

答案解析：C。原发型肺结核典型表现由三部分构成，分别为原发浸润、淋巴管炎和肺门淋巴结肿大。

考点发散：原发型肺结核的典型表现有三个 X 线征：①原发浸润：肺近胸膜处原发病灶，多位于中上肺野，其他肺野则少见。为局限性斑片状阴影，中央较浓密，周边较淡而模糊，当周边炎症吸收后则边缘略清晰。②淋巴管炎：从原发病灶向肺门走行的条索状阴影，不规则，此阴影仅一过性出现，一般不易见到。③肺门、纵隔淋巴结肿大：结核菌沿淋巴管引流至肺门和纵隔淋巴结，引起肺和纵隔淋巴结肿大。表现为肺门增大或纵隔边缘肿大淋巴结突向肺野。增大的淋巴结有时可压迫支气管，引起相应肺叶的不张。

3. 下列各项，属于大叶性肺炎典型 X 线表现的是

    A. 肺野内不均匀散在分布的斑片状阴影

    B. 肺纹理增多、增粗、扭曲

    C. 边缘锐利光滑的球形阴影

    D. 均匀性密度增高影，呈肺段或大叶性分布

    E. 卫星灶

答案解析：D。大叶性肺炎的 X 线表现为肺野内密度均匀的实变影，其特点为累及整个肺叶，或呈肺段分布。

考点发散：大叶性肺炎充血期可无阳性发现，或仅肺纹理增多，透明度略低。至实变期（包括红色肝样变及灰色肝样变期）表现为密度均匀的致密影，炎症累及肺段表现为片状或三角形致密影；累及整个肺叶，呈以叶间裂为界的大片致密阴影，有时致密阴影内可见透亮支气管影，即支气管充气征。消散期时实变区密度逐渐减低，由于病变的消散不均，表现为大小不等、分布不规则的斑片状阴影。炎症最终可完全吸收，或只留少量索条状阴影，偶可机化演变为机化性肺炎。

4. 下列各项，不属于周围型肺癌 X 线表现的是

    A. 分叶征   B. 毛刺征

    C. 胸膜凹陷征   D. 爆米花样钙化

    E. 不规则厚壁空洞

答案解析：D。爆米花样钙化为肺错构瘤的典型表现。

考点发散：周围型肺癌 X 线表现为肺内球形肿块。肿块常见不规则的分叶、短细的毛刺和不规则的厚壁空洞等，肿块内钙化很少见。

5. 下列各项关于中心型肺癌说法错误的是

    A. 肺门肿块影

    B. 可引起阻塞性肺不张

    C. 纵隔淋巴结肿大

    D. 发生于主支气管、肺叶支气管及段支气管

    E. 肺野内多发结节状阴影

答案解析：E。中心型肺癌一般来源于较大支气管，生长部位在肺门附近。

考点发散：中央型肺癌 X 线表现为肺门影密度增高、增大和肺门区肿块影为其直接征象，同时常伴有间接征象，包括阻塞性肺气肿，阻塞性肺炎和阻塞性肺不张等表现。

6. 下列关于胸膜病变的描述错误的是

    A. 大量胸腔积液可使纵隔向对侧移位

    B. 中量积液，立位胸片可见液体上缘呈内高外低的弧形凹面影

    C. 液气胸时 X 线片上可见横贯一侧胸腔的气液平面

    D. 少量积液立位胸片可表现为肋膈角变钝

    E. 气胸 X 线片上可见被压缩的肺组织边缘，局部透亮度增高，其内无肺纹理

答案解析：B。中量胸腔积液液体上缘应为外高内低的弧线影。

考点发散：中量游离性胸腔积液上缘在第 4 肋前端平面以上，第 2 肋前端平面以下，中下肺野呈均匀致密影。

7. 下列关于一侧阻塞性肺不张的说法错误的是

    A. 纵隔向患侧移位

    B. 横膈上移

    C. 肋间隙变窄

    D. 患侧肺野呈均匀的密度增高影

    E. 因支气管部分阻塞而引起

答案解析：E。支气管完全阻塞方可引起阻塞性肺不张。

考点发散：①一侧性肺不张：患侧肺野均匀致密，肋间隙变窄，纵隔向患侧移位，横膈升高。健侧有代偿性肺气肿表现。②肺叶不张：不张肺叶缩小，密度均匀增高，相邻叶间裂呈向心性移位。纵隔及肺门可有不同程度向患部移位。邻近肺叶

可出现代偿性肺气肿。③肺段不张：单纯肺段不张较少见，后前位一般呈三角形致密影，基底向外，尖端指向肺门，肺段缩小。④小叶不张：为多数终末细支气管被黏液阻塞所致，表现为多数小斑片状。

8. 下列各项，可形成"反S征"典型X线表现的疾病是

A. 右肺中心型肺癌伴右肺上叶不张

B. 大叶性肺炎

C. 肺结核

D. 肺脓肿

E. 周围型肺癌

答案解析：A。肺门肿块下缘与不张的右肺上叶下缘相连形成"反S征"表现。

考点发散：横"S"征见于右侧中央型肺癌，发生于右肺门的肺癌，累及上叶支气管，肺门部的肿块和右肺上叶不张连在一起，形成横行"S"状的下缘。

9. 下列关于继发性肺结核的说法错误的是

A. 好发于上叶尖段、后段及下叶尖段

B. 结核球周围可见卫星灶

C. 此型结核包括浸润、增殖、纤维化、钙化等多种性质的病变

D. 多见于成人

E. X线片上可见分布于双肺中、下肺野的球状阴影

答案解析：E。继发性肺结核的好发于上叶尖段、后段及下叶尖段，病变的多样性是其特点。

10. 下列关于急性粟粒性肺结核典型X线表现描述正确的是

A. 肺纹理模糊不清

B. 肺野内分布均匀、大小及密度相同的粟粒性病变

C. 肺野内可见边界清楚的大片状阴影

D. 肺野内可见毛玻璃样病变

E. 肺野内可见斑点状钙化影

答案解析：B。急性粟粒性肺结核典型表现为"三均匀"，即大小均匀、密度均匀、分布均匀。

考点发散：急性粟粒型肺结核又称急性血行播散型肺结核，X线表现为两肺弥漫性粟粒状阴影。粟粒大小为1~2mm，边缘清晰。粟粒影像特点主要为三均匀，即大小均匀、密度均匀、分布均匀。

11. 下列各项，在心脏后前位X线片上，构成左心缘下段的是

A. 左心房   B. 左心室

C. 肺动脉   D. 右心房

E. 右心室

答案解析：B。正常心脏后前位左心缘下段为左心室段。

考点发散：后前位片上心脏、大血管有左、右两个边缘。右缘分为两段，上段由主动脉与上腔静脉构成，下段为右房构成。左缘分三段，自上向下依次分为主动脉结、肺动脉段、左室。

12. 下列各项中，于心脏右前斜位吞钡像，可见增大且有食管后移的部位是

A. 左心室   B. 右心室

C. 左心房   D. 右心房

E. 主动脉

答案解析：C。左心房增大时，于右前斜位食管服钡可见食管受压向后移位。

考点发散：左心房扩大造成食管压迹和移位；心底部双心房影，右心缘双弧影；左主支气管受压抬高；心左缘可见左心耳突出（第三弓）。

13. 下列各项，不属于肺充血表现的是

A. 肺门阴影增大

B. 肺动脉段膨隆

C. 透视下可见肺门动脉搏动增强

D. 肺野透亮度降低

E. 肺纹理增粗、边缘清楚

答案解析：D。肺野透亮度降低见于肺淤血。

考点发散：肺充血常见于左向右分流的先天性心脏病，如房或室间隔缺损、动脉导管未闭。亦可见于循环血量增加的甲状腺功能亢进和贫血。主要X线表现为肺动脉分支成比例地增粗且向外周伸展，边缘清晰锐利，肺野透明度正常。长期肺充血，可导致肺小动脉痉挛、收缩、血管内膜增生、管腔变窄，最后引起肺动脉高压。

14. 下列关于右心室增大描述错误的是

A. 心尖上翘抬高

B. 心尖向左下移位

C. 右前斜位，心前缘下段向前膨凸

D. 右前斜位显示心前间隙变窄

E. 常见原因为二尖瓣狭窄

答案解析：B。心尖向左下移位代表左心室增大。

考点发散：右心室增大X线表现：后前位像右心缘主要向左增大，心腰膨隆，心呈二尖瓣型；右前斜位像心前缘下段膨隆，心前间隙变窄；左前斜位像心室膈段增长，室间沟向后上移位。

15. 下列有关透视与平片两种检查方法的描述错误的是

 A. 平片对于细微病变的显示优于透视

 B. 透视优势是可动态观察

 C. 平片可留下永久记录

 D. 平片可多体位多角度观察

 E. 透视接受X线剂量较大

答案解析：D。透视的优点是可动态观察，多角度多体位观察，平片是某一瞬间静止的状态。

考点发散：平片的优点是图像质量优，有永久记录，接受X线剂量较小。

16. 下列关于X线检查心脏的说法错误的是

 A. 心脏后前位片上，右心缘下段为右心室

 B. 正常心型包括横位心、斜位心、垂位心

 C. 左心室增大可见左心缘向左、向下延伸

 D. 婴幼儿心脏多呈球形，心胸比率较大

 E. 心包积液可见心脏普遍增大，心缘各段正常分界消失

答案解析：A。心脏后前位片上，右心缘下段为右心房。

考点发散：后前位片上正常心型包括横位心、斜位心、垂位心。婴幼儿心脏多呈球形，心胸比率较大。心脏、大血管右缘分为两段，上段由主动脉与上腔静脉构成，下段为右房构成。心脏、大血管左缘分三段，自上向下依次分为主动脉结、肺动脉段、左室。

17. 正常人心胸比率应小于的数值是

 A. 0.45   B. 0.60

 C. 0.50   D. 0.40

 E. 0.55

答案解析：C。正常人心脏在胸廓中的比率应小于一半。

考点发散：心胸比率是确定心脏有无增大的最简单方法。心胸比率是心影最大横径与胸廓最大横径之比。心影最大横径是心影左右缘最突一点至胸廓中线垂直距离之和。胸廓最大横径是在右膈顶平面两侧胸廓肋骨内缘间连线的长度。正常成

人心胸比率 <0.5。

18. 呼吸系统疾病通常首选的检查方法是

 A. X线平片检查 B. CT检查

 C. MRI检查   D. 透视检查

 E. 数字减影血管造影

答案解析：A。X线平片，检查方便，费用低，患者接受X线量较少，可显示微细结构，如2mm以上的早期病变较透视清晰，故是呼吸系统疾病最常用的检查方法。

考点发散：呼吸系统疾病的最佳检查方法是X线胸部摄影和CT检查。X线胸片可检出大部分胸部病变，是筛选和动态观察病变的最有效和最经济的方法，其缺点为对小病灶和被重叠的病灶有时容易漏诊，结合多方位透视检查可提高疾病的诊断率。CT密度分辨力高，无前后结构重叠。CT仿真内镜技术能模拟纤维支气管镜效果，探查气管和支气管内占位性病变；CT肺功能成像除能了解形态学改变外，还能定性和定量地了解肺通气功能。

19. 下列各项，符合胃肠穿孔的典型X线表现是

 A. 立位片可见膈下游离气体

 B. 可见胃小弯龛影

 C. 可见多个液气平面，长短不一、高低不等

 D. 肠管扩张

 E. 肠腔狭窄

答案解析：A。胃肠道穿孔气体游离进入腹腔，立位位于腹腔最高点膈肌下。

考点发散：胃肠道穿孔以胃、十二指肠溃疡穿孔最常见。穿孔穿入腹膜腔内时，主要出现气腹、腹液、腹脂线异常以及麻痹性肠胀气等影像征象。

20. 下列关于消化性溃疡的说法错误的是

 A. 胃溃疡多见于胃小弯

 B. 十二指肠溃疡常见于球部

 C. 十二指肠溃疡可见球部变形

 D. 溃疡X线表现龛影突出于胃轮廓之外

 E. 黏膜中断、破坏、消失

答案解析：E。黏膜中断、破坏、消失为恶性溃疡的表现。

考点发散：良性溃疡龛影呈圆形或椭圆形，边缘光滑整齐；龛影突出于轮廓外；龛影周围和口部黏膜水肿的表现如黏膜线、项圈征、狭颈征等，

黏膜皱襞向龛影集中直达龛口；附近胃壁柔软，有蠕动波。

21. 下列各项，不符合恶性溃疡的是

A. 项圈征　　　　　　B. 胃壁僵硬、蠕动消失

C. 指压迹样充盈缺损　D. 环堤征

E. 龛影形状不规则，有多个尖角

答案解析：A。项圈征为龛影口部规则的水肿带，是良性溃疡的表现。

考点发散：胃溃疡龛影口部常有一圈黏膜水肿所造成的透明带，宽 0.5～1.0cm，如一个项圈，称"项圈征"，其为良性溃疡的特征。

22. 下列各项，关于原发性肝癌 CT 检查典型表现描述最恰当的是

A. 平扫可见肝实质内高密度肿块影

B. CT 多期扫描表现出"快显快出"的增强表现

C. 肿块边缘可有强化表现

D. 肿块中心有明显强化表现

E. CT 增强"牛眼征"表现

答案解析：B。原发性肝癌增强典型表现为动脉期迅速强化，门脉期又迅速下降，可概括为"快显快出"或"速升速降"。

考点发散：肝硬化 CT 平扫，常见边缘轮廓局限性突起，肝实质内出现单发或多发、圆形或类圆形的边界清楚或模糊的肿块，肿块多数为低密度，周围可见低密度的透亮带为肿瘤假包膜。巨块型肝癌中央可发生坏死而出现更低密度区。对比增强螺旋 CT 多期扫描：动脉期，主要为门静脉供血的正常肝实质还未出现对比增强，而以肝动脉供血的肿瘤很快出现明显的斑片状、结节状强化，CT 值迅速达到峰值；门静脉期，正常肝实质对比增强密度开始升高，肿瘤对比增强密度迅速下降；平衡期，肿块对比增强密度继续下降，在明显强化的肝实质内又表现低密度状态。全部对比增强过程呈"快显快出"现象。如发生血管侵犯或癌栓形成，则可见门静脉、肝静脉或下腔静脉扩张，增强后出现充盈缺损；胆道系统侵犯，引起胆道扩张；肝门部或腹主动脉旁、腔静脉旁淋巴结肿大提示淋巴结转移。

23. 下列各项，对结肠癌的描述错误的是

A. 好发于直肠和乙状结肠

B. 浸润型表现为肠管呈环形狭窄

C. 增生型表现为腔内充盈缺损

D. 常采用消化道钡餐造影检查

E. 病变处肠壁僵硬、结肠袋消失

答案解析：D。结肠造影采用方法为钡灌肠。

考点发散：结肠癌好发于直肠和乙状结肠。结肠气钡双重对比灌肠造影表现：①肠腔内可见肿块：其轮廓不规则，该处肠壁僵硬、结肠袋消失。②肠管狭窄：常只累及一小段肠管，狭窄可偏于一侧或环绕整个肠壁，形成环状狭窄，轮廓可以光滑整齐或不规则。肠壁僵硬，病变界限清楚，此型肿瘤易造成梗阻。③较大的龛影：形状多不规则，边缘多不整齐，具有一些尖角，龛影周围常有不同程度的充盈缺损和狭窄，肠壁僵硬，结肠袋消失。

24. 以下对消化道疾病检查方法的描述错误的是

A. 钡灌肠前一日可服缓泻剂清洁肠道

B. 近期有活动性大出血的患者不宜造影检查

C. 消化道钡餐造影检查前应禁食 6 小时以上

D. 钡餐造影检查时要将平片与透视相结合

E. 溃疡癌变者不宜做造影检查

答案解析：E。造影检查适用于食管癌、胃癌等疾病，包括溃疡癌变者。

考点发散：胃肠道钡剂造影检查能显示其内腔和黏膜皱襞、形态和功能等，对胃肠道常见病，如溃疡、癌肿等，有重要诊断价值。能判断消化道癌肿的浸润范围与程度，可估计手术切除的可能性，亦可作为对胃肠道病变治疗过程中的疗效随访观察。

25. 下列有关输尿管结石的描述正确的是

A. 平片检查对结石无诊断价值

B. 临床表现为下腹部无痛性肉眼血尿

C. 典型结石为三角形致密影

D. 结石的长轴与输尿管走行一致为其特征

E. 绝大多数结石为阴性结石

答案解析：D。泌尿系结石多数为阳性且平片即可诊断，结石形状与输尿管走行一致。

考点发散：输尿管结石多为小的肾结石下移所致，易停留在生理性狭窄处。结石在 X 线平片和 CT 平扫上均表现为输尿管走行区内约米粒大小的致密影，CT 还可发现结石上方输尿管和肾盂常有不同程度的扩张积水。当 X 线平片和平扫 CT 难以确定致密影是否为结石时，可行尿路造影或增强 CT 检查，以显示输尿管与致密影的关系，有

助确定是否为结石。

26. 下列关于泌尿系检查方法的说法错误的是

A. 腹部平片是泌尿系常用的检查方法

B. 排泄性尿路造影又称静脉肾盂造影

C. 逆行性尿路造影可大致了解双肾的排泄功能

D. 腹部平片检查可大致观察双肾轮廓

E. 肾癌尿路造影检查时显示肾盂肾盏受压变形

答案解析：C。排泄性尿路造影可了解双肾排泄功能，逆行性尿路造影不能了解双肾的排泄功能。

考点发散：自超声、CT 和 MRI 广泛用于临床以来，肾和输尿管的影像学检查已很少用腹部平片，然而并未能完全取代尿路造影检查，后者对于肾盂和输尿管扩张、积水及其病因的检出及先天性发育异常的诊断仍具有一定的临床价值。

27. 下列对膀胱癌的描述错误的是

A. 平片有很大的诊断价值

B. 膀胱造影检查可见膀胱腔内充盈缺损

C. CT 平扫可见膀胱壁突向腔内的软组织密度影

D. 部分肿瘤 CT 下仅见局部膀胱壁不规则增厚

E. 膀胱癌多位于膀胱侧壁和三角区

答案解析：A。平片检查对于膀胱显影有限，不能清楚显示。

考点发散：①膀胱造影：肿瘤通常单发，也可多发。乳头状癌表现为自膀胱壁突向腔内的结节状或菜花状充盈缺损，表面多凹凸不平，非乳头状癌时充盈缺损可不明显，仅显示局部膀胱壁僵硬。②CT 和 MRI 检查：由于肿瘤的密度和信号强度既不同于膀胱腔内尿液，也不同于膀胱周围脂肪组织，因而易于发现膀胱癌向腔内生长所形成的肿块，也易于显示肿瘤侵犯肌层所造成的膀胱壁增厚。此外，这些检查技术还能发现膀胱癌对周围组织和邻近器官的侵犯，以及盆腔淋巴结转移；对于膀胱镜检查已发现的膀胱癌，增强 MRI 检查还能确定肿瘤侵犯膀胱壁的深度，所有这些均有助于临床治疗方案的选择。

28. 下列关于骨转移好发部位的描述错误的是

A. 骨盆　　　　　B. 脊柱

C. 颅骨　　　　　D. 肋骨

E. 膝关节、肘关节以下

答案解析：E。膝关节、肘关节以下很少发生。

考点发散：转移性骨肿瘤常发生在中年以后。原

发肿瘤多为乳腺癌、肺癌、甲状腺癌、前列腺癌、肾癌、鼻咽癌等。恶性骨肿瘤很少向骨转移，但尤文肉瘤、骨肉瘤和骨恶性淋巴瘤例外。转移瘤常多发，多见于胸椎、腰椎、肋骨和股骨上段，其次为髂骨、颅骨和肱骨。膝关节和肘关节以下骨骼很少被累及。

29. 下列各项，不符合骨肿瘤的是

A. 良性骨肿瘤一般不伴有骨膜反应

B. 恶性骨肿瘤一般与周围正常组织分界清楚

C. 恶性骨肿瘤生长迅速是一种进行性破坏病变

D. 骨软骨瘤为常见的良性肿瘤

E. 骨肉瘤好发于青年人长骨干骺端

答案解析：B。恶性骨肿瘤浸润性生长，一般与周围组织分界不清，良性骨肿瘤分界清楚。

考点发散：良性骨肿瘤多引起膨胀性、压迫性骨质破坏，界限清晰、锐利，破坏邻近的骨皮质多连续完整。恶性骨肿瘤则为浸润性骨质破坏，少见膨胀，界限不清，边缘不整，骨皮质较早出现虫蚀状破坏和缺损，同时肿瘤易穿破骨皮质而进入周围软组织中形成肿块影。

30. 下列各项，符合骨质疏松 X 线表现的是

A. 骨皮质厚薄不均

B. 骨密度减低、骨小梁稀疏

C. 骨皮质、骨小梁变模糊

D. 骨小梁增多

E. 骨密度不均匀

答案解析：B。骨质疏松时单位体积内正常骨组织量减少，表现为骨密度减低、骨小梁稀疏。

考点发散：骨质疏松的 X 线表现主要是骨密度减低。在长骨可见骨松质中骨小梁变细、减少、间隙增宽，骨皮质出现分层和变薄现象。在脊柱，椎体内结构呈纵形条纹，周围骨皮质变薄，严重时，椎体内结构消失。椎体变扁，其上下缘内凹，而椎间隙增宽，呈梭形，致椎体呈鱼脊椎状。疏松的骨骼易发生骨折。椎体有时可压缩呈楔状。

31. 下列选项，最常见的先天性脱位的关节是

A. 膝关节　　　　　B. 肩关节

C. 髋关节　　　　　D. 腕关节

E. 肘关节

答案解析：C。其他关节脱位一般为外伤引起，髋关节为最常见的先天性脱位。

考点发散：关节脱位多为外伤性，也有先天性或病理性。先天性脱位关节以髋关节最为常见。

32. 下列关于骨关节系统检查方法的描述错误的是

    A. 主要了解软组织病变的情况时，首选 MRI 检查

    B. 解剖结构较复杂的部位发生骨折，首选 CT 检查

    C. 由于 X 线平片检查方法简单，费用低，故目前仍是骨关节疾病的首选方法

    D. 显示骨结构细节，MRI 检查优于 CT 检查

    E. MRI 检查对脊髓病变显示有很好的优势

答案解析：D。MRI 检查显示软组织病变更好，对于骨结构细节不如 CT 检查。

考点发散：骨骼含有大量钙盐，密度高、同其周围的软组织有鲜明的对比。而在骨骼本身的结构中，周围的骨皮质密度高，内部的松质骨和骨髓比皮质骨密度低，也有鲜明的对比。由于骨与软组织具备良好的自然对比，因此，一般摄影即可使骨关节清晰显影。而骨关节疾病也易在 X 线片上显示出来，经观察、分析可做出诊断。骨与软组织疾病一般先用 X 线检查以发现病变，估计病变性质与范围。当临床和 X 线诊断有疑难时可选用 CT 作进一步检查。对软组织病变和骨骼解剖较复杂的部位如骨盆和脊柱，也可首选 CT。MRI 也是检查骨和软组织疾病的重要手段，对各种正常软组织如脂肪、肌肉、韧带、肌腱、软骨、骨髓等，病变如肿块、坏死、出血、水肿等都能很好显示。但是 MRI 对钙化和细小骨化的显示不如 X 线和 CT。因此对多数骨和软组织病变的 MRI 检查应在平片的基础上进行。

33. 下列各项，符合 X 线片上骨密度增高，伴或不伴骨骼增大表现的是

    A. 骨质破坏　　　　B. 骨质增生硬化

    C. 骨质坏死　　　　D. 骨质软化

    E. 骨质疏松

答案解析：B。骨质增生硬化时单位体积内正常骨组织含量增多，可见骨密度增高。

考点发散：骨质增生硬化是一定单位体积内骨量的增多。组织学上可见骨皮质增厚、骨小梁增粗增多，这是成骨增多或破骨减少或两者同时存在所致。大多是因病变影响成骨细胞活动所造成，属于机体代偿性反应，少数是因病变本身成骨，如肿瘤细胞成骨。X 线表现是骨质密度增高，伴或不伴有骨骼的增大。骨小梁增粗、增多、密集，骨皮质增厚、致密。明显者，则难于分清骨皮质与骨松质。发生于长骨可见骨干粗大，骨髓腔变窄或消失。

34. 下列各项，属于儿童特有的骨折类型的是

    A. 压缩性骨折　　　　B. 病理性骨折

    C. 青枝骨折　　　　　D. 外伤性骨折

    E. 凹陷性骨折

答案解析：C。儿童骨骼韧性较强，可见青枝骨折。

考点发散：骨折发生在儿童长骨，由于骨骺尚未与干骺端结合，外力可经过骺板达干骺端而引起骨骺分离，即骺离骨折。由于骨骺软骨不能显影，所以它的骨折线并不能显示，X 线片上只显示为骺线增宽或骺与干骺端对位异常，还可以是骺与部分干骺端一并撕脱。在儿童，骨骼柔韧性较大，外力不易使骨质完全断裂，仅表现为局部骨皮质和骨小梁的扭曲，而看不见骨折线或只引起骨皮质发生皱折、凹陷或隆突，即青枝骨折。

35. 下面骨骼疾病中，可出现"骨膜三角"表现的是

    A. 骨肉瘤　　　　　B. 炎性病变

    C. 骨折　　　　　　D. 骨软骨瘤

    E. 骨结核

答案解析：A。骨膜三角为恶性骨肿瘤（骨肉瘤）的典型骨膜反应。

考点发散：骨膜受刺激后发生水肿、增厚，内层成骨细胞活动增加，最终形成骨膜新生骨，此时若病变进展，即新生骨被破坏，破坏区两侧的残留骨膜新生骨呈三角形，此三角即为骨膜三角，其常为恶性骨肿瘤的征象。

36. 下列各项，属于骨巨细胞瘤典型 X 线表现的是

    A. 好发于长骨干骺端

    B. 骨膜反应

    C. 病变与临近正常组织分界不清

    D. 皂泡样改变

    E. 溶骨性或成骨性改变

答案解析：D。皂泡样改变为骨巨细胞瘤的典型表现。

考点发散：长骨巨细胞瘤的 X 线表现多较典型，常侵犯骨端，病变直达骨性关节面下。多数为偏侧性破坏，边界清楚。瘤区 X 线表现可有两种类

型，较多的病例破坏区内可有数量不等、比较纤细的骨嵴，X 线上可见似有分隔，成为大小不一的小房征，称为分房型。少数病例破坏区内无骨嵴，表现为单一的骨质破坏，称为溶骨型。病变局部骨骼常呈偏侧性膨大，骨皮质变薄，肿瘤明显膨胀时，周围只留一薄层骨性包壳。肿瘤内无钙化或骨化影，邻近无反应性骨增生，边缘亦无骨硬化带，如不并发骨折也不出现骨膜增生。破坏区骨性包壳不完全，并于周围软组织中出现肿块者表示肿瘤生长活跃。肿瘤边缘出现筛孔状或虫蚀状骨破坏，骨嵴残缺紊乱，侵犯软组织出现明确肿块者，则提示为恶性骨巨细胞瘤。肿瘤一般不穿破关节软骨，但偶可发生，甚至越过关节侵犯邻近骨骼。

37. 下列各项，属于高血压性脑出血常见好发部位的是

A. 大脑额叶　　　　B. 大脑颞叶

C. 基底节区　　　　D. 内囊

E. 小脑

答案解析：C。高血压性脑出血常见好发部位为基底节区。

考点发散：自发性脑内出血多继发于高血压、动脉瘤、血管畸形、血液病和脑肿瘤等，以高血压性脑出血常见，多发于中老年高血压和动脉硬化患者。出血好发于基底节、丘脑、脑桥和小脑，易破入脑室。血肿及伴发的脑水肿引起脑组织受压、软化和坏死。血肿演变分为急性期、吸收期和囊变期，各期时间长短与血肿大小和年龄有关。

38. 下列各项中，关于脑梗死的说法错误的是

A. CT 片上表现为高密度，呈扇形

B. 发病 24 小时内 CT 上可无阳性表现

C. 2～3 周可出现"模糊效应"，呈等密度

D. 一般由于脑血管闭塞所致脑组织缺血坏死

E. MRI 对于脑梗死灶发现早，敏感性高

答案解析：A。脑梗死 CT 片上应该表现为低密度。

考点发散：MRI 检查可发现超急性期缺血性梗死。缺血性梗死发病 24 小时内 CT 上可无阳性表现。缺血性梗死 CT 表现为低密度灶，其部位和范围与闭塞血管供血区一致，皮髓质同时受累，多呈扇形，基底贴近硬膜。可有占位效应。2～3

周时可出现"模糊效应"，病灶变为等密度而不可见。增强扫描可见脑回状强化。1～2 个月后形成边界清楚的低密度囊腔。

39. 下列关于硬膜外与硬膜下血肿的描述，错误的是

A. 硬膜外血肿占位较轻

B. 硬膜外血肿常伴有骨折

C. 硬膜下血肿范围广泛

D. 硬膜外血肿可跨越颅缝

E. 硬膜下血肿中线结构移位较重

答案解析：D。一般硬膜下血肿范围广泛，常可跨越颅缝。

考点发散：硬膜外血肿多由脑膜血管损伤所致，脑膜中动脉常见，血液聚集硬膜外间隙。硬膜与颅骨内板粘连紧密，故血肿较局限，呈梭形。CT 图像上，颅板下见梭形或半圆形高密度灶，多位于骨折附近，不跨越颅缝。硬膜下血肿多由桥静脉或静脉窦损伤出血所致，血液聚集于硬膜下腔，沿脑表面广泛分布。CT 图像上，急性期见颅板下新月形或半月形高密度影，常伴有脑挫裂伤或脑内血肿，脑水肿和占位效应明显。亚急性或慢性血肿，呈稍高、等、低或混杂密度灶。CT 图像上呈等密度血肿，MRI 图像上常呈高信号，显示清楚。

40. 下列各项，关于颅脑 CT 表现的描述，错误的是

A. 脑沟、脑裂、脑池在 CT 上表现为低密度

B. 急性期高血压性脑出血 CT 上表现为高密度

C. 颅脑外伤应选择最快速准确的检查方法是 MRI 检查

D. 颅脑外伤性脑内血肿多发生于大脑额叶、颞叶

E. 高血压性脑出血常破入脑室

答案解析：C。颅脑外伤应首选 CT 检查，CT 检查速度快，方法简便。

考点发散：CT 检查可以快速如实反映颅脑损伤范围及病理，还可以动态观察病变的发展与转归，但诊断等密度、位于颅底或颅顶、脑干内或体积较小病变尚有一定困难。对于等密度的硬膜下血肿、轻度脑挫裂伤、小灶性出血、外伤性脑梗死初期及位于颅底、颅顶或后颅窝等处的薄层血肿，MRI 检查有明显优势，但不适于躁动、不合作或危急病人。

41. 急性脑出血最适合选择的影像检查方法是

A. X 线平片检查　　　B. CT 检查

C. MRI 检查　　　　D. 透视检查

E. 数字减影血管造影

答案解析：B。CT 检查简单、快捷，对于急性脑出血尤为适合。

考点发散：颅内出血大多行 CT 检查，尤其是急性期出血 CT 优于 MRI，但慢性期出血呈等密度时 CT 不如 MRI，少量蛛网膜下腔出血 MRI 比 CT 敏感。

42. 慢性肺源性心脏病 X 线片上可见的是

A. 左心房、右心室增大

B. 左心室增大

C. 右心房、左心室增大

D. 右心室增大

E. 全心增大

答案解析：D。肺源性心脏病主要是肺循环障碍影响右心室，肺动脉压力大致使右心室增大。

考点发散：慢性肺源性心脏病 X 线表现除肺、胸廓基础疾病及急性肺部感染的特征外，尚有如下征像：①右下肺动脉干扩张，其横径≥15mm；其横径与气管横径之比值≥1.07；②肺动脉段突出或其高度≥3mm；③中心肺动脉扩张和外周分支纤细，两者形成鲜明对比；④圆锥部显著凸出（右前斜位45°）；⑤右心室肥大。以上 5 项标准，具有 1 项即可诊断肺心病。

二、B1 型题

(1~2 题共用备选答案)

A. X 线平片检查　　B. CT 检查

C. MRI 检查　　　　D. 透视检查

E. 数字减影血管造影

1. 脊髓病变最适合选择的检查方法是

2. 急性脑出血最适合选择的检查方法是

答案解析：1. C　2. B。由于 MRI 检查对软组织显影较好并且可矢状面成像，因此对脊髓病变的检查较适用。CT 检查简单、快捷，对于急性脑出血尤为适合。

考点发散：脊髓 MRI 检查矢状面成像可全面地观察脊髓的解剖和病变，再辅以横断面和冠状面，以确定病变与周围组织的关系。常规用自旋回波序列 T_1WI 和 T_2WI，需要时用 Gd – DTPA 增强扫描。MR 脊髓成像（MRM）可获得脊髓蛛网膜下腔脑脊液影像，类似脊髓造影。MRA 可用于椎管内血管畸形的诊断。

(3~4 题共用备选答案)

A. 脑实质内混杂密度影

B. 颅骨内板下新月形高密度影

C. 颅骨内板下梭形高密度影

D. 脑沟、脑池内高密度影

E. 脑实质内不规则团块状高密度影

3. 符合蛛网膜下腔出血的 CT 表现是

4. 符合硬膜外血肿的 CT 表现是

答案解析：3. D　4. C。蛛网膜下腔出血主要 CT 表现就是脑沟、脑裂、脑池内可见高密度出血影。硬膜外血肿占位较轻，形状为梭形或双凸形。

考点发散：蛛网膜下腔出血多位于大脑纵裂和脑底池。CT 图像上表现为脑沟、脑池内密度增高影。大脑纵裂出血多见，形态为中线区纵行窄带形高密度影。出血亦见于外侧裂池、鞍上池、环池、小脑上池或脑室内。蛛网膜下腔出血一般 7 天左右吸收，此时 CT 检查阴性。硬膜外血肿多由脑膜血管损伤所致，脑膜中动脉常见，血液聚集硬膜外间隙。硬膜与颅骨内板粘连紧密，故血肿较局限，呈梭形。CT 图像上，颅板下见梭形或半圆形高密度灶，多位于骨折附近，不跨越颅缝。

(5~6 题共用备选答案)

A. 渗出　　　　　　B. 增殖

C. 空洞　　　　　　D. 肿块

E. 钙化

5. X 线胸片上为直径在 1cm 以下，边界清楚，可呈梅花瓣状的结节，符合此表现的病变是

6. X 线胸片上为边缘模糊的斑片状阴影，范围可大可小，符合此表现的病变是

答案解析：5. B　6. A。增殖主要为肉芽组织增生，有明显的边界，局限在肺泡内，表现为斑点状。渗出性病变主要为液体，边缘模糊，范围可大可小。

考点发散：增殖性病变呈斑点状阴影，边缘较清晰，排列成"梅花瓣"或"树芽"状阴影，为慢性肉芽肿性病变的典型表现。X 线胸片上肺渗出性病变范围可大可小，可为单一的片状致密影，也可为多处不连续的多发片状高密度影，边界模糊。如实变占据一个肺段或整个肺叶，则形成肺段或大叶性阴影。实变中心区密度较高，边缘区较淡，但当其边缘至叶间胸膜时，可表现为锐利的边缘。

（7～8题共用备选答案）

    A. 含有明显液气平面的空洞

    B. 内壁凹凸不平、偏心性空洞

    C. 可薄壁或厚壁，若为薄壁，内壁一般较规则，无或仅有少量液体

    D. 形态不规则的空洞

    E. 薄壁空洞

7. 肺脓肿空洞的 X 线特点是

8. 肺癌空洞的 X 线特点是

    答案解析： 7. A 8. B。脓肿空洞有脓液存在，一般可见明显的液气平面。癌组织中间液化坏死形成空洞，空洞内壁不规则，多凹凸不平，为偏心性。

    考点发散： 脓肿空洞壁相当厚且外缘模糊，内壁常较光整，底部常见液气平面。慢性期，空洞周围炎性浸润逐渐吸收减少，空洞壁逐渐变薄，腔也慢慢缩小，周围有较多紊乱的条索状纤维病灶。结核性空洞多发生在肺上叶尖段、后段和下叶背段，通常较小，壁薄，壁内外缘光滑，周围常有多发小斑片状或索条状卫星病灶，或有肺脏其他部位播散性病灶。肺癌空洞呈厚壁空洞，空洞常呈偏心性，空洞内壁缘高低不平，可有癌结节，空洞外壁可有分叶及毛刺征。

（9～10题共用备选答案）

    A. 左心房、右心室增大

    B. 左心室增大

    C. 右心房、左心室增大

    D. 右心室增大

    E. 全心增大

9. 单纯二尖瓣狭窄 X 线片上可见的是

10. 高血压性心脏病 X 线片上可见的是

    答案解析： 9. A 10. B。单纯的二尖瓣狭窄导致左房血进入左室障碍，左房增大，肺循环障碍致右心室增大。高血压主要影响左心室，左心室阻力负荷增大。

    考点发散： ①二尖瓣狭窄的 X 线表现：心影呈二尖瓣型，肺动脉段突出，左房及右室增大。肺淤血时表现为间质性肺水肿，肺静脉压升高，同时有肺动脉压升高表现。②高血压性心脏病的 X 线表现：左心室增大，主动脉扩张、延伸迂曲，主动脉弓上缘可达或超过胸锁关节水平，主动脉结明显向左突出，心腰显示凹陷，成为典型的“主动脉型心脏”。

（11～12题共用备选答案）

    A. 胃良性溃疡   B. 溃疡型胃癌

    C. 浸润型胃癌   D. 慢性胃炎

    E. 胃穿孔

11. 黏膜皱襞放射状纠集，直达龛影口部的是

12. “革袋状胃”或称“皮革胃”的是

    答案解析： 11. A 12. C。良性溃疡愈合时产生的纤维组织增生，瘢痕收缩，可见黏膜放射状纠集。浸润型胃癌侵犯胃壁各层，使胃壁增厚、僵硬，弹性消失，称为“革袋状胃”或称“皮革胃”。

    考点发散： 胃溃疡的直接征象是龛影，多见于胃体小弯侧，呈乳头状、锥状或其他形状，边缘光滑整齐，密度均匀。底部平整或稍不平。龛影口部常有一圈黏膜水肿所造成的透明带。慢性溃疡周围的瘢痕收缩，造成黏膜皱襞向心性纠集，这种皱襞如车轮状向龛影口部集中且到达口部边缘并逐渐变窄。胃溃疡引起的功能性改变包括：①痉挛性改变，表现为对侧胃壁上的凹陷（又称切迹）；②分泌增加，使钡剂不易附着于胃壁，液体多时在胃内形成液面；③胃蠕动增强或减弱，张力增高或减低，排空加速或减慢。浸润型胃癌可先后浸润黏膜下层、肌层和浆膜层。这类肿瘤沿胃壁生长，可造成整个胃壁受侵。受侵胃壁组织发生纤维化，黏膜皱襞消失，胃壁本身变厚变硬，并造成胃蠕动减慢和胃腔缩小。

（13～14题共用备选答案）

    A. 关节肿胀   B. 关节破坏

    C. 关节退行性变   D. 关节强直

    E. 关节脱位

13. X 线片上关节间隙变窄，边缘有骨赘形成的是

14. X 线片上构成关节两个骨端的正常相对位置改变的是

    答案解析： 13. C 14. E。关节退行性变表现为关节间隙狭窄、骨性关节面边缘骨赘形成，一般无明显的骨质破坏。关节脱位是组成关节骨骼的脱离、错位。

    考点发散： 关节退行性变的早期 X 线表现主要是骨性关节面模糊、中断、消失。中晚期表现为关节间隙狭窄、软骨下骨质囊变和骨性关节面边缘骨赘形成，不发生明显骨质破坏，一般无骨质疏松。关节脱位是组成关节骨骼的脱离、错位。有完全脱位（原相对的关节而彼此不接触）和半脱

位（相对的关节面尚有部分接触）两种。

(15~16题共用备选答案)

　　A. 空气支气管征　　B. 哑铃征

　　C. 双轨征　　　　　D. 毛刺征

　　E. 脐凹征

15. 符合大叶性肺炎 X 线表现的是

16. 符合支气管扩张症 X 线表现的是

　　答案解析：15. A　16. C。空气支气管征指大片实变阴影内可见含气的空气支气管的影像，见于大叶性肺炎。双轨征见于支气管呈柱状扩张时。

　　考点发散：肺脏实变范围扩展至肺门附近，较大的含气支气管与实变的肺组织常形成对比，在实变区中可见含气的支气管分支影，称空气支气管征或支气管气像。胸部 X 片检查显示肺纹理明显增多粗乱，在增多的纹理中可见管状透明区，为管壁增厚的支气管影，支气管壁增厚形成两条平行的线状阴影，称为双轨征或者轨道征，多见于慢性支气管炎、支气管扩张症。

(17~18题共用备选答案)

　　A. 胸腔积液　　　　B. 气胸

　　C. 液气胸　　　　　D. 肺气肿

　　E. 胸膜增厚、粘连

17. X 线示胸部大片状致密影，纵隔移向对侧的是

18. X 线示胸部透亮无肺纹理，纵隔移向对侧的是

　　答案解析：17. A　18. B。大量胸腔积液时胸腔压力增高，可见大片状致密影，肋间隙增宽，膈肌下降，纵隔移向对侧。气胸时肺组织被压缩移向肺门，并可见无肺纹理存在的透亮区。

　　考点发散：①X 线检查大量积液上缘达第 2 肋前端以上，患侧肺野大部呈均匀致密阴影，可见肋间隙增宽，横膈下降，纵隔向健侧移位。②空气进入胸膜腔称为气胸。空气进入胸腔是因脏层或壁层胸膜破裂。前者多在胸膜下肺部病变的基础上发生，称自发性气胸，如严重肺气肿、胸膜下肺大泡、肺结核及肺脓肿等。后者为壁层胸膜直接损伤破裂，体外空气进入胸腔，如胸壁穿通伤、胸部手术及胸腔穿刺。气胸 X 线表现为胸腔外周无肺纹理分布区，为气体密度。少量气胸时，气胸区呈线状或带状，可见被压缩肺的边缘，呼气时显示较清楚。大量气胸时，气胸区可占据肺野的中外带，内带为压缩的肺，呈密度均匀软组织影。同侧肋间隙增宽，横膈下降，纵隔向健侧移位，对侧可见代偿性肺气肿。

(19~20题共用备选答案)

　　A. 肺门结节影　　　B. 肺门蝶翼状阴影

　　C. 肺门截断现象　　D. 肺门正常

　　E. 肺门缩小

19. 符合肺泡性肺水肿 X 线表现的是

20. 符合肺动脉高压 X 线表现的是

　　答案解析：19. B　20. C。肺泡性肺水肿 X 线图像上表现为以双侧肺门影为中心对称性分布的片状高密度影，形似"蝶翼"，称蝶翼征，此为肺泡性肺水肿的典型表现。肺动脉高压时肺门动脉扩张，而中小动脉外带分支变细，出现肺门截断现象。

第五单元　心电图诊断

一、A1 型题

1. 在心电图上最早出现的幅度较小的 P 反映的是

　　A. 心房的复极过程　　B. 心房的除极过程

　　C. 心室的除极过程　　D. 心室的复极过程

　　E. 心房到心室激动的一个完整过程

　　答案解析：B。P 波为心房除极波，反映左、右心房除极过程中的电位和时间变化。

　　考点发散：QRS 波群：左、右心室除极波的总称，反映左、右心室除极过程中的电位和时间变化。ST 段反映心室早期缓慢复极的电位和时间变化。T 波：心室复极波。

2. 心电图检查的走纸速度一般是

　　A. 10mm/s　　　　　B. 25mm/s

　　C. 40mm/s　　　　　D. 50mm/s

　　E. 75mm/s

　　答案解析：B。纸上的横向距离代表时间，用以计算各波和各间期的时间长短。常规心电图的纸速为 25mm/s，所以每小格（1mm）代表 0.04 秒。

　　考点发散：纸上的纵向距离代表电压，用以计算各波振幅的高度和深度。当输入定准电压为 1mV

使曲线移位 10mm，每小格（1mm）代表 0.1mV。

3. 如 R - R 间距为 0.6 秒，则心率为

A. 60 次/分　　　　B. 75 次/分

C. 80 次/分　　　　D. 100 次/分

E. 120 次/分

答案解析：D。心率（次/分钟）＝60/R - R（或 P - P）间距平均值（秒）。

考点发散：如为心律明显不齐的心电图，可连续计数 6 秒距离内的 P 波或 R 波数目（作为起点的 P 波或 R 波不算在内），乘以 10，即大约为每分钟的心房率或心室率。

4. P - R 间期正常范围是

A. 0.12 秒　　　　B. 0.08 ~ 0.12 秒

C. 0.12 ~ 0.20 秒　　D. 0.22 ~ 0.24 秒

E. 0.10 ~ 0.12 秒

答案解析：C。P - R 间期又称房室传导时间，代表从心房开始激动到心室激动开始的一段时间。成人心率在正常范围时，P - R 间期为 0.12 ~ 0.20 秒。

5. 右心房肥大的主要诊断条件是

A. P_I、P_{II}、P_{aVF} 有切迹

B. P 波增宽（>0.11 秒）

C. V_1 Ptf 为 0.04mm·s

D. P_{II}、P_{III}、$P_{aVF} \geq 0.25mV$

E. P 波形态圆钝

答案解析：B。右心房肥大出现如下心电图改变：P 波高尖，电压≥0.25mV，在 II、III、aVF 导联最突出；V_1 导联 P 波直立时，其振幅≥0.15mV，如 P 波呈双向时，其振幅的算数和≥0.20mV。P 波改变常见于肺源性心脏病、肺动脉瓣狭窄等，故称为"肺型 P 波"。

考点发散：还可见于房间隔缺损、三尖瓣病变等。

6. P 波时间 >0.11 秒，且切迹显著，双峰间距离≥0.04 秒，常提示

A. 左心房肥大　　B. 右心房肥大

C. 左心室肥大　　D. 右心室肥大

E. 双心室肥大

答案解析：A。左心房肥大的心电图特点：P 波增宽 >0.11 秒，常呈前低后高的双峰型，双峰间距≥0.04 秒，在 I、II、aVL 导联较明显；②V_1 导联上，Ptf≤-0.04mm·s，即 P 波终末部的负向波变深、变宽。

7. 不符合左室肥大心电图表现的是

A. QRS 波群时间延长到 0.10 ~ 0.11 秒

B. 心电轴左偏

C. V_1 导联 R/S > 1.0

D. $R_{V5} + S_{V2} > 4.0mV$

E. 在 R 波为主的导联，其 ST 段可呈下斜型压低达 0.05mV 以上

答案解析：C。C 为右心室肥大的心电图的表现。

考点发散：左室电压增高的表现：R_{V5} 或 R_{V6} > 2.5mV，R_{V5} 或 $R_{V6} + S_{V2}$ > 3.5（女性）或 >4.0mV（男性）；$R_I > 1.5mV$；$R_{aVL} > 1.2mV$ 或 $R_I + S_{III}$ > 2.5mV；$R_{aVF} > 2.0mV$。心电轴左偏。QRS 波群时间延长，达 0.10 ~ 0.11 秒。在 V_5 等以 R 波为主的导联中，ST 段下移 >0.05mV，T 波低平、双向或倒置。

8. 不符合心房扑动诊断条件的是

A. P 波消失

B. 可见 F 波

C. 心房率 240 ~ 350 次/分

D. 有固定的房室传导比例

E. QRS 波群时限增宽

答案解析：E。房扑的心电图特点：P 波消失，代之以间距匀齐，波形一致，连续呈锯齿状的心房扑动波（F 波），F 波间无等电位线，其频率约 240 ~ 350 次/分钟，在 II、III、aVF 导联上明显。心室率随不同的房室传导比例（常为 2∶1 或 4∶1）而定，心室律可规则，也可不规则。此与房室传导比例的固定与否有关。QRS 波群形态和时限正常，有时也可因室内差异性传导而使 QRS 波群增宽、畸形。

9. 有关心房颤动的心电图改变，错误的描述是

A. V_1 的颤动波最清楚

B. P 波消失

C. 心室律绝对不齐

D. R - R 不均匀

E. 心室率大于心房率

答案解析：E。房颤的心电图特点：P 波消失，代之以一系列大小不等，间距不均、形态各异的心房颤动波（f 波），其频率为 350 ~ 600 次/分钟，通常在 V_1 导联最清楚。按 f 波形态，可将房颤分为"粗颤"（f 波振幅 >0.1mV）与"细颤"（f 波振幅≤0.1mV）。R - R 间距绝对不匀齐，即心室率完全不规则。QRS 波群形态一般与正常窦性者

相同。如伴有心室内差异性传导，则 QRS 波群增宽、畸形。

10. 急性心肌梗死时，对诊断最有价值的心电图改变是

A. Q 波 > 同导联 R 波 1/5

B. T 波倒置 0.2mV

C. 病理性 Q 波伴 S 段呈弓背向上型抬高，与 T 波形成单向曲线

D. 频发室性早搏

E. T 波异常高耸，呈帐篷型改变

答案解析： C。

考点发散： 急性心肌梗死发生后数分钟或数小时内，表现为 T 波高耸或 ST 段斜行上升，不出现异常 Q 波。ST 段逐渐升高呈弓背型，并可与 T 波融合成单向曲线，此时可出现异常 Q 波，继而 ST 段逐渐下降至等电位线，直立 T 波开始倒置并逐渐加深，此期坏死型 Q 波、损伤型 ST 段抬高和缺血型 T 波倒置并存。

11. 经典型预激综合征的心电图特点不包括

A. P - R 间期 < 0.12 秒

B. QRS 增宽 ≥0.12 秒

C. QRS 起始部有 Delta 波

D. P - J 间期正常

E. 无 ST - T 改变

答案解析： E。经典型预激综合征的心电图特点：P - R 间期 < 0.12 秒，P 波一般为窦性型。QRS 波群增宽，QRS 波群时间 ≥0.12 秒。QRS 波群起始部粗钝，形成预激波（Delta 波），此为心室预激在心电图上的主要表现。P - J 间期正常，可有继发性 ST - T 改变。

12. 低钾血症的心电图主要特点是

A. ST 段弓背型上抬

B. U 波增高

C. T 波高耸

D. Q - T 间期缩短

E. T 波倒置

答案解析： B。低钾血症的心电图特点：ST 段压低，T 波低平或倒置；U 波增高（V_2、V_3 最显著），可达 0.1mV 以上，甚至超过同导联 T 波；T、U 波可部分融接而呈"驼峰状"；T 波与 U 波融合难分时，可致 Q - T 间期不易测定或误为 Q - T 间期延长；严重低血钾时可出现频发、多源性室

性早搏、室性心动过速等心律失常。

13. 房性早搏最重要的诊断条件是

A. QRS 波群提前出现

B. QRS 波群形态正常

C. P′波提前出现，形态变异

D. 提前出现的 QRS 波群之前无相关 P 波

E. 代偿间歇不完全

答案解析： C。

考点发散： 房性早搏的心电图特点：①提早出现的房性 P′波，形态与窦性 P 波不同。②P′- R 间期 > 0.12 秒。③房性 P′波后有正常形态的 QRS 波群。④房性早搏后的代偿间歇不完全。

14. 某心悸患者，心电图示：窦性心律，75 次/分，有提前出现的 QRS 波群，其前无 P′波，QRS 波群时间 > 0.12 秒，其前、后两个 R 波的时距为 1.60 秒，诊断应为

A. 交界性早搏伴室内差异性传导

B. 房性早搏伴室内差异性传导

C. 室性早搏

D. Ⅰ度房室传导阻滞

E. Ⅱ度房室传导阻滞

答案解析： C。

考点发散： 室性早搏的心电图特点：①提早出现的 QRS - T 波群，其前无提早出现的异位 P′波。②提早出现的 QRS 波群形态宽大畸形，QRS 波群时间 ≥0.12 秒。③提早出现的 QRS - T 波群的 T 波方向与 QRS 波群主波方向相反。④有完全性代偿间歇。

15. 正常心电图 P 波倒置的导联是

A. Ⅰ导联　　　　　B. Ⅱ导联

C. aVR 导联　　　　D. aVF 导联

E. $V_3 \sim V_6$ 导联

答案解析： C。正常心电图中 P 波在 Ⅰ、Ⅱ、aVF、$V_3 \sim V_6$ 导联正立，在 aVR 导联倒置。

考点发散： 窦性心律心电图表现：窦性 P 波（Ⅰ、Ⅱ、aVF、$V_3 \sim V_6$ 导联正立，aVR 导联倒置）；P - R 间期 > 0.12 秒。

16. 对心律失常的诊断，最有价值的检查是

A. 心脏听诊　　　　B. 心电图

C. 心脏超声　　　　D. 心音图

E. 脉搏触诊

答案解析： B。心电图可以反映心肌细胞的自律

性、兴奋性和传导性，故能确诊心律失常。

考点发散：心电图可诊断各种心律失常。特征性的心电图改变和演变是诊断心肌梗死的可靠方法。房室肥大、心肌受损和心肌缺血、药物和电解质紊乱都可引起一定的心电图变化，有助诊断。对于瓣膜活动、心音变化、心肌功能状态等，心电图不能提供直接判断。

17. 心电图上 U 波明显增高的临床意义是

    A. 低钾血症   B. 高钾血症

    C. 高钙血症   D. 低钙血症

    E. 低镁血症

答案解析：A。细胞外钾浓度主要影响动作电位 3 相复极速率，低血钾使 3 相复极速率降低，其结果使动作电位时程延长和不应期延长，心电图表现为 T 波低平或倒置，U 波明显增高。

考点发散：T 波轻度升高无重要意义，显著升高可见于心肌梗死的超急性期和高钾血症。

18. 室性心动过速和室上性心动过速最主要的鉴别点是室性心动过速时

    A. 心脏扩大   B. 心室率 160 次/分

    C. 突发突止   D. QRS 波群宽大畸形

    E. 过去发现有室性早搏

答案解析：D。室性心动过速可见 QRS 波群宽大畸形，室上性心动过速可见 QRS 波群形态时限正常。

考点发散：室性心动过速心电图表现为：①频率多在 140～200 次/分，节律可稍不齐；②QRS 波群形态宽大畸形，时限通常 >0.12 秒；③如能发现 P 波，并且 P 波频率慢于 QRS 波频率，PR 无固定关系（房室分离），则可明确诊断；④偶尔心房激动夺获心室或发生室性融合波，也支持室性心动过速的诊断。

19. 下列可以引起电轴右偏的是

    A. 左心室肥大   B. 右心房肥大

    C. 左前分支阻滞   D. 左后分支阻滞

    E. 广泛心肌损害

答案解析：D。左后分支阻滞时，左室激动只能沿左前分支传导，首先激动的是室间隔左前半部及左室前侧壁，初始向量指向左上方，然后通过浦氏纤维绕向左后分支的支配区，再激动左室后下壁，使整个心室除极，向量由左上转向右下，故心电轴右偏。

考点发散：左心室肥大、左前分支阻滞等可使心电轴左偏。

20. 心电图诊断左心室肥大最基本的条件是

    A. QRS 波增宽   B. T 波倒置明显

    C. 心电轴显著左偏   D. 左室 QRS 电压增高

    E. ST 段可抬高

答案解析：D。左心室肥大可使左心室除极向量增大，故左室 QRS 电压增高是诊断左心室肥大的最基本条件。

21. 变异型心绞痛发作时，心电图改变的特点是

    A. 心率减慢   B. ST 段下移

    C. ST 段抬高   D. Q－T 间期缩短

    E. 可出现 Q 波

答案解析：C。变异型心绞痛是由于心肌缺血所致，故心电图常表现为 ST 段抬高，常伴 T 波高耸。

考点发散：典型的心肌缺血发作时，面向缺血部位的导联常显示缺血型 ST 段压低（水平型或下斜型下移≥0.1mV）和（或）T 波倒置。

22. 下列各项能反映心肌坏死的是

    A. 期前收缩   B. 心动过速

    C. T 波倒置   D. ST 段抬高

    E. 病理性 Q 波

答案解析：E。心肌坏死的图形改变主要表现为梗死区的导联上 Q 波异常加深、增宽。

考点发散：心肌梗死的心电图基本图形表现为：缺血性 T 波改变、损伤性 ST 段移位、坏死型 Q 波改变。

23. Ⅱ、Ⅲ、aVF 导联出现梗死图形，心肌梗死发生的部位是

    A. 前间壁梗死   B. 前壁梗死

    C. 下壁梗死   D. 右心室梗死

    E. 高侧壁梗死

答案解析：C。Ⅱ、Ⅲ、aVF 导联反应的是心脏下壁的心电变化。

考点发散：前间壁梗死时，$V_1 \sim V_3$ 导联出现异常 Q 波或 QS 波；前壁心肌梗死时，异常 Q 波或 QS 波主要出现在 $V_3 \sim V_5$ 导联；侧壁心肌梗死时在 I、aVL、V_5、V_6 导联出现异常 Q 波；如异常 Q 波仅出现在 V_5、V_6 导联称为前侧壁心肌梗死，如异常 Q 波仅出现在 I、aVL 导联称为高侧壁心肌梗死；下壁心肌梗死时，在 Ⅱ、Ⅲ、aVF 导联出现异常

Q 波或 QS 波；正后壁心肌梗死时，$V_7 \sim V_9$ 导联记录到异常 Q 波或 QS 波，而与正后壁导联相对应的 V_1、V_2 导联出现 R 波增高、ST 段压低及 T 波增高。如果大部分胸导联（$V_1 \sim V_5$）都出现异常 Q 波或 QS 波，则称为广泛前壁心肌梗死。

24. 下列不是三度房室阻滞的心电图表现的是

A. P 波与 QRS 波群无关

B. R 波频率大于 P 波频率

C. R - R 间期相等

D. P - P 间期相等

E. 心室率多在 30 ~ 40 次/分

答案解析：B。三度房室阻滞时 P 波频率高于 R 波频率。

考点发散：①一度房室阻滞：心电图主要表现为 P - R 间期延长。在成人若 P - R 间期 > 0.20 秒，或对两次检测结果进行比较，心率没有明显改变而 P - R 间期延长超过 0.04 秒，可诊断。②二度房室阻滞：心电图主要表现为部分 P 波后 QRS 波脱漏，分两种类型：a. 二度 I 型房室阻滞（称 Morbiz I 型）：表现为 P 波规律地出现，P - R 间期逐渐延长，直到 1 个 P 波后脱漏 1 个 QRS 波群，漏搏后 P - R 间期又趋缩短，之后又复逐渐延长，如此周而复始地出现，称为文氏现象。b. 二度 II 型房室阻滞（称 Morbiz II 型）：表现为 P - R 间期恒定（正常或延长），部分 P 波后无 QRS 波群。

25. 心电图的基本图形及等电位线消失，QRS - T 波被波形一致且宽大整齐的大正弦波替代，频率约 150 ~ 250 次/分，此种情况是

A. 心房颤动　　　　B. 心房扑动

C. 心室扑动　　　　D. 心室颤动

E. 心搏骤停

答案解析：C。QRS - T 波被波形一致且宽大整齐的大正弦波替代，此正弦波为室扑波。

考点发散：心室颤动心电图上 QRS - T 波完全消失，出现大小不等、极不匀齐的低小波，频率为 200 ~ 500 次/分。

26. 关于室性早搏的心电图特点不正确的是

A. 提前出现的宽大 QRS 波

B. 宽大 QRS 波前无 P 波

C. 其 T 波方向与 QRS 主波方向相反

D. 代偿间期不完全

E. QRS 波时间 > 0.12 秒

答案解析：D。联律间期与代偿间歇之和等于两倍基本心动周期者，称为完全性代偿间歇。此代偿间歇期恰好完全代偿或弥补了缩短了的联律间期。室性早搏代偿间期完全，原因是基本心律起搏点与室性早搏起搏点相距较远，室性早搏侵入基本心律起搏点的机会较少。

考点发散：房性期前收缩心电图表现：①期前出现的异位 P′ 波，其形态与窦性 P 波不同；②P′ - R 间期 > 0.12 秒；③大多为不完全性代偿间歇。交界性期前收缩心电图表现：①期前出现的 QRS - T 波，其前无窦性 P 波，QRS - T 形态与窦性下传者基本相同；②出现逆行 P′ 波（P 波在 II、III、aVF 导联倒置，aVR 导联直立），可发生于 QRS 波群之前（P′ - R 间期 < 0.12 秒）或 QRS 波群之后（R - P′ 间期 < 0.20 秒），或者与 QRS 相重叠；③大多为完全性代偿间歇。

27. 下列关于 T 波的描述错误的是

A. 代表心室快速复极时的电位变化

B. 正常 T 波不能低于同导联 R 波的 1/4

C. 正常情况下，T 波的方向大多与 QRS 波主波的方向一致

D. 若心内膜下心肌缺血，面向缺血区的导联出现高大的 T 波

E. 若心外膜下心肌缺血，面向缺血区的导联出现倒置的 T 波

答案解析：B。正常 T 波不能低于同导联 R 波的 1/10。

考点发散：在任一导联，ST 段下移一般不超过 0.05mV。ST 段下移超过正常范围，见于心肌缺血和心肌损伤。ST 段上升超过正常范围，见于急性心肌梗死、变异型心绞痛、急性渗出性心包炎等。

二、B1 型题

(1 ~ 2 题共用备选答案)

A. 急性心肌梗死　　　B. 急性心包炎

C. 陈旧性心肌梗死　　D. 慢性心包炎

E. 心肌缺血

1. ST 段上抬超过正常范围且弓背向上常见于

2. ST 段上抬超过正常范围且弓背向下常见于

答案解析：1. A　2. B。ST 段上抬超过正常范围且弓背向上，常见于急性心肌梗死，若为弓背向下

则见于急性心包炎。ST 段上抬亦可见于变异型心绞痛、室壁膨胀瘤。

(3~4题共用备选答案)

A. 胸骨右缘第四肋间

B. 胸骨左缘第四肋间

C. 左锁骨中线与第5肋间相交处

D. 左腋中线与 V_4 水平相交处

E. 左腋前线与 V_4 水平相交处

3. V_2 导联的探查电极应放置于

4. V_4 导联的探查电极应放置于

答案解析：3. B 4. C。V_2 导联应放置于胸骨左缘第4肋间。V_4 导联应放置于左锁骨中线与第5肋间相交处。

考点发散：V_1 导联应放置于胸骨右缘第4肋间，反映右心室的电位变化。V_3 导联应放置于 V_2 与 V_4 连线的中点，反映室间隔及其附近的左、右心室的电位变化。V_5 导联应放置于左腋前线 V_4 水平处，反映左心室的电位变化。

(5~6题共用备选答案)

A. Ⅰ、avL、V_5 B. Ⅱ、Ⅲ、aVF

C. V_1、V_2、V_3 D. V_4、V_5、V_6

E. V_7、V_8、V_9

5. 前间壁心肌梗死的定位导联

6. 正后壁心肌梗死的定位导联

答案解析：5. C 6. E。常见的梗死部位及其相应导联：前间壁：V_1、V_2、V_3；前壁：V_3、V_4、V_5；下壁（膈面）：Ⅱ、Ⅲ、aVF；侧壁：Ⅰ、avL、V_5（V_6）；正后壁：V_7、V_8、V_9。（V_1、V_2 出现高 R 波）。

(7~8题共用备选答案)

A. 一度房室传导阻滞

B. 二度房室传导阻滞

C. 三度房室传导阻滞

D. 窦性心动过缓

E. 典型预激综合征

7. 窦性 P 波后均伴随有 QRS 波群，P-R 间期 0.16 秒，心室率 58 次/分，应诊断为

8. 窦性 P 波后均伴随有 QRS 波群，P-R 间期 0.24 秒，心室率 68 次/分，应诊断为

答案解析：7. D 8. A。一度房室传导阻滞心电图表现如：①窦性 P 波之后均伴随有 QRS 波群。②P-R 间期延长：P-R 间期 >0.2 秒（老年人 >

0.22 秒），或 P-R 间期超过相应心率的最高值，或在心率未变的情况下，P-R 间期较原来延长 0.04 秒以上。

考点发散：由于房室传导组织某个部位的相对不应期延长，引起房室间的传导延缓，但每次心房激动仍能传入心室。

(9~10题共用备选答案)

A. QRS 波群时间 ≥0.12 秒，V_1 导联呈 rsR 型为

B. QRS 波群时间 ≥0.12 秒，V_5 导联呈顶部粗钝的 R 波

C. QRS 波群时间 ≥0.10 秒，R>2.5mV

D. QRS 平均电轴超过 -45°，Ⅱ、Ⅲ、aVF 呈 rS 型

E. QRS 平均电轴超过 +110°，Ⅱ、Ⅲ、aVF 呈 qR 型

9. 完全性右束支传导阻滞表现为

10. 左前分支传导阻滞表现为

答案解析：9. A 10. D。完全性右束支阻滞的心电图表现：①QRS 波群形态改变：V_1 导联呈 rsR 型或呈宽大有切迹的 R 波；②ST-T 继发性改变；③QRS 波群时间 ≥0.12 秒，VAT_{V1} ≥0.06 秒。左前分支传导阻滞的心电图表现：QRS 平均电轴显著左偏，超过 -45° 诊断价值更大。QRS 波群在 Ⅰ、aVL 导联呈 qR 型，且 q≤0.02 秒；Ⅱ、Ⅲ、aVF 导联呈 rS 型。QRS 波群时间 ≤0.11 秒，无明显增宽。

考点发散：左后分支传导阻滞的心电图表现：①QRS 平均电轴显著右偏，> +110°；②QRS 波群在 Ⅰ、aVL 导联呈 rS 型；Ⅱ、Ⅲ、aVF 导联呈 qR 型，且 q≤0.02 秒；$R_Ⅲ$>$R_Ⅱ$。③QRS 波群时间 ≤0.11 秒。④除外肺气肿、慢性肺源性心脏病、右心室肥大、心肌梗死及垂位心脏等可引起电轴右偏的情况。

(11~12题共用备选答案)

A. 不偏   B. 左偏

C. 右偏   D. 0°~+90°

E. 重度右偏

11. 若 Ⅰ、Ⅲ 导联的 QRS 主波均向下，其心电轴

12. 若 Ⅰ 导联 QRS 主波向上、Ⅲ 导联 QRS 主波向下，其心电轴

答案解析：11. E 12. B。若 Ⅰ、Ⅲ 导联 QRS 主波均向下，则为电轴极度右偏。若 Ⅰ 导联的主波向上，Ⅲ 导联的主波向下，为电轴左偏。0°~+90° 为正常心电轴。

考点发散：一般根据Ⅰ导联与Ⅲ导联 QRS 波群的主波方向，可估测心电轴的大致方位。若Ⅰ、Ⅲ导联 QRS 主波均向上，说明心电轴不偏；若Ⅰ导联的主波向下，Ⅲ导联的主波向上，则为电轴右偏。

（13～14 题共用备选答案）

A. 窦性心动过速

B. 阵发性室上性心动过速

C. 阵发性室性心动过速

D. 心房扑动

E. 心房颤动

13. P 波不见，R－R 绝对规则，QRS 形态正常，频率快速，考虑为

14. P 波不见，R－R 绝对不规则，QRS 形态正常，频率快速，考虑为

答案：13. B 14. E。

（15～16 题共用备选答案）

A. 一度房室传导阻滞

B. 二度Ⅰ型房室传导阻滞

C. 二度Ⅱ型房室传导阻滞

D. 高度房室传导阻滞

E. 三度房室传导阻滞

15. P－R 间期固定，有 QRS 波群脱漏

16. P－R 间期延长，无 QRS 波群脱漏

答案：15. C 16. A。

（17～18 题共用备选答案）

A. 间位性室性早搏

B. 多源性室性早搏

C. 多形性室性早搏

D. 房性早搏

E. 交界性早搏

17. 提前出现的 QRS 波群之前有相关 P′波，P′－R 间期≥0.12 秒

18. 提前出现的 QRS 波群之前有相关 P′波，P′－R 间期＜0.12 秒

答案：17. D 18. E。

（19～20 题共用备选答案）

A. 肺型 P 波 B. 二尖瓣型 P 波

C. 冠状 T 波 D. 病理性 Q 波

E. 窦性 P 波

19. 左心房肥大心电图可出现

20. 心肌缺血时心电图可出现

答案解析：19. B 20. C。左心房肥大可见二尖瓣型 P 波；心肌缺血可见冠状 T 波。

（21～22 题共用备选答案）

A. P 波消失，出现 f 波，心房率 350～600 次/分

B. P 波消失，出现 F 波，心房率 250～350 次/分

C. P 波高尖，电压超过 0.25mV

D. P 波增宽，时间超过 0.12 秒

E. P－R 间期延长，时间超过 0.20 秒

21. 心房颤动时主要的心电图表现是

22. 一度房室阻滞主要的心电图表现是

答案解析：21. A 22. E。心房颤动时主要的心电图表现为 P 波消失，出现 f 波，心房率 350～600 次/分；一度房室阻滞主要的心电图表现为 P－R 间期延长，时间超过 0.20 秒。

传染病学

第一单元　传染病学总论

一、A1 型题

1. 感染性疾病和传染性疾病最主要的区别是

    A. 是否有病原体　　B. 是否有传染性

    C. 是否有感染后免疫 D. 是否有发热

    E. 是否有毒血症症状

    答案解析：B。传染病与感染性疾病的主要区别在于是否有传染性。感染性疾病范畴包括传染病，但不一定具有传染性。

    考点发散：以前常用传染病替代感染性疾病，实际上两种概念不能混用。感染包括传染，所以感染性疾病的特点传染病都有，但传染病的特点不是感染性疾病都有的。

2. 关于传染的概念，下列哪项是错误的

    A. 传染就是感染

    B. 传染就是传染病

    C. 传染是病原体对人体的一种寄生过程

    D. 病原体通过各种途径进入人体，就开始了传染过程

    E. 传染过程的不同表现主要取决于病原体的致病力和机体的免疫功能

    答案解析：B。传染是指病原体进入人体的过程，但传染是否发病还受到人体防御机制功能的影响。

    考点发散：传染病属于感染性疾病的一种，所以传染病发病就是感染。传染病具有感染性疾病的特点。感染病原体是否发病取决于多种因素，如感染的病原体的量、毒力还有宿主的防御能力。

3. 构成传染必须具备的条件是

    A. 传染源，传播途径 B. 传染源，易感人群

    C. 病原体毒力，数量 D. 病原体，人体

    E. 自然因素，社会因素

    答案解析：D。传染的过程必须有源头，有目标，对于人类传染病来说必须有病原体和作用的目标——人。

    考点发散：要形成传染，必须要有源头和作用场所。对于人类的传染病来说，要有致病原以及致

病原在人体发生作用，才能致病。

4. 传染病流行所必需的三个条件是

    A. 病原体，人体及其所处的环境

    B. 病原体、自然因素和社会因素

    C. 病原体的毒力，数量和适当的入侵门户

    D. 病原体、传播途径和易感人群

    E. 传染源、传播途径、易感人群

    答案解析：E。传染病流行过程的 3 个基本条件是传染源、传播途径和易感人群。

    考点发散：传染病诊断时也必须考虑这 3 点。如果缺少其中一项就不能诊断为传染病。

5. 下列哪项属于特异性免疫清除

    A. 胃酸杀灭吞入的细菌

    B. 支气管纤毛排出细菌

    C. 体液中补体激活杀灭细菌

    D. 注射乙肝免疫球蛋白中和感染的乙肝病毒

    E. 单核吞噬细胞系统释放白细胞介素杀灭病毒

    答案解析：D。注射抗体中和病毒是特异性免疫。

    考点发散：机体对外界普遍的免疫反应是非特异性的；针对某一特定致病原的反应是特异性的。

6. 下列哪项属于非特异性免疫的屏障作用

    A. T 淋巴细胞介导的细胞免疫清除病原体

    B. B 淋巴细胞通过体液免疫杀灭细胞外微生物

    C. 细胞内寄生的病原微生物主要通过细胞免疫清除

    D. 免疫球蛋白作用于微生物，通过抗原抗体反应产生免疫应答

    E. 单核吞噬细胞系统释放白细胞介素杀灭乙肝病毒

    答案解析：E。白介素杀灭乙肝病毒是非特异性免疫作用。

    考点发散：细胞释放白介素并不指针对乙肝病毒，同样可以杀灭其他病毒。

7. 为犬咬伤患者注射狂犬病疫苗，是提高患者的

A. 主动特异性免疫   B. 被动特异性免疫

C. 主动非特异性免疫 D. 被动非特异性免疫

E. 计划免疫

答案解析：A。注射疫苗是主动行为，针对病原体的疫苗是特异性免疫。

考点发散：注射疫苗是特异性免疫；注射胸腺素是提高非特异性免疫。

8. 导致细菌性痢疾发病，需病原体的最低数量为

A. 10 个   B. 100 个

C. 1000 个   D. 10^4 个

E. 10^5 个

答案解析：A。菌痢只需要 10 个病原体即可致病。

考点发散：感染致病原后是否发病还要取决于感染的量和毒力。每一种致病原发病所需的量不同。菌痢只需要很少的病原即可发病，诸如病毒感染也一样。

9. 患者是唯一传染源的疾病为

A. 霍乱   B. 水痘

C. 流行性脑脊髓膜炎 D. 伤寒

E. 艾滋病

答案解析：B。麻疹、天花、水痘的患者是本病种的唯一传染源。

考点发散：患者是传染源的疾病，控制重点是管理患者。

10. 掌握传染病潜伏期最重要的意义是

A. 协助诊断   B. 预测疫情

C. 确定检疫期   D. 预测疾病预后

E. 估计病情轻重

答案解析：C。传染病的潜伏期相对固定，是确定检疫期的重要依据。

考点发散：隔离期根据疾病的传染期确定；检疫期由传染病的最长潜伏期确定。对于与传染病患者密切接触的人，在最长潜伏期后仍未发病，即完成检疫。

11. 确定传染病隔离期的主要依据是

A. 最长潜伏期   B. 最短潜伏期

C. 平均潜伏期   D. 传染期

E. 症状明显期

答案解析：D。隔离的目的是防止传染，在疾病传染期需要隔离，没有传染性时可以解除隔离。

考点发散：不同传染病的隔离期不同，接触隔离

的标准也不同，在不同疾病中应注意比较。

12. 影响传染病流行过程的两个重要的因素是

A. 地理因素，气候因素

B. 社会制度，经济状况

C. 气温，雨量

D. 生活习惯，文化传统

E. 社会因素，自然因素

答案解析：E。社会因素和自然因素是影响传染病流行过程的两个重要因素。

考点发散：人的认识对行为产生重要影响，社会因素同样也会影响人的行为。社会因素对传染病的流行产生巨大影响，如传染病早期引起社会恐慌，会加剧疾病的传播。自然因素包括环境变化、大气变化等因素，影响病原体在自然环境中的存在。

13. 某些感染后免疫力很巩固的传染病常出现周期性流行，其主要原因是

A. 传染源的积累   B. 传播途径改变

C. 易感人群积累   D. 病原体抗原性的变异

E. 自然因素周期性的改变

答案解析：E。传染病发生周期性流行，是因为自然因素发生周期性变化。

考点发散：气温变化造成蚊虫繁殖增加，导致虫媒疾病流行。

14. 下列哪项不属于母婴传播

A. 经胎盘传播   B. 上行性传播

C. 血液传播   D. 分娩引起的传播

E. 哺乳传播

答案解析：C。母婴传播包括经胎盘传播、上行性传播、分娩引起的传播和哺乳传播。

考点发散：母婴传播属于垂直传播，其他途径传播为水平传播。

15. 对于消化道传染病，起主导作用的预防措施是

A. 隔离治疗病人   B. 隔离治疗带菌者

C. 切断传播途径   D. 疫苗接种

E. 接触者预防用药

答案解析：C。消化道传染病主要通过粪口途径传播，阻断传播途径即可防止传染扩散。

考点发散：消化道传染病的传播途径明确，切断传播途径即可阻止疫情。如果是传播途径不明确或传播途径难以控制的疾病，应加强感染源和易感人群的防护。

16. 对于病毒性疾病来说，起主导作用的预防措施是

A. 隔离治疗病人　　B. 隔离治疗携带病毒者

C. 切断传播途径　　D. 疫苗接种

E. 被动免疫

答案解析：D。针对病毒性疾病，最好的预防措施是免疫接种，产生特异性抗体。

考点发散：病毒类疾病的传播途径不易控制，防控的重点在于保护易感人群。因此疫苗接种是最好的措施。

17. 严重毒血症时使用肾上腺皮质激素属于

A. 病原治疗　　　　B. 特效治疗

C. 支持治疗　　　　D. 对症治疗

E. 康复治疗

答案解析：D。严重毒血症时使用肾上腺皮质激素能降低毛细血管通透性，减少外渗，改善微循环，减轻休克时器官实质细胞损害。

考点发散：传染病治疗分为病原治疗和对症治疗。抗菌药物和抗病毒药物是病原治疗，但是不能解决已经发生的免疫反应和毒素作用，此时需要对症治疗。

18. 伤寒患者经氯霉素治疗后体温正常，1 周后又发热，血培养阳性，属于

A. 复发　　　　　　B. 再燃

C. 重复感染　　　　D. 混合感染

E. 再感染

答案解析：A。传染病恢复期后，潜伏于组织内的病原体再次繁殖到一定程度，再次出现发热等初发症状，称为复发。

考点发散：复发和再燃的临床意义不同。复发是原有疾病基本控制后再次出现临床症状；而再燃是临床症状缓解但仍未治愈的情况下，病程出现反复。

19. 伤寒患者经治疗后体温渐下降，但未降至正常，体温再次升高，血培养阳性，属于

A. 复发　　　　　　B. 再燃

C. 重复感染　　　　D. 混合感染

E. 再感染

答案解析：B。患者在恢复期，体温未下降到正常又再度升高，称为再燃。

考点发散：不仅伤寒患者会出现复发和再燃，疟疾也会有这种现象。

20. 参与Ⅳ型变态反应的主要效应细胞是

A. B 淋巴细胞　　　B. T 淋巴细胞

C. K 细胞　　　　　D. NK 细胞

E. 巨噬细胞

答案解析：B。T 淋巴细胞是参与Ⅳ型变态反应的效应细胞。

考点发散：B 淋巴细胞产生抗体，因此 B 淋巴细胞参与由抗体介导的免疫反应。T 淋巴细胞主要介导细胞免疫。

21. 下列传染病中，感染性休克最少见于

A. 细菌性痢疾　　　B. 霍乱

C. 败血症　　　　　D. 流行性出血热

E. 流行性脑脊髓膜炎

答案解析：B。感染性休克是因为细菌毒素的作用，引起全身毛细血管开放，造成血容量相对不足；而霍乱是因为体液大量丧失产生的容量绝对不足。

22. 痢疾杆菌的排出途径是

A. 唾液　　　　　　B. 体液

C. 血液　　　　　　D. 粪便

E. 飞沫

答案解析：D。痢疾杆菌通过粪便排出体外。

考点发散：病原体排出特点决定传播途径。

23. 既能通过粪便又能通过飞沫排出体外的传染病是

A. 细菌性痢疾　　　B. 伤寒

C. 流行性脑脊髓膜炎　D. 百日咳

E. 脊髓灰质炎

答案解析：E。脊髓灰质炎病毒既可通过粪便又可通过飞沫排出体外，因此需要多种预防措施对应，防止传播。

考点发散：多途径排出病原体的疾病，应针对排出途径采取隔离措施。

24. 下列哪项疾病不能通过胎盘传播

A. HIV　　　　　　B. 麻疹

C. 水痘　　　　　　D. 梅毒

E. 淋病

答案解析：E。淋病不会通过胎盘传播。新生儿淋病主要通过母亲产道获得。

考点发散：因为有母体的抗体经胎盘传递，因此婴儿在出生后 6 个月内不易患病。但不是所有抗体都能通过胎盘。另外早产儿往往从母体得到的抗体有限。

25. 传染病患者血常规检查中发现嗜酸性粒细胞减

少，考虑

A. 细菌性痢疾　　　B. 钩虫病

C. 伤寒　　　　　　D. 登革热

E. 传染性非典型肺炎

答案解析：C。伤寒毒素进入血液后对血细胞的杀伤作用导致血中嗜酸性粒细胞减少。

考点发散：一般细菌感染会造成血中白细胞升高，病毒感染早期会造成白细胞水平下降。

26. 具有科氏斑（Koplik spot）特殊体征的疾病是

A. 伤寒　　　　　　B. 麻疹

C. 猩红热　　　　　D. 风疹

E. 流行性脑脊髓膜炎

答案解析：B。科氏斑是麻疹的特异性表现。

27. 对于细菌性感染，使用抗菌药物治疗的原则是

A. 考虑细菌感染即使用广谱抗菌素

B. 使用抗菌药物之前需要采取标本进行病原体培养

C. 病毒感染也需要使用抗菌药物，防止继发感染

D. 多种抗菌药物治疗无效时，应增加抗病毒药物

E. 所有体质差的患者均要使用预防性用药

答案解析：B。抗菌药物治疗需要明确病原菌和细菌的耐药情况，在没有获得病原菌信息的情况下，过多经验性用药会造成细菌耐药。

考点发散：有细菌感染者才使用抗菌药物；在使用抗菌药物前进行微生物采样，明确致病原，待结果出来后针对细菌敏感试验选择抗菌药物，做到既能杀灭致病菌又不至于引起其他细菌的耐药性。

28. 《中华人民共和国传染病防治法》中规定的甲类传染病有

A. 新型冠状病毒肺炎

B. 人感染高致病性禽流感

C. 埃博拉出血热

D. 流行性出血热

E. 霍乱

答案解析：E。传染病防治法中明确规定的甲类传染病有鼠疫和霍乱。传染性非典型肺炎、人感染高致病性禽流感、新型冠状病毒肺炎属于按照甲类传染病管理的乙类传染病，埃博拉出血热因在我国尚未出现，属于新发传染病。流行性出血热属于乙类传染病。

考点发散：理解不同定义：乙类甲管传染病，新

发传染病。

29. 根据《中华人民共和国传染病防治法》，我国法定传染病分为

A. 二大类 30 种　　　B. 二大类 35 种

C. 三大类 30 种　　　D. 三大类 35 种

E. 三大类 40 种

答案解析：E。我国传染病法把我国的法定传染病分为三大类 40 种。

考点发散：我国传染病防治法自颁布以来，几次修订，不断完善疾病的管理内容和要求。

30. 根据《中华人民共和国传染病防治法》要求，城镇和农村在发现甲类传染病后上报疫情的时间是

A. 6 小时内

B. 6 小时和 12 小时内

C. 12 小时和 24 小时内

D. 6 小时和 24 小时内

E. 12 小时

答案解析：B。甲类传染病属于强制管理的传染病，上报时间有明确的规定。超过时间的迟报、漏报、缓报均应承担法律责任。

31. 根据《中华人民共和国传染病防治法》，属于乙类甲管传染病的是

A. 霍乱　　　　　　B. 登革热

C. 肺结核　　　　　D. 艾滋病

E. 脊髓灰质炎

答案解析：E。乙类甲管传染病是按照甲类传染病进行管理的乙类传染病，包括上报时间等。除脊髓灰质炎外，属于乙类甲管传染病还有传染性非典型肺炎、肺炭疽、人感染高致病性禽流感、新型冠状病毒肺炎。

考点发散：应熟记甲类传染病和乙类甲管传染病。

32. 为预防、控制传染病，临床医生必须严格遵守的重要措施是

A. 传染病报告制度　　B. 早发现

C. 早隔离　　　　　　D. 早治疗

E. 对于解除者进行医学观察

答案解析：A。所有公民均有报告传染病的义务，医生报告传染病是法律责任，临床医生必须严格执行传染病报告制度。

考点发散：其他执行任务的医务人员也有报告责任。

二、B1 型题

(1～2 题共用备选答案)

A. Ⅰ型变态反应　　　B. Ⅱ型变态反应

C. Ⅲ型变态反应　　　D. Ⅳ型变态反应

E. 补体结合反应

1. 结核病引起

2. 流行性出血热造成肾功能损伤是

答案解析：1. D　2. C。结核病引起迟发型免疫反应，流行性出血热引起的是免疫复合物型超敏反应。

考点发散：Ⅰ型变态反应是速发型，常见于一般的过敏反应；Ⅱ型变态反应是细胞溶解型，抗原抗体结合后直接破坏细胞，如配型不合的输血反应；Ⅲ型变态反应是免疫复合物型，抗原抗体结合形成复合物沉淀，激活补体引起一系列反应造成组织损伤，又称血管炎型超敏反应；Ⅳ型变态反应是迟发性，见于细胞内细菌感染性疾病。补体结合试验用于诊断。

(3～4 题共用备选答案)

A. 稽留热　　　　　B. 弛张热

C. 间歇热　　　　　D. 回归热

E. 波浪热

3. 伤寒的发热特点是

4. 流行性出血热的发热特点是

答案解析：3. A　4. B。伤寒发热表现是稽留热；流行性出血热的表现是弛张热。

考点发散：疟疾热型是间歇热，如间日疟、三日疟；登革热的热型是回归热；布鲁菌感染的热型是波浪热。

(5～10 题共用备选答案)

A. 发病第 1 天出疹　B. 发病第 2 天出疹

C. 发病第 3 天出疹　D. 发病第 4 天出疹

E. 发病第 6 天出疹

5. 风疹

6. 猩红热

7. 麻疹

8. 伤寒

9. 天花

10. 水痘

答案解析：5. A　6. B　7. D　8. E　9. C　10. A。风疹和水痘在发病第 1 天就出诊；猩红热在发病第 2 天出疹；天花在发病第 3 天出疹；麻疹在发病第 4 天出疹；伤寒在发病第 6 天出疹。

考点发散：传染病的特殊体征有助于临床诊断。除了出疹时间外，出疹部位和先后顺序也有助于临床诊断。

(11～13 题共用备选答案)

A. 先耳后、面部，然后向躯干、四肢蔓延

B. 集中于躯干，呈向心性分布

C. 主要见于胸腹部

D. 先四肢出疹，向躯体扩散

E. 全身散发

11. 伤寒出疹特点

12. 水痘出疹特点

13. 麻疹出疹特点

答案解析：11. C　12. B　13. A。伤寒的玫瑰疹主要集中在胸腹部；水痘的皮疹主要集中在躯干，呈向心性分布；麻疹先从耳后、面部出疹，然后向躯干、四肢蔓延。

(14～17 题共用备选答案)

A. 毒素进入血液引起

B. 由不在血液中繁殖的病原体进入血液形成

C. 由病原体进入血液并在血液中大量繁殖形成

D. 化脓性病原体到达其他组织器官引起的迁徙性化脓病变

E. 病原体进入体内后引发机体的强烈免疫反应

14. 毒血症

15. 菌血症

16. 败血症

17. 脓毒血症

答案解析：14. A　15. B　16. C　17. D。毒素进入血液引起毒血症；细菌进入血液但没有在血液中繁殖，形成菌血症；细菌进入血液并大量繁殖形成败血症；化脓性细菌到达其他组织引起化脓性迁徙性病变，称为脓毒血症。

考点发散：此外，还有病毒血症、内毒素血症等定义，容易混淆。

(18～23 题共用备选答案)

A. 甲类传染病　　　B. 乙类传染病

C. 丙类传染病　　　D. 乙类甲管传染病

E. 属于需要报告的非传染病

18. 风疹属于

19. 梅毒属于

20. 脊髓灰质炎属于

21. 流行性腮腺炎属于

22. 麻疹属于

23. 鼠疫属于

答案解析：18. C　19. B　20. D　21. C　22. B

23. A。属于甲类传染病的有鼠疫；属于乙类甲管传染病的有脊髓灰质炎；属于乙类传染病的有梅毒和麻疹；属于丙类传染病的有风疹和流行性腮腺炎。

考点发散：还要熟悉其他甲类和乙类甲管传染病。

(24～27题共用备选答案)

　　A. 病原体被清除　　B. 隐性感染

　　C. 显性感染　　　　D. 病原携带状态

　　E. 潜伏性感染

24. 对多数传染病来说，最常见的传染过程表现是

25. 对多数传染病来说，最少见的传染过程表现是

26. 上述5种表现中，最易识别的是

27. 人体被感染后，仅发生特异性免疫应答、临床不出现任何症状的是

答案解析：24. B　25. C　26. C　27. B。大部分传染病感染后发生隐性感染，除了免疫学应答、产生抗体外，没有任何症状和临床表现；少部分感染者出现发病，称为显性感染，这部分病人是临床常见病例，也是容易发现的感染者。

考点发散：绝大部分传染病感染后仅表现轻微症状，甚至没有症状，称为隐性感染。当传染病显性感染时，症状明显，较易识别。因此，临床工作中要关注隐性感染者造成的传播、流行。

(28～31题共用备选答案)

　　A. 重复感染　　　　B. 再感染

　　C. 交叉感染　　　　D. 机会感染

　　E. 混合感染

28. 应用广谱抗生素后，引起葡萄球菌或真菌性肠炎，称为

29. 某些因素导致宿主免疫功能受损或机械性损伤，使机体内正常微生物离开固有寄生部位而到达不习惯的寄生部位所引起的感染，称为

30. 某一传染病在痊愈后，经长短不等的时间再次感染同种病原体，称为

31. 某些传染病尚在进行中，同种病原体反复侵袭感染，称为

答案解析：28. D　29. D　30. B　31. A。应用广谱抗生素后，造成微生物环境破坏，使环境中一般情况下不致病的微生物大量繁殖造成新的感染；或者正常微生物离开固有寄居部位，如肠道细菌进入血液产生的感染称为机会感染。同种病原体感染痊愈后再次感染相同病原体，称再感染；尚未痊愈的情况下再次感染，称为重复感染。

考点发散：其他类似的定义还有原发感染、继发感染、重叠感染。

(32～37题共用备选答案)

　　A. IgG　　　　　　B. IgA

　　C. IgM　　　　　　D. IgD

　　E. IgE

32. 感染后首先出现的抗体是

33. 感染后出现较迟，但可存在较长时间的抗体是

34. 消化道和呼吸道局部存在的抗体是

35. 主要出现于寄生虫感染和变态反应中的抗体是

36. 对许多传染病早期诊断有重要意义的抗体是

37. 血液中含量高，可通过胎盘的抗体是

答案解析：32. C　33. A　34. B　35. E　36. C

37. A。感染后最早出现的抗体是IgM，通常用于早期诊断；感染后出现较迟的是IgG，可以长期存在，并通过胎盘传给胎儿；消化道、呼吸道局部存在的抗体是IgA；主要出现于寄生虫感染和变态反应的抗体是IgE。

考点发散：IgG因为存在时间长，还可用于回顾性调查。但是只能说明感染过病原。

第二单元　病毒感染

病毒性肝炎

一、A1型题

1. 在流行地区，甲型肝炎的发病集中于

A. 6个月内婴儿　　　B. 幼儿

C. 青少年　　　　　D. 壮年

E. 老年

答案解析：B。流行地区幼儿易于感染甲肝。6个月以内的婴儿有母体的抗体，成年人和老年人往往经历过隐性感染，只有幼儿没有足够抗体抵御感染。

2. 感染 HAV 后，最常见的表现是

A. 亚临床感染　　　　B. 急性无黄疸肝炎

C. 急性黄疸型肝炎　　D. 淤胆型肝炎

E. 重症肝炎

答案解析：A。绝大部分 HAV 感染后是亚临床感染，临床症状不明显。

3. 甲型肝炎早期诊断最常用的可靠指标是

A. 抗 HAV – IgM　　　B. 抗 HAV – IgG

C. 胆红素升高　　　　D. 粪便培养出甲肝病毒

E. 粪便标本中检测出 HAV – RNA

答案解析：A。IgM 是最早出现的抗体，可以用于早期临床诊断。

考点发散：一般在病后 1 周，黄疸出现时即可检测出抗 HAV – IgM。感染甲肝病毒后可获得持久免疫力。

4. 抗 HAV – IgM 的检出时间是

A. 急性期至起病后 6 周

B. 急性期至起病后 12 周

C. 黄疸前期至起病后 12 周

D. 黄疸前期至起病后 6 个月

E. 黄疸期至起病后 12 周

答案解析：C。HAV – IgM 抗体在发病后一周黄疸出现时即可出现，一直持续到病后 3～4 个月。

考点发散：IgG 一般在 IgM 下降时出现，在人体内长期存在。

5. 甲型肝炎患者应常规隔离至起病后

A. 1 周　　　　　　　B. 2 周

C. 3 周　　　　　　　D. 4 周

E. 5 周

答案解析：C。甲肝的隔离期是 3 周。

考点发散：根据疾病的传染期确定隔离时间。甲肝、戊肝在发病前 2 周到发病后 2～3 周具有传染性，因此按照最长传染期确定隔离时间。

6. 对急性甲肝患者的密切接触者应进行医学观察

A. 7 天　　　　　　　B. 14 天

C. 21 天　　　　　　　D. 30 天

E. 45 天

答案解析：E。甲肝密切接触者的观察时间至少为 42 天，选项中 45 天较为符合。

考点发散：根据疾病的潜伏期确定医学观察时间。甲肝的最长潜伏期是 6 周，因此至少观察 42 天以上。

7. 病毒性肝炎的主要死亡原因是

A. 肝炎后肝硬化　　　B. 肝癌

C. 肝肾综合征　　　　D. 重型肝炎

E. 上消化道大出血

答案解析：D。重型肝炎是病毒性肝炎的主要死亡原因。

考点发散：急性重型感染的病死率为 50%～70%；慢性重型感染的病死率达到 80% 以上。

8. 肝硬化患者，血清白蛋白 36g/L，胆红素 35mmol/L，凝血酶原活动度 >60%，血清 ALT、AST 轻度升高，属于

A. Child – Pugh A 期　　B. Child – Pugh B 期

C. Child – Pugh C 期　　D. Child – Pugh D 期

E. 失代偿期

答案解析：A。上述指标中白蛋白超过 35g/L，胆红素处于临界状态，凝血酶原活动度超过临界值，属于 A 期。

考点发散：Child – Pugh 分期主要由血清白蛋白、胆红素、凝血酶原活动度等指标组成，反映肝硬化患者的肝脏功能状态。

9. 诊断肝炎最有价值的酶活力指标

A. 丙氨酸氨基转移酶（ALT）

B. 天门冬氨酸氨基转移酶（AST）

C. DNA 聚合酶

D. 转肽酶

E. 碱性磷酸酶

答案解析：A。ALT 是诊断肝炎最有价值的酶学指标。

考点发散：肝细胞内 ALT 多于其他组织，肝细胞破坏后该酶大量释放。ALT 存在于胞质中、AST 存在于线粒体中，因此 ALT 高于 AST。

10. 重症肝炎诊断和判断预后的重要指标是

A. AST/ALT <1　　　B. 胆固醇明显减少

C. 胆红素明显升高　　D. 白球比倒置

E. 凝血酶原活动度 <40%

答案解析：E。凝血酶原活动度低于 40%，反映重症肝炎预后不佳。

考点发散：肝脏是多种凝血因子合成场所，如果肝实质严重损伤，广泛破坏，凝血因子缺乏，凝血时间延长，凝血酶原活动度下降。<40% 是肝细胞大量坏死的肯定界线。<20% 则预后不良。

11. **急性重症肝炎最突出、最有诊断价值的临床表现是**

    A. 黄疸迅速加深

    B. 肝脏进行性缩小

    C. 显著的消化道症状

    D. 明显的出血倾向

    E. 中枢神经系统症状如烦躁、谵妄、嗜睡、昏迷、抽搐

    答案解析：E。急性重症肝炎又称暴发性肝炎，起病急，快速出现神经症状。

12. **对于慢性活动性肝炎和慢性迁延性肝炎的鉴别，最有意义的是**

    A. 病程超过 1 年　　B. 转氨酶反复升高

    C. 出现黄疸　　　　D. 肝脏肿大

    E. 碎屑状和桥接坏死

    答案解析：E。慢性肝炎的主要病理改变有炎性坏死和纤维化。炎性坏死中碎屑坏死和桥接坏死与预后关系密切，是判断炎症活动度的重要形态学指标。

    考点发散：慢性迁延性肝炎与慢性活动性肝炎的主要区别不在于病程和临床表现，而在于病理是否存在进行性肝细胞损害表现。

13. **反映肝细胞损伤最敏感的指标是**

    A. 血清胆红素

    B. 血清白蛋白

    C. 血清丙氨酸转氨酶

    D. 血清胆碱酯酶

    E. 血清碱性磷酸酶

    答案解析：C。丙氨酸转氨酶是肝细胞内酶，肝细胞破坏时大量释放，成为反映肝细胞损伤的指标。

    考点发散：肝病时转氨酶测定实际是反映肝细胞损伤情况，且较敏感，其中 ALT 最有价值。

14. **急性重型肝炎的病理学特征是**

    A. 肝细胞变性

    B. 肝细胞灶性坏死

    C. 毛细胆管胆汁淤积

    D. 大量肝细胞坏死，肝脏体积缩小

    E. 大量肝细胞坏死的同时，出现肝细胞再生，形成再生结节。

    答案解析：D。急性重症肝炎时肝细胞大量坏死，肝脏体积缩小。

考点发散：急性重症肝炎的病理表现是肝脏体积明显缩小，肝细胞呈一次性坏死，肝小叶内肝细胞广泛坏死。

15. **机体针对 HBV 的特异性体液免疫和细胞免疫功能缺损或呈免疫耐受时，患者表现为**

    A. 无症状慢性病毒携带者

    B. 急性黄疸型肝炎

    C. 急性暴发性肝炎

    D. 慢性活动性肝炎

    E. 慢性重症肝炎

    答案解析：A。机体针对 HBV 的特异性体液免疫和细胞免疫功能缺损或呈免疫耐受，受感染的肝细胞未能遭受免疫性损伤或仅轻微损伤，病毒未能清除，患者表现为无症状的慢性病毒携带者。

    考点发散：免疫耐受使得病人成为无症状慢性病毒携带者，是乙肝重要的传染源。

16. **小儿感染 HBV 后，多表现为**

    A. 亚临床感染

    B. 急性无黄疸型肝炎

    C. 急性黄疸型肝炎

    D. 慢性活动性肝炎

    E. 慢性迁延性肝炎

    答案解析：A。小儿感染 HBV 后多表现为亚临床感染，此后会演变为携带者或慢性感染。

    考点发散：儿童感染 HBV 后可出现免疫耐受、免疫清除、非活动复制和再活动期。

17. **慢性乙肝患者，哪种情况需要继续使用抗病毒治疗**

    A. HBeAg 阳性，服药后 HBeAg 血清转换并维持治疗一年以上者

    B. HBeAg 阴性，治疗有效后已经维持疗效 2 年以上者

    C. 干扰素治疗结束后 48 周，ALT 维持正常，HBV DNA 持续阴性，HBeAg 转阴

    D. HBsAg 血清转阴

    E. 已经出现肝硬化失代偿的患者

    答案解析：E。其余选项均是停药标准。

    考点发散：核苷类抗病毒药物的疗程相对不固定，需要长期给药，停药后极易出现病情反复甚至恶化。达到基本疗效后，仍应继续用药。

18. **乙型肝炎最重要的传染源是**

    A. 急性黄疸型肝炎患者

B. 急性无黄疸型肝炎患者

C. 慢性肝炎患者

D. 携带者

E. 慢性患者和携带者

答案解析：E。慢性患者和携带者是乙肝重要的传染源。

考点发散：乙型肝炎的传染源是急、慢性患者和病毒携带者。慢性感染者均有传染性。

19. 对 HBsAg 阳性的母亲所产下新生儿的处理，最恰当的是

A. 注射丙种球蛋白

B. 高效价乙肝免疫球蛋白

C. 乙肝疫苗

D. 乙肝疫苗加丙种球蛋白

E. 乙肝疫苗加高效价乙肝免疫球蛋白

答案解析：E。使用高效价乙肝免疫球蛋白联合乙肝疫苗进行主动、特异性免疫预防。

考点发散：在乙肝疫苗尚未产生抗体前，需要用高效价乙肝免疫球蛋白中和乙肝病毒，此过程称为"阻断"。

20. 医务人员意外暴露 HBV 后，应采取的被动免疫措施是

A. 立即接种乙肝疫苗

B. 立即检测 HBsAb 水平

C. 立即注射乙肝免疫球蛋白

D. 立即口服恩替卡韦预防

E. 立即注射人血丙种球蛋白

答案解析：C。职业暴露后需要立即接种免疫球蛋白中和进入血液的病毒，然后注射乙肝疫苗产生抗体，达到持久免疫。

考点发散：输注的抗体属于异体蛋白，机体会逐渐清除，这种获得性免疫的效果时间有限。

21. 感染 HCV 后最常见的临床类型是

A. 急性肝炎　　　　B. 慢性肝炎

C. 重症肝炎　　　　D. 肝硬化

E. 肝癌

答案解析：B。感染 HCV 后，急性期表现不明显，大多数病人表现为慢性肝炎。

考点发散：HCV 感染后，细胞免疫不足，难以清除病毒，引起肝脏慢性炎症损害。

22. 治疗 HCV 最有效的药物是

A. 恩替卡韦　　　　B. 拉米夫定

C. 利巴韦林　　　　D. 白细胞介素

E. 干扰素

答案解析：E。目前治疗丙肝最有效的药物是干扰素。

考点发散：干扰素联合利巴韦林是目前治疗慢性丙肝最佳的方案。

23. 下列哪项不是丁型肝炎（HDV）的传播途径

A. 母婴传播　　　　B. 性接触传播

C. 粪－口途径传播　D. 血制品传播

E. 体液传播

答案解析：C。HDV 是缺陷病毒，必须结合 HBV 等病毒，因此，传播途径与 HBV 相同。HDV 不会通过粪－口途径传播。

考点发散：HDV 的传染源是急、慢性患者和病毒携带者。病毒存在于患者的血液和各种体液中。

24. HDV 是缺陷病毒，病毒的外壳为

A. HBsAg　　　　B. HBeAg

C. HBcAg　　　　D. HDAg

E. HBV DNAP

答案解析：A。HDV 必须要借助 HBV 的外壳才能发病，HBV 的外壳是乙肝表面抗原。

考点发散：HDV 生活周期需要 HBV 等嗜肝 DNA 病毒的帮助。成熟的 HDV 病毒，外壳是 HBV 外壳蛋白，内含 HDV RNA 和抗原。

25. 同时感染 HDV 和 HBV，临床表现为

A. 急性肝炎　　　　B. 急性重症肝炎

C. 亚急性重症肝炎　D. 慢性迁延性肝炎

E. 慢行活动型肝炎

答案解析：A。HDV 借助 HBV 外壳发病，表现为同时感染发病。

考点发散：HDV 与 HBV 同时感染机体，也可以在慢性 HBV 感染基础上重叠感染，HDV 对肝细胞有直接的致病性。

26. 下列哪项指标提示 HBV 和 HDV 同时感染

A. 起病时有发热　　B. 病情重

C. 肝脾肿大明显　　D. ALT 显著升高

E. 双相 ALT 升高

答案解析：E。HBV 和 HDV 破坏肝细胞的机制不同，因此出现双相 ALT 升高，其余选项均为非特异性表现。

考点发散：急性肝炎在潜伏末期 ALT 即有升高，出现临床症状后即明显升高；病程超过 3 个月以

上仍有转氨酶升高，常提示有慢性化可能。ALT 升高幅度不能区别急性肝炎与重型肝炎。

27. 病毒通过胆汁排泄的肝炎是

  A. 甲型肝炎　　　　B. 乙型肝炎

  C. 丙型肝炎　　　　D. 丁型肝炎

  E. 戊型肝炎

答案解析：E。戊肝通过胆汁排泄到肠道，然后通过粪便排泄到外界，完成粪－口途径传播。

考点发散：戊型肝炎发病与饮水习惯和粪便管理有关，常以水媒流行形式出现。

28. 下列选项中，戊肝的传播途径是

  A. 母婴传播　　　　B. 性接触传播

  C. 粪－口途径传播　D. 血制品传播

  E. 体液传播

答案解析：C。戊肝通过粪－口途径传播。

考点发散：肝炎中甲肝和戊肝是通过粪－口途径传播。

29. 戊型肝炎暴发流行的主要传播途径是

  A. 水　　　　　　　B. 食物

  C. 生活接触　　　　D. 宫内传播

  E. 注射途径

答案解析：A。戊肝通过粪－口途径传播，水源污染才可能暴发流行。

考点发散：戊型肝炎多发生在雨季或洪水泛滥之后。

30. 对急性戊肝患者的密切接触者应进行医学观察的时间是

  A. 7 天　　　　　　B. 14 天

  C. 21 天　　　　　D. 30 天

  E. 45 天

答案解析：E。戊肝的最长潜伏期是 6 周，因此观察时间要超过 42 天。

考点发散：急性甲肝和戊型肝炎自发病之日起隔离 3 周；乙型和丙型肝炎隔离至病情稳定后即可出院。

二、A2 型题

1. 患者，女，因急性黄疸型肝炎住院，抗 HAV－IgM 阳性，对其配偶的处置，最恰当的是

  A. 立即化验肝功能，抗 HAV－IgM

  B. 接受医学观察 45 天

  C. 注射人免疫球蛋白

  D. 甲肝疫苗预防接种

  E. 人免疫球蛋白联合甲肝疫苗

答案解析：E。需要使用免疫球蛋白和甲肝疫苗。

考点发散：HAV 暴露者在甲肝疫苗产生抗体之前，使用免疫球蛋白中和感染的病毒。机体产生抗体后可获得持久免疫力。

三、B1 型题

（1～6 题共用备选答案）

  A. HBcAb　　　　　B. HBeAg

  C. HBsAg　　　　　D. HBsAb

  E. HBV DNA

1. 感染 HBV 后最早出现的血清学标志是

2. 感染 HBV 后机体产生的保护性抗体是

3. 感染 HBV 后最早出现的抗体是

4. 病毒复制活跃，传染性强的标志是

5. HBV 存在和复制最可靠的证据是

6. 用来监测乙肝抗病毒疗效的指标是

答案解析：1. C　2. D　3. A　4. B　5. E　6. E。感染 HBV 后最早出现的血清学标志是 HBsAg；感染 HBV 后机体产生的保护性抗体是 HBsAb；感染 HBV 后最早出现的抗体是 HBcAb；病毒复制活跃，传染性强的标志 HBeAg；HBV 存在和复制最可靠的证据是 HBV DNA，同时也是用来监测乙肝抗病毒疗效的指标。

考点发散：HBeAg 与 HBV DNA 有很好的相关性。HBeAb 常提示病毒复制减少或终止，传染性减弱。HBeAg－IgG 高滴度阳性，提示体内有 HBV 复制且传染性强。

流行性感冒

一、A1 型题

1. 流行性感冒的主要传播途径是

  A. 接触传播　　　　B. 飞沫传播

  C. 空气传播　　　　D. 粪－口传播

  E. 体液传播

答案解析：B。流行性感冒是通过飞沫传播的疾病，因此预防手段上应根据飞沫传播的特点进行。

考点发散：流感的主要传播途径是飞沫传播，飞沫从空气中飘落到物体表面也会引起接触传播。

2. 流行性感冒传染性最强的时间是

  A. 潜伏期　　　　　B. 发病 3 日内

  C. 发病 1 周　　　　D. 恢复期

E. 缓解期

答案解析：B。流感在潜伏期即有传染性，在发病3日内传染性最强。

考点发散：流感患者的隔离期是根据传染期确定的，发病3日以内的患者最好居家隔离。

3. 下列选项中，不属于流感流行病学特点的是

　　A. 突然爆发　　　　B. 迅速蔓延

　　C. 具有季节性　　　D. 流行 3~4 周后自然停止

　　E. 每 5 年发生一次大流行

答案解析：C。流感病毒易于变异，因此原先的疫苗会失去效果，造成定期的流行。流感流行没有季节性，冬春季空气干燥易于造成流感病毒扩散。

考点发散：流感每隔若干年就会出现一次大流行，主要原因是流感病毒发生变异，原有防御措施出现不足。

4. 在流感好发季节，不需要接种流感疫苗的是

　　A. 医务人员　　　　B. 公共场所工作人员

　　C. 6 个月以下儿童　　D. 准备怀孕的妇女

　　E. 餐饮业工作人员

答案解析：C。流感好发季节要给高危人群和医务人员接种流感疫苗，防止被感染和感染病人，造成医院内感染。

考点发散：老年人、婴幼儿、儿童以及慢性疾病免疫抑制的患者等高危人群应在好发季节前接种流感疫苗。医务人员因在工作场所中暴露机会高于常人，因此也要接种疫苗。

5. 对有流行病学接触史者，如出现流感样症状，需要进行医学观察的时间是

　　A. 7 天　　　　　　B. 14 天

　　C. 21 天　　　　　D. 30 天

　　E. 45 天

答案解析：A。流感的潜伏期是 1~3 日，根据最长潜伏期确定医学观察时间。

考点发散：医学观察时间的长短由最长潜伏期决定。经过最长潜伏期后仍未发病，可以解除医学观察。

6. 流感的发病机制是

　　A. 病毒在呼吸道黏膜上皮细胞内复制，引起病毒血症，导致弥漫性肺泡细胞损伤

　　B. 病毒在呼吸道表面纤毛柱状上皮细胞内复制，导致细胞坏死，不破坏基底膜

　　C. 病毒促使支气管和肺泡上皮细胞的促炎因子和

趋化因子释放，引起反应性嗜血细胞综合征

　　D. 病毒和机体产生的抗体形成抗原抗体复合物，沉积在肺泡内皮细胞表面，产生免疫反应，破坏细胞

　　E. 病毒破坏肺泡内毛细血管内皮，造成渗出，在肺泡内形成透明膜

答案解析：B。流感病毒只破坏呼吸道表面的纤毛柱状上皮细胞，不破坏基底膜。

考点发散：流感病毒不破坏呼吸道基底膜，因此不会造成严重肺炎，这与 SARS 的机制截然不同。另外，病毒在纤毛柱状上皮细胞内复制，也决定了流感经飞沫传播的特性。

7. 快速诊断流感的方法是

　　A. 血白细胞检查　　　B. 病毒培养分离

　　C. 血清抗体检测　　　D. 病毒抗原、核酸检测

　　E. 鼻黏膜压片染色找包涵体，免疫荧光检测抗原

答案解析：E。鼻黏膜压片染色找包涵体，免疫荧光检测抗原可以快速诊断。流感早期血白细胞数量不变或减少，表现非特异性；病毒分离用于鉴定，培养时间长，不适合诊断；流感恢复期才出现相应抗体；抗原、核酸检测，需要专用设备，且需要病毒扩增，时间比免疫荧光抗原检测时间长。

考点发散：大部分流感患者通过临床症状、体征即可诊断。但与其他疾病鉴别时，需要实验室辅助检查。快速诊断能及早治疗。

8. 关于抗病毒药物的使用，下列选项中正确的是

　　A. 接触流感患者后，立即使用

　　B. 整个流感流行期间预防性使用

　　C. 起病 1~2 日内使用

　　D. 流感发病后，至少使用 1 周

　　E. 结合抗菌药物一起使用

答案解析：C。只有早期使用抗流感病毒药物才能取得最佳疗效。

考点发散：抗病毒药物能减少流感病毒的复制，不能减少其排放。2~3 日以后是流感病毒的排出高峰，此时抗病毒药物的作用有限。

9. 医院内出现住院患者流感暴发，对非流感患者和医务人员应采取的预防措施是

　　A. 预防性口服抗病毒药物

　　B. 立即接种流感疫苗

　　C. 立即转走非流感患者

D. 医务人员工作时必须穿隔离衣戴口罩

E. 限制病人家属探视

答案解析：A。医院内出现住院患者流感暴发，对非流感患者和医务人员采取预防性服用抗病毒药物保护易感人群。

考点发散：出现暴发时，无法鉴别哪些人员已经被传染，隔离措施只能对以后的人群起作用。已经暴露的人员应接受预防性药物减少发病。

10. 下列人员中不需要接种流感疫苗的是

   A. 医务人员　　　　　B. 65 岁以上老年人

   C. 免疫功能抑制者　　D. 中期妊娠孕妇

   E. 6 个月以下婴儿

答案解析：E。6 个月以下的婴儿有来自母体的抗体，因此不需要接种疫苗。

考点发散：正常足月产婴儿能从母体获得抗体，早产儿从母体获得抗体有限，因此对于早产儿最好接种流感疫苗。因为每年流行的流感病毒毒株不完全相同，故流感疫苗最好每年接种。

人感染高致病性禽流感

一、A1 型题

1. 禽流感重要的传染物是

   A. 患者分泌物　　　　B. 患者粪便

   C. 家禽　　　　　　　D. 病毒污染的羽毛和粪便

   E. 野生禽类

答案解析：D。病毒污染的羽毛、粪便是重要的传染物，病毒含量高，存活时间长。

考点发散：禽流感病毒不耐热，加热可灭活。但病毒在分泌物或粪便中抗灭活能力极大增强。

2. 禽流感的传染源是

   A. 患者

   B. 健康的病毒携带者

   C. 健康的病毒携带家禽

   D. 野生禽类

   E. 病禽污染的食物

答案解析：C。人感染高致病性禽流感的主要传染源是病禽、健康带毒的家禽。

考点发散：禽流感是甲型禽流感病毒引起的人、禽、畜共患的急性传染病，通常禽流感病毒不感染人，但 H5N1 致病性最强。

3. 禽流感医学观察病例的定义是

   A. 有流行病学接触史，呼吸道分泌物中甲型流感

病毒抗原检测阳性

B. 呼吸道标本中分离出禽流感病毒基因

C. 1 周内有与禽流感患者接触史，出现流感样症状者

D. 有流行病学接触史，呼吸道分泌物中 H5 型单克隆抗体抗原检测阳性

E. 1 周内有与病禽接触史者

答案解析：C。有流行病学接触史，同时又有流感样症状的符合医学观察病例。

考点发散：如果观察者呼吸道标本甲流病毒和 H5 抗原检测呈阳性者，为疑似病例。

4. 禽流感医学观察病例，需要进行医学观察的时间是

   A. 3 天　　　　　　　B. 7 天

   C. 10 天　　　　　　 D. 2 周

   E. 3 周

答案解析：B。禽流感的潜伏期一般为 1～3 天，通常在 7 天以内。因此医学观察期为 7 天。

考点发散：禽流感和流感同属于流感病毒类，医学观察期都是 1 周。

5. 下列对禽流感的治疗措施中，不正确的是

   A. 立即进行隔离治疗

   B. 发病 48 小时内使用抗流感病毒药物

   C. 使用解热药物，缓解鼻黏膜充血

   D. 儿童患者可以使用阿司匹林类药物

   E. 有细菌感染时才使用抗菌药物

答案解析：D。儿童不能使用阿司匹林类药物，以防引起 Reye 综合征。

考点发散：禽流感应在发病 48 小时内使用抗流感病毒药物。阿司匹林是对症治疗药物。

传染性非典型肺炎

一、A1 型题

1. SARS 最重要的传染源是

   A. 患者分泌物　　　　B. 患者排泄物

   C. 患者本人　　　　　D. 健康的病毒携带者

   E. 患者频繁接触过物品

答案解析：C。SARS 患者是最主要的传染源。一般认为症状明显的患者传染性较强。

考点发散：目前仅发现人类是主要传染源，动物往往是病毒携带者。

2. SARS 患者传染性最强时期是

   A. 潜伏期　　　　　　B. 急性期

C. 前驱期　　　　D. 康复期

E. 恢复期

答案解析：B。传染性随病程而逐渐加强，在发病第2周最具传染性，急性期患者传染性较强。

考点发散：急性期患者传染性较强，症状明显，特别是持续高热、频繁咳嗽、出现 ARDS 时的传染性较强，热退后传染性迅速下降。

3. 既可以通过飞沫传播，又可以通过消化道传播的疾病是

A. 甲型流感　　　　B. 人感染高致病性禽流感

C. 甲型肝炎　　　　D. 流行性脑脊髓膜炎

E. 传染性非典型肺炎

答案解析：E。近距离呼吸道飞沫传播是 SARS 的主要传播方式，也可以以气溶胶传播经空气传播，还可经接触和消化道传播。

考点发散：由于 SARS 的传播途径多样，患者管理较难，流行病学意义较大。

4. 与 SARS 患者密切接触者应进行医学观察的时间是

A. 7 天　　　　B. 14 天

C. 21 天　　　　D. 30 天

E. 45 天

答案解析：B。SARS 的潜伏期通常限于2周之内。因此医学观察时间为2周。

考点发散：接触者的医学观察期不同于患者解除隔离的时间。前者由潜伏期决定，后者由传染期决定。

5. 医务人员护理 SARS 患者时的防范措施为

A. 接种疫苗

B. 预防性使用抗病毒药物

C. 加强个人防护

D. 每天使用丙种球蛋白提高免疫力

E. 出现症状及早隔离

答案解析：C。目前对 SARS 尚无有效治疗手段和预防药物，只有做好标准预防和个人防护措施。实验室要加强安全管理。

6. 下列选项中，不属于 SARS 密切接触者的是

A. 曾经接触 SARS 患者排泄物的人员

B. 照顾 SARS 病人者

C. 与 SARS 病人共同生活者

D. 居住于有 SARS 病人的小区

E. 治疗 SARS 病人的医务人员

答案解析：D。居住于同一小区，并未与 SARS 病人直接接触，不属于密切接触者。

考点发散：识别密切接触者，早发现、早隔离、早治疗，切段传播途径，以控制 SARS 疫情。

二、B1 型题

（1~3题共用备选答案）

A. 前驱期传染性最强

B. 发病后3日内传染性最强

C. 发病后第1周传染性最强

D. 发病后第2周传染性最强

E. 恢复期传染性最强

1. 传染性非典型肺炎

2. 流行性感冒

3. 流行性脑脊髓膜炎

答案解析：1. D　2. B　3. A。传染性非典型肺炎在发病2周内传染性最强；流感在发病3日内传染性最强；流脑在疾病前驱期传染性最强。

考点发散：以上疾病均可以通过飞沫传播，明确传染期有助于进行疾病防控。

艾滋病

一、A1 型题

1. HIV 病毒造成细胞免疫功能缺损，主要是 HIV 病毒侵犯了

A. $CD4^+T$ 淋巴细胞　　B. $CD8^+T$ 淋巴细胞

C. NK 细胞　　　　D. B 淋巴细胞

E. 巨噬细胞

答案解析：A。HIV 是以主要感染 $CD4^+T$ 淋巴细胞，造成细胞免疫功能缺损为基本特征的传染病。

考点发散：HIV 主要侵犯 $CD4^+T$ 淋巴细胞，其他免疫细胞也不同程度受损，最终并发各种机会性感染和恶性肿瘤。

2. HIV 病毒属于

A. 布尼亚病毒科汉坦病毒属

B. 弹状病毒科拉沙病毒属

C. 反转录病毒科慢病毒属

D. 黄病毒属

E. 冠状病毒科冠状病毒属

答案解析：C。HIV 病毒属于反转录病毒科慢病毒属。

考点发散：熟悉不同病毒传染源的生物学特点。

3. HIV 的传染源是

A. 吸毒者　　　　B. 性滥交者

C. 无症状 HIV 患者　　D. 同性恋者

E. 性工作者

答案解析：C。艾滋病患者和无症状感染者是主要传染源。

考点发散：目前性传播已成为主要传播途径。

4. 下列选项中，哪一项不属于 HIV 感染的高危人群

A. 从事 HIV 诊疗工作的医务工作者

B. 静脉注射吸毒者

C. 血友病患者

D. 接受血液制品者

E. 人工辅助生育者

答案解析：E。除人工辅助生育者，其他都是高危人群。

考点发散：人工辅助生育者的受体、供体都应接受检查，排除感染。

5. 艾滋病患者最常见的肿瘤是

A. 淋巴瘤　　　　　B. 淋巴肉瘤

C. 卡波西肉瘤　　　D. 肺孢子虫病

E. 直肠肛门部肿瘤

答案解析：C。卡波西肉瘤是艾滋病患者最常见的肿瘤。

考点发散：除了卡波西肉瘤外，其他恶性淋巴瘤也高发。

6. 下列不是艾滋病期 HIV 患者免疫学检查特点的是

A. HIV 病毒载量明显升高

B. T 淋巴细胞计数明显减少

C. $CD4^+T$ 淋巴细胞计数低于 $200/ml$

D. $CD4^+/CD8^+ < 1.0$

E. $CD4^+/CD8^+ > 1.0$

答案解析：E。正常情况下，$CD4^+/CD8^+ > 1.0$，艾滋病期，由于 $CD4^+T$ 淋巴细胞计数明显减少，故出现倒置现象。

考点发散：HIV 主要是破坏 $CD4^+T$ 淋巴细胞，造成该细胞减少。

7. 下列哪项不是艾滋病抗病毒治疗的目的

A. 最大限度抑制病毒复制

B. 提高患者生活质量

C. 减少艾滋病传播

D. 治疗机会性感染

E. 降低病死率

答案解析：D。抗病毒治疗的目的是最大限度抑制病毒复制，保存和恢复免疫功能，提高患者生活

质量，降低病死率和相关疾病发病率，减少艾滋病传播。

考点发散：艾滋病导致免疫缺陷，造成易发生各类感染。抗病毒治疗不能解决其他各种机会性感染和恶性肿瘤。

二、A2 型题

1. HIV 感染患者，目前无症状，检查发现 $CD4^+500/ml$，病毒载量 $7500/ml$。目前需要采取的治疗措施是

A. 正规抗病毒治疗

B. 白细胞介素治疗

C. 干扰素治疗预防卡波西肉瘤

D. 口服复方磺胺甲噁唑预防肺孢子虫肺炎

E. 不做任何治疗

答案解析：E。无症状期，$CD4^+T$ 淋巴细胞计数在 $350/ml$ 以上，无论病毒载量多少，暂不需要治疗。

考点发散：艾滋病期，无论 $CD4^+T$ 细胞计数多少，均推荐抗病毒治疗。

流行性出血热

一、A1 型题

1. 流行性出血热属于

A. 有肾综合征的动物源性出血热

B. 无肾综合征的动物源性出血热

C. 蚊传播出血热

D. 蜱传播出血热

E. 传播途径不明出血热

答案解析：A。流行性出血热是动物源性疾病，以肾功能损害为主要表现。

考点发散：引起疾病传播的主要是小型啮齿类动物。

2. 家鼠型的流行性出血热的发病季节性表现为

A. 当年 11 月到次年 1 月的秋冬季

B. 当年 11 月到次年 2 月的冬季

C. 当年 1 月到 5 月的冬春季

D. 当年 3 月到 5 月的春夏季

E. 当年 7 月到 9 月夏秋季

答案解析：D。野鼠型发病多在秋冬季，高峰在 11 月至次年 1 月；家鼠型发病多在春夏季，高峰在 3 月至 5 月。

考点发散：高发季节前防鼠、灭鼠是预防本病的关键。

3. 下列哪项不是流行性出血热的临床表现特点

A. 发热、出血、肾功能损害

B. 头痛、腰痛、眼眶痛，伴有胃肠道症状

C. 热退后病情加重

D. 有明显的临床五期经过

E. 高热、惊厥、循环衰竭

答案解析： E。高热、惊厥是颅脑病变的表现，流行性出血热是全身小血管病变，以全身表现为主，不会仅作用于颅脑。其余各项均是流行性出血热的表现。

考点发散： 典型的流行性出血热有五期表现，非典型患者和轻症可出现越期或不典型表现，重症可出现发热期、休克期和少尿期重叠。

4. 流行性出血热的基本病理变化是

A. 全身毛细血管中毒性损伤

B. 全身小血管水肿、变性和坏死

C. 内皮细胞肿胀、网状细胞变性

D. 肾脏肿大、出血、缺血性坏死

E. 后腹膜水肿、出血

答案解析： B。流行性出血热的基本病变是全身小血管病变，累及全身，肾脏表现最为严重。

考点发散： 肾髓质、右心内膜、脑垂体和肾上腺皮质的损害最为明显。

5. 流行性出血热早期出血的主要原因是

A. 弥散性血管内凝血

B. 肝素样物质增多

C. 血管壁损伤，血小板减少和功能障碍

D. 尿毒症

E. 凝血因子缺乏

答案解析： C。流行性出血热早期出血是血管内皮损伤，消耗大量血小板引起的凝血功能障碍，后期因消耗过多凝血因子而出现DIC。

考点发散： 发病早期，全身小血管内皮细胞和毛细血管广泛受损，通透性增加，导致血浆大量外渗。

6. 流行性出血热引起急性肾功能不全的最主要原因是

A. 肾脏免疫性损伤

B. 肾素-血管紧张素Ⅱ-醛固酮增加

C. 肾小球中微血栓形成

D. 肾血流障碍

E. 肾间质水肿压迫肾小管

答案解析： D。流行性出血热肾功能不全是由于肾脏血流障碍导致的。

考点发散： 肾脏损害与肾血流量不足、免疫复合物沉积、肾间质水肿致使肾小管受压、肾素-血管紧张素激活有关。

7. 流行性出血热病理改变最明显的器官是

A. 心脏　　　　B. 肝脏

C. 脑垂体　　　D. 肾脏

E. 肺

答案解析： D。因为流行性出血热引发的Ⅲ型变态反应，免疫复合物沉积在肾脏，因此肾脏病变最为明显。

考点发散： 流行性出血热的基本病理变化是全身小血管和毛细血管变性、坏死，以肾脏病变最为明显，其次是心、肝、脑。

8. 流行性出血热最常见的并发症是

A. 肺水肿　　　B. 消化道大出血

C. 颅内出血　　D. 肺部感染

E. 肝损伤

答案解析： A。流行性出血热因为肾脏病变造成体内水分不能排出，若不限制液体入量，则造成体内循环负荷加重，引起肺水肿。其余选项也是流行性出血热的并发症，但发生几率比肺水肿少。

9. 流行性出血热确诊的依据是

A. 鼠类接触史　　B. 三痛和酒醉貌

C. 异性淋巴细胞　D. 尿中膜状物

E. 特异性IgM 1：20以上

答案解析： E。其余几项有助于该病的诊断，但不能确诊。特异性抗体是确诊的依据。

考点发散： 因难以进行病毒培养，或特征性病毒病理表现，血清特异性抗体IgM阳性，血或尿标本病毒抗原或病毒RNA阳性即可确诊。

10. 糖皮质激素治疗流行性出血热应在

A. 发热早期使用　B. 低血压休克期使用

C. 少尿期使用　　D. 多尿期使用

E. 恢复期使用

答案解析： B。糖皮质激素具有降低毛细血管通透性，减少外渗，降低外周血管阻力，改善微循环的作用，可减轻休克时器官实质细胞损害。

考点发散： 糖皮质激素只是休克期的对症治疗。其他传染病休克期也可使用糖皮质激素。

二、B1 型题

（1～2 题共用备选答案）

A. 24 小时尿量 <300ml

B. 24 小时尿量 400～2000ml

C. 24 小时尿量 >3000ml

D. 24 小时尿量 <2000ml

E. 24 小时尿量 <50ml

1. 流行性出血热移行阶段

2. 流行性出血热恢复阶段

答案解析：1. B　2. D。移行期，尿量由 400ml 增加至 2000ml，但血尿素氮和肌酐升高，症状加重；恢复期，尿量逐渐由多尿期的 3000ml 以上逐渐恢复到每日 2000ml 以内。

考点发散：多尿早期，每日尿量超过 2000ml，氮质血症未见改善，症状较重；多尿后期，每日尿量超过 3000ml，此时应积极补充水、电解质，防止继发感染。

（3～4 题共用备选答案）

A. 黑线姬鼠　　　B. 褐家鼠

C. 蝙蝠　　　　　D. 猪

E. 犬

3. 农村野鼠型出血热的主要传染源

4. 城市型出血热的主要传染源

答案解析：3. A　4. B。农村野鼠型出血热的主要传染源是黑线姬鼠；城市型出血热的主要传染源是褐家鼠。

考点发散：汉坦病毒具有多宿主性和动物源性。其中鼠类是主要传染源。

（5～7 题共用备选答案）

A. 扩充血容量

B. 肾上腺皮质激素

C. 环磷酰胺免疫抑制剂

D. 利巴韦林抗病毒治疗

E. 血液透析疗法

5. 流行性出血热早期的主要治疗为

6. 流行性出血热发热期的主要治疗为

7. 流行性出血热高容量综合征的治疗为

答案解析：5. A　6. D　7. E。流行性出血热早期血管病变，造成血容量不足，需要扩充血容量。出现高容量综合征时需要限制补液量，有效减少液体负荷，采用血液透析方法可以快速减少液体负荷。发热期主要采取抗病毒治疗，减少病毒的复制、播散。

考点发散：在低血压休克期可以使用糖皮质激素进行对症治疗。

狂犬病

一、A1 型题

1. 传染病中最凶险的疾病是

A. 鼠疫　　　　　B. 流行性出血热

C. 埃博拉出血热　D. 传染性非典型性肺炎

E. 狂犬病

答案解析：E。因为病死率近乎 100%，故狂犬病是传染病中最凶险的疾病。

考点发散：狂犬病发病率不高，但死亡率很高。

2. 狂犬病毒属于

A. DNA 病毒　　　B. 肠道病毒

C. 杯状病毒　　　D. 弹状病毒

E. 黏液病毒

答案解析：D。狂犬病毒属于弹状病毒科拉沙病毒属。

考点发散：流感病毒、SARS 病毒、流行性出血热病毒、狂犬病病毒和乙脑病毒都是 RNA 病毒。

3. 我国狂犬病的主要传染源是

A. 病人　　　　　B. 病犬

C. 家猫　　　　　D. 野狼

E. 蝙蝠

答案解析：B。我国病犬传播的狂犬病占 80% 以上。

考点发散：家猫、蝙蝠、浣熊等野生动物也会感染狂犬病病毒，但很少引起在人类的传播。

4. 狂犬病的病理变化主要是

A. 软脑膜急性炎症

B. 硬脑膜急性炎症

C. 脑脊髓急性弥漫性炎症

D. 大脑两半球表面和颅底软脑膜急性炎症

E. 大脑皮质、丘脑和中脑急性炎症

答案解析：C。狂犬病的病理变化是急性弥漫性脑脊髓炎，脑膜多正常。

考点发散：狂犬病和乙性脑炎的病变部位都在大脑实质，但二者的表现不同。

5. 狂犬病病理变化中具有特异性诊断价值的是

A. 脑实质充血水肿

B. 脊髓前角运动细胞变性坏死

C. 背神经根变性坏死

D. 唾液腺肿胀、腺泡细胞变性

E. 脑内内基小体出现

答案解析：E。内基小体是病毒集落，是狂犬病特异且具有诊断价值的病变。

考点发散：内基小体是狂犬病确诊依据。

6. 下列症状中对于狂犬病和破伤风的鉴别诊断最有意义的是

A. 发热

B. 神志清楚

C. 恐水

D. 咽肌痉挛

E. 对声、光、风刺激敏感

答案解析：C。恐水是狂犬病的特殊症状。

考点发散：破伤风时细菌毒素阻滞了外周神经的传导，产生肌肉痉挛。

7. 狂犬病患者的主要死亡原因是

A. 恐水，不能饮水

B. 怕风

C. 呼吸麻痹

D. 自主神经功能亢奋

E. 神志障碍

答案解析：C。狂犬病的主要死亡原因是呼吸麻痹。

考点发散：病毒在中枢神经系统增殖后，向各个器官扩散。由于迷走神经核、舌咽神经核及舌下神经核受损，发生呼吸肌、吞咽肌痉挛，出现呼吸困难，吞咽困难。

8. 关于狂犬咬伤后伤口处理错误的是

A. 立即以 20% 肥皂水彻底冲洗，至少半小时

B. 立即以 0.1% 新洁尔灭彻底冲洗，至少半小时

C. 冲洗后以 70% 酒精涂搽

D. 伤口周围及底部注射免疫血清

E. 缝合及包扎伤口

答案解析：E。狂犬咬伤的伤口一般不予缝合或包扎，以便排血引流。

考点发散：咬伤后，局部挤压，针刺尽量出血，然后大量冲洗。伤口底部和周围进行局部浸润注射抗狂犬病免疫球蛋白或免疫血清。注意预防破伤风和其他细菌感染。

流行性乙型脑炎

一、A1 型题

1. 乙脑病毒属于

A. 黄病毒科 　　 B. 反转录病毒科

C. 副黏液病毒 　　 D. 拉沙病毒属

E. 杯状病毒

答案解析：A。乙脑病毒属虫媒病毒乙组黄病毒科。

考点发散：熟悉病毒感染性疾病的病毒种类。

2. 乙脑病毒的主要传染源是

A. 病人 　　 B. 隐性感染者

C. 猪 　　 D. 牛

E. 家禽

答案解析：C。乙脑是人畜共患自然疫源病。人和动物感染后均可发生病毒血症，成为传染源。猪的感染率高，饲养广，成为主要的传染源。

考点发散：大部分疾病的传染源是患者和携带者。而乙脑是人畜共患病，人不是主要的传染源。

3. 乙脑的主要传播媒介是

A. 中华按蚊 　　 B. 微小按蚊

C. 伊蚊 　　 D. 三带喙库蚊

E. 蝙蝠

答案解析：D。乙脑主要通过蚊虫叮咬传播。三带喙库蚊是主要的传播媒介。

考点发散：蚊子可以传播多种传染病，但种群特点不同。按蚊传播疟疾；伊蚊传播登革热。防蚊、灭蚊以及预防接种是预防乙脑的关键。

4. 人对乙脑病毒普遍易感，感染后主要表现是

A. 病毒被排除 　　 B. 隐性感染

C. 显性感染 　　 D. 病毒携带状态

E. 潜在性感染

答案解析：B。人群对乙脑病毒普遍易感，感染后多为隐性感染。

考点发散：乙脑病毒进入机体后是否会发病以及病情严重程度，一方面取决于感染病毒的数量与毒力，另一方面取决于机体的免疫力。免疫力功能强时，感染后只出现短暂的病毒血症，不侵入中枢神经系统，仅表现为隐性感染。

5. 乙脑最主要的死亡原因是

A. 意识障碍 　　 B. 高热

C. 呼吸衰竭 　　 D. 颅内压增高

E. 脑水肿

答案解析：C。乙脑的主要死亡原因是中枢性呼吸衰竭。

考点发散：狂犬病的死亡原因也是呼吸衰竭，但是外周性呼吸衰竭。

6. 下列哪项表现的持续时间与乙脑患者的预后有关

    A. 高热   B. 抽搐

    C. 惊厥   D. 颅内压升高

    E. 意识障碍

答案解析：E。昏迷的深浅、持续时间长短与病情的严重性和预后有关。

考点发散：乙脑病变以大脑皮质、间脑和中脑病变最为严重。神经细胞的大量破坏产生意识障碍。

7. 反映乙脑患者病情严重的表现是

    A. 高热   B. 呼吸衰竭

    C. 惊厥   D. 颅内压升高

    E. 意识障碍

答案解析：C。惊厥或抽搐是由大脑损伤造成的表现，反映病情严重。

考点发散：脑实质炎症、脑缺氧、脑水肿或高热造成惊厥、抽搐，惊厥抽搐又可进一步加重大脑缺氧，造成恶性循环。

8. 乙脑患者最早出现的症状是

    A. 高热   B. 抽搐

    C. 意识障碍   D. 脑膜刺激征

    E. 部位不定的头痛

答案解析：E。头痛是乙脑患者最常见和最早出现的症状。

考点发散：乙脑病毒侵入中枢神经系统，对神经组织直接侵袭。

9. 乙脑患者神经系统表现多在

    A. 病程10天内出现

    B. 病程2周以上出现

    C. 病程1~3日内出现

    D. 病程2~5日内出现

    E. 病程3~8日内出现

答案解析：A。乙脑的神经系统表现多在病程10天出现，此后出现较少。

考点发散：乙脑具有诊断意义的症状多出现在极期，此时多为脑实质损害的表现。

10. 乙脑最常见的热型是

    A. 稽留热   B. 弛张热

    C. 间歇热   D. 不规则热

    E. 消耗热

答案解析：A。乙脑高热持续7~10天为稽留热。

考点发散：病情与体温呈正比，发热越高、持续时间越长，病情越重。

11. 乙脑惊厥或抽搐最常见的原因是

    A. 过度通气

    B. 缺氧

    C. 脑实质炎症和脑水肿

    D. 低钙

    E. 碱中毒

答案解析：C。乙脑惊厥抽搐是病情严重的表现，可由脑实质炎症、脑缺氧、脑水肿引起。

考点发散：低钙、碱中毒和过度通气造成的抽搐属外周肌肉反应，不影响中枢神经系统。

12. 乙脑最常见的并发症是

    A. 支气管肺炎   B. 尿路感染

    C. 消化道出血   D. 压疮

    E. 败血症

答案解析：A。支气管肺炎是乙脑最常见的并发症。多因患者昏迷时呼吸道分泌物不易咳出所致。

13. 为降低乙脑病死率和防止后遗症，应积极处理

    A. 高热，呼吸衰竭，循环衰竭

    B. 高热，呼吸衰竭，惊厥

    C. 高热，呼吸衰竭，肾功能衰竭

    D. 惊厥，呼吸衰竭，循环衰竭

    E. 惊厥，循环衰竭，肾功能衰竭

答案解析：B。高热、惊厥、呼吸衰竭是乙脑极期的严重表现。

考点发散：危及生命的三大症状互为因果，形成恶性循环，需要及时处理。

14. 下列选项中，应用于乙脑早期诊断的是

    A. 补体结合试验   B. 血凝抑制试验

    C. 中和试验   D. 特异性IgM抗体检查

    E. 病毒分离

答案解析：D。特异性IgM抗体可以用于早期诊断。

考点发散：IgM抗体一般在病后3~4天出现，脑脊液中最早在病程第2天检测到。血凝抑制试验一般在病后4~5天出现。补体结合试验用的是IgG抗体，在发病后2周出现。中和试验出现最

晚，持续时间最长，用于调查。脑组织中可分离出病毒，但脑脊液和血液中难以分离到病毒。

二、A2 型题

1. 3 岁儿童，高热，昏迷，抽搐 2 天急诊入院，考虑乙脑和中毒性菌痢。为及时诊断，应立即进行

　　A. 大便培养

　　B. 肛拭子或盐水灌肠后肠镜检查

　　C. 脑脊液常规

　　D. 头颅 CT

　　E. 乙脑特异性 IgM 测定

答案解析：B。2 天内特异性抗体尚未产生，现有表现缺乏乙脑诊断依据，因此用排除法排除菌痢诊断。肛拭子和盐水灌肠后肠镜检查都能确诊或排除菌痢诊断。

考点发散：疾病早期尚无特异性诊断方法，可以用排除法排除疑似疾病。

第三单元　细菌感染

流行性脑脊髓膜炎

一、A1 型题

1. 脑膜炎双球菌的生物学特性是

　　A. 属于奈瑟菌属，革兰染色阳性

　　B. 能产生毒力较强的外毒素

　　C. 脑脊液和皮下瘀点涂片中，该细菌多在中性粒细胞外，少数在细胞内

　　D. 抵抗力弱，在体外能产生自溶酶而易于自溶

　　E. 在含胆汁的培养基上生长良好

答案解析：D。脑膜炎双球菌是革兰阴性球菌，产生内毒素，对营养要求高，体外能形成自溶酶，易死亡。

考点发散：脑膜炎细菌对生存环境要求较高决定了其传播途径短，必须是人－人传播。

2. 流脑的主要传染源是

　　A. 病人　　　　　　　B. 带菌者

　　C. 隐性感染者　　　　D. 潜在感染者

　　E. 受感染的动物

答案解析：B。人是流脑病菌的唯一宿主，患者和带菌者是本病的传染源，患者易于被发现隔离，而带菌者不易被发现成为传染源。

考点发散：流脑细菌的生物学特点对环境要求较高，因此必须与患者或带菌者接触才能传播。大部分人群感染后表现为隐性感染，虽然没有症状，但依然会传播细菌。免疫抑制人群被感染后发病。

3. 流脑的主要传播途径是

　　A. 通过飞沫直接从空气传播，进入呼吸道

　　B. 通过玩具、日常生活用品等间接传播

　　C. 密切接触传播

　　D. 通过饮水经消化道传播

　　E. 通过食物经消化道传播

答案解析：A。流脑是通过飞沫传播，因此接触患者时应佩戴外科口罩。

4. 人群对脑膜炎球菌的易感性，下列描述正确的是

　　A. 新生儿免疫系统发育不完善，对该菌敏感

　　B. 人群易感性与抗体水平有关，体液免疫是抗病原菌的主要因素

　　C. 通过隐性感染获得的群体特异性抗体效价高，可以防止再次感染

　　D. 病后免疫力不持久，抗体效价逐渐降低，可第二次患病

　　E. 感染后可产生交叉免疫

答案解析：B。人群普遍易感，多为隐性感染，感染后对同种菌群有持久免疫力，但非同种菌群有交叉。

考点发散：因为人是唯一宿主，预防流脑最佳的免疫方案是在区域流行之前，对易感人群进行流脑菌苗接种，覆盖率达到 85% 以上。

5. 国内流脑发病季节高峰是

　　A. 1～2 月　　　　　　B. 2～4 月

　　C. 5～6 月　　　　　　D. 7～10 月

　　E. 11～12 月

答案解析：B。流脑在我国全年散发，冬春季高发，3～4 月是高峰。

考点发散：冬春季空气干燥，易于以飞沫传播途径为主的疾病传播。

6. 脑膜炎球菌的主要致病因素是

　　A. 内毒素　　　　　　B. 外毒素

　　C. 肠毒素　　　　　　D. 直接组织损伤作用

E. 神经毒素

答案解析：A。流脑细菌裂解后释放内毒素，具有强烈的致病性。

考点发散：流脑、伤寒、菌痢的致病菌都是革兰阴性菌，均能产生内毒素。

7. 暴发性流脑发病的主要原理是

A. 内毒素导致 DIC

B. 脑膜炎球菌直接引起的广泛血管内皮损伤

C. 内毒素所致急性微循环障碍

D. 急性肾上腺皮质功能衰退

E. 内毒素所致脑水肿，颅内高压

答案解析：C。内毒素通过刺激内皮细胞、吞噬细胞释放大量细胞因子，导致血管痉挛，内皮细胞损伤，引起局部出血、坏死、细胞浸润栓塞，导致微循环障碍，引起感染性休克。

考点发散：发生循环障碍后，细菌才易通过血脑屏障，进入脑脊液，引起脑膜感染、脑实质感染。

8. 流脑常见的典型病变是

A. 血管内皮损害，血管壁有炎症、坏死和血栓形成

B. 内脏血管损害，内皮细胞坏死、脱落和血栓形成

C. 大脑两半球及颅底软脑膜充血，浆液性和纤维蛋白渗出，出现大量中性粒细胞

D. 大脑皮质、丘脑和中脑神经细胞变性、坏死

E. 脑水肿、脑疝形成

答案解析：C。流脑常见典型病变是脑膜化脓性炎症。暴发性脑膜脑炎的病变主要在脑实质。

考点发散：流脑是细菌造成的化脓性脑膜炎，表现为纤维蛋白渗出和中性粒细胞浸润；而乙脑是病毒感染，直接造成脑实质破坏。二者临床表现有时相似，但发病机制不同。

9. 感染脑膜炎球菌后，最常见的感染类型是

A. 隐性感染   B. 出血点型

C. 上呼吸道炎型   D. 典型化脓性脑膜炎

E. 带菌者

答案解析：E。人群感染后 60% ~ 70% 呈无症状带菌者。

考点发散：隐性感染者同样也会排出细菌，造成感染传播，但因为没有临床表现，很难发现，是流脑流行的一个因素。

10. 流脑最常见的临床类型是

A. 普通型   B. 暴发型

C. 轻型   D. 慢性败血症型

E. 顿挫型

答案解析：A。普通型占到全部病例的 90%。

考点发散：人体免疫力强，可以迅速清除感染的病原菌；人体免疫力弱，成为无症状的携带者；只有人体免疫力弱，同时致病菌毒力强、数量多，才形成短暂的菌血症。细菌侵入血液系统和中枢神经系统才会引起败血症和化脓性脑膜炎。

11. 流脑败血症期特征性表现是

A. 高热、头痛   B. 休克

C. 喷射性呕吐   D. 出血性皮疹

E. 烦躁不安，昏迷，抽搐

答案解析：D。败血症期的主要病变是血管内皮损伤，血管壁炎症，引起局灶性出血。

考点发散：流行性出血热也有类似出血状况，二者需要进行鉴别。

12. 对流脑、乙脑鉴别诊断最有意义的是

A. 发病季节   B. 高热、昏迷抽搐等症状

C. 明显脑膜刺激征   D. 皮肤瘀点和瘀斑

E. 外周血白细胞显著升高，中性粒细胞比例增高

答案解析：D。两种疾病病变部位均在大脑，因此临床表现有时相似，但乙脑是病毒引起的全身性感染，主要病变部位在中枢神经系统；流脑是细菌感染，病原菌突破血脑屏障后，引起脑膜和脊髓膜化脓性炎症。

考点发散：病毒不会产生毒素引起外周出血。

13. 确诊流脑的最重要依据是

A. 冬春季发病，有皮疹、脑膜刺激征

B. 脑脊液呈化脓性改变

C. 脑脊液涂片革兰染色发现阴性球菌

D. 血或脑脊液培养阳性

E. 咽拭子培养阳性

答案解析：D。脑脊液检查是确诊的重要方法。

考点发散：感染性疾病的确诊方法是直接培养出病原体，并进行鉴定。

14. 流脑患者突发呼吸衰竭，最常见的原因是

A. 呼吸中枢炎性损伤

B. 毒素对呼吸中枢的抑制作用

C. 枕骨大孔疝

D. 天幕裂孔疝

E. 肺部感染

答案解析：C。枕骨大孔疝压迫主管呼吸中枢的部位。

考点发散：乙脑属中枢性呼吸衰竭；狂犬病属外周型呼吸衰竭；流脑属脑疝引起的呼吸中枢抑制。

15. 流脑细菌学检查方法中，阳性率最高的是

A. 皮肤瘀点涂片革兰染色

B. 脑脊液沉渣涂片革兰染色

C. 脑脊液培养

D. 血培养

E. 周围白细胞革兰染色

答案解析：A。皮肤瘀点涂片的阳性率在60%以上。

考点发散：皮肤瘀点涂片检查有助于早期快速诊断。

16. 暴发型脑膜炎流脑的治疗，除抗生素治疗外，治疗的重点是

A. 物理降温

B. 必要时气管切开，正压通气

C. 兴奋呼吸中枢

D. 肾上腺皮质激素

E. 脱水，减轻脑水肿

答案解析：E。由于化脓性炎症的直接侵袭和炎症后粘连，颅内压升高易引起脑疝，应予脱水减轻脑水肿，防止脑疝发生。

考点发散：脑膜炎病变在软脑膜，暴发型病变主要在脑实质，脑细胞有明显水肿和充血。

17. 治疗流行性脑脊髓膜炎的首选药物是

A. 头孢菌素　　B. 氯霉素

C. 复方磺胺甲噁唑　D. 左氧氟沙星

E. 青霉素

答案解析：E。青霉素为首选药物，大剂量才能在脑脊液中达到有效浓度。

考点发散：普通型流脑首选青霉素；休克型流脑首选三代头孢菌素。

18. 流行性脑脊髓膜炎患者撤除隔离的时间是

A. 发病后1周　　B. 症状消失后3天

C. 症状消失后1周　D. 症状消失后2周

E. 完全治愈后2周

答案解析：B。流行性脑脊髓膜炎患者撤除隔离的时间为流脑症状消失后3日。密切接触者应观察7日。

考点发散：每种传染病的病原学特点不同，隔离时间不同，应注意不同疾病隔离时间的比较。

伤　寒

一、A1型题

1. 伤寒杆菌致病的主要因素是

A. 内毒素　　B. 外毒素

C. 肠毒素　　D. Vi抗原

E. H抗原

答案解析：A。伤寒的致病因素是内毒素致病。

考点发散：伤寒、菌痢均属内毒素致病，霍乱属外毒素致病。

2. 伤寒主要病变部位在

A. 空肠末段肠壁　B. 回肠末段肠壁

C. 升结肠肠壁　　D. 乙状结肠肠壁

E. 直肠肠壁

答案解析：B。伤寒的主要病变部位在回肠末端肠壁的淋巴系统。

考点发散：伤寒是全身单核吞噬细胞系统增生性反应，肠道中回肠末端肠壁中的淋巴系统丰富，病变最集中。注意与菌痢、阿米巴痢疾病变部位的区别。

3. 伤寒慢性带菌者是指

A. 排菌期1个月以内

B. 排菌期2个月以内

C. 排菌期3个月以内

D. 排菌期3个月以上

E. 排菌期6个月以上

答案解析：D。持续带菌超过3个月者称为慢性带菌者。

考点发散：带菌者临床症状不典型或没有临床症状，难于管理，成为传染源。流行病学意义重要。

4. 伤寒持续发热和毒血症症状的主要原因是

A. 伤寒杆菌在局部繁殖，大量持续侵入血流

B. 伤寒杆菌在血流中大量繁殖

C. 伤寒杆菌释放内毒素直接作用于体温调节中枢

D. 迟发型变态反应

E. 病灶中单核、巨噬细胞和中性粒细胞释放的内源性致热原

答案解析：E。伤寒的持续发热是由于伤寒杆菌及内毒素激活了伤寒病灶内的单核细胞和中性粒细胞，产生并释放致热原所致。

考点发散：伤寒发热的机制造成伤寒临床表现的热性是稽留热。

5. 伤寒的病理特点是

A. 全身单核吞噬细胞系统增生性反应

B. 回肠下段增生、坏死、溃疡

C. 肠系膜淋巴结肿大、充血

D. 脾脏显著增大、红髓明显充血、灶性坏死

E. 肝细胞浑浊肿胀，变性

答案解析：A。伤寒的病理改变是全身单核吞噬细胞系统发生炎性增生性反应。

考点发散：巨噬细胞吞噬伤寒杆菌、淋巴细胞、坏死组织形成"伤寒细胞"。

6. 伤寒患者肠道淋巴组织中产生的严重炎症反应主要由

A. Ⅰ型变态反应引起

B. Ⅱ型变态反应引起

C. Ⅲ型变态反应引起

D. Ⅵ型变态反应引起

E. 伤寒杆菌直接作用引起

答案解析：E。伤寒杆菌内毒素是致病的重要因素，直接作用于肠壁细胞。

考点发散：伤寒病理改变主要是全身单核吞噬细胞系统炎性增生反应。巨噬细胞吞噬伤寒杆菌。

7. 伤寒原发性菌血症相当于临床过程的

A. 潜伏期　　　　　B. 初期

C. 极期　　　　　　D. 缓解期

E. 恢复期

答案解析：A。伤寒二次菌血症时才引起发热，出现临床表现。初次菌血症在潜伏期内发生。

考点发散：典型的伤寒临床表现有明显的时间阶段，不同时间阶段的病理表现产生相应的临床症状。临床与病理应该联系起来。

8. 伤寒的玫瑰疹常出现于病程的

A. 第1～2天　　　　B. 第3～4天

C. 第5～6天　　　　D. 第7～13天

E. 2周后

答案解析：D。伤寒玫瑰疹在病程的第6～12日出现，散在分布于前胸和上腹部。

考点发散：伤寒玫瑰疹这一特征性的体征有助于临床诊断，判断发病时间。

9. 伤寒复发的原因是

A. 菌血症未完全控制

B. 潜伏在病灶或巨噬细胞内的伤寒杆菌再度繁殖

C. 潜伏于肠腔内的伤寒杆菌再次侵入血流

D. 再次感染伤寒杆菌

E. 伤寒患者热退后2～3周，因其他感染再次出现发热

答案解析：B。伤寒杆菌在吞噬细胞内未被杀灭，或抗生素未能进入细胞内，细菌反而被吞噬细胞保护，并在细胞内大量繁殖，导致伤寒再燃与复发。

考点发散：疟疾也有复发和再燃的表现。

10. 伤寒最常见的并发症是

A. 肠出血

B. 肠穿孔

C. 支气管炎或支气管肺炎

D. 中毒性肝炎

E. 中毒性心肌炎

答案解析：A。伤寒杆菌作用于肠壁细胞，造成细胞坏死脱落形成溃疡，如果病灶累及血管，造成肠出血。

考点发散：肠壁溃疡脱落造成出血多在病程的2～3周出现。

11. 伤寒最严重的并发症是

A. 肠出血

B. 肠穿孔

C. 支气管炎或支气管肺炎

D. 中毒性肝炎

E. 中毒性心肌炎

答案解析：B。肠壁溃疡深度达到浆膜层，可导致穿孔。伤寒最严重的并发症是肠穿孔。

考点发散：在抗生素出现之前，肠穿孔是伤寒的主要致死原因。

12. 确诊伤寒最可靠的依据是

A. 大便培养阳性　　B. 小便培养阳性

C. 胆汁培养阳性　　D. 肥达反应阳性

E. 血和/或骨髓培养阳性

答案解析：E。细菌培养是确诊伤寒的主要手段，血/骨髓培养阳性率高。

考点发散：传染性疾病的诊断应根据流行病学资料、临床表现和实验室检查等综合判断，但确诊需要病原学检查结果。

13. 在伤寒病人各个病程中培养阳性率最高的是

A. 血　　　　　　　B. 骨髓

C. 大便　　　　　　D. 小便

E. 玫瑰疹

答案解析：B。骨髓培养阳性率高达 90% 以上，血培养仅在第 1 周阳性率最高。

考点发散：骨髓培养阳性率比血培养高，而且受病程和抗生素影响小，已开始抗菌治疗的患者仍可获得阳性。

14. 肥达反应属于

A. 沉淀试验　　　　B. 直接凝集试验

C. 间接凝集试验　　D. 中和试验

E. 补体结合试验

答案解析：B。肥达试验又称为伤寒血清凝集试验，是直接凝集试验。

考点发散：肥达试验对可疑伤寒患者用已知的菌体抗原和鞭毛抗原检测患者血清中相应的抗体的凝集效价。

15. 肥达反应的诊断价值正确的是

A. 肥达反应阳性可以确定伤寒诊断

B. 肥达反应阴性可以排除伤寒诊断

C. 单项 H 抗体增高临床意义较小

D. 单项 O 抗体增高临床意义较小

E. 单项 O 抗体增高可确诊为沙门氏菌感染

答案解析：C。肥达试验对伤寒诊断有辅助价值。单项 O 抗体升高，可能是疾病早期，只能分辨出是伤寒类感染；单项 H 抗体升高，反映既往可能患过伤寒或接种过疫苗，临床意义较小。

考点发散：肥达试验对伤寒有辅助诊断价值。

16. 肥达试验结果显示"O"抗体效价不高，"H"抗体效价升高，说明

A. 伤寒早期

B. 伤寒类感染，不能区别伤寒或副伤寒

C. 既往曾经感染过伤寒或接种过伤寒疫苗

D. 免疫力低下，不能产生抗体

E. 伤寒恢复期

答案解析：C。仅有"H"效价升高说明曾经患过伤寒或接种过伤寒疫苗。

考点发散：O 抗原是菌体抗原，伤寒杆菌、副伤寒杆菌的菌体抗原相同；H 抗原是鞭毛抗原，鞭毛抗原有 5 种。

17. 哺乳期妇女感染伤寒时，应首选的治疗药物是

A. 环丙沙星　　　　B. 左氧氟沙星

C. 氯霉素　　　　　D. 头孢菌素

E. 阿莫西林克拉维酸钾

答案解析：D。哺乳期妇女应选择头孢菌素。虽然左氧氟沙星的抗菌效果好，但是其对于胎儿有不良作用，因此在哺乳期妇女和儿童中不能使用。

考点发散：哺乳期妇女和儿童均不能使用喹诺酮类药物。

18. 预防和降低伤寒发病率的关键措施是

A. 隔离病人

B. 用 Vi 凝集试验发现带菌者

C. 切段传播途径

D. 伤寒疫苗接种

E. 氯霉素或左氧氟沙星预防性口服

答案解析：C。预防和降低伤寒发病率的关键措施是切断传播途径。

考点发散：切段传播途径是预防伤寒的关键措施。管理好饮食、水源、粪便，消灭苍蝇。

19. 伤寒患者解除隔离的标准是

A. 体温正常 15 日后，大便培养每周 1 次，连续 2 次阴性

B. 消化道症状消失，大便培养连续 2 次阴性后，解除隔离

C. 体温正常后，大便培养每周 1 次，连续 2 次阴性后解除隔离；

D. 停用抗菌药物后，每日大便培养 1 次，连续 3 次阴性后解除隔离

E. 症状消失后 3 天，解除隔离

答案解析：A。伤寒发病后 2～4 周排菌量最高，需要明确伤寒患者是否排菌后才能确定是否解除隔离。

考点发散：同样是消化道传染病，伤寒、菌痢和霍乱解除隔离的标准不同。

二、B1 型题

（1～3 题共用备选答案）

A. 第 1 周　　　　　B. 第 2 周

C. 第 1～2 周　　　D. 第 2～3 周

E. 第 3～4 周

1. 伤寒患者血培养阳性率最高的时间为

2. 伤寒杆菌粪便培养阳性率最高的时间为

3. 伤寒并发肠出血肠穿孔多发生于

答案解析：1. C　2. E　3. D。伤寒患者血培养在第 1～2 周阳性率最高，粪便培养阳性率在 3～4 周

最高。肠出血肠穿孔多发生在肠壁溃疡形成时，多在 2 ~ 3 周。

考点发散：典型的伤寒病变有明显的时间阶段，要理解不同时间阶段临床表现的病理变化。

细菌性痢疾

一、A1 型题

1. 菌痢的病原体属于

A. 志贺菌属

B. 沙门菌属

C. 类志贺毗邻单胞菌属

D. 弧菌属

E. 弯曲菌属

答案解析：A。菌痢是志贺氏菌，伤寒是沙门氏菌，霍乱是弧菌属。

考点发散：上述细菌都能引起腹泻。

2. 关于菌痢的传染源，下列叙述正确的是

A. 菌痢的传染源可以是病人和带菌动物

B. 重症病人排菌量大，是菌痢的主要传染源

C. 轻型病人排菌量少，不是重要传染源

D. 慢性病人及带菌者如从事饮食、供水工作，有可能引起暴发流行

E. 苍蝇、蟑螂等是菌痢的重要传染源

答案解析：D。急慢性患者和带菌者应隔离或定期随访，并给予彻底治疗，直至大便培养阴性。

考点发散：餐饮人员、水源管理人员，幼托人员等应定期进行粪便检查，发现患者或带菌者应立即调离原岗位，并彻底治疗。

3. 急性菌痢的肠道病变及脓血便主要病因是

A. 痢疾杆菌侵入肠黏膜固有层，引起固有层小血管痉挛，上皮细胞坏死，形成溃疡

B. 内毒素引起肠壁坏死

C. 外毒素引起肠黏膜坏死

D. 迟发型变态反应

E. 痢疾杆菌产生的溶组织酶

答案解析：A。菌痢的脓血便是因为肠道黏膜坏死所致。细菌外毒素直接破坏肠道细胞，内毒素吸收后引起发热和毒血症。

考点发散：可引起脓血便的还有阿米巴痢疾，但表现为果酱样大便；伤寒虽是消化道传染病，但以腹痛表现居多，后期肠道黏膜溃疡时才有血便。

4. 痢疾杆菌致病作用的决定因素是

A. 内毒素　　　　B. 肠毒素

C. 神经毒素　　　D. 细胞毒素

E. 侵袭作用

答案解析：E。菌痢的外毒素直接破坏肠黏膜上皮细胞。

考点发散：伤寒杆菌的致病机制是内毒素作用，细菌死亡后内毒素释放，引起病变；痢疾杆菌的致病机制是细菌直接作用。

5. 中毒性菌痢的发病原理是

A. 机体免疫力低下

B. 痢疾杆菌毒力过强

C. 感染痢疾杆菌的数量过大

D. 机体对细菌毒素异常强烈反应

E. 局部 IgA 分泌不足

答案解析：D。中毒性菌痢是因机体对细菌毒素反应强烈导致的，肠道病变轻微。内毒素吸收后，直接作用于肾上腺、交感神经系统和单核吞噬细胞系统，释放各种血管活性物质，引起循环障碍，进而引起中毒性休克。

6. 菌痢急性期的基本病变是

A. 全身小血管内皮细胞肿胀，血浆渗出

B. 肠黏膜弥漫性纤维蛋白渗出性炎症

C. 肠黏膜水肿、增厚、溃疡

D. 肠壁形成口小底大的烧瓶样溃疡

E. 嗜酸性肉芽肿形成

答案解析：B。菌痢的基本病理变化是肠黏膜弥漫性纤维蛋白渗出性炎症。选项 A 是伤寒的病理变化，选项 C 是慢性菌痢的表现，选项 D 是阿米巴痢疾的病理表现，选项 E 是血吸虫病理表现。虽然都是作用在肠道的病变，但每种疾病发病机制不同，肠道的具体表现也不同。

7. 菌痢的病变部位主要在

A. 乙状结肠与直肠　　B. 结肠

C. 回盲部　　　　　　D. 回肠

E. 结肠与空回肠

答案解析：A。菌痢的主要病变部位在乙状结肠，因此里急后重的表现明显。

考点发散：菌痢、伤寒、霍乱、阿米巴痢疾，虽然都是肠道疾病，但病变部位各不相同。

8. 中毒性菌痢突出的病变是

A. 脑部特别是脑干神经细胞变性，点状坏死

B. 肾上腺皮质萎缩

C. 肠黏膜弥漫性纤维蛋白渗出性炎症

D. 全身小血管内皮细胞肿胀、血浆渗出、周围组织水肿

E. 肠黏膜水肿、增厚、溃疡

答案解析：D。中毒性菌痢是机体对细菌内毒素产生的强烈反应，释放各种血管活性物质，引起循环衰竭。而肠道表现相对轻微。

考点发散：中毒性菌痢突然出现畏寒、高热、全身中毒症状，数小时内可迅速发生循环呼吸衰竭，肠道症状不明显或缺如。个别病例突出的病理改变为大脑及脑干水肿，神经细胞可有变性。

9. 确诊菌痢最可靠的依据是

A. 典型的脓血便

B. 明显里急后重

C. 大便培养阳性

D. 免疫检查阳性

E. 大便镜检发现大量脓细胞，吞噬细胞

答案解析：C。感染性疾病的确诊需要病原学培养阳性并进行鉴定。

考点发散：感染性疾病的诊断应根据流行病学资料、临床表现和实验室检查等综合判断，但确诊需要病原学检查结果。

10. 慢性菌痢是指病程超过

A. 1 个月　　　　B. 2 个月

C. 3 个月　　　　D. 4 个月

E. 6 个月

答案解析：B。急性菌痢反复发作或迁延不愈达 2 个月以上者，即为慢性菌痢。

考点发散：慢性菌痢患者和带菌者容易误诊或漏诊，难于管理，在流行病学中有重要意义。

二、B1 型题

（1~2 题共用备选答案）

A. 发热 + 腹痛 + 腹泻 + 脓血便

B. 发热 + 腹痛 + 腹泻 + 暗红色果酱样便

C. 发热 + 腹痛 + 腹泻 + 水样便

D. 无发热 + 腹痛 + 腹泻 + 水样便

E. 无发热 + 无腹痛 + 腹泻 + 水样便

1. 典型菌痢的临床表现为

2. 霍乱的临床表现为

答案解析：1. A　2. E。选项 B 是阿米巴痢疾的表现，C 是肠道感染的表现。霍乱造成的肠腔分泌增加出现的水样便，因此没有腹痛。

考点发散：伤寒、菌痢、霍乱均是消化道传染病，但临床表现各不相同。

（3~6 题共用备选答案）

A. 消化道症状消失，大便培养连续 2 次阴性后，解除隔离

B. 体温正常后，大便培养每周 1 次，连续 2 次阴性后解除隔离

C. 停用抗菌药物后，每日大便培养 1 次，连续 3 次阴性后解除隔离

D. 症状消失后 3 天，解除隔离

E. 症状消失一周后，解除隔离

3. 细菌性痢疾患者解除隔离的标准是

4. 伤寒患者解除隔离的标准是

5. 霍乱患者解除隔离的标准是

6. 流行性脑脊髓膜炎患者解除隔离的标准是

答案解析：3. A　4. B　5. C　6. D。菌痢在消化道症状消失，大便培养连续 2 次阴性后，可以解除隔离；伤寒在体温正常后，大便培养每周 1 次，连续 2 次阴性后解除隔离；霍乱在停用抗菌药物后，每日大便培养 1 次，连续 3 次阴性后解除隔离；流脑在症状消失后 3 天，解除隔离。

考点发散：解除隔离的标准是根据疾病的传染期决定的。

（7~9 题共用备选答案）

A. 细菌黏附于小肠上端黏膜上皮细胞刷状缘并大量繁殖，局部产生毒素致病

B. 细菌在结肠黏膜上皮细胞和固有层内繁殖、释放毒素，引起炎症反应和小血管循环障碍，导致肠黏膜炎症、坏死、溃疡

C. 细菌进入肠道后二次侵入肠道淋巴组织，导致肠壁淋巴组织产生强烈的炎症反应，造成肠壁细胞坏死、溃疡

D. 病毒产生的肠毒素抑制了肠道黏膜上皮细胞对乳糖的吸收，造成肠腔内细菌分解乳糖，引起腹泻

E. 肠道受到机械性刺激引起肠蠕动增加

7. 霍乱的发病机制是

8. 细菌性痢疾的发病机制是

9. 伤寒的发病机制是

答案解析：7. A　8. B　9. C。虽是消化道传染病，都以腹泻为表现，但各个疾病的发病机制不同，应注意鉴别。

霍 乱

一、A1 型题

1. 下列疾病中，不属细菌内毒素致病的是

A. 伤寒　　　　　B. 霍乱

C. 细菌性痢疾　　D. 流行性脑脊髓膜炎

E. 结核菌

答案解析：B。霍乱是外毒素致病。

考点发散：霍乱内毒素是多糖体，可诱发免疫反应，是制作菌苗产生抗菌免疫的主要成分；外毒素是主要致病物质，均有抗原性，可刺激机体产生中和抗体。

2. 霍乱的主要传播途径是

A. 食物　　　　　B. 水源

C. 直接接触　　　D. 间接接触

E. 苍蝇、蟑螂等媒介

答案解析：B。霍乱传播主要是水源污染。

考点发散：患者吐泻物和带菌者的粪便污染水源或食物，特别是水源污染容易引起局部暴发。

3. 感染霍乱弧菌后是否发病，主要的决定因素为

A. 霍乱弧菌的类型　　B. 感染霍乱弧菌的数量

C. 感染方式　　　　　D. 霍乱弧菌的毒力

E. 人体非特异性和特异性免疫

答案解析：E。感染霍乱弧菌后是否发病取决于人体的免疫功能和弧菌的致病性。正常的胃酸可以杀灭霍乱弧菌，只有一次大量食入霍乱弧菌才会发病。肠道中分泌型 IgA 和血清中特异性抗体均有一定的免疫保护作用。

4. 下列关于人群对霍乱的易感性和免疫性的叙述，正确的是

A. 所有人群，不分种族、年龄和性别均对霍乱弧菌易感

B. 感染后多为轻型

C. 患霍乱后，可获得一定程度的免疫，能产生抗体、抗毒素两种抗体

D. 只需要少量霍乱弧菌即可引起发病

E. 体内胃酸不能杀灭霍乱弧菌

答案解析：C。感染后可获得一定免疫力，但持续时间短。

5. 霍乱导致的剧烈腹泻是由于

A. 霍乱内毒素激活小肠细胞环磷酸腺苷（cAMP）系统，引起小肠分泌过度

B. 肠毒素激活小肠细胞环磷酸腺苷介质（cAMP）

系统，引起小肠过度分泌

C. 肠毒素引起肠蠕动加速

D. 霍乱弧菌引起小肠黏膜广泛损伤、炎症，肠液分泌渗出增加

E. 肠毒素对小肠吸收功能严重抑制

答案解析：B。霍乱外毒素引起小肠细胞分泌功能改变，不损伤细胞本身。

考点发散：霍乱腹泻的原因是肠液分泌增加，重吸收减少，造成体液大量丢失。没有细菌感染常见的全身症状，如发热等。

6. 霍乱病人吐泻物呈米泔水样，其机制是

A. 含有大量黏液

B. 含有大量脱落肠黏膜

C. 含有大量纤维蛋白渗出物

D. 胃酸缺乏

E. 胆汁缺乏

答案解析：E。霍乱病人的肠道分泌物大量增加，腹泻造成的脱水使胆汁分泌减少，造成吐泻物呈米泔水样。米泔水是肠液的颜色。正常人粪便颜色是胆色素氧化后产生的，严重脱水造成胆汁分泌减少，大量肠液也稀释了胆汁的颜色。

7. 霍乱病人在恢复期发热的机制是

A. 继发感染

B. 迟发型变态反应

C. 大量肠毒素被吸收

D. 血液浓缩导致散热不能

E. 体温调节中枢障碍

答案解析：C。起病初期无发热是霍乱的特征，后期毒素吸收才有发热。

考点发散：霍乱发热的机制与其他细菌性感染疾病不同。

8. 霍乱最典型的临床表现是

A. 畏寒、发热、腹泻、呕吐

B. 无痛性剧烈呕吐、腹泻，吐泻物呈水样

C. 剧烈腹痛、呕吐、腹泻，吐泻物呈水样

D. 畏寒、发热、周围循环衰竭

E. 发热、无痛性腹泻、水样便

答案解析：B。无痛性剧烈呕吐腹泻、水样便是霍乱的表现，因为细菌并未进入血液，因此早期没有发热表现。

9. 霍乱病人大便性状最常见

A. 脓血便

B. 清水样便

C. 黄水样或米泔水样便

D. 洗肉水样便

E. 血水样便

答案解析：C。霍乱病人的大便最常见黄水样或米泔水样。晚期可出现清水样。

考点发散：早期大便尚有粪质，迅速成为黄水样便或米泔水样，无粪臭。无发热、无腹痛、无里急后重。

10. 治疗霍乱患者的关键措施是

A. 抗菌治疗

B. 补充血容量及电解质

C. 使用血管活性药物

D. 使用激素

E. 使用强心药物

答案解析：B。霍乱的病理特点是严重脱水造成的一系列改变，而组织器官损伤轻微。治疗原则是迅速补充水分及电解质，纠正脱水、电解质紊乱和酸中毒。

11. 补充液体和电解质是治疗霍乱的关键措施，开始治疗时应

A. 以补充低分子右旋糖苷为主

B. 以补充全血或血浆为主

C. 以补充 10% 葡萄糖溶液为主

D. 以补充生理盐水为主

E. 以补充碳酸氢钠为主

答案解析：D。肠液是等渗液体，因此补充血容量也应采用等渗液体，生理盐水是等渗液体。

考点发散：静脉补液多采用与患者丧失体液、电解质浓度相似的 5∶4∶1 溶液，每升液体中含有氯化钠 5g，碳酸氢钠 4g，氯化钾 1g。补液原则是早期、快速、足量、先盐后糖、先快后慢、纠酸补钙、见尿补钾。

12. 确诊霍乱最可靠的依据是

A. 大便悬滴发现穿梭状快速运动细菌

B. 大便涂片革兰染色后见排列成鱼群状阴性弧菌

C. 荧光抗体检查粪便中弧菌阳性

D. 大便培养阳性

E. 凝集试验阴性

答案解析：D。微生物培养能进行细菌鉴定，是感染性疾病确诊的金标准。其他检查均为间接或非特异性检查，不能鉴定细菌种类。

考点发散：悬滴试验可用于快速诊断。

13. 霍乱早期造成死亡的主要原因是

A. 继发感染　　B. 周围循环衰竭

C. 急性肾功能衰竭　D. 急性肺水肿

E. 低钾综合征

答案解析：B。大量体液丢失造成外周循环衰竭，是霍乱早期造成死亡的主要原因。

14. 霍乱病人解除隔离的标准是

A. 停用抗菌药物后 6 天

B. 停用抗菌药物后，大便培养阴性

C. 停用抗菌药物后，每日大便培养，连续 2 次阴性

D. 停用抗菌药物后，每日大便培养，连续 3 次阴性

E. 停用抗菌药物后，每周大便培养，连续 2 次阴性

答案解析：D。停用抗菌药物后，每日大便培养一次，连续 3 次阴性方可解除隔离。

考点发散：对密切接触者，严格检疫 5 日，并进行粪便悬滴检查、培养，预防用药。

15. 对轻、中型霍乱病人口服补液的机制是

A. 病人肠道中水的吸收能力没有改变

B. 病人肠道中葡萄糖的吸收能力没有改变

C. 病人肠道中钠的吸收能力没有改变

D. 病人肠道中钾的吸收能力没有改变

E. 病人肠道中氯化物的吸收能力没有改变

答案解析：B。霍乱毒素只是促进肠黏膜上皮细胞分泌肠液，但没有阻断糖吸收，因此口服补液盐正是利用这一特点进行治疗。

考点发散：口服补液适用于轻、中度脱水患者；可以减少静脉补液量，预防静脉补液的副作用和医源性电解质紊乱。

16. 根据《中华人民共和国传染病防治法》规定，霍乱属于

A. 强制管理传染病　B. 严格管理传染病

C. 监测管理传染病　D. 限期控制的传染病

E. 到 2020 年消灭的传染病

答案解析：A。霍乱属于强制管理的甲类传染病。

17. 根据《中华人民共和国传染病防治法》规定，城镇和农村发现霍乱后的上报时间分别为

A. 3 小时和 6 小时　B. 6 小时和 12 小时

C. 12 小时和 24 小时　D. 24 小时和 48 小时

E. 48 小时和 72 小时

答案解析：B。城镇发现霍乱后必须6小时内上报，农村在12小时内上报。

考点发散：诊断甲类传染病后必须在规定时间内上报卫生行政部门和疾病预防控制中心。

二、B1 型题

（1～3题共用备选答案）

    A. 1000～2000ml   B. 3000～4000ml

    C. 4000～8000ml   D. 8000～12000ml

    E. 12000～15000ml

1. 成人轻型霍乱患者24小时补液量为

2. 成人中型霍乱患者24小时补液量为

3. 成人重型霍乱患者24小时补液量为

答案解析：1. B 2. C 3. D。不同患者的补液量不同，根据患者需要进行补充。24小时后补液量及补液速度根据病情调整。

考点发散：儿童补液量需要根据公斤体重计算。补液过程中要防止速度过快引起的心功能不全和肺水肿。

结核病

一、A1 型题

1. 引起肺结核的结核菌主要是

    A. 人型   B. 牛型

    C. 鼠型   D. 猪型

    E. 野禽型

答案解析：A。结核杆菌结核杆菌属于分枝杆菌属，抗酸染色阳性。结核杆菌主要分为人型、牛型和鼠型等，对人类致病的主要是人型菌。

2. 结核菌的感染途径描述错误的是

    A. 主要经过呼吸道传播

    B. 排菌的肺结核患者是主要传染源

    C. 感染的次要途径为经消化道

    D. 健康人吸入患者的含菌飞沫而受到感染

    E. 通过血液体液等输入性传播

答案解析：E。感染途径结核菌主要经过呼吸道传播。排菌的肺结核患者是主要传染源。健康人吸入患者咳嗽、打喷嚏时喷出的含菌飞沫而受到感染。感染的次要途径为经消化道进入体内。

3. 人体对结核菌及其代谢产物的免疫反应属于

    A. 速发型变态反应

    B. 细胞溶解型变态反应

    C. 细胞毒型变态反应

    D. 免疫复合物型变态反应

    E. 迟发型变态反应

答案解析：E。身体组织对结核菌及其代谢产物所发生的敏感反应称为变态反应。与T淋巴细胞释放的炎症介质、皮肤反应因子及淋巴毒素等有关。表现为局部组织充血水肿，并有大量致敏的T淋巴细胞浸润，多引起细胞坏死及干酪样坏死、液化形成空洞，致使病灶扩散。

考点发散：结核病的免疫主要是细胞免疫，表现为淋巴细胞的致敏和吞噬细胞功能的增强。

4. 结核病基本病理改变中，无下列哪项

    A. 急性炎症性血管病变

    B. 渗出增殖病变

    C. 粟粒结节

    D. 钙化结节

    E. 干酪液化空洞

答案与解析：D。结核病转归，吸收、纤维化、钙化、液化。

考点发散：渗出型病变；增生型病变：结节可融合，或表现为结核性肉芽肿。干酪样坏死（变质型）：多发生在变态反应较强的患者。

5. 郭霍（Koch）现象的机制为

    A. 首次感染结核菌后的反应剧烈

    B. 结核菌再次侵入人体，结核菌灶易播散

    C. 机体对结核菌已具备免疫力

    D. 人体对结核菌的自然免疫力

    E. 说明机体对结核菌无免疫力

答案与解析：C。此现象同临床上原发性与继发性肺结核的不同表现是一致的。感染结核菌后机体获免疫力。

考点发散：用结核菌注入未受感染的豚鼠，10～14天后注射局部发生红肿，形成溃疡，局部淋巴结肿大，终因结核菌大量繁殖造成全身播散而死亡。这表明豚鼠对结核菌无免疫力。如果用同量结核菌注入4～6周前已受少量结核菌感染的豚鼠体内，注射2～3天后局部反应剧烈，迅速形成表浅溃疡，但较快愈合，无淋巴结肿大及全身播散，亦不死亡。这种局部剧烈反应是变态反应，使病灶趋于局限而不播散，为获得性免疫的证据。此即郭霍（koch）现象。

6. 关于结核杆菌的描述，错误的是

    A. 涂片染色具有抗酸性，故称抗酸杆菌

B. 将痰吐在纸上直接焚烧是最简易的灭菌法

C. 生长迅速，4～6小时即可见菌落

D. 对外界抵抗力较强，在痰内可活6～8个月

E. 烈日曝晒2小时，70%酒精接触2分钟或煮沸1分钟，即可杀灭

答案解析：C。结核分枝杆菌，简称结核杆菌，严格需氧，涂片染色具有抗酸性，故称抗酸杆菌。生长缓慢，增殖一代需15～20小时，至少需4～6周才可见菌落。对外界抵抗力较强，在阴湿处能生存5个月以上，在痰内可活6～8个月，在人体内可存活多年，但在烈日曝晒2小时，70%乙醇接触2分钟或煮沸1分钟，均能被杀灭。将痰吐在纸上直接焚烧是最简易的灭菌方法。

考点发散：结核菌中含有类脂质、蛋白质、糖类等。类脂质能促进人体单核细胞、上皮样细胞和淋巴细胞浸润而形成结核结节；蛋白质可引起过敏反应，中性粒细胞和单核细胞浸润；多糖则参与某些免疫反应。

7. 最常见的成人继发性肺结核是

A. Ⅰ型肺结核　　　　B. Ⅱ型肺结核

C. Ⅲ型肺结核　　　　D. Ⅳ型肺结核

E. Ⅴ型肺结核

答案解析：C。浸润型肺结核（Ⅲ型）是临床上最常见的一种类型。感染来源主要是过去经血行播散潜伏在肺内的结核菌，重新生长繁殖；其次是与排菌患者密切接触，再次发生感染。可发生于任何年龄。

8. 确诊肺结核最特异的方法是

A. 血沉增快　　　　B. 结核菌检查

C. 胸部X线检查　　D. 结核菌素试验

E. 纤维气管镜检

答案解析：B。结核菌检查，此检查是确诊肺结核最特异的方法。涂片抗酸染色镜检快捷、简便。

考点发散：有条件时涂片与培养均应进行。结核菌生长缓慢，使用改良罗氏培养基，一般需4～8周始能报告。应用聚合酶链反应（PCR）方法，具有特异性强和快捷简便的特点。

9. 关于结核菌素试验检查的意义，不正确的是

A. 阴性提示肯定没有结核菌感染

B. 结核菌感染的4～8周内，可阴性

C. 应用免疫抑制剂患者，可阴性

D. 严重结核病和各种危重病人可为阴性

E. 阳性仅表示结核感染，并不一定目前患病

答案解析：A。结核菌素试验阴性有下列情况：①没有结核菌感染；②结核菌感染后需4～6周才建立充分变态反应，而在此前可呈阴性；③应用皮质激素等免疫抑制药物，或有营养不良、麻疹、百日咳等患者，结核菌素反应亦可暂时消失；④严重结核病及各种重危患者对结核菌素无反应，或仅出现弱阳性，与人体免疫力及变态反应暂时受抑制有关，待病情好转，可转为阳性反应；⑤其他细胞免疫功能缺陷，如白血病、淋巴瘤、结节病、艾滋病等患者或年老体衰者。

考点发散：成人结核药素阳性仅说明曾有过结核感染，并不一定目前患病，而成人强阳性或3岁以下儿童的阳性反应和新近转阳性者常提示有活动性肺结核的可能。

10. 对于卡介苗叙述正确的是

A. 无毒牛型结核杆菌死菌，能减少感染后的发病和减轻病情严重性

B. 无毒牛型结核杆菌活菌，能减少感染后的发病和减轻病情严重性

C. 无毒牛型结核杆菌死菌，能预防结核杆菌感染

D. 无毒牛型结核杆菌活菌，能预防结核杆菌感染

E. 减毒牛型结核杆菌死菌，能预防结核杆菌感染

答案解析：D。卡介苗（BCC）是一种无毒牛型结核菌活菌疫苗，接种后可使人体产生对结核菌的获得性免疫力，以保护未被感染者。接种对象是未受感染的人，主要是新生儿、儿童或结核菌素阴性的青少年。

11. 若患者体内结核菌量少而致敏T淋巴细胞数量多，则形成何种病变

A. 结核结节　　　　B. 干酪样坏死

C. 浆膜结核　　　　D. 淋巴结核

E. 淋巴管结核

答案解析：A。发生在菌量较少而致敏T淋巴细胞数量多，形成结核病特征性病变—结核结节。

12. PPD皮内试验判断结果的时间应为

A. 24小时内　　　　B. 36小时

C. 24～48小时　　　D. 48～72小时

E. 96小时后

答案解析：D。经48～96小时（一般为72小时）观察反应，结果判断以局部硬结直径为依据。

考点发散：纯蛋白衍化物（PPD）皮内注射

0.1ml（5U）硬结平均直径≥5mm 为阳性反应。临床诊断多使用 5U，若无反应，一周后可再用 5U 皮试，若仍为阴性，大多可排除结核感染。

13. 肺结核患者若突然大咯血，伴呼吸困难，首要的抢救措施是

A. 高流量吸氧

B. 使用止血药物

C. 清理呼吸道，保持呼吸道通畅

D. 输血

E. 给予镇静药物

答案解析：C。在抢救大咯血时，应特别注意保持呼吸道的通畅。若有窒息征象，应立即取头低脚高体位，轻拍背部，以便血块排出，并尽快挖出口、咽、喉、鼻部血块。

考点发散：吸氧，应采取患侧卧位，轻轻将气管内存留的积血咳出。患者安静休息，消除紧张情绪，必要时可用小量镇静剂、止咳剂。年老体弱，肺功能不全者，慎用强镇咳药，以免抑制咳嗽反射和呼吸中枢，使血块不能咳出，导致其发生窒息。

14. 关于肺结核的复治，下列说法错误的是

A. 复治目标是细菌转阴和治愈，或为手术治疗创造条件

B. 复治方案由 2～3 种估计敏感的药物组成

C. 应通过逐个药试用后拟定复治方案

D. 复治方案中均保留异烟肼

E. 慢性排菌患者的治疗也列为复治

答案解析：C。复治方案的拟定须保证方案的整体性和所联合药物的可靠性，绝不要逐个药物试加。复治目标：细菌转阴和治愈，为手术治疗创造条件；复治方案由 2～3 种估计敏感的药物组成。既往若未用过 RFP、EMB 或 PZA，则此 2～3 种药联合疗效最佳，疗程 6～9 个月或稍长。

考点发散：凡初治失败，规则用药满疗程后痰菌复阳、不规则化疗超过 1 个月、慢性排菌患者的治疗均列为复治。喹诺酮类药物为复治提供了新的选择机会，但必须与其他有效药物联合。复治方案中均保留 INH。

15. 肺结核化疗疗效判定的主要指标是

A. 痰结核菌持续 3 个月转阴

B. X 线检查病灶吸收、硬结

C. 临床症状消失

D. 形成结核球

E. 形成纤维包裹干酪灶

答案解析：A。以痰结核菌持续 3 个月转阴为主要指标。X 线检查病灶吸收、硬结为第二指标。临床症状在系统治疗数周后即可消失，因此不能作为判定疗效的决定指标。

考点发散：疗效结束时痰菌未能阴转，或在疗程中阴转，X 线显示的病灶未能吸收、稳定或恶化，说明化疗失败。其重要原因多为化疗方案不合理，未规律用药或停药过早，或者细菌耐药，机体免疫力低下等。

16. 关于肺结核的治疗错误的是

A. 合理应用抗结核药物是治疗肺结核及控制和消灭传染源的首要方法

B. 结核化疗的目标是预防耐药性产生，早期杀菌和最终灭菌

C. 治疗原则是早期、联合、适量、规则和全程使用敏感药物

D. 若病情好转，应及时更改药物及缩短疗程

E. 临床症状不能作为判定疗效的决定指标

答案解析：D。合理应用抗结核药物是治疗肺结核，控制和消灭传染源的首要方法。适当休息、增强营养亦是辅助治疗的措施。

17. 肺结核的常见 X 线不包括

A. 渗出性病灶表现为云雾状或片絮状

B. 干酪性病灶表现为密度较高，浓淡不一，边缘清晰

C. 空洞病灶表现为环形边界的透光区

D. 纤维化、钙化、硬结病灶表现为斑点、条索、结节状

E. 肺叶实变，其中有蜂窝状透亮区

答案解析：E。肺实变不是肺结核的典型表现，大部分为肺炎的表现。

二、B1 型题

（1～2 题共用备选答案）

A. 浸润型肺结核

B. 血行播散型肺结核

C. 结核性渗出性胸膜炎

D. 原发型肺结核

E. 慢性纤维空洞型肺结核

1. 胸片右上干酪性肺炎伴不规则低密度区。可诊断为

2. 胸片示患侧为均匀一致的阴影，外侧上缘呈弧形升高。可诊断为

答案解析：1. A 2. C。浸润型肺结核 X 线检查可见大小不等、边缘模糊的云絮状阴影。当人体反应性很高，病灶可形成干酪样坏死、液化，最后演变为空洞和支气管播散。如伴大片干酪样坏死灶时，出现严重毒性症状，临床上称为干酪性肺炎。

考点发散：原发型肺结核 X 线检查可见肺部原发灶，相应的淋巴管增粗和肺门淋巴结肿大。急性粟粒型肺结核胸片示两肺粟粒状阴影，伴两下肺间质性改变。可诊断为 B。胸片示右肺上叶空洞性病变，洞壁光整。可诊断为 E。

（3～6 题共用备选答案）

    A. 异烟肼　　　　　　B. 利福平

    C. 链霉素　　　　　　D. 吡嗪酰胺

    E. 乙胺丁醇

3. 全杀菌剂，抗菌机制在于抑制菌体的 RNA 聚合酶，从而阻碍 mRNA 的合成

4. 全杀菌剂，抗菌机制是抑制结核杆菌细胞壁的主要成分（分枝菌酸）的合成

5. 干扰结核菌的酶活性，对细胞内的结核杆菌作用较小

6. 可渗入巨噬细胞，只在偏酸环境中有杀菌作用

    答案：1. B　2. A　3. C　4. D。

布鲁菌病

一、A1 型题

1. 布鲁菌病的传染源主要为

    A. 病人　　　　　　　B. 蚊

    C. 鼠　　　　　　　　D. 病畜

    E. 鸡、鸭

答案解析：D。布氏杆菌病的主要传染源是病畜，包括绵羊、山羊、黄牛、水牛、奶牛及猪。其他

动物如狗、马、骆驼、鹿等也可作为传染源。

2. 布鲁菌病的主要传播途径是

    A. 皮肤黏膜接触　　　B. 消化道

    C. 气溶胶　　　　　　D. 输血

    E. 性传播

答案解析：A。病原菌主要通过体表皮肤黏膜接触进入人体，如接产羊羔、屠宰病畜、剥皮、挤奶等接触。

3. 布鲁菌病的病原治疗原则是

    A. 多西环素　　　　　B. 利福平

    C. 喹诺酮类　　　　　D. 磺胺类

    E. 联合用药及多疗程用药

答案解析：E。为提高疗效，减少复发和防止耐药株产生，一般应联合用药和多疗程交替用药。

考点发散：世界卫生组织（WHO）推荐的抗菌治疗方案：利福平加多西环素疗程 6 周。也有推荐多西环素与链霉素肌内注射 2 周联合用药，或以庆大霉素或阿米卡星霉素替代链霉素。复方新诺明也有一定疗效，每日 4～6 片，疗程 4～6 周，过短易于复发。此外，有报道称喹诺酮类和第 3 代头孢菌素对本病亦有一定疗效。

二、B 型题

（1～2 题共用备选答案）

    A. 波状热　　　　　　B. 低热

    C. 回归热　　　　　　D. 稽留热

    E. 弛张热

1. 急性布鲁菌病发热的特点是

2. 布鲁菌病具有特征性的发热特点是

答案解析：1. E　2. A。急性期起病多缓慢，热型以弛张热最常见，波状热仅占 5%～20%，但该热型最具有特征性。

第四单元　消毒与隔离

消　毒

一、A1 型题

1. 能杀灭细菌芽孢的消毒方法有

    A. 紫外线消毒法　　B. 酒精浸泡

    C. 碘伏　　　　　　D. 环氧乙烷

    E. 含氯消毒液

答案解析：D。环氧乙烷是灭菌法，可以杀灭细菌芽孢，其他都是消毒法。

考点发散：能否杀灭细菌芽孢是消毒与灭菌的区别。

2. 效果最可靠的消毒方法是

A. 电离辐射灭菌法　　B. 化学消毒法

C. 光照消毒法　　　　D. 微波消毒法

E. 热力消毒法

答案解析：E。热力消毒法是最可靠、最方便、最有效的消毒方法。

考点发散：化学消毒法适用于不耐热的物品消毒，但是难以做到灭菌。物理消毒法可以达到灭菌效果。光照、微波、电离辐射等都是物理消毒法。

3. 下列属于低效消毒法的是

A. 超声波消毒法　　B. 酒精浸泡消毒法

C. 紫外线照射消毒法　D. 通风换气

E. 臭氧熏蒸

答案解析：D。通风换气是低效消毒法，其余是高效、中效消毒法。

考点发散：低效消毒法仅能杀灭细菌的繁殖体、部分真菌和亲脂病毒。

4. 完全杀灭和清除患者所传播、遗留的病原体的消毒方法是

A. 高效消毒　　　　B. 预防性消毒

C. 随时消毒　　　　D. 终末消毒

E. 物理消毒

答案解析：D。终末消毒是指传染源离开疫源地后，对其曾经产生的含有病原体的排泄物、分泌物以及所污染的物品及场所进行最后一次彻底消毒。

考点发散：传染病消毒是用物理或化学的方法消灭停留在不同传播媒介物上的病原体，借此切断传播途径，阻止和控制传染的发生。

5. 饭前便后洗手属于哪种消毒

A. 终末消毒　　　　B. 随时消毒

C. 疫源地消毒　　　D. 保护性消毒

E. 预防性消毒

答案解析：E。饭前便后洗手是预防性消毒。

考点发散：预防性消毒能够控制或减少未被发现或未被管理的传染源污染引起的传染病传播。

二、B1 型题

（1～4 题共用备选答案）

A. 杀灭包括细菌芽孢在内的一切微生物

B. 杀灭一切细菌繁殖体，并对细菌芽孢有显著杀灭作用

C. 能杀灭除细菌芽孢以外的各种微生物

D. 能杀灭细菌繁殖体和亲脂病毒

E. 能抑制微生物繁殖

1. 灭菌法是指

2. 高效消毒法是指

3. 中效消毒法是指

4. 低效消毒法是指

答案解析：1. A　2. B　3. C　4. D。杀灭包括细菌芽孢在内的一切微生物的是灭菌法；杀灭一切细菌繁殖体，并对细菌芽孢有显著杀灭作用是高效消毒法；能杀灭除细菌芽孢以外的各种微生物是中效消毒法；仅能杀灭细菌繁殖体和亲脂病毒的是低效消毒法。

考点发散：患者使用过的各种医疗器械或物品，用物理或化学的方法进行处理，杀死或灭活病原体，避免再感染或交叉感染。根据医疗器械或物品与人体接触程度采用不同效果的消毒方法。

（5～8 题共用备选答案）

A. 灭菌法　　　　　B. 高效消毒法

C. 中效消毒法　　　D. 低效消毒法

E. 光照消毒法

5. 使用含氯消毒剂进行消毒是

6. 使用氯己定消毒是

7. 碘酒消毒是

8. 煮沸消毒法属于

答案解析：5. B　6. D　7. C　8. A。含氯消毒剂是高效消毒法，但对医疗器械有损害；使用氯己定是低效消毒法，但作用时间长；使用碘酒是中效消毒法；煮沸是热力消毒法，可以达到灭菌。

考点发散：接触人体组织的医疗器械必须达到消毒，进入人体无菌组织的器械必须达到灭菌。灭菌后的物品必须完全无菌，达到灭菌效果的消毒方法是最彻底的消毒法。

隔　离

一、A1 型题

1. 需要采取呼吸道隔离的疾病有

A. 鼠疫　　　　　　B. 炭疽

C. 破伤风　　　　　D. 登革热

E. 百日咳

答案解析：E。百日咳属空气传播，鼠疫、炭疽和破伤风属接触传播，登革热属虫媒传播。

考点发散：隔离措施的目的是阻断传播途径，因此必须针对各种疾病的传播途径。

2. 需要采取接触隔离的疾病有

A. 狂犬病　　　　　B. 梅毒

C. 斑疹伤寒　　　　D. 轮状病毒

E. 乙型肝炎

答案解析：A。接触隔离适用于经体表或伤口直接、间接接触而感染的疾病。梅毒、乙肝属于血液、体液接触传播疾病，斑疹伤寒是虫媒传播疾病，轮状病毒是粪－口途径传播的疾病。狂犬病通过伤口传播，属于接触隔离适用范畴。

考点发散：接触隔离是最常使用的隔离方式。

3. 下列疾病需要采取血液－体液隔离的是

A. 流行性出血热　　B. 流行性脑脊髓膜炎

C. 斑疹伤寒　　　　D. 疟疾

E. 破伤风

答案解析：D。输血可以传播疟疾。流行性出血热和斑疹伤寒是虫媒传播，流行性脑脊髓膜炎是飞沫传播，破伤风是接触传播。

考点发散：要熟悉哪些疾病是通过血液、体液传播的，熟悉了传播途径才能合理使用隔离措施。

4. 为防止造血干细胞移植的病人发生感染，应采取

A. 严密隔离　　　　B. 接触隔离

C. 血液－体液隔离　D. 保护性隔离

E. 呼吸道隔离

答案解析：D。对于免疫力低下、易于感染的病人，需要采取保护性隔离措施。此类病人还包括 HIV 发病期病人、肿瘤病人、移植病人等免疫抑制的病人。

考点发散：隔离不仅是防止致病原从病人传播出来，还可用于保护不能耐受正常环境的免疫抑制人员。

医院感染

一、A1 型题

1. 下列哪项不是标准预防的特点

A. 重点保护医务人员不被传染

B. 防止血源性传播疾病和非血源性疾病传播

C. 根据传播途径采取相应隔离措施

D. 对所有患者实施的操作过程都要贯彻标准预防

E. 所有患者均被认为是具有潜在传染的患者

答案解析：A。标准预防是防止医院感染的基本措施，即防止医务人员被传染，也防止医务人员将病原体传播给病人，是双向防护要求。

考点发散：医院中与病人有接触的医务人员都要掌握标准预防和个人防护设备，这是自身防护的基础。

2. 下列哪项不是飞沫隔离的技术要求

A. 患者最好单间隔离

B. 房间门保持开放

C. 限制患者活动和外出；外出时必须佩戴口罩

D. 医务人员和进入该房间的人员应使用呼吸道保护装置、戴帽子、穿防护服

E. 同一病房内患者床间距大于 1 米

答案解析：D。飞沫传播的病原体在 1 米以上的距离便自由下落，与病人接触保持 1 米以上距离可以防止被传染，不足 1 米距离佩戴外科口罩即可，不需要使用呼吸道保护装置。

3. 下列哪项不是切断呼吸道传染病传播途径的方法

A. 开窗通风

B. 空气消毒

C. 佩戴口罩

D. 搞好居室卫生

E. 距离病人 1 米以上

答案解析：E。距离病人 1 米以上是防止飞沫传播的方式。空气传播的传染源体积更小，在空气中形成气溶胶远距离播散。开窗通风能稀释空气中致病原的浓度，减少吸入量；患者外出时要佩戴外科口罩，减少传染源排出。

医学人文

第一单元　医学伦理学

一、A1 型题

1. 规范伦理学是伦理学理论的主要形态，主要目的是为人们提高价值标准和行为标准。下面不属于规范伦理理论体系的是

A. 快乐主义　　　　B. 利己主义

C. 功利主义　　　　D. 直觉主义

E. 自我实现

答案解析：D。规范伦理学分为两大理论体系——目的论和义务论。目的论可以根据对"善"的不同理解而分为"快乐主义"和"自我实现"两种理论。在"快乐主义"目的论中，又可以根据"快乐"指向主体的不同而区分为"利己主义"和"功利主义"。

考点发散：目的论和义务论的主要区别在于二者判断道德行为正确性的标准不同。

2. 下列选项中，不属于医学道德作用的是

A. 调节作用　　　　B. 保证作用

C. 强制作用　　　　D. 促进作用

E. 推动作用

答案解析：C。医学道德对医院人际关系具有调节作用；对医疗质量具有保证作用；对医学科学具有促进作用；对社会文明具有推动作用。它作为一种信念存于医务人员内心，指导和规约其行为。它对医院人际关系、医疗质量、医学科学和社会文明都起着积极的作用，但不是强制性的。

3. 行医中反对"按寸不及尺，握手不及足"的草率作风出自

A.《本草纲目》　　　B.《黄帝内经》

C.《劝医论》　　　　D.《千金要方》

E.《伤寒杂病论》

答案解析：E。东汉张仲景在其巨著《伤寒杂病论·自序》中对医学道德作了精辟的论述，他主张对病人认真负责，一丝不苟，坚决反对行医中"按寸不及尺，握手不及足"的草率作风，强调严肃认真的态度。

4. "医家五戒十要"被美国 1978 年出版的《生命伦理学百科全书》列为世界古典医药道德文献之一，其提出者是

A. 孙思邈　　　　　B. 张仲景

C. 喻昌　　　　　　D. 陈实功

E. 白求恩

答案解析：D。明代陈实功在《外科正宗》中对我国古代医德做了系统总结，他概括的"医家五戒十要"被美国 1978 年出版的《生命伦理学百科全书》列为世界古典医药道德文献之一。

5. 下列不属于国外近现代医学伦理学发展成果的是

A. 托马斯·帕茨瓦尔的《医学伦理学》

B.《日内瓦宣言》

C.《国际医德守则》

D.《迈蒙尼提斯祷文》

E.《医业伦理学》

答案解析：D。医学伦理学在近代的西方已形成一门独立的学科，它的形成以 1803 年英国托马斯·帕茨瓦尔的《医学伦理学》出版为标志。进入 20 世纪中叶，近现代医学伦理学无论是在规范体系还是理论基础方面都较完善了，其标志是 1948 年《日内瓦宣言》和 1949 年《国际医德守则》的颁布。《迈蒙尼提斯祷文》是欧洲处在黑暗的中世纪时，阿拉伯的犹太医生迈蒙尼提斯提出的，不是近现代的成果。

考点发散：《医业伦理学》是我国第一部较系统的医学伦理学专著，1932 年 6 月在上海出版，宋国宾主编。

6. 生命价值论是

A. 生命神圣论与人道论统一的理论

B. 生命神圣与生命质量统一的理论

C. 美德论与义务论统一的理论

D. 生命质量与生命价值论统一的理论

E. 义务论与公益论统一的理论

答案解析：B。生命价值论是生命神圣与生命质量统一的理论。

7. 下列不属于医学人道主义的核心内容的是

A. 尊重病人的生命

B. 尊重病人的人格

C. 尊重病人平等的医疗权利

D. 对病人有求必应

E. 尊重病人的生命价值

答案解析：D。医学人道主义的核心内容包括尊重病人的生命、人格和权利。

8. 医德品质的特点是

A. 是共性和个性的统一

B. 是稳定性和可变性的统一

C. 是量变和质变的统一

D. 是相关性与连贯性的统一

E. 是医德认识、医德情感和医德意志的统一

答案解析：E。医德品质是医德认识、医德情感和医德意志的统一，具有稳定性。

考点发散：医德品质是医务人员在长期的职业行为中形成和表现出来的稳定的医学道德气质、习惯和特征。

9. 下列关于良心的说法，错误的是

A. 是一种道德责任感和自我评价能力

B. 是对他人医疗行为的评价能力

C. 是医德情感的深化

D. 是对履行道德义务后的满足和欣慰

E. 是对没有履行道德义务的惭愧和悔恨

答案解析：B。医学道德良心是指医务人员在履行义务的过程中，对自己行为应负道德责任的自觉认识和自我评价能力。需注意的是良心是自己对自己的评价，不是自己对他人的评价。

10. 下列各项权利中不属于患者权利的是

A. 经济免责权　　B. 基本医疗权

C. 保护隐私权　　D. 疾病认知权

E. 平等医疗权

答案解析：A。我国目前尚无系统的病人权利法规，综合国内外关于病人权利方面的研究成果并根据我国国情，可将病人的基本权利归纳为以下几个方面：基本医疗权、疾病认知权、知情同意权、保护隐私权、社会免责权和经济索赔权。不包括经济免责权。

11. 关于医患关系的发展趋势，理解错误的是

A. 医患关系结构的"人机化"趋势

B. 医患交往的"经济化"趋势

C. 医患要求的"多元化"趋势

D. 医患关系调节方式上的"法制化"趋势

E. 医患需求的"简单化"趋势

答案解析：E。医患关系的发展趋势包括：医患关系结构的"人机化"趋势；医患交往的"经济化"趋势；医患要求的"多元化"趋势；医患关系调节方式上的"法制化"趋势。

12. 下列关于医生行使道德权利的说法中错误的是

A. 医生行使道德权利具有自主性

B. 医生在特殊情况下可行使干涉权

C. 医生行使道德权利具有特殊性

D. 医生行使道德权利不受病人自主权的制约

E. 医生行使道德权具有专业权威性

答案解析：D。病人是享有一些基本权利的，如基本医疗权、疾病认知权、知情同意权、保护隐私权等。在一些特定情况下，医生可以为保护病人、他人和社会的利益，对某些病人的行为和自由进行适当的限制，即特殊干涉权。

13. 下列情况下病人的自主权有效的是

A. 患精神疾病时

B. 对他人生命造成威胁时

C. 与其他病人的利益冲突时

D. 自杀时

E. 以上都不是

答案解析：E。从法律上讲，精神正常的18周岁以上的成年患者，具有完全的民事行为能力，知情同意只能由其本人作出方为有效。但在病人缺乏理智的决定、丧失处理或缺乏自主能力的急危病人等情况下，医生可以对病人自主权进行干预和限制。

考点发散：关于患者权利或医生权利，需注意医生的特殊干涉权也是受到一定限制的，患者权利的自主性更重要，但患者的自主性应以不能伤害到他人、社会甚至也包括自己的生命为前提。

14. 关于病人的道德权利，下述说法中错误的是

A. 人人都享有基本医疗保健的权利

B. 病人都有受到尊重的权利

C. 病人在认为自己受到伤害时有提起诉讼的权利

D. 医生在任何情况下都需要尊重病人要求保密的权利

E. 有自主能力的病人享有充分的知情同意的权利

答案解析：D。病人的权利也是受到一定限制的，即不能伤害到他人、社会甚至也包括自己的生命，所以医生不是在任何情况下都需要为病人保密。

15. 下列关于病人基本权利的描述不正确的是

A. 疾病认知权　　B. 保护隐私权

C. 社会免责权　　D. 经济索赔权

E. 支持医学科学发展

答案解析：E。病人的基本权利包括：①疾病认知权；②基本医疗权；③知情同意权；④保护隐私权；⑤社会免责权；⑥经济索赔权。

考点发散：我国目前尚无系统的病人权利法规，只在如《宪法》等相关法规中可见散在的有关病人权利的内容。

16. 下列关于临床诊疗道德说法错误的是

A. 生命价值原则　　B. 最优化原则

C. 痛苦最小　　　　D. 耗费最小

E. 医生自主决定

答案解析：E。临床诊疗道德原则包括生命价值原则、知情同意原则、保密原则、最优化原则等。其中最优化原则是指临床诊疗中诊疗方案要以最小的代价获得最大效益的决策原则，也叫最佳方案原则。其内容为：疗效最佳，安全无害，痛苦最小，耗费最少。

17. 选择辅助检查时医生应遵循的道德要求不包括

A. 综合考虑，确定检查项目

B. 知情同意，尽职尽责

C. 密切联系，加强协作

D. 综合分析，避免片面性

E. 节约费用，公正分配

答案解析：E。辅助检查的道德要求：①目的明确，诊治需要；②知情同意，尽职尽责；③综合分析，切忌片面；④密切联系，加强协作。其中要多考虑病人的需要和接受情况，从病人的切身利益出发。

考点发散：节约费用、公正分配是药物治疗的道德要求。

18. 在体格检查中，医生应遵循的道德要求不包括

A. 全面系统，认真细致

B. 关心体贴，减少痛苦

C. 尊重病人，心正无私

D. 检查认真，动作轻柔

E. 方法简单，方便易行

答案解析：E。体格检查的道德要求：①全面系统，认真细致；②关心体贴，减少痛苦；③尊重病人，心正无私。排除法可知E项错误。

19. 在药物治疗中，临床医生应遵循的道德要求不包括

A. 对症下药，剂量适宜

B. 要为患者选择贵重有效的药物

C. 合理配伍，细致观察

D. 节约费用，公正分配

E. 合理配伍，对症下药

答案解析：B。药物治疗的道德要求是：①对症下药，剂量安全；②合理配伍，细致观察；③节约费用，公正分配。

20. 关于人体试验的第一个伦理学文献是

A.《赫尔辛基宣言》　B.《纽伦堡法典》

C.《日内瓦宣言》　　D.《东京宣言》

E.《夏威夷宣言》

答案解析：B。关于人体试验的国际文献包括《纽伦堡法典》和《赫尔辛基宣言》等，前者是第一个国际文献，后者是最重要的一个。

21. 关于人体试验中的知情同意，说法正确的是

A. "知情"是指受试者参加实验前，知道即将开始的实验的目的、方法、预期的好处。不包括潜在的严重的风险，以免增加受试者的心理负担

B. "同意"是指受试者口头上明确表示同意参加实验

C. 缺乏或丧失自主能力的人不能作为受试者参加实验

D. 已同意参加实验的受试者签署知情同意书后，可以随时退出实验

E. 如果受试者是病人，不能参加人体实验

答案解析：D。《纽伦堡法典》的基本精神是绝对需要受试者的知情同意。已同意参加试验的受试者签署知情同意书后，可以随时退出试验。

22. 下列不属于保障受试者利益做法的是

A. 以动物实验为基础

B. 实验中有专家参与或者指导

C. 对受试者做到知情同意

D. 对一些风险较大的人体实验，不必告知受试者全部实验信息，以免其产生心理负担

E. 实验中若出现严重危害受试者利益的情况发生，要马上中止实验

答案解析：D。人体试验必须以维护病人利益为前提，不能只顾及医学科研而牺牲病人的根本利益。受试者利益第一，医学利益第二。

考点发散：告知的实验信息不准确，或者采用蒙骗手法的，是欺骗性实验，违反人体试验的要求。

23. 关于医学道德评价的方式，正确的是

A. 社会习俗、社会舆论和传统信念

B. 传统习俗、个人修养和社会信念

C. 内心信念、传统习俗和社会舆论

D. 社会舆论、传统信念与良好动机

E. 完美效果、社会习俗和内心信念

答案解析：C。医学道德评价的方式包括内心信念、社会舆论和传统习俗。

24. 世界上第一个安乐死合法化的国家是

A. 荷兰　　　　B. 美国

C. 比利时　　　D. 丹麦

E. 澳大利亚

答案解析：A。荷兰是世界上第一个颁布安乐死法律的国家。

考点发散：比利时是第二个。

25. 关于人类胚胎干细胞研究和应用的伦理原则，错误的是

A. 无论胚胎是不是人，都应该得到尊重

B. 需先经动物实验等措施，以符合安全和有效的原则

C. 不允许将捐献胚胎重新植入妇女子宫

D. 配子和胚胎等属于个人财产，允许买卖，符合公平的原则

E. 与病人或受试者有关的信息应充分告知

答案解析：D。中华人民共和国科技部、卫生部《人胚胎干细胞研究伦理指导原则》（2003）明确了人胚胎干细胞的来源定义、获取方式、研究行为规范等，并再次申明中国禁止进行生殖性克隆人的任何研究，禁止买卖人类配子、受精卵、胚胎或胎儿组织。

26. 《赫尔辛基宣言》是一项国际性人体试验道德规范的文件，该文件主要规定了

A. 将试验与现有最佳诊治手段加以对比

B. 以人作为受试者的生物医学研究方法的道德

要求

C. 保证每个受试者得到最佳诊治手段

D. 试验备忘录是记载一些需要特殊说明的事情的工具

E. 医学目标服从于受试患者的诊治方面所得到的益处

答案解析：B。《赫尔辛基宣言》（涉及人类受试者医学研究的伦理准则）包含：①必须保护受试者准则；②必须符合医学目的准则；③必须经受试者知情同意准则；④必须接受伦理审查准则。可见主要是规定了以人作为受试者的生物医学研究方法的道德方面的要求。

27. 实施人类辅助生殖技术的伦理原则不包括

A. 知情同意的原则

B. 部分商品化的原则

C. 互盲和保密的原则

D. 维护供受双方利益的原则

E. 维护后代利益的原则

答案解析：B。中华人民共和国卫生部《人类辅助生殖技术和人类精子库伦理原则》（2003）指出，实施人类辅助生殖技术的处理原则之一是严防精子、卵子商品化的原则。

考点发散：辅助生殖技术原则上要求杜绝商品化和市场化。

28. 1964 年世界医学大会颁布、又经过多次修订的关于医学实验的医学伦理文件是

A.《赫尔辛基宣言》 B.《悉尼宣言》

C.《日内瓦协议法》 D.《纽伦堡法典》

E.《阿拉木图宣言》

答案解析：A。《赫尔辛基宣言》是 1964 年世界医学大会颁布，又经过多次修订的，是国际公认的涉及人类受试者医学研究的伦理准则。

29. 美国哈佛大学医学院脑死亡诊断标准提出的时间是

A. 1968　　　　　　B. 1969

C. 1970　　　　　　D. 1978

E. 1979

答案解析：A。1968 年，美国哈佛大学医学院特设委员会提出了脑死亡的诊断标准。

考点发散：哈佛大学脑死亡诊断标准包括：①对外部的刺激和内部的需要无接受性、无反应性；②自主的肌肉运动和自主呼吸消失；③诱导反射

消失；④脑电波平直或等电位。同时规定，凡符合以上4条标准，持续24小时测定，每次不少于10分钟，反复检查多次结果一致者，就可宣告死亡。

二、B1型题

（1~3题共用备选答案）

A. 规范器官移植的国家文献

B. 体现我国唐代大医学家孙思邈医德的文献

C. 体现古希腊医学家医德思想的文献

D. 国际基因疗法行为规范文献

E. 近现代医学伦理学文献

1.《希波克拉底誓言》是

2.《大医精诚》是

3.《国际医德守则》是

答案解析：1. C　2. B　3. E。古希腊伟大的医学家希波克拉底被称为西方医德的奠基人，其著名的《希波克拉底誓言》对医生之间、患者之间的行为准则都做了较系统的阐述。孙思邈是我国传统医德的集大成者，他的《千金要方》一书中的"大医精诚"篇是祖国医德史中的一块瑰宝，对后世医德发展产生了深远的影响。进入20世纪中叶，近现代医学伦理学无论是在规范体系还是理论基础方面都较完善了，其标志是1948年的《日内瓦宣言》和1949年《国际医德守则》的颁布。

（4~5题共用备选答案）

A. 生命论　　　　B. 人道论

C. 美德论　　　　D. 功利论

E. 道义论

4. 以人的理性为基础，而不进行感性经验证明的是

5. 最大多数人的最大幸福原则是

答案解析：4. E　5. D。道义论的主要特征之一是强调原则的超验性，以人的理性为基础，而不进行感性经验的证明。功利论的主要特征之一是强调行为的结果，不重视行为的动机，即判断道德正确的标准是看这一行为是否带来了善的结果，并且要看这一后果是否实现了"善"总量的最大化，亦即"最大多数人的最大幸福"原则。

（6~7题共用备选答案）

A. 尊重病人的生命

B. 尊重病人的人格与尊严

C. 尊重病人平等的医疗与健康权利

D. 注重对社会利益及人类健康利益的维护

E. 尊重病人的法律地位

6. 医学人道主义的核心内容不包括

7. 医学人道主义的根本思想是

答案解析：6. E　7. A。医学人道主义的核心内容包括：①尊重病人的生命；②尊重病人的人格；③尊重病人的权利。不包括病人的法律地位。医学人道主义的内涵包括：在关于人的价值标准问题上，认为人的生命是宝贵的，人的生命和尊严具有最高的价值，应当受到尊重。

（8~9题共用备选答案）

A. 医生对病人的呼叫或提问给予应答

B. 医生的行为使某个病人受益，但却给别的病人带来了损害

C. 妊娠危及母亲的生命时，医生给予引产

D. 医生给病人实施粗暴性的检查

E. 医生尊重病人就要满足病人的一切要求

8. 上述各项中属于医生违背无伤原则的是

9. 上述各项中属于医生违背尊重原则的是

答案解析：8. D　9. E。医学道德的无伤原则中指出，培养为病人利益和健康着想的动机和意向，尽力提供最佳的诊治、护理手段是防范伤害的要求。履行尊重原则的重点是尊重病人及其家属的自主性，但并不是满足患者的所有要求。

（10~12题共用备选答案）

A. 有利无伤　　　　B. 权利义务

C. 廉洁奉公　　　　D. 医乃仁术

E. 等价交换

10. 属于医学伦理学基本范畴的是

11. 属于医学伦理学基本原则的是

12. 属于医学伦理学基本规范的是

答案解析：10. B　11. A　12. C。医学道德的基本范畴有权利与义务、情感与良心、审慎与保密、荣誉与幸福等。医学道德具体原则包括不伤害原则、行善原则、尊重原则和公正原则等。廉洁奉公是《医务人员医德规范及实施方法》中的具体内容。

（13~15题共用备选答案）

A. 医生对自杀的病人予以制止

B. 医生的行为以保护病人利益、促进病人健康、增进其幸福为目的

C. 医生要保护病人的隐私

D. 医生的行为要遵循医德规范的要求

E. 医生在紧急灾难（如传染病流行）面前要服从卫生部门调遣

13. 能体现医生特殊干涉权的是

14. 能体现医学伦理学有利原则的是

15. 能体现医学道德和卫生法律义务的是

答案解析：13. A　14. B　15. E。医生在特殊情况下可以行使特殊干涉权，其中包括精神病患者或自杀未遂等拒绝治疗时的情况。医学伦理学广义的有利原则不仅对病人有利，而且医务人员的行为有利于医学事业和医学科学的发展，有利于促进人群和人类的健康。医学道德义务是指医务人员依据医学道德的原则和规范的要求，对病人、集体和社会所负的道德责任，以应有的行为履行自己的职责。其中包括遵守法律、法规，遵守技术操作规范。

（16~18题共用备选答案）

A. 医生对待患者一视同仁

B. 医生将烈性传染病病人强制性隔离

C. 医生告知病人病情、治疗方案、预后等情况

D. 医生不能随意泄露患者个人信息

E. 医生对所在机构的医疗、预防、保健工作提出意见和建议

16. 体现尊重患者基本医疗权利做法的是

17. 体现医生保护患者隐私权利的是

18. 体现医生特殊干涉权利的是

答案解析：16. A　17. D　18. B。医者对待患者应该一视同仁是尊重患者的基本医疗权。医务人员随意泄露患者隐私违背了保护隐私权。在一些特定情况下，医生可以为了保护病人、他人和社会的利益，对某些病人的行为和自由进行适当的限制，即特殊干涉权。

（19~20题共用备选答案）

A. 贝尔蒙报告　　　　B. 东京宣言

C. 吉汉宣言　　　　　D. 悉尼宣言

E. 赫尔辛基宣言

19. 涉及人类受试者医学研究的伦理准则是

20. 关于保护人类受试者的伦理原则与准则是

答案解析：19. A　20. E。贝尔蒙报告是1979年提出的，主要是保护人类受试者的伦理原则与准则。赫尔辛基宣言主要是涉及人类受试者医学研究的伦理准则。

第二单元　卫生法规

一、A1型题

1. 制定和颁布卫生法律的机构是

A. 国务院　　　　　　B. 全国人民代表大会

C. 全国人大常委会　　D. 最高人民法院

E. 地方人民政府

答案解析：C。卫生法律有卫生基本法律和基本法律以外的法律两种。基本法律是由全国人民代表大会制定和颁布的，我国尚没有专门的卫生基本法。而基本法律以外的法律是由全国人大常委会制定和颁布的。常指的卫生法律属基本法律以外的法律。

2. 制定和颁布《中华人民共和国医师法》的机构是

A. 国务院　　　　　　B. 全国人民代表大会

C. 全国人大常委会　　D. 最高人民法院

E. 地方人民政府

答案解析：C。《中华人民共和国医师法》是由全国人大常委会制定和颁布的。

3. 下列不属于我国卫生法渊源的是

A. 宪法　　　　　　　B. 法律

C. 自治条例　　　　　D. 卫生标准

E. 民法

答案解析：E。我国卫生法的渊源主要是宪法、法律、卫生法规、地方性卫生法规、自治条例、单行条例、卫生规章、卫生标准、卫生国际条约。

4. 下列不属于卫生法基本原则的是

A. 保护公民身体健康

B. 预防为主

C. 促进卫生事业的国际交流和合作

D. 使每个社会成员普遍能得到卫生保健

E. 协调个人利益和社会健康利益的关系

答案解析：C。卫生法的基本原则是指反映卫生法立法精神、适用于卫生法律关系的基本原则。主要有以下五个方面：卫生保护原则、预防为主原则、公平原则、保护社会健康原则、患者自主原则。

5. 我国卫生工作的基本方针和政策是

A. 保护公民身体健康

B. 祖国传统医学与现代医学相结合

C. 预防为主

D. 卫生工作要动员全社会参与

E. 以上均是

答案解析：C。预防为主是我国卫生工作的基本方针和政策，也是卫生法必须遵循的基本原则。

6. 根据违法行为的性质和危害程度的不同，卫生法中的法律责任分为

A. 赔偿责任、补偿责任、刑事责任

B. 经济责任、民事责任、刑事责任

C. 行政处分、经济补偿、刑事责任

D. 行政处罚、经济赔偿、刑事责任

E. 民事责任、行政责任、刑事责任

答案解析：E。由于行为人违反卫生法律规范的性质和社会危害的不同，卫生法的法律责任分为民事责任、行政责任和刑事责任3种。

7. 民事责任构成必须有下面的要件，除了

A. 损害事实存在

B. 行为的违法性

C. 必须是不作为的违法行为

D. 违法行为和损害事实之间有因果关系

E. 行为人有过错

答案解析：C。民事责任的构成要同时具备四个要件：行为的违法性；损害事实存在；违法行为与损害行为之间有因果关系；行为人有过错。行为违法有作为和不作为两种表现形式，所以认为必须是不作为的违法行为是不全面的。

8. 下列不属于卫生法中须承担的刑事责任的是

A. 违反国境卫生检疫规定的犯罪

B. 违反规定造成病菌种扩散的犯罪

C. 所有造成医疗事故者

D. 制造、贩卖假药、劣药的犯罪

E. 非法行医罪

答案解析：C。我国《刑法》规定了十余个与违反卫生法有关的罪名：①生产、销售假药、劣药罪；②生产、销售不符合卫生标准的食品罪；③生产、销售不符合卫生标准的医疗器械、医用卫生材料罪；④非法行医罪；⑤违反《传染病防治法》的规定，引起甲类传染病传播或有传播严重危险罪；⑥非法采集、供应血液罪或制作、供应血液制品

罪；⑦违反国境卫生检疫罪；⑧违反规定造成病菌种、毒种扩散罪；⑨医疗事故罪。另外，法律还规定了玩忽职守的犯罪、危害环境的犯罪等。

考点发散：医疗事故责任包括三个方面，即行政责任、民事责任及刑事责任。

9. 下列几种情形中，可以准予医师执业资格注册的是

A. 受吊销医师执业证书行政处罚，自处罚决定之日起至申请之日止不满一年的

B. 受吊销医师执业证书行政处罚，自处罚决定之日起至申请之日止不满两年的

C. 受吊销医师执业证书行政处罚，自处罚决定之日起至申请之日止已满两年的

D. 受刑事处罚，自刑罚执行完毕之日起至申请注册之日不满一年的

E. 受刑事处罚，自刑罚执行完毕之日起至申请注册之日止不满两年的

答案解析：C。有下列情形之一的，不予注册：①不具有完全民事行为能力的；②因受刑事处罚，自刑罚执行完毕之日起至申请注册之日止不满两年的；③受吊销医师执业证书行政处罚，自处罚决定之日起至申请注册之日止不满两年的；④有国务院卫生行政部门规定不宜从事医疗、预防、保健业务的其他情形的。

10. 制定《中华人民共和国药品管理法》的目的不包括

A. 保证药品质量

B. 保证药品销售渠道的畅通

C. 维护用药者的合法权益

D. 保障用药安全

E. 维护人体健康

答案解析：B。《药品管理法》的立法目的是为加强药品监督管理，保证药品质量，保障人体用药安全，维护人民身体健康和用药的合法权益。

11. 药品所标明的适应证或功能主治超过规定范围属于

A. 可使用药品　　B. 不能使用药品

C. 不合格药品　　D. 假药

E. 劣药

答案解析：D。有下列情形之一的药品按假药论处：①国务院药品监督管理部门规定禁止使用的；②依照本法（《中华人民共和国药品管理

法》）必须批准而未经批准生产、进口，或者依照本法必须检验而未经检验即销售的；③变质的；④被污染的；⑤使用依照本法必须取得批准文号而未取得批准文号的原料药生产的；⑥所标明的适应证或者功能主治超出规定范围的。本题便属于第⑥点的情形。

12. 按照《中华人民共和国药品管理法》规定，下列哪项不属于劣药

A. 未标明有效期或者更改有效期的

B. 所标明的适应证或者功能主治超出规定范围的

C. 超过有效期的

D. 直接接触药品的包装材料和容器未经批准的

E. 擅自添加着色剂、防腐剂、香料、矫味剂及辅料的

答案解析： B。有下列情形之一的药品，按劣药论处：①未标明有效期或者更改有效期的；②不注明或者更改生产批次的；③超过有效期的；④直接接触药品的包装材料和容器未经批准的；⑤擅自添加着色剂、防腐剂、香料、矫味剂及辅料的；⑥其他不符合药品标准规定的。而所标明的适应证或者功能主治超出规定范围的属于假药。

考点发散： 劣药是指药品成分的含量不符合国家药品标准。

13. 下列不符合《药品管理法》对医疗机构配制的制剂规定的是

A. 应当是本单位临床需要而市场上没有供应的品种

B. 可以部分在市场销售

C. 必须按照规定进行质量检验

D. 凭医师处方在本医疗机构使用

E. 必须经过相关部门批准后方可配制

答案解析： B。参见《药品管理法》第七十六条：医疗机构配制的制剂，应当是本单位临床需要而市场上没有供应的品种，并须经所在地省、自治区、直辖市人民政府药品监督管理部门批准后方可配制。配制的制剂必须按照规定进行质量检验；合格的，凭医师处方在本医疗机构使用。医疗机构配制的制剂不得在市场销售。

考点发散： 特殊情况下，经国务院或者省、自治区、直辖市人民政府的药品监督管理部门批准，医疗机构配制的制剂可以在指定的医疗机构之间调剂使用。

14. 根据《药品管理法》，对生产、销售、使用假药、劣药的行政处罚种类有

A. 拘留、罚款、责令停产、停业整顿、吊销执照等形式

B. 没收、罚款、责令停产、停业整顿、判刑等形式

C. 没收、罚款、责令停产、停业整顿、吊销执照等形式

D. 没收、罚款、责令停产、赔偿损失、吊销执照等形式

E. 没收、判刑、责令停产、赔偿损失、吊销执照等形式

答案解析： C。根据《药品管理法》的规定，生产销售假药的，没收违法生产、销售的药品和违法所得，并处违法生产、销售药品货值金额两倍以上五倍以下的罚款；有药品批准证明文件的予以撤销，并责令停产、停业整顿；情节严重的，吊销有关许可证。生产、销售劣药的，没收违法生产、销售的药品和违法所得，并处违法生产、销售药品货值金额一倍以上三倍以下的罚款；情节严重的，责令停产、停业整顿或者撤销药品批准证明文件、吊销有关许可证。所以可见 C 项正确。

15. 《传染病防治法》规定，医疗保健机构、卫生防疫机构发现传染病时，应当及时采取控制措施，应当在指定场所进行单独隔离治疗的是

A. 甲类传染病

B. 疑似甲类传染病患者诊断前

C. 乙类传染病

D. 乙类传染病中艾滋病患者、炭疽中的肺炭疽病人

E. 丙类传染病

答案解析： B。医疗机构发现甲类传染病时，应当及时采取下列措施：①对病人、病原携带者，予以隔离治疗，隔离期限根据医学检查结果确定；②对疑似病人，确诊前在指定场所单独隔离治疗；③对医疗机构内的病人、病原携带者、疑似病人的密切接触者，在指定场所进行医学观察和采取其他必要的预防措施。

考点发散： 医疗机构发现乙类或者丙类传染病病人，应当根据病情采取必要的治疗和控制传播措施。

16. 下列属于乙类传染病又需要采取甲类传染病的预防、控制措施的是

A. 狂犬病   B. 肺炭疽

C. 肺结核   D. 鼠疫

E. 艾滋病

答案解析：B。对乙类传染病中传染性非典型肺炎、肺炭疽和人感染高致病性禽流感，采取甲类传染病的预防、控制措施。本题中鼠疫是甲类传染病，因此不选 D 选 B。

17. 对传染病实施医疗救治活动，医疗机构应当实行的制度是

A. 检疫制度

B. 预警制度

C. 监测制度

D. 情况通报制度

E. 预检、分诊制度

答案解析：E。医疗机构应当对传染病病人或者疑似传染病病人提供医疗救护、现场救援和接诊治疗，实行传染病预检、分诊制度。

18. 《突发公共卫生事件应急条例》规定，医疗卫生机构应对传染病做到

A. 早发现、早观察、早隔离、早治疗

B. 早报告、早观察、早治疗、早康复

C. 早发现、早报告、早隔离、早治疗

D. 早发现、早报告、早隔离、早康复

E. 早预防、早发现、早治疗、早康复

答案解析：C。《突发公共卫生事件应急条例》第四十二条规定：有关部门、医疗卫生机构应当对传染病做到早发现、早报告、早隔离、早治疗，切断传播途径，防止扩散。

19. 医疗机构发现突发公共卫生事件后，应当向当地卫生行政部门报告的时间要求为

A. 1 小时内   B. 2 小时内

C. 4 小时内   D. 6 小时内

E. 8 小时内

答案解析：B。参见《突发公共卫生事件应急条例》第二十条规定："突发事件监测机构、医疗卫生机构和有关单位发现有本条例第十九条规定情形之一的，应当在 2 小时内向所在地县级人民政府卫生行政主管部门报告"。

20. 《医疗事故处理条例》规定患者在发生医疗纠纷的时候可以封存和复印病历，下列资料中属于可以封存但不能复印的病历资料的是

A. 会诊记录

B. 门诊病历

C. 手术及麻醉记录单

D. 病理报告单

E. 化验报告单

答案解析：A。患者有权复印或者复制其门诊病历、住院志、体温单、医嘱单、化验单（检验报告）、医学影像检查资料、特殊检查同意书、手术同意书、手术及麻醉记录单、病理资料、护理记录以及国务院卫生行政部门规定的其他病历资料。使用排除法即可得到本题答案。

21. 某县（省直接管辖）县医院发生医疗事故争议，需进行医疗事故技术鉴定，按照《医疗事故处理条例》的规定，负责首次医疗事故鉴定工作的组织应当是

A. 该县卫生行政部门

B. 该县医学会

C. 该县卫生行政部门的上级组织

D. 市级医学会

E. 省级医学会

答案解析：B。设区的市级地方医学会和省、自治区、直辖市直接管辖的县（市）地方医学会负责组织首次医疗事故技术鉴定工作。省、自治区、直辖市地方医学会负责组织再次鉴定工作。

22. 根据《医疗事故处理条例》的规定，下列情况中属于二级医疗事故的是

A. 轻度残疾或者器官组织损伤导致一般功能障碍

B. 轻度残疾或者器官组织损伤导致严重功能障碍

C. 中度残疾或者器官组织损伤导致一般功能障碍

D. 中度残疾或者器官组织损伤导致严重功能障碍

E. 造成明显人身损害的其他后果

答案解析：D。参见《医疗事故处理条例》第四条：根据对患者人身造成的损害程度，医疗事故分为四级。一级医疗事故：造成患者死亡、重度残疾的；二级医疗事故：造成患者中度残疾、器官组织损伤导致严重功能障碍的；三级医疗事

故：造成患者轻度残疾、器官组织损伤导致一般功能障碍的；四级医疗事故：造成患者明显人身损害的其他后果的。

23. 下列情形中，属于医疗事故的是

A. 医生对解剖关系辨认不清，误伤临近重要器官，造成患者功能障碍

B. 因患者体质特殊而发生难以防范的后果

C. 发生现有医疗技术难以预料的并发症

D. 因不可抗力造成不良后果

E. 无过错输血造成患者感染

答案解析：A。参见《医疗事故处理条例》第三十三条：有下列情形之一的，不属于医疗事故：（一）在紧急情况下为抢救垂危患者生命而采取紧急医学措施造成不良后果的；（二）在医疗活动中由于患者病情异常或者患者体质特殊而发生医疗意外的；（三）在现有医学科学技术条件下，发生无法预料或者不能防范的不良后果的；（四）无过错输血感染造成不良后果的；（五）因患方原因延误诊疗导致不良后果的；（六）因不可抗力造成不良后果的。

24. 医疗事故构成要件中所说的危害结果不包括

A. 组织器官损伤导致功能障碍

B. 残疾

C. 严重毁容

D. 死亡

E. 仅加重了患者医疗费用负担

答案解析：E。医疗事故是指医疗机构及其医务人员在医疗活动中，违反医疗卫生管理法律、行政法规、部门规章和诊疗护理规范、常规，过失造成患者人身损害的事故。

25. 承担中医药专家学术经验和技术专长继承工作的指导老师，必须从事中医药专业工作的年限和担任高级专业技术职务的年限是

A. 30，10
B. 30，20
C. 40，10
D. 40，20
E. 30，30

答案解析：A。承担中医药专家学术经验和技术专长继承工作的指导老师应当具备从事中医药专业工作30年以上并担任高级专业技术职务10年以上。

26. 医疗机构对医务人员应聘、提薪、晋级以及评选先进工作者的首要条件应是

A. 业务能力考核

B. 服务水平考核

C. 医疗质量考核

D. 学历情况

E. 医德考核结果

答案解析：E。《医疗机构从业人员行为规范》第四十九条规定：医疗机构及其从业人员实施和执行本规范的情况，应列入医疗机构校验管理和医务人员年度考核、定期考核和医德考评的重要内容，作为医疗机构等级评审、医务人员职称晋升、评先评优的重要依据。

27. 下面关于医疗机构从业人员的基本行为规范，不正确的是

A. 以人为本，依法执业

B. 不利用执业之便谋取不正当利益

C. 不倒卖号源

D. 不收受医疗器械、药品、试剂等生产、销售企业或人员给予的回扣、提成

E. 尽量联合用药，减轻药物的毒副作用对病人的危害

答案解析：E。《医疗机构从业人员行为规范》第八条规定：廉洁自律，恪守医德。弘扬高尚医德，严格自律，不索取和非法收受病人财物，不利用执业之便谋取不正当利益；不收受医疗器械、药品、试剂等生产、销售企业或人员以各种名义、形式给予的回扣、提成等，不参与其提供的各类娱乐活动；不违规参与医疗广告宣传和药品医疗器械促销，不倒卖号源。

考点发散：《医疗机构从业人员行为规范》第二十一条：规范行医，严格遵循临床诊疗规范和技术操作规范，使用适宜诊疗技术和药物，因病施治，合理医疗，不隐瞒、误导或夸大病情，不过度医疗。不包括尽量联合用药。

二、B1 型题

（1～5 题共用备选答案）

A. 消除影响、恢复名誉

B. 剥夺政治权利

C. 管制或拘役

D. 责令停产停业

E. 降级或降职

1. 属于卫生民事责任承担方式的是

2. 属于卫生行政处罚的承担方式的是

3. 属于卫生行政处分的承担方式的是

4. 属于实现刑事责任的方式的刑罚当中的主刑的是

5. 属于实现刑事责任的方式的刑罚当中的附加刑的是

答案解析： 1. A 2. D 3. E 4. C 5. B。《民法通则》规定卫生民事责任的承担方式有：停止损害；排除妨碍；消除危险；返还财产；恢复原状；修理、重作、更换；赔偿损失；支付违约金；消除影响、恢复名誉；赔礼道歉。卫生法所涉及的民事责任以"赔偿损失"为主要形式。行政处罚的种类主要有警告、罚款、没收非法财物、没收违法所得、责令停产停业、暂扣或吊销有关许可证等。卫生行政处分的种类主要有警告、记过、记大过、降级、降职、撤职、留用察看、开除等形式。我国《刑法》规定，主刑有管制、拘役、有期徒刑、无期徒刑、死刑。它们只能单独适用。我国《刑法》规定，附加刑有罚金、剥夺政治权利、没收财产。附加刑是补充主刑适用的刑罚方法，既可以独立适用，也可以附加适用。

(6~8题共用备选答案)

A. 劣药   B. 假药

C. 保健药品   D. 非处方药

E. 特殊管理药品

6. 药品所含成分与国家药品标准规定的成分不符的是

7. 药品成分的含量不符合国家药品标准属于

8. 麻醉药品是属于

答案解析： 6. B 7. A 8. E。《药品管理法》第九十八条规定"有下列情形之一的，为假药：①药品所包含成分与国家药品标准规定的成分不符的；②以非药品冒充药品或者以他种药品冒充此种药品的。"《药品管理法》第九十八条规定："药品成分的含量不符合国家药品标准的，为劣药。"特殊药品包括麻醉药品、精神药品、医疗用毒性药品、放射性药品，国家对这四种药品实行特殊管理。

(9~11题共用备选答案)

A. 甲类   B. 乙类

C. 丙类   D. 丁类

E. 戊类

9. 流行性腮腺炎属于

10. 流行性脑脊髓膜炎属于

11. 鼠疫属于

答案解析： 9. C 10. B 11. A。《传染病防治法》规定管理的传染病分为甲类、乙类和丙类。流行性腮腺炎属于丙类传染病。流行病脑脊髓膜炎属于乙类传染病。鼠疫属于甲类传染病。

(12~14题共用备选答案)

A. 承担传染病监测、预测、流行病学调查

B. 承担与医疗救治有关的传染病防治工作和责任区域内的传染病预防工作

C. 在各自的职责范围内辅助传染病防治工作

D. 领导本行政区域内的传染病防治工作

E. 主管全国传染病防治及其监督管理工作

12. 国务院卫生行政部门

13. 各级疾病预防控制机构

14. 医疗机构

答案解析： 12. E 13. A 14. B。国务院卫生行政部门主管全国传染病防治及其监督管理工作。国家建立传染病监测制度。各级疾病预防控制机构对传染病的发生、流行以及影响其发生、流行的因素进行监测。各级医疗机构必须严格执行国务院卫生行政部门规定的管理制度、操作规范，防止传染病的医源性感染和医院感染。应当确定专门的部门或人员，承担传染病疫情报告、本单位的传染病预防、控制以及责任区域内的传染病预防工作；承担医疗活动中与医院感染有关的危险因素监测、安全防护、消毒、隔离和医疗废物处置工作。

(15~16题共用备选答案)

A. 疫点   B. 疫区

C. 疫情通报   D. 疫情报告

E. 疫情措施

15. 医疗机构及其执行职务的人员发现传染病疫情应按规定和时限进行

16. 县级以上人民政府有关部门发现传染病疫情时应当及时向同级人民政府卫生行政部门进行

答案解析：15. D 16. C。医疗机构发现《传染病防治法》规定的传染病疫情或者发现其他传染病暴发、流行以及突发原因不明的传染病时，应当遵循疫情报告属地管理原则，按照国务院规定的或者国务院卫生行政部门规定的内容、程序、方式和时限报告。《传染病防治法》第三十四条规定：县级以上地方人民政府卫生行政部门应当及时向本行政区域内的疾病预防控制机构和医疗机构通报传染病疫情以及监测、预警的相关信息。接到通报的疾病预防控制机构应当及时告知本单位的有关人员。

(17～18题共用备选答案)

A. 基层首诊、双向转诊

B. 家庭医生签约服务

C. 首诊负责制

D. 转诊审核责任制

E. 住院医师规范化培训制度

17.《基本医疗卫生与健康促进法》中提出实行分级诊疗制度，引导患者应

18.《基本医疗卫生与健康促进法》中根据居民健康状况和医疗需求提供

答案解析：A、B。基本医疗服务相关管理制度中提出国家推进基本医疗服务实行分级诊疗制度，引导非急诊患者首先到基层医疗卫生机构就诊，逐步建立基层首诊、双向转诊、急慢分治、上下联动的机制，并与基本医疗保险制度相衔接。国家推进基层医疗卫生机构实行家庭医生签约服务，建立家庭医生服务团队，与居民签订协议，根据居民健康状况和医疗需求提供基本医疗卫生服务。

下篇　专业综合

中医内科学

第一单元　肺系病证

细目一　感　冒

一、A1 型题

1. 下列各项，不属于时行感冒特点的是

A. 起病急　　　　　　B. 全身症状重

C. 多呈流行性　　　　D. 易化热入里，变生他病

E. 发病季节性强

答案解析：E。时行感冒病情较重，发病急，全身症状显著，易发生传变，化热入里，继发或合并它病，具有广泛的传染性、流行性，而发病无明显季节性，故选 E。

考点发散：普通感冒病情较轻，全身症状不重，少有传变。在气候变化时发病率可提高，但无明显流行特点。若感冒 1 周以上不愈，发热不退或反见加重，应考虑感冒继发它病，传变入里。普通感冒与时行感冒最主要的鉴别点当为传染性和流行性。

2. 感冒的基本病机是

A. 卫表不和，肺失宣肃

B. 风寒束表，肺失宣肃

C. 风热犯表，肺失宣肃

D. 暑湿伤表，肺失宣肃

E. 气虚卫弱，外邪犯表

答案解析：A。感冒的基本病机是卫表不和，肺失宣肃。感冒的病位在肺卫。感冒的病理性质：常人多属实证，虚体感冒则为虚实夹杂。感冒的病理因素为六淫之邪，根据感邪的不同，分为风寒感冒、风热感冒和暑湿感冒。虚体感冒除表证外，还可见正虚的表现。

考点发散：风寒束表，肺失宣肃为风寒感冒的病机；风热犯表，肺失宣肃为风热感冒的病机；暑湿伤表，肺失宣肃为暑湿感冒的病机；气虚卫弱，外邪犯表为气虚感冒的病机。

3. 感冒的治疗原则是

A. 辛温解表　　　　　B. 辛凉解表

C. 清暑解表　　　　　D. 扶正解表

E. 解表达邪

答案解析：E。感冒的病位在卫表，治疗应因势利导，从表而解，采用解表达邪的治疗原则。

考点发散：辛温解表为风寒感冒的治疗原则；辛凉解表为风热感冒的治疗原则；清暑解表为暑湿感冒的治疗原则；扶正解表为气虚感冒的治疗原则；解表达邪为感冒的治疗总原则。

4. 治疗风热感冒应首选的方剂是

A. 荆防败毒散　　　　B. 加减葳蕤汤

C. 新加香薷饮　　　　D. 桑杏汤

E. 银翘散

答案解析：E。发热重，微恶风，汗泄不畅，咳黄痰，黄涕，舌苔薄白微黄，脉浮数，此为风热犯表，热郁腠理，卫表失和，肺失清肃所致，治宜辛凉解表，方用银翘散或葱豉桔梗汤。风热之证不可过用辛温。

二、A2 型题

1. 患者，女，32 岁。7 月份发病，症见身热，微恶风，汗少，肢体酸重，头昏重胀痛，咳嗽痰黏，流浊涕，心烦口渴，渴不多饮，胸闷脘痞，大便溏，舌苔薄黄而腻，脉濡数。应首选的方剂是

A. 银翘散　　　　　　B. 荆防败毒散

C. 新加香薷饮　　　　D. 荆防达表汤

E. 加减葳蕤汤

答案解析：C。夏季感冒，感受当令之暑邪，暑多夹湿，暑湿伤表，卫表不和，则发热恶风汗出；

暑湿阻滞，气机不展，故肢体酸重，头昏重胀痛；暑湿犯肺，肺气不清，故鼻塞流浊涕；舌苔薄黄而腻，脉濡数，均为暑热夹湿之征象。因此辨证为暑湿感冒，治宜清暑祛湿解表，方选新加香薷饮。

考点发散：荆防败毒散及荆防达表汤为治疗感冒之风寒束表证的方剂，银翘散为治疗感冒之风热犯肺证的首选方剂，加减葳蕤汤为治疗阴虚感冒的首选方剂。

2. 患者，男，65 岁。恶寒发热，头痛鼻塞，倦怠无力，气短懒言，久病体弱，平时极易感冒，舌质淡，苔薄白，脉浮无力。应首选的方剂是
   A. 补中益气汤　　　B. 参苏饮
   C. 麻黄附子细辛汤　D. 保真汤
   E. 玉屏风散

答案解析：B。该患者既有恶寒发热之表证，又乏力易感等气虚症状，故辨证为气虚感冒，方药当选参苏饮。玉屏风散为气虚易感之人平素常服之药，有益气固表之功。麻黄附子细辛汤主要用于治疗阳虚外感之证。保真汤主治四时伤寒，不问阴阳二证。补中益气汤主治脾虚气陷证。

考点发散：体虚之人，卫外不固，感受外邪，常缠绵难愈。其病邪属性仍不外乎四时六淫，临床表现为肺卫不和与正虚症状并见，治疗当在解表达邪的基础上加用扶正药物。

3. 患者，男，30 岁。昨日感寒后出现恶寒，发热，无汗，头痛，肢体酸痛，鼻塞声重，流清涕，咽痒，咳嗽，咳痰色白清稀，舌苔薄白，脉浮紧。应首选的方剂是
   A. 银翘散　　　B. 新加香薷饮
   C. 参苏饮　　　D. 加减葳蕤汤
   E. 荆防达表汤

答案解析：E。风寒感冒以恶寒重，发热轻，鼻涕、痰液清稀色白，咽不痛，脉浮紧为特点，治宜辛温解表，方用荆防达表汤或荆防败毒散。

三、B1 型题

（1~2 题共用备选答案）
   A. 恶寒重，发热轻　B. 口渴喜冷饮
   C. 肢体酸重，头昏　D. 脉浮无力
   E. 舌红少苔
1. 暑湿感冒的临床表现是
2. 风寒感冒的临床表现是

答案解析：1. C　2. A。恶寒重，发热轻为风寒感冒的特点。口渴喜冷饮为风热感冒之象。肢体酸重，头昏为暑湿遏表之象。脉浮无力为气虚外感之象。舌红少苔为阴虚之象。

考点发散：恶寒重，发热轻，无汗，头痛，肢节酸痛，鼻塞声重，或鼻痒喷嚏，时流清涕，咽痒咳嗽，咳痰稀薄色白，口不渴或渴喜热饮，舌苔薄白而润，脉浮或浮紧，此为风寒外束，卫阳被郁，腠理闭塞，肺气不宣所致。治宜辛温解表，方用荆防败毒散或荆防达表汤。风寒之证慎用辛凉。

细目二　咳　嗽

一、A1 型题

1. 咳嗽初起，使用哪类药物最易致"闭门留寇"
   A. 镇咳药　　　B. 通下药
   C. 温补药　　　D. 苦寒药
   E. 收涩药

答案解析：E。收涩之药大多性味酸涩，主要作用是收敛固涩，若应用于咳嗽初起，邪气正盛之时，必然导致邪气留滞，邪恋正虚，病情难以治愈。

考点发散：咳嗽是人体祛邪外达的一种病理表现，治疗绝不能单纯地见咳止咳，必须按照不同的病因分别处理。外感咳嗽诸证均忌过早应用敛肺、收涩的镇咳药。误用则致邪恋不去，反而久咳伤正。

2. 内伤咳嗽的病理因素主要是
   A. 湿与热　　　B. 燥与火
   C. 痰与火　　　D. 痰与寒
   E. 痰与燥

答案解析：C。内伤咳嗽的病理因素主要为痰与火。

考点发散：外感咳嗽的病理因素为六淫外邪。

3. 下列各项，不属于外感咳嗽与内伤咳嗽辨证要点的是
   A. 发病的缓急　　B. 病程的长短
   C. 咳痰的颜色　　D. 有无其他脏腑兼症
   E. 是否伴有表证

答案解析：C。外感咳嗽发病急，病程短，常伴表证；内伤咳嗽，多为久病，常反复发作，病程长，可伴见他脏症状。

考点发散：咳嗽应首辨外感内伤，其次辨虚实，

最后辨咳嗽、痰液的特点，以判别不同的病邪、病理因素、病变脏器与虚损之性质。

4. 外感咳嗽的治则是

A. 疏散外邪，宣通肺气

B. 调理脏腑为主

C. 收涩镇咳为主

D. 苦寒滋润为主

E. 润肺止咳为主

答案解析：A。外感咳嗽多为实证，治宜祛邪利肺，故应疏散外邪，宣通肺气；内伤咳嗽多为正虚邪实之证，治宜祛邪扶正，故治疗应以调理脏腑为主。

考点发散：对于咳嗽的治疗应分清邪正虚实。内伤咳嗽多属正虚邪实之证，治疗上按本虚标实的主次酌情兼顾。

二、A2 型题

1. 患者，女，55岁。久咳气逆，阵阵发作，痰少质黏，咳引胸胁疼痛，口干咽干，舌苔薄黄少津，脉弦数。其治法是

A. 养阴清肝，化痰止咳

B. 清肺化痰，宣肃肺气

C. 清肺润燥，化痰止咳

D. 清肺泻肝，顺气降火

E. 滋阴润肺，清肝止咳

答案解析：D。咳嗽伴见肝火症状，为肝火犯肺之咳嗽，治宜清肺泻肝，顺气降火，方用黛蛤散合黄芩泻白散加减。

考点发散：咳嗽伴见痰多质黏腻或稠厚成块，色白或带灰色，苔白腻，脉濡滑，为痰湿蕴肺之咳嗽，治宜燥湿化痰，理气止咳，方用二陈平胃散合三子养亲汤。咳嗽伴见痰多质黏厚或黄稠，或咳血痰，舌红，苔薄黄腻，脉滑数，为痰热郁肺之咳嗽，治宜清热肃肺，豁痰止咳，方用清金化痰汤。干咳伴见痰少黏白，或痰中带血丝，口干咽燥，盗汗，潮热，舌红少苔，脉细数，治宜滋阴润肺，化痰止咳，方用沙参麦冬汤。

2. 患者，女，30岁。咳嗽少痰，咽干鼻燥，兼见恶寒发热，头痛无汗，舌苔薄白，脉浮，其辨证是

A. 风寒咳嗽　　B. 风热咳嗽

C. 风燥咳嗽　　D. 痰湿咳嗽

E. 阴虚咳嗽

答案解析：C。该患者为表证兼有燥证，故判断为

咳嗽之风燥伤肺证。

考点发散：风燥咳嗽分为温燥和凉燥两种，温燥方用桑杏汤，凉燥方用杏苏散。

3. 患者，男，35岁。近日感寒后出现咳嗽声重，气急，咽痒，咳痰稀薄色白，伴恶寒，发热，鼻塞流涕，头痛，肢体酸楚，舌苔薄白，脉浮紧。应首选的方剂是

A. 三拗汤合止嗽散　　B. 桑菊饮

C. 桑杏汤　　D. 二陈平胃散

E. 三子养亲汤

答案解析：A。该患者以咳嗽为主症，伴有恶寒、发热等风寒表证，应诊断为外感咳嗽之风寒袭肺证。治宜疏风散寒，宣肺止咳。方用三拗汤合止嗽散。

考点发散：桑菊饮是治疗外感咳嗽之风热犯肺证的代表方剂；桑杏汤是治疗外感咳嗽之风燥伤肺证的代表方剂；二陈平胃散合三子养亲汤是治疗内伤咳嗽之痰湿蕴肺证的代表方剂。

三、B1 型题

(1~2 题共用备选答案)

A. 肝火犯肺　　B. 外感六淫

C. 痰湿蕴肺　　D. 内邪干肺

E. 风寒袭肺

1. 外感咳嗽的病因是

2. 内伤咳嗽的病因是

答案解析：1. B　2. D。外感咳嗽属于邪实，为六淫外邪犯肺，肺气壅遏不畅所致，内伤咳嗽为内邪干肺所致，病理因素主要为痰与火，病理性质多为虚实夹杂。

考点发散：外感咳嗽为外感六淫所致，内伤咳嗽因他脏有病及肺者，多因实致虚，如痰湿蕴肺咳嗽、痰热郁肺咳嗽和肝火犯肺咳嗽；肺脏自病者多因虚致实，如肺阴亏耗咳嗽。

细目三　哮 病

一、A1 型题

1. 哮病发作期的病理关键是

A. 宿痰内伏于肺

B. 外邪侵袭，触动伏痰

C. 痰气相击，阻于气道

D. 邪客于肺，气道不利

E. 脏腑虚弱，气失所主

答案解析：C。哮病发作的基本病理变化为"伏痰"遇感引触，痰随气升，气因痰阻，相互搏结，壅塞气道，气道挛急，通畅不利，肺气宣降失常，引动停积之痰，而致哮鸣如吼，气息喘促。

考点发散：哮病病理因素以痰为主，痰为哮病发病的潜在"夙根"，哮病的病理性质发作时为痰阻气闭，以邪实为主。有寒痰热痰之分。久病可伤及脾肾之阳及肺肾之阴，从实转虚，在平时表现为肺脾肾等脏器虚弱之象。

2. 哮病应首先辨证的是
　　A. 辨发病特点　　　B. 辨寒热偏盛
　　C. 辨肺脾肾虚损　　D. 辨阴阳属性
　　E. 辨感邪轻重

答案解析：A。哮病的辨证首先辨发病特点，其次辨寒热偏盛，再次辨肺脾肾之虚。

考点发散：哮病的发作如有明显的季节性，且有鼻痒、喷嚏、咳嗽、胸闷等先兆症状，则本病与肺虚卫表不固有关，此时当着重辨清风寒与风热。哮病的发作如与饮食密切相关，则与脾虚痰蕴有关，当着重辨清痰湿与痰热之不同。如哮病发作持续数分钟或数十分钟即能缓解者，病情较轻，若持续时间较久者，当警惕喘脱的可能。

3. 治疗冷哮应首选的方剂是
　　A. 平喘固本汤　　　B. 射干麻黄汤
　　C. 定喘汤　　　　　D. 三子养亲汤
　　E. 苏子降气汤

答案解析：B。冷哮的主症为喉中哮鸣如水鸡声，呼吸急促，喘憋气逆，胸膈满闷如塞，咳不甚，痰少咳吐不爽，色白而多泡沫，口不渴或渴喜热饮，形寒怕冷，天冷或受凉易发，面色青紫晦暗，苔白滑，脉弦紧或浮紧。其治疗宜宣肺散寒，化痰平喘，方用射干麻黄汤或小青龙汤加减。

考点发散：平喘固本汤为治疗虚哮证的主方。定喘汤为治疗热哮证的主方。三子养亲汤为治疗风痰哮证的主方。苏子降气汤为治疗肺胀痰浊壅肺证的主方。

4. 治疗热哮应首选的方剂是
　　A. 厚朴麻黄汤　　　B. 定喘汤
　　C. 小青龙加石膏汤　D. 射干麻黄汤
　　E. 小青龙汤

答案解析：B。热哮主症为喉中痰鸣如吼，喘而气粗息涌，胸高胁胀，咳呛阵作，痰色白或黄，黏浊稠厚，咳吐不利，口苦，口渴喜饮，汗出，面赤，或有身热，甚至有好发于夏季者，舌红苔黄腻，脉滑数或弦滑。其治疗宜清热宣肺，化痰定喘。方用定喘汤或越婢加半夏汤加减。

考点发散：厚朴麻黄汤及小青龙加石膏汤为治疗寒包热哮的主方。射干麻黄汤及小青龙汤为治疗冷哮证的主方。

二、A2 型题

1. 患者，女，30 岁。气粗息涌，胸高胁胀，咳呛阵作，咳痰色黄，黏浊稠厚，咳吐不利，口苦，口渴喜饮，汗出，面赤，身热，舌红，苔黄腻，脉滑数。应首选的方剂是
　　A. 小青龙加石膏汤　B. 桑白皮汤
　　C. 清燥救肺汤　　　D. 麻杏石甘汤
　　E. 定喘汤

答案解析：E。该患者辨证为热哮证，故选定喘汤。小青龙加石膏汤为治疗寒包热哮的主方。桑白皮汤为治疗喘证痰热郁肺证的主方。麻杏石甘汤为治疗喘证表寒肺热证的主方。清燥救肺汤为治疗肺痿虚热证的主方。

2. 患者，女，42 岁。因受寒而哮喘发作，喉中水鸡声，呼吸急促，喘憋气逆，胸膈满闷如塞，痰少咳吐不爽，形寒怕冷，渴喜热饮，面色青晦，舌苔白滑，脉浮紧。应首选的方剂是
　　A. 射干麻黄汤　　　B. 三子养亲汤
　　C. 苏子降气汤　　　D. 小青龙加石膏汤
　　E. 平喘固本汤

答案解析：A。该患者辨证为冷哮证，故选射干麻黄汤。三子养亲汤为治疗风痰哮证的主方。苏子降气汤为治疗肺胀痰浊壅肺证的主方。平喘固本汤为治疗虚哮证的主方。小青龙加石膏汤为治疗寒包热哮证的主方。

3. 患者，女，60 岁。症见喉中哮鸣有声，胸膈烦闷，喘咳气逆，呼吸急促，咳痰色黄质黏，恶寒，发热，无汗，口干欲饮，舌苔白腻，舌尖边红，脉弦紧。应首选的方剂是
　　A. 小青龙加石膏汤　B. 桑白皮汤
　　C. 清燥救肺汤　　　D. 麻杏石甘汤
　　E. 定喘汤

答案解析：A。该患者以喉中哮鸣有声伴表寒里热症状为主要表现，故应诊断为哮病之寒包热哮证，治宜解表散寒，清化痰热，方用小青龙加石膏汤或厚朴麻黄汤。桑白皮汤是治疗喘证之痰热郁肺证的代表方剂；麻杏石甘汤是治疗喘证之表寒肺热证的代表方剂；清燥救肺汤是治疗肺痿之虚热证的主方；定喘汤是治疗哮病之热哮证的代表方剂。

三、B1 型题

（1~2 题共用备选答案）

A. 桑菊饮 　　　　B. 定喘汤

C. 玉屏风散 　　　D. 射干麻黄汤

E. 三子养亲汤

1. 治疗冷哮发作期应首选的方剂是

2. 治疗热哮发作期应首选的方剂是

答案解析：1. D　2. B。桑菊饮是治疗外感咳嗽风热犯肺证的主方。定喘汤是治疗热哮证的主方。玉屏风散常服可益气固表，预防感冒。射干麻黄汤是治疗冷哮证的主方。三子养亲汤是治疗风痰哮证的主方。

细目四　喘　证

一、A1 型题

1. 喘证的主要病位是

A. 肺脾 　　　　　B. 脾肾

C. 心肾 　　　　　D. 心肺

E. 肺肾

答案解析：E。喘证的病位主要在肺肾，涉及肝脾。

考点发散：实喘在肺，为外邪、痰浊、肝郁气逆，邪壅肺气，宣降不利所致。虚喘责之于肺肾两脏，因阳气不足，阴精亏耗，而致肺肾出纳失常，且尤以气虚为主。

2. 喘证首当分清的辨证是

A. 寒热 　　　　　B. 表里

C. 虚实 　　　　　D. 阴阳

E. 外感内伤

答案解析：C。喘证的辨证当首辨虚实，实喘当辨外感内伤，虚喘当辨病变脏腑。

考点发散：实喘者呼吸深长有余，呼出为快，气粗声高；虚喘者呼吸短促难续，深吸为快，气怯声低，故可以鉴别。

3. 五磨饮子常用于治疗的喘证证型是

A. 痰热郁肺 　　　B. 痰浊阻肺

C. 肺气郁痹 　　　D. 肺气虚耗

E. 肾虚不纳

答案解析：C。治疗痰热郁肺之喘证用桑白皮汤。治疗痰浊阻肺之喘证用二陈汤合三子养亲汤。治疗虚喘之肺气虚耗证用生脉散合补肺汤。治疗虚喘之肾虚不纳证用金匮肾气丸合参蛤散。治疗肺气郁痹之喘证用五磨饮子。

考点发散：喘证分实喘和虚喘两大类型，实喘临床可见风寒壅肺、表寒肺热、痰热郁肺、肺气郁痹等证候；虚喘则见肺气虚耗、肾虚不纳和正虚喘脱等证候。

4. 实喘的治疗原则是

A. 解表达邪 　　　B. 祛邪利气

C. 培补摄纳 　　　D. 疏理调达

E. 疏肝解郁

答案解析：B。实喘治在肺，治宜祛邪利气，区别寒、热、痰、气的不同，分别采用温化宣肺、清化肃肺、化痰理气的方法。虚喘治在肺肾，以肾为主，治宜培补摄纳，针对脏腑病机，采用补肺、健脾、纳肾、温阳、养阴、固脱等法。

考点发散：喘证治疗应先分清虚实邪正。对于虚实夹杂，寒热互见者，又当根据具体情况分清主次，权衡标本，辨证选方用药。

二、A2 型题

1. 患者，老年男性，冬季感寒，喘息咳嗽 1 月余，现喘促持续不解，且逐渐加重，张口抬肩，不能平卧，鼻扇气促，面唇青紫，心烦躁动，肢冷汗出，脉浮大无根。应首选的方剂是

A. 金匮肾气丸合参蛤散

B. 生脉散合补肺汤

C. 二陈汤合三子养亲汤

D. 参附汤合黑锡丹

E. 麻黄汤合华盖散

答案解析：D。综观脉症，该患者为喘咳日久，心肾阳气衰竭，肺气欲竭之喘脱危象。参附汤合黑锡丹治疗虚喘正虚喘脱证。

考点发散：麻黄汤合华盖散治疗实喘之风寒壅肺证。二陈汤合三子养亲汤治疗实喘痰浊阻肺证。生脉散合补肺汤治疗虚喘肺气虚耗证。金匮肾气丸合参蛤散治疗虚喘之肾虚不纳证。

2. 患者，中年女性，生气后突然喘促，气憋息粗，胸闷，咽中如窒，但喉中痰鸣不著，失眠，心悸，苔薄，脉弦。应首选的方剂是

A. 柴胡疏肝散   B. 越鞠丸

C. 四磨汤   D. 五磨饮子

E. 六磨汤

答案解析：D。患者因情志不遂，郁怒伤肝，肝气冲逆乘肺，肺气不降，发为喘促，治法为开郁降气平喘，方选五磨饮子。

考点发散：越鞠丸具有理气解郁，宽中除满之功效，主治胸脘痞闷，腹中胀满，饮食停滞，嗳气吞酸。柴胡疏肝散具有疏肝理气，活血止痛之功效，主治肝气郁滞证。胁肋疼痛，胸闷善太息，情志抑郁易怒，或嗳气，脘腹胀满，脉弦。四磨汤具有破滞降逆，补气扶正之功效，治七情伤感，上气喘息，胸膈满闷，不思饮食。六磨汤具有破气宽中通便之功效，主治气滞腹痛，大便秘结而有热者。五磨饮子具有解郁降气之功效，主治七情变动，气逆不降，上气喘急，胸腹胀满，突然大怒而致气厥者。

三、B1 型题

（1~2 题共用备选答案）

A. 肺   B. 脾

C. 肾   D. 心

E. 肝

1. 劳作后气短不足以息，喘息较轻，常伴有面白，自汗，易感冒。其病位在

2. 静息时亦有喘促，动则更甚，伴有面色苍白，颧红，怯冷，腰膝酸软，其病位在

答案解析：1. A   2. C。劳作后气短不足以息，喘息较轻，自汗，易感冒，为一派肺气虚之象。静息时喘促，动则更甚，腰膝酸软，为肾虚之象。

考点发散：喘证治疗应先分清虚实邪正。实喘在肺，又当辨外感内伤；虚喘在肺肾，应辨病变脏腑。

细目五 肺 痈

一、A1 型题

1. 下列各项，不属于肺痈的病理演变过程的是

A. 初期   B. 成痈期

C. 溃脓期   D. 恢复期

E. 消散期

答案解析：E。肺痈的病理演变过程可以随着病情的发展、邪正的消长，表现为初（表证）期、成痈期、溃脓期、恢复期等不同阶段。

考点发散：肺痈初期因风寒或风热之邪侵袭卫表，故见恶寒、发热、咳嗽等肺卫表证。成痈期热壅血瘀，蕴酿成痈，故见高热、振寒、咳嗽、气急胸痛等痰瘀热毒蕴肺的症状。溃脓期痰热与瘀血壅阻肺络，肉腐血败化脓，故咳大量腥臭脓痰或脓血痰。恢复期邪去正虚，阴伤气耗，病灶向愈，也可出现邪恋正虚，迁延反复的情况。

2. 肺痈成痈化脓的病理基础是

A. 热壅血瘀   B. 热伤肺气

C. 肉腐血败   D. 热毒留恋

E. 热毒蕴结

答案解析：A。成痈期热壅血瘀，蕴酿成痈；溃脓期痰热与瘀血壅阻肺络，肉腐血败成脓，故肺痈成痈化脓的病理基础是热壅血瘀。

3. 治疗肺痈溃脓期，应首选的方剂是

A. 苇茎汤   B. 如金解毒散

C. 加味桔梗汤   D. 桔梗白散

E. 桔梗杏仁煎

答案解析：C。溃脓期宜选桔梗，其为排脓要药，用量宜大，不可早予补敛，以免留邪，致使病情迁延。故选用加味桔梗汤。

考点发散：苇茎汤合如金解毒散是肺痈成痈期的代表方。桔梗杏仁煎是肺痈恢复期的代表方。肺痈溃脓期若形证俱实，咳吐腥臭脓痰，胸部胀满，喘不能卧，大便秘结，脉滑数有力，可予桔梗白散峻驱其脓。但其药性猛烈，体弱者禁用。

4. 肺痈病情转归的关键点是

A. 初期   B. 成痈期

C. 溃脓期   D. 恢复期

E. 消散期

答案解析：C。溃脓期是肺痈病情转归的关键点，如溃后声音清朗，脓血稀而渐少，腥臭味转淡，饮食知味，身体不热，脉象缓滑，则病情向愈。如溃后喑哑无力，脓血如败卤，腥臭异常，气喘鼻扇，胸痛，饮食少进，身热不退，爪甲青紫，脉短涩或弦急，为肺叶腐败之恶候。

考点发散：溃脓期脓毒去则正自易复，不可早予补敛，以免留邪，延长病程，即使见有虚象，亦当分清主次，酌情兼顾。

二、A2 型题

1. 患者恶寒发热，咳嗽，咳白色黏痰，痰量日渐增多，胸痛，咳则痛甚，呼吸不利，口鼻干燥，舌

苔薄黄，脉浮数而滑。其治法是

A. 疏风散热，清肺化痰

B. 清肺解毒，化瘀消痈

C. 清热化痰，排脓解毒

D. 清热养阴，益气补肺

E. 疏风清热，宣肺止咳

答案解析：A。患者有恶寒发热之表证，伴咳痰、胸痛症状，故为肺痈之初期，治宜疏风散热，清肺化痰，方用银翘散加减。

考点发散：肺痈初期易与风温混淆，但肺痈以振寒、咳吐浊痰明显、喉中有腥味为特征，风温是以发热、咳嗽、烦渴或伴气急胸痛为特征，风温经正确及时治疗后，多在气分而解，如经一周身热不退，或退而复升，咳吐浊痰，则应考虑肺痈。

2. 患者，男，40岁。咳嗽数日，现咳吐大量脓痰，痰血相兼，腥臭异常，胸中烦满而痛，身热面赤，烦渴喜饮，舌红，苔黄腻，脉滑数。应首选的方剂是

A. 加味桔梗汤　　　B. 桔梗杏仁煎

C. 银翘散　　　　　D. 千金苇茎汤

E. 沙参清肺汤

答案解析：A。该患者咳吐大量腥臭脓血痰，应诊断为肺痈溃脓期，治宜排脓解毒，方用加味桔梗汤。

三、B1 型题

(1~2题共用备选答案)

A. 银翘散

B. 千金苇茎汤合如金解毒散

C. 加味桔梗汤

D. 沙参清肺汤

E. 养阴清肺汤

1. 肺痈溃脓期应首选的方剂是

2. 肺痈成痈期应首选的方剂是

答案解析：1. C　2. B。银翘散是肺痈初期的代表方。千金苇茎汤合如金解毒散是肺痈成痈期的代表方。加味桔梗汤为治疗肺痈溃脓期的代表方。桔梗杏仁煎及沙参清肺汤是肺痈恢复期的代表方。

考点发散：肺痈的辨证应先辨病期，肺痈初期出现恶寒、发热、咳嗽等肺卫表证。成痈期表现为高热、振寒、咳嗽、气急胸痛、咳黄痰量多且有腥味等痰瘀热毒蕴肺的症状。溃脓期见咳大量腥臭脓痰或脓血痰。恢复期表现为身热渐退，咳嗽

减轻，咳吐脓血痰渐少，臭味亦淡，气短、口燥咽干、面色无华，形体消瘦，阴伤气耗的病理过程。

细目六　肺　痨

一、A1 型题

1. 肺痨的主要病理因素是

A. 疫毒　　　　　B. 瘀血

C. 痰浊　　　　　D. 痨虫

E. 火毒

答案解析：D。肺痨的病理因素主要是痨虫。其病因一方面是感染痨虫，另一方面由于禀赋不足、酒色劳倦、病后失调或营养不良导致正气虚弱，难抵痨虫侵袭。

考点发散：肺痨的基本病机为虚体虫侵，阴虚火旺。

2. 肺痨的病理性质是

A. 阴虚　　　　　B. 虚实夹杂，以虚为主

C. 气阴两虚　　　D. 阴阳两虚

E. 阴虚火旺

答案解析：B。肺痨的病理性质为虚实夹杂，以虚为主。虚证主要在于阴虚，继之肺肾同病，兼及心肝，致阴虚火旺，或因肺脾同病，导致气阴两伤，后期肺脾肾三脏俱亏，阴损及阳，表现为阴阳两虚。此外还可因气不布津及肺虚不能助心治节血脉之运行而产生痰浊、瘀血等标实证候。

3. 下列各项，不属于肺痨主症的是

A. 咳嗽　　　　　B. 咯血

C. 盗汗　　　　　D. 胸闷胁胀

E. 消瘦

答案解析：D。肺痨是具有传染性的慢性虚弱疾患，以咳嗽、咯血、潮热、盗汗及身体逐渐消瘦为主要临床特征。肺痨可见胸痛症状，无胸闷胁胀症状。胸闷胁胀多责之于肝。

4. 肺痨的主要病位是

A. 肝　　　　　　B. 心

C. 脾　　　　　　D. 肺

E. 肾

答案解析：D。肺痨的主要病理因素是痨虫，痨虫侵犯的部位主要是肺。

考点发散：肺痨的病位主要在肺，病情发展可出现肺肾同病，兼及心肝；或因肺脾同病，后期肺

脾肾三脏俱亏。

二、A2 型题

1. **患者，女，22 岁。咳嗽无力，气短声低，痰中偶夹血，血色淡红，午后潮热，舌质嫩红，边有齿痕，苔薄，脉细弱而数。应首选的方剂是**

A. 月华丸   B. 补肺汤

C. 保真汤   D. 生脉散

E. 百合固金汤

答案解析：C。该患者以咳嗽、咯血、潮热为主要表现，可诊断为肺痨，咳嗽无力、气短声低为肺气虚表现，故该患者辨证为肺痨气阴耗伤证，治宜益气养阴为主，方选保真汤。

2. **患者患肺痨，症见五心烦热，午后潮热，两颧潮红，五心烦热，心烦口渴，咳呛气急，痰少质黏，反复咯血，量多色鲜，舌质红绛而干，脉细数，其治法是**

A. 滋阴润肺   B. 滋阴降火

C. 益气养阴   D. 滋阴补阳

E. 清热泻火

答案解析：B。患者证属肺痨虚火灼肺证，治宜滋阴降火。

考点发散：患者证属肺痨，辨证时当辨夹火、夹痰、夹瘀之不同。患者午后潮热明显，伴有两颧潮红，五心烦热，心烦口渴，属于夹火之证，辨证当为虚火灼肺证，治宜滋阴降火，方用百合固金汤合秦艽鳖甲散加减。

三、B1 型题

（1～2 题共用备选答案）

A. 月华丸   B. 百合固金汤

C. 保真汤   D. 补天大造丸

E. 秦艽鳖甲散

1. 治疗阴阳两虚型肺痨，应首选的方剂是

2. 治疗气阴耗伤型肺痨，应首选的方剂是

答案解析：1. D   2. C。月华丸是治疗肺痨肺阴亏虚证的代表方。保真汤是治疗肺痨气阴耗伤证的代表方。补天大造丸是治疗肺痨阴阳两虚证的代表方。百合固金汤合秦艽鳖甲散用于治疗肺痨虚火灼肺证。

考点发散：肺痨主症以阴虚为主，病变日久，出现咳嗽无力，气短声低，自汗畏风，舌质转淡，属气阴两虚，治宜益气养阴，方用保真汤或参苓白术散。在气阴两虚的基础上病情进展，兼有喘息少气，咯血暗淡，形寒肢冷，脉虚大无力，为

气虚及阳，阴阳两虚证，治宜滋阴补阳，方用补天大造丸。

细目七 肺 胀

一、A1 型题

1. **肺胀的主要病因是**

A. 情志失调   B. 久病肺虚

C. 饮食失调   D. 肺气上逆

E. 先天不足

答案解析：B。肺胀是多种慢性肺系疾病反复发作，迁延不愈，导致肺气胀满，不能敛降的一种病证。故而肺胀的主要病因是久病肺虚。

2. **肺胀早期的主要病理因素是**

A. 瘀血   B. 水饮

C. 痰浊   D. 痰瘀

E. 气滞

答案解析：C。肺胀的病理因素主要为痰浊、水饮与血瘀互结。

考点发散：肺胀辨证总属本虚标实，但有偏实、偏虚的不同，偏实者须分清痰浊、水饮、血瘀的偏盛。早期以痰浊为主，渐而痰瘀并重，并可兼见气滞、水饮错杂为患。后期痰瘀壅盛，正气虚衰，本虚与标实并重。

3. **肺胀的病变脏腑是**

A. 肝、心、脾、肺   B. 肝、脾、肺

C. 心、脾、肺   D. 肺、脾、肾、肝

E. 肺、心、肾、脾

答案解析：E。肺胀的病变首先在肺，继则影响脾肾，后期病及于心。

考点发散：肺胀辨证总属本虚标实，但有偏实、偏虚的不同，偏虚者当区别气虚、阴虚的性质，肺心脾肾病变的主次。早期以气虚为主，或为气阴两虚，病在肺脾肾；后期气虚及阳，甚则可见阴阳两虚，病变以肺肾心为主。

二、A2 型题

1. **患者，男，70 岁。症见胸部膨满，憋闷如塞，咳痰清稀，胸闷心悸，面浮，下肢浮肿，腹部胀满，纳差，尿少，怕冷，面唇青紫，舌苔白滑，舌体胖色暗，脉沉细，应首选的方剂是**

A. 苏子降气汤合三子养亲汤

B. 平喘固本汤合补肺汤

C. 越婢加半夏汤

D. 桑白皮汤

E. 真武汤合五苓散

答案解析：E。该患者以胸部膨满，憋闷如塞为主症，故诊断为肺胀；有怕冷、面浮肢肿、心悸、腹胀满有水等阳虚水泛症状，故辨证为肺胀之阳虚水泛证。治宜温肾健脾，化饮利水，方用真武汤合五苓散。

考点发散：苏子降气汤合三子养亲汤是治疗肺胀之痰浊壅肺证的代表方。平喘固本汤合补肺汤是治疗肺胀之肺肾气虚证的代表方。越婢加半夏汤和桑白皮汤是治疗肺胀之痰热郁肺证的代表方。真武汤合五苓散是治疗肺胀之阳虚水泛证的代表方。

2. 患者，男，75岁。症见胸部膨满，喘息气粗，烦躁，目胀睛凸，痰黄，黏稠难咳，口渴欲饮，溲赤，便干，舌边尖红，苔黄腻，脉滑数，应首选的方剂是

A. 桑白皮汤　　　　B. 定喘汤

C. 苏子降气汤　　　D. 麻杏石甘汤

E. 清金化痰汤

答案解析：A。该患者以胸部膨满、喘息气粗为主症，故诊断为肺胀；有咳黏稠黄痰，口渴欲饮，舌边尖红，苔黄腻，脉滑数等痰热症状，故辨证为肺胀之痰热郁肺证。治宜清肺化痰，降逆平喘，方用越婢加半夏汤或桑白皮汤加减。

考点发散：定喘汤是治疗热哮发作期的代表方。苏子降气汤是治疗肺胀之痰浊壅肺证的代表方。麻杏石甘汤是治疗实喘表寒肺热证的代表方。清金化痰汤是治疗咳嗽痰热郁肺证的代表方。

三、B1 型题

（1～2题共用备选答案）

A. 温肾健脾，化饮利水

B. 补肺纳肾，降气平喘

C. 化痰降气，健脾益肺

D. 清肺化痰，降逆平喘

E. 祛风涤痰，降逆平喘

1. 肺胀痰浊壅肺证的治法是

2. 肺胀痰热郁肺证的治法是

答案解析：1. C　2. D。肺胀痰浊壅肺证治宜化痰降气，健脾益肺。肺胀痰热郁肺证治宜清肺化痰，降逆平喘。肺胀阳虚水泛证，治宜温肾健脾，化饮利水。肺胀肺肾气虚证治宜补肺纳肾，降气

平喘。

考点发散：肺胀治疗应抓住治标、治本两个方面，驱邪与扶正共施，依其标本缓急，有所侧重。

细目八　肺　痿

一、A1 型题

1. 肺痿的治疗原则是

A. 滋阴益气　　　B. 补肺益气

C. 补肾健脾　　　D. 补肺生津

E. 补肺健脾

答案解析：D。肺痿的治疗总以补肺生津为原则。

考点发散：肺痿辨证主要辨析虚寒、虚热。虚热证治宜生津清热，以润其枯；虚寒证治宜温肺益气而摄其涎沫。治疗应时刻注意保护津液，重视调理脾肾。

2. 肺痿的辨证要点是

A. 辨脏腑　　　　B. 辨虚实

C. 辨寒热　　　　D. 辨阴阳

E. 辨表里

答案解析：C。肺痿的病理性质有肺燥津伤、肺气虚冷之分，辨证主要辨析虚热、虚寒。

考点发散：肺痿临床以虚热证多见，但久病伤气，亦可转为虚寒证。

二、A2 型题

1. 患者，老年女性，症见咳吐浊唾涎沫，质较黏稠，咳声不扬，气急喘促，口渴咽燥，午后潮热，形体消瘦，舌红而干，脉虚数。应首选的方剂是

A. 甘草干姜汤

B. 生姜甘草汤

C. 麻黄升麻汤

D. 七味都气丸合柴胡疏肝散

E. 麦门冬汤合清燥救肺汤

答案解析：E。该患者以咳吐浊唾涎沫为主症，故辨病为肺痿病。咳吐涎沫黏稠、口渴咽燥、午后潮热、舌红而干均为肺燥津伤之象，故本证当为虚热证。该患者辨证为肺痿之虚热证，治宜滋阴清热，润肺生津，方用麦门冬汤合清燥救肺汤。甘草干姜汤和生姜甘草汤是治疗肺痿虚寒证的代表方。

2. 患者，老年女性，症见咳吐涎沫，质清稀量多，不渴，短气不足以息，头眩，神疲乏力，食少，形寒，小便频数，舌质淡，苔白，脉虚弱。其治

法是

A. 润肺生津　　　　B. 温肺益气

C. 滋阴润肺　　　　D. 纳气定喘

E. 解表达邪

答案解析：B。该患者以咳吐涎沫为主症，故辨病

为肺痿病。咳吐涎沫质清稀量多，不渴，乏力，形寒，尿频，均为肺气虚冷、气不化津之象。该患者辨证为肺痿之虚寒证，治宜温肺益气，方用甘草干姜汤或生姜甘草汤加减。

第二单元　心系病证

细目一　心　悸

一、A1 型题

1. 下列各项，不属于心悸病理因素的是

A. 气滞　　　　B. 水饮

C. 痰浊　　　　D. 血瘀

E. 寒凝

答案解析：E。心悸的病理因素包括气滞、血瘀、痰浊、水饮。

考点发散：阴虚者常见火盛或痰热；阳虚易夹水饮、痰湿；气血不足者，易见气血瘀滞、痰浊。

2. 下列各项，不属于心悸诊断依据的是

A. 自觉心中悸动不安，心搏异常

B. 伴有胸闷不舒，易激动

C. 伴有上下冲逆，发自少腹

D. 劳倦、饮酒等因素可诱发

E. 呈阵发性或持续不解

答案解析：C。心悸的诊断依据：自觉心中悸动不安，心搏异常，或快速，或缓慢，或跳动过重，或忽跳忽止。呈阵发性或持续不解，神情紧张，心慌不安，不能自主；伴有胸闷不舒，易激动，心烦寐差，颤抖乏力，头晕等症。中老年患者，可伴有心胸疼痛，甚则喘促，汗出肢冷，或见晕厥；可见数、促、结、代、缓、沉、涩、迟等脉象；常由情志刺激，惊恐、紧张、劳倦、饮酒、饱食等因素而诱发。伴有上下冲逆，发自少腹为奔豚的发病特点。

考点发散：心悸与奔豚的鉴别要点为：心悸为心中剧烈跳动，发自于内心，奔豚乃上下冲逆，发自少腹。

3. 下列各项，不属于心悸病因的是

A. 体虚劳倦　　　　B. 药食不当

C. 七情所伤　　　　D. 感受外邪

E. 水土失宜

答案解析：E。心悸的病因为体虚劳倦、七情所伤、感受外邪、药食不当。

考点发散：心悸是指病人自觉心中悸动、惊惕不安，甚则不能自主的一种病证。临床一般多呈发作性，每因情志波动或劳累过度而发作，且常伴胸闷、气短、失眠、健忘、眩晕、耳鸣等症。病情较轻者为惊悸，病情较重者为怔忡。

4. 心悸辨证首当分清的是

A. 寒热　　　　B. 表里

C. 内外　　　　D. 虚实

E. 阴阳

答案解析：D。心悸的辨证应首辨虚实，虚证者要辨别脏腑气、血、阴、阳何者偏虚，实证者须分清痰、饮、瘀、火何邪为主。

考点发散：心悸的治疗应分虚实，虚证分别治以补气、养血、滋阴、温阳；实证则应祛痰、化饮、行瘀、清火。但本病以虚实错杂为多见，且虚实的主次、缓急各有不同，故治当相应兼顾。

5. 下列各项，不属于惊悸与怔忡鉴别要点的是

A. 发病为阵发性或持续性

B. 与情绪因素有关或无关

C. 全身情况较好或较差

D. 病性属实或属虚

E. 病位在肝或在心

答案解析：E。心悸和惊悸均为心系疾病。

考点发散：怔忡，为病名，首见于《济生方·惊悸怔忡健忘门》中"惊者，心卒动而不宁也；悸者，心跳动而怕惊也；怔忡者，心中躁动不安，惕惕然后人将捕之也"，是心悸的一种，是指多因久病体虚、心脏受损导致气血、阴阳亏虚，或邪毒、痰饮、瘀血阻滞心脉，日久导致心失濡养，心脉不畅，从而引起的心中惕惕不安，不能自控的一种病证，常和惊悸合并称为心悸。

6. 下列各项，不属于心血不足型心悸主症的是

A. 善惊易恐　　　　B. 心悸头晕

C. 倦怠无力　　　　D. 脉细弱

E. 面色无华

答案解析：A。心血不足型心悸主要表现是心悸气短，头晕目眩，失眠健忘，面色无华，倦怠乏力，纳呆食少。舌淡红，脉细弱。

考点发散：善惊易恐是心虚胆怯型心悸的主症。

7. 痰火扰心之心悸的临床特点是

A. 心悸眩晕，胸脘痞满

B. 心悸时发，受惊易作

C. 心悸眩晕，少寐健忘

D. 心悸不宁，少寐多梦

E. 心悸咳喘，水肿尿少

答案解析：B。痰火扰心之心悸，症见心悸时发时止，受惊易作，胸闷烦躁，失眠多梦，口干苦，大便秘结，小便短赤，舌红，苔黄腻，脉弦滑。

考点发散：痰火扰心之心悸方用黄连温胆汤加减。

二、A2 型题

1. 患者心悸，头晕乏力，面色无华，神疲倦怠，舌质淡红，脉象细弱，应首选的方剂是

A. 天王补心丹　　　　B. 安神定志丸

C. 归脾汤　　　　D. 桂枝甘草龙骨牡蛎汤

E. 人参养荣汤

答案解析：C。从题干所述诊断为心悸，同时伴有头晕乏力，面色无华，神疲倦怠，结合舌脉可诊断为心血不足之心悸。治当以归脾汤补血养心，益气安神。

考点发散：天王补心丹合朱砂安神丸用于治疗阴虚火旺之心悸，安神定志丸用于治疗心虚胆怯之心悸，桂枝甘草龙骨牡蛎汤合参附汤用于治疗心阳不振之心悸，生脉散合人参养荣汤用于治疗气阴两虚之胸痹。

2. 患者心悸眩晕，胸闷痞满，渴不欲饮，下肢水肿，小便短少，形寒肢冷，恶心欲吐，舌淡胖，苔白滑，脉弦滑。应首选的方剂是

A. 苓桂术甘汤　　　　B. 参附汤

C. 五苓散　　　　D. 实脾饮

E. 归脾汤

答案解析：A。从题干所述主症心悸眩晕，同时伴有胸闷痞满，恶心欲吐，下肢水肿，形寒肢冷等脾肾阳虚，水饮凌心之症，可以诊断为水饮凌心

之心悸，治当振奋心阳，化气行水，宁心安神，方用苓桂术甘汤。

考点发散：参附汤用于治疗心阳不振之心悸。五苓散用于肾阳衰微之阴水。实脾饮用于治疗脾阳虚衰之阴水。归脾汤用于治疗心血不足之心悸。

3. 患者，女，25 岁。平素体健，3 日前突受惊吓，现心悸易惊，坐卧不宁，少寐多梦，舌苔薄白，脉弦细，应首选的方剂是

A. 朱砂安神丸　　　　B. 归脾汤

C. 安神定志丸　　　　D. 天王补心丹

E. 桂枝甘草龙骨牡蛎汤

答案解析：C。题干所述主症心悸，伴有坐卧不宁，易惊，并结合舌脉可以诊断为心虚胆怯之心悸，治当镇惊定志，养心安神，方选安神定志丸。

考点发散：选项中天王补心丹与朱砂安神丸用于治疗阴虚火旺之心悸，归脾汤用于治疗心血不足之心悸，桂枝甘草龙骨牡蛎汤用于治疗心阳不振之心悸。

4. 患者，男，45 岁。半年来心悸易惊，心烦失眠，脾气急躁，五心烦热，口干，盗汗，1 个月前因思虑劳心而症状加重，并出现耳鸣腰酸，头晕目眩，舌红少津，无苔，脉细数，其治法是

A. 清热化痰，宁心安神

B. 益气养阴，宁心安神

C. 镇惊定志，养心安神

D. 滋阴清火，养心安神

E. 滋阴补血，宁心安神

答案解析：D。题干所述主症心悸易惊，心烦失眠，脾气急躁，五心烦热，口干，盗汗，并结合舌脉可以诊断为阴虚火旺之心悸，治当滋阴清火，养心安神。

考点发散：心悸之阴虚火旺证代表方是天王补心丹合朱砂安神丸。

5. 患者，女，30 岁。心悸时发时止，受惊易作，胸闷烦躁，失眠多梦，口干苦，大便秘结，小便短赤，舌红苔黄腻，脉弦数。应首选的方剂是

A. 黄连温胆汤　　　　B. 半夏天麻白术汤

C. 安神定志丸　　　　D. 天王补心丹

E. 桂枝甘草龙骨牡蛎汤

答案解析：A。题干所述主症心悸时发时止，受惊易作，胸闷烦躁，失眠多梦，并结合舌脉可以诊断为痰火扰心之心悸，方选黄连温胆汤。

考点发散：痰火扰心之心悸治法为清热化痰，宁心安神。

三、B1 型题

（1～2 题共用备选答案）

　　A. 龟甲、熟地、知母、黄柏

　　B. 瓜蒌、薤白、半夏、广陈皮

　　C. 黄芪、党参、黄精

　　D. 葶苈子、五加皮、防己

　　E. 柴胡、郁金、合欢皮、绿萼梅

1. 治疗心悸瘀阻心脉证，若夹痰浊，胸满闷痛，苔浊腻，应加用

2. 治疗心悸阴虚火旺证，若肾阴亏虚，虚火妄动，遗精腰酸者，应加用

答案解析： 1. B　2. A。心悸瘀阻心脉证，若夹痰浊，胸满闷痛，苔浊腻，加瓜蒌、薤白、半夏、广陈皮。心悸阴虚火旺证，若肾阴亏虚，虚火妄动，遗精腰酸者，加龟甲、熟地、知母、黄柏，或加服知柏地黄丸。

细目二　胸　痹

一、A1 型题

1. 下列各项，不属于胸痹本虚标实病理性质的是

　　A. 气滞　　　　　　B. 痰浊

　　C. 血瘀　　　　　　D. 寒凝

　　E. 火邪

答案解析： E。胸痹为病，总以气血凝滞、心脉痹阻为主，火为阳邪，很少引起气血凝滞。

考点发散： 胸痹为本虚标实之证，本虚有气虚、气阴两虚及阳气虚衰之分，标实有血瘀、寒凝、痰浊、气滞之分，且可相兼为病。

2. 胸痹与真心痛的主要不同点是

　　A. 病情程度不同　　B. 虚实属性不同

　　C. 寒热病性不同　　D. 病程长短不同

　　E. 好发年龄不同

答案解析： A。胸痹进一步发展，症见胸痛剧烈，甚则持续不解，伴有汗出、肢冷、面白、唇紫、手足青至节，脉微或结代，为真心痛。

考点发散： 胸痹与真心痛实为一病，程度不同，疼痛轻者为胸痹，疼痛重者为真心痛。

3. 胸痹之痰浊闭阻证的治法是

　　A. 清化痰热，理气活血

　　B. 化痰散结，理气活血

　　C. 通阳泄浊，豁痰宣痹

　　D. 清热化痰，活血化瘀

　　E. 化痰开窍，活血化瘀

答案解析： C。胸痹之痰浊闭阻证是由痰浊盘踞，胸阳失展，气机痹阻，心脉阻滞所致。症见胸闷痛，遇阴雨天易发作或加重，伴痰多气短，咳吐痰涎，形体肥胖，舌胖大边有齿痕，苔浊腻或白滑，脉滑。治宜通阳泄浊，豁痰宣痹，方用瓜蒌薤白半夏汤合涤痰汤。

4. 下列各项，不属于胸痹治疗法则的是

　　A. 活血化瘀　　　　B. 辛温通阳

　　C. 泄浊豁痰　　　　D. 温补阳气

　　E. 滋阴润肺

答案解析： E。滋阴润肺是治疗肺阴虚证的治疗法则，不属于胸痹的治疗法则。

考点发散： 胸痹为本虚标实之证，本虚有气虚、气阴两虚及阳气虚衰之分，标实有血瘀、寒凝、痰浊、气滞之分，且可相兼为病。其治疗应先治标，后治本，标实当泻，针对气滞、血瘀、寒凝、痰浊而疏理气机，活血化瘀，辛温通阳，泄浊豁痰。本虚宜补，权衡心脏阴阳气血不足，有无肝脾肺肾亏虚，以用补气温阳，滋阴益肾等法纠正脏腑之偏衰。

5. 胸痹之心肾阳虚证的证候特点是

　　A. 胸部刺痛，入夜尤重

　　B. 胸闷隐痛，时作时止

　　C. 胸闷易惊，心烦失眠

　　D. 胸痛彻背，感寒痛甚

　　E. 胸闷气短，畏寒肢冷

答案解析： E。胸痹之心肾阳虚证症见心悸而痛，胸闷气短，神倦怯寒，四肢不温，舌质淡胖，边有齿痕，苔白或腻，脉沉细迟。

考点发散： 胸部刺痛，入夜尤重是胸痹之心血瘀阻证的证候特点；胸闷隐痛，时作时止是胸痹之气阴两虚证的证候特点；胸痛彻背，感寒痛甚是胸痹之寒凝心脉证的证候特点。

6. 胸痹之气阴两虚证的证候特点是

　　A. 胸部刺痛，入夜尤重

　　B. 胸闷隐痛，时作时止

　　C. 胸闷如窒，痛引肩背

　　D. 胸痛彻背，感寒痛甚

　　E. 胸闷气短，畏寒肢冷

答案解析：B。胸痹之气阴两虚证症见心胸隐痛，时作时休，心悸气短，动则益甚，伴倦怠乏力，声息低微，面色㿠白，易汗出，舌质淡红，苔薄白，脉虚细缓。

二、A2 型题

1. 患者，女，63 岁。胸痛反复发作半年，现胸痛彻背，背痛彻心，疼痛剧烈，痛无休止，伴身寒肢冷，气短喘促，脉沉紧。应首选的方剂是

    A. 瓜蒌薤白半夏汤   B. 参附汤

    C. 血府逐瘀汤   D. 乌头赤石脂丸

    E. 生脉散

答案解析：D。该患者舌脉症均提示为寒凝心脉，阴寒极重，治宜温通心阳，散寒止痛，方用乌头赤石脂丸。

考点发散：瓜蒌薤白半夏汤治疗胸痹之痰浊痹阻证。参附汤治疗胸痹之心肾阳虚证。血府逐瘀汤治疗胸痹之心血瘀阻证。生脉散治疗胸痹之气阴两虚证。

2. 患者，男，50 岁。症见心胸刺痛，痛有定处，入夜加重，舌紫暗，有瘀斑，脉涩。应首选的方剂是

    A. 瓜蒌薤白半夏汤   B. 参附汤

    C. 血府逐瘀汤   D. 乌头赤石脂丸

    E. 生脉散

答案解析：C。该患者舌、脉、症均提示心血瘀阻，治宜活血化瘀，通脉止痛，方用血府逐瘀汤。

3. 患者，女，45 岁。症见心胸满闷，隐痛阵发，痛有定处，善太息，遇情志不遂易诱发或加重，脘腹胀闷，嗳气则舒，舌质红，苔薄，脉弦细。应首选的方剂是

    A. 瓜蒌薤白半夏汤   B. 参附汤

    C. 血府逐瘀汤   D. 柴胡疏肝散

    E. 生脉散

答案解析：D。该患以胸部隐痛为主症，伴有肝气郁结的表现，故辨证为胸痹之气滞心胸证，治宜疏肝理气，活血通络，方用柴胡疏肝散。

三、B1 型题

（1~2 题共用备选答案）

    A. 胸部刺痛，入夜尤重

    B. 胸闷隐痛，时作时止

    C. 胸闷如窒，心悸眩晕

    D. 胸痛彻背，感寒痛甚

    E. 胸闷气短，畏寒肢冷

1. 胸痹之痰浊闭阻证的证候特点是
2. 胸痹之寒凝心脉证的证候特点是

答案解析：1. C   2. D。胸痹之痰浊闭阻证症见胸闷重而心痛微，伴咳吐痰涎，苔腻，脉滑。胸痹之寒凝心脉证症见胸痛如绞，遇寒则发，或得冷加剧，伴畏寒肢冷，舌淡苔白，脉涩。

考点发散：胸部刺痛，入夜尤重为胸痹之心血瘀阻证的证候特点。胸闷隐痛，时作时止为胸痹之气阴两虚证的证候特点。胸闷气短，畏寒肢冷为胸痹心肾阳虚证的证候特点。

细目三　心　衰

一、A1 型题

1. 心衰轻者的临床表现是

    A. 喘息不能平卧   B. 口唇发绀

    C. 尿少肢肿   D. 端坐呼吸

    E. 气短不耐劳累

答案解析：E。心衰轻者，表现为气短，不耐劳累；重者可见喘息不能平卧，或伴咳吐痰涎，尿少肢肿，或口唇发绀，胁下痞块，颈脉显露，甚至出现端坐呼吸，喘悸不休，汗出肢冷等厥脱危象。

2. 慢性心衰的病机是

    A. 气、血、水   B. 湿、痰、瘀

    C. 虚、瘀、水   D. 气、痰、虚

    E. 气、水、痰

答案解析：C。慢性心衰的病机可用虚、瘀、水三者概括，心气、心阳亏虚是病理基础，血瘀是中心病理环节，痰浊和水饮是主要病理产物。

3. 有助于心衰明确诊断的检查是

    A. 血清肌酸激酶

    B. 肺功能检查

    C. 24 小时动态心电图

    D. NT－proBNP 浓度监测

    E. 肌钙蛋白

答案解析：D。明确心衰诊断的检查主要有超声心动、血清 BNP、NT－proBNP 浓度监测。

二、A2 型题

1. 患者，男，70 岁。长期心律不齐，稍活动即气喘。目前胸闷气短，心悸，活动后更甚，神疲乏力，自汗，面色㿠白，喘息不得卧，舌淡胖，脉沉细。

治疗应首选的方剂是

A. 八珍汤合血府逐瘀汤

B. 真武汤合血府逐瘀汤

C. 保元汤合血府逐瘀汤

D. 真武汤合葶苈大枣泻肺汤

E. 参附龙骨牡蛎汤

答案解析：C。本题患者证属心衰之气虚血瘀证，证机概要为心气不足、血滞于脉。治宜补益心肺，活血化瘀，选用代表方为保元汤合血府逐瘀汤加减治疗。

2. 患者，女，56岁。前日突发心悸，喘不得卧，咳粉红色泡沫痰，面浮肢肿，尿少，神疲乏力，畏寒肢冷，腹胀便溏，两胁下痞块坚硬，颈脉显露，舌胖淡有齿痕、瘀点，脉结代。应考虑的诊断是

A. 心衰阳虚水泛证

B. 真心痛气滞血郁证

C. 胸痹气虚血瘀证

D. 心悸心阳不足证

E. 喘证心肾不足证

答案解析：A。喘不得卧，粉红色泡沫痰可诊断为心衰。面浮肢肿，尿少，神疲乏力，畏寒肢冷，腹胀便溏，舌胖淡有齿痕，为心肾阳虚，无力化气行水，诊断为阳虚水泛证。

三、B1 型题

（1～2题共用备选答案）

A. 芪参益气滴丸

B. 清金化痰丸

C. 稳心颗粒

D. 芪苈强心胶囊

E. 参麦注射液

1. 治疗心衰气虚血瘀证，适宜的中成药是

2. 治疗心衰阳虚水泛证，适宜的中成药是

答案解析：1. A　2. D。治疗心衰气虚血瘀证，可常服芪参益气滴丸；治疗心衰阳虚水泛证，可常服芪苈强心胶囊、参附强心丸。清金化痰丸用于治疗心衰气阴两虚证伴有肺热壅盛，咳吐黄痰者。稳心颗粒多用于心悸的治疗。参麦注射液用于喘脱危证。

细目四　不　寐

一、A1 型题

1. 不寐的治疗原则是

A. 先治其标，后治其本

B. 补益心脾，养血安神

C. 补气养血，滋阴温阳

D. 攻补兼施，标本兼治

E. 补虚泻实，调整阴阳

答案解析：E。不寐的治疗当以补虚泻实、调整脏腑阴阳为原则。

考点发散：不寐的治疗，实证当泻其有余，如疏肝泻火，清化痰热，消导和中。虚证当补其不足，如益气养血，健脾补肝益肾。在此基础上安神定志，如养血安神，镇惊安神，清心安神。

2. 下列各项，不属于不寐病因的是

A. 饮食不节　　　　B. 思虑过度

C. 年迈体虚　　　　D. 感受外邪

E. 情志失常

答案解析：D。不寐的病因包括饮食不节，情志失常，劳倦、思虑过度，及病后、年迈体虚等。

3. 不寐的主要病位是

A. 肝　　　　B. 胆

C. 心　　　　D. 脾

E. 肾

答案解析：C。不寐的病位主要在心，与肝、脾、肾密切相关。

考点发散：不寐是以经常不能获得正常睡眠为特征的一类病证。

4. 不寐的病理变化，总属

A. 阴虚火旺，心肾不交

B. 脾虚不运，心神失养

C. 阳盛阴衰，阴阳失交

D. 邪扰心神，心神不宁

E. 气血阴阳亏虚，心失所养

答案解析：C。不寐的病理变化，总属阳盛阴衰，阴阳失交。

考点发散：不寐的病机有虚实之分，实证由肝郁化火，痰热内扰，阳盛不得入于阴而致，虚证多由心脾两虚，心虚胆怯，心肾不交，水火不济，心神失养，阴虚不能纳阳而发。

5. 黄连温胆汤治疗不寐的证型是

A. 肝火扰心证　　　B. 心脾两虚证

C. 心肾不交证　　　D. 痰热扰心证

E. 心胆气虚证

答案解析：D。黄连温胆汤清化痰热，和中安神，用于痰热扰心之心悸。

考点发散：痰热扰心之心悸的治法为清化痰热，和中安神。

二、A2 型题

1. 患者平日急躁易怒，近日由于工作不顺而导致失眠，不思饮食，口渴喜饮，口干目赤，小便黄，大便秘结，舌红苔黄，脉弦数。应首选的方剂是

A. 龙胆泻肝汤   B. 丹栀逍遥散

C. 滋水清肝饮   D. 柴胡疏肝散

E. 黄连温胆汤

答案解析：A。从题干所述主症失眠，兼次症平日急躁易怒，口渴喜饮，口苦目赤，小便黄，大便秘结，并结合舌、脉可以诊断本证为不寐之肝火扰心，治当以疏肝泻火，镇心安神，方用龙胆泻肝汤。

考点发散：龙胆泻肝汤、丹栀逍遥散、滋水清肝饮均有清泻肝火的作用，但丹栀逍遥散用于治疗肝郁化热、脾虚血虚的证候，滋水清肝饮用于治疗阴虚肝火盛的病证。

2. 患者多梦易醒，头晕目眩，心悸健忘，纳呆，面色不华，舌淡苔白，脉细弱。应首选的方剂是

A. 温胆汤   B. 归脾汤

C. 安神定志丸   D. 丹栀逍遥散

E. 天王补心丹

答案解析：B。从题干所诉主症多梦易醒，兼次症头晕目眩，纳呆，面色不华，舌淡苔白，脉细弱，可以诊断本病为心脾两虚型不寐，治法为补益心脾，养心安神，故选用归脾汤。

3. 患者，女，48 岁。失眠多年，表现为虚烦不寐，终日惕惕，胆怯心悸，气短自汗，倦怠乏力，舌淡，脉弦细。其证机概要是

A. 肾水亏虚，心火亢盛，心肾不交

B. 脾虚血亏，心神失养，神不安舍

C. 心胆虚怯，心神失养，神魂不安

D. 肝郁化火，上扰心神

E. 湿食生痰，郁痰生热，扰动心神

答案解析：C。从题干所诉主症虚烦不寐，终日惕惕，胆怯心悸，气短自汗，倦怠乏力，结合舌、脉可以诊断本病为心胆气虚型不寐，因心胆虚怯，心神失养，神魂不安而发病。

考点发散：心胆气虚型不寐应治以益气镇惊，安神定志，首选方剂为安神定志丸合酸枣仁汤。

4. 患者，男，58 岁。近年来心烦不寐，入睡困难，心悸多梦，腰膝酸软，潮热盗汗，咽干少津，舌红少苔，脉细数。应首选的方剂是

A. 左归丸合酸枣仁汤

B. 六味地黄丸合交泰丸

C. 安神定志丸合酸枣仁汤

D. 六味地黄丸合安神定志丸

E. 右归丸合酸枣仁汤

答案解析：B。从题干所诉主症心烦不寐，入睡困难，心悸多梦，腰膝酸软，潮热盗汗，咽干少津，结合舌、脉可以诊断本病为心肾不交型不寐，故选用六味地黄丸合交泰丸。

5. 患者，男，40 岁。失眠近 2 周，目前心烦不寐，胸闷脘痞，泛恶嗳气，口苦，头重，目眩，舌偏红，苔黄腻，脉滑数。其证型是

A. 不寐之肝阳上亢证

B. 不寐之痰浊中阻证

C. 不寐之心肾不交证

D. 不寐之肝火扰心证

E. 不寐之痰热扰心证

答案解析：E。从题干所诉主症心烦不寐，胸闷脘痞，泛恶嗳气，口苦，头重，目眩，结合舌脉可以诊断本病为痰热扰心型不寐。

考点发散：痰热扰心型不寐因湿食生痰，郁痰生热，扰动心神而致病，应治以清热化痰，和中安神，首选方剂为黄连温胆汤。

三、B1 型题

(1~2 题共用备选答案)

A. 左归丸   B. 天王补心丹

C. 半夏秫米汤   D. 归脾汤

E. 涤痰汤

1. 不寐之心肾不交证，若心阴不足为主者，可用的方剂是

2. 不寐之痰火扰心证，若伴胸闷嗳气，脘腹胀满，大便不爽，苔腻脉滑，应加用的方剂是

答案解析：1. B   2. C。不寐之心肾不交证，若心阴不足为主者，可用天王补心丹以滋阴养血，补心安神。不寐之痰火扰心证，伴胸闷嗳气，脘腹胀满，大便不爽，苔腻脉滑，加用半夏秫米汤以和胃健脾降气，交通阴阳。

考点发散：归脾汤用于治疗心悸心血不足证、不寐心脾两虚证。涤痰汤用于治疗胸痹痰浊闭阻证。左归丸用于治疗眩晕肾精不足证。

第三单元 脑系病证

细目一 头 痛

一、A1 型题

1. 外感头痛的特点是

A. 隐隐作痛　　　B. 疼痛较轻

C. 劳累痛甚　　　D. 起病较急

E. 时作时止

答案解析：D。头痛应首辨外感内伤。外感头痛因外邪致病，属实证，起病较急，一般疼痛较剧，多表现为掣痛、跳痛、灼痛、胀痛、重痛，痛无休止。内伤头痛分虚实两类，如起病缓慢，疼痛较轻，表现为隐痛、空痛、昏痛，痛势悠悠，遇劳加重，时作时止，多属虚证；如因肝阳、痰浊、瘀血所致者属实，表现为头昏胀痛，或昏蒙重痛，或刺痛钝痛，痛点固定，常伴有肝阳、痰浊、瘀血的相应证候。

2. 内伤头痛实证的治法是

A. 清心、平肝、化湿　B. 平肝、化痰、行瘀

C. 清肺、化湿、涤痰　D. 清心、疏肝、化痰

E. 清心、疏肝、化湿

答案解析：B。内伤头痛大多起病较缓，病程较长，病性较为复杂，一般来说，气血亏虚、肾精不足之头痛属虚证；肝阳、痰浊、瘀血所致之头痛多属实证。故予平肝、化痰、行瘀之治法。

考点发散：头痛可分为外感和内伤两大类。外感头痛以风邪为主，兼夹寒、湿、热等。内伤头痛可分为虚实两类，虚实在一定条件下可以互相转化。例如痰浊中阻日久，脾胃受损，气血生化不足，营血亏虚，不荣头窍，可转化为气血亏虚之头痛；肝阳、肝火日久，阳热伤阴，肾虚阴亏，可转化为肾精亏虚之头痛；或阴虚阳亢，虚实夹杂之头痛。各种头痛迁延不愈，病久入络，又可转变为瘀血头痛。

3. 治疗风寒头痛，应首选的方剂是

A. 半夏白术天麻汤　B. 芎芷石膏汤

C. 羌活胜湿汤　　　D. 通窍活血汤

E. 川芎茶调散

答案解析：E。外感风寒头痛，治宜疏风散寒止痛，故用川芎茶调散。半夏白术天麻汤具有健脾燥湿，化痰降逆的功效，用于痰浊头痛。芎芷石膏汤具有疏风清热和络的功效，用于风热头痛。羌活胜湿汤具有祛风胜湿通窍的功效，用于风湿头痛。通窍活血汤具有活血化瘀，通窍止痛的功效，用于瘀血头痛。

考点发散：外感风寒头痛以头痛连及项背，伴恶风畏寒，遇风尤剧，口不渴，苔薄白，脉浮紧为主要临床表现。其证机为风寒外袭，上犯颠顶，凝滞经脉。治法为疏风散寒止痛，代表方为川芎茶调散。

二、A2 型题

1. 患者，女，50 岁。头痛而胀，发热，面红目赤，口渴喜饮，大便干，溲赤，舌尖红，苔薄黄，脉浮数。其证型是

A. 肝阳头痛　　　B. 风湿头痛

C. 风热头痛　　　D. 痰浊头痛

E. 肾虚头痛

答案解析：C。"头痛而胀，发热，面红目赤，口渴喜饮，大便干"，属风热外袭，上扰清空，窍络失和而致风热头痛。肝阳头痛多见头昏胀痛，两侧为重，疼痛多随情志而变化。风湿头痛多见头痛如裹，伴肢体沉重，胸闷纳呆。痰浊头痛多见头痛昏蒙，胸脘满闷，舌苔白腻，脉滑。肾虚头痛多见头痛且空，眩晕耳鸣，腰膝酸软等。

考点发散：风热头痛的病机为风热外袭，上扰清空，窍络失和，宜用疏风清热和络的芎芷石膏汤治疗。肝阳头痛的病机为肝失条达，气郁化火，阳亢风动，宜用平肝潜阳息风的天麻钩藤饮治疗。风湿头痛的病机为风湿之邪，上蒙头窍，困遏清阳，宜用祛风胜湿通窍的羌活胜湿汤治疗。肾虚头痛的病机为肾精亏虚，髓海不足，脑窍失荣，宜用养阴补肾，填精生髓的大补元煎治疗。

2. 患者，女，48 岁。头昏胀痛，两侧为重，脾气暴躁，心烦易怒，夜寐不宁，口苦面红，胁痛，舌红苔黄，脉弦数。应首选的方剂是

A. 加味四物汤　　　B. 芎芷石膏汤

C. 羌活胜湿汤　　　D. 天麻钩藤饮

E. 半夏白术天麻汤

答案解析：D。头昏胀痛，两侧为重，脾气暴躁，心烦易怒，夜寐不宁，口苦面红，胁痛，此为肝阳头痛的表现，宜用天麻钩藤饮治疗。加味四物汤用于治疗血虚头痛；芎芷石膏汤用于治疗风热头痛；羌活胜湿汤用于治疗风湿头痛；半夏白术天麻汤用于治疗痰浊头痛。

考点发散：天麻钩藤饮具有平肝潜阳，清火息风的作用，既可用于眩晕的肝阳上亢证，又可用于肝阳头痛。眩晕的肝阳上亢证以眩晕，耳鸣，头目胀痛，口苦，失眠多梦，遇烦劳郁怒而加重，甚则仆倒，颜面潮红，急躁易怒，肢麻震颤，舌红苔黄，脉弦为主要临床表现；肝阳头痛以头昏胀痛，两侧为重，心烦易怒，夜寐不宁，口苦面红，胁痛，舌红苔黄，脉弦数为主要临床表现。

3. 患者，男，49岁。头痛经久不愈，痛处固定不移，痛如针刺，舌质紫暗，有瘀斑，苔薄白，脉细涩。应首选的方剂是

A. 天麻钩藤饮　　B. 龙胆泻肝汤
C. 芎芷石膏汤　　D. 通窍活血汤
E. 川芎茶调散

答案解析：D。瘀血头痛的特点是痛处固定不移，刺痛，舌紫暗，脉涩，治宜活血化瘀，通窍止痛，方用通窍活血汤。

考点发散：五逐瘀汤均以川芎、当归、桃仁、红花四味药为基础加减组成，均有活血祛瘀止痛作用。通窍活血汤主治瘀阻头面证；血府逐瘀汤主治胸中血瘀证；膈下逐瘀汤主治瘀阻膈下，肝郁气滞之两胁及腹中胀痛；少腹逐瘀汤主治血瘀少腹，月经不调、痛经等；身痛逐瘀汤多用于瘀血痹阻经络所致的肢体痹痛或周身疼痛等。

细目二　眩　晕

一、A1型题

1. 眩晕的病理因素是

A. 风、寒、湿、热　　B. 热、毒、痰、瘀
C. 风、火、痰、瘀　　D. 风、痰、饮、瘀
E. 风、寒、湿、瘀

答案解析：C。风、火、痰、瘀是眩晕的常见病理因素。眩晕的基本病机主要是脑髓空虚，清窍失养，或痰火上逆，扰动清窍。

2. 下列各项，不属于眩晕证型的是

A. 肝阳上亢证　　B. 风湿阻络证
C. 气血亏虚证　　D. 肾精不足证
E. 瘀血阻窍证

答案解析：B。眩晕的病性以虚证居多，气虚血亏、髓海空虚、肾精不足所导致的眩晕多属虚证；因痰浊中阻、瘀血阻络、肝阳上亢所导致的眩晕属实证或本虚标实证。

考点发散：在眩晕的病变过程中，各个证候之间相互兼夹或转化。如脾胃虚弱，气血亏虚而生眩晕，而脾虚又可聚湿生痰，二者相互影响，临床上可以表现为气血亏虚兼有痰湿中阻的证候。如痰湿中阻，郁久化热，形成痰火为患，甚至火盛伤阴，形成阴亏于下，痰火上蒙的复杂局面。再如肾精不足，本属阴虚，若阴损及阳，或精不化气，可以转为肾阳不足或阴阳两虚之证。此外，风阳每夹有痰火，肾虚可以导致肝旺，久病入络形成瘀血，故临床常形成虚实夹杂之证候。

3. 治疗眩晕的肝阳上亢证，应首选的方剂是

A. 归脾汤　　B. 左归丸
C. 通窍活血汤　　D. 半夏白术天麻汤
E. 天麻钩藤饮

答案解析：E。眩晕的肝阳上亢证以眩晕，耳鸣，头目胀痛，口苦，失眠多梦，遇烦劳郁怒而加重，甚则仆倒，颜面潮红，急躁易怒，肢麻震颤，舌红苔黄，脉弦为主要临床表现；证机为肝阳风火，上扰清窍；宜用平肝潜阳，清火息风的天麻钩藤饮治疗。

考点发散：归脾汤具有补益气血，调养心脾的功效，用于气血亏虚证。左归丸具有滋养肝肾，益精填髓的功效，用于肾精不足证。通窍活血汤具有祛瘀生新，活血化瘀的功效，用于瘀血阻窍证。半夏白术天麻汤具有化痰祛湿，健脾和胃的功效，用于痰浊上蒙证。

二、A2型题

1. 患者，女，64岁。眩晕2年，动则加剧，劳累即发，神疲乏力，心悸少寐，饮食减少，面色淡白，唇甲不华，舌质淡，苔薄白，脉细弱。应首选的方剂是

A. 归脾汤　　B. 左归丸
C. 通窍活血汤　　D. 天麻钩藤饮
E. 半夏白术天麻汤

答案解析：A。眩晕，动则加剧，劳累即发，神疲

乏力，心悸少寐，饮食减少，面色淡白，唇甲不华，舌质淡，苔薄白，脉细弱，此为气血亏虚的表现，应用归脾汤治疗。左归丸用于眩晕的肾精不足证；通窍活血汤用于眩晕及头痛的瘀血阻窍证；天麻钩藤汤用于眩晕及头痛的肝阳上亢证；半夏白术天麻汤用于眩晕的痰浊上蒙证及痰浊头痛。

考点发散：凡眩晕病程较长，反复发作，遇劳加重，伴面色淡白，神疲乏力，倦怠懒言，脉细弱者，多属虚证，由气血亏虚，清阳不振，脑失所养所致，宜用补益气血，调养心脾的归脾汤治疗。

2. **患者，男，48 岁。一年来眩晕，头重如蒙，胸闷恶心，食少多寐，舌苔白腻，脉濡滑。其治法是**

   A. 补益气血，调养心脾

   B. 滋养肝肾，益精填髓

   C. 化痰祛湿，健脾和胃

   D. 祛瘀生新，活血通络

   E. 平肝潜阳，清火息风

   答案解析：C。眩晕，头重如蒙，胸闷恶心，食少多寐，舌苔白腻，脉濡滑，属痰浊上蒙证，治宜化痰祛湿，健脾和胃。补益气血，调养心脾是眩晕气血亏虚证的治法；滋养肝肾，益精填髓是眩晕肾精不足证的治法；祛瘀生新，活血通络是眩晕瘀血阻窍证的治法；平肝潜阳，清火息风是眩晕肝阳上亢证的治法。

   考点发散：眩晕是以头晕目眩，视物旋转，轻者闭目即止，重者如坐车船，甚则仆倒为诊断依据。眩晕痰浊上蒙证的证机是痰浊中阻，上蒙清窍，清阳不升，宜选用具有化痰祛湿，健脾和胃的半夏白术天麻汤治疗。

3. **患者，男，70 岁。4 年来时感眼前发黑，周围景物旋转，甚至无法站立，精神萎靡，腰膝酸软，两目干涩，耳鸣如蝉，舌红少苔，脉细数。应首选的方剂是**

   A. 右归丸　　　　　B. 天麻钩藤饮

   C. 理中丸　　　　　D. 通窍活血汤

   E. 左归丸

   答案解析：E。"时感眼前发黑，周围景物旋转，甚至无法站立"可判断为眩晕，"腰膝酸软，两目干涩，耳鸣如蝉，舌红少苔，脉细数"可判断为肾阴虚。宜用滋养肝肾，益精填髓的左归丸。右归丸用于肾阳不足证；天麻钩藤饮用于肝阳上亢

证；理中丸用于中焦虚寒证；通窍活血汤用于瘀血阻窍证。

考点发散：左归丸是治疗真阴不足，精髓亏乏之证的常用方。临床以头目眩晕，腰酸腿软，形体羸弱，舌质红少苔，脉细为主要临床表现。本方"壮水之主，以培左肾之元阴"（《景岳全书》），故以"左归"名之。

三、B1 型题

（1～2 题共用备选答案）

   A. 心、肝、肾　　　　B. 肺、脾、肾

   C. 肝、脾、肾　　　　D. 心、肺、脾

   E. 心、肝、肺

1. 头痛的病变脏腑是
2. 眩晕的病变脏腑是

   答案解析：1. C　2. C。头痛、眩晕的病位多在肝、脾、肾三脏。

   考点发散：肝主疏泄，性喜条达。若肝失疏泄，气郁化火，阳亢火升，上扰头窍；或肝肾阴虚，肝阳偏亢，则发为头痛及眩晕。脾为后天之本，气血生化之源，若脾胃虚弱，气血亏虚，清窍失养，或脾失健运，痰浊中阻，则发为头痛及眩晕。肾主骨生髓，脑为髓海，肾精亏虚，髓海失充，亦可发为头痛及眩晕。

细目三　中　风

一、A1 型题

1. **中风之中经络与中脏腑的鉴别要点是**

   A. 半身不遂　　　　B. 神志不清

   C. 口眼歪斜　　　　D. 肢体软瘫

   E. 言语謇涩

   答案解析：B。中经络者虽有半身不遂、口眼歪斜、言语不利，但意识清楚；中脏腑者则昏不知人，或神志昏糊、迷蒙，伴见肢体不用。

   考点发散：中风临证应首辨中经络或中脏腑，中脏腑者需辨闭证与脱证，闭证应辨阳闭阴闭，同时应辨当前所处病期。

2. **与中风密切相关的脏腑是**

   A. 心、脑、肺、脾、肝

   B. 心、脾、胃、肝、肾

   C. 脑、肺、肾、脾、肝

   D. 心、脑、肝、脾、肾

   E. 心、肺、肾、肝、胆

答案解析：D。中风的基本病机总属阴阳失调，气血逆乱。病位在脑，与心、肝、脾、肾密切相关。

考点发散：《素问·脉要精微论》说："头者，精明之府。"李时珍在《本草纲目》中亦指出脑为"元神之府"。"精明""元神"均指主宰精神意识思维活动功能而言，因此可以认为神明为心脑所主。病理基础则为肝肾阴虚。因肝肾之阴下虚，则肝阳易于上亢，复加饮食起居不当，情志刺激或感受外邪，气血上冲于脑，神窍闭阻，故突然昏仆，不省人事。

3. 中风中经络之阴虚风动证的治法是

A. 平肝潜阳，活血通络

B. 益气养血，化瘀通络

C. 搜风化痰，行瘀通络

D. 滋阴潜阳，息风通络

E. 清肝息风，豁痰开窍

答案解析：D。中风中经络之阴虚风动证，治宜滋阴潜阳，息风通络。平肝潜阳，活血通络用于中风中经络之风阳上扰证；益气养血，化瘀通络用于中风恢复期气虚络瘀证；搜风化痰，行瘀通络用于恢复期风痰瘀阻证；清肝息风，豁痰开窍用于中风中脏腑之阳闭证。

考点发散：中风中经络阴虚风动证以平素头晕耳鸣，腰酸，突然发生口眼歪斜，言语不利，手指眴动，舌质红，苔腻，脉弦细数为主要临床表现；本证证机为肝肾阴虚，风阳内动，风痰瘀阻经络，方用镇肝熄风汤。

二、A2 型题

1. 患者，男，50 岁，平素头晕头痛，耳鸣目眩，今日中午突然发现口眼歪斜，舌强语謇，半身不遂，舌质红，苔黄，脉弦。应首选的方剂是

A. 补阳还五汤   B. 羚羊角汤

C. 安宫牛黄丸   D. 涤痰汤

E. 天麻钩藤汤

答案解析：E。平素头晕头痛，耳鸣目眩，突然发现口眼歪斜，舌强语謇，半身不遂，舌质红，苔黄，脉弦，属中风中经络之风阳上扰证，宜用天麻钩藤饮治疗。补阳还五汤用于中风恢复期气虚络瘀证；羚羊角汤合安宫牛黄丸用于中风中脏腑之阳闭证；涤痰汤用于中脏腑之阴闭证。

考点发散：中风中经络之风阳上扰证的证机为肝火偏旺，阳亢化风，横窜络脉，治宜平肝潜阳，

活血通络，方用天麻钩藤饮。

2. 患者，男，55 岁，平素身体虚弱，今日突然昏仆，不省人事，目合口张，手撒肢冷，汗多，小便自遗，肢体软瘫，舌萎，脉细弱。应首选的方剂是

A. 天麻钩藤饮   B. 参附汤合生脉散

C. 桃仁红花煎   D. 镇肝熄风汤

E. 半夏白术天麻汤

答案解析：B。本证为正不胜邪，元气衰微，阴阳欲绝的中脏腑脱证，治宜回阳救阴，益气固脱，方用参附汤合生脉散加味。天麻钩藤饮用于中经络的风阳上扰证；镇肝熄风汤用于中经络的阴虚风动证；半夏白术天麻汤合桃仁红花煎用于中经络的风痰瘀阻证。

考点发散：参附汤为益气救脱的代表方剂，适用于以手足厥逆，冷汗淋漓，呼吸微弱，脉微欲绝为主要临床表现者；生脉散为治疗气阴两虚证的代表方剂，适用于以体倦气短，自汗神疲，口燥咽干，舌红脉虚为主要临床表现者。

三、B1 型题

（1～2 题共用备选答案）

A. 桃仁承气汤   B. 至宝丹

C. 紫雪   D. 真方白丸子

E. 解语丹

1. 治疗中风中脏腑闭证之痰盛神昏者，应合用的方剂是

2. 治疗中风中脏腑闭证之热闭神昏者，应合用的方剂是

答案解析：1. B   2. C。中风中脏腑闭证痰盛神昏者，合用至宝丹；热闭神昏兼有抽搐者，可加全蝎、蜈蚣，或合用紫雪。

细目四 癫 狂

一、A1 型题

1. 癫狂的主要病理因素是

A. 寒、风、痰、瘀   B. 气、痰、火、瘀

C. 气、风、火、瘀   D. 湿、痰、火、瘀

E. 湿、风、痰、瘀

答案解析：B。癫狂的病理因素以气、痰、火、瘀为主，且多以气郁为先。癫与狂的病机特点各有不同。癫为痰气郁结，蒙蔽神机；狂为痰火上扰，神明失主。但癫证痰气郁而化火，可转化为狂证；狂证日久，郁火宣泄而痰气留结，又可转化为癫

证，故两者不能截然分开。

2. 下列各项，不属于癫狂初期治疗原则的是
A. 理气解郁　　　　B. 畅达神机
C. 降火豁痰　　　　D. 化瘀通窍
E. 补益心脾

答案解析：E。癫狂的病变脏腑主要在心、脑，与肝、脾、肾相关。初期以邪实为主，治当理气解郁，畅达神机，降（泻）火豁痰，化瘀通窍。后期以正虚为主，治当补益心脾，育阴养血，调整阴阳。

考点发散：癫狂的病理因素以气、痰、火、瘀为主，四者有因果兼夹的关系，且多以气郁为先。区别言之，癫狂的病机特点各有不同。癫为痰气郁结，蒙蔽神机；狂为痰火上扰，神机失主。但癫证痰气郁结而化火，可转化为狂证；狂证日久，郁火宣泄而痰气留结，又可转化为癫证，故两者不能截然分开。

3. 治疗狂证痰热瘀结证，应首选的方剂是
A. 温胆汤　　　　B. 六磨汤
C. 二阴煎　　　　D. 养心汤
E. 癫狂梦醒汤

答案解析：E。狂病的病机为痰火上扰，神机失明。狂病初期以情绪高涨为主，多见兴奋话多，夜不寐，好外走，喜冷饮，喜动恶静。病情进一步发展，渐至频繁外走，气力倍增，刚暴易怒，登高而歌，部分患者亦可出现呼号骂詈，不避水火，不避亲疏的严重症状。狂病之痰热瘀结证的证机为气郁痰结，血气凝滞，瘀热互结，神窍被塞，治以豁痰化瘀，调畅气血，故首选方剂是癫狂梦醒汤。

二、A2 型题

1. 患者，女，47 岁，平素性情急躁，头痛失眠，两目怒视，面红目赤，突然狂乱无知，语无伦次，不避亲疏，不食不眠，舌红绛，苔黄腻，脉弦大滑数。应首选的方剂是
A. 六磨汤　　　　B. 生铁落饮
C. 龙胆泻肝汤　　D. 黄连温胆汤
E. 涤痰汤

答案解析：B。患者头痛失眠，两目怒视，面红目赤，突然狂乱无知，语无伦次，不避亲疏，不食不眠，舌红绛，苔黄腻，脉弦大滑数，辨证为狂证之痰火扰神证，应用生铁落饮以清心泻火，涤

痰醒神。

考点发散：狂病以精神亢奋，狂躁不安，喧扰不宁，骂詈毁物，动而多怒为特征。狂病之痰火上扰证的证机为五志化火，痰随火升，痰热上扰清窍，神明昏乱。

2. 患者，男，36 岁，沉默寡言，痴呆，心悸易惊，善悲欲泣，肢体乏力，饮食锐减，舌淡，苔薄白，脉沉细。其治法是
A. 清心泻火，涤痰醒神
B. 理气解郁，化痰醒神
C. 健脾益气，养心安神
D. 豁痰化瘀，调畅气血
E. 育阴潜阳，交通心肾

答案解析：C。患者神情恍惚，沉默痴呆，心悸易惊，善悲欲泣为癫病，癫病日久，脾失健运，生化乏源，气血两虚，心神失养，可见肢体乏力，饮食锐减；舌淡，苔薄白，脉沉细为心脾两虚证，治宜健脾益气，养心安神。清心泻火，涤痰醒神是狂病之痰火扰神证的治法；理气解郁，化痰醒神是癫病之痰气郁结证的治法；豁痰化瘀，调畅气血是狂病之痰热瘀结证的治法；育阴潜阳，交通心肾是狂病之火盛阴伤证的治法。

考点发散：癫证以精神抑郁，表情淡漠，沉默痴呆，语无伦次，静而多喜为特征。癫病之心脾两虚证的证机为癫证日久，脾失健运，生化乏源，气血俱衰，心神失养。治宜健脾益气，养心安神，方用养心汤合越鞠丸。

细目五　痫　病

一、A1 型题

1. 下列各项，不属于痫病病因的是
A. 先天遗传　　　　B. 七情失调
C. 惊、恐　　　　　D. 六淫所干
E. 房劳过度

答案解析：E。痫病的病因有先天遗传、七情失调、惊恐、饮食失调、脑部外伤、六淫所干、他病之后。

2. 痫病辨证首当分清的是
A. 病情轻重　　　　B. 证候虚实
C. 病理性质　　　　D. 病情长短
E. 发作频缓

答案解析：A。痫病的辨证首先要辨病情轻重，其

次辨证候的虚实，再确定病理性质，即风、痰、热、瘀。

考点发散：痫病的病情轻重取决于两个方面：一是病发持续时间之长短，一般持续时间长则病重，短则病轻；二是发作间隔时间之久暂，即间隔时间短暂则病重，间隔时间长久则病轻。其临床表现的轻重与痰浊之浅深和正气之盛衰密切相关。痫病发作期多实，多由风痰闭阻，痰火或瘀热扰动神明所致；间歇期，或虚中夹实，常由心脾两虚，肝肾阴虚，夹风夹痰夹瘀所致，宜分而治之。

3. 治疗痫病之痰火扰神证，应首选的方剂是

A. 二阴煎合琥珀养心丹

B. 左归丸合天王补心丹

C. 龙胆泻肝汤合涤痰汤

D. 六君子汤合归脾汤

E. 通窍活血汤

答案解析：C。痰火扰神证，治宜清热泻火，化痰开窍，方用龙胆泻肝汤合涤痰汤。狂证之火盛阴伤证的代表方是二阴煎合琥珀养心丹，治宜育阴潜阳，交通心肾；痫病之心肾亏虚证的代表方是左归丸合天王补心丹，治宜补益心肾，潜阳安神；痫病之心脾两虚证的代表方是六君子汤合归脾汤，治宜补益气血，健脾宁心；痫病之瘀阻脑络证的代表方是通窍活血汤，治宜活血化瘀，息风通络。

考点发散：痫病是一种发作性神志异常的病证。临床以突然意识丧失，甚则昏倒，不省人事，强直抽搐，口吐涎沫，两目上视或口中怪叫为特征，移时苏醒，一如常人为特征。发作前可伴眩晕、胸闷等先兆，发作后常有疲倦乏力等症状。其痰火扰神证的证机为痰浊蕴结，气郁化火，痰火内盛，上扰脑神。

4. 痫病的病理因素是

A. 寒、瘀、痰、燥　B. 湿、瘀、痰、暑

C. 风、气、痰、湿　D. 风、火、痰、瘀

E. 火、湿、痰、燥

答案解析：D。痫病的基本病机为脏腑失调，痰浊阻滞，气机逆乱，风痰内动，蒙蔽清窍。病理因素主要有风、火、痰、瘀，又以痰为重要。本病的病位在脑，涉及肝、脾、心、肾诸脏。其中肝、脾、肾的损伤是痫病发生的主要病理基础。病理性质属于本虚标实，本虚为脏腑受损，标实为风、火、痰、瘀，四者并非孤立致病，多是互相结合、

互相影响而发病。

考点发散：来势急骤，神昏猝倒，不省人事，口噤牙紧，颈项强直，四肢抽搐，病性属风；发作时口吐涎沫，气粗痰鸣，呆木无知，发作后或有情志错乱，幻听，错觉，或有梦游者，病情属痰；有猝倒啼叫，面赤身热，口流血沫，平素或发作后有大便秘结，口臭苔黄者，病性属热；发作时面色潮红、紫红，继则青紫，口唇发绀，或有颅脑外伤、产伤等病史者，病性属瘀。

二、A2 型题

1. 患者，女，48 岁，突然意识丧失，两目上视，口吐白沫，强直抽搐，无口眼歪斜及半身不遂。其诊断是

A. 癫证　　　　　　B. 中风

C. 痉证　　　　　　D. 狂证

E. 痫病

答案解析：E。痫病的特点如上，一昏二抽三无后遗症。癫证以精神抑郁，表情淡漠，沉默痴呆，语无伦次，静而多喜为特征；中风有口眼歪斜及半身不遂的后遗症；痉证是以项背强直，四肢抽搐，甚至口噤、角弓反张为主要临床表现的一种病证；狂证以精神亢奋，狂躁不安，喧扰不宁，骂詈毁物，动而多怒为特征。

考点发散：痉证与痫病都具有四肢抽搐等症状，但痫病仅见于发作之时，兼有口吐涎沫，醒后如常人，而痉证多见持续发作，伴有角弓反张，身体强直，经治疗恢复后，或仍有原发疾病的存在；痫病与厥证均有突然昏倒，不省人事之症，但厥证还有面色苍白，四肢厥冷，或见口噤，握拳，手指拘急，而无口吐涎沫、两目上视、四肢抽搐等症；中风醒后常有半身不遂等后遗症以及癫证的精神抑郁，沉默痴呆，静而多喜等症状，与痫病不难鉴别。

2. 患者，男，41 岁，突然昏倒，不省人事，强直抽搐，口吐白沫，两目上视，口中怪叫，移时苏醒，舌苔白腻，脉弦滑。其治法是

A. 清热泻火，化痰开窍

B. 涤痰息风，开窍定痫

C. 活血化瘀，息风通络

D. 补益气血，健脾宁心

E. 补益心肾，潜阳安神

答案解析：B。痫病突然跌倒，两目上视，四肢抽

搐，口中怪叫，移时苏醒，为阳痫，舌苔白腻，脉弦滑，为风痰闭阻，治宜涤痰息风，开窍定痫，用定痫丸。

考点发散：痫病之痰火扰神证，治宜清热泻火，化痰开窍，方用龙胆泻肝汤合涤痰汤；瘀阻脑络证，治宜活血化瘀，息风通络，方用通窍活血汤；心脾两虚证，治宜补益气血，健脾宁心，方用六君子汤合归脾汤；心肾亏虚证，治宜补益心肾，潜阳安神，方用左归丸合天王补心丹。

三、B1 型题

（1～2 题共用备选答案）

  A. 通窍活血汤

  B. 逍遥散合顺气导痰汤

  C. 六君子汤合归脾汤

  D. 定痫丸

  E. 左归丸合天王补心丹

1. 痫病之心脾两虚证，应首选的方剂是
2. 癫病之痰气郁结证，应首选的方剂是

答案解析：1. B　2. C。痫病之心脾两虚证用六君子汤合归脾汤；癫病之痰气郁结证用逍遥散合顺气导痰汤；痫病之瘀阻脑络证用通窍活血汤；痫病之痰火扰神证用龙胆泻肝汤合涤痰汤；痫病之风痰闭阻证用定痫丸。

考点发散：痫病之心脾两虚证的证机为痫病日久，耗伤气血，心脾两伤，心神失养，治宜补益气血，健脾宁心。癫病属性格行为异常的精神疾病。癫属阴，多属虚证，以沉默痴呆，语无伦次，静而多喜为特征。癫病之痰气郁结的证机为肝气郁滞，脾失健运，痰郁气结，蒙蔽神窍，治宜理气解郁，化痰醒神。

细目六　痴　呆

一、A1 型题

1. 下列各项，不属于痴呆临床表现的是

  A. 呆傻愚笨　　　B. 智能低下

  C. 反应迟钝　　　D. 狂躁不安

  E. 神情淡漠

答案解析：D。狂证是以精神亢奋，狂躁不安，喧扰不宁，骂詈毁物，动而多怒为特征，故狂躁不安不属于痴呆病。痴呆是由髓减脑消，神机失用所导致的一种神志异常的疾病，以呆傻愚笨、智能低下、善忘为主要临床表现。轻者可见神情淡

漠，寡言少语，反应迟钝。重则表现为终日不语，或闭门独居，或口中喃喃，言语颠倒，行为失常，忽笑忽哭，或不欲食，数日不知饥饿等。

考点发散：痴呆的形成以内因为主，多由于年迈体虚、七情内伤、久病耗损等原因导致气血不足，肾精亏耗，脑髓失养，或气滞、痰浊、血瘀于脑而成。故治疗当以开郁逐痰、活血通窍、平肝泻火治其标，补虚扶正、充髓养脑治其本。为加强滋补作用，常加血肉有情之品。治疗时宜在扶正补虚、填补肾精的同时，注意培补后天脾胃，以使脑髓得充，化源得滋。同时，须注意补虚切忌滋腻太过，以免滋腻损伤脾胃，酿生痰浊。

2. 痴呆的主要病位是

  A. 脑　　　　　　B. 心

  C. 肝　　　　　　D. 脾

  E. 肾

答案解析：A。痴呆的病位主要在脑，与心、肝、脾、肾均有关系，病理性质多属本虚标实之候，本虚为阴精、气血亏虚、标实为气、火、痰、瘀内阻于脑。

考点发散：脑为髓海，元神之府，神机之用。人至老年，脏腑功能减退，年高阴气自半，肝肾阴虚，或肾中精气不足，不能生髓，髓海空虚，髓减脑消，则神机失用而成痴呆；郁怒伤肝，肝失疏泄，可导致肝气郁结，肝气乘脾，脾失健运，则聚湿生痰，蒙蔽清窍，使神明被扰，神机失用而形成痴呆；久思积虑，耗伤心脾，心阴心血暗耗，脾虚气血生化无源，气血不足，脑失所养，神明失用；或惊恐伤肾，肾虚精亏，髓海失充，脑失所养，皆可导致神明失用，神情失常，发为痴呆。

3. 痴呆的基本病机是

  A. 痰气郁结，气机不畅

  B. 气虚下陷，清阳不升

  C. 髓海不足，神机失用

  D. 气郁痰火，阴阳失调

  E. 气机逆乱，阴阳失调

答案解析：C。痴呆是由髓减脑消，神机失用所导致的一种神志异常的疾病，其基本病机为髓海不足，神机失用。

考点发散：痴呆在病机上常发生转化。一是气滞、痰浊、血瘀之间可以相互转化。二是气滞、痰浊、

血瘀可以化热，而形成肝火、瘀热、痰热，上扰清窍。三是虚实之间的转化，实证的痰浊、瘀血日久，则损及心脾、耗伤心阴、伤及肝肾；虚证日久，气血亏虚，气血运行不畅，则转化为实证。

4. 痴呆辨证首当分清的是

    A. 虚证与实证   B. 病情长与短

    C. 病情轻与重   D. 先天与后天

    E. 成年与老年

答案解析：D。痴呆辨证应首先辨先天与后天，再辨虚实。先天性痴呆多于幼年起病，与禀赋不足有关，治疗大多非常困难。后天性痴呆与老年体虚、久病有关，或与中毒、外伤有关，起病多在成年后。

考点发散：痴呆属虚者，临床主要以神气不足、面色失荣、形体消瘦、言行迟弱为特征，可分为髓海不足、肝肾亏虚、脾肾两虚等证；痴呆属实者，除见智能减退、表情反应呆钝外，临床还可见因浊实之邪蒙神扰窍而引起情志、性格方面或亢奋或抑制的明显改变，以及痰浊、瘀血、风火等诸实邪引起的相应证候。

二、A2 型题

1. 患者，女，36 岁，呆傻愚笨，寡言少语，表情淡漠，神志痴呆，反应迟钝，不思饮食，舌苔腻，脉弦滑。应首选的方剂是

    A. 七福饮   B. 还少丹

    C. 涤痰汤   D. 通窍活血汤

    E. 定痫丸

答案解析：C。患者呆傻愚笨，寡言少语，表情淡漠，神志痴呆，反应迟钝，不思饮食，舌苔腻，脉弦滑属痴呆痰浊蒙窍证，治宜豁痰开窍，健脾化浊，方用涤痰汤。七福饮用于痴呆髓海不足证；还少丹用于痴呆脾肾两虚证；通窍活血汤用于痴呆瘀血内阻证；定痫丸用于痫病风痰闭阻证。

三、B1 型题

（1~2 题共用备选答案）

    A. 补肾益髓，填精养神

    B. 补肾健脾，益气生精

    C. 豁痰开窍，健脾化浊

    D. 活血化瘀，开窍醒脑

    E. 理气解郁，化痰醒脾

1. 痴呆痰浊蒙窍证，其治法是

2. 痴呆瘀血内阻证，其治法是

答案解析：1. C 2. D。痰浊蒙窍证治宜豁痰开窍，健脾化浊；瘀血内阻证治宜活血化瘀，开窍醒脑；髓海不足证治宜补肾益髓，填精养神；脾肾两虚证治宜补肾健脾，益气生精；癫证痰气郁结证治宜理气解郁，化痰醒神。

考点发散：痰浊蒙窍证的证机是痰浊上蒙，清窍被阻，治以豁痰开窍，健脾化浊，故用涤痰汤；瘀血内阻证的证机为瘀血阻滞，脑脉痹阻，治以活血化瘀，开窍醒脑，故用通窍活血汤。

第四单元　脾胃病证

细目一　胃　痛

一、A1 型题

1. 胃痛的治疗原则是

    A. 疏肝和胃止痛   B. 调和脾胃止痛

    C. 理气和胃止痛   D. 理气活血止痛

    E. 益气健脾止痛

答案解析：C。胃痛的基本病机是胃气阻滞，胃失和降，不通则痛。其治疗以理气和胃止痛为主，审证求因，运用通法，开其郁滞，调其升降。

考点发散：所谓"胃以通为补"，要从广义的角度去理解和运用"通"法，如散寒、消食、疏肝、泄热、化瘀、养阴、温阳等，应灵活应用。

2. 胃痛属寒邪客胃者的治法是

    A. 散寒止痛   B. 消食导滞

    C. 疏肝理气   D. 活血化瘀

    E. 温中健脾

答案解析：A。胃痛属寒邪客胃者，治疗当温胃散寒，行气止痛。

考点发散：胃痛寒邪客胃证的主症为：胃痛暴作，恶寒喜暖，得温痛减，遇寒加重，口淡不渴，或喜热饮，舌淡苔薄白，脉弦紧。为寒凝胃脘，阳气被遏，气机阻滞所致，治宜温胃散寒，行气止痛，方用良附丸加减。

3. 下列各项,不属于胃痛胃阴亏虚证主症的是

A. 胃脘隐痛　　　　B. 泛酸嘈杂

C. 口燥咽干　　　　D. 大便干燥

E. 舌红少津

答案解析：B。泛酸嘈杂是胃阴亏虚之胃痛的兼症,不是主症。

考点发散：胃阴亏虚之胃痛的主症为：胃脘隐隐灼痛,似饥而不欲食,口燥咽干,五心烦热,消瘦乏力,口渴思饮,大便干结,舌红少津,脉细数。为胃阴亏耗,胃失濡养所致,治宜养阴益胃,和中止痛,方用一贯煎合芍药甘草汤加减。

4. 最易引起胃痛的外邪是

A. 燥邪　　　　　　B. 风邪

C. 寒邪　　　　　　D. 热邪

E. 暑邪

答案解析：C。外邪犯胃致胃痛,以寒邪为主,可兼有风邪、湿邪。

考点发散：胃痛的病因包括外邪犯胃、饮食伤胃、情志不畅和脾胃素虚。

5. 治疗胃痛之饮食伤胃证,应首选的方剂是

A. 柴胡疏肝散　　　B. 保和丸

C. 失笑散合丹参饮　D. 黄芪建中汤

E. 清中汤

答案解析：B。胃痛之饮食伤胃证的疼痛特点为胃脘胀痛,嗳腐吞酸,治宜消食导滞,和胃止痛,方用保和丸。

考点发散：柴胡疏肝散是治疗胃痛之肝气犯胃证的代表方剂；失笑散合丹参饮是治疗胃痛之瘀血停胃证的代表方剂；良附丸是治疗胃痛之寒邪客胃证的代表方剂；黄芪建中汤是治疗胃痛之脾胃虚寒证的代表方剂；清中汤是治疗胃痛之湿热中阻证的代表方剂。

二、A2 型题

1. 患者,男性,65 岁。胃脘灼热,痛势急迫,口干口苦,纳呆,恶心,舌红苔黄腻,脉滑数。其治法是

A. 疏肝解郁,理气止痛

B. 清化湿热,理气和胃

C. 养阴益胃,和中止痛

D. 化瘀通络,理气和胃

E. 温胃散寒,行气止痛

答案解析：B。该患者辨证为胃痛之湿热中阻证。此证为湿热蕴结,胃气痞阻所致,治宜清化湿热,理气和胃,方用清中汤加减。

2. 患者,中年男性。胃病病史 5 年,胃脘疼痛剧烈,痛如刀割,痛有定处,拒按,面色晦暗无华,唇紫暗,舌暗,有瘀斑,脉涩。应首选的方剂是

A. 柴胡疏肝散　　　B. 良附丸

C. 失笑散合丹参饮　D. 黄芪建中汤

E. 清中汤

答案解析：C。患者主症为胃痛,痛有定处,拒按,伴有瘀血之舌脉,故辨证当为瘀血停胃,治宜化瘀通络,理气和胃,方用失笑散合丹参饮。

3. 患者,女性,25 岁。既往无胃痛病史,现胃痛暴作,恶寒喜暖,得温痛减,遇寒加重,喜热饮,舌淡苔白,脉弦紧。应首选的方剂是

A. 柴胡疏肝散　　　B. 良附丸

C. 失笑散合丹参饮　D. 黄芪建中汤

E. 清中汤

答案解析：B。该患胃痛暴作,遇寒痛甚,得温则痛减,为实寒证,辨证当为胃痛之寒邪客胃证,治宜温胃散寒,行气止痛,方用良附丸。

三、B1 型题

(1~2 题共用备选答案)

A. 胃脘胀痛,攻撑作痛,脘痛连胁

B. 胃脘灼痛,饥不欲食,口燥咽干

C. 胃脘隐痛,喜温喜按,空腹痛甚

D. 胃脘刺痛,痛有定处,按之痛甚

E. 胃脘胀痛,胀满拒按,嗳腐吞酸

1. 胃痛之饮食伤胃证的特点是

2. 胃痛之肝气犯胃证的特点是

答案解析：1. E　2. A。饮食伤胃之胃痛的特点为胃脘疼痛,胀满拒按,嗳腐吞酸,或呕吐不消化食物,吐后痛减,不思饮食,大便不爽,得矢气及排便后稍舒,舌苔厚腻,脉滑。肝气犯胃之胃痛的特点是胃脘胀痛,痛连两胁,遇烦恼则痛作或痛甚,嗳气、矢气则痛舒,胸闷嗳气,善太息,脉弦。

考点发散：胃痛之胃阴亏耗证的疼痛特点为胃脘灼痛；胃痛之脾胃虚寒证的疼痛特点为胃脘隐痛；胃痛之瘀血停胃证的疼痛特点为胃脘刺痛。

细目二 胃痞

一、A1 型题

1. 胃痞的主要病变脏腑是

A. 肝脾 　　　　　B. 肝胃

C. 脾胃 　　　　　D. 脾肾

E. 肝肾

答案解析：C。胃痞的病位在胃，与肝脾关系密切，与脾关系最密切。

2. 胃痞的关键病机是

A. 中焦气机不利，脾胃升降失职

B. 下焦气机不利，肝肾升降失职

C. 上焦气机不利，心肺升降失职

D. 三焦气机不利，心脾升降失职

E. 三焦气机不利，肠道传导失司

答案解析：A。中焦气机不利，脾胃升降失职是胃痞发生的病机关键。

3. 胃痞首当分清的辨证是

A. 寒热 　　　　　B. 表里

C. 阴阳 　　　　　D. 虚实

E. 温凉

答案解析：D。胃痞的辨证首先要辨虚实。胃痞能食，食后尤甚，饥时可缓，伴便秘，舌苔厚腻，脉实有力者为实痞。饥饱均满，食少纳呆，大便清利，脉虚无力者属虚痞。

4. 胃痞的治疗原则是

A. 疏肝解郁，理气止痛

B. 清化湿热，理气和胃

C. 养阴益胃，和中止痛

D. 化瘀通络，理气和胃

E. 调理脾胃，行气除痞

答案解析：E。胃痞的治疗总以调理脾胃升降，行气除痞消满为基本法则。

考点发散：胃痞的治疗应实者泻之，虚者补之，虚实夹杂者消补并用。

5. 治疗胃痞之痰湿中阻证，应首选的方剂是

A. 四逆散 　　　　B. 半夏泻心汤

C. 二陈平胃汤 　　D. 补中益气汤

E. 保和丸

答案解析：C。痰湿内阻之胃痞症见脘腹痞塞不舒，胸膈满闷，头晕目眩，身重困倦，呕恶纳呆，口淡不渴，小便不利，舌苔白厚腻，脉沉滑，治

宜除湿化痰，理气和中，方用二陈平胃汤。

6. 治疗胃痞之饮食内停证，应首选的方剂是

A. 四逆散 　　　　B. 半夏泻心汤

C. 平胃散合二陈汤 　D. 补中益气汤

E. 保和丸

答案解析：E。饮食内停之胃痞症见脘腹痞闷而胀，进食尤甚，拒按，嗳腐吞酸，恶食呕吐，或大便不调，矢气频作，味臭如败卵，舌苔厚腻，脉滑，治宜消食和胃，行气除痞，方用保和丸。

二、A2 型题

1. 患者，女性，35 岁。平素性情急躁，近日自觉脘腹痞闷，胸胁胀痛，心烦易怒，善太息，呕恶嗳气，大便不爽，舌质淡红，苔薄白，脉弦。应首选的方剂是

A. 枳术丸 　　　　B. 越鞠丸合枳术丸

C. 连朴饮 　　　　D. 益胃汤

E. 半夏泻心汤

答案解析：B。该患者以脘腹痞闷为主要症状，伴有一系列肝气郁结的症状，故辨证当为胃痞肝胃不和证，治宜疏肝解郁，和胃消痞，方用越鞠丸合枳术丸。

2. 患者，老年男性。现症见脘腹满闷，时轻时重，纳呆便溏，神疲乏力，少气懒言，语声低微，舌质淡，苔薄白，脉细弱。其治法是

A. 疏肝解郁，和胃消痞

B. 除湿化痰，理气和中

C. 清热化湿，和胃消痞

D. 养阴益胃，调中消痞

E. 补气健脾，升清降浊

答案解析：E。该患者以脘腹满闷，时轻时重为主症，伴有一系列脾胃虚弱的症状，故辨证当为胃痞之脾胃虚弱证，治宜补气健脾，升清降浊，方用补中益气汤。

3. 患者，男性，50 岁。近日自觉脘腹痞闷，恶心，口干不欲饮，口苦，纳少，舌质红，苔黄腻，脉滑数。应首选的方剂是

A. 二陈平胃汤 　　B. 连朴饮

C. 柴胡疏肝散 　　D. 益胃汤

E. 补中益气汤

答案解析：B。该患者以脘腹痞闷为主症，当诊断为胃痞，舌质红、苔黄腻、脉滑数为湿热之象，故辨证为湿热阻胃证，治宜清热化湿，和胃消痞，

方用连朴饮。

考点发散：二陈平胃汤是治疗胃痞之痰湿中阻证的代表方剂；柴胡疏肝散是治疗胃痞之肝胃不和证的代表方剂；益胃汤是治疗胃痞之胃阴不足证的代表方剂；补中益气汤是治疗胃痞之脾胃虚弱证的代表方。

三、B1 型题

（1～2 题共用备选答案）

A. 疏肝解郁，和胃消痞

B. 除湿化痰，理气和中

C. 清热化湿，和胃消痞

D. 养阴益胃，调中消痞

E. 补气健脾，升清降浊

1. 胃痞胃阴不足证的治疗原则是

2. 胃痞湿热阻胃证的治疗原则是

答案解析：1. D　2. C。胃阴不足之胃痞症见脘腹痞闷，嘈杂，饥不欲食，恶心嗳气，口燥咽干，大便秘结，舌红少苔，脉细数，治宜养阴益胃，调中消痞。湿热阻胃之胃痞症见脘腹痞闷，或嘈杂不舒，恶心呕吐，口干不欲饮，口苦，纳少，舌红苔黄腻，脉滑数，治宜清热化湿，和胃消痞。

考点发散：治疗胃痞之胃阴不足证方用益胃汤。治疗胃痞之湿热阻胃证方用连朴饮。

细目三　呕　吐

一、A1 型题

1. 呕吐的治疗原则是

A. 疏肝理气　　　　B. 健脾和胃

C. 和胃降逆　　　　D. 益气健脾

E. 疏肝健脾

答案解析：C。呕吐的病机总属胃失和降，胃气上逆，其总的治疗原则当为和胃、降逆、止呕。

考点发散：实证呕吐当以祛邪为先，注重辛散邪气，开结宣壅，以达到和降胃气的目的。虚证治疗当以扶正为主，以求正复而呕吐自愈。对于虚实夹杂者，应细审其标本缓急主次而治之。

2. 呕吐的主要病变脏腑是

A. 胃　　　　　　　B. 脾

C. 肝　　　　　　　D. 胆

E. 小肠

答案解析：A。呕吐的病变脏腑主要在胃，还与肝脾有密切的关系。

3. 治疗呕吐之痰饮中阻证，应首选的方剂是

A. 藿香正气散　　　B. 四七气汤

C. 左金丸　　　　　D. 苓桂术甘汤

E. 麦门冬汤

答案解析：D。苓桂术甘汤治疗呕吐之痰饮中阻证；麦门冬汤治疗呕吐之胃阴不足证；藿香正气散治疗呕吐之外邪犯胃证；四七气汤治疗呕吐之肝气犯胃证；左金丸治疗肝气犯胃型呕吐症见呕吐酸水，嗳气频繁，心烦口渴，胸胁胀痛，脉弦等。

考点发散：呕吐之痰饮中阻证症见呕吐清水痰涎，脘闷不食，头眩心悸，舌苔白腻，脉滑。治宜温中化饮，和胃降逆。

4. 治疗呕吐之食滞内停证，应首选的方剂是

A. 藿香正气散　　　B. 四七气汤

C. 保和丸　　　　　D. 苓桂术甘汤

E. 麦门冬汤

答案解析：C。呕吐之食滞内停证症见呕吐酸腐，脘腹胀满，嗳气厌食，大便溏或结，舌苔厚腻，脉滑实。治宜消食化滞，和胃降逆，方用保和丸。

考点发散：藿香正气散治疗呕吐之外邪犯胃证；四七气汤治疗呕吐之肝气犯胃证；苓桂术甘汤治疗呕吐之痰饮中阻证；麦门冬汤治疗呕吐之胃阴不足证。

二、A2 型题

1. 患者，女性。突然呕吐，胸脘满闷，发热恶寒，头身疼痛，舌苔白腻，脉濡数。应首选的方剂是

A. 黄连香薷饮　　　B. 藿香正气散

C. 理中汤　　　　　D. 苓桂术甘汤

E. 新加香薷饮

答案解析：B。该患者以呕吐为主症，伴有外感症状，故诊断为呕吐之外邪犯胃证，治宜疏邪解表，化浊和中，方用藿香正气散。

考点发散：黄连香薷饮治疗夏令感受暑湿，呕吐而并见心烦口渴者；理中汤治疗呕吐之脾胃阳虚证；苓桂术甘汤治疗呕吐之痰饮中阻证；新加香薷饮是《温病条辨》中治疗暑温兼湿证的方剂。

2. 患者，女性，40 岁。平素性情急躁，现症见呕吐吞酸，嗳气频繁，胸胁胀痛，舌淡红，苔薄，脉弦。应首选的方剂是

A. 四逆散　　　　　B. 理中汤

C. 四七汤　　　　　D. 左金丸

E. 旋覆代赭汤

答案解析：C。该患者以呕吐为主症，伴有肝郁症状，故诊断为呕吐之肝气犯胃证，治宜疏肝理气，和胃降逆，方用四七汤。

考点发散：四逆散主治阳郁厥逆证；理中汤治疗呕吐之脾胃阳虚证；肝火犯胃，脘胁疼痛，口苦嘈杂，呕吐酸水，不喜热饮，方用左金丸；旋覆代赭汤主治胃虚痰阻气逆证。

3. 患者，女性，47岁。平素体虚，近日恶心呕吐，食欲不振，食入难化，脘部痞闷，大便不畅，舌淡胖，苔薄，脉细。应首选的方剂是
   A. 藿香正气散　　B. 保和丸
   C. 四七汤　　　　D. 香砂六君子汤
   E. 麦门冬汤

答案解析：D。该患以恶心呕吐为主症，应诊断为呕吐病，伴有食欲不振、食入难化，脘部痞闷等脾胃气虚的症状，舌脉均为气虚之象，故诊断为呕吐之脾胃气虚证，治宜健脾益气，和胃降逆，方用香砂六君子汤。

考点发散：藿香正气散治疗呕吐之外邪犯胃证；保和丸治疗呕吐之食滞内停证；四七汤治疗呕吐之肝气犯胃证；麦门冬汤治疗呕吐之胃阴不足证。

三、B1 型题

（1~2题共用备选答案）
   A. 香砂六君子汤　　B. 麦门冬汤
   C. 半夏泻心汤　　　D. 补中益气汤
   E. 理中汤

1. 治疗呕吐之脾胃气虚证，应首选的方剂是
2. 治疗呕吐之脾胃阳虚证，应首选的方剂是

答案解析：1. A　2. E。呕吐之脾胃气虚证症见恶心呕吐，食欲不振，食入难化，脘部痞闷，大便不畅，舌淡胖，苔薄，脉细。治宜健脾益气，和胃降逆。方用香砂六君子汤加减。呕吐之脾胃阳虚证症见饮食稍多即吐，时作时止，面色㿠白，倦怠乏力，喜温恶寒，四肢不温，大便溏，舌淡，脉濡弱。治宜温中健脾，和胃降逆。方用理中汤加减。

细目四　噎膈

一、A1 型题

1. 噎膈的病位是
   A. 胃　　　　　　B. 食道

C. 肝　　　　　　D. 脾
   E. 肾

答案解析：B。噎膈的病位在食道，属胃所主，病变脏腑与肝、脾、肾有关。

2. 噎膈的病理因素是
   A. 气、痰、瘀　　B. 气、血、瘀
   C. 气、火、瘀　　D. 痰、火、瘀
   E. 痰、血、瘀

答案解析：A。噎膈的基本病机是气、痰、瘀交结，阻隔于食道胃脘所致，病理性质总属本虚标实。

考点发散：噎膈初期以标实为主，痰气交阻于食道及胃，故吞咽梗噎不顺，继则瘀血内结，气、痰、瘀交互搏结，胃之通降阻塞，上下不通，因此饮食难下，食而复出。久则气郁化火，或痰瘀生热，伤阴耗液，由实转虚，病情加重。

3. 噎膈与梅核气的鉴别点是
   A. 均为有形之物瘀阻所致
   B. 均为无形之邪瘀阻所致
   C. 噎膈为有形之物瘀阻所致
   D. 梅核气为有形之邪瘀阻所致
   E. 噎膈为无形之邪瘀阻所致

答案解析：C。噎膈与梅核气均见咽中梗塞不舒的症状。噎膈为有形之物瘀阻于食道，吞咽困难。梅核气为气逆痰阻于咽喉，为无形之气，咽中有梗塞不舒的感觉，但无吞咽困难。

4. 噎膈日久可以转变的病证是
   A. 呕吐　　　　　B. 呃逆
   C. 关格　　　　　D. 胸痹
   E. 癃闭

答案解析：C。噎膈日久可变生它症，如虚劳、水肿、积聚。噎膈发展至后期，因阳竭于上而水谷不入，阴竭于下而二便不通，则转为关格。

二、A2 型题

1. 患者，男性，60岁。现症见吞咽梗塞，胸膈痞满，疼痛，情志舒畅时可减轻，情志抑郁时加重，嗳气呃逆，呕吐痰涎，舌质红，苔薄腻，脉弦滑。应首选的方剂是
   A. 通幽汤　　　　B. 沙参麦冬汤
   C. 五汁安中饮　　D. 启膈散
   E. 竹叶石膏汤

答案解析：D。患者以吞咽梗塞为主症，伴有痰浊

内阻及肝气郁结的症状，故诊断为痰气交阻之噎膈，治宜开郁化痰，润燥降气，方用启膈散。

考点发散：通幽汤是治疗噎膈之瘀血内结证的代表方剂。沙参麦冬汤及五汁安中饮、竹叶石膏汤均是治疗噎膈之津亏热结证的代表方剂。

2. 患者，男，50岁。症见水饮不下，泛吐多量黏液白沫，面浮足肿，面色㿠白，形寒气短，精神疲惫，腹胀，舌淡苔白，脉细弱。应首选的方剂是

A. 沙参麦冬汤　　　B. 五汁安中饮

C. 通幽汤　　　　　D. 补气运脾汤

E. 竹叶石膏汤

答案解析：D。患者以水饮不下为主症，伴有脾肾阳虚的症状，故诊断为气虚阳微之噎膈，治宜温补脾肾，方用补气运脾汤加减。

3. 患者，老年男性，症见饮食难下，胸膈疼痛，固定不移，肌肤甲错，形体消瘦，舌质紫暗，脉细涩。应首选的方剂是

A. 启膈散　　　　　B. 沙参麦冬汤

C. 通幽汤　　　　　D. 补气运脾汤

E. 竹叶石膏汤

答案解析：C。患者以饮食难下为主症，应诊断为噎膈，伴有疼痛部位固定不移、肌肤甲错等瘀血内结症状，舌脉均为瘀血之象，故应诊断为噎膈之瘀血内结证，治宜滋阴养血，破血行瘀，方用通幽汤。

考点发散：沙参麦冬汤及竹叶石膏汤均是治疗噎膈之津亏热结证的代表方剂；启膈散是治疗噎膈之痰气交阻证的代表方剂；补气运脾汤是治疗噎膈之气虚阳微证的代表方剂。

三、B1 型题

（1~2题共用备选答案）

A. 滋阴养血，破血行瘀

B. 滋养津液，泻热散结

C. 温补脾肾，固肾健脾

D. 开郁化痰，润燥降气

E. 益气健脾，补肾温阳

1. 噎膈之痰气交阻证的治疗原则是

2. 噎膈之瘀血内结证的治疗原则是

答案解析：1. D　2. A。噎膈之痰气交阻证是以吞咽梗塞伴有肝气郁结之症状为主症，治宜开郁化痰，润燥降气，方用启膈散。噎膈之瘀血内结证是以饮食难下伴有瘀血内阻之症状为主症，治宜

滋阴养血，破血行瘀，方用通幽汤。

考点发散：噎膈之津亏热结证治宜滋养津液，泻热散结。噎膈之气虚阳微证治宜温补脾肾。

细目五　呃　逆

一、A1 型题

1. 呃逆的病位是

A. 胃　　　　　　　B. 肝

C. 膈　　　　　　　D. 脾

E. 肾

答案解析：C。呃逆的病位在膈，病变的关键脏腑在胃，与肝、脾、肺、肾相关。

考点发散：呃逆的基本病机是胃失和降，膈间气机不利，胃气上逆动膈。

2. 呃逆辨证首当分清的是

A. 气血阴阳　　　　B. 虚实寒热

C. 表里阴阳　　　　D. 表里虚实

E. 脏腑虚实

答案解析：B。呃逆的辨证当先辨虚实寒热，再辨病情轻重。

考点发散：呃逆声高，气涌有力，连续发作，多属实证；呃逆时断时续，气怯声低乏力，多属虚证；呃声洪亮，冲逆而出，口臭烦渴，多属热证；呃声沉缓有力，得寒则甚，得热则减，多属寒证。

3. 呃逆的基本治则是

A. 养胃生津，降逆止呃

B. 温补脾胃，降逆止呃

C. 清胃泻火，降逆止呃

D. 温中散寒，降逆止呃

E. 理气和胃，降逆止呃

答案解析：E。呃逆一证，总由胃气上逆动膈而成，所以理气和胃、降逆止呃为其基本治法。

考点发散：止呃要分清寒热虚实，分别施以祛寒、清热、补虚、泻实之法，应在上述辨证的基础上和胃降逆止呃。

4. 重危病人出现呃逆症状，其治则是

A. 顺气解郁，和胃降逆

B. 温补脾胃，降逆止呃

C. 大补元气，急救胃气

D. 养胃生津，降逆止呃

E. 大补元气，回阳救逆

答案解析：C。重危病证中出现呃逆，治当大补元

气，急救胃气。

考点发散：重危病人出现呃逆断续不继，呃声低微，气不得续，饮食难进，脉细沉伏，是元气衰败，胃气将绝之危候。

二、A2 型题

1. 患者症见呃声洪亮有力，冲逆而出，胸膈烦热，口臭烦渴，喜冷饮，大便秘结，小便短赤，舌黄燥，脉滑数。应首选的方剂是

A. 益胃汤   B. 凉膈散

C. 旋覆代赭汤   D. 血府逐瘀汤

E. 五磨饮子

答案解析：B。该患者以呃声洪亮有力，冲逆而出为主症，当为实热呃逆，伴有中焦实热的症状，治当清上泄下，降逆止呃，方用凉膈散。

考点发散：益胃汤是治疗呃逆之胃阴不足证的代表方剂；旋覆代赭汤主治心下痞硬，噫气不除；肝郁气滞，日久成瘀，瘀血内阻，胸胁刺痛，久呃不止，方用血府逐瘀汤；五磨饮子是治疗呃逆之气机郁滞证的代表方剂。

2. 患者症见呃声低长无力，气不得续，泛吐清水，脘腹不舒，喜温喜按，面色㿠白，手足不温，食少乏力，便溏，舌淡，苔薄白，脉细弱。应首选的方剂是

A. 金匮肾气丸   B. 理中丸

C. 丁香散   D. 旋覆代赭汤

E. 五磨饮子

答案解析：B。该患者以呃声低长无力，气不得续为主症，当辨为呃逆虚证，伴有一系列中焦虚寒的症状，故辨证为脾胃阳虚证，治宜温补脾胃，降逆止呃，方用理中丸。

考点发散：金匮肾气丸为治疗肾阳虚证的代表方剂；丁香散为治疗呃逆之胃寒气逆证的代表方剂。

3. 患者，男性，35 岁。近日受凉后出现呃逆，呃声沉缓有力，胸膈及胃脘不舒，得热则减，遇寒加重，进食减少，喜食热饮，舌苔白润，脉迟缓。应首选的方剂是

A. 竹叶石膏汤   B. 五磨饮子

C. 理中丸   D. 丁香散

E. 益胃汤

答案解析：D。患者呃声沉缓有力，得热则减，遇寒加重，喜食热饮，舌苔白润，脉迟缓。四诊合参证属寒蓄中焦，气机不利，胃气上逆，属胃寒

气逆证，治以温中散寒，降逆止呃之法，方药首选丁香散。

考点发散：竹叶石膏汤是治疗呃逆之胃火上逆证的代表方剂；五磨饮子是治疗呃逆之气机郁滞证的代表方剂；理中丸是治疗呃逆之脾胃阳虚证的代表方剂；益胃汤是治疗呃逆之胃阴不足证的代表方剂。

三、B1 型题

(1~2 题共用备选答案)

A. 五磨饮子   B. 理中丸

C. 益胃汤   D. 丁香散

E. 竹叶石膏汤

1. 治疗呃逆之胃火上逆证，应首选的方剂是

2. 治疗呃逆之胃阴不足证，应首选的方剂是

答案解析：1. E   2. C。呃逆之胃火上逆证是以呃声洪亮有力，冲逆而出为主症，伴有一系列中焦实热的症状，治宜清胃泄热，降逆止呃，方用竹叶石膏汤。呃逆之胃阴不足证是以呃声短促不得续为主症，伴有一系列阴虚症状，治宜养胃生津，降逆止呃，方用益胃汤。

细目六　腹　痛

一、A1 型题

1. 腹痛与胃痛的鉴别要点是

A. 疼痛的病因   B. 疼痛的部位

C. 疼痛的程度   D. 疼痛的时间

E. 疼痛的性质

答案解析：B。腹痛是指以胃脘以下、耻骨毛际以上部位发生疼痛为主症的病证。胃痛是指以上腹胃脘部近心窝处疼痛为主症的病证。

考点发散：胃处腹中，与肠相连，腹痛常伴有胃痛的症状，胃痛亦时有腹痛的表现，需进一步鉴别，胃痛部位在心下胃脘之处，常伴恶心、嗳气等胃病症状，腹痛部位在胃脘以下，恶心、嗳气症状在腹痛中很少见到。

2. 腹痛寒邪内阻证的疼痛特点是

A. 腹部胀痛，攻窜不定

B. 腹痛绵绵，时作时止

C. 腹部胀满，嗳腐吞酸

D. 腹痛急暴，得温痛减

E. 腹痛较剧，痛处固定

答案解析：D。寒邪内阻腹痛的疼痛以腹痛拘急，

遇寒痛甚，得温痛减，形寒肢冷，苔白，脉沉紧为主要表现，治宜温里散寒，理气止痛，方用良附丸合正气天香散。

考点发散：腹部胀痛，攻窜不定为腹痛肝郁气滞证之疼痛特点；腹痛绵绵，时作时止为腹痛中虚脏寒证之疼痛特点；腹部胀满，嗳腐吞酸为腹痛饮食积滞证的疼痛特点；腹痛较剧，痛处固定为腹痛瘀血内停证的疼痛特点。

3. 下列各项，不属于腹痛病理性质的是

A. 寒 　　　　　　 B. 热

C. 虚 　　　　　　 D. 痰

E. 实

答案解析：D。腹痛的病理因素主要有寒凝、火郁、食积、气滞、血瘀，其病理性质不外乎寒、热、虚、实四端，四者往往相互错杂，亦可互为因果，相互转化。

考点发散：腹痛的基本病机为脏腑气机阻滞，气血运行不畅，经脉痹阻，不通则痛，或脏腑经脉失养，不荣则痛。

4. 瘀血腹痛的疼痛特点是

A. 腹部胀痛，攻窜不定

B. 腹痛绵绵，时作时止

C. 腹部刺痛，痛处不移

D. 腹痛急暴，得温痛减

E. 腹部胀满，疼痛拒按

答案解析：C。瘀血腹痛以腹部刺痛，痛处不移，痛如针刺为特点，伴有瘀血之舌脉，治宜活血化瘀，和络止痛。

5. 治疗腹痛之湿热壅滞证，应首选的方剂是

A. 小建中汤 　　　　 B. 柴胡疏肝散

C. 枳实导滞丸 　　　 D. 大承气汤

E. 少腹逐瘀汤

答案解析：D。小建中汤是治疗腹痛之中虚脏寒证的代表方剂；柴胡疏肝散是治疗腹痛之肝郁气滞证的代表方剂；枳实导滞丸是治疗腹痛之饮食积滞证的代表方剂；少腹逐瘀汤是治疗腹痛之瘀血内停证的代表方剂。

考点发散：腹痛之瘀血内停证症见腹痛较剧，痛如针刺，痛处固定，经久不愈，舌质紫暗，脉细涩。治宜活血化瘀，和络止痛。方用少腹逐瘀汤。

二、A2 型题

1. 患者，女，42 岁，有腹痛史 3 年。腹痛较剧，痛

处不移，伴有月经不调，舌紫暗，脉弦。其治法是

A. 散寒温里，理气止痛

B. 疏肝解郁，理气止痛

C. 活血化瘀，和络止痛

D. 泄热通腹，行气导滞

E. 消食导滞，理气止痛

答案解析：C。患者有腹痛症状，舌脉为瘀血之象，当辨证为腹痛之瘀血内停证，治宜活血化瘀，和络止痛。

2. 患者，男，15 岁。突发腹痛，拒按，嗳腐吞酸，腹痛泻后痛减，舌苔厚，脉滑实有力。应首选的方剂是

A. 小建中汤 　　　　 B. 柴胡疏肝散

C. 枳实导滞丸 　　　 D. 大承气汤

E. 乌梅丸

答案解析：C。该患者以突发腹痛，拒按，嗳腐吞酸，泻后痛减为主症，应辨为腹痛饮食积滞证，治宜消食导滞，理气止痛，方用枳实导滞丸。

考点发散：小建中汤为治疗腹痛之中虚脏寒证的代表方剂；柴胡疏肝散为治疗腹痛之肝郁气滞证的代表方剂；大承气汤为治疗腹痛之湿热壅滞证的代表方剂；乌梅丸为治疗蛔虫腹痛的代表方剂。

3. 患者，女性，42 岁。近日腹痛胀闷，痛无定处，痛引少腹，时作时止，得矢气则舒，遇忧思恼怒则剧，舌淡红，苔薄白，脉弦。应首选的方剂是

A. 小建中汤 　　　　 B. 柴胡疏肝散

C. 枳实导滞丸 　　　 D. 大承气汤

E. 乌梅丸

答案解析：B。该患者以腹痛胀闷为主症，伴有肝气郁结症状，故应诊断为腹痛之肝郁气滞证，治宜疏肝解郁，理气止痛，方用柴胡疏肝散。

三、B1 型题

（1～2 题共用备选答案）

A. 小建中汤 　　　　 B. 柴胡疏肝散

C. 枳实导滞丸 　　　 D. 大承气汤

E. 瓜蒂散

1. 治疗腹痛之湿热壅滞证，应首选的方剂是

2. 治疗腹痛之饮食积滞证，应首选的方剂是

答案解析：1. D　2. C。腹痛之湿热壅滞证以腹痛拒按，烦渴引饮，舌红，苔黄腻，脉滑数为主症，治宜泄热通腹，行气导滞，方用大承气汤。腹痛

之饮食积滞证以脘腹胀满疼痛，拒按，嗳腐吞酸泻后痛减为主症，治宜消食导滞，理气止痛，方用枳实导滞丸。

细目七 泄 泻

一、A1 型题

1. 泄泻的主要病理因素是

A. 寒　　　　　　　B. 热

C. 风　　　　　　　D. 暑

E. 湿

答案解析：E。泄泻的病理因素主要是湿邪。外邪致泻以湿邪最为重要，其他邪气都需与湿邪兼夹，方能成泻。湿邪包括外感湿邪和脾虚生湿两种。

考点发散：一般来说，暴泻多由湿盛伤脾或食滞生湿，壅滞中焦，脾为湿困所致。久泻多由脾脏自虚或他脏及脾，脾失健运，水谷不化，湿浊内生所致。

2. 泄泻的主要病机是

A. 脾虚湿盛　　　　B. 食滞胃肠

C. 感受外邪　　　　D. 湿热壅滞

E. 脾胃虚弱

答案解析：A。泄泻的基本病机为脾虚湿盛，脾失健运，水湿不化，肠道清浊不分，传导失司。脾虚湿盛是病机特点。

考点发散：泄泻的病因包括感受外邪、饮食所伤、情志不调、禀赋不足、久病体虚。

3. 食积泄泻的特点是

A. 泄泻清稀　　　　B. 泻下如水样便

C. 泻下粪黄褐而臭　　D. 泻下粪臭如败卵

E. 完谷不化

答案解析：D。泄泻清稀、泻下如水样便多是寒湿为患；泻下粪黄褐而臭，多是湿热为患；泻下完谷不化，多为虚寒。

考点发散：泄泻的辨证首先应辨暴泻与久泻，其次辨泻下物的性状，最后辨脏腑定位。

4. 下列各项，不属于泄泻久泻治法的是

A. 疏解　　　　　　B. 固涩

C. 消导　　　　　　D. 分利

E. 淡渗

答案解析：D。泄泻之久泻者宜固涩，不可分利太过，以防劫其阴液。

5. 治疗泄泻之食滞肠胃证，应首选的方剂是

A. 痛泻要方　　　　B. 藿香正气散

C. 四神丸　　　　　D. 保和丸

E. 参苓白术散

答案解析：D。泄泻之食滞胃肠证症见腹痛肠鸣，泻下粪便臭如败卵，泻后痛减，脘腹胀满，嗳腐酸臭，不思饮食，舌苔厚腻，脉滑实。治宜消食导滞，和中止泻，方用保和丸。

考点发散：藿香正气散是治疗泄泻之寒湿内盛证的代表方剂；参苓白术散是治疗泄泻之脾胃虚弱证的代表方剂；四神丸是治疗泄泻肾阳虚衰证的代表方剂；痛泻要方是治疗泄泻之肝气乘脾证的代表方剂。

二、A2 型题

1. 八旬老妇，患"五更泻"2 年未愈，近两月久泻不禁，完谷不化，形寒肢冷，腰膝酸软，舌淡苔白，脉沉细。应首选的方剂是

A. 痛泻要方　　　　B. 参苓白术散

C. 胃苓汤　　　　　D. 藿香正气散

E. 四神丸

答案解析：E。患者以泄泻为主症，伴有肾阳虚症状，可诊断为泄泻之肾阳虚衰证，治当温肾健脾，固涩止泻，方选四神丸。

2. 患者，女性，平素性情急躁，近日出现腹泻腹痛，腹中雷鸣，攻窜作痛，矢气频作，情绪紧张或恼怒时加重，平素胸胁胀闷，嗳气食少，舌淡红，脉弦。应首选的方剂是

A. 参苓白术散　　　　B. 四神丸

C. 保和丸　　　　　　D. 葛根芩连汤

E. 痛泻要方

答案解析：E。该患者腹泻由情绪郁怒诱发，病位在肝脾，辨证应为肝气乘脾证，治宜抑肝扶脾，方用痛泻要方加减。

3. 患者，男性，22 岁。泄泻腹痛，泻下急迫，粪色黄褐，气味臭秽，肛门灼热，烦热口渴，小便短黄，舌质红，苔黄腻，脉滑数。应首选的方剂是

A. 参苓白术散　　　　B. 四神丸

C. 保和丸　　　　　　D. 葛根芩连汤

E. 痛泻要方

答案解析：D。泻下急迫，粪色黄褐，气味臭秽，肛门灼热，属湿热为患，辨证当是泄泻之湿热伤中证。治宜清热利湿，分利止泻。方用葛根芩连汤。

三、B1 型题

(1~2 题共用备选答案)

A. 枳实导滞丸
B. 藿香正气散
C. 四神丸
D. 保和丸
E. 参苓白术散

1. 治疗泄泻之脾胃虚弱证，应首选的方剂是
2. 治疗泄泻之肾阳虚衰证，应首选的方剂是

答案解析： 1. E 2. C。泄泻之脾胃虚弱证以大便时溏时泻，迁延反复为主症，伴有脾虚症状，治宜健脾益气，化湿止泻，方用参苓白术散。泄泻之肾阳虚衰证以五更泻为主要表现，治宜温肾健脾，固涩止泻，方用四神丸。

考点发散： 枳实导滞丸是治疗泄泻之食滞胃肠食积重证的代表方剂，取通因通用之法。

细目八　痢　疾

一、A1 型题

1. 痢疾的病位在

A. 胃
B. 肠
C. 脾
D. 肾
E. 肝

答案解析： B。痢疾的病位在肠，与脾胃密切相关，可涉及肾。

考点发散： 痢疾的基本病机为邪蕴肠腑，气血壅滞，传导失司，脂络受伤，腐败化为脓血而成痢。

2. 下列各项，不属于痢疾初起用药的是

A. 疏散表邪之品
B. 调气行血之品
C. 收敛止泻之品
D. 清热凉血之品
E. 理气化滞之品

答案解析： C。痢疾初期，多为实证、热证，治宜清热化湿解毒，兼以调气行血导滞，忌用收敛止泻之品，以防关门留寇。古今医家提出的有关治疗痢疾之禁忌，如忌过早补涩、忌峻下攻伐、忌分利小便，均应结合痢疾的不同阶段、具体病情酌情运用。

3. 下列各项，不属于痢疾治法的是

A. 湿盛则分利
B. 初痢宜通
C. 久痢宜涩
D. 赤多重用血药
E. 白多重用气药

答案解析： A。痢疾的治疗，应根据其病证的寒热虚实，确定治疗原则，热痢清之，寒痢温之，初痢实则通之，久痢虚则补之，寒热交错者温清并

用，虚实夹杂者攻补兼施，赤多重用血药，白多重用气药。忌过早补涩、忌峻下攻伐、忌分利小便。

4. 下列各项，不属于湿热痢疾必有症状的是

A. 里急后重
B. 腹痛
C. 痢下赤白脓血
D. 痢下白冻
E. 肛门灼热

答案解析： D。痢下白冻为寒湿痢的特点。湿热痢症见痢下赤白脓血，黏稠如胶冻，腥臭，腹部疼痛，里急后重，肛门灼热，小便短赤，舌苔黄腻，脉滑数。治宜清肠化湿，调和气血，方用芍药汤加减。

5. 治疗虚寒痢，应首选的方剂是

A. 真人养脏汤
B. 驻车丸
C. 白头翁汤
D. 芍药汤
E. 连理汤

答案解析： A。虚寒痢以痢下赤白清稀，无腥臭，或为白冻，甚则滑脱不禁为主症，治宜温补脾肾，收涩固脱，方用桃花汤合真人养脏汤。驻车丸治疗阴虚痢；白头翁汤治疗疫毒痢；芍药汤治疗湿热痢；连理汤治疗休息痢。

二、A2 型题

1. 患者，女性，痢下赤白脓血，脐腹灼痛，饮食减少，心烦口干，舌红绛少津，脉细数者。应首选的方剂是

A. 驻车丸
B. 连理汤
C. 香连丸
D. 芍药汤
E. 桃花汤

答案解析： A。该患者以痢下赤白脓血为主症，诊断为痢疾，伴有阴虚症状，可诊断为阴虚痢，治当养阴和营，清肠化湿，方选驻车丸。

考点发散： 痢疾初起，兼见表证，恶寒发热、头痛身重者，治用《活人》败毒散逆流挽舟，如表邪未解，里热已盛，症见身热汗出，脉急促者，方用葛根芩连汤表里双解。若证已减痢犹未止者，方用香连丸调气清营。

2. 患者，男性，痢下赤白黏冻，白多赤少，腹痛，里急后重，饮食乏味，中脘饱闷，头身困重，舌淡，苔白腻，脉濡缓。应首选的方剂是

A. 不换金正气散
B. 连理汤
C. 桃花汤
D. 真人养脏汤
E. 四神丸

答案解析：A。该患者以痢下赤白黏冻为主症，诊断为痢疾，白多赤少，应考虑为湿邪伤及气分，苔白腻，脉濡缓为寒湿之舌脉。故辨证应为寒湿痢，治宜温中燥湿，调气和血，方用不换金正气散。

三、B1 型题

（1~2 题共用备选答案）

    A. 桃花汤   B. 开噤散

    C. 白头翁汤   D. 芍药汤

    E. 不换金正气散

1. 治疗湿热痢，应首选的方剂是

2. 治疗寒湿痢，应首选的方剂是

答案解析：1. D   2. E。湿热痢症见痢下赤白脓血，黏稠如胶冻，腥臭，腹部疼痛，里急后重，肛门灼热，小便短赤，舌苔黄腻，脉滑数。治宜清肠化湿，调和气血，方用芍药汤加减。寒湿痢症见痢下赤白黏冻，白多赤少，或为纯白冻，腹痛拘急，里急后重，口淡乏味，脘腹胀满，头身困重，苔白腻，脉濡数。治宜温中燥湿，调气和血，方用不换金正气散。

考点发散：桃花汤治疗虚寒痢；白头翁汤及开噤散治疗热毒痢。

细目九 便 秘

一、A1 型题

1. 实热便秘的治法是

    A. 顺气通便   B. 清热润肠

    C. 养血润肠   D. 益气润肠

    E. 增液通便

答案解析：B。实热便秘为肠腑燥热，津伤便结所致，治宜泻热导滞，润肠通便，方用麻子仁丸。

2. 麻子仁丸治疗何种便秘

    A. 气秘   B. 热秘

    C. 冷秘   D. 气虚秘

    E. 阴虚秘

答案解析：B。热秘为肠腑燥热、津伤便结所致，以大便干结，排便时肛门有热感，舌苔厚、垢腻而燥为主症，治宜泻热导滞，润肠通便，方用麻子仁丸。

考点发散：六磨汤治疗气秘；温脾汤治疗冷秘；黄芪汤治疗气虚秘；增液汤治疗阴虚秘。

3. 治疗阳虚便秘，应首选的方剂是

    A. 增液汤   B. 黄芪汤

    C. 济川煎   D. 温脾汤

    E. 六味地黄丸

答案解析：C。阳虚便秘以大便干或不干，排出困难伴肾阳虚症状为主要临床表现，治宜温阳通便，方用济川煎。

4. 便秘的病理性质是

    A. 寒   B. 热

    C. 虚   D. 实

    E. 以上都是

答案解析：E。便秘的病理性质可概括为寒、热、虚、实四方面。四者之中又以虚实为纲，热秘、气秘、冷秘属实，阴阳气血不足的便秘属虚。而寒热虚实之间，又相互兼夹或转化。

二、A2 型题

1. 老年男性，大便艰涩，排出困难，四肢不温，腹中冷痛，腰膝酸冷，舌淡苔白，脉沉迟。应首选的方剂是

    A. 增液汤   B. 六味地黄丸

    C. 黄芪汤   D. 济川煎

    E. 更衣丸

答案解析：D。该患者以大便艰涩，排出困难为主症，当诊断为便秘，伴有肾阳虚症状，故辨证为阳虚便秘，治宜温阳通便，方用济川煎。

考点发散：阴虚便秘伴有肾阴不足、腰膝酸软者，治用六味地黄丸；热秘兼有郁怒伤肝，易怒目赤者，加用更衣丸。

2. 患者，男性，症见大便干结，如羊屎状，形体消瘦，头晕耳鸣，两颧潮红，心烦少寐，潮热盗汗，舌红少苔，脉细数。应首选的方剂是

    A. 黄芪汤   B. 增液汤

    C. 济川煎   D. 麻子仁丸

    E. 更衣丸

答案解析：B。该患以大便干结为主症，当诊断为便秘，伴有阴虚症状，故辨证为阴虚便秘，治宜滋阴通便，方用增液汤。

三、B1 型题

（1~2 题共用备选答案）

    A. 面赤身热，口臭唇焦，尿赤，苔黄燥，脉滑实

    B. 嗳气频作，胸胁痞满，腹胀，苔薄腻，脉弦

    C. 神疲乏力，临厕怒挣乏力，大便不燥，脉虚

    D. 面色无华，头晕心悸，舌淡，脉细

E. 面色苍白，畏寒肢冷，尿清，舌苔白，脉沉迟

1. 气秘的辨证特点是
2. 热秘的辨证特点是

答案解析：1. B 2. A。便秘症见嗳气频作，胸胁痞满，腹胀，苔薄腻，脉弦，属气秘，治宜顺气导滞，方用六磨汤。便秘症见面赤身热，口臭唇焦，尿赤，苔黄燥，脉滑实，属热秘，治宜泻热导滞，润肠通便，方用麻子仁丸。

考点发散：气虚秘症见神疲乏力，临厕努挣乏力，大便不燥，脉虚；血虚秘症见面色无华，头晕心悸，舌淡，脉细；阳虚便秘症见面色苍白，畏寒肢冷，尿清，舌苔白，脉沉迟。

第五单元　肝胆病证

细目一　胁　痛

一、A1 型题

1. 胁痛的临床特征是

A. 一侧或两侧胁肋部疼痛
B. 嗳气频作
C. 吞酸嘈杂
D. 病位在胃脘
E. 胸部胀痛

答案解析：A。胁痛的诊断要点为一侧或两侧胁肋部疼痛。胃脘痛病位在胃脘，兼有嗳气频作、吞酸嘈杂等胃失和降的症状。

考点发散：胁痛的性质可以表现为刺痛、胀痛、灼痛、隐痛、钝痛等。部分病人可伴见胸闷、腹胀、嗳气呃逆、急躁易怒、口苦纳呆、厌食恶心等症，并常有饮食不节、情志内伤、感受外湿、跌仆闪挫或劳欲久病等病史。

2. 胁痛肝络失养证的治法是

A. 疏肝理气
B. 祛瘀通络
C. 清热利湿
D. 养阴柔肝
E. 调和肝脾

答案解析：D。胁痛的证型共有四种，一为肝郁气滞证，治以疏肝理气之法；二为肝胆湿热证，治以清热利湿之法；三为瘀血阻络证，治以祛瘀通络之法；四为肝络失养证，治以养阴柔肝之法。

考点发散：胁痛的治疗原则当根据"通则不痛"的理论，以疏肝和络止痛为基本治疗原则，实证之胁痛，宜用理气、活血、清利湿热之法；虚证之胁痛，宜补中寓通，采用滋阴、养血、柔肝之法。

3. 治疗胁痛肝郁气滞证，应首选的方剂是

A. 一贯煎
B. 柴胡疏肝散

C. 血府逐瘀汤
D. 龙胆泻肝汤
E. 六磨汤

答案解析：B。柴胡疏肝散主要功效为疏肝解郁，理气止痛，适用于肝郁气滞，气机不畅之胁痛。一贯煎主要功效为滋阴疏肝，适用于胁痛的肝络失养证。血府逐瘀汤主要功效为活血化瘀，行气止痛，适用于胁痛的瘀血阻络证。龙胆泻肝汤主要功效为清泻肝胆实火，清利肝经湿热，适用于胁痛的肝胆湿热证。六磨汤主要功效为行气化痰，导滞通便，适用于聚证的食滞痰阻证。

考点发散：胁痛肝郁气滞证主要临床特征为胁肋胀痛，走窜不定，甚则引及胸背肩臂，疼痛每因情志变化而增减，胸闷腹胀，嗳气频作，得嗳气而胀痛稍舒，纳少口苦，舌苔薄白，脉弦。

4. 胁痛瘀血阻络证的临床特征是

A. 胁肋胀痛，走窜不定，疼痛每因情志变化而增减
B. 胁肋刺痛，痛处拒按，入夜痛甚
C. 胁肋隐痛，悠悠不休，遇劳加重
D. 胁肋隐痛，脘痞腹胀，口中干苦，小便黄赤
E. 胁肋胀痛或灼热疼痛，口苦口黏，胸闷纳呆

答案解析：B。胁痛瘀血阻络证的临床特征为胁肋刺痛，痛处拒按，入夜痛甚，胁肋下或见有癥块，舌质紫暗，脉象沉涩等。

考点发散：胁痛应首辨胁痛在气在血，其次辨胁痛属虚属实，大抵胀痛多属气郁，疼痛游走不定，时轻时重，且症状轻重与情绪变化有关；刺痛多属血瘀，且痛处固定不移，疼痛持续不已，局部拒按，入夜尤甚。实证之中以气滞、血瘀、湿热为主，多病程短，来势急，症见疼痛剧烈而拒按，脉实有力；虚证多为阴血不足，脉络失养，症见其痛隐隐，绵绵不休，且病程长，来势缓，并伴见全身阴血亏耗之证。

二、A2 型题

1. 患者，女，27 岁，胁肋胀痛，走窜不定，疼痛每因情志变化而增减，嗳气则胀痛稍舒，纳少口苦，苔薄白，脉弦。其证型是

A. 胁痛瘀血阻络证　　B. 胁痛肝郁气滞证
C. 胁痛肝胆湿热证　　D. 胸痹气滞心胸证
E. 鼓胀气滞湿阻证

答案解析：B。从题中胁肋胀痛，走窜不定，疼痛每因情志变化而增减，嗳气则胀痛稍舒可知，该患者所患病证为胁痛肝郁气滞证；瘀血阻络证临床特征为胁肋刺痛，痛有定处，入夜痛甚；肝胆湿热证为胁肋胀痛或灼热疼痛，口苦口黏，胸闷纳呆等；胸痹气滞心胸证临床特征为心胸满闷，隐痛阵发，痛有定处，时欲太息等；鼓胀气滞湿阻证临床表现为腹胀按之不坚，胁下胀满或疼痛，食后胀甚等。

考点发散：胁痛肝郁气滞证的病机为肝失条达，气机郁滞，络脉失和，治法为疏肝理气，代表方剂为柴胡疏肝散。

2. 患者，男，38 岁，两天来胁肋刺痛，痛有定处，痛处拒按，入夜痛甚，舌质紫暗，脉沉涩。其病机是

A. 湿热蕴结，络脉失和
B. 肝肾阴亏，肝络失养
C. 瘀血停滞，络脉痹阻
D. 肝失条达，络脉失和
E. 瘀结不消，脾运不健

答案解析：C。从题中所述，两天来胁肋刺痛，痛有定处，痛处拒按，入夜痛甚，舌质紫暗，脉沉涩可知，该患者所患病证类型为胁痛瘀血阻络证。湿热蕴结，肝胆失疏，络脉失和为胁痛肝胆湿热证的病机，其临床特征为胁肋胀痛或灼热疼痛，口苦口黏，胸闷纳呆等；肝肾阴亏，精血耗伤，肝络失养为胁痛肝络失养证的病机，其临床特征为胁肋隐痛，悠悠不休，遇劳加重，口干咽燥等；肝失条达，气机郁滞，络脉失和为胁痛肝郁气滞证的病机，其临床特征为胁肋胀痛，走窜不定，疼痛每因情志变化而增减，嗳气则胀痛稍舒；瘀结不消，正气渐损，脾运不健为积证瘀血内结证的病机，其临床特征为腹部积块明显，质地较硬，固定不移，隐痛或刺痛，形体消瘦，纳谷减少，面色晦暗鱯黑等。

考点发散：胁痛瘀血阻络证治以祛瘀通络之法，代表方剂为血府逐瘀汤或复元活血汤。

3. 患者，女，75 岁，胁肋隐痛，悠悠不休，遇劳加重，头晕目眩，舌红少苔，脉细弦而数。应首选的方剂是

A. 柴胡疏肝散　　B. 龙胆泻肝汤
C. 血府逐瘀汤　　D. 一贯煎
E. 失笑散

答案解析：D。由题中胁肋隐痛，悠悠不休，遇劳加重，头晕目眩，舌红少苔，脉细弦而数可知，该患者所患病证类型为胁痛肝络失养证，病机为肝肾阴亏，精血耗伤，肝络失养，故应予养阴柔肝之法，代表方剂为一贯煎。

细目二　黄　疸

一、A1 型题

1. 黄疸最重要的临床特征是

A. 皮肤黄　　B. 尿黄
C. 目黄　　D. 大便黄
E. 舌苔黄

答案解析：C。身黄、目黄、小便黄为临床诊断黄疸的依据，其中目睛黄染为本病的重要特征。

考点发散：黄疸的临床表现，除了身黄、目黄等，还常伴食欲减退，恶心呕吐，胁痛腹胀等。黄疸患者常有外感湿热疫毒，内伤酒食不节，或有胁痛、癥积等病史。

2. 下列各项，不属于黄疸疫毒炽盛证的是

A. 其色如金，皮肤瘙痒，高热口渴
B. 胁痛腹满，神昏谵语
C. 发病急骤，黄疸迅速加深
D. 舌质红绛，苔黄而燥
E. 黄色鲜明，发热口渴，口干而苦

答案解析：E。黄疸疫毒炽盛证的临床特征为发病急骤，黄疸迅速加深，其色如金，皮肤瘙痒，高热口渴，胁痛腹满，神昏谵语，烦躁抽搐，或见衄血、便血，或肌肤瘀斑，舌质红绛，苔黄而燥，脉弦滑或数。黄色鲜明，发热口渴，口干而苦为黄疸阳黄热重于湿证的临床特点。

考点发散：黄疸疫毒炽盛证，湿热蕴积化毒，疫毒炽盛，充斥三焦，深入营血，内陷心肝，可见猝然发黄，神昏谵妄，痉厥出血等危重症，也称为急黄。阳黄、急黄、阴黄在一定条件下可以相互转化，疫毒炽盛证多由阳黄治疗不当发展而来。

3. 治疗黄疸（阳黄）热重于湿证，应首选的方剂是

A. 茵陈术附汤　　　B. 黄芪建中汤

C. 柴胡疏肝散　　　D. 茵陈蒿汤

E. 一贯煎

答案解析：D。茵陈蒿汤的主要功效为清热通腑，利湿退黄；茵陈术附汤的主要功效为温化寒湿，适用于黄疸寒湿阻遏证；黄芪建中汤的主要功效为温中补虚，调养气血，适用于黄疸脾虚湿滞证；柴胡疏肝散的主要功效为疏肝解郁，理气止痛，适用于黄疸消退后肝脾不调证；一贯煎的主要功效为滋阴疏肝，适用于肝肾阴亏，肝郁气滞证。

考点发散：阳黄的证型包括热重于湿证、湿重于热证、胆腑郁热证、疫毒炽盛证；阴黄证型包括寒湿阻遏证、脾虚湿滞证；黄疸消退后的证型包括湿热留恋证、肝脾不调证和气滞血瘀证。

4. 下列属于阴黄临床表现的是

A. 病程短　　　B. 舌苔黄腻

C. 脉弦数　　　D. 常伴身热，口干苦

E. 脉沉迟或细缓

答案解析：E。阴黄黄色晦暗，病程长，病势缓，常伴纳少、乏力、舌淡、脉沉迟或细缓。

考点发散：寒湿瘀滞，中阳不振，脾虚失运，胆液为湿邪所阻，表现为阴黄证。阴黄黄色晦暗，病程长病势缓，常伴纳少、乏力、舌淡、脉沉迟或细缓，治疗收效较慢。

二、A2 型题

1. 患者，女，40 岁。5 年来目睛及肌肤发黄反复出现，黄色晦暗不泽，肢软乏力，大便溏薄，舌质淡苔薄，脉濡细。应首选的方剂是

A. 黄芪建中汤　　　B.《千金》犀角散

C. 茵陈蒿汤　　　D. 逍遥散合鳖甲煎丸

E. 茵陈四苓散

答案解析：A。目睛及肌肤发黄反复出现，黄色晦暗不泽等均为阴黄的临床表现，肢软乏力，大便溏薄等均为脾虚的表现，故证型应为阴黄脾虚湿滞证。《千金》犀角散适用于阳黄疫毒炽盛证；茵陈蒿汤适用于阳黄热重于湿证；逍遥散合鳖甲煎丸适用于黄疸消退后气滞血瘀证；茵陈四苓散适用于黄疸消退后湿热留恋证。

考点发散：阴黄脾虚湿滞证的证机为黄疸日久，脾虚血亏，湿滞残留，故治以健脾养血，利湿退黄，黄芪建中汤可温中补虚，调养气血，适用于

气血亏虚，脾胃虚寒之证。

2. 患者，女，45 岁。1 年来身目俱黄，黄色晦暗，神疲乏力，脘腹痞胀，纳谷减少，大便不实，舌淡苔腻，脉濡缓。其治法是

A. 健脾养血，利湿退黄

B. 调和肝脾，理气助运

C. 利湿化浊，运脾退黄

D. 温中化湿，健脾和胃

E. 疏肝理气，活血化瘀

答案解析：D。本题患者证属阴黄寒湿阻遏证，故应治以温中化湿，健脾和胃法。

考点发散：正确辨别各证型的诊断要点，才能施以正确的治法。热重于湿证主要表现为黄色鲜明，发热口渴、口干而苦，大便秘结等；湿重于热证主要表现为身目俱黄，黄色不及前者鲜明，头重身困，胸脘痞满，食欲减退，恶心呕吐等；胆腑郁热证主要表现为上腹、右胁胀闷疼痛，身热不退或寒热往来，口苦咽干，呕吐呃逆等；疫毒炽盛证主要表现为发病急骤，黄疸迅速加深，其色如金，皮肤瘙痒，高热口渴等；脾虚湿滞证主要表现为面目及肌肤淡黄，甚则晦暗不泽，肢软乏力，心悸气短等；黄疸消退后湿热留恋证主要表现为脘痞腹胀，胁肋隐痛，口中干苦等；肝脾不调证主要表现为脘腹痞闷，肢倦乏力，饮食欠香等；气滞血瘀证主要表现为胁下结块，隐痛、刺痛不适，胸胁胀闷，面颈部见有赤丝红纹等。

细目三　积　证

一、A1 型题

1. 积证的临床表现是

A. 多为腑病　　　B. 痛有定处

C. 病在气分　　　D. 病史较短

E. 腹内结块聚散无常

答案解析：B。积证腹内结块有形可征，固定不移，痛有定处，病属血分，多为脏病，形成的时间较长，病情一般较重。

考点发散：积聚与痞满的区别，痞满是指脘腹部痞塞胀满系自觉症状，而无块状物可扪及。积聚则是腹内结块，或痛或胀，不仅有自觉症状，而且有结块可扪及。

2. 积证初、中、末三个阶段的治疗原则分别是

A. 理气、活血、补肝肾

B. 消散、消补兼施、养正除积

C. 化痰、祛瘀、扶正

D. 活血、祛瘀、补脾肾

E. 活血、祛瘀、养血

答案解析：B。积证初期属邪实，应予消散；中期邪实正虚，予消补兼施；后期以正虚为主，应予养正除积。

考点发散：《医宗必读·积聚》曾指出："初者，病邪初起，正气尚强，邪气尚浅，则任受攻；中者，受病渐久，邪气较深，正气较弱，任受且攻且补；末者，病魔经久，邪气侵凌，正气消残，则任受补。"除了掌握积证的治疗原则，聚证的治疗原则也应掌握，聚证多实，治疗以行气散结为主。

二、A2 型题

1. 患者，女，39 岁。3 个月来腹部积块质软不坚，固定不移，胀痛不适，舌苔薄，脉弦。其病机是

A. 肝失疏泄，腹中气结成块

B. 痰浊交阻，气聚不散，结而成块

C. 瘀结不消，正气渐损，脾运不健

D. 气滞血瘀，脉络不和，积而成块

E. 癥积日久，中虚失运，气血衰少

答案解析：D。从题中所述临床症状，如腹部积块质软不坚、固定不移可得知该患者所患疾病为积证，又从胀痛不适，舌苔薄，脉弦可得知证型为气滞血阻证。其病机为气滞血瘀，脉络不和，积而成块。

2. 患者，女，47 岁，两胁下积块 5 年。积块坚硬，隐痛，饮食大减，肌肉瘦削，神倦乏力，面色黧黑，舌质淡紫，脉弦细。应首选的方剂是

A.《千金》犀角散　　B. 失笑散

C. 六磨汤　　　　　　D. 柴胡疏肝散

E. 八珍汤合化积丸

答案解析：E。四诊合参，两胁下积块 5 年，积块坚硬，可得知该患者所患疾病为积证，从隐痛，饮食大减，肌肉瘦削，神倦乏力，面色黧黑，舌质淡紫，脉细数等可得知该患者为积证日久，瘀结不去，以正虚为主，故病证类型应为积证正虚瘀结证，代表方剂为八珍汤合化积丸。

细目四 聚 证

一、A1 型题

1. 聚证的临床表现是

A. 腹胀或痛，腹部时有条索状物聚起

B. 腹部积块质软不坚，固定不移

C. 腹部积块明显，质地较硬，固定不移

D. 腹大胀满，按之如囊裹水

E. 腹胀按之不坚，胁下胀满或疼痛

答案解析：A。聚属无形，包块聚散无常，痛无定处，病在气分，是为腑病。

2. 治疗聚证的食滞痰阻证，应首选的方剂是

A. 膈下逐瘀汤合六君子汤

B. 八珍汤合化积丸

C. 六磨汤

D. 逍遥散

E. 大七气汤

答案解析：C。六磨汤主要功效为行气化痰、导滞通便，适用于聚证的食滞痰阻证；膈下逐瘀汤重在活血行气、消积止痛，六君子汤旨在调补脾胃，二者合用适用于积证瘀血内结证；八珍汤补气益血，化积丸活血化瘀、软坚消积，二者合用适用于积证正虚瘀结证；逍遥散疏肝解郁、健脾养心，适用于聚证肝气郁结证；大七气汤理气消积、活血散瘀，适用于积证气滞血阻证。

考点发散：聚证的证型主要为肝气郁结证和食滞痰阻证。肝气郁结证主要病机为肝失疏泄，腹中气结成块，治以疏肝解郁，行气散结之法；食滞痰阻证病机为虫积、食滞、痰浊交阻，气聚不散，结而成块，治以理气化痰，导滞散结之法。

细目五 鼓 胀

一、A1 型题

1. 下列各项，不属于鼓胀临床特征的是

A. 腹部胀大如鼓

B. 腹壁青筋显露，脐孔突起

C. 可有尿少、肢体浮肿

D. 浮肿都从眼睑开始

E. 可见黄疸、朱砂掌、面颈胸部红丝赤缕

答案解析：D。鼓胀初起脘腹作胀，食后尤甚，继而腹部胀大如鼓，重者腹壁青筋显露，脐孔突起。常伴乏力、纳差、尿少及齿衄、鼻衄、皮肤紫斑等出血现象，可见面色萎黄、黄疸、手掌殷红、面颈胸部红丝赤缕等。

考点发散：掌握鼓胀与水肿的鉴别要点。鼓胀主要为肝、脾、肾受损，气、血、水互结于腹中，以腹部胀大为主，四肢肿不甚明显，晚期方伴肢

体浮肿，每兼见面色青晦，面颈部有血痣赤缕，胁下癥积坚硬，腹皮青筋显露等。水肿主要为肺、脾、肾功能失调，水湿泛溢肌肤，其浮肿多从眼睑开始，继则延及头面及肢体，或下肢先肿，后及全身，每见面色㿠白，腰酸倦怠等，水肿较甚者亦可伴见腹水。

2. 鼓胀的基本病机是

A. 肝、脾、肾受损，气、瘀、水停腹中

B. 肝、脾、肾受损，痰、瘀、水停腹中

C. 肺、肝、脾受损，气、瘀、水停腹中

D. 肺、脾、肾受损，水、瘀、饮停腹中

E. 脾、肾受损，瘀、水停腹中

答案解析：A。鼓胀的病机主要在于肝脾肾受损，气滞、血瘀，水停腹中。病变脏器主要在于肝脾，久则及肾。

考点发散：鼓胀病因比较复杂，有酒食不节、情志刺激、虫毒感染、病后续发四个方面。病变脏腑主要在于肝脾，肝主疏泄，司藏血，肝病则疏泄不行，气滞血瘀，进而横逆乘脾；脾主运化，脾病则运化失健，水湿内聚，进而土壅木郁，以致肝脾俱病。病延日久，累及于肾，肾关开阖不利，水湿不化，则胀满愈甚。病理因素不外乎气滞、血瘀、水湿，水液停蓄不去，腹部日益胀大成臌。病理性质总属本虚标实。

3. 鼓胀变证最危重的证候是

A. 虚劳   B. 腹泻

C. 水肿   D. 大出血

E. 呕吐

答案解析：D。鼓胀若治疗不及或不当，延至晚期，病情不易稳定。如阴虚血热，络脉瘀损，可致鼻衄、齿衄、甚或大量呕血、便血；或肝肾阴虚，邪从热化，蒸液生痰，内蒙心窍，引动肝风，则见神昏谵语、痉厥等严重征象；如脾肾阳虚，湿浊内蒙，蒙蔽心窍，亦可导致神糊昏厥之变，终至邪陷正虚，气阴耗竭，由闭转脱，病情极为险恶。

4. 治疗鼓胀水湿困脾证，应首选的方剂是

A. 柴胡疏肝散   B. 实脾饮

C. 调营饮   D. 一贯煎

E. 茵陈蒿汤

答案解析：B。实脾饮的主要功效为振奋脾阳，温运脾湿。柴胡疏肝散的主要功效为疏肝解郁，理气止痛。调营饮的主要功效为活血化瘀，行气利

水。一贯煎的主要功效为滋阴疏肝。茵陈蒿汤的主要功效为清热通腑，利湿退黄。

考点发散：正确运用鼓胀各证型治法。气滞湿阻证治以疏肝理气、运脾利湿法；水湿困脾证应用温中健脾、行气利水法；水热蕴结证应用清热利湿、攻下逐水法；瘀结水留证应用活血化瘀、行气利水法；阳虚水盛证应用温补脾肾、化气利水法；阴虚水停证应用滋肾柔肝、养阴利水法。

二、A2 型题

1. 患者，男，50 岁，有鼓胀病史 8 年，昨日起神识昏迷，烦躁不安，怒目狂叫，四肢抽搐颤动，口臭便秘，舌红苔黄，脉弦滑数。其病机是

A. 痰热内扰，蒙蔽心窍

B. 痰浊壅盛，蒙蔽心窍

C. 肝阳暴涨，神窍闭阻

D. 气血上逆，神窍闭阻

E. 肝肾阴虚，风阳上扰

答案解析：A。由题中可知，该患者为鼓胀病后期，痰热内扰，蒙蔽心窍，引动肝风，治当清热豁痰，开窍息风。

考点发散：鼓胀辨证要点，临床首先应辨其虚实标本的主次，标实者当辨气滞、血瘀、水湿的偏盛，本虚者当辨阴虚与阳虚的不同。

2. 患者，女，52 岁，有癥积病史 3 年，脘腹坚满，青筋显露，胁下癥结痛如针刺，面色晦暗黧黑，口干不欲饮水，舌质紫暗有紫斑，脉细涩。其病机是

A. 肝郁气滞，脾运不健，湿浊中阻

B. 湿热遏伏，困阻中焦，胆汁外溢

C. 肝脾瘀结，络脉滞涩，水气停留

D. 中阳不振，寒湿留滞，肝胆失疏

E. 肝肾阴虚，津液失布，水湿内停

答案解析：C。患者所患病证为鼓胀瘀结水留证，治以活血化瘀、行气利水之法。

三、B1 型题

（1～2 题共用备选答案）

A. 调营饮   B. 茵陈蒿汤

C. 黄芪建中汤   D. 大柴胡汤

E.《千金》犀角散

1. 治疗鼓胀瘀结水留证，应首选的方剂是

2. 治疗黄疸阳黄热重于湿证，应首选的方剂是

答案解析：1. A   2. B。调营饮适用于鼓胀瘀结水

留证；茵陈蒿汤适用于黄疸阳黄热重于湿证；黄芪建中汤适用于黄疸阴黄脾虚湿滞证；大柴胡汤适用于阳黄胆腑郁热证；《千金》犀角散适用于黄疸疫毒炽盛证。

考点发散：黄疸日久不愈，气血瘀滞，伤及肝脾，则有酿成癥积、鼓胀的可能；胁痛、癥积或其他疾病之后，瘀血阻滞，湿热残留，日久损伤肝脾，湿遏瘀阻，胆汁泛溢肌肤，也可产生黄疸。

细目六 瘿 病

一、A1 型题

1. 瘿病的基本病机是

A. 湿邪结于颈前

B. 冷痰结于颈前

C. 寒痰结于颈前

D. 痰火蓄于颈前

E. 气滞、痰凝、血瘀壅结颈前

答案解析：E。瘿病的基本病机是气滞、痰凝、血瘀壅结颈前。

2. 下列各项，不属于瘿病病因是

A. 情志内伤 　　B. 水土失宜

C. 外感邪气 　　D. 体质因素

E. 饮食失调

答案解析：C。瘿病的病因主要是情志内伤、饮食及水土失宜，但也与体质因素有密切关系。

3. 瘿病的基本治则是

A. 理气舒郁，化痰消瘿

B. 理气活血，化痰消瘿

C. 清泄肝火，化痰消瘿

D. 滋养阴精，宁心柔肝

E. 理气化痰，消瘿散结

答案解析：E。治疗以理气化痰、消瘿散结为基本治则。

考点发散：瘿肿质地较硬及有结节者，应适当配合活血化瘀。火郁阴伤而表现阴虚火旺者，则当以滋阴降火为主。

二、A2 型题

1. 患者颈前喉结两旁结块肿大，质软不痛，颈部觉胀，胸闷，喜太息，胸胁窜痛，病情常随情志波动，苔薄白，脉弦。治疗应首选的方剂是

A. 柴胡疏肝散 　　B. 逍遥散

C. 四海舒郁丸 　　D. 海藻玉壶汤

E. 六磨汤

答案解析：C。该患者证属瘿病之气郁痰阻证，治宜理气舒郁，化痰消瘿，方药宜选四海舒郁丸加减。

2. 患者，女，20 岁。颈前喉结两旁结块肿大，按之较硬或有结节，肿块经久未消，胸闷，纳呆，舌质紫，苔白腻，脉弦涩。治疗应选用的方剂是

A. 天王补心丹 　　B. 一贯煎

C. 消瘰丸 　　D. 海藻玉壶汤

E. 栀子清肝汤

答案解析：D。该患者证属瘿病之痰结血瘀证，治宜理气活血，化痰消瘿，方药宜选海藻玉壶汤加减。

3. 患者颈前喉结两旁轻、中度肿大，质软光滑，烦热，汗出，情绪急躁易怒，眼球突出，手指颤抖，面部烘热，口苦，舌质红，苔薄黄，脉弦数，宜选用的方剂是

A. 丹栀逍遥散 　　B. 栀子清肝汤合消瘰丸

C. 龙胆泻肝汤 　　D. 甘露消毒丹

E. 普济消毒饮

答案解析：B。该患者证属瘿病之肝火旺盛证，治宜清泄肝火，方药宜选栀子清肝汤合藻药散加减。

4. 患者甲状腺肿大 3 个月，质软，心悸不宁，心烦少寐，易出汗，手指颤动，眼干，目眩，倦怠无力，舌质红，苔少，舌颤，脉弦细数。治疗应选用的方剂是

A. 柏子养心丸 　　B. 天王补心丹

C. 六味地黄丸 　　D. 知柏地黄丸

E. 杞菊地黄丸

答案解析：B。该患者证属瘿病之心肝阴虚证，治宜滋阴降火，宁心柔肝，宜选天王补心丹或一贯煎加减。

三、B1 型题

（1～2 题共用备选答案）

A. 气分 　　B. 血分

C. 卫分 　　D. 肝火痰气凝结

E. 脉络涩滞，瘀血内阻

1. 颈前肿块光滑、柔软，属气郁痰阻者病在

2. 肿块质地较硬或坚硬，表面高低不平，属痰结血瘀，病在

答案解析：1. A　2. B。瘿病以气、痰、瘀壅结颈前为主要病机，病理性质以实证居多，久病由实

致虚，可见气虚、阴虚等虚候或虚实夹杂之证。辨证首先需辨明在气在血，其次辨别火旺与阴伤的不同，其三辨清病情的轻重。

细目七 疟 疾

一、A1 型题

1. 劳疟的治法是

A. 和解表里，温阳达邪

B. 解毒除瘴，清热保津

C. 解毒除瘴，芳化湿浊

D. 益气养血，扶正祛邪

E. 清热解表，和解祛邪

答案解析：D。劳疟的病机是疟邪久留，气血耗伤，故益气养血，扶正截疟是劳疟的治法；和解表里，温阳达邪是寒疟的治法；解毒除瘴，清热保津是热瘴的治法；解毒除瘴，芳化湿浊是冷瘴的治法；清热解表，和解祛邪是温疟的治法。

考点发散：疟疾的发生主要是感受"疟邪"，但其发生与正虚抗邪能力下降有关。其治疗以祛邪截疟为基本治则，区别寒与热的偏盛进行处理；如温疟兼清，寒疟兼温，瘴疟宜解毒除瘴，劳疟则以扶正为主，佐以截疟；如属疟母，又当祛瘀化痰软坚。

2. 正疟的治法是

A. 解毒除瘴，芳化湿浊

B. 清热解毒，和解祛邪

C. 和解表里，温阳达邪

D. 益气养血，扶正祛邪

E. 祛邪截疟，和解表里

答案解析：E。正疟的病机是疟邪伏于少阳，与营卫相搏，正邪交争，故祛邪截疟，和解表里是其治法。解毒除瘴，芳化湿浊是冷瘴的治法。正疟的症状比较典型，常先有呵欠乏力，继则寒战，寒罢则内外皆热，头痛面赤，口渴引饮，终则遍身汗出，热退身凉，每日或间一两日发作一次，寒热休作有时。

二、A2 型题

1. 患者，男性，30 岁。近日发热、寒战时作，每日一发，热多寒少，汗出不畅，头痛，骨节酸疼，口渴引饮，便秘，尿赤，舌红，苔黄，脉弦数。应首选的方剂是

A. 白虎加桂枝汤

B. 何人饮

C. 加味不换金正气散

D. 柴胡桂枝干姜汤合截疟七宝饮

E. 清瘴汤

答案解析：A。患者热多寒少，汗出不畅是疟疾在外的表证，口渴引饮，便秘，尿赤是疟疾在里的热证表现，故为温疟，选用白虎加桂枝汤；何人饮用于劳疟；加味不换金正气散用于瘴疟的冷瘴；柴胡桂枝干姜汤合截疟七宝饮用于寒疟；清瘴汤用于瘴疟的热瘴。

考点发散：温疟的病机为阳热素盛，疟邪与营卫相搏，热炽于里。其临床表现是热多寒少，汗出不畅，头痛，骨节酸疼，口渴引饮，便秘，尿赤，舌红，苔黄，脉弦数。其代表方剂是白虎加桂枝汤或白虎加人参汤。

2. 患者，女性，45 岁。近二十天来往来寒热，三日一发，热少寒多，伴胸闷，神疲倦怠，口不渴，舌苔白腻，脉弦。其治法是

A. 解毒除瘴，清热保津

B. 解毒除瘴，芳化湿浊

C. 益气养血，扶正祛邪

D. 祛邪截疟，和解表里

E. 和解表里，温阳达邪

答案解析：E。由患者近二十天来往来寒热，三日一发，热少寒多等临床表现可知是寒疟，寒疟病机是素体阳虚，疟邪入侵，寒湿内盛，故和解表里，温阳达邪是其治法。解毒除瘴，清热保津是热瘴的治法；解毒除瘴，芳化湿浊是冷瘴的治法；益气养血，扶正祛邪是劳疟的治法；祛邪截疟，和解表里是正疟的治法。

考点发散：疟疾的辨证首先辨瘴疟与一般疟疾的不同；其次辨寒热的偏盛；再辨正气的盛衰及病程的久暂，区分正疟、温疟、寒疟、瘴疟、劳疟的不同。正疟者，先寒后热，寒热相当；温疟者，阳热偏盛，热多寒少；寒疟者，阳虚寒盛，热少寒多；瘴疟者，阴阳极度偏盛，热甚寒微，甚至壮热不寒为热瘴；寒甚热微，甚至但寒不热，则为冷瘴。

三、B1 型题

（1～2 题共用备选答案）

A. 白虎加桂枝汤　　B. 清瘴汤

C. 柴胡桂枝干姜汤　　D. 加味不换金正气散

E. 何人饮

1. 治疗热瘅，应首选的方剂是
2. 治疗冷瘅，应首选的方剂是

答案解析：1. B　2. D。热瘅证机是瘅毒内盛，热

邪内陷心包，治疗应解毒除瘅，清热保津，用清瘅汤；冷瘅证机是瘅毒内盛，湿浊蒙蔽心窍，治疗应解毒除瘅，芳化湿浊，用加味不换金正气散。

第六单元　肾系病证

细目一　水　肿

一、A1 型题

1. 下列选项，不属于水肿病因的是

A. 疮毒内犯　　　　B. 风邪袭表

C. 瘀浊内停　　　　D. 饮食不节

E. 禀赋不足

答案解析：C。水肿的病因包括风邪袭表、疮毒内犯、外感水湿、饮食不节及禀赋不足、久病劳倦。

2. 水肿的病位是

A. 心、肝、肾　　　B. 肺、脾、肾

C. 肺、肝、肾　　　D. 肝、脾、肾

E. 心、肝、脾

答案解析：B。水肿的病位在肺、脾、肾，而关键在肾。

考点发散：水肿发病的基本病机为肺失通调，脾失转输，肾失开阖，三焦气化不利，水液泛滥肌肤。

3. 下列选项，不属于水肿症状的是

A. 肢体水肿　　　B. 腹部膨隆、腹水

C. 面色㿠白　　　D. 腹壁青筋暴露

E. 全身水肿

答案解析：D。水肿与鼓胀二者均可见肢体水肿，腹部膨隆。鼓胀的主症是单腹胀大，面色苍黄，腹壁青筋暴露，四肢多不肿，反见瘦削，后期或可伴见轻度肢体浮肿。而水肿则头面或下肢先肿，继及全身，严重时出现腹水，腹部膨隆，面色㿠白，但无腹壁青筋暴露。鼓胀是由于肝、脾、肾功能失调，导致气滞、血瘀、水湿聚于腹中。水肿乃肺、脾、肾三脏气化失调，而导致水液泛滥肌肤。

4. 水肿首当分清的辨证是

A. 阴阳　　　　B. 上下

C. 虚实　　　　D. 寒热

E. 表里

答案解析：A。水肿病证首先须辨阳水、阴水，其次应辨病变之脏腑。

考点发散：水肿可分为阳水与阴水。阳水病因多为风邪、疮毒、水湿。发病较急，每成于数日之间，肿多由头面开始，自上而下，继及全身，肿处皮肤绷急光亮，按之凹陷即起，兼有寒热表证，属表、属实，一般病程较短。阴水病因多为饮食劳倦、先天或后天因素所致的脏腑亏损。发病缓慢，肿多由足踝开始，自下而上，继及全身，肿处皮肤松弛，按之凹陷不易恢复，甚则按之如泥，属里、属虚或虚实夹杂，病程较长。

5. 下列各项，不属于水肿治疗基本原则的是

A. 发汗　　　　B. 利尿

C. 活血　　　　D. 泻下

E. 逐水

答案解析：C。发汗、利尿、泻下逐水为治疗水肿的三条基本原则。

考点发散：水肿的治疗原则具体应用视阴阳虚实不同而异。阳水以祛邪为主，应予发汗、利水或攻逐，同时配合清热解毒、理气化湿等法；阴水当以扶正为主，健脾温肾，同时配以利水、养阴、活血、祛瘀等法。对于虚实夹杂者，则当兼顾，或先攻后补，或攻补兼施。

6. 治疗水肿瘀水互结证，应首选的方剂是

A. 五皮饮合胃苓汤

B. 血府逐瘀汤合五苓散

C. 济生肾气丸合真武汤

D. 麻黄连翘赤小豆汤合五味消毒饮

E. 桃红四物汤合五苓散

答案解析：E。水肿瘀水互结证因水湿停滞、气滞血瘀、三焦气化不利而发病，治以活血化瘀、行气利水之方剂，故首选方剂是桃红四物汤合五苓散。

7. 水肿水湿浸渍证的治法是

A. 运脾化湿，通阳利水

B. 疏风清热，宣肺行水

C. 宣肺解毒，利湿消肿

D. 分利湿热，消肿利水

E. 健脾温阳，利水消肿

答案解析：A。水肿水湿浸渍证因水湿内侵，脾气受困，脾阳不振而发病，故治以运脾化湿通阳利水。治疗的代表方剂为五皮饮合胃苓汤加减。

二、A2 型题

1. 患者，女，62 岁。下肢水肿 3 年，按之凹陷不易恢复，脘腹胀满，神疲乏力，四肢倦怠，食欲差，小便短少，大便稀溏，舌质淡，苔白滑，脉沉缓。应首选的方剂是

A. 右归丸

B. 实脾饮

C. 桃红四物汤合五苓散

D. 济生肾气丸合真武汤

E. 猪苓散

答案解析：B。根据症状辨其证属阴水脾阳虚衰证，治以健脾温阳利水之方剂，故首选方剂是实脾饮。

2. 患者，男，44 岁。3 天前因皮肤疮痍破溃而引发水肿，肿势自颜面渐及全身，发热咽红，舌红，苔薄黄，脉滑数。其治法是

A. 运脾化湿，通阳利水

B. 疏风清热，宣肺行水

C. 宣肺解毒，利水消肿

D. 温肾助阳，化气行水

E. 活血祛瘀，化气行水

答案解析：C。根据症状辨其证属阳水湿毒浸淫证，治以宣肺解毒，利水消肿之法，代表方为麻黄连翘赤小豆汤合五味消毒饮。

3. 患者全身浮肿甚，以下肢为主，水肿久延不退，皮肤瘀斑，气喘烦闷，腰部刺痛，小便不利，舌紫暗，苔白，脉沉细涩，应首选的方剂是

A. 桃红四物汤合五苓散加葶苈子、川椒目、泽兰

B. 桃红四物汤合五苓散加益母草、泽兰

C. 桃红四物汤合五苓散加黄芪、附子

D. 桃红四物汤合五苓散合济生肾气丸

E. 桃红四物汤合五苓散

答案解析：A。根据症状辨其证属阴水瘀水互结证，治以活血祛瘀，化气行水，代表方为桃红四物汤合五苓散。血瘀水盛，肺气上逆者，可加葶苈子、川椒目、泽兰以逐瘀泻肺。

4. 患者眼睑浮肿，继则四肢浮肿，发热，肢节酸楚，小便不利，咽喉红肿疼痛，舌质红，脉浮滑数，应首选的方剂是

A. 麻黄连翘赤小豆汤合五味消毒饮

B. 五苓散合五味消毒饮

C. 五皮饮合胃苓汤

D. 越婢加术汤加连翘、桔梗、芦根

E. 越婢加术汤去石膏，加苏叶、防风、桂枝

答案解析：D。根据症状辨其证属阳水风水相搏证之偏于风热者，治以疏风清热，宣肺行水，代表方为越婢加术汤。若风热偏盛，可加连翘、桔梗、芦根、板蓝根，以清热利咽、解毒散结；若风寒偏盛，去石膏，加苏叶、桂枝、防风以祛风散寒。

三、B1 型题

（1～2 题共用备选答案）

A. 风　　　　　　　B. 湿

C. 热　　　　　　　D. 毒

E. 瘀

1. 水肿以头面为主，恶风头痛者，多属

2. 水肿以下肢为主，纳呆身重者，多属

答案解析：1. A　2. B。风水相搏证候是眼睑浮肿，伴有表证；水湿浸渍证候是下肢浮肿明显，伴见湿困脾土证。

考点发散：水肿之风水相搏证，治以疏风清热，宣肺行水，首选方剂是越婢加术汤。水肿之水湿浸渍证，治以运脾化湿，通阳利水，首选方剂是五皮饮合胃苓汤。

细目二　淋　证

一、A1 型题

1. 下列选项，不属于淋证病因的是

A. 外感湿热　　　　B. 情志失调

C. 外邪侵袭　　　　D. 禀赋不足

E. 饮食不节

答案解析：C。淋证的病因包括外感湿热、饮食不节、情志失调、禀赋不足或劳伤久病。

2. 淋证的主要病理因素是

A. 湿热　　　　　　B. 痰浊

C. 瘀血　　　　　　D. 肝郁

E. 气滞

答案解析：A。淋证的主要病理因素是湿热之邪。

考点发散：淋证病初多为邪实之证，久病则由实转虚，或虚实夹杂。

3. 血淋与尿血的鉴别点是

A. 有无排尿困难　　B. 小便量多少

C. 有无砂石　　　　D. 有无尿血

E. 有无尿痛

答案解析：E。血淋与血尿都有小便出血，尿色红赤，甚至溺出纯血等症状。其鉴别要点是有无尿痛。血尿多无疼痛之感，虽亦间有轻微的胀痛或热痛，但终不若血淋的小便滴沥而疼痛，故一般以痛者为血淋，不痛者为尿血。

考点发散：血淋因湿热下注膀胱，热甚灼络，迫血妄行而致病，治以清热通淋，凉血止血，首选方剂是小蓟饮子。

4. 下列各项，不属于石淋特点的是

A. 以小便排出砂石为主症

B. 排尿时突然中断

C. 突发一侧腰腹绞痛，疼痛难忍，痛引少腹

D. 小便灼热刺痛

E. 尿道窘迫疼痛

答案解析：D。石淋的主症是尿中夹砂石，排尿涩痛，或排尿时突然中断，尿道窘迫疼痛，少腹拘急，往往突发，一侧腰腹绞痛难忍，甚则牵及外阴，尿中带血，舌红，苔薄黄，脉弦或带数。

5. 淋证的病位是

A. 膀胱、肾　　　　B. 膀胱、脾

C. 膀胱、三焦　　　D. 脾、肾

E. 肾、三焦

答案解析：A。淋证的基本病理变化为湿热蕴结下焦，肾与膀胱气化不利，其病位在膀胱与肾。

考点发散：淋证虚证的各种证型之间，可表现为彼此参差互见，损及多脏的现象。

6. 气淋，少腹胀满，上及于胁者，应加用

A. 黄芪、党参、白术

B. 杜仲、续断、补骨脂

C. 川楝子、小茴香、广郁金

D. 生地、麦冬、知母

E. 附子、肉桂、巴戟天

答案解析：C。气淋伴有少腹胀满，上及于胁者，加川楝子、小茴香、广郁金以疏肝理气。

考点发散：气淋因气机郁结，膀胱气化不利而致病，治以理气疏导，通淋利尿，首选方剂为沉香散。

7. 下列各项，不属于淋证患者预防调护的是

A. 避免纵欲过劳，保持心情舒畅

B. 注意外阴清洁

C. 不憋尿，多饮水

D. 长期口服抗生素，提高机体抗病能力

E. 饮食宜清淡，忌肥腻辛辣酒醇之品

答案解析：D。淋证患者应注意外阴清洁，不憋尿，多饮水，每2~3小时排尿一次，房事后即行排尿，防止秽浊之邪从下上犯膀胱。养成良好的饮食起居习惯，饮食宜清淡，忌肥腻辛辣酒醇之品。避免纵欲过劳，保持心情舒畅，以提高机体抗病能力。长期口服抗生素，会破坏机体菌群平衡，出现机体耐药等不良影响，并不是淋证预防与调护的正确方法。

二、A2 型题

1. 患者，女，71 岁。反复发作，淋出如脂，涩痛不甚，形体日见消瘦，头昏无力，腰膝酸软，舌淡，苔腻，脉细无力。应首选的方剂是

A. 膏淋汤　　　　　　B. 补中益气汤

C. 金匮肾气丸　　　　D. 程氏萆薢分清饮

E. 七味都气丸

答案解析：A。根据症状辨其证属淋证之膏淋病久者，此为脾肾两虚，气不固摄，用膏淋汤补脾益肾固涩。

考点发散：淋证之膏淋者，因湿热下注，阻滞络脉，脂汁外溢而致病，治以清热利湿，分清泄浊之法，首选方剂为程氏萆薢分清饮。

2. 患者，女，35 岁。小便涩滞，尿后余沥不尽，少腹胀满疼痛，常因情志不舒而加重，苔薄白，脉弦。其治法是

A. 理气疏导　　　　　B. 健脾益气

C. 清热利湿　　　　　D. 补虚益肾

E. 分清泄浊

答案解析：A。根据症状辨其证属淋证之气淋，治法为理气疏导，通淋利尿。

3. 患者，男，76 岁。排尿酸痛，数次出现排尿时突

然中断，尿道窘迫疼痛，少腹拘急，一侧腰腹绞痛难忍，牵及外阴，尿中带血，舌红，苔薄黄，脉弦。其证机概要是

A. 气机郁结，膀胱气化不利

B. 脾虚运化无力，升清降浊失职

C. 三焦气机失宣，膀胱气化不利

D. 湿热下注膀胱，热甚灼络，迫血妄行

E. 湿热蕴结下焦，尿液煎熬成石，膀胱气化失司

答案解析：E。根据症状辨其证属淋证之石淋，因湿热蕴结下焦，尿液煎熬成石，膀胱气化失司而致病，治以清热利湿，排石通淋，故首选方剂是石韦散。

三、B1 型题

（1～2 题共用备选答案）

A. 八正散　　　　B. 黄连温胆汤

C. 清肺饮　　　　D. 温脾汤

E. 实脾饮

1. 治疗淋证之热淋，应首选的方剂是

2. 治疗癃闭之膀胱湿热证，应首选的方剂是

答案解析：1. A　2. A。淋证之热淋因湿热蕴结下焦，膀胱气化失司而致病，治以清热利湿通淋，首选方剂是八正散。癃闭之膀胱湿热证因湿热蕴结下焦，膀胱气化不利而致病，治以清利湿热，通利小便，首选方剂亦为八正散。

细目三　癃　闭

一、A1 型题

1. 癃闭的主要病位是

A. 膀胱、肾　　　　B. 脾、肾

C. 膀胱、脾　　　　D. 三焦、肾

E. 三焦、脾

答案解析：A。癃闭的病位主要在膀胱与肾，但与三焦、肺、脾、肝密切相关。

考点发散：膀胱湿热，肺热气壅，肝郁气滞，尿路堵塞，以致膀胱不利者为实证。脾气不升，肾阳衰惫，导致膀胱气化无权者为虚证。

2. 下列各项，不属于癃闭病理因素的是

A. 湿热　　　　B. 热毒

C. 气滞　　　　D. 疮毒

E. 痰瘀

答案解析：D。癃闭的病理因素为湿热、热毒、气滞及痰瘀。

3. 癃闭的基本病机是

A. 膀胱气化失调　　B. 膀胱气化无权

C. 膀胱气化不利　　D. 肾失封藏

E. 肾脏分清泌浊失常

答案解析：A。癃闭的基本病机是膀胱气化失调。

考点发散：癃闭多见于老年男性或产后妇女及腹部手术后患者，或患有水肿、淋证、消渴等病，迁延日久不愈之病人。

4. 应用导尿法治疗癃闭的证型是

A. 水蓄膀胱急症　　B. 浊瘀阻塞证

C. 肾阳衰惫证　　　D. 肺热壅盛证

E. 膀胱湿热证

答案解析：A。癃闭之水蓄膀胱急症，为图速效，以防水毒上泛各种变证的出现，可用外治法速通小便，以解燃眉之急。癃闭的常用外治法包括：取嚏或探吐法；外敷法；流水诱导法；导尿法。

二、A2 型题

1. 患者，男，53 岁。口苦口黏，小便极少而短赤灼热，大便不畅，舌质红，苔黄腻，脉数。应首选的方剂是

A. 石韦散　　　　B. 八正散

C. 清肺饮　　　　D. 济生肾气丸

E. 沉香散

答案解析：B。根据症状其辨证分型为癃闭膀胱湿热证。治以清利湿热，通利小便之法，故首选的方剂是八正散。

2. 患者，女，40 岁。小腹坠胀，时欲小便而不得出，神疲乏力，食欲不振，气短而语声低微。舌淡，苔薄脉细。其治法是

A. 清泻肺热，通利水道

B. 清利湿热，通利小便

C. 行瘀散结，通利小便

D. 疏利气机，化气行水

E. 升清降浊，化气行水

答案解析：E。根据症状其辨证分型为癃闭脾气不升证，治以升清降浊，化气行水之法，首选方剂为补中益气汤合春泽汤。

3. 患者，男，55 岁。头痛鼻塞，呼吸急促，咽干，烦渴欲饮，小便点滴不通，舌红，苔薄黄，脉浮数。应首选的方剂是

A. 八正散合导赤散

B. 清肺饮合八正散

C. 沉香散

D. 清肺饮加薄荷、桔梗

E. 清肺饮加沙参、麦冬、石斛

答案解析：D。根据症状辨其证属癃闭之肺热壅盛证，因肺热壅盛，失于肃降，不能通调水道，无以下输膀胱而致病，治以清泄肺热，通利水道，故首选方剂是清肺饮。有鼻塞、头痛、脉浮等表证者，加薄荷、桔梗宣肺解表。

三、B1 型题

（1～2 题共用备选答案）

A. 八正散　　　　　　B. 沉香散

C. 石韦散　　　　　　D. 代抵当丸

E. 清肺饮

1. 治疗淋证之气淋，应首选的方剂是

2. 治疗癃闭之肝郁气滞证，应首选的方剂是

答案解析：1. B　2. B。淋证之气淋因气机郁结，膀胱气化不利而致病，治以理气疏导，通淋利尿，首选方剂为沉香散。癃闭之肝郁气滞证因肝气失于疏泄，三焦气机失宣，膀胱气化不利而致病，治以疏利气机，通利小便，首选方剂亦为沉香散。

细目四　阳　痿

一、A1 型题

1. 不属阳痿治疗要点的是

A. 疏通肝郁　　　　B. 清利湿热

C. 寒者热之　　　　D. 调养气血

E. 无火者宜温

答案解析：C。阳痿之实证者，肝郁宜疏通，湿热应清利；虚证者，命门火衰宜温补，结合养精，心脾血虚者当调养气血，佐以温补开郁；虚实夹杂者需标本兼顾。

2. 火衰不甚，精血薄弱者可用

A. 六味地黄丸　　　B. 右归饮

C. 金匮肾气丸　　　D. 左归丸

E. 固肾丸

答案解析：D。若火不甚衰，精血薄弱者，治宜左归丸等。

二、A2 型题

1. 患者阳事不举，举而不坚，精薄清冷，神疲倦怠，畏寒肢冷，面色㿠白，头晕耳鸣，腰膝酸软，夜尿清长，舌淡胖，苔薄白，脉沉细。治疗应首选

的方剂是

A. 左归丸　　　　　B. 赞育丹

C. 六味地黄丸　　　D. 杞菊地黄丸

E. 金匮肾气丸

答案解析：B。根据症状辨其证属阳痿之命门火衰证，治宜温肾壮阳，代表方为赞育丹。

2. 患者，男，45 岁。近来因工作压力增大，阳事不起，心情抑郁，胸胁胀痛，脘闷不适，食少便溏，苔薄白，脉弦。宜选用的方剂是

A. 半夏厚朴汤　　　B. 赞育丹

C. 柴胡疏肝散　　　D. 一贯煎

E. 六磨汤

答案解析：C。根据症状辨其证属阳痿之肝郁不舒证，治宜疏肝解郁，代表方为柴胡疏肝散。

考点发散：症见急躁易怒，口干口苦，夜卧不宁，小便短赤者，为郁久化火，可加龙胆草、丹皮、栀子以清泻肝火；若症见舌质紫暗，或有瘀斑、瘀点，脉涩者，为气滞日久生瘀，可加丹参、川芎、红花、桃仁等以活血化瘀。

3. 患者阳痿不振，坚而不久，心悸易惊，胆怯多疑，夜多噩梦，有被惊吓史，苔薄白，脉弦细。应首选的方剂是

A. 归脾汤　　　　　B. 济生肾气丸

C. 大补元煎　　　　D. 左归丸

E. 启阳娱心丹

答案解析：E。根据症状辨其证属阳痿之惊恐伤肾证，治宜益肾宁神，代表方启阳娱心丹。

4. 患者，男，52 岁。自诉与夫人同房时阳事不举，平时精神不振，心悸怔忡，夜寐不安，面色不华，胃纳不佳，舌质淡，苔薄腻，脉细无力。其证候是

A. 心肾两虚证　　　B. 肝郁不疏证

C. 心脾受损证　　　D. 湿热下注证

E. 命门火衰证

答案解析：C。根据症状辨其证属阳痿之心脾亏虚证，治宜补益心脾，代表方归脾汤。

考点发散：若夜寐不酣，可加夜交藤、合欢皮、柏子仁养心安神；若胸脘胀满，泛恶纳呆，属痰湿内盛者，加用半夏、川厚朴、竹茹以燥湿化痰。

5. 患者，男，42 岁。阴茎萎软，勃而不坚，阴囊潮湿、臊臭，下肢酸困，小便黄赤，遗精滑泄，苔黄腻，脉濡数。治疗应首选的方剂是

A. 龙胆泻肝丸　　　B. 知柏地黄丸

C. 柴胡疏肝散　　　D. 逍遥散

E. 一贯煎

答案解析：C。根据症状辨其证属湿热下注证，治宜清利湿热，代表方龙胆泻肝汤。

三、B1 型题

（1～2题共用备选答案）

A. 阴茎能勃起，但过早射精，射精后，阴茎痿软

B. 阴茎痿软，举而不坚，坚而不举

C. 不因性生活而精液遗泄

D. 梦遗

E. 滑精

1. 阳痿的特征是

2. 早泄的特征是

答案解析：1. B　2. A。阳痿是指欲性交时阴茎不能勃起，或举而不坚，或坚而不久，不能进行正常性生活的病证，而早泄是同房时，阴茎能勃起，但因过早射精，射精后阴茎萎软的病证，若早泄日久不愈，可进一步导致阳痿。

第七单元　气血津液病证

细目一　郁　证

一、A1 型题

1. 与郁证发病关系最密切的脏腑是

A. 心　　　　　　　B. 肝

C. 脾　　　　　　　D. 肺

E. 肾

答案解析：B。郁证的发病与肝的关系最为密切，其次涉及心脾。

考点发散：郁证的基本病机是肝失疏泄、脾失健运、心失所养、脏腑阴阳气血失调。初期以气滞为主，兼血瘀、化火、痰结、食滞等，属实证。后期可出现心肾阴虚或心脾两虚之证。

2. 气郁、血郁、火郁相关的脏腑是

A. 脾　　　　　　　B. 肾

C. 心　　　　　　　D. 肝

E. 肺

答案解析：D。郁证有六，气血痰热湿食，其中气郁、血郁、火郁主要关系于肝，食郁、湿郁、痰郁主要关系于脾。

3. 治疗郁证实证的治疗原则是

A. 养心安神　　　　B. 健脾养心

C. 滋养心肾　　　　D. 补益心血

E. 理气开郁

答案解析：E。郁证实证的治疗当理气开郁，并根据是否兼有血瘀、火郁、痰结、湿滞、食积等而分别采用活血、降气、祛痰、化湿、消食等法。

考点发散：理气开郁、调畅气机、怡情易性是治疗郁证的基本原则。又当根据虚实采取不同的治疗。在实证的治疗中应注意理气而不耗气，活血而不破血，清热而不败胃，祛痰而不伤正。在虚证的治疗中，应注意补益心脾而不过燥，滋养肝肾而不过腻。

4. 梅核气和虚火喉痹的共同点是

A. 均为男性居多　　B. 均有咽部异物感

C. 均有吞咽困难　　D. 均与情绪波动有关

E. 均与情绪波动无关

答案解析：B。梅核气和虚火喉痹均是以咽部异物感为主症。

考点发散：梅核气多见于青中年女性，因情志抑郁而起病，自觉喉中有物梗塞，但无咽痛或吞咽困难，咽中梗塞感与情绪波动有关，在心情愉快、工作繁忙时，症状减轻或消失，而当心情抑郁或注意力集中于咽部时，则梗塞感加重。虚火喉痹以青中年男性发病较多，多因感冒、长期烟酒及嗜辛辣食物而引发，除咽喉部有异物感外，尚觉咽干、灼热、咽痒，咽部症状与情绪无关，但过度辛劳或感受外邪则加剧。

二、A2 型题

1. 患者，女性，48岁，因精神刺激后出现精神恍惚，心神不宁，多疑易惊，悲忧善哭，喜怒无常，舌质淡，脉弦。其治法是

A. 疏肝解郁，理气畅中

B. 疏肝解郁，清肝泻火

C. 行气开郁，化痰散结

D. 甘润缓急，养心安神

E. 健脾养心，补益气血

答案解析：D。此为郁证心神失养证，治宜甘润缓急，养心安神。方用甘麦大枣汤。

考点发散：此证候多见于女性，常因精神刺激而诱发。临床表现多种多样，但同一患者每次发作多为同样几种症状的重复，《金匮要略》将此证候称为"脏躁"。

2. 患者，女性，23 岁，症见精神抑郁，胸部闷塞，胸胁胀满，咽中如有物梗塞，吞之不下，咳之不出，苔白腻，脉弦滑。应首选的方剂是

A. 柴胡疏肝散　　B. 半夏厚朴汤

C. 甘麦大枣汤　　D. 丹栀逍遥散

E. 小柴胡汤

答案解析：B。该患者以精神抑郁，胸部闷塞，胸胁胀满为主症，可诊断为郁证，咽中如有物梗塞，吞之不下，咳之不出，苔白腻，脉弦滑，为气郁痰结，阻滞咽喉之症状，故辨证为郁证之痰气郁结证，治宜行气开郁、化痰散结，方用半夏厚朴汤。本证即为《医宗金鉴》所述之梅核气。

3. 患者，男，36 岁。情绪不宁，虚烦少寐，惊悸多梦，头晕耳鸣，健忘，腰膝酸软，五心烦热，盗汗，口咽干燥，遗精，舌质红，少苔，脉细数。其证候是

A. 肝气郁结证　　B. 心肾阴虚证

C. 气郁化火证　　D. 痰气郁结证

E. 心神失养证

答案解析：B。虚烦，惊悸多梦为心神失养，心气不足，腰膝酸软，五心烦热，盗汗，口咽干燥，遗精为肾阴不足，故诊断为心肾阴虚证。

三、B1 型题

(1~2 题共用备选答案)

A. 丹栀逍遥散　　B. 半夏厚朴汤

C. 归脾汤　　　　D. 柴胡疏肝丸

E. 甘麦大枣汤

1. 郁证肝气郁结证，应首选的方剂是

2. 郁证气郁化火证，应首选的方剂是

答案解析：1. D　2. A。丹栀逍遥散是治疗郁证之气郁化火证的代表方。半夏厚朴汤是治疗郁证之痰气郁结证的代表方。归脾汤是治疗郁证之心脾两虚证的代表方。柴胡疏肝散是治疗郁证之肝气郁结证的代表方。甘麦大枣汤是治疗郁证之心神失养证的代表方。

细目二　血　证

一、A1 型题

1. 下列属于血证治疗原则的是

A. 治痰　　　　B. 治气

C. 治瘀　　　　D. 治虚

E. 治标

答案解析：B。血证的治疗原则可归纳为治火、治气、治血三个原则。

考点发散：实火当清热泻火，虚火当滋阴降火；实证当清气降气，虚证当补气益气；另要适当地选用凉血止血、收敛止血或祛瘀止血的方药。

2. 治疗鼻衄胃热炽盛证，应首选的方剂是

A. 桑菊饮　　　　B. 玉女煎

C. 泻心汤　　　　D. 龙胆泻肝汤

E. 茜根散

答案解析：B。桑菊饮是治疗鼻衄热邪犯肺证的代表方；玉女煎是治疗鼻衄胃热炽盛证的代表方；泻心汤是治疗齿衄胃火炽盛证的代表方；龙胆泻肝汤是治疗吐血肝火犯胃证的代表方；茜根散是治疗紫斑阴虚火旺证的代表方。

考点发散：鼻衄胃热炽盛证的主要症状是鼻衄，或兼齿衄，血色鲜红，口渴欲饮，鼻干，口干臭秽，烦躁，便秘，舌红，苔黄，脉数。治宜清胃泻火，凉血止血。方用玉女煎加减。

3. 治疗紫斑气虚不摄证，应首选的方剂是

A. 无比山药丸　　B. 黄土汤

C. 归脾汤　　　　D. 独参汤

E. 十灰散

答案解析：C。归脾汤是治疗紫斑气虚不摄证的代表方。

考点发散：无比山药丸是治疗尿血肾气不固证的代表方；黄土汤是治疗便血脾胃虚寒证的代表方；吐血出血过多，气随血脱，症见面色苍白、四肢厥冷、汗出、脉微等症者，用独参汤益气固脱；十灰散是治疗吐血胃热壅盛证和紫斑血热妄行证的代表方。

4. 尿血与血淋的鉴别要点是

A. 尿血有排尿疼痛　　B. 血淋有排尿疼痛

C. 血淋无排尿疼痛　　D. 尿血有小便频数

E. 血淋有小便频数

答案解析：B。尿血与血淋的鉴别要点主要在排尿

时痛与不痛。

考点发散：尿血与血淋均表现为血由尿道而出，两者以小便时痛与不痛为其鉴别要点，不痛者为尿血，痛者为血淋。

二、A2 型题

1. 老年患者，便血鲜红，大便不畅，腹痛，口苦，苔黄腻，脉濡数。应首选的方剂是

  A. 小蓟饮子　　　　B. 驻车丸

  C. 地榆散　　　　　D. 香连丸

  E. 乌梅丸

答案解析：C。此为便血之肠道湿热证，治宜清化湿热，凉血止血，代表方地榆散合槐角丸。

考点发散：便血与痢疾的鉴别。痢疾初起有发热、恶寒等症，其便血为脓血相兼，且有腹痛、里急后重、肛门灼热等症。便血无里急后重，无脓血相兼，与痢疾不同。

6. 患者，老年男性，久病便血，现便血紫暗，腹部隐痛，喜热饮，面色不华，神倦懒言，便溏，舌质淡，脉细。应首选的方剂是

  A. 归脾汤　　　　　B. 地榆散

  C. 槐角散　　　　　D. 黄土汤

  E. 独参汤

答案解析：D。该患者以便血为主症，伴有中脏虚寒症状，故诊断为便血之脾胃虚寒证，治宜健脾温中，养血止血，方用黄土汤。

细目三　痰　饮

一、A1 型题

1. 痰饮病位在于

  A. 心、肝、肾　　　B. 肺、脾、肾

  C. 心、脾、肾　　　D. 肝、脾、肾

  E. 心、肺、肾

答案解析：B。痰饮的基本病机为肺、脾、肾三脏功能失调，三焦气化失宣，津液停积于机体的某部位而成。

考点发散：肺主治节，若肺失宣肃，津液不化，则可凝聚成痰；脾主运化，脾胃受伤，运化无权，水湿内停，则可凝聚成痰；肾司开合，肾阳不足，开合不利，水湿上泛，亦可聚而为痰。

2. 痰饮的治疗原则是

  A. 解表　　　　　　B. 攻下

  C. 理气　　　　　　D. 温化

  E. 滋阴

答案解析：D。痰饮的治疗以温化为原则，即所谓"病痰饮者，当以温药和之"。

考点发散：温化的同时，还应根据表里虚实的不同，采取相应的处理措施。水饮壅盛者，应祛饮以治标；阳微气虚者，宜温阳以治本；在表者，当温散发汗；在里者，应温化利水；正虚者补之；邪实者攻之；如属邪实正虚，则当消补兼施；饮热相杂者，又当温清并用。

3. 下列不属于按停积部位分类的痰饮是

  A. 痰饮　　　　　　B. 寒饮

  C. 溢饮　　　　　　D. 支饮

  E. 悬饮

答案解析：B。根据饮邪停聚部位，可分为四种不同饮证：饮留胃肠，则为痰饮；饮流胁下，则为悬饮；饮流肢体，则为溢饮；饮聚胸肺，则为支饮。

考点发散：饮在肠间，则肠鸣沥沥有声；饮在胸胁，则胸胁胀满，咳唾引痛；饮在胸膈，则咳逆倚息，短气不得卧，其形如肿；饮溢肌肤，则见肌肤水肿，无汗，身体疼重。

二、A2 型题

1. 患者，男性，42 岁。症见胸胁支满，心下痞闷，胃中有振水音，脘腹喜温畏冷，泛吐清水痰涎，饮入易吐，口渴不欲饮水，头晕目眩，心悸气短，食少，大便溏，舌苔白滑，脉弦细而滑。其证型是

  A. 痰饮之饮留胃肠证

  B. 痰饮之脾阳虚弱证

  C. 溢饮之表寒里饮证

  D. 支饮之寒饮伏肺证

  E. 支饮之脾肾阳虚证

答案解析：B。该患者以心下痞闷，胃中有振水音为主症，当辨痰饮。脘腹喜温畏冷，泛吐清水痰涎，饮入易吐，口渴不欲饮水，食少，大便溏，均为脾阳虚之象，故该患辨证为痰饮之脾阳虚弱证。

考点发散：痰饮病的病变脏腑为肺、脾、肾、三焦，以脾首当其冲。因脾阳虚，则上不能输精以养肺，水谷不归正化，反为痰饮而干肺，下不能助肾以制水，水寒之气反伤肾阳，由此必致水液内停中焦，流溢各处，波及五脏。

三、B1 型题

（1~2 题共用备选答案）

   A. 支饮   B. 悬饮

   C. 痰饮   D. 溢饮

   E. 水肿

1. 按部位分，饮留胃肠的是

2. 按部位分，饮留胁下的是

   答案解析：1. C 2. B。根据饮邪停聚部位，可分为四种不同饮证：饮留胃肠，则为痰饮；饮流胁下，则为悬饮；饮流肢体，则为溢饮；饮聚胸肺，则为支饮。

细目四　消　渴

一、A1 型题

1. 消渴病的基本病机是

   A. 肺热津伤   B. 胃热炽盛

   C. 阴虚燥热   D. 肾阳不足

   E. 肝郁气滞

   答案解析：C。消渴病的病机主要在于阴津亏损，燥热偏胜，而以阴虚为本，燥热为标。

   考点发散：消渴病日久，则易发生以下两种病理转化：一是阴损及阳，阴阳俱虚；二是病久入络，血脉瘀滞。

2. 消渴病的病变脏腑是

   A. 肝、脾、肾   B. 肺、胃、肾

   C. 脾、胃、肾   D. 心、脾、肾

   E. 心、肝、肾

   答案解析：B。消渴病的病变脏腑主要在肺、胃、肾，尤以肾为关键。消渴病的病变脏腑虽有在肺、胃、肾的不同，但常常相互影响。如肺燥津伤，津液失于敷布，则脾胃不得濡养，肾精不得滋助；脾胃燥热偏盛，上可灼伤肺津，下可耗伤肾阴；肾阴不足则阴虚火旺，亦可上灼肺胃，终致肺燥胃热肾虚，故"三多"之症常可相互并见。

3. 消渴病中消气阴亏虚证的治法是

   A. 清热润肺，生津止渴

   B. 清胃泻火，养阴增液

   C. 滋养肾阴，固肾益精

   D. 益气健脾，生津止渴

   E. 滋阴温阳，补肾固涩

   答案解析：D。消渴病中消气阴亏虚证的治法为益气健脾，生津止渴；清热润肺，生津止渴用于上消的肺热津伤证；清胃泻火，养阴增液用于中消

的胃热炽盛证；滋养肾阴，固肾益精用于下消的肾阴亏虚证；滋阴温阳，补肾固涩用于下消的阴阳两虚证。

   考点发散：消渴病中消气阴亏虚证以口渴引饮，能食与便溏并见，精神不振，四肢乏力，体瘦，舌质淡红，苔白而干，脉弱为主要临床表现；证机为气阴不足，脾失健运；宜用益气健脾，生津止渴的七味白术散治疗。

二、A2 型题

1. 患者，女，48 岁，口渴多饮 1 年，口干舌燥，尿频量多，舌边尖红，苔薄黄，脉洪数。其证型是

   A. 上消肺热津伤证   B. 中消胃热炽盛证

   C. 中消气阴亏虚证   D. 下消肾阴亏虚证

   E. 下消阴阳两虚证

   答案解析：A。本题以肺受燥热所伤，肺不布津而出现口渴多饮、口干舌燥为主症，故属于上消肺热津伤证；中消胃热炽盛以多食易饥、消瘦为特点；下消肾阴亏虚以尿频量多、浊如膏脂为特点；下消阴阳两虚以多饮多尿，并见寒象为特点。

   考点发散：上消，通常以肺燥为主，多饮症状较突出，故上消肺热津伤证宜用清热润肺，生津止渴的消渴方治疗。

2. 患者，女，44 岁，多食易饥，形体消瘦，大便干燥，舌苔黄，脉滑数。应首选的方剂是

   A. 玉女煎   B. 白虎汤

   C. 血府逐瘀汤   D. 知柏地黄丸

   E. 消渴方

   答案解析：A。本题患者证候为胃火内炽，胃热消谷，耗伤津液所致，而出现"多食易饥，形体消瘦，大便干燥"，属于中消胃热炽盛证，治宜玉女煎以清胃泻火，养阴增液。而白虎汤用于身大热、汗大出、口大渴、脉洪大的阳明气分实热证；血府逐瘀汤用于痛如针刺而有定处的胸中血瘀证；知柏地黄丸用于潮热盗汗、耳鸣遗精的阴虚火旺证；消渴方用于口渴多饮的肺热津伤证。

   考点发散：玉女煎在《景岳全书》中主治"少阴不足，阳明有余"，即指阴虚胃热之消渴，牙痛等。具有清胃火，滋肾阴的功效。

3. 患者，男，60 岁，糖尿病病史 15 年。症见小便频数，混浊如膏，伴腰膝酸软，畏寒肢冷，阳痿不举，双下肢轻度浮肿，舌淡有齿痕，苔白，脉沉细无力。应首选的方剂为

   A. 六味地黄丸   B. 知柏地黄丸

C. 消渴方　　　　　D. 金匮肾气丸

E. 玉女煎

答案解析：D。消渴初起为阴虚，久之阴损及阳，出现阳虚症状，故见尿浊如脂，形寒肢冷，舌淡，苔白，脉细等。治宜阴阳并补，重在补肾，方用金匮肾气丸。六味地黄丸用于肾阴亏虚证；知柏地黄丸用于阴虚火旺证；消渴方用于肺热津伤证；玉女煎用于胃热炽盛证。

三、B1 型题

（1～2 题共用备选答案）

A. 清热解毒，活血化瘀

B. 健脾益气，活血化瘀

C. 清热解毒，消散痈肿

D. 滋补肝肾，益精补血

E. 清热解毒，养阴生津

1. 消渴病，并发疮疖痈疽者，其治法是

2. 消渴病，并发白内障、雀目、耳聋者，其治法是

答案解析：1. C　2. D。消渴病日久，燥热内结，营阴被灼，脉络瘀阻，蕴毒成脓，则发为疮疖痈疽，宜清热解毒，消散痈肿；肾阴亏损，肝失濡养，肝肾精血不能上承于耳目，则可并发白内障、雀目、耳聋，宜滋补肝肾，益精补血。

考点发散：消渴病常涉及多个脏腑，病变影响广泛，未及时医治以及病情严重的患者，常可并发多种病证。除以上两类外，若肺失滋养，日久可并发肺痨；阴虚燥热，炼液成痰，以及血脉瘀滞，痰瘀阻络，脑脉闭阻或血溢脉外，发为中风偏瘫；阴损及阳，脾肾衰败，水湿潴留，泛滥肌肤，则发为水肿。

细目五　汗　证

一、A1 型题

1. 汗证的病机总属

A. 卫外不固，腠理疏松

B. 虚火内盛，逼汗外泄

C. 邪热交争，湿热熏蒸

D. 气失所摄，津液不藏

E. 阴阳失调，腠理不固

答案解析：E。汗证的基本病机为阴阳失调，腠理不固，营卫失和，汗液外泄失常。其中，不因外界环境因素的影响，而白昼时时出汗，动辄益甚者，称为自汗；寐中汗出，醒来自止者，称为盗汗，亦称为寝汗。

2. 战汗的病机特点是

A. 正气欲脱，阳不敛阴

B. 湿热内蕴，津液外泄

C. 营卫不和，卫外失司

D. 正邪相争，正气抗邪

E. 肺气不足，卫表不固

答案解析：D。战汗主要出现在急性热病过程中，表现为突然恶寒战栗，全身汗出，发热，口渴，烦躁不安，为正邪交争的征象。

考点发散：如战汗后热退，脉静身凉，表示邪去正安，元气恢复，是一种好现象。若汗出后四肢厥冷，烦躁不安，表示正不胜邪，正气随之虚弱下去，则是危重证候。

3. 黄汗的病机特点是

A. 肺卫不固　　　　B. 营卫不和

C. 阴虚火旺　　　　D. 气阴两虚

E. 湿热内郁

答案解析：E。黄汗以汗出色黄，染衣着色为主要表现，常伴见口中黏苦，渴不欲饮，小便不利，苔黄腻，脉弦滑等湿热内郁症状。可以为汗证中的邪热郁蒸证型，但汗出色黄的程度较重。

二、A2 型题

1. 患者，老年女性，平素易于感冒，现症见汗出恶风，稍劳则汗出尤甚，乏力倦怠，周身酸楚，面白少华，舌苔薄白，脉细弱。应首选的方剂是

A. 归脾汤　　　　　B. 当归六黄汤

C. 桂枝加黄芪汤　　D. 甘麦大枣汤

E. 龙胆泻肝汤

答案解析：C。根据该患者自汗症状＋肺气虚的症状，可诊断为自汗之肺卫不固证，治宜益气固表，方用桂枝加黄芪汤或玉屏风散加减。如出现半身或局部汗出者，当合甘麦大枣汤。

考点发散：归脾汤是治疗汗证之心血不足证的代表方；当归六黄汤是治疗汗证之阴虚火旺证的代表方；龙胆泻肝汤是治疗邪热郁蒸证的代表方。

2. 患者，女性，36 岁。症见夜寐盗汗，五心烦热，午后潮热，颧红，口渴，舌红少苔，脉细数。其治法是

A. 滋阴降火　　　　B. 滋阴补肾

C. 滋阴益气　　　　D. 滋阴温阳

E. 滋阴凉血

答案解析：A。该患者为汗证之阴虚火旺证，系由虚火内灼，逼津外泄所致，治宜滋阴降火，方用

当归六黄汤加减。

考点发散：汗证之辨证应着重辨阴阳虚实，汗证属虚者居多，自汗多属气虚不固，盗汗多属阴虚内热。自汗久则可伤阴，盗汗久则可伤阳，出现气阴两虚或阴阳两虚之证。

细目六　内伤发热

一、A1 型题

1. 下列不属于内伤发热病因的是

A. 久病体虚　　　　　B. 饮食劳倦

C. 情志失调　　　　　D. 外伤出血

E. 外感六淫

答案解析：E。内伤发热的病因包括久病体虚、饮食劳倦、情志失调、外伤出血。

考点发散：内伤发热是指以内伤为病因，以脏腑功能失调，气血阴阳失衡为基本病机，以发热为主要临床表现的病证。

2. 下列症状中，对内伤发热中阴虚发热证最有诊断意义的是

A. 低热，劳累后加重

B. 发热，热势随情绪起伏而波动

C. 自觉身体某些部位发热

D. 发热而形寒怯冷

E. 骨蒸潮热，手足心热

答案解析：E。阴虚发热证症见午后潮热，或夜间发热，不欲近衣，手足心热，烦躁，少寐多梦，盗汗，口干咽燥，舌质红或有裂纹，苔少甚至无苔，脉细数。治宜滋阴清热，方用清骨散。

考点发散：低热，劳累后加重可见于气虚发热证；发热，热势随情绪起伏而波动，可见于气郁发热证；自觉身体某些部位发热，可见于血瘀发热证；发热而形寒怯冷，可见于阳虚发热证。

3. 治疗血瘀发热证，应首选的方剂是

A. 桂枝茯苓丸　　　　B. 复元活血汤

C. 血府逐瘀汤　　　　D. 调营饮

E. 通窍活血汤

答案解析：C。血瘀而致的内伤发热症见午后或夜间发热，或自觉身体某部位发热，口燥咽干不欲饮水，肢体或躯干有固定痛处或肿块，面色萎黄或晦暗，舌青紫或有瘀点、瘀斑，脉弦或涩。治宜活血化瘀，方用血府逐瘀汤。

考点发散：桂枝茯苓丸主治痰湿瘀结之癥瘕。复元活血汤主治瘀血阻滞证之胁肋瘀肿，痛不可忍。调营饮主治腹大坚满，脉络怒张，胁腹刺痛，瘀结水留之鼓胀。通窍活血汤主治瘀血头痛。

二、A2 型题

1. 患者，男性，61 岁。劳累后即见低热已 5 年，近旬每日低热，倦怠无力，舌淡苔白，脉细弱。其证型是

A. 阴虚发热证　　　　B. 气虚发热证

C. 血瘀发热证　　　　D. 阳虚发热证

E. 肝郁发热证

答案解析：B。低热，劳累后加重，倦怠无力均为气虚症状，故为气虚发热。

考点发散：气虚发热者治宜益气健脾，甘温除热，方用补中益气汤。甘温除热法源于《内经》，创于李东垣，为中医治疗气虚发热的有效方法。

2. 患者，青年女性。低热 3 个月，时觉身热心烦，热势随情绪好坏而起伏，平时急躁易怒，胸胁胀痛，两乳胀痛，月经不调，口苦，脉弦略数。应首选的方剂是

A. 龙胆泻肝汤　　　　B. 丹栀逍遥丸

C. 滋水清肝饮　　　　D. 血府逐瘀汤

E. 小柴胡汤

答案解析：B。患者有肝气郁结症状，发热随情绪好坏而起伏，故辨为气郁发热，治宜疏理肝气，解郁泄热，方用丹栀逍遥散。

细目七　虚　劳

一、A1 型题

1. 虚劳的主要病位是

A. 心、肺　　　　　　B. 心、肝

C. 肺、脾　　　　　　D. 肝、脾

E. 脾、肾

答案解析：E。虚劳的病损主要在五脏，尤以脾肾为主。

2. 虚劳的主要病机是

A. 气血阴阳亏损

B. 阴虚火旺

C. 脏腑功能失调，气血阴阳失衡

D. 脏腑亏损，气血阴阳虚衰

E. 阴阳失调

答案解析：D。虚劳以脏腑亏损，气血阴阳虚衰，久虚不复成劳为主要病机。

考点发散：虚劳的病理性质为五脏气血阴阳的亏虚，因导致虚损的病因不同，往往先导致相关某脏气血阴阳的亏虚，进一步影响它脏。一般来说，气虚以肺脾为主，病重可及心肾；血虚以心肝为主，与脾有关；阴虚以肾肝肺为主，涉及心胃；阳虚以脾肾为主，重者及心。

3. 虚劳的辨证以何为纲

    A. 气血阴阳   B. 阴阳

    C. 气血   D. 五脏虚候

    E. 寒热

答案解析：A。虚劳的辨证首先辨五脏气血阴阳亏虚。虚劳的证候总不离乎五脏，而五脏之辨，又不外乎气血阴阳，故对虚劳的辨证应以气血阴阳为纲，五脏虚证为目。

4. 虚劳的最基本治疗原则是

    A. 调补阴阳   B. 攻补兼施

    C. 补益   D. 标本兼顾

    E. 补虚泻实

答案解析：C。虚劳的治疗，根据"虚则补之""损者益之"的理论，当以补益为基本原则。

考点发散：对虚劳进行补益时，其一必须根据病理性质的不同，分别采取益气、养血、滋阴、温阳的治疗方药；其二是密切结合五脏病位的不同而选方用药，以加强治疗的针对性。

二、A2 型题

1. 患者，女性，30 岁。劳累后出现饮食减少，食后胃脘不舒，倦怠乏力，大便溏薄，面色萎黄，舌淡苔薄白，脉弱。其证型是

    A. 脾气虚证   B. 心脾两虚证

    C. 脾胃阴虚证   D. 脾阳虚证

    E. 脾肾阳虚证

答案解析：A。四诊合参，患者证属脾气虚证，证机概要为脾虚失于健运，不能化生水谷精微。

考点发散：虚劳脾气虚证，治宜健脾益气，方用加味四君子汤治疗。

2. 患者，中年男性。头晕多年，近日见头晕，目干畏光，视物不明，肢体麻木，急躁易怒，颜面潮红，舌红少津，脉沉弦细。其证型是

    A. 肝阴虚证   B. 肾阴虚证

    C. 胃阴虚证   D. 肝血虚证

    E. 肝肾阴虚证

答案解析：A。四诊合参，患者证属肝阴虚证，证机概要为肝虚阳亢，上扰清空。

考点发散：虚劳肝阴虚证治宜滋养肝阴，方用补肝汤加减。

三、B1 型题

（1~2 题共用备选答案）

    A. 左归丸   B. 右归丸

    C. 拯阳理劳汤   D. 附子理中丸

    E. 养心汤

1. 治疗虚劳之肾阳虚证，应首选的方剂是

2. 治疗虚劳之心血虚证，应首选的方剂是

答案解析：1. B   2. E。左归丸是治疗虚劳之肾阴虚证的代表方；右归丸是治疗虚劳之肾阳虚证的代表方；拯阳理劳汤治疗脾肺气虚，精神倦怠，少气懒言，不思饮食，自汗，面色㿠白，舌质淡嫩，脉细弱；附子理中丸是治疗虚劳之脾阳虚证的代表方；养心汤是治疗虚劳之心血虚证的代表方。

考点发散：虚劳之肾阳虚证的主症为腰背酸痛，遗精阳痿，多尿或不禁，面色苍白，畏寒肢冷，下利清谷或五更泄泻，舌淡胖，有齿痕。治宜温补肾阳，方用右归丸加减。虚劳之心血虚证的主症为心悸怔忡，健忘，失眠，多梦，面色不华。治宜养血宁心，方用养心汤加减。

细目八 癌 病

一、A1 型题

1. 导致肺癌病理因素的特性是

    A. 风火痰瘀上蒙清阳

    B. 痰气瘀阻

    C. 火郁痰阻

    D. 痰瘀郁热

    E. 湿浊瘀毒

答案解析：D。癌病的主要病理因素为气郁、痰浊、湿阻、血瘀、毒聚（热毒、寒毒）。不同癌病的病理因素各有特性，如脑瘤常以风火痰瘀上蒙清阳为主，肺癌多属痰瘀郁热，胃癌多属痰气瘀阻，甲状腺癌多属火郁痰阻，大肠癌多属湿浊瘀毒。

2. 关于癌病与良性肿瘤的鉴别要点，描述错误的是

    A. 良性肿瘤生长速度慢

B. 癌病常与皮肤粘连

C. 良性肿瘤边界清晰，活动度好

D. 癌病体积较大，产生压迫症状

E. 良性肿瘤早期症状隐匿，伴有消瘦等症状

答案解析：E。癌病早期症状隐匿，伴有消瘦、发热、出血或发病部位的相应症状。

二、A2 型题

1. 患者，女，45 岁。患者性格内向，平素常常情绪低落，生闷气，近日体检发现甲状腺有实性低回声结节，边缘不规则，经穿刺诊断为甲状腺癌。刻下胸闷，脘腹胀痛，喜太息，神疲乏力，纳呆食少，舌苔腻，脉细涩。治疗应首选的方剂是

A. 血府逐瘀汤

B. 越鞠丸合化积丸

C. 犀角地黄汤

D. 杞菊地黄丸

E. 金匮肾气丸

答案解析：B。本题患者辨证为癌病之气郁痰凝证，病位在甲状腺。其病机为气机郁滞，痰瘀交阻，治法当行气解郁，化痰祛瘀，方用越鞠丸合化积丸。

2. 患者，男，45 岁。肺癌晚期伴淋巴转移，形体消瘦，面色无华，唇甲色淡，气短乏力，动辄尤甚，伴头昏心悸，目眩眼花，动则多汗，口干舌燥，纳呆食少，舌红，脉细。宜选用的方剂为

A. 十全大补丸

B. 生脉地黄汤

C. 越鞠丸合化积丸

D. 龙胆泻肝汤合五味消毒饮

E. 血府逐瘀汤

答案解析：A。本题患者辨证为癌病之气血双亏证，病位在肺。其治法当益气养血，扶正抗癌，方用十全大补丸。

3. 患者，男，65 岁。患者因大便形状改变，便血就诊，确诊为肠癌。目前时有发热，恶心，胸闷，口干口苦，脓血便，里急后重，舌苔腻，脉滑数。其证候为

A. 气郁痰瘀证　　B. 热毒炽盛证

C. 湿热郁毒证　　D. 瘀毒内阻证

E. 气阴两虚证

答案解析：C。肠癌多属湿热下注，湿邪化热，湿热蕴毒而发病，故诊断为湿热郁毒证。可选用龙

胆泻肝汤合五味消毒饮治疗。

三、B1 型题

（1～2 题共用备选答案）

A. 北沙参、天冬、石斛

B. 生黄芪、太子参、白术

C. 芦根、天花粉、知母

D. 贝母、百部、杏仁

E. 知母、黄柏、地骨皮

1. 癌病气阴两虚证，如阴虚明显，应加用的中药是

2. 癌病气阴两虚证，口渴明显，应加用的中药是

答案解析：1. A　2. C。癌病气阴两虚证如阴虚明显，应加用北沙参、天冬、石斛；若气虚明显，应加生黄芪、太子参、白术；若口渴明显，应加芦根、天花粉、知母；若咳痰不利，痰少而黏，应加用贝母、百部、杏仁；若潮热盗汗者，应加用知母、黄柏、地骨皮。

细目九　厥　证

一、A1 型题

1. 厥证的病机是

A. 情志内伤　　B. 体虚劳倦

C. 亡血失津　　D. 饮食不节

E. 气机逆乱

答案解析：E。厥证的基本病机是气机逆乱，升降失常，气血阴阳之气不相顺接。

考点发散：厥证的病因有情志内伤、体虚劳倦、亡血失津、饮食不节。厥证的病理性质有虚实之分。气盛有余，气血上逆，或夹痰浊壅滞于上，以致清窍闭塞，成为厥之实证；气血不足，清阳不升，或大量出血，气随血脱，以致神明失养，发为厥之虚证。

2. 血厥实证发作的主要病因是

A. 精神刺激　　B. 头部外伤

C. 亡血伤津　　D. 思虑过度

E. 先天禀赋

答案解析：A。厥证辨证首辨病因，次辨虚实，再辨气血。血厥实证是肝阳上亢，阳气暴张，血随气升，气血并走于上，因此情志因素是其发作的主要原因。

3. 下列各项，不属于厥证临床表现的是

A. 突然昏倒　　B. 四肢厥冷

C. 呼吸微弱　　D. 口吐涎沫

E. 不省人事

答案解析：D。厥证以突然昏倒，不省人事，或有四肢厥冷、呼吸微弱等为主要临床表现。口吐涎沫是痫证的临床表现，不属于厥证的临床表现。

考点发散：厥证与痫证两者均有突然昏倒，不省人事的症状，但厥证之昏倒无口吐涎沫，而痫证则表现为叫吼，吐沫，抽搐等证，且痫病常有先天因素，以青少年为多见。

4. 气厥实证，应首选的方剂是

A. 通关散合五磨饮子

B. 独参汤

C. 四味回阳饮

D. 导痰汤

E. 通瘀煎

答案解析：A。气厥实证的证机为肝郁不舒，气机上逆，壅阻心胸，内闭神机，其治法是开窍，顺气，解郁，选用通关散合五磨饮子。

二、A2 型题

1. 患者，女性，45 岁。平素急躁易怒，今日中午与邻居吵架后突然昏倒，不省人事，牙关紧闭，面赤唇紫，舌暗红，脉弦有力。其证型是

A. 气厥实证   B. 气厥虚证

C. 血厥实证   D. 血厥虚证

E. 痰厥

答案解析：C。厥证都有突然昏倒，不省人事的临床表现。气厥只有气机逆乱，实证特点是口噤握拳，呼吸气粗，虚证特点是面白肢冷，呼吸微弱；血厥还有血菀于上，实证表现为面赤唇紫，头晕胀痛，虚证表现为口唇不华，四肢震颤；痰厥还有痰浊阻滞之象。患者牙关紧闭，面赤唇紫，舌暗红，脉弦有力是血厥实证的临床表现。

考点发散：厥证的辨证首辨病因，次辨虚实，再

辨气血。气盛有余之人，骤遇恼怒惊骇，气机上冲逆乱，清窍壅塞而发为气厥实证，以突然昏仆，呼吸气粗，口噤握拳，舌红苔黄，脉沉而弦为临床表现；素来元气虚弱之人，陡遇恐吓，清阳不升，神明失养，发为气厥虚证，以眩晕昏仆，面色苍白，呼吸微弱，汗出肢冷，舌淡，脉沉细微为临床表现。素有肝阳偏亢，遇暴怒伤肝，肝阳上亢，肝气上逆，血随气升，气血逆乱于上，发为血厥实证，以突然昏仆，不知人事，牙关紧闭，面赤唇紫，舌暗红，脉弦有力为临床表现；大量失血，血脱则气无以附，气血不能上达清窍，神明失养，昏不知人，发为血厥虚证，以突然昏厥，面色苍白，口唇无华，自汗肢冷，呼吸微弱，舌淡，脉细数无力为临床表现。情志过极、饮食不节致气机升降失调运行逆乱，或痰随气升，阻滞神明，发为痰厥，以突然昏厥，喉有痰声，或呕吐涎沫，呼吸气粗，舌苔白腻，脉沉滑为临床表现。

三、B1 型题

（1~2 题共用备选答案）

A. 五磨饮子   B. 参附注射液

C. 羚角钩藤汤   D. 人参养营汤

E. 导痰汤

1. 气厥虚证，应首选的方剂是

2. 痰厥，应首选的方剂是

答案解析：1. B 2. E。素来元气虚弱，清阳不升，神明失养发为气厥虚证，其治法是补气，回阳，醒神，其代表方是参附注射液。肝郁肺痹，痰随气升，上闭清窍发为痰厥，其治法是行气豁痰，其代表方是导痰汤。

考点发散：五磨饮子是气厥实证的代表方；羚角钩藤汤是血厥实证的代表方；人参养营汤是血厥虚证的代表方。

第八单元　肢体经络病证

细目一　痹　证

一、A1 型题

1. 下列各项，不属于痹证病理因素的是

A. 风   B. 湿

C. 寒   D. 热

E. 燥

答案解析：E。痹证的病机根本为邪气痹阻经脉，即风、寒、湿、热、痰、瘀等邪气滞留于肢体筋脉、关节、肌肉、经脉，气血痹阻不通，不通则

痛。病理因素为风、寒、湿、热。

考点发散：痹证是由于风、寒、湿、热等邪气闭阻经络，影响气血运行，导致肢体筋骨、关节、肌肉等处发生疼痛、重着、酸楚、麻木，或关节屈伸不利、僵硬、肿大、变形等症状的一种疾病。轻者病在四肢关节肌肉，重者可内舍于脏。

2. 下列各项，不属于痹证特点的是

A. 痹证晚期可出现关节变形

B. 本病可发生于任何年龄

C. 本病与天气变化有关

D. 痹证晚期不会出现肌肉萎缩

E. 主症是肢体关节、肌肉疼痛、屈伸不利

答案解析：D。痹证的临床表现为肢体关节、肌肉疼痛，屈伸不利，或疼痛游走不定，甚则关节剧痛、肿大、强硬、变形。发病及病情的轻重常与劳累及季节、气候的寒冷、潮湿等天气变化有关，某些痹证的发生和加重可与饮食不当有关。痹证可发生于任何年龄，但不同年龄的发病与疾病的类型有一定的关系。

考点发散：痹证与痿证的鉴别要点首先在于痛与不痛，痹证以关节疼痛为主，而痿证则为肢体力弱、无疼痛症状；其次要观察肢体的活动障碍，痿证是无力运动，痹证是因为痛而影响活动；再者，部分痿证病初起即有肌肉萎缩，而痹证则是由于疼痛甚或关节僵直不能活动，日久废而不用导致肌肉萎缩。

3. 治疗行痹，应首选的方剂是

A. 乌头汤　　B. 防风汤

C. 薏苡仁汤　　D. 独活寄生汤

E. 双合汤

答案解析：B。防风汤为治疗行痹的首选方剂；乌头汤为治疗痛痹的首选方剂；薏苡仁汤为治疗着痹的首选方剂；独活寄生汤为治疗痹证日久肝肾亏虚证的首选方剂；双合汤为治疗痹证日久痰瘀痹阻证的首选方剂。

考点发散：行痹之证机概要为风邪兼夹寒湿，留滞经脉，痹阻气血。治法为祛风通络，散寒除湿。选方防风汤加减。

4. 治疗痹证之下肢疼痛者，应加用的药物是

A. 土贝母、猫眼草、蜂房、威灵仙

B. 片姜黄、羌活、桂枝

C. 独活、川牛膝、木瓜

D. 桑寄生、杜仲、巴戟天、淫羊藿

E. 葛根、伸筋草、桂枝、羌活

答案解析：C。痹证四肢小关节疼痛、肿胀、灼热者，可选用土贝母、猫眼草、蜂房、威灵仙；痹证上肢疼痛者，可选用片姜黄、羌活、桂枝；痹证下肢疼痛者可选用独活、川牛膝、木瓜；痹证腰部疼痛者，可选用桑寄生、杜仲、巴戟天、淫羊藿；痹证累及颈椎者，可选用葛根、伸筋草、桂枝、羌活。

考点发散：痹证的治疗应以祛邪通络为基本原则，根据邪气的偏盛，分别予以祛风、散寒、除湿、清热、化痰、行瘀，兼顾"宣痹通络"。

二、A2 型题

1. 患者，女性，60 岁。5 天来双侧肩、肘、膝关节游走性疼痛，活动屈伸不利，初起有恶风、发热，舌苔薄白，脉浮缓。其诊断是

A. 行痹　　B. 痛痹

C. 着痹　　D. 风湿热痹

E. 痹证之痰瘀痹阻证

答案解析：A。行痹的证候表现为肢体关节、肌肉疼痛酸楚，屈伸不利，疼痛呈游走性，舌苔薄白，脉浮或脉浮缓。

考点发散：行痹以腰背酸痛为主者，多与肾气虚有关，治疗加杜仲、桑寄生、淫羊藿、巴戟天、断续等补肾壮骨；若见关节肿大，苔薄黄，邪有化热之象者，宜寒热并用，投桂枝芍药知母汤加减。

2. 患者，男性，17 岁。1 周来双膝关节屈伸不利、疼痛难忍、肌肉酸楚，双膝关节皮肤有寒冷感、得温痛减，舌质淡，苔薄白，脉弦紧。其病机概要是

A. 风邪兼夹寒湿，留滞经脉，闭阻气血

B. 寒邪兼夹风湿，留滞经脉，闭阻气血

C. 湿邪兼夹风寒，留滞经脉，闭阻气血

D. 风湿热邪壅滞经脉，气血闭阻不通

E. 痰瘀互结，留滞肌肤，闭阻经脉

答案解析：B。该患者辨证为痛痹，其证机概要为寒邪兼夹风湿，留滞经脉，闭阻气血。风邪兼夹寒湿，留滞经脉，闭阻气血为行痹的证机概要。湿邪兼夹风寒，留滞经脉，闭阻气血为着痹的证机概要；风湿热邪壅滞经脉，气血闭阻不通为风湿热痹的证机概要；痰瘀互结，留滞肌肤，闭阻经脉为痹证日久痰瘀痹阻证的证机概要。

考点发散：痛痹症见肢体关节疼痛，痛势较剧，部位固定，遇寒则痛甚，得热则痛缓，关节屈伸不利，局部皮肤有寒冷感，舌质淡，舌苔薄白，脉弦紧。

3. 患者，女性，32 岁。关节、肌肉酸楚、重着、疼痛，肿胀散漫，关节活动不利，肌肤麻木不仁，舌质淡，舌苔白腻，脉濡缓。其治法是

A. 除湿通络，祛风散寒

B. 祛风通络，散寒除湿

C. 散寒通络，祛风除湿

D. 清热通络，祛风除湿

E. 化痰行瘀，蠲痹通络

答案解析：A。该患者辨证为着痹，治法为除湿通络，祛风散寒。祛风通络，散寒除湿为行痹的治法；散寒通络，祛风除湿为痛痹的治法；清热通络，祛风除湿为风湿热痹的治法；化痰行瘀，蠲痹通络为痹证痰瘀痹阻证的治法。

考点发散：着痹症见肢体关节、肌肉酸楚、重着、疼痛，肿胀散漫，关节活动不利，肌肤麻木不仁，舌质淡，舌苔白腻，脉濡缓。

4. 患者，男性，60 岁。四肢关节屈伸活动不利 15 年，肌肉瘦削，腰膝酸软，骨蒸劳热，心烦口干，舌质淡红，舌苔薄白，脉沉细。应首选的方剂是

A. 薏苡仁汤　　　B. 防风汤

C. 乌头汤　　　　D. 白虎加桂枝汤

E. 独活寄生汤

答案解析：E。该患者辨证为痹证之肝肾亏虚证，治宜选用独活寄生汤。薏苡仁汤为着痹的首选方剂；防风汤为行痹的首选方剂；乌头汤为痛痹的首选方剂；白虎加桂枝汤为风湿热痹的首选方剂。

考点发散：痹证之肝肾亏虚证症见痹证日久不愈，关节屈伸不利，肌肉瘦削，腰膝酸软，或畏寒肢冷，阳痿，遗精，或骨蒸劳热，心烦口干，舌质淡红，舌苔薄白或少津，脉沉细或细数。证机概要为肝肾不足，筋脉失于濡养、温煦。治以培补肝肾，舒筋止痛。

三、B1 型题

(1~2 题共用备选答案)

A. 疼痛关节游走不定

B. 痛有定处，遇寒加重

C. 关节酸痛，重着

D. 关节灼热疼痛

E. 关节僵硬，疼痛固定不移

1. 着痹的主症特点是

2. 行痹的主症特点是

答案解析：1. C　2. A。疼痛关节游走不定为行痹的主症特点；痛有定处，遇寒加重为痛痹的主症特点；关节酸痛、重着为着痹的主症特点；关节灼热疼痛为风湿热痹证的主症特点；关节僵硬，疼痛固定不移为痹证日久痰瘀痹阻证的主症特点。

细目二　痿　证

一、A1 型题

1. 下列各项，不属于痿证病因的是

A. 湿热　　　　B. 情志内伤

C. 温毒　　　　D. 毒物所伤

E. 跌仆瘀阻

答案解析：B。痿证的病因有感受温毒、湿热浸淫、饮食毒物所伤、久病房劳、跌仆瘀阻。

考点发散：痿证是指肢体筋脉弛缓，软弱无力，不能随意运动，或伴有肌肉萎缩的一种病证。

2.《内经》中"治痿者取阳明"指的是

A. 益气、养血、活血

B. 补肝肾、清心火

C. 补脾胃、清胃火、祛湿热

D. 益气、养血、通络

E. 补肝肾、强筋骨

答案解析：C。《内经》提出的"治痿者取阳明"是指补脾胃、清胃火、祛湿热以调养五脏的治疗方法。

3. 治疗痿证肺热津伤证，应首选的方剂是

A. 加味二妙散

B. 清燥救肺汤

C. 虎潜丸

D. 参苓白术散合补中益气汤

E. 圣愈汤合补阳还五汤

答案解析：B。加味二妙散为痿证湿热浸淫证的首选方；清燥救肺汤为痿证肺热津伤证的首选方；虎潜丸为痿证肝肾亏损证的首选方；参苓白术散合补中益气汤为痿证脾胃虚弱证的首选方；圣愈汤合补阳还五汤为痿证脉络瘀阻证的首选方。

考点发散：痿证肺燥津伤证证机概要为肺燥津伤，五脏失润，筋脉失养，治以清热润燥，养阴生津，故首选的方剂是清燥救肺汤。

4. 痿证的护理措施不包括

A. 居住环境不宜潮湿

B. 饮食宜清淡富有营养

C. 患肢避免活动

D. 患者注意患肢保暖

E. 瘫痪肢体保持功能体位

答案解析：C。痿证病人常因肌肉无力，影响肢体功能活动，坐卧少动，气血运行不畅，加重肌肉萎缩等症状。故提倡患者进行适当锻炼，生活能自理者，可打太极拳，做五禽戏等。病情较重者，可经常用手轻轻拍打患肢，以促进肢体气血运行，有利于康复。

二、A2 型题

1. 李某，女性，69 岁。半年来渐见肢体痿软无力，尤以下肢明显，腰膝酸软，不能久立，腿胫肌肉萎缩，伴有眩晕耳鸣，舌咽干燥，舌红少苔，脉细数。应首选的方剂是

A. 补中益气汤 　　 B. 虎潜丸

C. 补阳还五汤 　　 D. 双合汤

E. 清燥救肺汤

答案解析：B。患者为痿证肝肾亏损证，为肝肾亏虚，阴精不足，所致筋脉失养，治以补益肝肾，滋阴清热。故首选的方剂是虎潜丸。

2. 患者，男性，78 岁。双侧肢体软弱无力逐渐加重一年，肌肉萎缩，神疲肢倦，少气懒言，纳呆便溏，舌淡，苔薄白，脉细。其诊断是

A. 痿证湿热浸淫证 　　 B. 痿证脾胃虚弱证

C. 痿证肝肾亏损证 　　 D. 中风肝肾亏虚证

E. 中风风痰阻络证

答案解析：B。痿证之脾胃虚弱证起病缓慢，肢体软弱无力逐渐加重，神疲肢倦，肌肉萎缩，少气懒言，纳呆便溏，面色㿠白或萎黄无华，面浮，舌淡，苔薄白，脉细弱。

三、B1 型题

(1~2 题共用备选答案)

A. 祛邪和络 　　 B. 清热利湿

C. 活血行瘀 　　 D. 扶正补虚

E. 益气健脾

1. 痿证虚证的治疗原则是

2. 痿证实证的治疗原则是

答案解析：1. D　2. A。痿证的治疗，虚证宜扶正

补虚为主，肝肾亏虚者宜滋养肝肾，脾胃虚弱证宜益气健脾。实证宜祛邪和络，肺热伤津者宜清热润燥，湿热浸淫者宜清热利湿，瘀阻脉络者宜活血行瘀。虚实兼夹者，又当兼顾之。

细目三　颤　证

一、A1 型题

1. 颤证的病位是

A. 筋脉 　　 B. 关节

C. 肌肉 　　 D. 脑

E. 心

答案解析：A。颤证病位在筋脉，与肝、肾、脾等脏关系密切。

考点发散：颤证的基本病机为肝风内动，筋脉失养。病理因素为风、火、痰、瘀。

2. 治疗颤证痰热风动证，应首选的方剂是

A. 大定风珠

B. 天麻钩藤饮合镇肝熄风汤

C. 导痰汤合羚角钩藤汤

D. 地黄饮子

E. 黄连温胆汤

答案解析：C。导痰汤合羚角钩藤汤为颤证痰热风动证的首选方剂；龟鹿二仙膏合大定风珠为颤证髓海不足证的首选方剂；天麻钩藤饮合镇肝熄风汤为颤证风阳内动证的首选方剂；地黄饮子为颤证阳气虚衰证的首选方剂。

考点发散：颤证痰热风动证的证机概要为痰热内蕴，热极生风，筋脉失约。治以清热化痰，平肝息风，代表方为导痰汤合羚角钩藤汤加减。

3. 颤证中实证的临床表现是

A. 震颤较剧 　　 B. 腰膝酸软

C. 遇烦劳而加重 　　 D. 体瘦眩晕

E. 缠绵难愈

答案解析：A。一般震颤较剧，肢体僵硬，烦躁不宁，胸闷体胖，遇怒而发者，多为实证。

二、A2 型题

1. 患者，男性，80 岁。头摇肢颤 7 年，持物不稳，腰膝酸软，失眠心烦，头晕耳鸣，善忘神呆，舌质红，舌苔薄白，脉细数。其治法是

A. 补肾助阳，温煦筋脉

B. 填精补髓，育阴息风

C. 补中益气，健脾升清

D. 益气养血，濡养筋脉

E. 镇肝息风，舒筋止颤

答案解析：B。患者为颤证的髓海不足证，故选治法填精补髓，育阴息风。

考点发散：颤证髓海不足证为髓海不足，神机失养，所致肢体筋脉失主，治疗选用方药为龟鹿二仙膏合大定风珠加减。

三、B1 型题

（1～2题共用备选答案）

A. 皂角、白芥子　　B. 地龙、丝瓜络

C. 石菖蒲、远志　　D. 龙胆草、夏枯草

E. 僵蚕、全蝎

1. 颤证患者肢体颤动不止，应加用

2. 颤证患者神识呆滞，应加用

答案解析：1. E　2. C。颤证患者肢体颤动不止，应加虫类药增强息风活络止颤之力，故选僵蚕、全蝎；颤证患者神识呆滞，应加安神药，故选石菖蒲、远志。

细目四　腰　痛

一、A1 型题

1. 腰痛的病机是

A. 风、寒、湿邪痹阻经脉

B. 气滞血瘀，经脉不通

C. 筋脉痹阻，腰府失养

D. 劳力扭伤，经脉不通

E. 禀赋不足，肾精亏虚

答案解析：C。腰痛的基本病机为筋脉痹阻，腰府失养。

考点发散：外感腰痛的主要发病机制是外邪痹阻经脉，气血运行不畅；内伤腰痛的主要发病机制是肾精亏虚，腰府失其濡养、温煦。

2. 下列各项，不属于腰痛病因的是

A. 体质虚弱　　B. 跌扑损伤

C. 外邪侵袭　　D. 劳逸失当

E. 年老体衰

答案解析：D。腰痛的病因包括外邪侵袭、体虚年衰、跌仆损伤。

3. 下列各项，不属于腰痛证型分类的是

A. 肾虚腰痛　　B. 寒湿腰痛

C. 瘀血腰痛　　D. 外感腰痛

E. 湿热腰痛

答案解析：D。腰痛分四类证型，分别为寒湿腰痛、湿热腰痛、瘀血腰痛和肾虚腰痛。

考点发散：腰痛治疗应分清标本虚实。感受外邪属实，治宜祛邪通络，根据寒湿、湿热的不同，分别予以温散或清利；外伤腰痛属实，治宜活血祛瘀，通络止痛为主；内伤腰痛多属虚，治宜补肾固本为主，兼顾肝脾；虚实兼见者，宜辨主次轻重，标本兼顾。

二、A2 型题

1. 田某，男性，25 岁。两天前有腰扭伤史，现症见腰痛如刺，痛有定处，痛处拒按，腰不能转侧，舌质暗紫，脉涩，其证机概要是

A. 寒湿痹阻，滞碍气血，经脉不利

B. 湿热壅遏，经气不畅，筋脉失舒

C. 瘀血阻滞，经脉痹阻，不通则痛

D. 肾阴不足，不能濡养腰脊

E. 肾阳不足，不能温煦筋脉

答案解析：C。患者舌质暗紫，脉涩，可看出是瘀血征象；两天前有腰扭伤史，腰痛如刺，痛有定处、拒按，不能转侧，可判断为瘀血腰痛。瘀血腰痛的证机概要为瘀血阻滞，经脉痹阻，不通则痛。

考点发散：寒湿腰痛的证机概要为寒湿痹阻，滞碍气血，经脉不利；湿热腰痛的证机概要为湿热壅遏，经气不畅，筋脉失舒；瘀血腰痛的证机概要为瘀血阻滞，经脉痹阻，不通则痛；肾阴虚腰痛的证机概要为肾阴不足，不能濡养腰脊；肾阳虚腰痛的证机概要为肾阳不足，不能温煦筋脉。

2. 王某，女性，78 岁。腰部隐隐作痛，酸软无力，缠绵不愈，手足心热。舌红少苔，脉弦细数。应首选的方剂是

A. 甘姜苓术汤　　B. 四妙丸

C. 身痛逐瘀汤　　D. 左归丸

E. 右归丸

答案解析：D。患者手足心热，舌红少苔，脉弦细数，为阴虚证候；腰部隐隐作痛，酸软无力，提示是肾虚之象，因此可判断为肾阴虚腰痛，代表方为左归丸。

考点发散：寒湿腰痛的代表方为甘姜苓术汤，湿热腰痛的代表方为四妙丸，瘀血腰痛的代表方为身痛逐瘀汤，肾阳虚腰痛的代表方为右归丸。

三、B1 型题

(1~2 题共用备选答案)

A. 滋补肾阴，濡养筋脉

B. 活血化瘀，通络止痛

C. 散寒行湿，温经通络

D. 清热利湿，通络止痛

E. 补肾壮阳，温煦经脉

1. 寒湿腰痛的治法是

2. 湿热腰痛的治法是

答案解析：1. C　2. D。寒湿腰痛的治法为散寒行湿，温经通络；湿热腰痛的治法是清热利湿，舒筋止痛。

考点发散：腰痛病应辨清外感、内伤与跌仆损伤之外伤，治疗分清标本虚实。瘀血腰痛的治法为活血化瘀，通络止痛；肾阴虚腰痛的治法为滋补肾阴，濡养筋脉；肾阳虚的治法为补肾壮阳，温煦经脉。

西医内科学

第一单元　呼吸系统疾病

一、A1 型题

1. 诊断 COPD 的必备条件是

A. 慢性咳嗽、咳痰　　B. 吸烟史

C. 胸片改变　　　　　D. 肺气肿体征

E. $FEV_1/FVC < 70\%$

答案解析：E。COPD 的诊断依据有高危因素病史、临床表现及肺功能检测结果，其中肺功能检测结果是客观诊断资料。COPD 的主要病理改变是广泛的小气道狭窄，因此，能够反映小气道通气功能的肺功能指标 $FEV_1/FVC < 70\%$ 是诊断 COPD 的必备条件。

考点发散：COPD 的诊断依据。不仅要掌握 $FEV_1/FVC < 70\%$ 对诊断 COPD 的重要性，还要掌握 FEV_1 的高低是 COPD 临床分级的重要客观依据。

2. COPD 患者肺功能显示 $80\% > FEV_1 \geqslant 50\%$ 预计值，其临床分级是

A. Ⅰ级　　　　　　　B. Ⅱ级

C. Ⅲ级　　　　　　　D. Ⅳ级

E. 不能分级

答案解析：B。肺功能检测结果是 COPD 的客观诊断依据，COPD 的主要病理改变是广泛的小气道狭窄，因此，能够反映小气道通气功能的肺功能指标 FEV_1 是诊断及判断小气道狭窄程度的重要客观指标。

考点发散：COPD 临床分级的客观依据。依据 FEV_1 占预计值的百分比，将 COPD 分为四级：$FEV_1 > 80\%$ 为Ⅰ级，$50\% \leqslant FEV_1 < 80\%$ 为Ⅱ级，$30\% \leqslant FEV_1 < 50\%$ 为Ⅲ级，$FEV_1 < 30\%$ 为Ⅳ级。

3. COPD 患者的典型症状是

A. 慢性咳嗽　　　　　B. 反复咳痰

C. 喘息和胸闷　　　　D. 气急及呼吸困难

E. 发作性气急

答案解析：D。COPD 是在慢性支气管炎基础上合并阻塞性肺气肿后出现的一种临床状态。单纯的慢性咳嗽、咳痰是慢性支气管炎的主要临床表现，随病情进展出现气急及呼吸困难，提示肺功能显著降低，是 COPD 的典型症状。

考点发散：理解慢性支气管炎与 COPD 的内在联系及区别，掌握 COPD 的临床本质是慢性炎症导致的气道阻塞不可逆的慢性呼吸系统疾病。

4. COPD 患者急性加重期的重要治疗措施是

A. 止咳祛痰　　　　　B. 解痉平喘

C. 控制呼吸道感染　　D. 控制性氧疗

E. 应用糖皮质激素

答案解析：C。COPD 包括急性加重期与临床缓解期，急性加重的首要诱因是呼吸道感染，因此，急性加重期最关键、最重要的治疗措施是控制呼吸道感染，应用抗生素。呼吸道感染可加重气道阻塞，加重肺功能受损，控制感染后气道通气功能改善，可以根本缓解病情。

考点发散：掌握 COPD 急性加重的常见诱因及呼吸道感染对病情的影响，了解急性加重期的临床表现及治疗措施。

5. 可以改善 COPD 患者生存率的治疗措施是

A. 抗感染治疗　　　　B. 应用支气管扩张剂

C. 对症治疗　　　　　D. 康复治疗

E. 长期家庭氧疗

答案解析：E。COPD 是呼吸系统最常见的慢性疾病之一，COPD 只是气道阻塞性疾病的开始，随病情进展，因长期缺氧等因素，最终发展成为慢性肺心病而增加此类疾病的死亡率。在慢性肺心病的形成过程中，长期缺氧是最关键的病理因素。因此，家庭长期氧疗，保持一定的血氧饱和度和动脉血氧分压，是延缓慢性肺心病发生的最有意义的治疗措施。

考点发散：理解 COPD 与慢性肺心病的内在关联，掌握慢性肺心病最常见的病因是 COPD。

6. COPD 稳定期家庭长期氧疗的具体要求是

A. 氧流量 0.5L/min，吸氧持续时间 >9h/d

B. 氧流量 1.0L/min，吸氧持续时间 >12h/d

C. 氧流量 1.5L/min，吸氧持续时间 >15h/d

D. 氧流量 2.0L/min，吸氧持续时间 >18h/d

E. 氧流量 2.5L/min，吸氧持续时间 >21h/d

答案解析：C。COPD 患者随病情进展，因长期缺氧等因素，最终发展成为慢性肺心病，因此，稳定期家庭长期氧疗，保持一定的血氧饱和度和动脉血氧分压，是延长患者生存期的最有意义的治疗措施。因 COPD 患者呼吸中枢兴奋性的降低，氧疗原则是低流量、低浓度持续吸氧，氧流量 1.5L/min，吸氧持续时间 >15h/d。

7. 慢性肺心病最常见的病因是

A. COPD B. 支气管哮喘

C. 支气管扩张症 D. 肺结核

E. 间质性肺炎

答案解析：A。慢性肺心病是在慢性气道阻塞性疾病长期缺氧等病理因素作用下，由于肺小血管重构继发肺动脉高压形成而导致的一类心脏病。慢性气道阻塞性疾病以 COPD 最多见，因此，COPD 是慢性肺心病最常见的病因。

8. 慢性肺心病继发红细胞增多的最主要病因是

A. 血液黏滞度增加 B. 反复呼吸道感染

C. 长期慢性缺氧 D. 长期呼吸性酸中毒

E. 肺动脉高压

答案解析：C。慢性肺心病因肺功能降低，长期持续存在的缺氧，刺激骨髓红系增生，出现继发性红细胞增多症，从而增加血液黏滞度，加重缺氧。

考点发散：此题可关联掌握慢性肺心病的治疗，其中一项重要的治疗措施是降低血压黏滞度而改善病情。

9. 慢性肺心病最常见的并发症是

A. 肺性脑病 B. 心力衰竭

C. 心律失常 D. 消化道出血

E. 酸碱失衡

答案解析：E。慢性肺心病因不可逆的肺功能降低，尤其是气道通气功能降低，导致二氧化碳排除障碍。二氧化碳溶于血液中形成碳酸，分解为 H^+ 及 HCO_3^-，降低血压 pH 而出现酸中毒，为呼吸性酸中毒。病情不同可合并其他酸碱失衡，为其最常见的并发症。

10. 慢性肺心病患者应用洋地黄制剂的原则是

A. 速效洋地黄制剂，常规剂量的 1/2 ~ 2/3 使用

B. 速效洋地黄制剂，常规剂量使用

C. 缓效洋地黄制剂，小剂量使用

D. 缓效洋地黄制剂，常规剂量使用

E. 速效洋地黄制剂，加倍剂量使用

答案解析：A。洋地黄类药物是治疗心力衰竭的有效药物，但是其在体内的代谢特点导致易发生蓄积中毒，缺氧、低血钾、肾功能不全、老年人等因素均易导致发生中毒。慢性肺心病多见于老年人，同时有缺氧、电解质酸碱紊乱等，应用洋地黄极易发生中毒，因此，慢性肺心病患者应用洋地黄一方面应严格把握指征，另一方面应按原则小剂量、短时间使用，一般选择速效洋地黄制剂常规剂量的 1/2 ~ 2/3 使用。

11. COPD 患者提示存在肺动脉高压的体征是

A. P_2 亢进 B. 剑突下心脏搏动

C. 颈静脉怒张 D. 三尖瓣区收缩期杂音

E. 心尖瓣区舒张期奔马律

答案解析：A。COPD 向慢性肺心病进展的最重要的病理改变是肺动脉高压的形成，肺动脉瓣区第二心音亢进是肺动脉高压最常见、最基本的体征。

12. 慢性肺心病的首要死亡原因是

A. 酸碱失衡 B. 弥散性血管内凝血

C. 肺性脑病 D. 心律失常

E. 上消化道大出血

答案解析：C。慢性肺心病有高达 5% 以上的死亡率，患者的死亡原因基本相似，与该病的主要病理改变密切相关。慢性肺心病急性加重期由于呼吸功能的严重障碍，导致缺氧及二氧化碳潴留，影响中枢神经系统功能而出现一系列神经精神症状，即肺性脑病，这是慢性肺心病常见的严重并发症及最主要的死亡原因。

13. 早期诊断慢性肺心病的主要依据是

A. 肺气肿征

B. 肺动脉高压和右心室肥大征象

C. 右心衰竭体征

D. 反复咳嗽、咳痰病史

E. 酸碱失衡

答案解析：B。COPD 向慢性肺心病进展的最重要的病理改变是肺动脉高压的形成，随后出现高压力性右心室肥大。因此，肺动脉高压和右心室肥大的体征及客观诊断依据，是早期诊断慢性肺心病的主要依据。

考点发散：掌握慢性肺心病的诊断思路。慢性肺心病的诊断不依赖于心肺功能失代偿的表现。早期患者处于心肺功能代偿期时，发现肺动脉高压和右心室肥大的证据，可以做出早期诊断。

14. 关于慢性肺心病的辅助检查结果，叙述错误的是
A. 右下肺动脉干扩张横径 18mm
B. 心脏重度顺钟向转位
C. 肺动脉段突出高度 9mm
D. 心电图 $SV_1 + RV_5 \geq 4.0mV$
E. 心脏超声右室流出道增宽

答案解析：D。慢性肺心病的诊断依据来源于肺动脉高压和右心室肥大的证据，选项中心电图 $SV_1 + RV_5 \geq 4.0mV$ 是左心室肥大的表现。

考点发散：掌握慢性肺心病诊断的客观依据，包括胸部 X 线检查、心电图检查、心脏超声检查等，各项检查有助于诊断的结果是提示肺动脉高压和右心室肥大的证据。

15. 慢性肺心病急性加重期应用利尿剂不当常诱发的异常情况是
A. 低钠血症
B. 代谢性碱中毒
C. 低血压
D. 呼吸性碱中毒
E. 代谢性酸中毒

答案解析：B。慢性肺心病因肺动脉高压和右心衰竭，常需要使用利尿剂，但应用利尿剂不当可因排钾排氯导致低钾低氯性碱中毒。

考点发散：理解与掌握慢性肺心病的药物治疗原则，在缺氧、酸碱紊乱的基础上，药物治疗应个体化、依照原则进行，不然会引发新的并发症，加重病情。

16. 支气管哮喘的典型临床表现是
A. 伴有哮鸣音的吸气性呼吸困难
B. 伴有哮鸣音的呼气性呼吸困难
C. 伴有哮鸣音的混合性呼吸困难
D. 粉红色泡沫痰
E. 端坐呼吸

答案解析：B。支气管哮喘是广泛的气道阻塞性疾病，发作期因广泛小气道狭窄，导致呼气功能障碍。呼气性呼吸困难伴有哮鸣音是支气管哮喘的典型临床表现。

考点发散：支气管哮喘的临床表现是诊断的主要依据，此题应理解呼气性呼吸困难的产生机制是小气道阻塞。支气管哮喘急性发作期的治疗重点

是解除支气管痉挛，应用支气管扩张剂。

17. 支气管哮喘危重发作的患者出现肺部哮鸣音减弱或消失时最可能发生的是
A. 支气管痉挛缓解
B. 支气管内大量痰液被清除
C. 合并肺部严重感染
D. 支气管高度狭窄或痰栓堵塞
E. 并发自发性气胸

答案解析：D。支气管哮喘危重发作时，因广泛小气道严重阻塞，流经气道的气流量不足以产生哮鸣音，因此哮鸣音减弱或消失提示的是病情危重，支气管高度狭窄或痰栓堵塞。

18. 尤其适用于夜间发作的支气管哮喘的药物是
A. 茶碱缓释片
B. 溴化异丙托品
C. 沙丁胺醇
D. 二丙酸倍氯米松
E. 扎鲁司特

答案解析：A。支气管哮喘发作自身具有昼轻夜重的特点，夜间发作的哮喘需要及时的支气管扩张剂缓解发作，茶碱缓释片可保持夜间一定的血药浓度，有助于防止夜间的发作。

19. 支气管哮喘最重要的发病机制是
A. 速发型变态反应
B. 气道慢性炎症
C. 迷走神经张力增高
D. α 抗胰蛋白酶缺乏
E. 气道高反应性

答案解析：B。支气管哮喘目前被认为是气道的慢性炎症性疾病，由 25 种炎症介质及 50 种以上的细胞因子参与支气管哮喘的发病，其疾病的本质是气道的慢性炎症。

考点发散：在支气管哮喘的治疗原则中，糖皮质激素是控制哮喘病情的首选药物。

20. 缓解支气管哮喘症状的首选药物是
A. 茶碱类
B. 抗胆碱能药
C. 白三烯调节剂
D. $β_2$受体激动剂
E. 糖皮质激素

答案解析：D。支气管哮喘发作时的主要治疗措施是有效扩张支气管，缓解发作。应用 $β_2$受体激动剂可快速解除支气管痉挛，稳定炎性细胞的细胞膜，缓解临床症状。

21. 长期治疗哮喘的首选药物是
A. 酮替芬片
B. 色甘酸钠

C. 氯雷他定片　　　D. 二丙酸倍氯米松吸入剂

E. 茶碱缓释片

答案解析：D。支气管哮喘的本质是气道的慢性炎症，抗炎治疗是预防发作、降低气道高反应性最有效的方法，因此，根据临床分级适当长期应用糖皮质激素是最有效的治疗。为避免长期口服激素带来的不良反应，应选择吸入剂型。

22. 下列各项中，有助于鉴别心源性哮喘与支气管哮喘的是

　　A. 端坐呼吸　　　　B. 心悸

　　C. 心律失常　　　　D. 咳粉红色泡沫样痰

　　E. 奇脉

答案解析：D。支气管哮喘呈发作性的特点，以呼吸困难、喘息为主要表现，与心源性哮喘相似，但两者的治疗不同，应加以鉴别。心源性哮喘主要见于急性心力衰竭，喘息与呼吸困难的病理机制是肺淤血、V/Q 比例失调及反应性气道痉挛。肺淤血发生后会出现咳粉红色泡沫样痰的特征性表现，是两者的重要鉴别点。

23. 典型肺炎链球菌肺炎的痰液性状是

　　A. 血性黏液痰　　　B. 脓性痰

　　C. 铁锈色痰　　　　D. 白色泡沫样痰

　　E. 果冻样痰

答案解析：C。肺炎链球菌肺炎因肺泡内渗出的红细胞被破坏后释放出含铁血黄素，使痰液呈现铁锈色。铁锈色痰是肺炎链球菌肺炎的特征性表现。

24. 关于肺炎链球菌肺炎体征的叙述，错误的是

　　A. 呼吸浅速

　　B. 病侧呼吸运动减弱

　　C. 病侧触觉语颤减弱

　　D. 病变肺叶叩诊呈实音

　　E. 病侧可闻及支气管呼吸音

答案解析：C。肺炎链球菌有多糖体荚膜而具有侵袭性，使大量液体、血细胞渗出于肺泡内，造成肺叶实变，这是其特征性的病理改变。肺实变时的体征以呼吸运动减弱、触觉语颤增强、叩诊呈实音、可闻及支气管呼吸音为特点。

25. 下列各项中，对确诊肺炎链球菌肺炎最有意义的是

　　A. 肺实变体征

　　B. 血白细胞总数升高

C. 痰涂片染色检查见肺炎链球菌

D. 肺部局限性湿啰音

E. X 线检查呈肺叶分布的密度均匀影

答案解析：C。尽管肺实变是肺炎链球菌肺炎的病理特征，但肺炎链球菌肺炎的实质是肺实质的细菌感染性疾病，因此，诊断最具意义的是获得病原微生物的依据。肺实变体征不以肺叶为分布时，可见于肺炎链球菌肺炎以外的呼吸系统疾病。

26. 治疗肺炎链球菌肺炎首选的抗生素是

　　A. 磺胺类　　　　　B. 大环内酯类

　　C. 头孢菌素类　　　D. 氟喹诺酮类

　　E. 青霉素类

答案解析：E。细菌感染性疾病的关键治疗措施是使用敏感的抗生素治疗。绝大多数肺炎链球菌属于革兰染色阳性球菌，对青霉素类抗生素敏感，因此青霉素类为抗菌治疗的首选抗生素。

27. 治疗肺炎链球菌肺炎，停用抗生素的指征是

　　A. 痰培养阴性

　　B. 血培养阴性

　　C. 血常规 WBC 恢复正常

　　D. X 线检查炎症吸收

　　E. 体温降至正常后 3～5 天

答案解析：E。肺炎链球菌肺炎的病理改变特征是肺内大量的炎性渗出，渗出物完全吸收需要 4 周以上的时间，因此，胸片检查炎症完全吸收的时间明显迟于应用抗生素后肺炎链球菌被杀死的时间，而且非重型肺炎链球菌肺炎具有自限性，所以一般体温降至正常后继续用药 3～5 天即可停用抗生素。

28. 社区获得性肺炎的主要致病菌是

　　A. 金黄色葡萄球菌　B. 大肠埃希菌

　　C. 克雷伯杆菌　　　D. 肺炎链球菌

　　E. 链球菌

答案解析：D。肺炎按照患病环境分为社区获得性及院内获得性，两类肺炎的常见病原菌不同，社区获得性肺炎以革兰染色阳性球菌多见，其中肺炎链球菌最常见。

29. 肺炎支原体肺炎患者咳嗽的特征是

　　A. 连续性干咳　　　B. 阵发性干咳

　　C. 晨起、夜间咳嗽　D. 偶然咳嗽

　　E. 阵发性刺激性呛咳

答案解析：B。肺炎支原体肺炎是由肺炎支原体引起的肺部急性炎症性疾病，其临床特点是全身表现明显、干咳痰少、咳嗽呈阵发性、症状持续时间较长。

考点发散：常见肺炎的鉴别诊断中，临床表现特点是主要的鉴别依据。

30. 关于肺炎支原体肺炎胸部 **X** 线检查的表现，叙述错误的是

A. 多形态浸润影　　B. 呈叶段分布

C. 肺下野多见　　　D. 可从肺门向外伸展

E. 3～4 周后可自行消散

答案解析：B。肺炎支原体肺炎的病理改变呈节段性分布是其特点，并不以叶段分布，常为多种形态的浸润阴影，3～4 周后可自行消退。病变呈叶段分布是肺炎链球菌肺炎的影像学特点。

考点发散：影像检查是诊断肺炎的重要方法，应掌握各类常见肺炎的影像学改变。

31. 下列关于肺炎支原体肺炎的叙述，错误的是

A. 主要通过呼吸道传播

B. 多见于老年人

C. 潜伏期约 2～3 周

D. 体温恢复正常后仍有咳嗽

E. 具有自限性

答案解析：B。支原体肺炎是经呼吸道传播的肺部急性炎症性疾病，儿童及青年人多见，一般潜伏期为 2～3 周，咳嗽一般持续 6 周左右，体温正常后可仍有咳嗽。

考点发散：肺炎支原体肺炎的病原学诊断困难，临床特点是诊断的重要依据，结合支原体抗体检测，可作出早期诊断。

32. 用于肺炎支原体肺炎早期快速诊断的方法是

A. 痰培养　　　　　B. 血培养

C. X 线胸片　　　　D. 血清学检查

E. 呼吸道标本抗体检测

答案解析：E。肺炎支原体肺炎早期快速诊断的方法是呼吸道标本抗体检测。

33. 治疗肺炎支原体肺炎的首选抗生素是

A. 青霉素类　　　　B. 头孢菌素类

C. 大环内酯类　　　D. 氨基糖苷类

E. 氟喹诺酮类

答案解析：C。尽管肺炎支原体肺炎具有自限性，多数患者可自愈，但适当应用敏感抗生素治疗可

缩短病程。支原体对大环内酯类抗生素敏感，因此，抗生素应首选大环内酯类。

34. 符合周围型肺癌特点的是

A. 生长在段以上的支气管

B. 位于肺门附近

C. 约占肺癌的 3/4

D. 纤维支气管镜确诊率高

E. 以腺癌多见

答案解析：E。原发性肺癌依据解剖学特点分为中央型与周围性，周围型肺癌约占原发性肺癌的 1/4，生长在段以下的支气管，以肺腺癌多见。

考点发散：此题关联的知识点是原发性肺癌的分类：按解剖学特点分为中央型与周围性；按组织学特点分为鳞癌、腺癌、小细胞肺癌、大细胞肺癌等，各组织学类型的肺癌的临床特征不同，有助于临床诊断、治疗及判断预后。

35. 原发性肺癌局部扩展压迫喉返神经出现的临床表现是

A. 声音嘶哑　　　　B. 吞咽困难

C. 哮鸣音　　　　　D. 运动性失语

E. 刺激性干咳

答案解析：A。原发性肺癌的临床表现包括原发肿瘤的表现、局部扩展的表现、远处转移的表现等，其中，局部扩展的表现复杂，但与肿瘤部位的解剖结构受累有关。喉返神经支配声带运动，压迫喉返神经可引起声音嘶哑。

考点发散：此题延伸知识点主要应掌握不同部位原发性肺癌局部扩展的表现，常见吞咽困难、Horner 征等。

36. 肺癌远处转移的表现是

A. 肝大、腹水　　　B. 霍纳综合征

C. 肥大性骨关节病　D. 上腔静脉压迫综合征

E. 咽下困难

答案解析：A。原发性肺癌的临床表现包括原发肿瘤的表现、局部扩展的表现、远处转移的表现等。肺癌远处转移可转移到肝脏、脑、骨骼等，出现相应的临床表现。咽下困难、霍纳综合征、上腔静脉压迫综合征属于局部扩展的表现；肥大性骨关节病属于肺外表现；肝大、腹水属于远处转移的表现。

37. 原发性肺癌最重要的发病因素是

A. 吸烟　　　　　　B. 室外大气污染

C. 室内空气污染　　D. 长期接触石棉

E. 电离辐射

答案解析：A。恶性肿瘤的病因主要为致癌因素，不同原发性肿瘤的病因不同。原发性肺癌的病因复杂，主要为吸烟，几乎所有的肺癌的发生均与吸烟有关。

考点发散：掌握除吸烟之外原发性肺癌的其他病因。重要的致癌物质是苯并芘。

38. 易引起霍纳综合征的原发性肺癌是

A. 隐性肺癌　　B. 肺腺癌

C. 肺上沟癌　　D. 细支气管-肺泡癌

E. 小细胞癌

答案解析：C。霍纳综合征的发生机制是颈交感神经受压。原发性肺癌中易导致颈交感神经受压的类型是肺上沟癌，与其解剖学部位有关。

39. 关于肺癌局部扩展引起的症状，叙述错误的是

A. 压迫肋间神经——剧烈胸痛

B. 压迫大气道——呼气性呼吸困难

C. 压迫喉返神经——声音嘶哑

D. 压迫上腔静脉——上腔静脉综合征

E. 压迫颈交感神经——霍纳综合征

答案解析：B。原发性肺癌局部扩展的临床表现是引起患者就诊，以及医师做出临床诊断的重要临床信息。不同部位的原发性肺癌局部扩展侵袭局部解剖结构，影响其功能而出现相应的临床表现。中央型肺癌局部扩展压迫大气道，可引起吸气性呼吸困难。

40. 原发性肺癌常见的浅表淋巴结的转移部位是

A. 颈前淋巴结　　B. 颌下淋巴结

C. 颏下淋巴结　　D. 锁骨上淋巴结

E. 腋窝淋巴结

答案解析：D。原发性肺癌远处转移常发生淋巴结转移。转移到浅表淋巴结经体格检查可发现肿大的淋巴结。锁骨上淋巴结回吸收肺与胸膜的淋巴液，因此，原发性肺癌发生浅表淋巴结转移，常可发现锁骨上淋巴结核肿大。

41. 对化疗最敏感的原发性肺癌的组织学类型是

A. 鳞癌　　B. 类癌

C. 腺癌　　D. 小细胞肺癌

E. 大细胞肺癌

答案解析：D。原发性肺癌的治疗原则取决于组织学类型及临床分期。非小细胞肺癌手术切除概率高，一般应采取以手术治疗为主的综合治疗；小细胞肺癌发生远处转移早，但对化学药物治疗及放射治疗敏感。

二、A2 型题

1. 男性，64 岁。慢性反复咳嗽 15 年，近 3 年咳嗽加重，无明显季节性，伴活动后气短、胸闷等，常因受寒症状加重。应首先考虑的诊断是

A. COPD　　B. 慢性肺心病

C. 支气管哮喘　　D. 间质性肺炎

E. 支气管扩张症

答案解析：A。COPD 的诊断主要根据慢性反复发作性咳痰病史、病情呈进行性加重，结合肺功能检查有通气功能障碍综合做出诊断。该患者为老年男性，更有助于 COPD 的诊断。

2. 患者 COPD 病史 10 余年，每年冬季发作。查体呈桶状胸，肺部叩诊呈过清音，呼吸音减弱，心浊音界缩小。肺功能检查显示 50％ > FEV_1 占正常预计值 ≥30％。该患者的临床分级是

A. Ⅰ级　　B. Ⅱ级

C. Ⅲ级　　D. Ⅳ级

E. Ⅴ级

答案解析：C。COPD 的主要病理改变是广泛的小气道狭窄，因此，能够反映小气道通气功能的肺功能指标 FEV_1 是诊断及判断小气道狭窄程度的重要客观指标，同时也是进行临床分级的客观依据。

考点发散：此题目可帮助掌握 COPD 的临床分级。依据 FEV_1 占正常预计值的百分比，将 COPD 分为四级：大于 80％ 为 Ⅰ级，50％ ~ 80％ 为 Ⅱ级，30％ ~ 50％ 为 Ⅲ级，小于 30％ 为 Ⅳ级。

3. 男性，71 岁。慢性肺心病病史 7 年余，当前因呼吸道感染而原有症状、体征加重。近日因睡眠障碍服用镇静剂（具体不详），3 天后出现精神恍惚、烦躁不安。应考虑出现的并发症是

A. 消化道出血　　B. 心律失常

C. 肺性脑病　　D. 感染性休克

E. 酸碱平衡失调

答案解析：C。慢性肺心病患者的死亡原因基本相似，与该病的主要病理改变密切相关。慢性肺心病急性加重期由于呼吸功能的严重障碍，导致缺氧及二氧化碳潴留，影响中枢神经系统功能而出现一系列神经精神症状，即肺性脑病，这是慢性肺心病常见的严重并发症及最主要的死亡原因。

4. 男性，19 岁。接触花粉后突然鼻痒、打喷嚏，继之出现带哮鸣音的呼气性呼吸困难，喉中发出哮鸣音。应首先考虑的诊断是

A. 喘息型慢性支气管炎

B. 心源性哮喘

C. 过敏性鼻炎

D. 支气管哮喘

E. 支气管扩张症

答案解析：D。支气管哮喘是广泛的气道阻塞性疾病，多数患者自幼发病。呈发作性，发作常因接触致敏原有关。发作期因广泛小气道狭窄，导致呼气功能障碍。出现呼气性呼吸困难伴有哮鸣音是其典型的临床表现，结合病史有助于做出临床诊断。

考点发散：支气管哮喘的临床表现是诊断的主要依据，此题应理解呼气性呼吸困难的产生机制是小气道阻塞，并联系支气管哮喘急性发作期的治疗重点是解除支气管痉挛，应使用支气管扩张剂。

5. 女性，26 岁。支气管哮喘病史 2 年余，今晨上班途中因吸入汽车尾气后突然发作，以喘憋、呼吸困难为主，伴心悸、乏力，遂急诊。控制该患者发作，应首选的药物是

A. 立即吸入沙丁胺醇气雾剂

B. 立即吸入溴化异丙托品气雾剂

C. 立即口服泼尼松

D. 立即口服色甘酸钠

E. 立即口服茶碱缓释

答案解析：A。支气管哮喘发作时的主要治疗措施是有效扩张支气管，缓解发作。应用 β_2 受体激动剂可快速解除支气管痉挛，稳定炎性细胞的细胞膜，缓解临床症状。沙丁胺醇为常用的 β_2 受体激动剂。

考点发散：此题可协助掌握支气管哮喘的治疗药物分类及临床应用原则。掌握支气管哮喘急性发作期与临床缓解期的治疗要点。

6. 男性，27 岁。平素体健，昨晚不慎淋雨，今天凌晨出现寒战、高热，伴咳嗽、咳痰、胸痛，听诊右肺下部呼吸音减低，可闻及支气管呼吸音。应首先考虑的诊断是

A. 肺炎链球菌肺炎　　B. 支原体肺炎

C. 浸润性肺结核　　D. 支气管扩张症

E. 急性肺脓肿

答案解析：A。肺炎链球菌肺炎是最常见的社区获得性肺炎，多见于青壮年男性、婴幼儿及老年人，常因受寒、淋雨、酗酒等诱发，主要症状为寒战、高热、胸痛、咳嗽等，伴肺实变体征。

7. 青年男性，突发寒战、高热、胸痛、咳嗽，咳铁锈色痰伴有肺实变体征，拟诊为肺炎链球菌肺炎。最有助于确诊的检查是

A. 血液一般检查　　B. 痰病原学检查

C. 胸部 X 线透视　　D. 纤维支气管镜

E. 血培养

答案解析：B。肺炎链球菌肺炎是肺部常见的急性细菌感染性疾病，因此，病原学检查最有助于诊断。肺炎链球菌可通过痰液检查发现。

8. 男性，77 岁。有吸烟史近 40 年。近 1 个月来常轻微咳嗽，偶有午后低热，咳痰量少，时有痰中带新鲜血丝，伴体重明显减轻。应首先考虑的诊断是

A. 肺炎支原体肺炎

B. 浸润型肺结核

C. 原发性支气管肺癌

D. 急性肺脓肿

E. 支气管扩张症

答案解析：C。原发性肺癌是最常见的恶性肿瘤之一，其最重要的病因是长期大量吸烟，发病后临床表现往往不典型，常见咳嗽、痰中带血、消瘦等。对于长期大量吸烟史的年龄在 40 岁以上的男性，出现相关临床表现而无其他原因可解释时，均应考虑原发性肺癌。

9. 男性，72 岁。COPD 病史 26 年，近 5 年来反复双下肢浮肿。患者 3 天前因受凉病情加重，休息时即有憋气、口唇发绀，自行服药治疗效果不明显，随后出现神志恍惚，时而烦躁不安、不思饮食。为明确当前病情最有意义的检查是

A. 动脉血气分析　　B. X 线胸片

C. 血生化　　D. 肺功能检查

E. 气道反应性测定

答案解析：A。慢性肺心病急性加重常以受寒感冒为诱因，呼吸道感染导致心肺功能进一步恶化。由于呼吸功能的严重障碍，导致缺氧及二氧化碳潴留，影响中枢神经系统功能而出现一系列神经精神症状，即肺性脑病，这是慢性肺心病常见的严重并发症及最主要的死亡原因。判断患者有无

严重的呼吸功能障碍、呼吸衰竭及酸碱电解质紊乱，动脉血气分析是最有意义的辅助检查，可协助做出呼吸衰竭的诊断。

三、B1 型题

（1～2 题共用备选答案）

    A. 吸烟   B. 感染

    C. 过敏   D. 营养失衡

    E. 自主神经功能紊乱

1. 慢性阻塞性肺疾病最主要的病因是
2. 原发性支气管肺癌最重要的病因是

    答案解析： 1. A　2. A。烟草高温燃烧过程中产生大量的化学物质，损伤小气道黏膜，导致炎症反应和气道高反应性，是 COPD 的主要病因。烟草高温燃烧过程中产生大量的化学物质，其中苯并芘、焦油等是强烈的致癌物质。已有的研究证实，几乎所有肺癌的发生均与吸烟有关，吸烟（包括被动吸烟）是原发性肺癌的最重要病因。

    考点发散： 在 COPD 的病因中，促使疾病发生与发展的重要因素是感染。

（3～4 题共用备选答案）

    A. 主动脉瓣区第二心音亢进

    B. 拍击样第一心音

    C. 心尖区第一心音增强

    D. 肺动脉瓣区第二心音亢强

    E. 剑突下心脏搏动

3. 提示慢性肺心病肺动脉高压的体征是
4. 提示慢性肺心病右心室肥大的体征是

    答案解析： 3. D　4. E。慢性肺心病的早期诊断依赖于肺动脉高压及右心室肥大的证据。因心肺功能代偿期患者的缺乏呼吸衰竭及右心衰竭的症状，故而，肺动脉高压与右心室肥大的体征，对

临床早期诊断慢性肺心病具有重要的价值。肺动脉高压的主要体征是肺动脉瓣区第二心音亢强。右心室肥大的主要体征是可见剑突下心脏搏动。

（5～6 题共用备选答案）

    A. 肺叶实变征象   B. 双肺播散性病灶

    C. 脓腔及液平面   D. 双肺透光度增加

    E. 多种形态的浸润影

5. 肺炎链球菌肺炎 X 线检查的表现是
6. 肺炎支原体肺炎 X 线检查的表现是

    答案解析： 5. A　6. E。肺炎链球菌肺炎的典型病理改变是以肺叶段分布的肺组织渗出性实变，因此，肺实变的 X 线征象是诊断的重要依据。肺部的影像学改变是诊断支原体肺炎的重要依据，其特点是呈现多种形态的浸润阴影，呈节段性分布，以下肺野多见。

    考点发散： 掌握肺炎链球菌肺炎不同病理时期的临床表现及肺部影像学改变不同。病理时期包括渗出期、实变期及消散期。

（7～8 题共用备选答案）

    A. 化学药物治疗   B. 放射治疗

    C. 手术治疗   D. 免疫治疗

    E. 营养支持治疗

7. 局限性非小细胞性肺癌首选的治疗方法是
8. 发生转移的小细胞肺癌首选的治疗方法是

    答案解析： 7. C　8. A。原发性肺癌的治疗原则取决于组织学类型及临床分期，非小细胞肺癌手术切除几率高，一般应采取以手术治疗为主的综合治疗。小细胞肺癌发生远处转移早，但对化学药物及放射治疗敏感，因此，已发生远处转移的小细胞肺癌应以化学药物治疗为首选。

第二单元　循环系统疾病

一、A1 型题

1. 诱发与加重心力衰竭的最常见诱因是

    A. 情绪激动   B. 过度劳累

    C. 肺部感染   D. 治疗不当

    E. 过多过快输血输液

    答案解析： C。心力衰竭的病因包括基本病因和诱因两部分。心力衰竭的基本病因包括原发性心肌

损害和心脏负荷增加。诱发与加重心力衰竭的最常见诱因是肺部感染。

2. 慢性左心衰竭最早出现的症状是

    A. 气急、喘息

    B. 劳力性呼吸困难

    C. 夜间阵发性呼吸困难

    D. 下肢水肿

E. 尿量减少

答案解析：B。慢性心力衰竭一旦进入失代偿期，由于心肌收缩力降低，左心室舒张末期压力增加，继而导致左房压增加，肺静脉压升高，而发生肺淤血，患者于体力活动后出现心悸、气急、呼吸困难等，即劳力性呼吸困难。

3. "6 分钟步行试验" 评价心功能为轻度心衰的是

　　A. 6 分钟步行距离 100m

　　B. 6 分钟步行距离 200m

　　C. 6 分钟步行距离 300m

　　D. 6 分钟步行距离 400m

　　E. 6 分钟步行距离 500m

答案解析：E。心力衰竭患者应进行心功能评价，为治疗措施提供依据。6 分钟步行试验是常用的心功能评价方法，根据测试结果将心力衰竭分为轻度、中度、重度。6 分钟步行距离 500m 为轻度。

4. 舒张性心力衰竭在无收缩功能障碍的情况下，应禁用的药物是

　　A. 利尿剂　　　　B. 钙拮抗剂

　　C. 正性肌力药　　D. ACEI

　　E. β受体阻滞剂

答案解析：C。舒张性心力衰竭的治疗不同于收缩性心力衰竭。在无收缩功能障碍的情况下，禁用正性肌力药。正性肌力药的适应证是收缩性心力衰竭。

5. 有助于心力衰竭的诊断及判断预后的检查是

　　A. 超声心动图　　B. 放射性核素

　　C. 冠状动脉造影　D. 血浆脑钠肽

　　E. 胸部 X 线

答案解析：D。心力衰竭的诊断除了原发病史，客观诊断依据主要有心脏超声、血浆脑钠肽等，其中，血浆脑钠肽水平有助于心力衰竭的诊断及预后的判断。

6. 慢性心力衰竭患者出现夜间阵发性呼吸困难的机制是

　　A. 回心血量增加　　B. 副交感神经张力降低

　　C. 膈肌下移　　　　D. 心肌氧耗增加

　　E. 心率减慢

答案解析：A。夜间阵发性呼吸困难是慢性心力衰竭患者病情加重后的常见临床表现，其特点是夜间平卧后患者突发呼吸困难加重，被迫坐起急促呼吸，其产生的主要机制是夜间平卧后回心血量

增加，加重肺淤血导致缺氧加重。

考点发散：掌握慢性左心衰竭的临床表现，病情进一步加重可发生心源性哮喘甚至心源性休克。

7. 不属于急性心力衰竭早期治疗措施的是

　　A. 取平卧位抬高下肢

　　B. 高流量给氧

　　C. 应用利尿剂

　　D. 应用洋地黄类强心剂

　　E. 皮下或静脉注射吗啡

答案解析：A。急性心力衰竭是临床危急重症，早期治疗除吸氧、药物治疗外，应取恰当的体位，强调取半卧位并使双下肢下垂，必要时轮流结扎四肢，目的是减少回心血量，缓解肺淤血、肺水肿，从而缓解缺氧。

8. 因增加心脏容量负荷导致心力衰竭的病因是

　　A. 高血压　　　　B. 肺动脉高压

　　C. 二尖瓣关闭不全　D. 主动脉瓣狭窄

　　E. 肺动脉瓣狭窄

答案解析：C。心力衰竭的基本病因包括原发性心肌损害和心脏负荷增加，心脏负荷增加又分为心室容量负荷增加和心室压力负荷增加。瓣膜关闭不全是心脏容量负荷增加的常见病因。

9. 因增加心脏压力负荷导致心力衰竭的病因是

　　A. 主动脉瓣关闭不全

　　B. 主动脉瓣狭窄

　　C. 二尖瓣关闭不全

　　D. 室间隔缺损

　　E. 动脉导管未闭

答案解析：B。心力衰竭的基本病因包括原发性心肌损害和心脏负荷增加，心脏负荷增加又分为心室容量负荷增加和心室压力负荷增加。瓣膜狭窄和动脉压力升高是心脏压力负荷增加的常见病因，尤其是主动脉瓣狭窄。

10. 急性心力衰竭患者采取半卧位且双下肢下垂的治疗目的是

　　A. 增加肺通气量　　B. 增加回心血量

　　C. 减少静脉回流　　D. 降低心脏压力负荷

　　E. 降低氧耗

答案解析：C。急性心力衰竭是临床危急重症，早期治疗除吸氧、药物治疗外，应取恰当的体位。强调取半卧位并使双下肢下垂，必要时轮流结扎四肢，目的是减少静脉回心血量，缓解肺淤

血、肺水肿，从而缓解缺氧。

11. 不属于慢性心力衰竭肺淤血引起的临床表现的是

A. 咳嗽、咳痰　　　B. 端坐呼吸

C. 咯血　　　　　　D. 呼吸困难

E. 尿量减少

答案解析：E。慢性心力衰竭进入失代偿期后，由于心肌收缩力降低，左心室舒张末期压力增加，导致左房压增加，肺静脉压升高，而发生肺淤血、咳嗽、咳痰、呼吸困难、咯血、端坐呼吸等。

12. 一般不见于慢性心力衰竭患者的体征是

A. 心界轻度扩大

B. 心率增快

C. 肺动脉瓣区第二心音亢进

D. 舒张期奔马律

E. 奇脉

答案解析：E。慢性心力衰竭的体征包括原发心脏病的体征及心力衰竭的体征，舒张期奔马律是重要的体征，伴有心动过速、心脏扩大及 P_2 亢强，可出现交替脉。

13. 急性心肌梗死发病的最初 24 小时内并发左心衰，应慎用的药物是

A. 硝酸甘油　　　　B. 硝酸异山梨酯

C. 多巴酚丁胺　　　D. 硝普钠

E. 毛花苷 C

答案解析：E。急性心肌梗死发病的最初 24 小时内并发左心衰，使用洋地黄类强心剂可扩大梗死面积，甚至导致大面积心肌梗死患者的心脏破裂，因此，发病早期应禁用或慎用洋地黄类药物，以免加重病情。

14. 诊断慢性心力衰竭时首先应明确的诊断内容是

A. 心功能分级

B. 急慢性分类

C. 发生衰竭的心室部位

D. 发生衰竭的心肌功能

E. 原发性器质性心脏病的诊断

答案解析：E。慢性心力衰竭是器质性心脏病常见的并发症及最终结局，也是器质性心脏病常见的死亡原因，与原发性器质性心脏病有因果关联，因此，确立心力衰竭诊断时，应首先明确原发器质性心脏病的诊断。

15. 慢性右心衰竭的早期表现是

A. 呼吸困难　　　　B. 颈静脉怒张

C. 食欲不振、腹胀　D. 下肢水肿

E. 肺部湿性啰音

答案解析：C。慢性右心衰竭因发生体循环淤血，导致腹腔脏器，尤其是消化道和肝脏淤血，早期出现的临床表现以消化道症状为常见。

16. 属于慢性心力衰竭病因治疗的是

A. 控制肺部感染　　B. 应用正性肌力药

C. 应用血管扩张药　D. 应用 ACE 抑制剂

E. 应用利尿剂

答案解析：D。慢性心力衰竭是在器质性心脏病的基础上，由于血流动力紊乱、神经体液代偿而导致的心血管重构，呈进行性进展，因此，缓解神经内分泌激活是根本性的治疗措施。血管紧张素系统的激活是最重要的发病机制，因此，血管紧张素转换酶抑制剂的使用，可以改善患者预后，为病因性治疗措施。

17. 治疗急性肺水肿的主要措施是

A. 卧床休息　　　　B. 静脉补液

C. 快速利尿　　　　D. 控制感染

E. 限制钠盐摄入

答案解析：C。急性肺水肿是急性左心衰竭的重要病理过程，是肺淤血严重的病理阶段，是导致患者严重呼吸困难的主要病理改变。可缓解急性肺淤血、肺水肿的治疗措施是快速利尿。

18. 治疗慢性心力衰竭增加心排血量的药物是

A. 呋塞米　　　　　B. 硝普钠

C. 地高辛　　　　　D. 氨茶碱

E. 吗啡

答案解析：C。心力衰竭的本质是心排血量下降，不能满足组织灌注的需要，并发生淤血。心力衰竭的治疗措施中，可以改善临床症状、增加心排血量的治疗措施是应用正性肌力药，常用的药物是地高辛。

19. 洋地黄中毒引发的室早的首选治疗措施是

A. 休息　　　　　　B. 吸氧

C. 停用排钾利尿剂　D. 立即停用洋地黄

E. 静脉注射利多卡因

答案解析：D。洋地黄类正性肌力药是治疗心力衰竭的常用药物，但由于该类药物的药代学特点，易发生蓄积中毒，当怀疑发生洋地黄中毒时，最关键的治疗措施是立即停用洋地黄类药物。

20. 急性心肌梗死早期出现的室早应首选的治疗措施是

　　A. 静注利多卡因　　　B. 静注毛花苷 C

　　C. 口服胺碘酮　　　　D. 口服苯妥英钠

　　E. 静注普罗帕酮

　　答案解析：A。急性心肌梗死发病早期心律失常的发生率高达95%，其中以室性心律失常，尤其是室性早搏最多见，属于潜在致命性心律失常，应积极处理，按常规一般选用利多卡因静脉注射。

21. 阵发性室性心动过速最常见的病因是

　　A. 心脏瓣膜病　　　　B. 冠心病

　　C. 代谢性酸中毒　　　D. 心力衰竭

　　E. 高钾血症

　　答案解析：B。心律失常的病因复杂，其中最常见的病因是器质性心脏病。室性心动过速最常见的病因为导致急性心肌缺血的冠心病。

22. 易发生房室交界区相关的折返性心动过速的患者是

　　A. 冠心病患者　　　　B. 心肌炎患者

　　C. 高血压病患者　　　D. 药物中毒患者

　　E. 无器质性心脏病者

　　答案解析：E。心律失常的病因复杂，其中最常见的病因是器质性心脏病。但房室交界区相关的心动过速常常无器质性心脏病，而是以房室传导旁路的存在为发病基础，少数见于器质性心脏病患者。

23. 治疗伴有血流动力学异常的阵发性室性心动过速应首选的措施是

　　A. 静注毛花苷 C　　　B. 静注胺碘酮

　　C. 同步直流电复率　　D. 静注利多卡因

　　E. 超速起搏

　　答案解析：C。室性心律失常发作时伴有明显的血流动力学异常。出现晕厥、低血压等心排血量骤然下降的严重表现时，应尽快终止发作，最快速有效的治疗措施是同步直流电复律。

24. 出现室性融合波的心律失常是

　　A. 房室传导阻滞

　　B. 房室交界性早搏

　　C. 阵发性室上性心动过速

　　D. 室性早搏

　　E. 阵发性室性心动过速

　　答案解析：E。心律失常的诊断主要依赖于病史、临床表现及心电图改变，其中，心电图是诊断心律失常最重要的无创伤性检查。室性心动过速的特征性心电图改变是出现心室夺获和室性融合波。

25. 慢性持续性心房颤动最常见的病因是

　　A. 二尖瓣狭窄

　　B. 慢性肺心病

　　C. 心肌炎

　　D. 甲状腺功能减退

　　E. 慢性乙醇中毒

　　答案解析：A。慢性持续性心房颤动最常见于二尖瓣狭窄，也常见于高血压心脏病、甲亢等，肺心病、心肌炎相对少见。

26. 心室率过快或伴有心功能不全的急性房颤患者治疗应首选的药物是

　　A. 美托洛尔　　　　　B. 地高辛

　　C. 奎尼丁　　　　　　D. 维拉帕米

　　E. 利多卡因

　　答案解析：B。急性心房颤动心室率过快或有心功能不全时，选用洋地黄类药可减慢房室传导，降低心室率，合并心功能不全时可改善心功能。

27. 三度房室传导阻滞心脏听诊可出现的特征性体征是

　　A. 第二心音增强　　　B. 第二心音减弱

　　C. 第三心音　　　　　D. 第四心音

　　E. 大炮音

　　答案解析：E。三度 AVB 时由于完全性房室分离，当心房心室几乎同步收缩时可产生强大的第一心音，称为大炮音，这是三度 AVB 的临床特征。

28. 提示心律失常严重的临床表现是

　　A. 心悸　　　　　　　B. 乏力

　　C. 头晕　　　　　　　D. 恶心、呕吐

　　E. A－S 综合征

　　答案解析：E。心律失常的临床表现取决于患者有无器质性心脏病，以及其严重程度，个体差异较大。发生心律失常的患者一旦出现 A－S 综合征表现，提示心律失常的发生导致了明显的血流动力学异常，引起了心源性脑供血不足，这是心律失常严重的临床表现。

29. 易引起阿 - 斯综合征发作的心律失常是

    A. 心房颤动

    B. 三度房室传导阻滞

    C. 左前分支传导阻滞

    D. 阵发性室上性心动过速

    E. 二度Ⅰ型房室传导阻滞

答案解析：B。心律失常的患者一旦出现阿 - 斯综合征表现，提示心律失常的发生导致了明显的血流动力学异常，引起了心源性脑供血不足。阿 - 斯综合征常见于显著影响心排血量的心律失常，以三度 AVB 常见。

30. 易导致二尖瓣狭窄患者并发栓塞的心律失常是

    A. 室性早搏   B. 窦性心动过缓

    C. 心房颤动   D. 阵发性心动过速

    E. 房室传导阻滞

答案解析：C。心脏瓣膜病是常见的器质性心脏病，是心脏结构性疾病。当心脏瓣膜病二尖瓣狭窄合并心房颤动时，左心房易形成附壁血栓，一旦发生脱落，导致脑动脉、外周动脉等发生血栓性栓塞，是心脏瓣膜病患者致残的重要原因。

31. 二尖瓣狭窄患者最多见的心律失常是

    A. 房性早搏   B. 阵发性心动过速

    C. 心房颤动   D. 心动过缓

    E. 房室传导阻滞

答案解析：C。心脏瓣膜病二尖瓣狭窄多伴有左心房重构，从而并发持续性房颤。

32. 最有助于二尖瓣狭窄诊断的体征是

    A. 二尖瓣面容

    B. 肺动脉瓣区第二心音亢进

    C. 肺动脉瓣区第二心音分裂

    D. 心尖区闻及隆隆样舒张中晚期杂音

    E. 心尖区收缩期杂音

答案解析：D。心脏瓣膜的不同病变可出现具有一定特征的心脏杂音，是发现与诊断心脏瓣膜病的重要依据。二尖瓣狭窄的特征性体征是在心尖区闻及隆隆样舒张中晚期杂音，伴有舒张期震颤。

33. 胸骨左缘第 3 ~ 4 肋间可闻及舒张期叹气样杂音的疾病是

    A. 左房室瓣狭窄   B. 左房室瓣关闭不全

    C. 主动脉瓣狭窄   D. 主动脉瓣关闭不全

    E. 肺动脉瓣狭窄

答案解析：D。胸骨左缘第 3 ~ 4 肋间是主动脉瓣第二听诊区，出现杂音提示主动脉瓣病变，根据杂音出现的时期结合血流特点，可判定是主动脉瓣关闭不全。

34. 不属于主动脉瓣关闭不全体征的是

    A. 毛细血管搏动征   B. Duroziez 双重杂音

    C. 颈静脉怒张   D. 枪击音

    E. 水冲脉

答案解析：C。主动脉瓣关闭不全时由于出现脉压增大，可出现一系列周围血管征，包括毛细血管搏动征、Duroziez 双重杂音、枪击音及水冲脉。

35. 最常出现周围血管征的疾病是

    A. 主动脉瓣关闭不全

    B. 二尖瓣关闭不全

    C. 主动脉瓣狭窄

    D. 二尖瓣狭窄

    E. 肺动脉瓣关闭不全

答案解析：A。周围血管征产生的病理基础是脉压增大，因此，常见于主动脉瓣关闭不全患者。周围血管征是主动脉瓣关闭不全的重要的临床表现。

36. 关于单纯主动脉瓣关闭不全的临床表现，叙述错误的是

    A. 体位性头晕   B. 心悸

    C. 靴形心   D. Graham Steell 杂音

    E. 左心衰竭

答案解析：D。单纯主动脉瓣关闭不全时，因舒张期血液向左心室的反流，患者可出现体位性晕厥、心悸、左心室扩大而成靴型心及左心衰竭。Graham Steell 杂音是指二尖瓣狭窄患者出现相对性肺动脉瓣关闭不全时，于肺动脉瓣区出现的舒张期杂音，并不见于主动脉瓣关闭不全的患者。

37. 年龄 > 65 岁的单纯主动脉瓣狭窄患者的最常见病因是

    A. 冠心病   B. 心肌炎

    C. 风湿性瓣膜病   D. 主动脉瓣纤维化

    E. 老年性退行性变

答案解析：E。以年龄 > 65 岁作为前提发病的主动脉瓣病变，目前以老年人的瓣膜退行性病变为常见。风湿性心脏病一般青壮年发病，女性多于男性。

38. 心脏瓣膜病中最易发生心绞痛和晕厥的是

A. 二尖瓣狭窄

B. 主动脉瓣狭窄

C. 二尖瓣狭窄合并主动脉瓣关闭不全

D. 主动脉瓣关闭不全

E. 二尖瓣关闭不全

答案解析：B。心绞痛和晕厥分别提示心脏和脑供血不足，在心脏瓣膜病中，容易导致心排血量显著下降进而致使心脑供血不足的是主动脉瓣狭窄。当瓣膜狭窄严重时，于体位改变和运动时发生晕厥，是主动脉瓣狭窄的重要临床表现。

39. 主动脉瓣狭窄典型的三联征表现是

A. 心绞痛－心律失常－晕厥

B. 心力衰竭－心绞痛－晕厥

C. 呼吸困难－心律失常－晕厥

D. 心力衰竭－心律失常－晕厥

E. 呼吸困难－心绞痛－晕厥

答案解析：E。主动脉瓣狭窄严重时，由于左心室排血量减少，易诱发冠状动脉供血不足及脑动脉供血不足，患者出现心绞痛发作、晕厥等表现，同时左心室发生血液淤积，导致左心房压升高，继而引起肺静脉压升高及肺淤血，导致肺脏 V/Q 比例失调，发生缺氧而出现呼吸困难，因此，主动脉瓣狭窄典型的临床三联征是呼吸困难、心绞痛和晕厥。

40. 有助于确诊主动脉瓣狭窄的检查是

A. X 线胸片　　　B. 胸部 CT

C. 放射性核素　　D. 心电图

E. 超声心动图

答案解析：E。心脏瓣膜病是常见的器质性心脏病，是心脏结构性疾病。了解心脏结构与功能状态、心脏各瓣膜结构及功能状态的常用辅助检查是心脏超声，其可以直观了解瓣膜的状态及测量狭窄的程度。

41. 应慎用于主动脉瓣狭窄伴有心力衰竭的药物是

A. 洋地黄类　　　B. 抗生素

C. ACE 抑制剂　　D. 抗心律失常药

E. 利尿剂

答案解析：E。利尿剂可通过降低循环血容量，缓解心力衰竭的临床症状。主动脉瓣狭窄患者已经存在原始的心排血量降低，如大量应用利尿剂可导致血容量减少心排血量进一步降低，会加重症状，因此，应慎用利尿剂。

42. 慢性主动脉瓣关闭不全最早出现的症状是

A. 咳嗽、咳痰

B. 胸闷、乏力

C. 心悸、心前区不适

D. 呼吸困难

E. 直立性晕厥

答案解析：C。慢性主动脉瓣关闭不全早期多无临床表现，随疾病进展最早出现的症状是心悸与心前区不适，疾病的晚期可出现左心衰竭的临床表现。

43. 心脏瓣膜病中，常出现头部搏动感及节律性点头运动的是

A. 二尖瓣狭窄　　　B. 二尖瓣关闭不全

C. 主动脉瓣狭窄　　D. 主动脉瓣关闭不全

E. 肺动脉瓣狭窄

答案解析：D。主动脉瓣关闭不全时由于舒张期血液反流，出现脉压增大，患者常出现头部搏动感及节律性点头运动，伴有周围血管征，包括毛细血管搏动征、Duroziez 双重杂音、枪击音及水冲脉。

44. 严重的主动脉瓣关闭不全的主要治疗方法是

A. 有效预防风湿热　　B. 仅能药物对症治疗

C. 经皮球囊介入治疗　D. 人工瓣膜置换术

E. 心脏移植

答案解析：D。心脏瓣膜病是常见的器质性心脏病，是心脏结构性疾病，疾病早期以药物对症治疗为主，当瓣膜出现严重病变时，应考虑进行有创性治疗，包括介入及手术治疗。主动脉瓣关闭不全后期应进行瓣膜置换术。

45. 高血压患者首先出现的心脏的病理改变是

A. 心绞痛　　　　B. 心律不齐

C. 左心室肥厚　　D. 左心室扩大

E. 心力衰竭

答案解析：C。高血压患者由于血压升高、左心室压力负荷增加，心室发生重构，首先出现左心室肥厚，最终导致高血压心脏病，甚至发生心力衰竭。

46. 因致畸作用而禁用于妊娠期女性的降压药是

A. 利尿剂　　　　B. ACEI

C. 钙拮抗剂　　　D. α－受体阻滞剂

E. β－受体阻滞剂

答案解析：B。ACEI 及 ARB 类降压药因有致畸作

47. 不属高血压病病因的是

 A. 吸烟   B. 遗传因素

 C. 高钠饮食   D. 高钾饮食

 E. 超重

答案解析：D。原发性高血压的病因尚不完全清楚，与遗传有关，是很多因素共同作用的结果。目前已经确定的相关病因有吸烟、高钠低钾饮食、超重、饮酒等。高钾饮食有助于降低血压。

48. 原发性高血压最主要的并发症是

 A. 高血压脑病 B. 脑出血

 C. 慢性肾衰竭 D. 主动脉夹层

 E. 冠心病

答案解析：B。原发性高血压的并发症涉及心、脑及动脉。在欧美国家，其主要并发症是心脏的损害，包括高血压心脏病、心力衰竭、冠心病等。在我国，导致原发性高血压患者死亡和残疾的主要并发症是脑的损害，尤其是高血压脑出血。

49. 高血压伴有低血钾时首先应考虑的疾病是

 A. 皮质醇增多症

 B. 原发性醛固酮增多症

 C. 嗜铬细胞瘤

 D. 肾动脉狭窄

 E. 慢性肾炎

答案解析：B。原发性高血压在确定诊断前，应排除继发性高血压，包括肾小球疾病、嗜铬细胞瘤、原发性醛固酮增多症等。其中，原发性醛固酮增多症常因多尿伴有低钾血症。

50. 心绞痛发作的典型部位是

 A. 胸骨上中段之后

 B. 心尖部

 C. 心前区向颈咽部放射

 D. 胸骨下段后

 E. 剑突下

答案解析：A。冠心病心绞痛突出的临床表现是发作性胸痛。典型心绞痛发作有一定的临床特征，其中疼痛部位具有重要的诊断价值。典型心绞痛发作时疼痛的部位位于胸骨中上段之后，波及心前区。

51. 诊断冠心病心绞痛有意义的心电图表现是

 A. QRS 宽大畸形 B. T 波倒置

 C. ST 段下移   D. 病理性 Q 波

 E. ST – T 鱼钩样改变

答案解析：C。冠心病心绞痛发作时，95% 以上的患者都会出现心电图的相应改变，其中以 ST 段水平或下斜型下移最有诊断意义。确诊冠心病的金标准是冠状动脉造影。

52. 急性心肌梗死的先兆表现中最具临床意义的是

 A. 胸闷显著   B. 活动后心悸、气短

 C. 烦躁不安   D. 不典型胸痛

 E. 稳定型心绞痛转为不稳定型心绞痛

答案解析：E。大多数急性心肌梗死患者发病前有先兆表现，提示发病的开始，如能有效治疗，可阻止大面积心肌梗死的发生。急性心肌梗死的先兆表现有个体差异，但最具临床意义的是心绞痛的性质发生变化。

53. 对诊断急性心肌梗死最有价值的心电图改变是

 A. 冠状 T   B. ST 段明显压低

 C. ST 段抬高   D. 病理性 Q 波

 E. T 波倒置

答案解析：D。心电图的特征性及动态性改变是诊断急性心肌梗死的重要依据。心肌梗死的特征性病理改变是心肌组织的坏死，在面向坏死区的心肌心电图出现的特异性改变是异常（病理性）Q 波，因此，病理性 Q 波提示有心肌组织的坏死，对急性心肌梗死最具诊断价值。

54. 对冠心病最有确诊意义的检查是

 A. 心电图

 B. 选择性冠状动脉造影

 C. 24 小时动态心电图

 D. 超声心动图

 E. 心功能检查

答案解析：B。冠心病是冠脉疾病，其发病的病理学基础是冠状动脉粥样硬化导致冠脉狭窄。冠状动脉造影可明确冠脉病变的部位、程度、性质，是明确诊断冠心病最具确诊意义的辅助检查。

55. 血液中水平增高的程度能较准确反映心肌梗死范围并有助于判断溶栓治疗是否成功的检查是

 A. 肌红蛋白   B. 血沉

 C. 天冬氨酸转氨酶 D. 肌钙蛋白

 E. 肌酸激酶 – MB

答案解析：E。实验室检查是诊断急性心肌梗死

的重要方法，其中，主要的检查项目是心肌损伤标记物，包括心肌酶、肌钙蛋白等。肌酸激酶同工酶 MB 血液中水平增高的程度能较准确反映心肌梗死范围，峰值出现的时间有助于判断溶栓治疗是否成功。

56. 急性心肌梗死发病早期，心尖区出现粗糙的收缩期杂音伴有喀喇音，应首先考虑的是
A. 急性心力衰竭　　B. 室间隔穿孔
C. 室壁瘤形成　　　D. 二尖瓣乳头肌断裂
E. 急性心包炎

答案解析： D。二尖瓣乳头肌功能失调或断裂是大面积心肌梗死急性期的并发症。由于可导致二尖瓣关闭不全，临床上以查体闻及心尖区出现粗糙的收缩期杂音或伴有喀喇音为诊断线索，心脏超声可助确诊。

57. 急性下壁心肌梗死出现三度房室传导阻滞时，首选的治疗方法是
A. 静脉滴注异丙肾上腺素
B. 静脉滴注阿托品
C. 同步直流电复律
D. 食道调搏
E. 安装临时人工心脏起搏器

答案解析： E。急性下壁心肌梗死可并发三度房室传导阻滞，这是急性心肌梗死严重的并发症，多需紧急处理。因患者处于急性期，因此，首先安装临时人工心脏起搏器，待急性期过后，根据房室传导系统功能恢复情况，做进一步治疗的选择。

二、A2 型题

1. 女性，71 岁。因患有慢性心力衰竭伴房颤，平素自服地高辛和氢氯噻嗪，治疗剂量不详。4 小时前因突发胸闷、心悸就诊，急查心电图示室早二联律，血清钾 2.4mmol/L，当前最关键的处理是
A. 立即停用地高辛
B. 鼻导管给氧
C. 静脉注射利多卡因
D. 静脉注射普罗帕酮
E. 静脉注射苯妥英钠

答案解析： A。地高辛是治疗心力衰竭，缓解临床症状的常用药，但由于其药代学特点易发生中毒，中毒后最突出的表现是出现毒性心律失常，以室性早搏二联律常见，中毒易发生于低血钾状态下，

综合分析病案信息可以判断该患者发生了洋地黄中毒，立即停用洋地黄是做关键的应对措施。

2. 男性，73 岁。近日夜间睡眠中常憋醒，而后取端坐呼吸，伴气促、咳嗽，既往病史不详，拟诊为慢性左心衰竭，并进行了一系列相关检查。下列支持诊断的检查结果是
A. X 线胸片示大量胸腔积液
B. 超声心动图示 LVEF 值 57%
C. 超声心动图示 E/A 值 0.8
D. X 线胸片示左心房扩大
E. 脑钠肽 680pg/ml

答案解析： E。心力衰竭的诊断需综合病史、临床表现、辅助检查结果综合做出。辅助检查中具有诊断价值及评估预后的指标是血脑钠肽检测，一般血脑钠肽 >400pg/ml 支持心力衰竭的诊断。

3. 男性，73 岁。慢性肺心病病史 19 年，近日受凉后出现端坐呼吸、胸闷、气促，伴咳嗽、咳痰，遂就诊，考虑慢性肺心病急性加重。下列体征中有助于右心衰竭诊断的是
A. 心率 122 次/分　　B. 出现交替脉
C. 颈静脉怒张　　　　D. 双肺底小水泡音
E. 心尖区舒张期奔马律

答案解析： C。慢性右心衰竭以慢性肺心病为常见原发病，其主要的病理生理改变是体循环淤血，出现颈静脉怒张、肝肿大、下肢水肿等体循环淤血的体征，这是临床诊断的主要依据。

4. 男性，27 岁。因突发心悸就诊，伴恶心、乏力等，无昏厥。查体：心率 188 次/分，心律规则。接诊医生按压其颈动脉窦后，心率短时内减慢至 84 次/分，心律规则，症状基本缓解。该患者最可能的心律失常诊断是
A. 心房颤动
B. 心房扑动
C. 窦性心动过速
D. 阵发性室上性心动过速
E. 室性心动过速

答案解析： D。阵发性室上性心动过速是年轻人常见的快速性心律失常，常无器质性心脏病，以突发突止为特点，发作时机械刺激迷走神经可有效终止发作。

5. 女性，18 岁。感冒后出现心悸、气短，症状轻微。查体第一心音减弱，心电图检查显示 P - R 间期

0.28 秒，每个 P 波后均有 QRS 波，其他未见异常。其心电图诊断是

A. 窦房阻滞

B. 一度房室传导阻滞

C. 二度Ⅰ型房室传导阻滞

D. 二度Ⅱ型房室传导阻滞

E. 束支阻滞

答案解析：B。患者病史有上感病史，有轻微症状，心电图检查显示 P－R 间期 0.28 秒，每个 P 波后均有 QRS 波，其他未见异常。提示为一度房室传导阻滞。

6. **女性，39 岁。风湿热病史 17 年，现呼吸困难、咳嗽、咳痰、咯血，查体：心尖部闻及舒张中晚期杂音，伴有舒张期震颤，心电图显示左房增大。该患者可能的临床诊断是**

A. 二尖瓣狭窄　　　B. 二尖瓣关闭不全

C. 主动脉瓣狭窄　　D. 主动脉瓣关闭不全

E. 二尖瓣狭窄合并二尖瓣关闭不全

答案解析：A。心脏瓣膜病是一类心脏的结构异常性疾病，因结构的不可逆病损而出现具有诊断价值的心脏杂音及相关体征。心尖部闻及舒张中晚期杂音，伴有舒张期震颤提示二尖瓣狭窄，左房增大辅助支持诊断。

7. **男性，71 岁。体能下降 2 年，加重伴活动后呼吸困难、气急 1 个月。查体：脉搏 102 次/分，呼吸 24 次/分，血压 92/60mmHg，呼吸较急促，双肺底闻及细小水泡音。心界向左侧扩大，心音低钝，心率 102 次/分，节律规整，于胸骨右缘第二肋间闻及粗糙的收缩期杂音，ECG 示左室高电压，胸部 X 线呈靴型心。该患者治疗中应慎用的药物是**

A. 抗心律失常药　　B. 抗生素

C. 硝酸酯类　　　　D. ACEI

E. 利尿剂

答案解析：E。综合该患者的病史资料可做出主动脉瓣狭窄的诊断。主动脉瓣狭窄患者治疗过程中应慎用利尿剂，因利尿不当可导致循环血容量减少，回心血量减少而心排血量进一步减少，加重病情。

8. **男性，41 岁。体力活动耐力下降 4 年，活动后气急，既往有反复低热史。查体：脉搏 92 次/分，呼吸 21 次/分，血压 118/72mmHg，心界向左侧扩大，心率 92 次/分，节律规整，于胸骨右缘第 2 肋**

间闻及粗糙的收缩期杂音。对确定诊断最有价值的检查是

A. 胸部 CT　　　　B. X 线胸片

C. 超声心动图　　　D. 放射性核素

E. 心电图

答案解析：C。分析该患者的病史资料可作出主动脉瓣狭窄的初步诊断。主动脉瓣狭窄是常见的心脏瓣膜病。心脏瓣膜病是一类心脏的结构异常性疾病，对诊断最有帮助的辅助检查是心脏超声，可明确诊断、评价瓣膜情况，了解继发的心脏重构情况。

9. **男性，66 岁。原发性高血压病史 20 余年，高血压性心脏病伴心功能不全，ECG 示二度 AVB，双肺底可闻及小水泡音。该患者治疗过程中不能应用的降压药物是**

A. 氢氯噻嗪　　　　B. 硝苯地平

C. 卡托普利　　　　D. 哌唑嗪

E. 美托洛尔

答案解析：E。常用的降压药物中，β－受体阻滞剂因具有负性肌力作用及负性传导作用，禁用于缓慢性心律失常患者。美托洛尔为常用的 β－受体阻滞剂，禁用于二度 AVB 患者。

10. **男性，68 岁。原发性高血压病史 30 余年，肾功能不全病史 3 年余，现出现尿少、水肿，血钾 5.6mmol/L。该患者的治疗中不能应用的降压药物是**

A. 利尿剂　　　　　B. ACEI

C. 钙拮抗剂　　　　D. α－受体阻滞剂

E. β－受体阻滞剂

答案解析：B。常用的降压药物中，ACEI 及 ARB 因具有升高血钾的作用而禁用于高钾血症、肾功能不全、肾动脉狭窄的患者。患者血清钾 5.6mmol/L，已属高钾血症，因此，应禁用 ACEI。

11. **男性，65 岁。冠心病病史 6 年，间断药物治疗。今晨体力活动后突然胸骨后疼痛，有压迫感、胸闷，被迫停止原来活动，持续 3~5 分钟后疼痛自行缓解。其最可能的诊断是**

A. 肋间神经痛　　　B. 急性心肌梗死

C. 胆绞痛　　　　　D. 胃－食管反流

E. 心绞痛

答案解析：E。胸痛是临床常见的症状，原发病不同，疼痛的特点不同。该患者有明确的冠心病

史，体力活动诱发胸痛，位于胸骨后，有压迫感，休息后短时间内可缓解，符合心绞痛的临床特点。

12. 男性，50 岁。因心前区剧痛 2 小时就诊，查体：BP 100/66mmHg，端坐呼吸，两肺底可闻及细湿啰音，心率 112 次/分，律齐，S_1 减弱，有 S_3。ECG 示 $V_{1~5}$ 呈病理性 Q 波及 ST 段上抬。该患者早期治疗应慎用的药物是

    A. 吗啡   B. 硝酸甘油

    C. 毛花苷 C   D. 阿司匹林

    E. 尿激酶

    答案解析：E。根据患者的病史资料可以做出急性前壁心肌梗死伴有急性心力衰竭的诊断。在急性心肌梗死基础上发生的心力衰竭，发病早期应慎用或禁用洋地黄类，因其可扩大梗死面积甚至导致心脏破裂。

13. 男性，60 岁。因胸痛 2 小时就诊，诊断为急性心肌梗死，并给予急诊溶栓治疗。治疗后提示冠状动脉再通的最可靠指标是

    A. 血肌钙蛋白水平显著下降

    B. 胸痛 6 小时后基本消失

    C. 出现心律失常

    D. 抬高的 ST 段回降 >25%

    E. CK – MB 峰值提前至 8 小时出现

    答案解析：E。血运重建治疗是目前治疗急性心肌梗死的有效方法。药物治疗以静脉溶栓为主，应用溶栓药物后判断冠脉是否再通，出现再灌注，检测心电图、血清心肌酶结合胸痛缓解情况综合判断，其中 CK – MB 峰值提前至 14 小时内出现是较可靠的判断指标。

三、B1 型题

（1~2 题共用备选答案）

    A. 胸部 X 线心影大小

    B. 放射性核素检查心室大小

    C. E/A 比值

    D. 左心室射血分数

    E. 血浆脑钠肽

1. 有助于心力衰竭诊断及判断预后的指标是

2. 有助于鉴别心源性哮喘与支气管哮喘的指标是

    答案解析：1. E   2. E。心力衰竭的诊断需根据病史、临床表现、辅助检查结果综合做出。心力衰竭的辅助检查中具有诊断价值及评估预后的指标

是血脑钠肽检测，一般血浆脑钠肽 >400pg/ml 支持心力衰竭的诊断。急性心力衰竭心源性哮喘应注意与支气管哮喘鉴别，血脑钠肽水平有助于做出鉴别诊断；心力衰竭时血浆脑钠肽显著升高，而支气管哮喘患者一般不升高。

（3~4 题共用备选答案）

    A. 洋地黄

    B. β 受体阻滞剂

    C. ACE 抑制剂

    D. 血管紧张素 II 受体拮抗剂

    E. 利尿剂

3. 能减少心力衰竭患者病情反复，降低猝死率的药物是

4. 能明显改善心力衰竭患者临床症状，减少住院率的药物是

    答案解析：3. B   4. A。心力衰竭的患者以药物治疗为主，根据心功能分级，采用不同的治疗方案。用于治疗心力衰竭的药物主要有利尿剂、β 受体阻滞剂、ACEI、洋地黄类及醛固酮拮抗剂。其中 β 受体阻滞剂可对抗交感神经激活，缓解病情进展，减少复发，减低猝死。洋地黄类药可明显改善心力衰竭患者的症状，减少住院率，增加心排量。

（5~6 题共用备选答案）

    A. 伴快速房颤   B. 伴高血压

    C. 伴肾衰竭   D. 伴肺部感染

    E. 伴低钾血症

5. 心力衰竭患者最适合应用洋地黄治疗的是

6. 心力衰竭患者最适合应用血管扩张剂的是

    答案解析：5. A   6. B。洋地黄类药可明显改善心力衰竭患者的症状，减少住院率，增加心排量，最适合用于心力衰竭伴有快速室率心房颤动时。用于治疗心力衰竭的药物主要有利尿剂、β 受体阻滞剂、ACEI、洋地黄类及醛固酮拮抗剂。必要时可应用血管扩张剂，血管扩张剂常用于心力衰竭伴有高血压时。

（7~8 题共用备选答案）

    A. 铁锈色痰   B. 白色黏痰

    C. 棕红色痰   D. 灰白色浆液痰

    E. 粉红色泡沫样痰

7. 肺炎球菌肺炎典型的痰液性状是

8. 急性心力衰竭典型的痰液性状是

答案解析：7. A 8. E。痰液性状有助于做出临床诊断。肺炎球菌肺炎的特征性痰液性状是铁锈色痰，是因大量红细胞渗出破坏所致。急性心力衰竭时由于肺淤血，少量红细胞渗出使痰液呈现粉红色，这是其特征性表现。

（9～10题共用备选答案）

A. 利尿剂
B. ACE 抑制剂
C. β受体阻滞剂
D. 血管紧张素Ⅱ受体拮抗剂
E. 洋地黄

9. 单纯舒张性心力衰竭患者禁用的药物是

10. 心力衰竭伴有支气管哮喘患者禁用的药物是

答案解析：9. E 10. C。心力衰竭的患者以药物治疗为主，根据心功能分级，采用不同的治疗方案。正性肌力药洋地黄类禁用于单纯舒张功能性心力衰竭的患者。β受体阻滞剂因可诱发支气管痉挛而慎用或禁用于心衰合并支气管哮喘的患者。

（11～12题共用备选答案）

A. 乏力、疲倦 B. 食欲不振、腹胀
C. 心悸、胸闷 D. 记忆力减退
E. 呼吸困难

11. 慢性左心衰竭最早出现的症状是

12. 慢性右心衰竭最早出现的症状是

答案解析：11. E 12. B。左心衰竭与右心衰竭因病理改变不同，其临床表现也不同。左心衰竭因肺淤血，导致 V/Q 比例失调，最早出现的症状是呼吸困难，因与体力活动有关，称为劳力性呼吸困难，并随病情加重而加重。右心衰竭因发生体循环淤血，上下腔静脉淤血，最早出现的症状是消化道淤血的症状，如食欲不振、腹胀等。

（13～14题共用备选答案）

A. 急性心肌炎
B. 主动脉瓣狭窄
C. 主动脉瓣关闭不全
D. 缩窄性心包炎
E. 甲状腺功能亢进症

13. 因心肌收缩力减弱而为心力衰竭病因的疾病是

14. 导致心肌后负荷加重的疾病是

答案解析：13. A 14. B。心力衰竭的病因包括基本病因与诱因。基本病因又分为原发性心肌损害

及心脏负荷过重。急性心肌炎是心肌的炎症性疾病，常以病毒感染为病因，导致弥漫性心肌损害，心肌收缩障碍，从而发生心力衰竭。心脏负荷分为前负荷（容量负荷）和后负荷（压力负荷），后负荷又因左右心室的血流去向不同而不同。左心室的后负荷增加见于主动脉瓣狭窄及高血压；右心室的后负荷增加见于肺动脉瓣狭窄及肺动脉高压。

考点发散：掌握心力衰竭的基本病因及常见诱因，分清导致心脏前后负荷增加的不同病因。

（15～16题共用备选答案）

A. 支气管哮喘 B. 肝硬化
C. 肺气肿 D. 胃癌
E. 慢性肾炎

15. 上述各项中，须与左心衰急性肺水肿鉴别的疾病是

16. 上述各项中，须与右心衰出现腹水时鉴别的疾病是

答案解析：15. A 16. B。左心衰急性肺水肿的主要临床症状是气急、呼吸困难、肺部啰音等，因此须与支气管哮喘鉴别。右心衰出现腹水时，应与肝硬化鉴别。上述各项中，易出现腹水的疾病是肝硬化，因此，应选择肝硬化。

（17～18题共用备选答案）

A. 呼吸困难 B. 晕厥
C. 心绞痛 D. 心悸
E. 下肢水肿

17. 主动脉瓣狭窄最常见的临床表现是

18. 主动脉瓣关闭不全最早出现的临床表现是

答案解析：17. A 18. D。主动脉瓣狭窄早期多无症状，常见的典型表现是呼吸困难、心绞痛、晕厥三联征，其中以呼吸困难最常见。主动脉瓣关闭不全的临床表现取决于关闭不全的程度，轻度关闭不全一般无症状，重者常见的临床表现是心悸、心前区不适。

（19～20题共用备选答案）

A. 主动脉瓣狭窄 B. 二尖瓣狭窄
C. 肺动脉瓣狭窄 D. 主动脉瓣关闭不全
E. 二尖瓣关闭不全

19. 易发生直立性、运动性晕厥的疾病是

20. 常有头部搏动感、节律性点头运动的疾病是

答案解析：19. A 20. D。主动脉瓣狭窄早期多无

症状，常见的典型表现是呼吸困难、心绞痛、晕厥三联征，约1/3的患者反复发生直立性、运动性晕厥，与体位变化及运动时心排血量进一步减少而导致脑供血不足有关。主动脉瓣关闭不全时，因心脏舒张期血液反流舒张压降低，导致脉压增大，患者常有头部搏动感，伴有节律性点头运动。

(21~22题共用备选答案)

A. 广泛前壁心肌梗死

B. 下壁心肌梗死

C. 后壁心肌梗死

D. 心内膜下心肌梗死

E. 正后壁心肌梗死

21. 特征性心电图改变出现在Ⅱ、Ⅲ、aVF导联的心肌梗死是

22. 特征性心电图改变出现在$V_{1~5}$、Ⅰ、aVL导联的心肌梗死是

答案解析：21. B　22. A。心电图是诊断心肌梗死的重要方法，既可协助诊断，又可根据特征性改变出现的导联判断心肌梗死的部位与范围，Ⅱ、Ⅲ、aVF导联出现心肌梗死的特征性改变，提示为下壁心肌梗死。$V_{1~5}$、Ⅰ、aVL导联出现心肌梗死的特征性改变，提示为广泛前壁心肌梗死。

第三单元　消化系统疾病

一、A1型题

1. 诊断慢性胃炎最可靠的方法是

A. X线钡餐检查　　B. 胃液分析

C. 胃镜加活检　　D. 血清胃泌素测定

E. 大便隐血试验

答案解析：C。慢性胃炎是胃黏膜的慢性炎症性疾病，病理改变主要在胃黏膜。胃镜检查及黏膜活检是诊断消化道黏膜疾病的主要方法，不仅可作出临床诊断，还可进行病理分型、鉴别诊断等，且同时可进行治疗效果的评估及随访。

2. 慢性胃炎最主要的病因是

A. 自身免疫反应　　B. 十二指肠液反流

C. 遗传因素　　D. 饮食因素

E. 幽门螺杆菌感染

答案解析：E。目前认为幽门螺杆菌感染是慢性胃炎最主要的病因，幽门螺杆菌可导致胃黏膜上皮细胞变性坏死等病理改变。

3. 十二指肠溃疡发病的最主要因素是

A. 胃酸分泌增高　　B. 胃黏膜屏障减弱

C. 遗传因素　　D. 免疫因素

E. 饮食因素

答案解析：A。消化性溃疡的病因与发病机制有侵袭因素增强，黏膜自身防御、修复能力减弱等。十二指肠溃疡的主要发病因素是胃酸与胃蛋白酶分泌增加而导致的侵袭因素增强。

4. 消化性溃疡发病的最主要病因是

A. 胃酸分泌增高　　B. Hp感染

C. 遗传因素　　D. 免疫因素

E. 饮食因素

答案解析：B。目前认为幽门螺杆菌感染是消化性溃疡发病的主要病因。幽门螺杆菌可导致胃黏膜上皮细胞变性坏死等病理改变，并刺激胃泌素分泌。

5. 消化性溃疡的主要症状是

A. 食欲减退　　B. 嗳气、反酸

C. 恶心、呕吐　　D. 上腹部疼痛

E. 呕血、黑便

答案解析：D。消化性溃疡是胃肠道黏膜的慢性溃疡，其临床表现以消化道症状为主，其中，具有周期性、节律性的上腹部疼痛是主要症状。胃溃疡的节律特点：常在餐后一小时内出现，持续至下次餐前。十二指肠溃疡的节律特点：多发生于饥饿时，一般餐后3小时左右出现，进餐后可缓解。

6. 十二指肠溃疡的好发部位是

A. 十二指肠球部　　B. 乳头的近段降部

C. 乳头的远段降部　　D. 十二指肠水平段

E. 十二指肠升段

答案解析：A。消化性溃疡根据溃疡出现的部位分为胃溃疡与十二指肠溃疡。十二指肠溃疡好发于十二指肠球部。

7. 消化性溃疡最常见的并发症是

A. 上消化道出血　　B. 胃肠穿孔

C. 幽门梗阻　　　　D. 癌变

E. 恶性贫血

答案解析：A。消化性溃疡是胃肠道黏膜的慢性溃疡，溃疡发生的部位及严重程度不同，常出现并发症，其中以黏膜受损后并发上消化道出血最常见，部分溃疡病人以消化道出血为首发就诊表现。

8. 胃溃疡的好发部位是

A. 胃小弯　　　　B. 胃底

C. 胃大弯　　　　D. 胃窦部

E. 贲门

答案解析：A。消化性溃疡根据溃疡出现的部位分为胃溃疡与十二指肠溃疡。胃溃疡好发于胃小弯部。

9. 最有助于消化性溃疡诊断的症状是

A. 恶心、呕吐　　B. 反酸、嗳气

C. 反复呕吐宿食　　D. 规律性上腹痛

E. 进食后腹胀

答案解析：D。选项中的症状均为消化系统疾病的常见表现。消化性溃疡呈慢性过程反复发作，其特点是周期性节律性上腹部疼痛，因此，最有助于消化性溃疡诊断的是规律性上腹痛。

10. 腹痛以空腹痛为特点的疾病是

A. 胃溃疡　　　　B. 十二指肠溃疡

C. 慢性胆囊炎　　D. 急性胰腺炎

E. 胃癌

答案解析：B。十二指肠溃疡的发病节律特点是腹痛多发生于饥饿时，一般餐后 3 小时左右出现，即为空腹痛，进餐后可缓解。

11. 胃溃疡节律性疼痛的特点是

A. 空腹痛　　　　B. 进餐时痛

C. 夜间痛　　　　D. 餐后 0.5 ~ 2 小时痛

E. 餐后 3 ~ 4 小时痛

答案解析：D。消化性溃疡是胃肠道黏膜的慢性溃疡，其临床表现以消化道症状为主，其中，具有周期性、节律性的上腹部疼痛是主要症状。胃溃疡的节律特点是常在餐后一小时内出现，持续至下次餐前；十二指肠溃疡的节律特点是多发生于饥饿时，一般餐后 3 小时左右出现，进餐后可缓解。

12. X 线钡餐检查诊断消化性溃疡的直接征象是

A. 黏膜呈锯齿状增粗

B. 有激惹及变形

C. 龛影

D. 充盈缺损

E. 胃壁蠕动减少呈皮革状

答案解析：C。虽然胃镜是目前诊断消化性溃疡的主要方法，但是 X 线检查对于没有活动性出血的患者，也可作为诊断方法之一。X 线检查有直接和间接征象，其中直接征象是龛影，是消化性溃疡的表现。

13. 消化性溃疡患者需紧急实施手术治疗的并发症是

A. 急性胃穿孔　　B. 幽门梗阻

C. 可疑癌变　　　D. 上消化道出血

E. 恶性贫血

答案解析：A。消化性溃疡的治疗包括药物治疗和手术治疗。消化性溃疡合并急性并发症是紧急手术的指征，幽门梗阻、可疑癌变等，一般选择择期手术；上消化道出血根据出血情况选择药物、内镜或手术治疗，一般大量出血考虑紧急手术治疗。

14. 鉴别消化性溃疡和慢性胃炎最有价值的检查是

A. 大便隐血试验

B. 胃黏膜脱落细胞检查

C. X 线钡餐检查

D. 胃液分析

E. 电子胃镜

答案解析：E。当前诊断慢性胃炎与消化性溃疡最主要的辅助检查是电子胃镜技术，不仅可明确诊断，并可进行上消化道黏膜疾病的鉴别诊断。

15. 最有助于快速诊断消化性溃疡并发急性穿孔的辅助检查是

A. 血象　　　　　B. X 线钡餐检查

C. 腹部 B 超　　　D. 腹部透视

E. 腹腔穿刺

答案解析：D。消化性溃疡的部分并发症属于急性并发症甚至是急腹症，需要快速做出诊断以便尽早对症治疗。急性穿孔是常见的急性并发症，可引起急性腹膜炎等严重后果，快速诊断的主要方法是腹部 X 线透视。胃肠穿孔后气体溢出进入腹腔，可出现膈肌下游离气体，对做出快速临床诊断具有重要的诊断价值。

16. 下列各项中，不属胃溃疡胃镜下特点的是

A. 溃疡呈圆形或椭圆形

B. 溃疡直径一般小于2.5cm

C. 溃疡边缘光整

D. 溃疡呈火山口状，底部凹凸不平

E. 周围黏膜皱襞向溃疡聚集

答案解析：D。当前诊断消化性溃疡的最主要辅助检查是电子胃镜技术，不仅可明确诊断，并可进行上消化道黏膜疾病的鉴别诊断。选项A、B、C、E均是内镜下溃疡的形态学特点。溃疡呈火山口样，底部凹凸不平是恶性溃疡的特征，具有一定的鉴别诊断意义。

17. 下列各项中，对诊断消化性溃疡最有价值的是

A. 钡餐透视局部有压痛、激惹、变形

B. 钡餐透视见到龛影

C. 胃液分析为高胃酸

D. 多年周期性腹痛

E. 上腹部压痛

答案解析：B。尽管电子胃镜技术是目前诊断消化性溃疡的主要方法，但X线钡餐检查依然是有价值的诊断方法，钡餐透视下龛影是直接征象，具有确诊意义。

18. 关于复合性溃疡，叙述错误的是

A. 胃和十二指肠同时有溃疡

B. DU常先于GU出现

C. 女性多见

D. 易并发幽门狭窄

E. 易发生消化道出血

答案解析：C。复合性溃疡的性别特点是男性多于女性。

19. 关于幽门管溃疡，叙述错误的是

A. 多发生于幽门孔2cm以内

B. 男性多发

C. 呈高胃酸分泌

D. 周期性节律性疼痛多典型

E. 内科治疗效果较差

答案解析：D。幽门管溃疡属于具有发生部位特征的特殊类型溃疡，选项A、B、C、E均为其临床特点，其重要的临床特征是周期性节律性上腹痛的特点不明显，常呈餐后较剧烈的中上腹部疼痛。

20. 关于球后溃疡，叙述错误的是

A. 发生于十二指肠球部

B. 夜间痛及放射痛常见

C. 易并发消化道出血

D. 内科治疗效果差

E. 易漏诊

答案解析：A。球后溃疡属于具有发生部位特征的特殊类型溃疡，选项B、C、D、E均为其临床特点，"球后"字面含义即为十二指肠球部之后，即为球部以下，一般发生于十二指肠乳头近端。

21. 关于消化性溃疡合并幽门梗阻，叙述错误的是

A. 腹痛为主要症状

B. 呕吐后症状多减轻

C. 呕吐物有发酵宿食

D. 出现胃型及胃蠕动波

E. 震水音阳性

答案解析：A。幽门梗阻是消化性溃疡的常见并发症之一，选项B、C、D、E均为其临床特点。消化性溃疡合并幽门梗阻的主要的症状不是腹痛，而是因幽门梗阻发生后胃排空受阻，反复出现呕吐，呕吐和症状可暂时缓解。

22. 治疗消化性溃疡的药物中，属胃黏膜保护剂的是

A. 米索前列醇　　B. 氢氧化铝

C. 西咪替丁　　　D. 奥美拉唑

E. 山莨菪碱

答案解析：A。消化性溃疡在无急性并发症的情况下，以内科治疗为主，治疗药物包括根治Hp的三联或四联治疗，抑制胃酸分泌类药、胃黏膜保护剂。胃黏膜保护剂常用硫糖铝、枸橼酸铋钾、米索前列醇等。

23. 十二指肠溃疡发病的主要机制是

A. 胃酸、胃蛋白酶等侵蚀因素增强

B. 黏膜屏障减弱

C. 黏膜血流量减低

D. 细胞更新能力减弱

E. 胃排空延迟

答案解析：A。消化性溃疡的本质是胃肠黏膜被胃酸/胃蛋白酶消化而发生的溃疡病变。发病机制主要源于两个方面，一是胃肠黏膜的自身防御、修复机制减弱；二是对黏膜有侵袭作用的因素增强，其中，十二指肠溃疡发病的主要机制是对胃肠黏膜的侵袭因素增强，胃酸分泌增多是发病的必备条件。

24. 最易发生幽门梗阻的消化性溃疡是

A. 胃角溃疡　　　B. 胃窦溃疡

C. 幽门管溃疡　　　D. 球后溃疡

E. 胃多发溃疡

答案解析：C。幽门梗阻是消化性溃疡的常见并发症之一。容易引起幽门梗阻的消化性溃疡一般溃疡病变发生在十二指肠或幽门管，因反复溃疡活动瘢痕形成，导致幽门变形狭窄，最终发生幽门梗阻。

25. 消化性溃疡的手术适应证是

A. 复合性溃疡

B. 慢性穿孔

C. 直径 >2cm 的溃疡

D. 功能性幽门梗阻

E. 瘢痕性幽门梗阻

答案解析：E。消化性溃疡的治疗包括药物治疗和手术治疗。消化性溃疡的手术指征包括大量或反复出血、急性穿孔、瘢痕性幽门梗阻、可疑癌变、顽固性溃疡等。

26. 下列各项中，不属胃癌癌前状态的是

A. 萎缩性胃炎　　　B. 胃溃疡

C. 胃息肉　　　　　D. 胃平滑肌瘤

E. 胃大部切除术后残胃

答案解析：D。胃癌的病因除一系列致癌因素外，常涉及癌前变化，包括癌前病变和癌前状态。癌前病变主要有异型增生；癌前状态为一系列慢性胃黏膜疾病，包括萎缩性胃炎、腺瘤性息肉、慢性溃疡、残胃等，但不包括胃平滑肌瘤。

考点发散：掌握胃癌的病因除癌前变化外，还有 Hp 感染、饮食因素、环境因素、遗传因素等。

27. 作为胃癌普查时首选的筛选试验是

A. 胃镜及活检　　　B. 粪便隐血试验

C. Hp 检测　　　　 D. 钡餐透视

E. 胃液分析

答案解析：B。胃癌的早期诊断人群普查很重要。人群普查胃癌的简单方法是粪便隐血试验，这是胃癌筛选的首选方法。

28. 胃癌最好发的部位是

A. 胃窦　　　　　　B. 胃小弯

C. 贲门　　　　　　D. 胃体

E. 胃底

答案解析：A。胃癌可发生于胃的任何部位，其中胃窦部最常见，其次为胃小弯、贲门、胃体及胃底部。

29. 胃癌最常见、最早发生的转移方式是

A. 直接蔓延　　　　B. 淋巴转移

C. 血行转移　　　　D. 种植转移

E. 局部转移

答案解析：B。不同恶性肿瘤最常见的转移途径不同。胃癌最早发生、最常见的转移途径是淋巴转移，可转移至胃旁及远处淋巴结。

30. 诊断早期胃癌最重要的方法是

A. 癌胚抗原测定　　B. 大便隐血试验

C. 胃液分析　　　　D. X 线钡餐检查

E. 胃镜检查

答案解析：E。胃癌的确诊依据主要来源于形态学及组织学结果，因此，胃镜检查结合活组织检查是获取客观诊断依据的主要方法。胃镜可直接进行观察并进行活组织细胞学检查，是诊断早期胃癌的主要方法。

31. 临床分级为轻、中型的溃疡性结肠炎的首选治疗药物是

A. 强的松　　　　　B. 6 – MP

C. 柳氮磺吡啶　　　D. 替硝唑

E. 羟氨苄青霉素

答案解析：C。溃疡性结肠炎是常见的慢性炎症性肠病，以内科药物治疗为主。治疗药物包括氨基水杨酸制剂、糖皮质激素、免疫抑制剂等，药物的选择依据是临床病情程度分级。轻中型患者以氨基水杨酸制剂治疗为主，常用柳氮磺吡啶。

32. 关于溃疡性结肠炎应用糖皮质激素治疗的叙述，错误的是

A. 具有非特异性抗炎作用

B. 抑制免疫反应

C. 对急性发作期疗效好

D. 可采用药物保留灌肠

E. 主要用于轻中型患者

答案解析：E。溃疡性结肠炎是常见的慢性炎症性肠病，以内科药物治疗为主。治疗药物包括氨基水杨酸制剂、糖皮质激素、免疫抑制剂等，药物的选择依据是临床病情程度分级。轻中型患者以氨基水杨酸制剂治疗为主。糖皮质激素主要用于重型或暴发型患者，以及氨基水杨酸制剂治疗无效的轻中型患者。

33. 诊断溃疡性结肠炎最重要的方法是

A. 血沉检查　　　　B. 免疫指标检查

C. 粪便检查　　　D. X线钡剂造影

E. 结肠镜检查

答案解析：E。结肠镜检查是诊断溃疡性结肠炎最重要的方法。

34. 不属于溃疡性结肠炎主要临床表现的是

A. 腹痛　　　　　B. 腹泻

C. 黏液脓血便　　D. 里急后重

E. 腹部包块

答案解析：E。部分溃疡性结肠炎患者可触及乙状结肠，一般无腹部包块。

35. 关于溃疡性结肠炎腹痛的临床特点，叙述错误的是

A. 多位于左下腹

B. 发生结肠扩张时出现持续性腹痛

C. 有疼痛→便意→排便→缓解的规律

D. 多伴有腹部压痛

E. 见于所有患者

答案解析：E。腹痛是溃疡性结肠炎重要的临床表现，具有一定的特征。选项A、B、C、D均为其临床特点。轻型患者可以没有腹痛而仅有腹泻，因此，腹痛见于所有患者是错误的。

36. 溃疡性结肠炎最多见的临床分型是

A. 初发型　　　　B. 急性复发型

C. 慢性复发型　　D. 慢性持续型

E. 急性暴发型

答案解析：C。慢性复发型是溃疡性结肠炎最多见的临床分型。

37. 关于诊断重型溃疡性结肠炎的要点，叙述错误的是

A. 肉眼脓血便　　B. 血红蛋白≤70g/L

C. 血沉>30mm/h　D. 腹泻>4次/日

E. 体温>38℃，且持续2天

答案解析：D。溃疡性结肠炎根据病情程度分为四级。重型的诊断标准中，腹泻次数>6次/天。选项A、B、C、E均为重型的诊断标准。

38. 关于溃疡性结肠炎急性发作期的一般治疗措施，叙述错误的是

A. 进食富含蛋白的流质饮食

B. 贫血明显者应输血

C. 病情严重者暂禁食

D. 必要时应用抗胆碱能药缓解腹痛

E. 加强支持治疗

答案解析：A。溃疡性结肠炎患者急性发作期因消化道症状显著，为缓解症状，应给予一般治疗，其中饮食管理为在急性发作期应采取流质少渣饮食，而非高蛋白饮食。

39. 关于溃疡性结肠炎使用免疫抑制剂的指征，错误的是

A. 氨基水杨酸、激素治疗无效的轻型患者

B. 氨基水杨酸、激素治疗无效的中型患者

C. 重型急性发作期患者

D. 暴发型患者

E. 各型经氨基水杨酸治疗已缓解者进行巩固治疗

答案解析：E。溃疡性结肠炎是常见的慢性炎症性肠病，以内科药物治疗为主。治疗药物包括氨基水杨酸制剂、糖皮质激素、免疫抑制剂等，药物的选择依据是临床病情程度分级。免疫抑制剂主要用于氨基水杨酸及糖皮质激素治疗无效的患者，以及暴发型重型患者，而不用于巩固治疗。

40. 溃疡性结肠炎病变最常发生的部位是

A. 降结肠

B. 横结肠

C. 回肠末段及升结肠

D. 直肠及乙状结肠

E. 全结肠

答案解析：D。溃疡性结肠炎是常见的慢性炎症性肠病，主要病变为肠黏膜溃疡和糜烂，最常出现的部位是直肠与乙状结肠。

41. 提示溃疡性结肠炎活动期的重要表现是

A. 进行性加重的贫血

B. 持续存在的高热

C. 持续存在的腹痛

D. 腹部压痛

E. 黏液血便

答案解析：E。溃疡性结肠炎的基本病理改变是肠黏膜的溃疡及糜烂，因此，患者在疾病活动期常有黏液血便的特点，这是患者处于活动期的重要表现。

42. 促使溃疡性结肠炎肠道炎症发生发展的直接原因是

A. 遗传因素　　　B. 精神因素

C. 神经因素　　　D. 感染因素

E. 免疫因素

答案解析：E。溃疡性结肠炎是慢性炎症性肠病，

其发病机制尚未完全阐明，一般认为是自身免疫性损伤所致，因此，免疫因素是主要的发病机制。

43. 溃疡性结肠炎急性期最常见的电解质紊乱是

A. 低钙血症　　　B. 低镁血症

C. 低钠血症　　　D. 低氯血症

E. 低钾血症

答案解析：E。腹泻是溃疡性结肠炎的主要临床表现。溃疡性结肠炎急性期排便次数增多，肠道丢失大量钾离子，因此，患者可出现低钾血症。

44. 关于溃疡性结肠炎急性期内镜下特征的叙述，错误的是

A. 肠黏膜充血水肿　B. 红色斑点

C. 假息肉形成　　　D. 肠腔痉挛

E. 分泌亢进

答案解析：C。结肠镜是诊断溃疡性结肠炎的主要方法，镜下可见具有一定特征的黏膜病变，急性期表现与慢性期表现不尽相同，一般假息肉形成出现于慢性期。

45. 我国肝硬化的最主要病因是

A. 病毒性肝炎　　　B. 营养不良

C. 慢性酒精中毒　　D. 慢性心力衰竭

E. 慢性细菌性痢疾

答案解析：A。病毒性肝炎是我国的常见病、多发病，由反复肝炎活动导致肝纤维化，最终形成肝硬化。因此，病毒性肝炎是我国肝硬化最常见的病因。

考点发散：掌握肝硬化的其他常见病因，如非酒精性脂肪肝病等。

46. 下列各项中，属肝硬化内分泌失调引起的表现的是

A. 夜盲　　　　　B. 出血倾向

C. 肝掌、蜘蛛痣　D. 贫血

E. 不规则低热

答案解析：C。肝硬化患者由于肝细胞功能降低，出现一系列临床表现，包括肝细胞功能减退的表现、门脉高压的表现、腹水等。由于肝细胞功能降低，对雌激素的灭活作用降低，导致血雌激素含量升高，扩张外周皮肤毛细血管，出现肝掌和蜘蛛痣。

47. 肝硬化最常见的并发症是

A. 急性上消化道出血

B. 肝性脑病

C. 肝肾综合征

D. 自发性腹膜炎

E. 肝肺综合征

答案解析：A。肝硬化肝功能失代偿期可出现多种并发症，其中以上消化道出血最常见。严重的并发症及常见的死亡原因是肝性脑病。

考点发散：掌握肝硬化的其他并发症，包括肝肾综合征、原发性肝癌、肝肺综合征等。

48. 肝硬化晚期最常见的死亡原因是

A. 急性上消化道出血

B. 肝性脑病

C. 肝肾综合征

D. 自发性腹膜炎

E. 肝肺综合征

答案解析：B。肝硬化肝功能失代偿期可出现多种并发症，是肝硬化病情加重的临床表现及其死亡原因，其中以上消化道出血最常见，严重的并发症及常见的死亡原因是肝性脑病。

49. 肝硬化失代偿期治疗轻度腹水首选的利尿剂是

A. 甘露醇　　　　B. 利尿酸钠

C. 螺内酯　　　　D. 氢氯噻嗪

E. 呋塞米

答案解析：C。肝硬化腹水产生的机制包括水钠潴留、继发性醛固酮增多等，因此，治疗轻度腹水首选的利尿剂是醛固酮拮抗剂螺内酯，需要时联合应用呋塞米等。

50. 肝硬化并发肝性脑病时，饮食治疗的原则是

A. 高优质蛋白饮食　B. 低盐、低脂饮食

C. 高糖饮食　　　　D. 限制或禁食蛋白

E. 低糖饮食

答案解析：D。肝硬化并发肝性脑病是由于肠内毒素进入体循环导致中枢神经功能紊乱所致，伴有血氨升高，因此，发病后应减少肠道氨的生成，应限制蛋白质食物的摄入。

考点发散：掌握肝硬化肝性脑病的治疗措施，包括饮食治疗、降血氨治疗等治疗措施，并掌握各项治疗措施的治疗机制与目的。

51. 肝硬化腹水下肢显著水肿的患者，利尿后体重减轻的适宜水平是

A. 100g/d　　　　B. 500g/d

C. 1000g/d　　　D. 1500g/d

E. 2000g/d

答案解析：C。肝硬化肝功能失代偿期患者，大量腹水是重要的临床表现和治疗方面，治疗腹水时应注意减少腹水治疗的不良反应，包括诱发肝性脑病等。大量腹水患者经利尿治疗腹水，治疗后每天体重减轻 1000g 为适宜的治疗。

考点发散：腹水是肝硬化晚期突出的临床表现和主要的治疗方面，但是，治疗过程中易加重病情、诱发肝性脑病，因此，应掌握各项治疗措施的注意事项。

52. 在肝硬化的治疗措施中，可诱发肝性脑病的是

A. 限制水钠摄入　　　B. 应用白蛋白

C. 放腹水疗法　　　　D. 抗病毒治疗

E. 高热量高蛋白饮食

答案解析：C。肝硬化晚期患者腹水的治疗是重要的治疗措施，但是，治疗不当可诱发肝性脑病，其中以快速大量放腹水治疗及大量应用利尿剂常见，应加以严格把握，以预防诱发肝性脑病。

53. 不属于减少肝性脑病患者肠道毒物生成及吸收的治疗措施的是

A. 限制蛋白质摄入　　B. 乳果糖灌肠

C. 应用谷氨酸钠　　　D. 口服抗生素

E. 导泻清除肠内积食

答案解析：C。肝硬化并发肝性脑病的治疗措施包括去除诱因、减少肠道毒物生成及吸收、降血氨治疗等。选项中应用谷氨酸钠属于降低血氨的常用治疗方法，不属于减少毒物生成及吸收的治疗措施。

考点发散：掌握肝硬化肝性脑病的治疗措施，包括饮食治疗、降血氨治疗等治疗措施，并掌握各项治疗措施的治疗机制与目的。

54. 作为肝硬化患者的常规检查，有助于早期发现肝癌的是

A. 肝脏 B 超　　　　B. 肝脏 CT

C. 肝穿刺活检　　　　D. 腹腔镜

E. 腹水检查

答案解析：A。肝硬化晚期可并发原发性肝癌，常用的检查方法是肝脏 B 超检查。常规腹部 B 超检查有助于早期发现原发性肝癌。

55. 原发性肝癌最早出现、最常见的转移方式是

A. 淋巴转移　　　　B. 肝内血行转移

C. 肝外血行转移　　D. 种植转移

E. 直接蔓延

答案解析：B。原发性肝癌最常见的转移途径是肝内血行转移。恶性肿瘤易发生远处转移，转移途径随肿瘤不同而不同。肝脏血运丰富，因此，原发性肝癌最早出现肝内血行转移，其他有淋巴转移、种植转移等。

56. 原发性肝癌最多见的形态学分类是

A. 块状型　　　　　B. 弥漫型

C. 小癌型　　　　　D. 结节型

E. 亚临床型

答案解析：A。原发性肝癌依据形态学分为块状性型、结节型、弥漫型、小癌型。其中，以块状型最常见，肿块直径一般 >5cm。

考点发散：掌握原发性肝癌的病理，包括形态学分类、组织学分类、转移途径等。

57. 诊断原发性肝癌最特异性的标记物是

A. γ – GT　　　　B. AFP

C. LPH　　　　　　D. ALT

E. AST

答案解析：B。AFP 是诊断原发性肝癌最特异性的标记物，有助于原发性肝癌的早期诊断，AFP >500mg/L 持续 4 周或逐渐升高，或 AFP >200mg/L 持续 8 周，均应考虑原发性肝癌。AFP 的血浓度与原发性肝癌的大小也具有相关性。

考点发散：掌握原发性肝癌的其他辅助检查，包括超声检查、影像学检查、血管造影及活组织检查等，重点掌握各项检查的诊断价值及临床应用。

58. 关于 **AFP** 诊断肝癌的叙述，错误的是

A. AFP 是诊断肝癌的最特异性标记物

B. AFP >500mg/L 持续 4 周可诊断

C. AFP >200mg/L 持续 8 周可诊断

D. AFP 由低浓度逐渐升高不降可诊断

E. AFP 浓度与肝癌大小不具有明显相关性

答案解析：E。AFP 是诊断原发性肝癌最特异性的标记物，有助于原发性肝癌的早期诊断，AFP >500mg/L 持续 4 周或逐渐升高，或 AFP >200mg/L 持续 8 周，均应考虑原发性肝癌。AFP 的血浓度与原发性肝癌的大小也具有相关性。

59. 原发性肝癌最有效的治疗方法是

A. 放射性治疗　　　　B. 局部消融治疗

C. 分子靶向治疗　　　D. 手术治疗

E. 介入性治疗

答案解析：D。肝切除术是治疗肝癌最有效的方法，尤其是早期肝癌应尽量手术切除。

考点发散：掌握原发性肝癌的其他治疗方法及治疗原则，包括分子靶向治疗、放射治疗、介入治疗、消融治疗、生物治疗等。

60. 与原发性肝癌发生相关的最强的致癌因素是

　　A. 黄曲霉毒素 B_1　　　B. 苯并芘

　　C. 亚硝酸盐　　　D. 四氯化碳

　　E. 重金属

答案解析：A。目前已经证实黄曲霉毒素 B_1 是动物肝癌最强的致癌剂。其他选项中，苯并芘主要与原发性肺癌有关，亚硝酸盐主要与胃癌相关。

61. 排除其他疾病后，AFP 诊断原发性肝癌的标准是

　　A. AFP > 500mg/ml，持续 2 周

　　B. AFP > 500mg/ml，持续 4 周

　　C. AFP > 200mg/ml，持续 2 周

　　D. AFP > 200mg/ml，持续 4 周

　　E. AFP > 100mg/ml，持续 8 周

答案解析：B。AFP 是诊断原发性肝癌最特异性的标记物，有助于原发性肝癌的早期诊断，AFP > 500mg/L 持续 4 周或逐渐升高，或 AFP > 200mg/L 持续 8 周，均应考虑原发性肝癌。

62. 无并发症的肝硬化腹水患者常见的腹水特点是

　　A. 淡黄色漏出液　　　B. 淡黄色渗出液

　　C. 血性漏出液　　　D. 毛玻璃样渗出液

　　E. 介于漏出液与渗出液之间

答案解析：A。腹水是肝硬化的主要临床表现之一，根据病情需要检查腹水有助于诊断，以及并发症的诊断，同时，排放腹水也是大量腹水患者重要的治疗措施之一。未合并感染，以及肝癌的肝硬化患者的腹水，应呈现的是淡黄色透明的漏出液性质。

考点发散：掌握肝硬化合并并发症时腹水的变化，包括合并自发性腹膜炎时腹水比重增高、透明度下降；合并肝癌时可出现血性腹水等。

63. 属肝硬化肝功能减退临床表现的是

　　A. 食管静脉曲张

　　B. 外周血白细胞减少

　　C. 外周血血小板减少

　　D. 肝掌、蜘蛛痣

　　E. 腹壁静脉曲张

答案解析：D。肝硬化肝细胞功能降低，肝细胞对体内激素的灭活作用降低，导致血液中雌激素水平升高，扩张皮肤小血管而出现肝掌、蜘蛛痣等表现。白血病及血小板减少与脾功能亢进、营养不良有关；食管静脉曲张及腹壁静脉曲张是门脉高压的表现。

64. 不属于肝硬化肝功能减退的临床表现的是

　　A. 黄疸　　　　　B. 紫癜

　　C. 低血糖　　　　D. 脾肿大

　　E. 男性乳房发育

答案解析：D。肝硬化肝细胞功能降低，肝细胞对体内激素的灭活作用降低，导致出现一系列内分泌紊乱的临床表现，包括肝掌、蜘蛛痣、男性乳房发育、女性月经失调等。肝细胞代谢胆红素的能力降低，出现肝细胞性黄疸。糖原生成障碍出现低血糖。而脾肿大是由于门脉高压脾脏淤血所致。

二、A2 型题

1. 患者男性，55 岁。既往有反复上腹痛病史，近 1 个月来上腹胀满不适，餐后加重，伴有明显反酸、恶心、呕吐，无明显消瘦。查体：腹部可见蠕动波，振水音（＋）。该患者目前最可能的诊断是

　　A. 十二指肠球部溃疡并幽门梗阻

　　B. 胃溃疡并幽门梗阻

　　C. 慢性胃体并幽门梗阻

　　D. 胃癌并幽门梗阻

　　E. 慢性萎缩性胃炎

答案解析：A。消化性溃疡包括胃溃疡与十二指肠溃疡，其中，十二指肠溃疡因球部多见，反复活动易导致瘢痕形成，从而导致幽门梗阻的并发症，出现胃型、胃蠕动波及振水音阳性，因此，该患者最可能的诊断是十二指肠球部溃疡并幽门梗阻。

2. 患者男性，37 岁。因反复出现上腹痛、腹胀，有时伴有恶心、呕吐 2 年，常因饮酒或进食生冷食物诱发，拟诊为慢性胃炎。为明确诊断，最有价值的检查是

　　A. X 线检查钡剂造影　　B. 胃液分析

　　C. 血清学检查　　　　D. 胃镜检查

　　E. ^{13}C – 呼气试验

答案解析：D。慢性胃炎是消化系统的常见病、多发病，以反复上腹痛伴腹胀为主要临床表现，确诊的主要方法是胃镜检查结合活组织活检，可以

同时明确慢性胃炎的分类。^{13}C – 呼气试验用于检查 Hp 感染情况；胃液分析、血清学检查一般用于慢性胃炎的分类诊断。

3. 患者男性，47 岁。十二指肠溃疡病史 5 年，2 小时前因饮食不当，突发上腹剧痛就诊，疑诊为十二指肠溃疡并发急性穿孔。诊疗中应避免的检查是

　　A. 电子胃镜　　　　B. X 线腹透

　　C. X 线钡剂造影　　D. 腹部 B 超

　　E. 诊断性腹穿

答案解析：C。消化性溃疡常因饮食不当等诱因出现急性并发症。并发急性穿孔属于急腹症，常进一步并发急性弥漫性腹膜炎，病情危重。怀疑并发急性穿孔时，应禁止进行钡剂造影，防治钡剂由穿孔部位进入腹腔，加重腹膜炎。

考点发散：掌握消化性溃疡常见并发症的临床表现及诊断方法。急性穿孔的快速诊断方法是腹部 X 线透视或诊断性腹穿。上消化道出血常用电子胃镜借助诊治。

4. 患者男性，63 岁。胃溃疡病史 12 年，近 1 个月来原有腹痛的节律性消失，伴有食欲减退、体重明显减轻，反复多次检查粪便隐血试验（＋＋＋）。应首先考虑的诊断是

　　A. 胃溃疡癌变　　　B. 慢性穿孔

　　C. 幽门梗阻　　　　D. Hp 感染加重

　　E. 消化道出血

答案解析：A。胃溃疡患者少数可发生癌变。长期胃溃疡反复活动，临床表现发生明显变化伴有消瘦等症状，应高度怀疑发生癌变。常用的筛查方法是反复进行粪便隐血试验，如持续阳性，提示癌变的可能，应再进一步的确诊。

5. 患者男性，55 岁。消化性溃疡病史 17 年，近 3 个月来上腹痛时有复发，经 8 周内科药物治疗效果不明显，粪便隐血试验持续阳性。最可能的诊断是

　　A. 胃溃疡活动　　　B. 十二指肠溃疡活动

　　C. 胃溃疡癌变　　　D. 慢性胃体炎

　　E. 慢性胃窦炎

答案解析：C。胃溃疡患者少数可发生癌变。长期胃溃疡反复活动，临床表现发生明显变化伴有消瘦等症状，应高度怀疑发生癌变。常用的筛查方法是反复进行粪便隐血试验，如持续阳性，提示癌变的可能，应再进一步的确诊。

6. 患者男性，27 岁。慢性腹泻 3 年余，近来大便 4 ~

5 次/日，常带少量脓血，大便培养阴性，纤维结肠镜检查见乙状结肠、直肠黏膜充血，散在浅溃疡。该患者首选的治疗药物是

　　A. 甲硝唑　　　　　B. 氧氟沙星

　　C. 乳酸杆菌制剂　　D. 柳氮磺吡啶

　　E. 泼尼松

答案解析：D。溃疡性结肠炎是常见的炎症性肠病之一，主要临床表现是腹泻、腹痛、脓血便等。根据排便次数及其他临床表现分为轻型、中型、重型。病情不同常选择不同的药物治疗方案。该患者属于轻型患者，应首选柳氮磺砒啶治疗。

7. 患者男性，27 岁，慢性腹泻 3 年，大便 3 ~ 5 次/日，常带少量脓血，多次大便培养阴性，纤维结肠镜检查见乙状结肠、直肠黏膜弥漫性充血，散在浅溃疡。该患者最可能的诊断是

　　A. 肠易激综合征　　B. 克罗恩病

　　C. 慢性细菌性痢疾　D. 溃疡性结肠炎

　　E. 阿米巴痢疾

答案解析：D。溃疡性结肠炎是常见的炎症性肠病之一，主要临床表现是腹泻、腹痛、脓血便等。其病理改变常出现在乙状结肠、直肠部位，镜下表现为黏膜充血水肿、糜烂及溃疡形成。因此，该患者应诊断为溃疡性结肠炎。

考点发散：掌握溃疡性结肠炎的临床表现及诊断依据，掌握内镜检查及病理学检查是诊断与鉴别诊断的主要依据。

8. 患者男性，29 岁。慢性腹泻 3 年余，大便 4 ~ 5 次/日，近日劳累后病情加重，大便增加至 7 ~ 9 次/日，多为肉眼脓血便，伴腹痛及发热，排便后腹痛可暂时缓解，已应用柳氮磺吡啶治疗数月，症状缓解不佳。该患者应给予的进一步治疗是

　　A. 克拉霉素　　　　B. 诺氟沙星

　　C. 泼尼松　　　　　D. 环孢素 A

　　E. 环磷酰胺

答案解析：C。该患者早期为轻型患者，应用柳氮磺吡啶治疗，但是治疗效果欠佳，出现病情进展，发展成为重型患者，因此，治疗中应加用糖皮质激素泼尼松联合用药治疗。

9. 患者男性，29 岁。6 月前劳累后出现腹泻、腹痛，大便 3 ~ 4 次/日，多呈少量脓血便，便后腹痛可缓解，伴消瘦，多次大便培养阴性，对明确诊断最意义的检查是

A. 粪便常规 + 隐血试验

B. 血液一般检查

C. 免疫指标检查

D. X 线钡剂灌肠

E. 结肠镜检查

答案解析：E。溃疡性结肠炎的病理改变常出现在乙状结肠、直肠部位，镜下表现为黏膜充血水肿、糜烂及溃疡形成，因此，诊断溃疡性结肠炎的主要方法是结肠镜检查，可以直接观察明确病变部位、病变特点，并可进行病理学检查。

10. 患者有慢性肝炎病史 8 年余，近 1 个月来病情加重，劳累后乏力显著，偶有牙龈出血。查体呈慢性病容，颈部、胸部皮肤有散在的蜘蛛痣，肝脏肋下可触及，质地硬，无明显触痛。该患者最可能的诊断是

A. 慢性肝炎活动期　B. 肝炎后肝硬化

C. 肝炎后肝癌　　　D. 慢性迁延性肝炎

E. 原发性肝癌

答案解析：B。在我国，肝硬化最主要的病因是病毒性肝炎，乙型、丙型、丁型肝炎均可进展成为肝硬化，早期的临床表现以肝细胞功能降低的表现为主，包括出血倾向、肝掌与蜘蛛痣、内分泌功能紊乱等。肝脏轻度增大，质地硬。该患者最可能的诊断是肝炎后肝硬化。

11. 患者男性，52 岁。慢性肝炎病史 12 年，近来进餐后腹胀明显，伴消瘦。查体示双侧巩膜黄染，右上腹部可触及约拳头大小包块，质地较硬、表面不光滑、无明显触痛。该患者最可能的诊断是

A. 原发性肝癌　　　B. 转移性肝癌

C. 慢性活动性肝炎　D. 肝脓肿

E. 肝硬化

答案解析：A。原发性肝癌与肝硬化密切相关，而肝硬化最主要的病因是病毒性肝炎，三者之间有着密切的因果关系。在慢性肝炎病史基础上出现肝脏肿块，质地较硬，表面不光滑，无触痛，最可能的诊断是原发性肝癌。

12. 患者男性，49 岁。因不规则发热 3 个月，伴右下腹胀痛就诊。既往时有消化道症状及乏力，近年来体重持续缓慢下降。查体：颈部可见蜘蛛痣，肝肋下 4cm，质硬，稍触痛，肝表面可闻及血管杂音，脾肋下 1.5cm。外周血白细胞 5.0×10^9/L，中性 68%，AFP 800mg/L，HBsAg 阳性。该

患者最可能的诊断是

A. 肝囊肿　　　　　B. 肝硬化后肝癌

C. 慢性活动性肝炎　D. 肝炎后肝硬化

E. 肝血管瘤

答案解析：B。患者既往史不详，但有消化道症状、蜘蛛痣、肝大、质地硬，以及肝表面可闻及血管杂音，伴有脾肿大，均提示肝硬化后肝癌，血 HBsAg 阳性提示有慢性肝炎，AFP 显著升高进一步支持原发性肝癌的诊断。

13. 患者男性，55 岁。既往体健，无明确既往史。查体时发现肝右季肋下 2cm，质硬无压痛，脾可触及，ALT 正常范围，肝穿刺病理示假小叶形成。该患者的诊断是

A. 慢性活动性肝病　B. 慢性持续性肝炎

C. 代偿期肝硬化　　D. 肝脓肿

E. 肝纤维化

答案解析：C。患者无明确病史，无明显自觉症状，轻度肝肿大无触痛，伴有轻度脾肿大，提示为代偿期肝硬化。确诊代偿期肝硬化的主要方法是肝穿刺活检，检查结果证实有假小叶形成，故诊断依据充分。

三、B1 型题

（1～2 题共用备选答案）

A. 黏膜红斑，粗糙不平

B. 黏膜苍白，呈颗粒状

C. 黏膜水肿，可见龛影

D. 黏膜红斑，肠腺化生

E. 黏膜苍白，可见环堤

1. 慢性非萎缩性胃炎胃镜下的主要改变是

2. 慢性萎缩性胃炎胃镜下的主要改变是

答案解析：1. A　2. B。胃镜检查是诊断慢性胃炎的主要方法，镜下黏膜改变有助于分型诊断。非萎缩性胃炎主要表现为黏膜红斑、粗糙不平、有出血点等。萎缩性胃炎镜下主要表现为黏膜苍白或灰白色、呈颗粒状、黏膜血管显露等。

（3～4 题共用备选答案）

A. 进食后 0.5～1 小时疼痛

B. 进食后 3～4 小时疼痛

C. 进餐前 2 小时疼痛

D. 进餐后 2 小时疼痛

E. 疼痛无固定时间

3. 胃溃疡疼痛的特点是

4. 十二指肠溃疡疼痛的特点是

答案解析：3. A 4. B。节律性、周期性上腹痛是消化性溃疡的主要症状特点。胃溃疡与十二指肠溃疡上腹疼痛与进食的关系不同。胃溃疡一般进食后1小时内出现疼痛。十二指肠溃疡一般进食后3小时左右出现疼痛，也可出现夜间痛、饥饿痛等。

（5~6题共用备选答案）

   A. 直接蔓延   B. 血行转移

   C. 上行转移   D. 淋巴转移

   E. 种植转移

5. 胃癌最早、最常见的转移方式是

6. 原发性肝癌最常见的转移方式是

答案解析：5. D 6. B。恶性肿瘤易发生转移，常见的转移途径有血行转移、淋巴转移、直接蔓延、种植转移等。不同部位的恶性肿瘤其主要的转移途径不同，与脏器的淋巴、血流特点有关。胃癌易发生淋巴转移。恶性肿瘤易发生转移。肝脏血运丰富，易发生肝内血行转移及肝外血行转移。

（7~8题共用备选答案）

   A. 有机磷农药   B. 黄曲霉毒素

   C. 亚硝基化合物   D. 四氯化碳

   E. 重金属铅

7. 与胃癌发病关系密切的致癌因素是

8. 与原发性肝癌发病关系密切的致癌因素是

答案解析：7. C 8. B。恶性肿瘤的病因与发病机制目前尚未阐明，但不同的恶性肿瘤有不同的病因，其中关系密切的化学物质为致癌因素。目前已经证实与消化道肿瘤，尤其是胃癌发病关系密切的是亚硝基化合物。目前已经证实黄曲霉毒素 B_1 是动物肝癌最强的致癌剂。

（9~10题共用备选答案）

   A. 腹泻，排便次数增多

   B. 腹部压痛

   C. 里急后重

   D. 黏液血便

   E. 腹痛，便后缓解

9. 溃疡性结肠炎最主要的症状是

10. 溃疡性结肠炎活动期的重要表现是

答案解析：9. A 10. D。溃疡性结肠炎最主要的症状是腹泻、排便次数增多。根据每天的排便次数可进行病情程度分型。粪便特点是进行临床分期判断的主要临床表现，粪便呈黏液血便是活动期的重要表现。

（11~12题共用备选答案）

   A. 柳氮磺吡啶   B. 5-氨基水杨酸

   C. 泼尼松   D. 环孢素 A

   E. 秋水仙碱

11. 轻型、中型溃疡性结肠炎的主要治疗药物是

12. 重型、暴发型溃疡性结肠炎的主要治疗药物是

答案解析：11. A 12. C。溃疡性结肠炎的主要治疗措施是药物治疗。根据病情程度分型进行药物选择，轻中型患者首选柳氮磺吡啶治疗，效果不佳及重型患者应用糖皮质激素。

考点发散：掌握溃疡性结肠炎的药物治疗，包括常用药物及其适应证，单一药物治疗疗效不佳时的进一步治疗。

（13~14题共用备选答案）

   A. 出血倾向   B. 黄疸

   C. 腹水   D. 蜘蛛痣、肝掌

   E. 肝臭

13. 肝硬化肝功能减退，雌激素增多的表现是

14. 肝硬化门静脉高压的表现是

答案解析：13. D 14. C。肝硬化肝功能失代偿期出现肝细胞功能减退的一系列表现，肝细胞具有灭活雌激素的作用，而肝硬化时此功能降低，血雌激素水平升高，扩张皮肤小血管形成蜘蛛痣、肝掌。肝硬化时因门静脉回流受阻，出现门静脉高压的病理改变，导致水钠潴留、继发性醛固酮增多而出现腹水。

第四单元　泌尿系统疾病

一、A1 型题

1. 不属于慢性肾炎基本表现的是

   A. 蛋白尿   B. 血尿

   C. 高血压   D. 水肿

   E. 贫血

答案解析：E。慢性肾小球肾炎的基本表现包括蛋

白尿、血尿、水肿和高血压。部分患者可有轻度贫血，但贫血不作为基本表现。

2. 慢性肾小球肾炎与慢性肾盂肾炎最主要的鉴别点是
A. 尿细菌培养阳性　　B. 水肿
C. 尿蛋白　　D. 低比重尿
E. 肾功能减退

答案解析：A。慢性肾小球肾炎是免疫性炎症性疾病，而慢性肾盂肾炎是细菌感染性疾病，因此，慢性肾小球肾炎不合并尿路感染时，尿细菌培养为阴性，而尿细菌培养阳性是诊断慢性肾盂肾炎的依据。

3. 不属于慢性肾炎治疗措施的是
A. 应用激素及细胞毒药物
B. 积极控制血压
C. 优质蛋白饮食及低磷饮食
D. 避免有损肾功能的因素
E. 应用血小板解聚药

答案解析：A。慢性肾小球肾炎的治疗目的是延缓肾功能的减退，保护肾功能。糖皮质激素及细胞毒药物不做常规治疗，病情较轻尿蛋白较多的患者可考虑试用。

4. 慢性肾小球肾炎患者尿蛋白＜1.0g/d 时控制高血压的目标值是
A. 血压＜160/95mmHg　　B. 血压＜150/95mmHg
C. 血压＜140/90mmHg　　D. 血压＜130/85mmHg
E. 血压＜130/80mmHg

答案解析：E。控制血压使血压达标，是治疗慢性肾小球肾炎，保护肾功能的重要治疗措施。慢性肾小球肾炎患者的降压目标较一般高血压患者严格，按指南要求，尿蛋白＜1.0g/d 时控制高血压的目标值是 130/80mmHg。

5. 治疗慢性肾炎高血压应首选的降压药是
A. 利尿剂　　B. 钙拮抗剂
C. ACE 抑制剂　　D. α受体阻滞剂
E. β受体阻滞剂

答案解析：C。控制慢性肾小球肾炎患者的高血压应首选的降压药是具有肾保护作用及减少蛋白尿的 ACEI 或 ARB 类降压药。

6. 尿路感染最常见的致病菌是
A. 大肠埃希菌　　B. 副大肠埃希菌
C. 粪链球菌　　D. 变形杆菌

E. 葡萄球菌

答案解析：A。大肠埃希菌是尿道口的正常寄生菌，当全身及局部抵抗力下降时，大肠埃希菌大量繁殖并上行，引起尿路感染。

7. 急性肾盂肾炎最重要的诊断依据是
A. 尿频、尿急、尿痛
B. 脓尿和菌尿
C. 高热、寒战、腰痛
D. 肾区叩击痛和肋脊点压痛
E. 肉眼血尿

答案解析：B。急性肾盂肾炎是急性上尿路感染，是细菌导致的肾盂肾盏、肾实质的急性化脓性炎症，因此，最重要的诊断依据是化脓性感染的证据，即脓尿和菌尿。

8. 肾盂肾炎最常见的感染途径是
A. 上行感染　　B. 血行感染
C. 淋巴道感染　　D. 直接感染
E. 局部浸润

答案解析：A。正常情况下，尿道口周围有寄生菌，以大肠埃希菌为主，当全身及局部抵抗力下降时，细菌大量繁殖并上行，引起尿路感染。因此，上行感染是尿路感染最常见的感染途径。其他原因引起的尿路感染临床均少见。

9. 慢性肾盂肾炎早期肾功能减退的主要表现是
A. 血尿素氮升高
B. 血肌酐浓度升高
C. 内生肌酐清除率下降
D. 尿浓缩功能减低
E. 代谢性酸中毒

答案解析：D。慢性肾盂肾炎最终可导致肾功能不全，以肾小管功能异常为主，因此，出现尿液的浓缩稀释功能异常。

10. 慢性肾衰竭时尿毒症症状的发病机制是
A. 肾小球高滤过　　B. 矫枉失衡学说
C. 肾小管高代谢　　D. 肾小球基底膜病变
E. 脂代谢紊乱

答案解析：B。慢性肾衰竭尿毒症症状的发生机制主要是尿毒症毒素的滞留、矫枉失衡学说、代谢与内分泌紊乱等。

11. 关于慢性肾衰竭的透析指征，叙述错误的是
A. 血 BUN≥28.6mmol/L
B. 血钾＞6.0mmol/L

C. 尿毒症心包炎

D. 血肌酐≥884mmol/L

E. 红细胞比容<15%

答案解析：D。血液透析是慢性肾衰竭重要的治疗方法。血液透析的指征：血肌酐≥707.2mmol/L即应考虑透析治疗。

12. 导致肾性骨病最主要的原因是

A. 活性 VD_3 缺乏

B. 继发性甲状旁腺功能亢进

C. 营养不良

D. 铝中毒

E. 铁负荷减少

答案解析：B。慢性肾衰竭的临床表现复杂多样，其中，由于钙磷代谢异常导致继发性甲状旁腺功能亢进，出现骨痛、肌无力、骨外钙化等，即肾性骨病。

13. 慢性肾衰患者常见的首发症状是

A. 水肿　　　　　B. 食欲不振、恶心

C. 贫血　　　　　D. 电解质紊乱

E. 少尿

答案解析：B。慢性肾衰竭常见的首发症状是食欲不振、恶心、呕吐，这是尿毒症毒素由消化道黏膜渗出导致消化功能紊乱所致。

14. 慢性肾衰竭患者发生贫血的主要机制是

A. 血尿红细胞丢失过多

B. 叶酸与维生素 B_{12} 缺乏

C. 铁利用障碍

D. 水钠潴留血液稀释

E. EPO 分泌减少

答案解析：E。贫血是慢性肾衰竭重要的临床表现之一，其严重程度与病情呈正相关。贫血发生的主要机制是肾小球旁器分泌 EPO 减少，导致RBC 生成与成熟障碍。治疗慢性肾衰竭的贫血最有效的方法是使用 EPO 治疗。

15. 慢性肾衰竭尿毒症最常见的死亡原因是

A. 消化道大出血

B. 继发性甲状旁腺功能亢进

C. 心血管并发症

D. 尿毒症脑病

E. 代谢性酸中毒

　答案解析：C。慢性肾衰竭晚期因水钠潴留、血压升高、贫血、尿毒症毒素、水电解质紊乱等，

导致冠心病、心力衰竭、心肌病、心包病变等。这些心血管并发症是慢性肾衰竭最常见的死亡原因。

二、A2 型题

1. 患者男性，32 岁。有慢性肾炎病史，当下肾功能检查结果均在正常范围，但有大量蛋白尿。该患者饮食治疗每天适宜的蛋白质摄入量是

A. 0.5g/kg　　　　　B. 1.0g/kg

C. 1.5g/kg　　　　　D. 2.0g/kg

E. 2.5g/kg

答案解析：B。慢性肾小球肾炎的治疗目标是阻止和延缓肾功能进一步恶化，低蛋白饮食是饮食治疗中重要的措施，每日蛋白质的摄入量为 0.6 ～ 1.0g/kg，一般尚无肾功能不全且有大量蛋白尿者，可取上限摄入量。

2. 患者女性，32 岁。尿痛、尿频、尿急 2 天，伴发热、腰痛、恶心、呕吐。测血压 120/80mmHg，尿常规检查有红细胞、白细胞及白细胞管型。其可能的诊断是

A. 急性肾炎　　　　　B. 急性膀胱炎

C. 慢性肾盂肾炎　　　D. 急性肾盂肾炎

E. 慢性肾炎

答案解析：D。尿路感染分为上尿路感染及下尿路感染。急性肾盂肾炎是常见的上尿路感染，多见婚育期女性，以尿路刺激征伴感染的全身表现为主要临床表现，实验室检查尿液中有大量白细胞及白细胞管型具有诊断意义。

3. 患者男性，46 岁。慢性肾小球肾炎病史 8 年，近 1 年来病情明显加重，需反复住院治疗。本次加重就诊，实验室检查示 GFR 12ml/（min·1.73m²）。其临床分期诊断是

A. 肾损伤 GFR 正常　　B. 肾损伤 GFR 轻度下降

C. GFR 中度下降　　　D. GFR 重度下降

E. 肾衰竭

答案解析：E。该患者是由慢性肾小球肾炎发展而来的慢性肾衰竭，根据其 GFR 的具体监测数据及临床分期标准，该患者属于肾衰竭期。

4. 患者男性，32 岁。慢性肾炎病史 7 年，近日出现恶心、呕吐伴气喘，血压 175/100mmHg，可见颈静脉怒张，双肺底可闻及湿啰音，血尿素氮 37mmol/L，血肌酐 884mmol/L，血钾 6.7mmol/L。患者目前应给予的治疗是

A. 5%碳酸氢钠静滴　　B. 硝普钠静滴

C. 葡萄糖酸钙静推　　D. 血液透析

E. 呋塞米静脉注射

答案解析：D。通过病史资料分析可以确定肾衰竭的诊断。患者临床表现及实验室检查结果均达到血液透析的指征，而且有明显的心力衰竭表现，因此，应立即给予血液透析治疗。

三、B1 型题

（1~2 题共用备选答案）

A. 颗粒管型　　　　B. 透明管型

C. 白细胞管型　　　D. 红细胞管型

E. 蜡样管型

1. 慢性肾小球肾炎常出现的尿管型是

2. 急性肾盂肾炎常出现的尿管型是

答案解析：1. A　2. C。颗粒管型尿是慢性肾小球肾炎的重要临床表现，具有一定的诊断价值。急性肾盂肾炎是急性上尿路感染性疾病，急性期因尿液中排出大量的白细胞甚至脓细胞，尿液中常见白细胞管型，具有重要的诊断价值，这也是鉴别上、下尿路感染的重要的检查指标。

考点发散：掌握各种常见泌尿系统疾病的尿液检查特点，尤其是具有诊断意义的特征性改变。

（3~4 题共用备选答案）

A. 狼疮性肾炎　　　B. 急性肾小球肾炎

C. 肾结核　　　　　D. 急性肾盂肾炎

E. 糖尿病肾病

3. 慢性肾炎应首先鉴别的继发性肾小球疾病是

4. 慢性肾盂肾炎应鉴别的是

答案解析：3. A　4. C。慢性肾小球肾炎属于原发性肾小球疾病，常以蛋白尿、血尿、水肿、高血压为基本表现，确定诊断应首先排除继发性肾小球疾病，主要应排除狼疮性肾炎，另外也应与糖尿病肾病、高血压肾病鉴别。慢性肾盂肾炎是肾

盂、肾盏及肾实质的慢性炎症性疾病，可累及肾小管功能，患者常有反复尿路感染的病史，因此应与肾结核进行鉴别。

（5~6 题共用备选答案）

A. 感染　　　　　　B. 尿路梗阻

C. 妊娠　　　　　　D. 重症肝病

E. 糖尿病

5. 慢性肾炎急性发作最常见的诱因是

6. 尿路感染最重要的易患因素是

答案解析：5. A　6. B。慢性肾小球肾炎病情迁延，反复发作，诱发急性发作最常见的原因是感染、过于疲劳等。尿路感染最常见的致病菌是大肠埃希菌，大肠埃希菌是正常尿道口周围的寄生菌，当机体及局部抗病能力下降时，细菌大量繁殖上行感染引起尿路感染。正常情况下，尿液的反复冲刷作用是预防尿路感染的重要因素，当尿路梗阻时，因尿液的冲刷作用消失，细菌易于繁殖而发病。

（7~8 题共用备选答案）

A. 琥珀酸亚铁　　　B. 叶酸及维生素 B_{12}

C. EPO　　　　　　D. 雄激素

E. 强的松

7. 治疗慢性肾衰竭贫血最有效的药物是

8. 治疗慢性再生障碍性贫血最有效的药物是

答案解析：7. C　8. D。贫血是慢性肾衰竭的重要临床表现之一。贫血发生的主要机制是肾小球旁器分泌 EPO 减少，导致 RBC 生成与成熟障碍。因此，最有效的治疗是补充 EPO。再生障碍性贫血是多种病因导致的骨髓造血功能衰竭，治疗的重点是刺激骨髓造血，雄激素是治疗非重型再障的首选药物，可以增加 EPO 的分泌，刺激骨髓造血功能。

第五单元　血液系统疾病

一、A1 型题

1. 铁剂治疗缺铁性贫血后，首先出现的治疗反应是

A. 红细胞总数升高　　B. 血清铁增加

C. 血红蛋白升高　　　D. 血清铁饱和度增加

E. 网织红细胞升高

答案解析：E。补充铁剂是治疗缺铁性贫血最主要的方法，应用铁剂治疗后随访首先出现的治疗反应是血网织红细胞计数明显升高。

2. 成年人缺铁性贫血最主要的病因是

A. 铁摄入不足　　　　B. 慢性失血

C. 铁吸收障碍　　　D. 需铁量增加

E. 铁利用障碍

答案解析：B。缺铁性贫血是由于体内铁储备耗竭，影响 Hb 合成而引起的贫血。成年人缺铁性贫血的主要病因是各种途径引起的慢性失血，包括溃疡病、恶性肿瘤、溃疡性结肠炎、痔等。

3. 关于缺铁性贫血的实验室检查，叙述错误的是

A. 小细胞低色素性贫血

B. 骨髓增生活跃、巨幼红细胞增生

C. 骨髓铁染色阴性

D. 血清铁减少

E. 血清总铁结合力降低

答案解析：E。缺铁性贫血是由于体内储备铁耗竭，血清总铁结合力显著升高。

4. 可出现异食癖症状的贫血是

A. 缺铁性贫血

B. 溶血性贫血

C. 巨幼细胞贫血

D. 自身免疫性溶血性贫血

E. 再生障碍性贫血

答案解析：A。缺铁性贫血患者，尤其是儿童患者，常出现异食癖，表现为嗜食生米、泥土等。

5. 治疗缺铁性贫血最重要的措施是

A. 病因治疗　　　B. 口服铁剂

C. 肌注铁剂　　　D. 输红细胞悬液

E. 进食富含铁的食物

答案解析：B。口服铁剂是治疗缺铁性贫血的首选方法，肌注铁剂应严格把握指征。

6. 引起继发性再生障碍性贫血最常见的药物是

A. 氟尿嘧啶　　　B. 保泰松

C. 氯霉素　　　　D. 卡马西平

E. 甲巯咪唑

答案解析：C。药物及化学物质是继发性再生障碍性贫血的首位病因，其中最常见的药物是氯霉素。

7. 治疗慢性非重型再生障碍性贫血的首选药物是

A. 强的松龙　　　B. EPO

C. 丙酸睾丸素　　D. 一叶秋碱

E. 抗胸腺球蛋白

答案解析：C。再生障碍性贫血是多种病因导致的骨髓造血功能衰竭，治疗的重点是刺激骨髓造血。雄激素是治疗非重型再障的首选药物，可以增加 EPO 的分泌，刺激骨髓造血功能。

8. 不属于再生障碍性贫血诊断要点的是

A. 全细胞减少

B. 脾肿大

C. 骨髓增生减低

D. 一般抗贫血治疗无效

E. 除外其他引起全血细胞减少的疾病

答案解析：B。再生障碍性贫血的诊断标准中无脾肿大。脾肿大不是再生障碍性贫血必有的临床表现，继发于慢性肝病的再生障碍性贫血可伴有脾肿大。

9. 下列各项中，有助于再生障碍性贫血与急性白血病鉴别的是

A. 感染、发热　　B. 皮肤黏膜出血

C. 贫血　　　　　D. 胸骨压痛

E. 网织红细胞减少

答案解析：D。胸骨压痛是白血病细胞增多的表现，因此，不会出现于再生障碍性贫血，有鉴别价值。

10. 急性白血病常见的首发表现是

A. 发热及感染　　B. 贫血、出血

C. 淋巴结肿大　　D. 关节疼痛

E. 脾肿大

答案解析：A。急性白血病由于大量急性白血病细胞增生，正常白细胞数量减少，患者抵抗力降低，约半数以上的患者以发热、感染为首发表现。

11. 诊断白血病的主要依据是

A. 外周血见大量原始细胞

B. 外周血全血细胞减少

C. 细胞化学染色

D. 细胞遗传学检查

E. 骨髓象中原始细胞 >30%

答案解析：E。急性白血病是一系列造血细胞的肿瘤性增殖，确诊的依据来源于骨髓象检查，骨髓象中原始细胞 >30% 可确立诊断。

12. 急性白血病中最易发生中枢神经系统白血病的是

A. 急性红细胞白血病

B. 急性粒细胞白血病

C. 急性淋巴细胞白血病

D. 急性单核细胞白血病

E. 急性巨核细胞白血病

答案解析：C。中枢神经系统白血病是白血病细胞增多浸润脑膜的表现，以急性淋巴细胞白血病最常见。

13. 急性白血病发生感染最多见的部位是

A. 皮肤感染　　　　B. 肺部感染

C. 肛周炎　　　　　D. 咽峡炎、口腔炎

E. 泌尿道感染

答案解析：D。急性白血病由于大量急性白血病细胞增生，正常白细胞数量减少，患者抵抗力降低，约半数以上的患者以发热、感染为首发表现。咽峡炎、口腔炎多见。

14. 不属于白血病患者白血病细胞增多表现的是

A. 出血

B. 胸骨压痛

C. 全身浅表淋巴结肿大

D. 齿龈肿胀

E. 绿色瘤

答案解析：A。急性白血病的临床表现包括正常细胞减少的表现、白血病细胞增多的表现。出血是由于血小板减少等引起的，不属于白血病细胞增多的表现。

15. 下列各项中，有助于白血病诊断分型及治疗监测的是

A. 血常规　　　　　B. 酶学检查

C. 细胞遗传学检查　D. 骨髓象检查

E. 细胞化学染色

答案解析：C。急性白血病的各项实验室检查具有不同的诊断价值，有助于白细胞分型及治疗监测的是细胞遗传学检查。

16. 治疗急性白血病患者出血的有效措施是

A. 输注新鲜全血

B. 应用止血药物

C. 输注浓集血小板悬液

D. 应用促凝药物

E. 以外压止血为主

答案解析：C。急性白血病患者出血是由于血小板减少等引起的，因此，有效止血治疗的方法是输注浓集血小板悬液。

17. 白细胞减少症的病因中属粒细胞破坏过多的是

A. 苯中毒　　　　　B. 应用抗肿瘤药

C. 恶性肿瘤　　　　D. 周期性粒细胞减少症

E. 脾功能亢进

答案解析：E。白细胞减少症是指外周血白细胞持续降低，其病因与发病机制包括粒细胞生成减

少、粒细胞破坏增多、粒细胞分布紊乱。上述病因中属于粒细胞破坏过多的是脾功能亢进，脾脏是清除血细胞的主要场所，脾功能亢进可过多破坏血细胞。

18. 慢性特发性血小板减少性紫癜的首选治疗是

A. 输浓缩血小板　　B. 脾脏切除术

C. 糖皮质激素　　　D. 输注大量免疫球蛋白

E. 应用免疫抑制剂

答案解析：C。特发性血小板减少性紫癜是自身免疫性疾病，慢性患者很少自发性缓解，需要药物治疗。最重要的治疗药物是糖皮质激素，可抑制免疫反应、抑制血小板的破坏。

19. 首选糖皮质激素治疗的血液系统疾病是

A. 缺铁性贫血　　　B. 再生障碍性贫血

C. 急性白血病　　　D. 白细胞减少症

E. 特发性血小板减少性紫癜

答案解析：E。特发性血小板减少性紫癜是自身免疫性疾病，慢性患者很少自发性缓解，需要药物治疗，最重要的治疗药物是糖皮质激素，可抑制免疫反应、抑制血小板的破坏。其他血液系统疾病不属于自身免疫性疾病，治疗不以糖皮质激素做首选。

20. 脾切除治疗特发性血小板减少性紫癜的主要机制是

A. 减少血小板抗体的产生

B. 减少血小板破坏

C. 抑制抗原抗体反应

D. 降低毛细血管通透性

E. 降低单核 – 巨噬细胞系统活性

答案解析：A。特发性血小板减少性紫癜是自身免疫性疾病，脾切除的主要目的是减少血小板抗体的产生，同时可以消除血小板被破坏的场所。

二、A2 型题

1. 患者女性，30 岁。因月经量过多 1 年，出现乏力、头晕、脱发等表现就诊，近来出现心悸、活动后气急、胸闷。查体呈贫血面容，拟诊断为缺铁性贫血。下列检查结果中为缺铁依据的是

A. 血清铁蛋白 <12mg/L

B. 总铁结合力 >64.4mmol/L

C. 血清铁 <8.9mmol/L

D. 转铁蛋白饱和度 <15%

E. FEP >4.5mmol/L

答案解析：A。缺铁性贫血的发生过程分为两个阶段：首先出现血清铁耗竭，随后出现缺铁性红细胞生成。诊断依据中作为缺铁依据的是血清铁蛋白明显减少。

2. 患者女性，37 岁。因缺铁性贫血给予口服铁剂治疗，用药 2 个月后检查血常规，结果显示恢复正常。下一步的治疗措施是

A. 停止服用铁剂

B. 逐渐减量停药

C. 继续用药治疗 1～2 个月

D. 继续用药治疗 2～4 个月

E. 继续用药治疗 3～6 个月

答案解析：E。口服铁剂是治疗缺铁性贫血最重要的方法，经补铁治疗后，一般 2 周开始血红蛋白升高，2 个月可恢复正常。贫血纠正后应继续应用铁剂治疗 3～6 个月，目的是补充体内应有的储存铁。

3. 患者女性，32 岁。近 2 月余出现发热、咽痛、牙龈出血，自行口服抗生素后咽痛缓解，但仍有发热、乏力等，今日洗浴时发现胸骨压痛明显，遂就诊。系列相关检查示 Hb 72g/L，PC 57×10⁹/L，骨髓原始细胞 37%，确诊为急性白血病。进一步分类诊断应首选的检查是

A. 血象　　　　　B. 骨髓象

C. 酶学检查　　　D. 细胞化学染色

E. 细胞遗传学检查

答案解析：D。急性白血病分类复杂，各类白血病治疗方法不同，因此，确定诊断后应进一步进行分类诊断，有助于急性白血病分类诊断的是细胞化学染色。

三、B1 型题

(1～2 题共用备选答案)

A. 大细胞性贫血

B. 靶形红细胞性贫血

C. 小细胞低色素性贫血

D. 正常细胞性贫血

E. 高色素性贫血

1. 缺铁性贫血红细胞的形态分类是

2. 再生障碍性贫血红细胞的形态分类是

答案解析：1. C　2. D。不同病因引起的贫血，其红细胞的形态特点不同，缺铁性贫血因造血物质缺乏，属于小细胞低色素性贫血。再生障碍性贫血不属于造血物质缺乏导致的贫血，属于正常细胞性贫血。

(3～4 题共用备选答案)

A. 贫血　　　　　B. 出血

C. 发热　　　　　D. 感染

E. 淋巴结肿大

3. 急性白血病最早出现的表现是

4. 急性白血病最常见的死亡原因是

答案解析：3. C　4. D。急性白血病由于大量急性白血病细胞增生，正常白细胞数量减少，患者抵抗力降低，约半数以上的患者以发热为首发表现，引起发热的原因以感染为主。严重感染可致脓毒血症、感染性休克等，是急性白血病最终常见的死亡原因之一。

(5～6 题共用备选答案)

A. 急性红细胞白血病

B. 急性单核细胞白血病

C. 急性巨核细胞白血病

D. 急性粒细胞白血病

E. 急性淋巴细胞白血病

5. 儿童最多见的急性白血病是

6. 脑膜浸润最多见的急性白血病是

答案解析：5. E　6. E。我国急性白血病较慢性白血病常见，不同年龄发病，白血病的常见类型不同，儿童以急性淋巴白血病常见，成年人以急性粒细胞白血病常见。白血病细胞增多浸润脑膜引起中枢神经系统白血病，是部分急性白血病的临床表现之一，其中以急性淋巴细胞白血病最常见。

第六单元　内分泌与代谢疾病

一、A1 型题

1. 淡漠型甲亢的临床特点是

A. T_3、T_4 明显增高　　B. 高代谢症候群明显

C. 甲状腺弥漫性肿大　D. 常有突眼

E. 多见于老年人，消瘦明显

答案解析：E。淡漠型甲亢是甲亢的特殊临床类

型，其特点是临床症状不典型，甲状腺肿大不明显，老年人多见。

2. 诊断甲亢最有临床意义的实验室检查指标是

    A. 基础代谢率   B. 甲状腺摄^{131}I 率

    C. TRH 兴奋试验   D. TT_3、TT_4测定

    E. FT_3、FT_4测定

答案解析：E。甲状腺功能亢进症应综合临床表现与实验室检查做出诊断。实验室检查指标中，FT_3、FT_4水平不受血液中甲状腺结合球蛋白浓度及结合力的影响，是诊断甲亢的首选指标。

3. 放射性^{131}I 治疗甲亢的作用机制是

    A. 抑制甲状腺激素的合成

    B. 抑制甲状腺激素的释放

    C. 灭活血液中甲状腺激素的活性

    D. 减少甲状腺对碘的活化

    E. 释放 β 射线破坏甲状腺组织

答案解析：E。放射性^{131}I 是治疗甲亢的重要方法，其治疗机制是进入人体被甲状腺大量摄取，随后在衰变的过程中释放出 β 射线破坏甲状腺组织，与手术切除甲状腺组织有类似的治疗作用。

4. 诊断甲亢最有意义的体征是

    A. 弥漫性甲状腺肿大伴血管杂音

    B. 心率增快，第一心音亢进

    C. 浸润性突眼

    D. 脉压增大，周围血管征阳性

    E. 双手震颤（＋）

答案解析：A。甲状腺功能亢进症体征中最具诊断意义的是弥漫性甲状腺肿大伴震颤及血管杂音，提示甲状腺血运丰富，血流加速，是甲状腺功能亢进症的重要体征。

5. 与 Graves 病发病无关的因素是

    A. 体液免疫   B. 遗传因素

    C. 细胞免疫   D. 高功能性甲状腺腺瘤

    E. 慢性淋巴细胞性甲状腺炎

答案解析：E。Graves 病是弥漫性毒性甲状腺肿，是自身免疫性疾病，其发病因素与遗传及环境因素有关，但与慢性淋巴细胞性甲状腺炎无关。

6. 甲亢最严重的临床表现是

    A. 甲亢性心脏病并房颤

    B. 浸润性突眼

    C. 重症肌无力

    D. 甲状腺危象

    E. 甲亢性肌病

答案解析：D。甲状腺功能亢进症在病程中由于一些诱因的作用出现病情加重，其中发生甲状腺危象是最严重的临床状态，如治疗不及时可导致患者死亡。

7. 属于甲状腺功能亢进症患者甲状腺素分泌过多引起的临床表现的是

    A. 突眼

    B. 甲状腺肿大

    C. 怕热、多汗、多食而消瘦

    D. 畏寒

    E. 眼裂增宽、凝视

答案解析：C。甲状腺功能亢进症患者的临床表现包括甲状腺激素分泌过多的甲状腺毒症表现、甲状腺肿眼征等。甲状腺激素分泌过多引起基础代谢率增加及各系统的临床表现，其中怕热、多汗、多食而消瘦是其常见的临床表现。

8. 抗甲状腺药物最常见的不良反应是

    A. 胃肠道反应   B. 肝功能损害

    C. 肾功能损害   D. 粒细胞减少

    E. 过敏性休克

答案解析：D。抗甲状腺药物目前主要有两大类，包括硫脲类及咪唑类，其不良反应主要是外周血粒细胞减少。

9. 治疗甲状腺危象的首选药物是

    A. 甲硫氧嘧啶   B. 甲巯咪唑

    C. 卡比马唑   D. 普萘洛尔

    E. 丙硫氧嘧啶

答案解析：E。甲状腺危象的治疗包括抑制甲状腺激素的合成、释放，阻断交感神经兴奋及对症治疗。其中，抑制甲状腺激素的合成首选的抗甲状腺药是丙硫氧嘧啶。

10. 甲状腺危象治疗时，抑制甲状腺素释放的药物是

    A. 复方碘溶液   B. 丙硫氧嘧啶

    C. 普萘洛尔   D. 利血平

    E. 甲巯咪唑

答案解析：A。甲状腺危象的治疗包括抑制甲状腺激素的合成、释放，阻断交感神经兴奋及对症治疗。其中，抑制甲状腺激素的释放的治疗药物是复方碘溶液或碘化钠。

11. 甲亢危象治疗时，能阻滞儿茶酚胺释放、降低组织对甲状腺素反应的药物是

A. 丙硫氧嘧啶　　　B. 甲巯咪唑

C. 普萘洛尔　　　　D. 无机碘溶液

E. 卡比马唑

答案解析：C。甲状腺危象的治疗包括抑制甲状腺激素的合成、释放，阻断交感神经兴奋及对症治疗。其中，抑制阻断交感神经兴奋是重要的对症治疗措施，应用交感神经阻断剂，如普萘洛尔等。

12. 甲亢时最常见的心律失常类型是

A. 室性早搏　　　　B. 房性心动过速

C. 交界性早搏　　　D. 心房颤动

E. 房室传导阻滞

答案解析：D。甲状腺功能亢进症时心血管的临床表现以心律失常为主，除窦性心动过速外，心房颤动多见，同时，甲状腺功能亢进症是心房颤动的常见病因之一，临床发现不明原因的心房颤动，均应检查甲状腺功能。

13. 妊娠及哺乳期甲亢患者应禁止采用的治疗措施是

A. 甲状腺次全切除　B. 硫脲类

C. 放射性碘治疗　　D. 普萘洛尔

E. 甲巯咪唑

答案解析：C。甲状腺功能亢进症的治疗包括抗甲状腺药物治疗、放射性^{131}I治疗、手术治疗、对症治疗等。各种治疗都有严格的适应证及禁忌证。放射性^{131}I治疗的主要禁忌证是妊娠及哺乳期甲亢患者。

14. 早期诊断糖尿病的重要实验室指标是

A. 多饮、多尿　　　B. 多食、消瘦

C. 尿糖阳性　　　　D. 空腹血糖升高

E. 皮肤瘙痒

答案解析：D。糖尿病的诊断依赖于实验室检查，其中血糖阳性是诊断糖尿病的主要依据。

考点发散：掌握糖尿病的实验室检查及其诊断意义，包括尿糖、血糖、糖化血红蛋白、血浆胰岛素及OGTT等。

15. 糖尿病并发的神经系统病变中，最常见的是

A. 神经根病变　　　B. 脊髓病变

C. 脑皮层病变　　　D. 多发性周围神经病变

E. 运动神经病变

答案解析：D。神经系统并发症是糖尿病的慢性并发症之一，其中多发性周围神经病变最早出现，也最常见，表现为感觉障碍等。

16. 2型糖尿病的主要病因及发病机制是

A. 环境因素

B. 自身免疫反应

C. 胰岛素抵抗及胰岛β细胞功能缺陷

D. 病毒感染

E. 中心型肥胖

答案解析：C。糖尿病分为1型、2型、特殊类型及GDM，各型糖尿病的病因与发病机制不同。2型糖尿病的主要发病机制是胰岛素抵抗及胰岛β细胞功能缺陷。

17. 糖尿病最基础的治疗措施是

A. 运动治疗　　　　B. 饮食治疗

C. 口服降糖药物　　D. 胰岛素治疗

E. 支持治疗

答案解析：B。糖尿病的治疗方法包括饮食治疗、运动治疗、药物治疗、并发症治疗、教育与监测等，其中，饮食治疗是各型糖尿病最基础的治疗。

18. 关于决定糖尿病患者胰岛素用量的依据，叙述错误的是

A. 年龄与性别　　　B. 血糖水平

C. 胰岛素抵抗程度　D. 饮食情况

E. 运动情况

答案解析：A。糖尿病患者需要进行胰岛素补充治疗时，应用胰岛素的治疗量取决于血糖水平、饮食与运动状况、胰岛素抵抗情况等，一般与性别及年龄无关。

19. 胰岛素治疗糖尿病最常见的不良反应是

A. 过敏反应　　　　B. 胰岛素抗药性

C. 低血糖反应　　　D. 皮疹

E. 肝功能损害

答案解析：C。糖尿病患者应用胰岛素最常见的不良反应是低血糖反应，应加以预防。

20. 磺脲类药物的主要作用机制是

A. 提高外周组织对糖的利用

B. 抑制肝糖异生

C. 促使胰岛素受体亲和力增强

D. 抑制肠道糖吸收

E. 促进内源性胰岛素分泌

答案解析：E。糖尿病的治疗方法包括饮食治疗、运动治疗、药物治疗、并发症治疗、教育与监测等。2型糖尿病在非药物治疗不能使血糖达标时，

考虑开始口服降糖药物治疗。磺脲类药物是常用的口服降糖药之一，其降低血糖的主要机制是刺激胰岛 β 细胞分泌胰岛素。

21. 糖尿病酮症酸中毒应用胰岛素的方法是

A. 30U 短效胰岛素静脉注射

B. 30U 短效胰岛素皮下注射

C. 短效胰岛素 5~10U/h 静脉滴注

D. 短效胰岛素 0.1U/（kg·h）静脉滴注

E. 鱼精蛋白锌胰岛素 5U/h 静脉滴注

答案解析：D。糖尿病酮症酸中毒的治疗包括静脉补液、应用胰岛素、对症治疗等。应用胰岛素的方法是连续小剂量使用，一般用量为 0.1U/（kg·h）静脉滴注。

22. 监控糖尿病患者血糖控制水平的最佳指标是

A. 24 小时尿糖定量　　B. 糖化血红蛋白

C. 空腹血糖　　　　　　D. 口服糖耐量试验

E. 胰岛素释放试验

答案解析：B。糖化血红蛋白是葡萄糖与血红蛋白的非酶化结合，可以反映平均 120 天左右的血糖水平，因此，是监控血糖控制水平的理想指标。

23. 超重的 2 型糖尿病患者，宜选用的治疗措施是

A. 饮食疗法

B. 饮食疗法 + 胰岛素

C. 饮食疗法 + 磺脲类降糖药

D. 饮食疗法 + 双胍类降糖药

E. 胰岛素治疗

答案解析：D。超重的 2 型糖尿病患者一般的饮食控制不能使血糖达标，应在一般饮食治疗的基础上加用双胍类降糖药治疗。双胍类降糖药除有降低血糖的作用外，还有减轻体征、调节血脂的作用，是超重的 2 型糖尿病患者的首选药物。

24. 中国糖尿病的控制目标中，HbA1c 应达到的水平是

A. HbA1c < 8.0%

B. HbA1c < 7.5%

C. HbA1c < 7.0%

D. HbA1c < 6.5%

E. HbA1c < 6.0%

答案解析：C。糖尿病经综合防治措施干预，应达到综合防治目标。目前采用我国 2 型糖尿病的控制目标，其中，HbA1c 应达到的水平是小

于 7.0%。

25. 磺脲类降糖药的主要适用证是

A. 1 型糖尿病

B. 单用饮食治疗不能满意控制的 2 型糖尿病

C. 糖尿病围术期

D. 糖尿病合并感染

E. 糖尿病合并妊娠

答案解析：B。磺脲类药物是常用的口服降糖药之一，其降低血糖的主要机制是刺激胰岛 β 细胞分泌胰岛素。因此，磺脲类药物只能用于尚有一定数量有功能的胰岛 β 细胞的 2 型糖尿病患者、经饮食治疗不能使血糖达标者。

26. 口服阿卡波糖降低餐后血糖的机制是

A. 抑制小肠上皮细胞 α 葡萄糖苷酶

B. 抑制蛋白质非酶促糖基化

C. 增加外周组织对胰岛素的敏感性

D. 增加胰岛素分泌

E. 增加外周细胞对葡萄糖的摄入

答案解析：A。阿卡波糖属于 α 糖苷酶抑制剂，其降糖机制是抑制小肠上皮细胞 α 葡萄糖苷酶，从而减少小肠黏膜对葡萄糖的吸收进而降低餐后血糖。

27. 降糖药物中，具有减轻胰岛素抵抗作用的药物是

A. 二甲双胍　　　　B. 格列本脲

C. 阿卡波糖　　　　D. 吡咯列酮

E. 瑞格列奈

答案解析：D。2 型糖尿病的主要发病机制是胰岛素抵抗及胰岛 β 细胞功能缺陷，因此，减轻胰岛素抵抗可降低血糖，其中以噻唑烷二嗪类药为主，也称为格列酮类药。选项给出的药物中，吡格列酮属于该类药物。

二、A2 型题

1. 患者女性，33 岁，因发现颈部增粗就诊，查体甲状腺呈Ⅲ度肿大，无震颤，无结节，检查 ^{131}I 吸收率明显增高。该患者最可能的诊断是

A. 甲状腺功能亢进症

B. 单纯性甲状腺肿

C. 甲状腺癌

D. 甲状腺囊肿

E. 慢性甲状腺炎

答案解析：A。青年女性是甲状腺功能亢进症的好发人群。颈部增粗、甲状腺肿大，伴有 ^{131}I 吸收率

明显增高，应诊断为甲状腺功能亢进症。

2. 患者男性，38 岁。甲亢复发患者，查体：轻度突眼，甲状腺弥漫性肿大，心率 122 次/分。实验室检查示 $FT_3\uparrow$，$FT_4\uparrow$，$TSH\downarrow$，AST 中度升高，血 $WBC\ 3.8\times10^9/L$。适宜的治疗措施是

A. 抗甲状腺药物治疗

B. 复方碘溶液

C. 甲状腺手术治疗

D. 抗甲状腺药物 + 糖皮质激素

E. 放射性 ^{131}I 治疗

答案解析：C。甲状腺功能亢进症的治疗措施包括药物治疗、放射性 ^{131}I 治疗、手术治疗等，其中，经治疗后复发的甲亢患者，应首先考虑手术治疗。该患者血 WBC 偏低，不适宜药物及放射性 ^{131}I 治疗治疗，因此，应选择手术治疗。

3. 患者男性，56 岁。身高 175cm，体重 75kg，因近 2 个月来显著多尿多饮，饮食与既往相同但体重下降超过 5kg 而就诊。实验室检查：空腹血糖 8.4mmol/L。下列叙述中，正确的是

A. 可诊断为糖尿病

B. 应进行口服葡萄糖耐量试验

C. 可诊断为继发性糖尿病

D. 可诊断为糖耐量减低

E. 应进行试验性治疗

答案解析：A。按照糖尿病的诊断标准，有明显临床症状的患者，空腹血糖 $\geq 7.0mmol/L$，即可确诊糖尿病。该患者近 2 个月多尿伴多饮，且体重显著下降，空腹血糖超过诊断标准，因此可以确诊为糖尿病。

4. 患者女性，63 岁。糖尿病病史 9 年余，近半年感双足趾端麻木，下肢皮肤针刺样疼痛伴尿失禁、无汗。查体：消瘦，双手骨间肌萎缩，双下肢肌力 IV 级。空腹血糖 12.8mmol/L，血酮（−）。该患者最可能的诊断是

A. 糖尿病并发脑血管意外

B. 糖尿病周围神经病变

C. 糖尿病微血管病变

D. 糖尿病肾病

E. 糖尿病并发酮症酸中毒

答案解析：B。糖尿病经过一定的病程，常出现慢性并发症，其中常见的并发症是多发性周围神经病变，表现为皮肤感觉异常、尿失禁等。

三、B1 型题

（1～2 题共用备选答案）

A. FT_3、FT_4 B. TSH

C. TRAb   D. 甲状腺摄 ^{131}I 率

E. 超声检查

1. 主要用于甲状腺毒症病因鉴别的指标是

2. 反映甲状腺功能最敏感的指标是

答案解析：1. C 2. A。甲状腺功能亢进症是一组疾病，其中最常见的临床类型是 Graves 病，该病为自身免疫性疾病，患者血液中可见抗甲状腺抗体，TRAb 显著升高有助于诊断。甲状腺功能亢进症应综合临床表现与实验室检查做出诊断。实验室检查指标中，FT_3、FT_4水平不受血液中甲状腺结合球蛋白浓度及结合力的影响，是诊断甲亢的首选指标。

（3～4 题共用备选答案）

A. 二甲双胍   B. 格列本脲

C. 阿卡波糖   D. 吡咯列酮

E. 瑞格列奈

3. 伴有超重的 2 型糖尿病应首选的口服降糖药是

4. 显著胰岛素抵抗的 2 型糖尿病应选用的口服降糖药是

答案解析：3. A 4. B。超重的 2 型糖尿病患者一般饮食控制不能使血糖达标，应在一般饮食治疗的基础上加用双胍类降糖药治疗。双胍类降糖药除了有降低血糖的作用外，还有减轻体征、调节血脂的作用，是超重的 2 型糖尿病患者的首选药。2 型糖尿病的主要发病机制是胰岛素抵抗及胰岛 β 细胞功能缺陷，因此，减轻胰岛素抵抗可降低血糖，其中，以噻唑烷二嗪类药为主，也称为格列酮类药。上述药物中，吡格列酮属于该类药物。

（5～6 题共用备选答案）

A. 单纯饮食控制

B. 口服降糖药

C. 饮食治疗 + 胰岛素

D. 饮食治疗 + 胰岛素 + 口服降糖药

E. 胰岛素治疗

5. 1 型糖尿病患者应选用的治疗方案是

6. 无并发症的轻型 2 型糖尿病患者初始选用的治疗方案是

答案解析：5. C 6. A。1 型糖尿病是自身免疫性疾病，出现胰岛素分泌严重不足甚至缺无，生存

依赖外源性胰岛素的补充，因此，基本治疗是饮食治疗＋胰岛素。2 型糖尿病的治疗方法包括饮食治疗、运动治疗、药物治疗、并发症治疗、教育与监测等，其中，饮食治疗是各型糖尿病最基础的治疗。

第七单元　结缔组织病

一、A1 型题

1. 不属于类风湿关节炎临床特点的是

　　A. 女性多见

　　B. 起病隐匿

　　C. 好发于 60 岁以上老年人

　　D. 早期小关节受累

　　E. 可致关节畸形与功能障碍

答案解析：C。类风湿关节炎好发于中年女性，女性发病明显多于男性。

2. 诊断类风湿关节炎最常用的实验室检查是

　　A. 血沉　　　　　　B. 抗核抗体

　　C. 类风湿因子　　　D. C 反应蛋白

　　E. 关节滑液检查

答案解析：C。类风湿关节炎是一种异质性、系统性疾病，属于自身免疫性疾病，辅助检查是诊断的重要依据。最常用的实验室检查是类风湿因子，其阳性率高，且滴度与疾病的活动性、严重性呈正相关。

3. 除关节肿痛外，对诊断类风湿关节炎最有意义的表现是

　　A. 贫血　　　　　　B. 足跟、脚掌痛

　　C. 出血性皮疹　　　D. 弥漫性肺间质病变

　　E. 关节无痛性皮下结节

答案解析：E。关节无痛性皮下结节是类风湿关节炎的特异性皮肤表现，常提示疾病处于活动期。

考点发散：掌握类风湿关节炎的临床表现，包括关节表现、关节外表现等。

4. 类风湿关节炎最早出现的关节表现是

　　A. 疼痛　　　　　　B. 肿胀

　　C. 活动障碍　　　　D. 畸形

　　E. 晨僵

答案解析：A。关节疼痛是类风湿关节炎最早出现的临床表现，常出现在腕掌关节、近段指间关节等部位，呈对称性、持续性。

5. 关于非甾体类抗炎药治疗类风湿关节炎的叙述，错误的是

　　A. 口服用药　　　　B. 长期应用

　　C. 不单独使用　　　D. 有效缓解症状

　　E. 不能控制病情进展

答案解析：B。类风湿关节炎的药物治疗包括非甾体类抗炎药、抗风湿药物、植物药、生物制剂及糖皮质激素。其中，非甾体类抗炎药主要用于缓解临床症状，不能控制病情进展，因此，不做长期使用。

6. 关于类风湿关节炎关节疼痛的临床特点，错误的是

　　A. 腕、掌指关节最常见

　　B. 持续性但时轻时重

　　C. 双侧对称性

　　D. 关节间游走性疼痛

　　E. 是最早出现的临床表现

答案解析：D。关节疼痛是类风湿关节炎最早出现的临床表现，常出现在腕掌关节、近段指间关节等部位，呈对称性、持续性。

7. 不属于诊断类风湿关节炎诊断标准中必备的关节表现的是

　　A. 晨僵　　　　　　B. 关节畸形

　　C. 关节肿痛≥6 周　D. 对称性关节肿

　　E. 腕、掌指、指间关节肿

答案解析：B。类风湿关节炎的诊断目前依照美国风湿病协会的诊断标准，不包括关节畸形。关节畸形多出现于疾病的中晚期，早期患者多无关节畸形及功能障碍。

8. 能阻止类风湿关节炎关节侵蚀及破坏的药物是

　　A. 非甾体类抗炎药　B. 抗风湿药物

　　C. 植物药　　　　　D. 生物制剂

　　E. 糖皮质激素

答案解析：B。类风湿关节炎的药物治疗包括非甾体类抗炎药、抗风湿药物、植物药、生物制剂及糖皮质激素，其中，慢性抗风湿药缓解临床症状

作用较差，但能控制病情进展。

9. 关于系统性红斑狼疮的临床特点，叙述错误的是

A. 好发于女性

B. 多见于 20～40 岁青壮年

C. 出现多系统损害

D. 关节疼痛但 X 线可无异常

E. 首选细胞毒药物治疗

答案解析：E。系统性红斑狼疮属于自身免疫介导的免疫性炎症性疾病，因此，主要治疗药物是糖皮质激素等，重型患者可以考虑使用细胞毒药物治疗。

10. 不属于系统性红斑狼疮活动性指标的是

A. 活动性炎症损害，如皮疹、关节炎

B. 全身症状，如发热

C. 抗双链 DNA 抗体效价升高

D. 血沉增快

E. C_3 水平增高

答案解析：E。系统性红斑狼疮患者在活动期血清补体 C_3 水平低下，而其他选项均为活动期的表现。

11. 目前治疗系统性红斑狼疮的基础药物是

A. 糖皮质激素　　B. 抗生素

C. 细胞毒性药物　　D. 雷公藤

E. 环孢菌素 A

答案解析：A。系统性红斑狼疮的治疗以药物治疗为主，包括糖皮质激素、非甾体抗炎药、细胞毒药物等，其中对轻型、重型系统性红斑狼疮，糖皮质激素为基础治疗药物。

二、A2 型题

1. 患者女性，24 岁。四肢关节痛 6 个月，近 2 个月出现面颊部对称性红斑，反复发作口腔溃疡。实验室检查：WBC 2.78×10^9/L，血小板 68×10^9/L，血沉 88mm/h。该患者最可能的诊断是

A. 类风湿关节炎　　B. 系统性红斑狼疮

C. 干燥综合征　　D. 白塞病

E. 风湿性关节炎

答案解析：B。患者为青年女性，临床表现为关节疼痛伴面颊部红斑，外周血白细胞及血小板均显著减少，伴有血沉显著增快，符合系统性红斑狼疮的临床特点。

2. 患者女性，44 岁。类风湿关节炎病史 5 年，目前

生活可基本自理，但不能参加工作，体力活动受限。其关节功能障碍的分级是

A. Ⅰ级　　　　　　B. Ⅱ级

C. Ⅲ级　　　　　　D. Ⅳ级

E. Ⅴ级

答案解析：C。类风湿关节炎患者的关节表现之一是关节功能障碍，一般分为 4 级。生活可基本自理，但不能参加工作，体力活动受限属于Ⅲ级。

3. 患者女性，37 岁。因反复低热伴双手关节肿胀疼痛半年就诊，查血 WBC 8.3×10^9/L，HB 99g/L，ANA（－），RF（＋），需进一步检查关节 X 线明确诊断。应首选的进行 X 线检查的部位是

A. 双侧踝关节　　B. 双侧膝关节

C. 双手指及腕关节　　D. 双侧肘关节

E. 双侧肩关节

答案解析：C。类风湿关节炎常规进行 X 线检查，对诊断及病变分期具有重要的临床意义。X 线检查首选的部位是病变容易累及的部位，包括双手指及腕部。

4. 患者女性，47 岁。反复低热 1 年，伴双手小关节肿痛就诊。实验室检查：WBC 7.8×10^9/L，HB 97g/L，血沉 82mm/h，ANA（－），RF（＋）。经多种抗生素正规治疗无效，拟诊为类风湿关节炎。该患者应给予的治疗措施是

A. 服用甲氨蝶呤　　B. 服用大剂量糖皮质激素

C. 服用环磷酰胺　　D. 关节穿刺给药

E. 滑膜切除术

答案解析：A。该患者属于轻型患者，处于疾病活动期，应选择抗风湿药治疗，以阻止关节的破坏。

三、B1 型题

（1～2 题共用备选答案）

A. 关节肿胀

B. 类风湿结节

C. 抗角蛋白抗体阳性

D. 贫血

E. 晨僵

1. 提示类风湿关节炎处于活动期的临床表现是

2. 类风湿关节炎最多见的临床表现是

答案解析：1. B　2. E。关节无痛性皮下结节是类风湿关节炎的特异性皮肤表现，常提示疾病处于活动期。晨僵是类风湿关节炎常见的临床表现，见于 95% 的患者，是临床诊断的重要依据。

（3～4题共用备选答案）

A. ANA
B. 抗核糖体 RNP 抗体
C. 抗磷脂抗体
D. 抗 Sm 抗体
E. 抗双链 DNA 抗体

3. 上述各项中，阳性提示 SLE 易形成动、静脉血栓的抗体是

4. 上述各项中，滴度升高提示 SLE 有肾脏损害的抗体是

答案解析：3. C　4. E。系统性红斑狼疮属于免疫性炎症性疾病，血液中自身抗体的检测有助于做出临床诊断及病情评价。其中，抗磷脂抗体阳性的患者易发生动、静脉血栓等，称为抗磷脂综合征。抗双链 DNA 抗体滴度升高，常提示系统性红斑狼疮患者出现肾脏损害。

第八单元　神经系统疾病

一、A1 型题

1. 诊断癫痫的主要依据是

A. 体格检查
B. 头颅 X 线片
C. 脑 CT 或 MRI
D. 脑脊液检查
E. 病史及脑电图改变

答案解析：E。癫痫的临床特点是呈发作性，发生机制是大脑神经元过度放电，因此，诊断癫痫的主要依据来源于发作的病史及相关的脑电图的异常改变。

2. 选择抗癫痫药的主要依据是

A. 诱发因素
B. 原发病
C. 发作的类型
D. 发作频繁程度
E. 脑电图改变

答案解析：C。癫痫的治疗包括药物治疗和手术治疗，其中药物是控制及预防发作的主要治疗方法。抗癫痫药物治疗强调优选单一药物个体化治疗，选择药物的主要依据是癫痫的类型。

3. 关于癫痫患者服用抗癫痫药的原则，叙述错误的是

A. 尽早治疗
B. 个体化治疗
C. 联合用药治疗
D. 完全控制后逐渐减量停药
E. 定期复查血尿常规及肝功能

答案解析：C。癫痫的治疗包括药物治疗和手术治疗，其中，药物是控制及预防发作的主要治疗方法。抗癫痫药物治疗原则严格，其中强调优选单一药物治疗。

4. 婴儿痉挛症应选用的控制药物是

A. 丙戊酸钠
B. 卡马西平
C. 苯妥英钠
D. 促肾上腺皮质激素

E. 苯巴比妥

答案解析：D。癫痫的治疗包括药物治疗和手术治疗，其中，药物是控制及预防发作的主要治疗方法。抗癫痫药物治疗强调优选单一药物个体化治疗，选择药物的主要依据是癫痫的类型。婴幼儿痉挛症应选择的药物有促肾上腺皮质激素、泼尼松、氯硝西泮等。

5. 不属于全面性强直-阵挛性发作临床表现的是

A. 意识丧失
B. 大小便失禁
C. Babinski 征（＋）
D. 瞳孔缩小，对光反射消失
E. 对称性节律性四肢抽动

答案解析：D。癫痫全面性强直-阵挛性发作在强直期出现意识丧失、病理反射阳性、瞳孔扩大等，阵挛期瞳孔依然是扩大的，因此，瞳孔缩小是错误的。

6. 控制癫痫持续状态的首选药物是

A. 丙戊酸钠
B. 卡马西平
C. 苯妥英钠
D. 地西泮
E. 苯巴比妥

答案解析：D。癫痫持续状态是癫痫发作的严重表现，一般发生于全面性强直-阵挛性发作的患者，应积极救治，缓解发作的首选药物是地西泮。

7. 动脉血栓性脑梗死最常见的病因是

A. 心脏瓣膜病
B. 心律失常
C. 休克
D. 脑动脉硬化
E. 先天性脑底动脉瘤

答案解析：D。脑梗死根据病因、发病机制及发病特点分为动脉血栓性脑梗死、脑栓塞、腔隙性脑梗死等，各有其不同的病因。动脉血栓性脑梗死

最主要的病因是脑动脉硬化。

8. 大脑中动脉闭塞性脑梗死的主要临床表现是

A. 三偏征　　　　B. 共济失调

C. 吞咽困难　　　D. 球麻痹

E. 眩晕

答案解析：A。脑梗死患者发生栓塞的动脉不同，梗死部位不同，临床表现也不同。大脑中动脉闭塞导致内囊基底节部位脑梗死，常见的临床表现是三偏综合征。

9. 高血压性脑出血最好发的部位是

A. 皮层出血　　　B. 中脑出血

C. 桥脑出血　　　D. 小脑出血

E. 壳核出血

答案解析：B。脑出血患者发生出血的动脉不同，临床表现不同。大脑中动脉深支破裂导致内囊基底节部位出血最常见，常见的临床表现是三偏综合征。

10. 脑出血最常见的病因是

A. 先天性脑动脉瘤　　B. 动静脉畸形

C. 颅脑外伤　　　　　D. 高血压性动脉硬化

E. 脑动脉炎

答案解析：D。脑出血最主要的病因是长期高血压导致脑动脉硬化，在此基础上由于血压的快速升高导致病损的脑血管破裂。

11. 脑出血患者颅脑 CT 的主要改变是

A. 起病后即可见低密度影

B. 起病后即可见高密度影

C. 起病后 2 小时逐渐出现低密度影

D. 脑沟及外侧裂高密度影

E. 脑积水改变

答案解析：B。诊断脑出血最重要的辅助检查是颅脑 CT，发病后即可出现高密度的血肿影像改变，具有诊断价值。

12. 最有助于诊断蛛网膜下腔出血的体征是

A. 意识障碍　　　B. 脑膜刺激征

C. 三偏征　　　　D. 双目同侧偏盲

E. 交叉性瘫痪

答案解析：B。蛛网膜下腔出血是脑表面的血管破裂，血液直接流入蛛网膜下腔的脑血管病，因脑脊液中的血液激惹脑膜，因此，脑膜刺激征是其重要的体征，具有重要的诊断价值。

二、A2 型题

1. 患者女性，38 岁。早饭后在做家务劳动时突发右侧肢体活动不灵，无意识障碍，无心悸、头痛、恶心等。查体见意识清，不能构音讲话，心脏听诊心尖区可闻及较响亮的双期杂音，心率绝对不规则，右侧偏瘫，上肢重于下肢，右偏身痛觉减退。该患者最可能的诊断是

A. 动脉硬化性脑梗死

B. 脑栓塞

C. 脑出血

D. 蛛网膜下腔出血

E. 短暂性脑缺血发作

答案解析：B。无明显诱因出现典型的三偏综合征伴运动性失语，同时闻及心脏杂音及心房颤动，神经系统定位体征明确，发病急，症状进展迅速，因此，应诊断为脑栓塞。

2. 患者有癫痫病史 3 年余，每次发作突然意识丧失，对称性、节律性四肢抽动，伴瞳孔扩大等表现，随之逐渐恢复，前后持续约 5 ~ 10 分钟。该患者癫痫发作的类型是

A. 部分运动性发作　　B. 复杂部分性发作

C. 失神发作　　　　　D. 全面强直 - 阵挛性发作

E. 癫痫持续状态

答案解析：D。患者有反复发作的病史，发作的特点符合全面性强直 - 阵挛性发作的临床表现，因此，癫痫的类型最可能是全面性强直 - 阵挛性发作。

3. 患儿出现反复癫痫发作 1 年余，发作时表现为突然意识丧失，停止活动，呼之不应，两眼瞪视不动，持续约 5 ~ 30 秒后恢复，事后不能回忆。该患者最可能的癫痫发作类型是

A. 部分运动性发作　　B. 复杂部分性发作

C. 失神发作　　　　　D. 强直 - 阵挛性发作

E. 婴儿阵挛

答案解析：B。患者有反复发作病史，发作的特点符合复杂部分性发作的临床表现，发作时有意识丧失，发作过后对发作情况无记忆，因此，癫痫的类型最可能是复杂部分性发作。

4. 患者男性，59 岁。情绪激动后突然出现炸裂样头痛，随即出现意识模糊、呕吐，查体见"三偏征"，伴瞳孔缩小、光反射消失，诊断为脑出血。该患者最可能的出血部位是

A. 壳核出血　　　　　B. 丘脑出血

C. 桥脑出血　　　　　D. 小脑出血

E. 脑叶出血

答案解析：B。患者发病急，有情绪激动的诱因，发病后快速出现意识障碍及三偏征，符合大脑中动脉深支破裂导致丘脑部位出血的表现。

三、B1 型题

（1～2 题共用备选答案）

A. 脑动脉硬化

B. 脑动脉炎

C. 心脏瓣膜病伴房颤

D. 高血压性动脉硬化

E. 脑底囊性动脉瘤

1. 脑栓塞最常见的病因是

2. 蛛网膜下腔出血最常见的病因是

答案解析：1. C　2. E。脑梗死根据病因、发病机制及发病特点分为动脉血栓性脑梗死、脑栓塞、腔隙性脑梗死等，各有其不同的常见病因。脑栓塞最主要的病因是慢性心脏瓣膜病伴有心房颤动。蛛网膜下腔出血是脑表面的血管破裂，血液直接流入蛛网膜下腔的脑血管病，原发性蛛网膜下腔出血最常见的病因是脑底囊性动脉瘤破裂。

（3～4 题共用备选答案）

A. 甘露醇　　　　　B. 低分子肝素

C. 巴曲酶　　　　　D. 阿司匹林

E. 组织型纤溶酶原激活剂

3. 治疗脑梗死，具有抗凝作用的药物是

4. 治疗脑梗死，具有降纤作用的药物是

答案解析：3. B　4. C。脑梗死急性期的治疗措施包括一般治疗、抗凝治疗、降纤治疗、血运重建治疗等，用于抗凝的药物最常用的是低分子肝素。用于降纤治疗的药物最常用的是巴曲酶。

（5～6 题共用备选答案）

A. 颈内动脉闭塞综合征

B. 大脑中动脉闭塞

C. 大脑前动脉闭塞

D. 大脑后动脉闭塞

E. 小脑后下动脉闭塞

5. 出现视力减退、一过性黑朦及 Horner 综合征，以及对侧偏瘫，最可能的诊断是

6. 出现对侧中枢性面瘫、舌瘫伴精神障碍及排尿障碍，最可能的诊断是

答案解析：1. A　2. C。脑梗死患者发生栓塞的动脉不同、梗死部位不同，临床表现也不同。出现视力减退、一过性黑朦、Horner 综合征及对侧偏瘫，是颈内动脉闭塞导致的颈内动脉综合征的表现特点。出现对侧中枢性面瘫、舌瘫伴精神障碍及排尿障碍，是大脑前动脉闭塞的临床表现。

第九单元　常见急危重症

一、A1 型题

1. 目前用于心脏骤停心脏复苏的首选药物是

A. 肾上腺素　　　　B. 去甲肾上腺素

C. 利多卡因　　　　D. 阿托品

E. 多巴胺

答案解析：A。目前认为心脏骤停后恢复自主心跳最有效的药物是肾上腺素，可同时兴奋 α 受体、β 受体，可刺激心肌、升高血压等。

2. 现场判断成人心跳骤停最简易的常用方法是

A. 触诊大动脉搏动　　B. 听诊心音

C. 进行心电图描记　　D. 心电监护

E. 触诊心尖搏动

答案解析：A。判断心脏骤停最准确的方法是心电图检查，但在现场最简单易行的方法是判断大动脉搏动是否消失。

3. 心肺复苏时心脏搏动恢复后脑复苏治疗，$PaCO_2$ 的控制水平是

A. $PaCO_2 \leqslant 15mmHg$

B. $15mmHg < PaCO_2 < 25mmHg$

C. $25mmHg < PaCO_2 < 35mmHg$

D. $35mmHg < PaCO_2 < 45mmHg$

E. $PaCO_2 \geqslant 45mmHg$

答案解析：C。心脏复苏成功后进入心脏搏动恢复后处理阶段，此阶段的重要治疗措施是脑复苏。应维持平均动脉压不低于 110mmHg，$PaCO_2$ 控制在 25～35mmHg，有利于脑复苏。

4. 各类原因引起的休克的共同点是

A. 血压下降

B. 有效循环血量的急剧减少

C. 皮肤苍白

D. 四肢湿冷

E. 脉搏加速

答案解析： B。休克的本质是有效循环血容量绝对或相对的严重不足，由此导致周围循环衰竭的临床危重症。

5. 下列各型休克中属低血容量性休克的是

　　A. 创伤性休克　　　　B. 感染性休克

　　C. 过敏性休克　　　　D. 细胞性休克

　　E. 神经精神性休克

答案解析： A。休克按照病因分为低血容量性休克、心源性休克、过敏性休克、神经精神性休克、细胞性休克等，其中，创伤性休克是因失血失液导致有效循环血容量绝对不足而发生的休克，属低血容量性休克。

6. 关于休克早期患者的临床表现，叙述错误的是

　　A. 面色苍白、出冷汗

　　B. 四肢湿冷

　　C. 轻度兴奋、烦躁不安

　　D. SBP < 80mmHg 伴脉搏细速

　　E. 呼吸深快

答案解析： D。休克按病理生理改变分为休克早期、休克期、休克晚期。休克早期因机体代偿机制的作用，血压尚处于正常或接近正常水平，不会出现显著下降。

7. 过敏性休克发病早期最重要的治疗措施是

　　A. 皮下或静脉注射肾上腺素

　　B. 静脉注射糖皮质激素

　　C. 静脉注射葡萄糖酸钙

　　D. 静脉注射多巴胺

　　E. 静脉注射毛花苷 C

答案解析： A。过敏性休克属于血流重新分布而导致的低血压和周围循环衰竭，因此，发病早期尽早使用肾上腺素是关键的治疗措施。

8. 治疗休克静脉补液时，晶体液与胶体液的使用比例是

　　A. 1 : 1　　　　　　B. 2 : 1

　　C. 3 : 1　　　　　　D. 4 : 1

　　E. 5 : 1

答案解析： C。补充有效循环血容量是休克的重要治疗措施，一般应首先补充一定量的晶体液，然后结合胶体液快速扩容治疗，晶体液与胶体液的使用比例一般是 3 : 1。

9. 急性上消化道出血患者输用新鲜全血的指征是

　　A. 血红蛋白 < 100g/L，收缩压 < 90mmHg

　　B. 血红蛋白 < 90g/L，收缩压 < 90mmHg

　　C. 血红蛋白 < 80g/L，收缩压 < 90mmHg

　　D. 血红蛋白 < 70g/L，收缩压 < 90mmHg

　　E. 血红蛋白 < 60g/L，收缩压 < 90mmHg

答案解析： D。急性上消化道出血患者因血液大量丢失可导致低血容量性休克，应尽早输血治疗，补充有效循环血容量、补充红细胞。输血的指征是收缩压 < 90mmHg 或血红蛋白 < 70g/L，或体温变化时发生晕厥。

10. 引起上消化道出血最常见的原因是

　　A. 食管胃底静脉曲张破裂出血

　　B. 胃、十二指肠溃疡

　　C. 胃癌

　　D. 慢性胃炎

　　E. 胃食管反流

答案解析： B。急性上消化道出血最常见的病因是消化性溃疡。

11. 上消化道出血患者仅有柏油样便，估计每天的出血量是

　　A. 10 ~ 20ml　　　　B. 20 ~ 30ml

　　C. 50 ~ 100ml　　　D. 250 ~ 300ml

　　E. ≥400ml

答案解析： C。根据临床表现可粗略评估急性上消化道出血的出血量，一般每日出血量在 50 ~ 100ml，即可出现柏油样便。

12. 食管胃底静脉曲张破裂大出血患者首选的止血药是

　　A. 垂体后叶素　　　　B. 西咪替丁

　　C. 硝酸甘油　　　　　D. 安络血

　　E. 止血敏

答案解析： A。食管胃底静脉曲张破裂是急性上消化道大量出血的常见病因，止血治疗常用的药物是垂体后叶素，可以收缩血管，降低门静脉压力而止血。

13. 出现皮肤潮红，皮肤黏膜呈樱桃红色的急性中毒是

　　A. 一氧化碳中毒　　　B. 毒蕈中毒

　　C. 阿托品中毒　　　　D. 吗啡中毒

E. 乙醇中毒

答案解析：A。急性一氧化碳中毒时由于血液中碳氧血红蛋白增加，使皮肤黏膜呈樱桃红色，这是急性一氧化碳中毒的特征性体征，有助于做出诊断。

14. 救治急性一氧化碳中毒最有效的措施是

A. 应用呼吸兴奋剂　　B. 进行机械通气

C. 高压氧治疗　　　　D. 输注新鲜全血

E. 输注浓缩红细胞悬液

答案解析：C。急性一氧化碳中毒时由于血液中碳氧血红蛋白增加，使血红蛋白丧失携氧的能力而出现严重的缺氧，这是急性一氧化碳中毒的主要中毒机制。解离碳氧血红蛋白需使用高压氧治疗，因此，高压氧是治疗急性一氧化碳中毒最有效的治疗措施。

15. 易发生中暑的疾病，不包括

A. 先天性汗腺缺乏　　B. 硬皮病

C. 甲状腺功能减退症　D. 大面积皮肤烧伤后

E. 慢性心力衰竭

答案解析：C。中暑是机体产热与散热失平衡或汗腺功能衰竭的理化损伤性疾病，影响机体产热与散热的原发病易导致中暑的发生。甲状腺功能亢进症因基础代谢率增加，机体产热增加而易发生中暑，相反，甲状腺功能减退症则不是易发中暑的原发病。

二、A2 型题

1. 患者男性，31 岁。因呕血 6 小时急诊，既往病史不详，查体一般情况尚可，神志清，P 108 次/分，BP 90/60mmHg。为明确诊断，首选的检查方法应是

A. X 线钡餐透视

B. 电子胃镜

C. 选择性腹腔动脉造影

D. 腹部 B 超

E. 肝功能检查

答案解析：B。急性上消化道出血患者如原发病不详，应尽早进行电子胃镜检查，既可以协助确定出血部位，明确原发病，又可同时进行有效的止血治疗。

2. 患者男性，29 岁。十二指肠溃疡病史 5 年余，近日劳累后频发上腹疼痛、食欲不振、乏力，2 小时前因呕血急诊，经治疗未再继续呕血。提示患者

仍有继续出血的表现是

A. 心率 108 次/分

B. 肠鸣音 5 次/分

C. 网织红细胞计数增高

D. 充分补液后血尿素氮持续增高

E. 血压 110/65mmHg

答案解析：D。急性上消化道出血的诊断包括诊断的确立、出血量的评估及是否继续出血的判断。是否继续出血的判断一般根据呕血、黑便情况，肠鸣音，补液后尿量的变化及血尿素氮水平变化等综合判断。充分补液后血尿素氮持续增高提示仍有大量尿素氮生成，说明仍有继续出血。

三、B1 型题

（1～2 题共用备选答案）

A. 胃镜检查

B. 选择性腹腔动脉造影

C. X 线钡餐检查

D. 血液检查

E. 粪便隐血试验

1. 明确上消化道出血病因的首选检查是

2. 疑为血管病变引起上消化道出血应选的检查是

答案解析：1. A　2. B。急性上消化道出血患者如原发病不详，应尽早进行电子胃镜检查，既可以协助确定出血部位，明确原发病，又可以同时进行有效的止血治疗。急性上消化道出血患者如疑诊为血管病变导致的出血，应进行选择性腹腔动脉造影检查，可以协助确定出血部位，明确原发病。

（3～4 题共用备选答案）

A. 阿托品　　　B. 解磷定

C. 纳洛酮　　　D. 亚甲蓝

E. 洛贝林

3. 治疗急性有机磷杀虫药中毒，缓解毒蕈碱样症状的药物是

4. 治疗急性有机磷杀虫药中毒，缓解中枢神经系统症状的药物是

答案解析：3. A　4. A。急性有机磷杀虫药中毒的特异性解毒药包括抗胆碱能药和胆碱酯酶复能剂，两类药物各有其作用机制，应联合应用。抗胆碱能药可以缓解毒蕈碱样症状及中枢神经系统症状，胆碱酯酶复能剂主要用于解除烟碱样症状。急性有机磷杀虫药中毒的特异性解毒药包括

抗胆碱能药和胆碱酯酶复能剂，两类药物各有其作用机制，应联合应用。抗胆碱能药可以缓解毒蕈碱样症状及中枢神经系统症状，胆碱酯酶复能剂主要用于解除烟碱样症状。

(5～6题共用备选答案)

A. 受大量热辐射后体温急剧升高

B. 高温环境中大量出汗失钠

C. 高湿度环境中出汗减少

D. 头部受热辐射后颅内温度急升

E. 对高温环境不适应而引起血管扩张

5. 中暑热射病的发生机制是

6. 中暑热衰竭的发生机制是

答案解析：5. A 6. E。热射病是中暑的严重类型，其发生机制主要是炎热天气受大量热辐射后体温急剧升高，出现高热、无汗，最终发生昏迷。热衰竭的发生机制主要是炎热天气，由于年老体弱对高温环境不适应，血管扩张而发生周围循环衰竭，出现低血压甚至休克。

中医外科学

第一单元　中医外科疾病的病因病机

一、A1 型题

1. 情志内伤所致外科疾病的特点是

A. 可直接伤害人体，引起局部气血凝滞

B. 常有循行肝经部位夹郁、夹痰的表现

C. 一般发病迅速，有的可具有传染性

D. 导致脏腑气血受损

E. 大多具有一定的季节性

答案解析：B。情志致病，多夹郁、夹痰，多发生于肝胆经部位。外来伤害致病可直接伤害人体。感受特殊之毒致病，一般发病迅速，有的可有传染性。或因损伤后，致脉络瘀阻，气血运行失常。劳伤虚损致病，多为慢性病，可深入筋骨与关节，属寒证者多。

2. 关于痰饮瘀血，叙述正确的是

A. 仅是病理产物

B. 既是病理产物，在一定的条件下又为病因

C. 任何情况下都是病因

D. 常常痰饮单独为病

E. 常常瘀血单独为病

答案解析：B。痰饮瘀血既是病理产物，又是致病因素。痰与瘀常相兼致病，互为因果。

3. 外科疾病火邪为患的原因是

A. 内生火热　　　　B. 直接感受温热之邪

C. 他经传变　　　　D. 过食辛辣之品

E. 过食辛热药品

答案解析：B。火邪致病，多为阳证，发病迅速，来势猛急，患部掀红灼热，肿势皮薄光泽，疼痛剧烈，易化脓腐烂，或有皮下瘀斑，常伴口渴喜饮、小便赤短、大便干结等症状。

第二单元　中医外科疾病辨证

一、A1 型题

1. 临床常见痒症的病因是

A. 风胜、湿胜、热胜、虫淫、血虚

B. 风胜、热胜、湿胜、阴虚、血虚

C. 风胜、湿胜、热胜、燥胜、阴虚

D. 风胜、热胜、湿胜、虫淫、阴虚

E. 风胜、湿胜、热胜、血虚、火胜

答案解析：A。痒是因风、湿、热、虫之邪客于皮肤肌表，引起皮肉间气血不和，郁而生微热所致；或因血虚风燥阻于皮肤，肤失濡养，内生虚热而发。另有肿疡作痒，见于毒势炽盛，病变发展，或毒势已衰，气血通畅，病变消散之际。溃疡作痒的原因有：脓区不洁，脓液浸渍皮肤，护理不善所致；应用汞剂、砒剂、敷贴膏药等引起皮肤过敏；毒邪渐化，气血渐充，助养新肉，将要收口之象。

2. 关于辨脓的方法，叙述错误的是

A. 按触法　　　　B. 透光法

C. 切开法　　　　D. 穿刺法

E. 点压法

答案解析：C。确认成脓的方法：按触法、透光法、穿刺法、点压法、B 超。切开法是治疗方法。

3. 痰肿的临床特点是

A. 肿势高突，根盘收束

B. 坚硬如石，皮色不变

C. 肿势软如棉，或硬如馒

D. 皮紧内软，喜怒有变

E. 皮肤漫肿，其色青紫

答案解析：C。痰肿：肿势软如棉，或硬如馒，大小不一，形态各异，无处不生，不红不热，皮色不变。见于瘰疬、脂瘤等。

考点发散：肿是由各种致病因素引起的经络阻隔、

气血凝滞而成的体表症状。而肿势的缓急、集散程度，常为判断病情虚实、轻重的依据。

4. 疮疡化脓时，临床常见的疼痛性质是

A. 阵发痛　　　B. 持续痛

C. 烧灼痛　　　D. 胀裂痛

E. 跳啄痛

答案解析：E。化脓痛：痛势急胀，痛无止时，如同鸡啄，按之中软应指。见于疮疡成脓期。

考点发散：痛是气血凝滞，阻塞不通的反映。疼痛增剧与减轻为病势进展与消退的标志。

二、B1 型题

（1~2题共用备选答案）

A. 风温、风热　　　B. 风寒、风湿

C. 湿热、寒湿　　　D. 气滞、血瘀

E. 气郁、火郁

1. 发于人体上部的疮疡，其病因多为

2. 发于人体下部的疮疡，其病因多为

答案解析：1. A　2. C。①发于上部的疾病病因多为风温、风热。特点：多发于头面、颈项、上肢。

来势迅猛，多见风热证、风温证，实证、阳证居多。常见症状：发热恶风，头痛头晕，面红目赤，口干耳鸣，鼻燥咽痛，舌尖红而苔薄黄，脉浮而数；或局部红肿宣浮，忽起忽消，根脚收束，肿势高突，疼痛剧烈，溃疡则脓稠而黄。②发于下部的疾病病因多为寒湿、湿热。特点：多发于臀、前后阴、腿、胫、足。起病缓慢，缠绵难愈，反复发作。一般初起多为阴证，后期虚证为主，多兼夹余邪。常见症状：患部沉重不爽，二便不利，或肿胀如绵，或红肿流滋，或疮面紫暗、腐肉不脱、新肉不生。

考点发散：发于中部的疾病多为气郁、火郁。特点：多发于胸、腹、胁、肋、腰、背。发病前有情志不畅刺激史，或素有性格郁闷。情志变化可影响病情。初多为气郁证、火郁证，属实，破溃则虚实夹杂，后期正虚为主。常见症状：呕恶上逆，胸胁胀痛，腹胀痞满，纳食不化，大便秘结或硬而不爽，腹痛肠鸣，小便短赤，舌红，脉弦数。

第三单元　中医外科疾病治法

一、A1 型题

1. 下列哪项不是清热法的适应证

A. 热毒内传之走黄内陷

B. 药物性皮炎皮损色红、灼热

C. 流痰初起，骨骼隐痛，漫肿不显者

D. 流痰后期，阴虚火旺，虚热不退者

E. 局部红、肿、热、痛

答案解析：C。流痰初起，骨骼隐痛，漫肿不显者为阴证疮疡，不适用清热法。清热法用于热毒之证，症见局部红、肿、热、痛，伴发热烦躁，口咽干燥，舌红苔黄、脉数等，如疔疮、疖、痈诸疮疡。清气分热用于局部色红或皮色不变、灼热肿痛的阳证，或皮肤病之皮损焮红灼热，脓疱、糜烂并伴壮热烦躁，口干喜冷饮，溲赤便干，舌质红，苔黄腻或黄糙，脉洪数者，如颈痈、流注、接触性皮炎、脓疱疮等。清血分热用于邪热侵入营血，症见局部焮红灼热的外科疾病，如烂疔、发、大面积烧伤；皮肤病出现红斑、瘀点、灼热，如丹毒、白疕（血热型）、红蝴蝶疮等，伴有高

热，口渴不欲饮，心烦不寐，舌质红绛、苔黄、脉数等。以上三法在热毒炽盛时可相互同用。养阴清热用于阴虚火旺的慢性病证，如红蝴蝶疮，有头疽溃后，蛇串疮恢复期，或走黄，内陷后阴伤有热者。清骨蒸潮热一般用于瘰疬、流痰后期虚热不退的病症。

2. 肿疡毒势方盛，正气已虚，不能托毒外出者，内治方药宜选用

A. 透脓散　　　B. 仙方活命饮

C. 黄连解毒汤　　D. 托里消毒散

E. 清肝解郁汤

答案解析：D。①补托法：用于肿疡毒势方盛，正气已虚，不能托毒外出者，症见局部疮形平塌，根盘散漫，难溃难腐，或溃后脓水稀少，坚肿不消，并伴精神不振，面色无华，脉数无力等症状。代表方剂为托里消毒散。②内托法：用补益和透脓药物，扶助正气，托毒外出，使疮疡毒邪移深居浅，早日液化成脓，或使病灶趋于局限化，使邪盛者不致脓毒旁窜深溃，正虚者不致毒邪内陷，

从而达到脓出毒泄、肿痛消退的目的。可分为透托法和补托法两类。其中补托法又可分为益气托毒法和温阳托毒法。

3. 太乙膏的功效是

　　A. 清热消肿，散瘀化痰

　　B. 活血祛腐，解毒止痛

　　C. 消肿止痛，提脓祛腐

　　D. 消肿清火，解毒生肌

　　E. 温经和阳，祛风散寒

答案解析：D。太乙膏性偏清凉，能消肿、清火、解毒、生肌。

考点发散：千捶膏性偏寒凉，能消肿、解毒、提脓、去腐、止痛。阳和解凝膏能温经和阳、祛风散寒、调气活血、化痰通络。咬头膏具有腐蚀性，能蚀破疮头。

4. 下列哪种药物为提脓祛腐药

　　A. 九一丹　　　　B. 红灵丹

　　C. 八宝丹　　　　D. 白降丹

　　E. 桂麝散

答案解析：A。提脓去腐药具有提脓去腐的作用。适用于溃疡初期，脓栓未溶，腐肉未脱，或脓水不净，新肉未生之际。提脓去腐的主药是升丹，目前常用的有九一丹、八二丹、七三丹、五五丹、九黄丹等。在腐肉已脱，脓水已少的情况下，宜减少升丹含量。此外，尚有不含升丹的提脓祛腐药，如黑虎丹，可用于升丹过敏者。

考点发散：消散药具有渗透和消散作用。适用于肿疡初起，而肿势局限尚未成脓者。阳毒内消散、红灵丹活血止痛、消肿化痰，适用于一切阳证。

阴毒内消散、桂麝散黑退消温经活血、破坚化痰、散风逐寒，适用于一切阴证。腐蚀药与平胬药，如白降丹。生肌收口药，具有解毒、收敛、促进新肉生长的作用。适用于溃疡腐肉已脱、脓水将尽时。常用的有生肌散、八宝丹等。

二、B1 型题

（1~2 题共用备选答案）

　　A. 不会出现过敏现象

　　B. 柔软、滑润，无板硬、黏着不适感

　　C. 不会刺激皮肤引起皮炎

　　D. 能使疮口早日愈合

　　E. 富有黏性，能固定患部，使患部减少活动

1. 使用膏药的主要优点有

2. 使用油膏的主要优点有

答案解析：1. E　2. B。①膏药：古代称薄贴，现称硬膏，适用于一切外科疾病初起、成脓、溃后各个阶段，能固定患部，使患部减少活动。②油膏：现称软膏，适用于肿疡、溃疡，皮肤病糜烂结痂渗液不多者，以及肛门病等，柔软、滑润，无板硬、黏着不适感。

考点发散：凡疮疡使用膏药，有时可能引起皮肤焮红，或起丘疹，或发生水疱，瘙痒异常，甚则溃烂等现象，称为膏药风；或溃疡脓水过多，浸淫皮肤，而引起湿疮。此外，膏药不可去之过早。凡皮肤湿烂，疮口腐肉已尽，油膏应薄而勤换。如油膏刺激皮肤引起皮炎，应改用植物油或动物油调制油膏。在溃疡腐肉已脱、新肉生长之时，油膏宜薄。

第四单元　疮　疡

一、A1 型题

1. 发于皮肉之间的急性化脓性疾患，局部光软无头，红肿热痛（少数初起皮色不变），范围在 6~9 厘米，发病迅速，易肿、易溃、易脓、易敛。应诊断为

　　A. 疖　　　　　　B. 有头疽

　　C. 疔　　　　　　D. 附骨疽

　　E. 痈

答案解析：E。痈是指发生于体表皮肉之间的急性化脓性疾病。其特点是局部光软无头，红肿疼痛（少数初起皮色不变），结块范围多在 6~9 厘米，发病迅速，易肿、易脓、易溃、易敛，或伴恶寒、发热、口渴等症状。

考点发散：疖是指发生在肌肤浅表部位、范围较小的急性化脓性疾病。其特点是肿势限局，范围多在 3 厘米左右，突起根浅、色红、灼热、疼痛，易脓、易溃、易敛。

2. 治疗颈痈初起宜选用

A. 五味消毒饮   B. 黄连解毒汤

C. 仙方活命饮   D. 牛蒡解肌汤

E. 普济消毒饮

答案解析：D。颈痈的临床表现：颈旁结块，初起色白濡肿，形如鸡卵，灼热疼痛，伴有恶寒发热、头痛、项强、咽痛、口干、溲赤便秘，苔薄腻，脉滑数等。治法：散风清热，化痰消肿。方药：牛蒡解肌汤或银翘散加减。

考点发散：若4~5日后发热不退，可见皮色渐红，肿势高突，疼痛加剧，痛如鸡啄，伴口干、便秘、溲赤，苔黄腻，脉滑数等症状。至7~10日按之中软而有波动感者，为内已成脓。溃后脓出黄白稠厚，肿退痛减，约10~14日愈合。若火毒炽盛或素体虚弱，病变可向对侧蔓延，或压迫结喉，形成锁喉痈，甚则危及生命。

3. 局部红肿热痛，突起根浅，肿势局限，范围在3厘米左右，易脓、易溃、易敛之病是

A. 痈   B. 疔

C. 疖   D. 有头疽

E. 无头疽

答案解析：C。疖的特点是肿势限局，范围多在3厘米左右，突起根浅，色红、灼热、疼痛，易脓、易溃、易敛。

考点发散：临床分暑疖（有头疖、无头疖）、蝼蛄疖、疖病。

4. 结喉之处，肿势散漫，坚硬灼痛，壮热口渴，吞咽困难的疾病是

A. 颈痈   B. 瘰疬

C. 发颐   D. 臀核

E. 锁喉痈

答案解析：E。锁喉痈的临床特点是来势暴急，初起结喉处红肿绕喉，根脚散漫，坚硬灼热疼痛，范围较大，肿势蔓延至颈部两侧、腮颊及胸前，可连及咽喉、舌下，并发喉风、重舌甚至痉厥等险症，伴壮热口渴、头痛项强等症状。

考点发散：若火毒炽盛或素体虚弱，颈痈可向对侧蔓延，或压迫结喉，形成锁喉痈，甚则危及生命。

5. 关于有头疽病因病机的叙述，错误的是

A. 感受风温，湿热之毒

B. 情志内伤，气郁化火

C. 肾气亏损，火邪炽盛

D. 膏粱厚味，湿热火毒

E. 外感风温、风热挟痰

答案解析：E。有头疽的病因病机：外感风温，湿热邪毒，凝聚肌表，以致气血运行失常而成；或情志内伤，恼怒伤肝，思虑伤脾，肝脾郁结，气郁化火；或房室不节，恣欲伤肾，劳伤精气，肾水亏损，相火炽盛；或恣食膏粱厚味，脾胃运化失常，湿热火毒内生，均能导致脏腑蕴毒而发。

考点发散：有头疽总由外感风温、湿热，内有脏腑蕴毒，内外邪毒互相搏结，凝聚肌肤，以致营卫不和，气血凝滞，经络阻隔而成。素体虚弱及消渴患者易并发本病。若阴虚之体，水亏火炽，则热毒蕴结更甚；若气血虚弱之体，毒滞难化，不能透毒外出，均可使病情加剧，甚至发生疽毒内陷。

6. 有头疽的好发部位是

A. 臀部   B. 面部

C. 四肢部   D. 项后背部

E. 胸腹

答案解析：D。有头疽好发于项后、背部等皮肤厚韧之处。

考点发散：臀痈好发于臀部肌肉丰厚处。

7. 三陷证之火陷型多发生于疽证第几候

A. 2候   B. 1~2候

C. 3~4候   D. 2~3候

E. 4候

答案解析：B。内陷的分类根据病变不同阶段分为三种，火陷发于有头疽1~2候毒盛期。

考点发散：火陷：阴液不足，火毒炽盛，复因挤压疮口，或治疗不当或失时，以致正不胜邪，毒邪客于营血，内犯脏腑而成。

8. 三陷证之干陷型多发生于疽证第几候

A. 1~2候   B. 3~4候

C. 2~3候   D. 4候

E. 2候

答案解析：C。内陷的分类根据病变不同阶段分为三种，干陷发于2~3候溃脓期。

考点发散：干陷：气血两亏，正不胜邪，不能酿化为脓，载毒外泄，以致正愈虚，毒愈盛，形成内闭外脱。

9. 三陷证之虚陷型多发生于疽证第几候

A. 2候   B. 1~2候

C. 2~3 候   D. 4 候

E. 3~4 候

答案解析：D。内陷的分类根据病变不同阶段分为三种，虚陷发于 4 候收口期。

考点发散：虚陷：毒邪虽已衰退，而气血大伤，脾气不复，肾阳亦衰，导致生化乏源，阴阳两竭，余邪走窜入营。

10. 初起皮肤上有粟粒样脓头，红肿热痛，病情发展则脓头增多，溃后状如蜂窝，范围在 **9~12 厘米** 的是

A. 痈   B. 疔

C. 疖   D. 有头疽

E. 无头疽

答案解析：D。有头疽的特点是初起皮肤上即有粟粒样脓头，掀热红肿胀痛，迅速向深部及周围扩散，脓头相继增多，溃烂后状如莲蓬、蜂窝，范围常为 9~12 厘米。

考点发散：有头疽是发生于肌肤间的急性化脓性疾病。

11. 发于下列哪一部位的疔疮最易走黄

A. 项后   B. 四肢

C. 颜面   D. 少腹部

E. 膻中

答案解析：C。发于颜面部的疔疮，易走黄而有生命危险。

考点发散：颜面部疔疮若处理不当，或妄加挤压，或不慎碰伤，或过早切开等，可引起走黄，见疔疮顶陷色黑无脓，四周皮肤暗红，头面、耳、项俱肿，伴壮热烦躁，神昏谵语，舌质红绛，苔黄糙，脉洪数等。

12. 托盘疔发生于

A. 指端   B. 指甲下

C. 指甲背   D. 手指关节

E. 手掌中心

答案解析：E。托盘疔：初起整个手掌肿胀高突，失去正常的掌心凹陷或稍凸出，手背肿势通常更为明显，甚则延及手臂，疼痛剧烈，或伴发红丝疔。

考点发散：托盘疔约 2 周成脓，可损伤筋骨，影响屈伸功能，或并发疔疮走黄。若溃后脓出，肿退痛减，全身症状亦随之消失，再过约 7~10 天愈合。

13. 红丝疔挑刺疗法的操作要点为

A. 沿红线两头，针刺出血

B. 梅花针沿红线打刺，微微出血

C. 用三棱针从中挑断红线，微令出血

D. 按 "B" 法，并加神灯照法

E. 用三棱针沿红线寸寸挑断，并微微出血

答案解析：E。红丝疔红丝细者，宜用砭镰法。局部皮肤消毒后，以刀针沿红丝行走途径，寸寸挑断，并用拇指和食指轻捏针孔周围皮肤，微令出血，或在红丝尽头挑断，挑破处均盖贴太乙膏掺红灵丹。

考点发散：红丝疔的治疗：初期，可外敷金黄膏、玉露散；成脓，宜切开排脓，外敷红油膏；脓尽，用生肌散、白玉膏收口。

14. 发生 "走黄" 的原因是

A. 正虚   B. 伤津

C. 腑实   D. 邪盛

E. 表实

答案解析：D。走黄发生的主要原因是火毒炽盛，毒入营血，内攻脏腑。

考点发散：内陷证发生的根本原因是正气内虚，火毒炽盛，加之失治或不当，以致正不胜邪，反陷入里，客于营血，内犯脏腑。

15. 疔疮走黄的原因不包括

A. 早期失治误治   B. 挤压碰伤肿胀

C. 过早切开引流   D. 麻痘余毒未清

E. 误食辛热之品

答案解析：D。生疔之后，早期失治，毒势不得控制，或挤压碰伤，过早切开，毒邪扩散，或误食辛热及酒肉鱼腥等发物，或艾灸疮头，更增火毒，均可促使疔毒发散，入营入血，内攻脏腑。

考点发散：疔疮走黄的特点是疮顶忽然凹陷，色黑无脓，肿势迅速扩散，伴见心烦作躁、神识昏愦等七恶证。

二、A2 型题

1. 患儿颈部结块，形如鸡卵，皮色不变，灼热疼痛，边界清楚，伴风温外感症状。治法应为

A. 清热利湿，和营消肿

B. 和营托毒，清热利湿

C. 散风清热，化痰消肿

D. 清热解毒，和营消肿

E. 清热解毒

答案解析：C。颈痈多见于儿童，风热痰毒证可见颈旁结块，初起色白濡肿，形如鸡卵，灼热疼痛，逐渐红肿化脓，伴有恶寒发热、头痛、项强、咽痛、口干、溲赤便秘，苔薄腻，脉滑数等。治宜散风清热，化痰消肿，方选牛蒡解肌汤或银翘散加减。

2. 患者左腋下肿痛 4 天，左上肢活动不利，1 周前有左手指外伤史。治疗宜选用
   A. 柴胡清肝汤　　　B. 五神汤
   C. 萆薢渗湿汤　　　D. 仙方活命饮
   E. 牛蒡解肌汤

   答案解析：A。腋痈发病前多有手部或臂部皮肤皲裂、破损或疮疡等病史。初起多见腋部暴肿，皮色不变，灼热疼痛，同时上肢活动不利，伴恶寒发热、纳呆、苔薄、脉滑数等症状。方药：柴胡清肝汤加减。

   考点发散：腋痈之肝郁痰火证可见腋部暴肿热痛，全身发热，头痛，胸胁牵痛，舌质红，苔黄，脉弦数。治法：清肝解郁，消肿化毒。方药：柴胡清肝汤加减。脓成加炙甲片、皂角刺。

3. 8 月上旬，一男性儿童前额部出现两个红肿结块，约 2cm×2cm，中央有一个脓头未溃，疼痛拒按，伴口渴便秘、尿短赤。治疗宜选用
   A. 五味消毒饮　　　B. 仙方活命饮
   C. 清暑汤　　　　　D. 防风通圣散
   E. 黄连解毒汤

   答案解析：C。疖之暑热浸淫证发于夏秋季节，以小儿及产妇多见。局部皮肤红肿结块，灼热疼痛，根脚很浅，范围局限，伴发热、口干、便秘、溲赤，舌苔薄腻，脉滑数。治法：清暑化湿解毒。代表方：清暑汤加减。

4. 患者鼻翼右侧有一枚粟粒样脓头，麻痒并作，红肿热痛，顶突根深坚硬，舌红，苔薄黄，脉滑数。治则应为
   A. 清热解毒，和营托毒
   B. 清热利湿，和营消肿
   C. 散风清热，化痰消肿
   D. 清热解毒
   E. 和营托毒，清热利湿

   答案解析：D。疔之内治，以清热解毒为治疗大法。初期，热毒蕴结证治宜清热解毒。

   考点发散：颜面部疔疮多发于额前、颧、颊、鼻、口唇等部。初期，在颜面部某处皮肤上忽起一粟米样脓头，或痒或麻，以后逐渐红肿热痛，肿势范围 3～6cm，但根深坚硬，状如钉丁，重者有恶寒发热等症状。

5. 患者手指生疮，整个患指红肿疼痛，并有以下特征：患指均匀肿胀，呈圆柱状；手指呈半屈曲状，作患指被动伸直运动时，引起剧烈疼痛；指腹有显著压痛。应诊断为
   A. 蛇头疔　　　　　B. 蛇肚疔
   C. 沿爪疔　　　　　D. 托盘疔
   E. 蛇背疔

   答案解析：B。蛇肚疔：发于指腹部，整个患指红肿疼痛，呈圆柱状，形似小红萝卜，关节轻度屈曲，不能伸展，若强行扳直，即觉剧痛。

   考点发散：蛇肚疔诸症渐重，约 7～10 天成脓。溃后脓出黄稠，逐渐肿退痛止，约 2 周痊愈；若损伤筋脉，则愈合缓慢，常影响手指的屈伸。

6. 患儿 5 岁，生疖于头顶皮肉较薄之处，引流不畅，头皮串空，应诊断为
   A. 痈　　　　　　　B. 有头疽
   C. 附骨疽　　　　　D. 蝼蛄疖
   E. 多发性疖

   答案解析：D。蝼蛄疖：多发于儿童头部。疮大如梅李，相联三五枚，溃破脓出而不易愈合，日久头皮窜空，如蝼蛄串穴之状。

   考点发散：蝼蛄疖病久可损及颅骨，如以探针或药线探之，可触及粗糙的骨质。

7. 一中年男性，下腹部生疮，初起肿块上有粟粒样脓头，抓破之后，肿痛加重，色红灼热，脓头相继增多，溃后如蜂窝状，范围约 12cm×12cm 左右，兼有发热头痛、食欲不振、便秘尿赤、舌红苔黄，脉弦数，应诊断为
   A. 疔　　　　　　　B. 疖
   C. 有头疽　　　　　D. 脐痈
   E. 胯腹痈

   答案解析：C。有头疽初期：局部红肿结块，上有粟粒状脓头，作痒作痛，逐渐向周围和深部扩散，脓头增多，色红、灼热、疼痛，伴恶寒发热、头痛、食欲不振等明显的全身症状，舌苔白腻或黄腻，脉多滑数或洪数。溃脓期：疮面腐烂形似蜂窝，肿势范围大小不一，常超过 10cm，甚至大逾盈尺，伴高热口渴、便秘溲赤。

考点发散：有头疽以项、背部多见，好发于成年人，以中老年人居多。按局部症状可分为四候，每候约 7 天。

8. 某患者，颈后疮形高肿，色红，多个脓头，焮热剧痛，舌红苔黄，脉洪大。治则应为

A. 清热利湿，和营消肿

B. 散风清热，化痰消肿

C. 清热解毒，和营消肿

D. 清热泻火，和营托毒

E. 清热解毒

答案解析：D。有头疽之火毒凝结证多见于壮年正实邪盛者。症见局部红肿高突，灼热疼痛，根脚收束，迅速化脓脱腐，脓出黄稠，伴发热、口渴、尿赤，舌苔黄，脉数有力。治法：清热泻火，和营托毒。代表方：黄连解毒汤合仙方活命饮加减。

9. 患者一侧臀部结块肿胀疼痛，皮肤灼热，红肿以中心为著，边界不清，步行困难，身热头痛，病前有局部肌内注射史。应诊断为

A. 丹毒 B. 流注

C. 臀痈 D. 环跳疽

E. 附骨疽

答案解析：C。臀痈是发生于臀部肌肉丰厚处范围较大的急性化脓性疾病。由于肌内注射引起者，俗称针毒结块。其特点是来势急，病位深，范围大，难于起发，成脓较快，但腐溃较难，收口亦慢。

考点发散：发是病变范围较痈大的急性化脓性疾病。其特点是初起无头、红肿蔓延成片，中央明显，四周较淡，边界不清，灼热疼痛，有的 3 ~ 5 日后中央色褐腐溃，周围湿烂，全身症状明显。常见的发有生于结喉处的锁喉痈、生于臀部的臀痈、生于手背部的手发背、生于足背的足发背。

10. 某男，25 岁，农民。右指头肿胀疼痛 7 天，呈蛇头状肿，皮色焮红，疼痛剧烈，手指下垂时加重，伴恶寒发热、头痛。透光试验见指头腹侧有一豆状黑色点。诊断为蛇头疔，外治宜

A. 金黄膏外敷 B. 鲜猪胆汁外敷

C. 切开引流 D. 10% 黄柏液湿敷

E. 白玉膏外敷

答案解析：C。手足部疔疮成脓期切开引流的要求：宜及早切开排脓，一般应尽可能循经直开。

考点发散：蛇头疔宜在指掌面一侧作纵形切口，必要时行对口引流；蛇肚疔宜在手指侧面作纵形切口，切口长度不得超过上下指关节面。

三、B1 型题

（1 ~ 2 题共用备选答案）

A. 蛇眼疔 B. 蛇头疔

C. 疖 D. 红丝疔

E. 有头疽

1. 易损伤筋骨的是

2. 易并发走黄变证的是

答案解析：1. B 2. D。蛇头疔发于手足部的疔疮，易损筋伤骨而影响功能。红丝疔邪毒重者可内攻脏腑，发生走黄。

考点发散：蛇眼疔失治，可在指甲背面上透现一点黄色或灰白色脓疱，或整个甲身内有脓液，或甲下溃空，或胬肉突出，甚至指（趾）甲脱落。

（3 ~ 4 题共用备选答案）

A. 内发丹毒 B. 赤游风

C. 流火 D. 抱头火丹

E. 蝼蛄疖

3. 患者躯干部皮肤突然发红成片，色如丹涂的急性感染性疾病，称为

4. 患者头面部皮肤焮红灼热，肿胀疼痛，甚则发生水疱，眼胞肿胀难睁的急性感染性疾病，称为

答案解析：3. A 4. D。丹毒是患部皮肤突然发红成片、色如涂丹的急性感染性疾病。根据其发病部位的不同，丹毒有不同的病名，如生于躯干部的为内发丹毒，发于头面部的为抱头火丹，发于小腿足部的为流火，多生于新生儿臀部的为赤游丹毒。

考点发散：丹毒总由血热火毒为患。发于头面部者，多夹风热；发于胸腹腰胯部者，多夹肝脾郁火；发于下肢者，多夹湿热；发于新生儿者，多有胎热火毒。

（5 ~ 6 题共用备选答案）

A. 附骨疽 B. 托盘疔

C. 蝼蛄疖 D. 红丝疔

E. 蛇肚疔

5. 可采用"十"字切开法治疗的疾病是

6. 可采用砭镰法治疗的疾病是

答案解析：5. C 6. D。蝼蛄疖，宜作"十"字形剪开，如遇出血，可用棉垫加多头带缚扎以压迫止血。红丝疔红丝细者，宜用砭镰法。托盘疔应

依掌横纹切开，切口应够大，保持引流通畅，手

掌处显有白点者，应先剪去厚皮，再挑破脓头。

第五单元　乳房疾病

一、A1 型题

1. 进行乳房触诊检查时触摸乳房四个象限的次序是

A. 内上、外上、外下、内下象限

B. 内上、内下、外下、外上象限

C. 外上、外下、内下、内上象限

D. 外下、外上、内下、内上象限

E. 内上、外下、外上、内下象限

答案解析：A。乳房肿块检查按照一定次序触摸乳房的四个象限：内上、外上、外下、内下象限。

考点发散：乳房肿块检查先按顺序触摸乳房四个象限，继而触摸乳晕部分，注意有无血液从乳头溢出，最后触摸腋窝、锁骨下及锁骨上区域。

2. 检查乳房的时间最好选在

A. 月经来潮第 1~7 天

B. 月经来潮第 7~10 天

C. 月经来潮第 10~17 天

D. 月经来潮前后 1 周

E. 任意时间

答案解析：B。检查乳房最好在月经来潮的第 7~10 天，因其是乳房生理最平稳时期，有病变容易发现。

考点发散：乳房触诊时应注意几个问题：①发现乳房内肿块时，应注意肿块的位置、形状、数目、大小、质地、边界、表面情况、活动度及有无压痛。②肿物是否与皮肤粘连，可用手指轻轻提起肿物附近的皮肤，以确定有无粘连。

3. 乳痈是因何而引起的急性化脓性疾病

A. 热毒入侵乳房　　B. 寒邪阻滞经络

C. 痰湿流注乳络　　D. 火毒攻心

E. 肺热壅滞

答案解析：A。乳汁郁积、肝郁胃热、感受外邪均可使乳络闭阻不畅，郁滞不通，郁而化热，形成乳痈。乳汁郁积是乳痈最常见的原因。

4. 乳痈相当于西医学的

A. 慢性乳腺炎　　B. 急性化脓性乳腺炎

C. 乳腺癌　　D. 乳腺纤维瘤

E. 乳腺增生病

答案解析：B。乳痈属于急性感染性疾病，相当于西医学的急性化脓性乳腺炎。西医认为本病多因产后抵抗力下降，乳头破损，乳汁淤积，细菌沿淋巴管、乳管侵入乳房，继发感染而成。其致病菌多为金黄色葡萄球菌，其次为白色葡萄球菌和大肠埃希菌。

5. 乳痈成脓，热毒炽盛，应清热解毒、托里透脓，方用透脓散加味，热甚者，加用

A. 丹皮、栀子、牛膝、川芎

B. 黄连、黄柏、黄芪、黄芩

C. 茯苓、泽泻、槐花、黄柏

D. 桑叶、菊花、槐角、地榆

E. 生石膏、知母、金银花、蒲公英

答案解析：E。生石膏、知母、金银花、蒲公英均有清热泻火解毒的功效，蒲公英兼有消痈散结之力。乳痈口渴甚者，加天花粉、鲜芦根等。

6. 粉刺性乳痈的特点是

A. 多在妊娠期发病

B. 多在妊娠期和哺乳期发病

C. 多在青春期发病

D. 多在非哺乳期或非妊娠期发病

E. 多在哺乳期发病

答案解析：D。粉刺性乳痈是一种以乳腺导管扩张，浆细胞浸润为病变基础的慢性非细菌性感染的乳腺化脓性疾病。

7. 粉刺性乳痈是

A. 急性细菌性的乳腺炎症性疾病

B. 急性非细菌性的乳腺炎症性疾病

C. 慢性非细菌性的乳腺炎症性疾病

D. 慢性细菌性的乳腺炎症性疾病

E. 乳腺良性肿瘤性疾病

答案解析：C。粉刺性乳痈即西医的"浆细胞性乳腺炎"，是一种以乳腺导管扩张，浆细胞浸润为病变基础的慢性非细菌性感染的乳腺化脓性疾病。

考点发散：乳痈是急性细菌性的乳腺炎症性疾病。

8. 乳癖相当于西医学的

A. 乳腺增生病　　B. 乳腺炎

C. 乳腺癌　　　　　D. 乳腺结核

E. 乳腺纤维瘤

答案解析：A。乳癖是乳腺组织既非炎症也非肿瘤的良性增生性疾病，相当于西医的乳腺增生病。

考点发散：乳岩相当于西医学的乳腺癌，乳核相当于西医学的乳腺纤维瘤。

9. 乳癖的临床表现主要是

A. 乳房疼痛和乳头溢液

B. 乳房疼痛和乳房肿块

C. 乳房疼痛和乳房红肿

D. 乳房疼痛和皮肤溃破

E. 乳房肿块和乳头溢液

答案解析：B。乳癖的临床表现主要是单侧或双侧乳房疼痛并出现肿块。乳痛和肿块与月经周期及情志变化密切相关。乳房肿块大小不等，形态不一，边界不清，质地不硬，活动度好。肿块的形态常可分为片块型、结节型、混合型、弥漫型等几种类型。

10. 乳癖是临床上最常见的乳房疾病，关于该病的叙述，正确的是

A. 该病没有癌变倾向

B. 该病癌变率为 75%

C. 有乳腺癌家族史的患者癌变率在 75% 以上

D. 该病有一定的癌变倾向

E. 有乳腺癌家族史的患者癌变率为 90%

答案解析：D。根据研究资料发现，乳癖有一定的癌变危险，尤其对伴有乳腺癌家族史的患者，更应引起重视。对于长期服药而肿块不消反而增大，且质地较硬、边缘不清，疑有恶变者，应手术切除。

11. 乳核相当于西医学的

A. 乳腺癌　　　　　B. 乳腺纤维腺瘤

C. 乳腺增生病　　　D. 乳房异常发育症

E. 急性化脓性乳腺炎

答案解析：B。乳核是发生在乳房部最常见的良性肿瘤，相当于西医的乳腺纤维腺瘤。好发于 20 ~ 25 岁的青年妇女，乳中结核，形如丸卵，边界清楚，表面光滑，推之活动。

12. 乳岩是

A. 女性最常见的良性肿瘤之一

B. 女性较少见的良性肿瘤

C. 女性最常见的恶性肿瘤之一

D. 女性较少见的恶性肿瘤

E. 女性罕见的良性肿瘤

答案解析：C。乳岩是女性最常见的恶性肿瘤之一。无生育史或无哺乳史的妇女，月经过早来潮或绝经期愈晚的妇女，有乳腺癌家族史的妇女，乳腺癌的发病率相对较高。发病年龄一般在 40 ~ 60 岁，绝经期妇女发病率相对较高。

13. 乳岩的临床表现主要是

A. 乳房疼痛并乳头溢液

B. 乳房肿块并乳头溢液

C. 乳房红肿并疼痛

D. 乳房内触及无痛性肿块

E. 乳房内触及疼痛性肿块

答案解析：D。乳岩常为乳房内无痛肿块，边界不清，质地坚硬，表面不光滑，不易推动，常与皮肤粘连，出现病灶中心酒窝征，个别可伴乳头溢液。

考点发散：乳房部出现无痛、无热、皮色不变而质地坚硬的肿块，推之不移，表面不光滑，凹凸不平，或乳头溢血，晚期溃烂，凹如泛莲。

14. 乳岩首选何种治疗方法

A. 化疗　　　　　　B. 手术

C. 放疗　　　　　　D. 内分泌治疗

E. 中药治疗

答案解析：B。早期诊断是乳岩治疗的关键。原则上以手术治疗为主。中医药治疗多用于晚期患者，特别对手术后患者有良好的调治作用，对放疗、化疗有减毒增效作用，可提高患者生存质量，或延长生存期。

15. 乳岩的发病年龄一般在

A. 20 ~ 30 岁　　　　B. 15 ~ 30 岁

C. 40 ~ 60 岁　　　　D. 30 ~ 40 岁

E. 60 ~ 70 岁

答案解析：C。乳岩发病年龄一般在 40 ~ 60 岁，绝经期妇女发病率相对较高。

二、A2 型题

1. 哺乳期患者，一侧乳房广泛紧韧肿硬，皮色紫红，皮肤呈橘皮样变，全身炎症反应不明显，应首先考虑为

A. 乳岩　　　　　　B. 乳痨

C. 乳痈　　　　　　D. 乳发

E. 乳癖

答案解析：A。乳房炎性癌临床少见，多发于青年妇女，半数发生在妊娠期或哺乳期。起病急骤，乳房迅速增大，皮肤水肿、充血，发红或紫红色、发热，但没有明显的肿块可扪查到。

考点发散：乳痈多见于产后 3~4 周的哺乳期妇女，初起常有乳头皲裂，哺乳时感觉乳头刺痛，伴有乳汁郁积或结块，乳房局部肿胀疼痛，皮色不红或微红，皮肤不热或微热，或伴有全身感觉不适、恶寒发热、食欲不振，脉滑数。

2. 患者，女性，38 岁。因双乳胀痛伴肿块数年而就诊。检查发现双乳可扪及多个大小不等的结节，质韧，腋窝未及肿大淋巴结，挤压乳头时有少量淡黄色液体溢出。细胞学检查无异常发现，最可能的诊断是

A. 乳岩　　　　　　B. 乳核

C. 乳漏　　　　　　D. 乳衄

E. 乳癖

答案解析：E。乳癖的好发年龄在 25~45 岁，乳房疼痛以胀痛为主，也有刺痛或牵拉痛。乳房肿块可发生于单侧或双侧，大多位于乳房的外上象限，也可见于其他象限。肿块质地中等或质硬不坚，表面光滑或颗粒状，活动度好，大多伴有压痛。乳房肿块可于经前期增大变硬，经后稍见缩小变软。个别患者还可伴有乳头溢液，呈白色、黄绿色，或呈浆液状。

考点发散：乳岩的特点是乳房部出现无痛、无热、皮色不变而质地坚硬的肿块，推之不移，表面不光滑，凹凸不平，或乳头溢血，晚期溃烂，凹如泛莲。

3. 患者，女性，26 岁。产后第三周出现恶寒发热，右乳肿胀疼痛，体温 38.7℃，检查见右乳红肿，无波动感。此时的治疗方法应是

A. 切开引流

B. 疏肝理气，化痰散结

C. 疏肝清胃，通乳消肿

D. 清热解毒，托里透脓

E. 泻火解毒利湿

答案解析：C。乳痈之气滞热壅证可见乳汁郁积结块，皮色不变或微红，肿胀疼痛，伴有恶寒发热、周身酸楚、口渴、便秘、苔薄、脉数。治法：疏肝清胃，通乳消肿。方药：瓜蒌牛蒡汤加减。乳汁壅滞者，加王不留行、路路通、漏芦等；肿块

明显者，加当归、赤芍、桃仁等。

4. 患者，女性，24 岁。左乳房内单个肿块，无疼痛，边界清楚，表面光滑，活动度好，应诊断为

A. 乳癖　　　　　　B. 乳核

C. 乳痈　　　　　　D. 乳岩

E. 乳疬

答案解析：B。乳核多发于 20~25 岁的女性，肿块常单个发生，形状呈圆形或椭圆形，边界清楚，质地坚实，表面光滑，按之有硬橡皮球之弹性，活动度大，触诊常有滑脱感。肿块一般无疼痛感，少数可有轻微胀痛，但与月经无关。乳核一般生长缓慢，如妊娠期迅速增大，应排除恶变可能。

5. 患者，女性，42 岁。乳房肿块，界限不清，经前乳房胀痛，应首先考虑

A. 乳岩　　　　　　B. 乳核

C. 乳癖　　　　　　D. 乳痈

E. 乳疬

答案解析：C。乳癖好发于 25~45 岁的中青年女性，单侧或双侧乳房疼痛并出现肿块，乳房肿块大小不等，形态不一，边界不清，质地不硬，活动度好。乳痛和肿块与月经周期及情志变化密切相关。乳癖应与乳岩相鉴别，后者从发病年龄、肿块性质和疼痛特点上都与乳癖不同。

6. 某女，28 岁。左乳红肿热痛，硬胀 3 天，伴恶寒发热、口干欲饮、小便短赤、大便秘结，苔黄而干，脉滑数。其病机为

A. 肝气郁结

B. 气血凝滞

C. 饮食不节，阳明有热

D. 肝胃不和，胃热壅滞

E. 感染邪毒，蕴火化热

答案解析：D。乳痈的病因病机：情志不畅，肝气郁结，厥阴之气失于疏泄；产后饮食不节，脾胃运化失司，阳明胃热壅滞，均可使乳络闭阻不畅，郁而化热，形成乳痈。

7. 患者，女性，40 岁。右侧乳房乳晕部肿块半年，近一周肿块红肿疼痛，检查发现乳头凹陷，切开引流时可见脓液中夹有粉渣样物。应诊断为

A. 粉刺性乳痈　　　　B. 乳岩

C. 乳癖　　　　　　D. 乳晕部痈疖

E. 导管内乳头状瘤

答案解析：A。粉刺性乳痈在急性期局部有红肿热

痛等炎症反应，常被误诊为乳晕部一般痈疖。根据素有乳头凹陷，反复发作的炎症以及切开排脓时脓液中夹有粉渣样或油脂样物等特点，可与一般乳房部痈疖相鉴别。

考点发散：乳头状瘤有乳头溢液，呈血性及淡黄色液体，有时乳晕部触到绿豆大圆形肿块，易与粉刺性乳痈相混淆，但无乳头凹陷畸形，乳孔无粉渣样物排出，肿块不会化脓。

8. 患者，女性，31岁。双侧乳房肿块2年，经前胀痛加重，伴有胸闷胁胀、善郁易怒、失眠多梦、心烦口苦，苔薄黄，脉弦滑。治疗宜选用

A. 二仙汤　　　　B. 四物汤
C. 逍遥蒌贝散　　D. 瓜蒌牛蒡汤
E. 逍遥散

答案解析：C。乳癖之肝郁痰凝证的治法：疏肝解郁，化痰散结。方药：逍遥蒌贝散加减。

考点发散：乳癖之冲任失调证的治法：调摄冲任。方药：二仙汤合四物汤加减。

9. 女性，患者，22岁。右侧乳房肿块如红枣大小，疼痛不甚，肿块表面光滑，推之可移，伴胸闷叹息，舌质正常，苔薄白，脉弦。治宜

A. 疏肝活血，化痰散结
B. 疏肝解郁，化痰散结
C. 调摄冲任
D. 调补气血，清热解毒
E. 健脾和胃

答案解析：B。乳核之肝气郁结证的治法：疏肝解郁，化痰散结。方药：逍遥散加减。

10. 患者，女性，63岁。乳腺癌术后1月余，局部切口愈合欠佳，创面色暗，时有渗液，形体消瘦，面色萎黄，头晕目眩，神倦乏力，少气懒言，舌质淡，苔薄白，脉沉细。治疗宜选用

A. 参苓白术散
B. 八珍汤加半枝莲、白花蛇舌草、石见穿、露蜂房
C. 人参养荣汤
D. 理中汤
E. 二仙汤合开郁散加减

答案解析：C。乳岩之气血两亏证的治法：补益

气血，宁心安神。方药：人参养荣汤加减。

考点发散：乳岩之正虚毒炽证的治法：调补气血，清热解毒。方药：八珍汤加减。

三、B1型题

（1~2题共用备选答案）
A. 肝经、肾经　　B. 肝经、脾经
C. 肝经、胃经　　D. 脾经、肾经
E. 脾经、胃经

1. 男子乳头与乳房分属于哪条经脉
2. 女子乳头与乳房分属于哪条经脉

答案解析：1. A　2. C。足阳明胃经行贯乳中；足太阴脾经，络胃上膈，布于胸中；足厥阴肝经上膈，布胸胁绕乳头而行；足少阴肾经，上贯肝膈而与乳联，故称"男子乳头属肝，乳房属肾；女子乳头属肝，乳房属胃"。

考点发散：冲任两脉起于胞中，任脉循腹里，上关元至胸中；冲脉夹脐上行，至胸中而散，所以乳房疾病与肝、胃、肾经及冲任两脉有密切联系。

（3~4题共用备选答案）
A. 20~40岁　　B. 25~45岁
C. 40~60岁　　D. 50~70岁
E. 20~25岁

3. 乳癖的好发年龄是
4. 乳核的好发年龄是

答案解析：3. B　4. E。乳癖好发于25~45岁的中青年女性，乳核好发于20~25岁青年女性。

考点发散：乳癌发病年龄一般在40~60岁。

（5~6题共用备选答案）
A. 乳衄　　B. 乳漏
C. 袋脓　　D. 乳痨
E. 传囊乳痈

5. 乳痈溃后脓液波及其他乳络会形成
6. 乳痈溃后乳汁自疮口溢出会形成

答案解析：5. E　6. B。乳痈溃后脓液波及其他乳络形成传囊乳痈；乳痈溃后乳汁从疮口溢出，久治不愈，形成乳漏。

考点发散：乳痈溃后若脓出通畅，则肿消痛减，寒热渐退，疮口逐渐愈合；若溃后脓出不畅，肿势不消，疼痛不减，身热不退，可能形成袋脓。

第六单元 瘿

一、A1 型题

1. 以下哪项不是瘿病的病机

A. 气滞   B. 血瘀

C. 痰凝   D. 血虚风燥

E. 痰火郁结

答案解析：D。瘿病是在致病因素的作用下导致的脏腑经络功能失调。气滞、血瘀、痰凝结于颈部，而逐渐形成瘿病。

考点发散：冲任失调亦为瘿病的病机。

2. 为瘿病患者行触诊检查时，检查者应位于

A. 患者对面   B. 患者后面

C. 患者侧面   D. 患者对面或后面

E. 患者对面或侧面

答案解析：D。瘿病的触诊：可位于患者对面，也可站在患者后面，双手放于甲状腺部触摸。患者端坐，双手放于两膝，显露颈部并使患者头部略为俯下，使颈前部肌肉和筋膜松弛。

3. 以下哪项是气瘿的特点

A. 肿块坚硬   B. 疼痛

C. 随喜怒消长   D. 肿块局限

E. 发展缓慢

答案解析：C。气瘿的病因：一为忧恚，二为水土。主要是由于忧恚情志内伤，以致肝脾气逆，脏腑失和而生。其与生活地区和所饮水质有关者，亦每因动气而增患。

考点发散：《诸病源候论》谓："瘿者，由忧恚气结所生，亦曰饮沙水，沙随气入于脉，搏颈下而成之。"

4. 气瘿漫肿随喜怒消长，伴急躁易怒，善太息，证属

A. 气滞血瘀   B. 肝郁气滞

C. 冲任不调   D. 肝肾不足

E. 痰浊凝结

答案解析：B。气瘿之肝郁气滞证的证候：颈部弥漫性肿大，边缘不清，随喜怒消长，皮色如常，质软无压痛，肿块随吞咽动作上下移动，伴急躁易怒、善太息，舌质淡红，苔薄，脉沉。治法：疏肝解郁，化痰软坚。方药：四海舒郁丸加减。

5. 以下哪一项是气瘿的临床表现的特点

A. 男性发病率较女性略高

B. 多发生在青春期

C. 在流行地区常见于学龄前儿童

D. 腺体不随吞咽动作而上下移动

E. 如肿块进行性增大，可出现疼痛

答案解析：B。气瘿的临床表现：女性发病率较男性略高。一般多发生在青春期，在流行地区常见于入学年龄的儿童。初起时无明显不适感，甲状腺呈弥漫性肿大，腺体表面较平坦，质软不痛，皮色如常，腺体随吞咽动作而上下移动。如肿块进行性增大，可下垂，自觉沉重感，可压迫气管、食管、血管、神经等而引起各种症状。

考点发散：气瘿压迫气管，比较常见。自一侧压迫，可使气管向他侧移位或变弯曲；自两侧压迫，气管变为扁平，由于气管内腔变窄，呼吸发生困难。压迫食管，可引起吞咽不适感，但不会引起梗阻症状。压迫颈深部大静脉，可引起头颈部的血液回流受阻，出现颈部和胸前表浅静脉的明显扩张。压迫喉返神经，可引起声带麻痹，患者发音嘶哑。

6. 以下哪项不是肉瘿的特点

A. 如肉之团   B. 发展缓慢

C. 柔韧而圆   D. 漫肿质软

E. 结喉一侧或两侧结块

答案解析：D。肉瘿是瘿病中较常见的一种，其临床特点是颈前喉结一侧或两侧结块，柔韧而圆，如肉之团，随吞咽动作而上下移动，发展缓慢。肉瘿好发于青年女性及中年人。相当于西医的甲状腺腺瘤或囊肿，属甲状腺的良性肿瘤。

7. 以下哪项不是肉瘿的病因病机

A. 忧思郁怒   B. 气滞

C. 痰浊   D. 血热

E. 瘀血

答案解析：D。肉瘿是由于忧思郁怒，气滞、痰浊、瘀血凝结而成。

考点发散：情志抑郁，肝失条达，气滞血瘀；或忧思郁怒，肝旺乘土，脾失运化，痰湿内蕴。气滞、湿痰、瘀血随经络而行，留注于结喉，聚而成形，乃成肉瘿。

8. 肉瘿伴急躁易怒、汗出心悸、失眠多梦、消谷善饥、形体消瘦、手部震颤者，证属

  A. 肝郁气滞证 B. 气滞痰凝证

  C. 气阴两虚证 D. 肝肾不足证

  E. 冲任失调证

  答案解析：C。肉瘿之气阴两虚证的证候：颈部肿块柔韧，随吞咽动作上下移动，常伴有急躁易怒、汗出心悸、失眠多梦、消谷善饥、形体消瘦、月经不调、手部震颤等，舌红，苔薄，脉弦。治法：益气养阴，软坚散结。方药：生脉散合海藻玉壶汤加减。

9. 肉瘿相当于西医的

  A. 甲状腺腺瘤或囊肿 B. 急性甲状腺炎

  C. 桥本病 D. 甲状腺癌

  E. 地方性甲状腺肿

  答案解析：A。肉瘿相当于西医的甲状腺腺瘤或囊肿，属甲状腺的良性肿瘤。西医学对本病的病因认识尚不清楚，有的学者认为，甲状腺腺瘤是由甲状腺内残存的胚胎细胞发展而形成。

10. 石瘿相当于西医的

  A. 甲状腺炎 B. 甲状腺癌

  C. 甲状腺肿 D. 甲状腺病

  E. 甲状腺瘤

  答案解析：B。石瘿相当于西医的甲状腺癌。瘿病坚硬如石不可移动者，称为石瘿。特点为结喉两侧结块，坚硬如石，高低不平，推之不移。

11. 石瘿的治疗原则

  A. 以内治为主 B. 以外治为主

  C. 内外治结合治疗 D. 早期手术切除

  E. 无需治疗

  答案解析：D。石瘿为恶性肿瘤，一旦确诊，宜早期手术切除。

12. 瘿痈局部疼痛明显，伴恶寒发热、头痛口干、脉浮数，其证属

  A. 肝郁气滞证 B. 风热痰凝证

  C. 血瘀化热证 D. 痰瘀内结证

  E. 气滞痰凝证

  答案解析：B。瘿痈之风热痰凝证的证候：局部结块疼痛明显，伴恶寒发热、头痛、口渴、咽干，苔薄黄，脉浮数或滑数。治法：疏风清热化痰。方药：牛蒡解肌汤加减。

13. 瘿痈相当于西医的

  A. 甲状腺癌

  B. 地方性甲状腺肿

  C. 急性甲状腺炎、亚急性甲状腺炎

  D. 甲状腺功能亢进症

  E. 桥本甲状腺炎

  答案解析：C。瘿痈是瘿病中一种急性炎症性疾患，相当于西医的急性甲状腺炎、亚急性甲状腺炎。特点是结喉两侧结块，色红灼热，疼痛肿胀，甚而化脓，常伴有发热、头痛等症状。

14. 关于瘿痈外治法，叙述正确的是

  A. 初期可外贴冲和膏

  B. 若成脓宜切开排脓

  C. 可予黑退消外敷

  D. 初期可外贴阳和解凝膏

  E. 可予桂麝散外敷

  答案解析：B。瘿痈的外治法：若成脓宜切开排脓，八二丹药线引流，金黄膏外敷。初期宜用箍围药，如金黄散、四黄散、双柏散，水或蜜调制外敷，每日 1~2 次。

15. 桥本甲状腺炎多见于

  A. 20~30 岁的女性 B. 30~40 岁的女性

  C. 30~50 岁的女性 D. 40~60 岁的女性

  E. 30~50 岁的男性

  答案解析：C。桥本甲状腺炎多见于 30~50 岁的女性，起病隐匿，发展缓慢，病程较长。主要表现为甲状腺肿大，多数为弥漫性，少数可为局限性，部分以颜面、四肢肿胀感起病。

二、A2 型题

1. 患者，女性，45 岁。结喉正中偏右有一半圆形包块，边界清楚，表面光滑，皮色如常，可随吞咽上下移动，应考虑为

  A. 气瘿 B. 肉瘿

  C. 筋瘿 D. 血瘿

  E. 石瘿

  答案解析：B。肉瘿是瘿病中较常见的一种，其临床特点是颈前喉结一侧或两侧结块，柔韧而圆，如肉之团，随吞咽动作而上下移动，发展缓慢。好发于青年女性及中年人。

  考点发散：瘿病坚硬如石不可移动者，称为石瘿。其特点是结喉两侧结块，坚硬如石，高低不平，推之不移。

2. 患儿，9岁。颈部弥漫性肿大，边缘不清，随喜怒消长，皮色如常，质软无压痛，肿块随吞咽动作上下移动，舌质淡红，苔薄，脉沉弦。治宜选用

A. 逍遥散　　　　　B. 海藻玉壶汤

C. 四海舒郁丸　　　D. 牛蒡解肌汤

E. 柴胡舒肝汤

答案解析：C。气瘿之肝郁气滞证的治法：疏肝解郁，化痰软坚。方药：四海舒郁丸加减。

考点发散：气瘿的预防调护：①在流行地区内，除改善水源外，应以碘化食盐（即每千克食盐中，加入 5～10mg 碘化钾）煮菜，作为集体性预防，服用至青春发育期过后。②经常用海带或其他海产植物佐餐，尤其在怀孕期和哺乳期。③平时保持心情舒畅，勿郁怒动气。

3. 患者，女性，40岁。颈部两侧肿块，柔韧而圆，不红、不热，随吞咽动作上下移动，苔薄腻，脉弦滑，应辨证为

A. 气滞痰凝证　　　B. 气阴两虚证

C. 风热痰凝证　　　D. 肝气郁滞证

E. 血瘀痰结证

答案解析：A。肉瘿之气滞痰凝证的证候：颈部一侧或两侧肿块呈圆形或卵圆形，不红、不热，随吞咽动作上下移动，一般无明显全身症状，如肿块过大可有呼吸不畅或吞咽不利，苔薄腻，脉弦滑。治法：理气解郁，化痰软坚。方药：逍遥散合海藻玉壶汤加减。

4. 患者三个月前感冒后出现结喉两侧结块，肿块坚实，轻度作胀，重按才感疼痛，其痛牵引耳后枕部，痰多，苔黄腻，脉弦滑。治宜选用

A. 牛蒡解肌汤　　　B. 海藻玉壶汤

C. 柴胡舒肝汤　　　D. 桃红四物汤

E. 金匮肾气丸

答案解析：C。瘿痈之气滞痰凝证的证候：肿块坚实，轻度作胀，重按才感疼痛，其痛牵引耳后枕部，或有喉间梗塞感，痰多，一般无全身症状，苔黄腻，脉弦滑。治法：疏肝理气，化痰散结。方药：柴胡舒肝汤加减。本病发病前多有感冒、咽痛等病史。

5. 患者，女性，35岁。体检时发现甲状腺肿大，表面光滑，质地坚韧有弹性，如橡皮，无压痛，与四周无粘连，可随吞咽运动活动。辅助检查显示甲状腺功能正常。甲状腺穿刺提示有大量淋巴细

胞浸润。最可能的诊断是

A. 肉瘿　　　　　　B. 石瘿

C. 甲状腺腺瘤　　　D. 气瘿

E. 桥本甲状腺炎

答案解析：E。桥本甲状腺炎多见于 30～50 岁的女性，起病隐匿，发展缓慢，表面光滑，质地坚韧有弹性，如橡皮，明显结节则少见，无压痛，与四周无粘连，可随吞咽运动活动。辅助检查：早期甲状腺功能可正常。甲状腺穿刺提示有大量淋巴细胞浸润。本病发展缓慢，有时甲状腺肿在几年内似无明显变化。

6. 患者症见颈前肿块柔韧，随吞咽动作上下移动，常伴神疲乏力、心悸气短、怕热、多汗、易怒、口渴、食多、便溏、失眠多梦、形体消瘦，舌质红，苔少，脉细数无力。治法应为

A. 温补脾肾，散寒化瘀

B. 活血化瘀，化痰散结

C. 疏肝理气，软坚散结

D. 益气养阴，化痰散结

E. 益气养阴，软坚散结

答案解析：D。肉瘿之气阴两虚证的治法为益气养阴，化痰散结。方药：生脉散合海藻玉壶汤加减。偏阴虚火旺者，宜养阴降火，方选知柏地黄汤加减。

7. 患者，女性，48岁。确诊桥本甲状腺炎 2 年，现症见颈部肿块质地坚硬，有咽部梗阻及压迫感，形寒肢冷、神疲懒言、头面及四肢浮肿、腹胀纳差、腰膝酸软，舌质胖嫩，边有齿痕，苔白，脉沉细弱。治疗宜选用

A. 金匮肾气丸合阳和汤

B. 生脉散加减

C. 桃红四物汤加减

D. 柴胡疏肝散加减

E. 六味地黄丸

答案解析：A。桥本甲状腺炎之脾肾阳虚证的证候：肿块质地坚硬，有咽部梗阻及压迫感，形寒肢冷、神疲懒言、头面及四肢浮肿、腹胀纳差、腰膝酸软、女子月经不调，舌质胖嫩，边有齿痕，苔白，脉沉细弱。治法：温补脾肾，散寒化瘀。方药：金匮肾气丸合阳和汤。

考点发散：桥本甲状腺炎肝气郁滞证方用柴胡疏肝散加减；血瘀痰结证方用桃红四物汤加减。

8. 患者，女性，55 岁。颈前肿块 3 年，无明显肿痛感。近 2 个月来肿块明显增大，伴有吞咽困难、声音嘶哑。检查发现肿块质硬，表面凹凸不平，推之不移，吞咽时移动受限。最可能诊断为

　A. 气瘿　　　　　　B. 肉瘿

　C. 石瘿　　　　　　D. 瘿痈

　E. 血瘿

答案解析： C。石瘿多见于 40 岁以上的患者，女多于男。临床表现为颈前多年存在的肿块，生长迅速，质地坚硬如石，表面凹凸不平，推之不移，并可出现吞咽时移动受限。若肿块压迫，引起喉头移位或侵犯喉部神经时，可引起呼吸或吞咽困难，甚或发生声音嘶哑。

考点发散： 石瘿的淋巴结转移较为常见，有时颈部出现的淋巴结肿大，往往是一些微小而不易触及的乳头状腺癌的最初体征。

三、B1 型题

（1~2 题共用备选答案）

　A. 疏肝解郁　　　　B. 清热化痰

　C. 调和冲任　　　　D. 益气养阴

　E. 疏风清热

1. 气瘿漫肿、边缘不清、随喜怒消长、皮色如常，治宜

2. 肉瘿伴急躁易怒、汗出心悸、失眠多梦、形体消瘦，治宜

答案解析： 1. A　2. D。气瘿一般采用以疏肝解郁、化痰软坚为主的内治疗法。肉瘿之气阴两虚证常伴有急躁易怒、汗出心悸、失眠多梦、消谷善饥、

形体消瘦、月经不调、手部震颤等；治宜益气养阴，软坚散结。

考点发散： 肉瘿之气滞痰凝证的治法：理气解郁，化痰软坚。

（3~4 题共用备选答案）

　A. 阳和解凝膏掺黑退消或桂麝散外敷

　B. 金黄散、四黄散、双柏散，水或蜜调制外敷

　C. 切开排脓

　D. 外贴冲和膏或阳和解凝膏

　E. 八二丹药线引流

3. 肉瘿的外治法为

4. 桥本甲状腺炎的外治法为

答案解析： 3. A　4. D。①肉瘿的外治：阳和解凝膏掺黑退消或桂麝散外敷。②桥本甲状腺炎的外治：外贴冲和膏或阳和解凝膏。③瘿痈的外治：若成脓宜切开排脓，八二丹药线引流，金黄膏外敷。

（5~6 题共用备选答案）

　A. 饮食缺碘　　　　B. 体质虚弱

　C. 情志不畅　　　　D. 外感邪毒

　E. 肾气亏虚

5. 引起气瘿的内因主要是

6. 引起气瘿的外因主要是

答案解析： 5. C　6. A。引起气瘿的外因为平素饮水或食物中含碘不足；内因为情志不畅，忧怒无节，气化失调，升降障碍，营运阻塞。

考点发散：《诸病源候论》说："诸山水黑土中出泉流者，不可久居，常食令人作瘿病，动气增患。"

第七单元　瘤、岩

一、A1 型题

1.《医宗金鉴》中没有下列哪种瘤的记载

　A. 肠瘤　　　　　　B. 肉瘤

　C. 筋瘤　　　　　　D. 气瘤

　E. 血瘤

答案解析： A。《医宗金鉴·外科心法要诀》中瘤分为六种，即：气瘤、血瘤、筋瘤、肉瘤、骨瘤、脂瘤。

考点发散： 瘤的名目很多，《灵枢》中有筋瘤、肠瘤、脊瘤、肉瘤等。

2. 瘤的特点不包括

　A. 局限性肿块　　　B. 生于体表

　C. 局部漫肿　　　　D. 发展缓慢

　E. 一般没有自觉症状

答案解析： C。瘤的临床特点是：局限性肿块，多生于体表，发展缓慢，一般没有自觉症状。瘤相当于西医的部分体表良性肿瘤。

3. 中医所说的瘤相当于西医的

　A. 体表肿物　　　　B. 恶性肿瘤

　C. 体表良性肿瘤　　D. 体内肿瘤

E. 内脏肿瘤

答案解析：C。瘤是瘀血、痰滞、浊气停留于机体组织间而产生的结块，相当于西医的部分体表良性肿瘤。内脏肿瘤，后世文献多归属于癥瘕的范畴。

4. 中医的岩相当于西医所说的

A. 体表肿物　　　　B. 恶性肿瘤

C. 体表恶性肿物　　D. 体内肿瘤

E. 内脏肿瘤

答案解析：C。岩是发生于体表的恶性肿物的统称，为外科疾病中最凶险者。是因其质地坚硬，表面凹凸不平，形如岩石而得名。

5. 下列哪项是岩的特点

A. 质地坚硬　　　　B. 局限性肿块

C. 多发于青少年　　D. 发展缓慢

E. 局部漫肿

答案解析：A。岩是发生于体表的恶性肿物的统称，为外科疾病中最凶险者。因其质地坚硬，表面凹凸不平，形如岩石而得名。多发于中老年人，局部肿块坚硬，高低不平，皮色不变，推之不移，溃烂后如翻花石榴，色紫恶臭，疼痛剧烈，难于治愈，预后不良，故有绝症之称。

6. 关于瘤和岩的病因病机，叙述正确的是

A. 标本兼实　　　　B. 标本兼虚

C. 本虚而标实　　　D. 气阴两虚为本

E. 火毒凝聚为标

答案解析：C。瘤、岩病因病机的特点：本虚而标实，正气亏虚为本，气滞、血瘀、痰凝、湿热或阴毒结聚为标。瘤主要是邪气偏盛，岩主要是正气不足。

7. 岩的主要病因病机是

A. 正气不足　　　　B. 情志郁结

C. 饮食不节　　　　D. 瘀血阻滞

E. 脏腑失调

答案解析：A。瘤主要是邪气偏盛，岩主要是正气不足，即机体抗病力减低。

8. 瘤、岩疾病中，肿块坚硬、表面不平、推之不动、自觉疼痛，伴胁胀不适，易急躁，证属

A. 气郁痰凝证　　　B. 寒痰凝聚证

C. 气血瘀滞证　　　D. 毒热蕴结证

E. 正虚邪实证

答案解析：C。气血瘀滞证的证候：肿块坚硬，表面高低不平，推之不动，自觉疼痛或刺痛及胀痛，局部青筋显露，伴胁胀不适，易烦躁，舌质暗红或有瘀斑，苔薄黄，脉弦或涩。治法：活血化瘀，软坚散结。

9. 治疗瘤岩之寒痰凝滞证宜选用的方剂是

A. 开郁散　　　　　B. 阳和汤

C. 散肿溃坚汤　　　D. 五味消毒饮

E. 保元汤

答案解析：B。瘤岩寒痰凝滞证的治疗方药：阳和汤、万灵丹加减。常用治疗药物：鹿角胶、熟地、麻黄、白芥子、细辛、肉桂、台乌药、全蝎、浙贝母、法夏、乳香、没药、橘核、香附等。

10. 下列哪一项不是血瘤的特点

A. 边界不清　　　　B. 触之如海绵状

C. 柔软而局限　　　D. 色泽鲜红或暗紫

E. 盘曲如蚯蚓状

答案解析：E。血瘤的特点是病变局部色泽鲜红或暗紫，或呈局限性柔软肿块，边界不清，触之如海绵状。血瘤相当于西医的血管瘤。常见的有毛细血管瘤和海棉状血管瘤。

11. 脂瘤相当于西医的

A. 脂肪瘤　　　　　B. 皮脂腺囊肿

C. 血管瘤　　　　　D. 肉瘤

E. 神经纤维瘤

答案解析：B。脂瘤是皮脂腺中皮脂潴留郁积而形成的囊肿，又称粉瘤，相当于西医的皮脂腺囊肿。

12. 毛细血管瘤最显著的特点是

A. 边界不清　　　　B. 瘤体巨大

C. 质地坚硬　　　　D. 压缩性大

E. 皮色鲜红

答案解析：E。毛细血管瘤多在出生后 1～2 个月内出现，部分在 5 岁左右自行消失，多发生在颜面、颈部，可单发，也可多发。多数表现为在皮肤上有红色丘疹或小的红斑，逐渐长大，界限清楚，大小不等，质软可压缩，色泽为鲜红色或紫红色，压之可褪色，抬手复原。海绵状血管瘤有很大压缩性。

13. 海绵状血管瘤的显著特点是

A. 皮色鲜红　　　　B. 压缩性大

C. 青筋累累　　　　D. 边界不清

E. 质地坚硬

答案解析：B。海绵状血管瘤质地柔软似海绵，常呈局限性半球形、扁平或高出皮面的隆起物，肿物有很大压缩性，可因体位下垂而充盈，或随患肢抬高而缩小。在瘤内有时可扪及颗粒状的静脉石硬结，外伤后可引起出血，继发感染，可形成慢性出血性溃疡。

14. 肉瘤相当于西医的

A. 脂肪肉瘤　　　　B. 骨骼肌肉瘤

C. 脂肪瘤　　　　　D. 纤维肉瘤

E. 平滑肌肉瘤

答案解析：C。肉瘤相当于西医的脂肪瘤。西医所称的肉瘤是指发生于软组织的恶性肿瘤，如脂肪肉瘤、纤维肉瘤等，与本病有质的区别，临证中不可混淆。

15. 相当于西医的恶性肿瘤颈部淋巴结转移的疾病是

A. 茧唇　　　　　B. 舌菌

C. 失荣　　　　　D. 颈痈

E. 石瘿

答案解析：C。失荣是发于颈部及耳之前后的岩肿，因其晚期气血亏乏，面容憔悴，形体消瘦，状如树木枝叶发枯，失去荣华而命名。相当于西医的颈部淋巴结转移癌和原发性恶性肿瘤。多见于40岁以上的男性，属古代外科四大绝症之一。

二、A2 型题

1. 患者左前臂部有一肿块，呈扁平隆起，质地柔软，状如海绵，皮色略紫，按之肿块可缩小，应诊断为

A. 气瘤　　　　　B. 脂瘤

C. 筋瘤　　　　　D. 血瘤

E. 肉瘤

答案解析：D。血瘤是指体表血络扩张，纵横丛集而形成的肿瘤，可发生于身体任何部位，大多数为先天性。其特点是病变局部色泽鲜红或暗紫，或呈局限性柔软肿块，边界不清，触之如海绵状。相当于西医的血管瘤。

2. 患者胁部肿块，症见肿块硬韧，尚可活动，皮色不变，无痛，伴有胸闷、胁胀、纳差、精神抑郁，舌质淡红，苔薄白或微黄腻，脉细弦。治法应为

A. 理气解郁，化痰散结

B. 温经散寒，化痰散结

C. 清热解毒，软坚散结

D. 活血化瘀，软坚散结

E. 清肝泻火，化痰散结

答案解析：A。瘤、岩之气郁痰凝证的证候：局部肿块硬韧，尚可活动，患部皮色不变，无痛，伴有胸闷、胁胀、纳差、精神抑郁等症状，舌质淡红，苔薄白或微黄腻，脉细弦。治法：理气解郁，化痰散结。方药：开郁散、通气散坚丸加减。

3. 患者，男性，23 岁。发现右臀部质软肿物 2 周，花生米大小，中央有粗大毛孔，可挤出有臭味的粉渣样物。诊断为

A. 肉瘤　　　　　B. 血瘤

C. 脂瘤　　　　　D. 筋瘤

E. 气瘤

答案解析：C。脂瘤好发于青春期，多见于头面部、臀部、背部等皮脂腺、汗腺丰富的部位，生长缓慢，一般无明显自觉症状。肿块呈圆形或椭圆形，边界清楚，与皮肤无粘连，表皮紧张，中央导管开口处呈青黑色小孔，挤压后可有粉渣样内容物溢出，有臭味。脂瘤染毒后可有局部红肿、增大、疼痛，破溃流脓等。

4. 患者，男性，50 岁。近 1 个月发现颈部肿物明显增大，质地坚硬，表面不平，固定不移，有轻压痛。最可能的诊断是

A. 筋瘤　　　　　B. 血瘤

C. 肉瘤　　　　　D. 脂瘤

E. 失荣

答案解析：E。失荣一般表现为颈部淋巴结肿大，生长较快，质地坚硬。病变开始时多为单发结节，可活动；后期肿块体积增大，数量增多，融合成团块或联结成串，表面不平，固定不移。一般无疼痛，但合并染毒时，可有压痛。

考点发散：肉瘤是发于皮里膜外，由脂肪组织过度增生而形成的良性肿瘤。其特点是软似绵，肿似馒，皮色不变，不紧不宽，如肉之隆起。相当于西医的脂肪瘤。

5. 患者，男性，65 岁。颈部淋巴结肿大，聚结成团，与周围组织粘连而固定，有轻度刺痛，颈项牵扯感，活动转侧不利，患部皮色暗红微热，伴胸闷胁痛、心烦口苦，舌质红，苔微黄腻，脉弦滑。治宜

A. 阳和汤

B. 化痰开郁方

C. 五味消毒饮合化坚二陈丸

D. 八珍汤合四妙勇安汤

E. 丹栀逍遥散合清肝芦荟丸

答案解析：B。失荣之气郁痰结证的证候：颈部或耳前、耳后有坚硬之肿块，肿块较大聚结成团，与周围组织粘连而固定，有轻度刺痛或胀痛，颈项牵扯感，活动转侧不利，患部皮色暗红微热，伴胸闷胁痛、心烦口苦，舌质红，苔微黄腻，脉弦滑。治法：理气解郁，化痰散结。方药：化痰开郁方（经验方）。药物有玄参、牡蛎、夏枯草、天竺黄、川贝母、胆南星、柴胡、青皮、荔枝核、橘核、鹿含草、半枝莲、射干等。早期颈部硬肿为气郁痰结证者，可外贴太乙膏；或外敷天仙子膏，取天仙子 50g，用醋、蜜各半调敷，1 日换 1 次。

6. 患者背部有一肿块，边界清楚，皮色不变，触之柔软，呈扁平团块状，推之可移动，基底广阔，无疼痛。可诊断为

A. 脂瘤　　　　　　B. 血瘤

C. 肉瘤　　　　　　D. 筋瘤

E. 失荣

答案解析：C。肉瘤好发于肩、背、腹、臀及前臂皮下。大小不一，边界清楚，皮色不变，生长缓慢，触之柔软，呈扁平团块状或分叶状，推之可移动，基底较广阔，一般无疼痛。多发者常见于四肢、胸或腹部，呈多个较小的圆形或卵圆形结节，质地较一般肉瘤略硬，压之有轻度疼痛。

三、B1 型题

(1~2 题共用备选答案)

A. 气瘤　　　　　　B. 血瘤

C. 筋瘤　　　　　　D. 肉瘤

E. 骨瘤

1. 自血脉肿起，赤缕红丝，颜色红紫，属于

2. 发于皮里膜外，柔软如绵，其形如馒，属于

答案解析：1. B　2. D。血瘤是指体表血络扩张，纵横丛集而形成的肿瘤，其特点是病变局部色泽鲜红或暗紫，或呈局限性柔软肿块，边界不清，触之如海绵状。肉瘤是发于皮里膜外，由脂肪组织过度增生而形成的良性肿瘤。其特点是软似绵，肿似馒，皮色不变，不紧不宽，如肉之隆起。

(3~4 题共用备选答案)

A. 气郁痰凝证　　　　B. 寒痰凝聚证

C. 气血瘀滞证　　　　D. 毒热蕴结证

E. 正虚邪实证

3. 瘤、岩中局部肿块坚硬，表面光滑，皮肤色白，肤温不高，伴畏寒怕冷、周身倦怠者，属于

4. 瘤、岩中肿块增大，压痛，皮肤色红，或肿块溃烂，状如翻花，时流血水，痛如火燎，分泌物有臭味者，属于

答案解析：3. B　4. D。①寒痰凝聚证的证候：局部肿块质硬，表面光滑有弹性，肿块活动度较差，患部皮肤色白，无痛，肤温不高，伴周身倦怠、胸闷不舒、畏寒怕冷。②毒热蕴结证的证候：肿块增大，压痛，患处皮肤色红，肤温较高，或肿块溃烂，状如翻花，时流血水，痛如火燎，分泌物有恶臭味，伴发热、心烦、口渴、尿黄、大便干结。

考点发散：气血瘀滞证的证候：肿块坚硬，表面高低不平，推之不动，自觉疼痛或刺痛及胀痛，局部青筋显露，伴胁胀不适，易烦躁。

(5~6 题共用备选答案)

A. 心肾火毒证　　　　B. 肝经火旺证

C. 脾统失司证　　　　D. 心火妄动证

E. 肝郁化火证

5. 血瘤肿块大小不一，色泽鲜红，边界不清，不痛不痒，伴五心烦热、面赤口渴、口舌生疮，属于

6. 血瘤瘤体体积不大，边界不清，表面色红，质地柔软易出血，无疼痛，伴肢软乏力、面色萎黄，属于

答案解析：5. A　6. C。①心肾火毒证：多见于初生婴儿。肿块大小不一，色泽鲜红，边界不清，不痛不痒，伴五心烦热、面赤口渴、尿黄便干、易口舌生疮。②脾统失司证：肿瘤体积不大，边界不清，表面色红，好发于下肢，质地柔软易出血，无疼痛，伴肢软乏力、面色萎黄、纳食不佳等。

考点发散：肝经火旺证：多发于头面或大腿部，肿块呈丘疹或结节状，表面呈红色，易出血，常因情志不遂或郁怒而发生胀痛，可伴心烦易怒、咽干口苦等症。

第八单元　皮肤及性传播疾病

一、A1 型题

1. 皮肤常突然发生片状水肿隆起的皮损，自觉剧痒，可时起时退，属哪种皮损

　A. 斑疹　　　　　　B. 丘疹

　C. 风团　　　　　　D. 结节

　E. 斑丘疹

答案解析： C。风团为皮肤上局限性水肿隆起，常突然发生，迅速消退，消退后多不留痕迹，发作时伴有剧痒。

考点发散： 原发性皮损有斑疹、丘疹、风团、结节、疱疹、脓疱等。

2. 皮损呈局限性皮肤明显的颜色变化，不隆起，也不凹陷，属哪种皮损

　A. 风团　　　　　　B. 斑疹

　C. 结节　　　　　　D. 斑丘疹

　E. 苔藓样变

答案解析： B。斑疹为局限性皮肤的颜色改变，与周围皮肤平齐，无隆起或凹陷。直径达到或超过1cm 时，称为斑片。分为红斑、色素沉着斑、色素减退斑等。

3. 皮肤病急性期若仅有红斑、丘疹、水疱，而无渗液时，外用药物可选用何种剂型

　A. 油剂　　　　　　B. 洗剂、粉剂、乳剂

　C. 软膏　　　　　　D. 溶液

　E. 酊剂

答案解析： B。皮肤炎症在急性阶段，若仅有红斑、丘疹、水疱，而无糜烂、渗液者，应选洗剂、粉剂、乳剂。若有大量渗液或明显红肿，则用溶液湿敷。

4. 下列哪项为血瘀的致病特点

　A. 多见于皮肤病的急性阶段

　B. 皮损以丘疹、水疱为主

　C. 皮损可现肥厚、色素沉着、结节

　D. 皮损处多见干燥、脱屑

　E. 自觉瘙痒

答案解析： C。血瘀证多见于慢性皮肤病，其特点为皮损色暗、紫红、青紫，或出现肌肤甲错、色素沉着、瘀斑、肥厚、结节、肿块、瘢痕、脱发，

舌紫或有瘀点，脉弦涩等。

考点发散： 血虚风燥的皮损特点以干燥、肥厚、粗糙、脱屑为主，很少糜烂、渗液，自觉瘙痒，病期较长，如牛皮癣、白疕、慢性湿疮、风疹瘙痒、鱼鳞病等慢性皮肤病。

5. 蛇串疮的皮损特点是

　A. 瘙痒性风团，发无定处，骤起骤退

　B. 皮肤黏膜交界处成群的水疱

　C. 皮肤上浅在性脓疱和脓痂

　D. 带状分布的红斑上成簇的水疱

　E. 对称分布，多形损害，剧烈瘙痒

答案解析： D。蛇串疮是一种皮肤上出现成簇水疱，多呈带状分布，痛如火燎的急性疱疹性皮肤病。相当于西医的带状疱疹。

6. 白秃疮相当于西医的

　A. 黄癣　　　　　　B. 白癣

　C. 手癣　　　　　　D. 脚癣

　E. 股癣

答案解析： B。白秃疮是头癣的一种，多见于学龄儿童，男性多于女性。皮损特征是在头皮有圆形或不规则的覆盖灰白鳞屑的斑片。相当于西医的白癣。

7. 属于肥疮脱发特点的是

　A. 常在距头皮 0.3～0.8cm 处折断

　B. 脱发呈上粗下细的感叹号状

　C. 脱发后由于毛囊破坏，成为永久性脱发

　D. 脱发处油脂较多

　E. 病损区毛发干枯无泽

答案解析： C。肥疮相当于西医的黄癣。头癣的特征是：有黄癣痂堆积，癣痂呈蜡黄色，肥厚，富黏性，边缘翘起，中心微凹，上有毛发贯穿，质脆易粉碎，有特殊的鼠尿臭。

8. 疥疮的皮损特点是

　A. 皮肤呈丘疹样风团，上有针头大的瘀点、丘疹或水疱

　B. 夜间剧痒，在皮损处有灰白色或普通皮色的隧道

　C. 皮肤上浅在性脓疱和脓痂，有传染性和自体接

种的特性

D. 躯干部位皮肤瘙痒及血痂

E. 对称分布，多形损害，剧烈瘙痒

答案解析：B。疥疮是由人型疥虫通过密切接触而传染。夜间剧痒，在皮损处有灰白色、浅黑色或普通皮色的隧道，可找到疥虫。

9. 下列哪项不是湿疮的发病特点

A. 皮损对称分布　　B. 皮损呈多形损害

C. 病情反复发作　　D. 有明显的接触史

E. 自觉瘙痒剧烈

答案解析：D。湿疮的临床特点：皮损对称分布，多形损害，剧烈瘙痒，有渗出倾向，反复发作，易成慢性等。根据病程，湿疮可分为急性、亚急性、慢性三类。

10. 急性湿疮的病因病机是

A. 湿热浸淫　　B. 脾虚湿恋

C. 血虚风燥　　D. 气血阻滞

E. 气血不足

答案解析：A。湿疮急性者以湿热为主。亚急性者，多与脾虚湿恋有关；慢性者，则多病久耗伤阴血，血虚风燥，乃致肌肤甲错。

11. 药毒是药物进入人体内所致的急性炎症反应，与其他疾病相比，其特点是

A. 发病前有用药史，有一定的潜伏期，皮损多形多态

B. 发病前有明显的接触某种物质的病史

C. 皮损呈丘疹样风团，上有针尖大小的瘀点、丘疹或水疱，呈散在性分布

D. 皮损主要表现为浅在性脓疱和脓痂，有接触传染和自体接种的特性

E. 对称分布，多形损害，剧烈瘙痒，倾向湿润，反复发作，易慢性

答案解析：A。药毒的临床表现复杂，基本具有以下特征：①发病前有用药史。②有一定的潜伏期，第一次发病多在用药后 5～20 天内，重复用药常在 24 小时内发生，短者甚至在用药后瞬间或数分钟内发生。③突然发病，自觉灼热瘙痒，重者伴有发热、倦怠、纳差、大便干燥、小便黄赤等全身症状。④皮损形态多样，颜色鲜艳，分布为全身性、对称性，可泛发或仅限于局部。

考点发散：接触性皮炎发病前有明显的接触史，有一定的潜伏期。

12. 牛皮癣的皮损特点为

A. 瘙痒性风团，发无定处，骤起骤退，消退后不留任何痕迹

B. 对称分布，多形损害，剧烈瘙痒

C. 皮损是圆形或多角形的扁平丘疹，融合成片，极易形成苔藓样变

D. 皮损为暗红、淡紫色或皮肤色多角形扁平丘疹，有蜡样光泽、网状纹

E. 皮损基底呈淡红色，上覆银白色鳞屑，剥后有薄膜现象和点状出血

答案解析：C。牛皮癣的皮损多为圆形或多角形的扁平丘疹，融合成片，剧烈瘙痒，搔抓后皮损肥厚，皮沟加深，皮嵴隆起，极易形成苔藓样变。牛皮癣相当于西医的神经性皮炎。

13. 以下哪一项为白疕的皮损特点

A. 红斑边界不清，鳞屑多呈油腻状

B. 椭圆形红斑，上覆较薄细碎鳞屑，长轴与皮纹走向一致

C. 红斑上银白色鳞屑，有薄膜及露水样出血点

D. 与毛囊一致的角化性红丘疹及播散性淡红色鳞屑性斑片

E. 色素减退性的圆形或椭圆形斑片

答案解析：C。白疕皮损初起为针头大小的丘疹，逐渐扩大为绿豆、黄豆大小的淡红色或鲜红色丘疹或斑丘疹，可融合成形态不同的斑片，边界清楚，表面覆盖多层干燥银白色鳞屑，刮除鳞屑则露出发亮的半透明的薄膜，为薄膜现象。再刮除薄膜，出现多个筛状出血点，为点状出血现象。白疕可见点滴状、钱币状、斑块状、地图状、蛎壳状、混合状等多种皮损形态。

14. 中医认为淋病的病因病机为

A. 淫秽疫毒与湿热、风邪杂合所致

B. 湿热秽浊之邪侵及肝经下注阴部

C. 湿热秽浊由下焦前阴入侵，阻于膀胱及肝经

D. 秽浊之毒酿生湿热下注皮肤黏膜

E. 下焦湿热导致膀胱功能失调，三焦水道通调不利

答案解析：C。淋病是因宿娼恋色或误用污染之器具，湿热秽浊之气由下焦前阴窍口入侵，阻滞于膀胱及肝经，局部气血运行不畅，湿热熏蒸，精败肉腐，气化失司而成。淋病的病原体为淋球菌，系革兰阴性球菌，多寄生在淋病患者的泌尿

生殖系统。

15. 下列哪一项为尖锐湿疣的中医病因病机

A. 湿热秽浊由下焦前阴入侵，阻于膀胱及肝经

B. 湿热秽浊之邪侵及肝经下注阴部

C. 风热毒邪搏于肌肤而生

D. 秽浊之毒酿生湿热，下注皮肤黏膜

E. 淫秽疫毒与湿热、风邪杂合所致

答案解析：D。尖锐湿疣主要为性滥交或房室不洁，感受秽浊之毒，毒邪蕴聚，酿生湿热，湿热下注皮肤黏膜而产生赘生物。本病的病原体系人类乳头瘤病毒（HPV）的6、11、16、18等型。

二、A2 型题

1. 患者因劳累后，唇缘、口角处见群集的小水疱，灼热痒痛，周身不适，心烦郁闷，大便干，小便黄，舌红，苔黄，脉浮数，治疗宜选用下列何方

A. 龙胆泻肝汤　　B. 五味消毒饮

C. 黄连解毒汤　　D. 导赤散

E. 辛夷清肺饮合竹叶石膏汤

答案解析：E。热疮之肺胃热盛证，治宜疏风清热，方选辛夷清肺饮合竹叶石膏汤加减。

考点发散：热疮以清热解毒养阴为主要治法。初发以清热解毒治之；反复发作者，以扶正祛邪并治。

2. 患者患腰肋部蛇串疮二十天后，皮损已消退，现仍觉腰肋部皮肤呈阵发性电灼样刺痛，舌质黯，苔白，脉弦。治疗宜选用下列何方

A. 龙胆泻肝汤　　B. 除湿胃苓汤加减

C. 黄连解毒汤　　D. 桃红四物汤加减

E. 辛夷清肺饮合竹叶石膏汤

答案解析：D。蛇串疮之气滞血瘀证，治宜理气活血，通络止痛，方选柴胡疏肝散合桃红四物汤加减。

考点发散：蛇串疮之肝经郁热证，治宜清泄肝火，解毒止痛，方选龙胆泻肝汤加紫草、板蓝根、玄胡索等。

3. 患者中年女性，平素纳差，时腹胀便溏，3 天前，因劳累后，左胁肋部出现带片状红色斑丘疹，继而出现黄豆大小的水疱，红斑颜色较淡，疱壁松弛，伴有灼痛、口不渴，舌淡，苔白或白腻，脉缓，应选用以下何方治疗

A. 龙胆泻肝汤　　B. 除湿胃苓汤加减

C. 黄连解毒汤　　D. 桃红四物汤加减

E. 参苓白术散加减

答案解析：B。蛇串疮之脾虚湿蕴证，治宜健脾利湿，解毒消肿，方选除湿胃苓汤加减。

考点发散：蛇串疮的特点：皮肤上出现红斑、水疱或丘疱疹，累累如串珠，排列成带状，沿一侧周围神经分布区出现，局部刺痛或伴臖核肿大。多数患者愈后很少复发，极少数病人可多次发病。

4. 患者，男性，21 岁。双手背起结节一年，如豆般大，坚硬粗糙，表面蓬松枯槁，色黄。皮损范围有扩大趋势，无任何不适，舌红，苔薄，脉弦数。应诊断为

A. 扁瘊　　　　B. 跖疣

C. 鼠乳　　　　D. 疣目

E. 丝状疣

答案解析：D。疣因其皮损形态及发病部位不同而名称各异，如发于手背、手指、头皮等处者，称千日疮、疣目、枯筋箭或瘊子。《诸病源候论·疣目候》："疣目者，人手足边忽生如豆，或如结筋，或五个十个相连肌里，粗强于肉，谓之疣目。"

5. 患儿，6 个月，体形肥胖。颜面部皮肤潮红有红斑水疱，甚至黄水淋漓、糜烂，结黄色痂皮，大便干，小便黄赤，苔黄腻，脉滑数。治疗宜选用何方

A. 消风导赤汤加减　　B. 小儿化湿汤加减

C. 龙胆泻肝汤加减　　D. 参苓白术散加减

E. 当归饮子或四物消风饮加减

答案解析：A。婴儿湿疮之胎火湿热证的证候：皮肤潮红，红斑水疱，抓痒流滋，甚则黄水淋漓、糜烂，结黄色痂皮；大便干，小便黄赤；苔黄腻，脉滑数。方药：消风导赤汤加减。

考点发散：婴儿湿疮之脾虚湿蕴证的证候：初起皮肤暗淡，继而出现成片水疱，瘙痒，抓破后结薄痂；多消化不良，大便稀溏，或完谷不化；舌淡，苔白或白腻，脉缓。方药：小儿化湿汤加土茯苓、鱼腥草。

6. 患者，女性，27 岁。食芒果 7 小时后，口周皮肤鲜红肿胀，上有水疱或大疱，大疱破裂后则有糜烂渗液，灼热，瘙痒，伴发热、口渴、大便干结、小便黄，舌红，苔黄，脉弦数。治疗宜选用何方

A. 凉膈散加减　　　B. 黄连解毒汤加减

C. 龙胆泻肝汤加减　D. 化斑汤

E. 化斑解毒汤合龙胆泻肝汤加减

答案解析：E。接触性皮炎之湿热毒蕴证的证候：起病急骤，皮损面积较广泛，其色鲜红肿胀，上有水疱或大疱，水疱破后则糜烂渗液，自觉灼热瘙痒；伴发热，口渴，大便干，小便短黄；舌红，苔黄，脉弦滑数。治法：清热祛湿，凉血解毒。方药：龙胆泻肝汤合化斑解毒汤加减。

考点发散：接触性皮炎以清热祛湿止痒为主要治法。首先应避免接触过敏物质，否则治疗无效。急性者以清热祛湿为主；慢性者以养血润燥为主。

7. 患者，男性，25 岁。晨起跑步时，偶遇风后，全身泛发风团，色白，伴瘙痒，发无定处，成批发生，用温水清洗后皮损很快消退，口不渴，舌淡，苔白，脉浮紧。治疗宜选用何方
　　A. 消风散　　　　　　B. 麻黄桂枝各半汤
　　C. 麻黄附子细辛汤　　D. 当归饮子
　　E. 四物消风散

答案解析：B。风瘀风寒束表证的证候：风团色白，遇寒加重，得暖则减；恶寒怕冷，口不渴；舌淡红，苔薄白，脉浮紧。治法：疏风散寒止痒。方药：麻黄桂枝各半汤加减。风瘀的治疗应寻找病因，去除病因，中医辨证论治为主，特殊类型者中西医结合治疗。

8. 患者，女性，27 岁。劳累后，外阴处出现红斑、群集的小水疱，灼热痒痛，周身不适，心烦郁闷，大便干，小便黄，舌红，苔黄，脉弦数，治疗宜选用何方
　　A. 龙胆泻肝汤加减　　B. 导赤散加减
　　C. 黄连解毒汤加减　　D. 五味消毒饮加减
　　E. 知柏地黄丸加减

答案解析：A。热疮之湿热下注证，治宜清热利湿，方选龙胆泻肝汤加板蓝根、紫草、玄胡等。

考点发散：热疮的病因病机：外感风温热毒，阻于肺胃二经，蕴蒸皮肤而生；或由肝经湿热下注，阻于阴部而成疮。

9. 患者，男性，54 岁。5 年前，腰部因疼痛，外贴膏药后，皮肤出现局限性红肿，后起水疱，伴瘙痒。自行治疗后，皮损结痂，有色素沉着。5 年中病情反复发作，皮损肥厚干燥，有鳞屑，瘙痒剧烈，舌淡红，苔薄，脉弦细数。治疗宜选用的方药是
　　A. 黄连解毒汤加减
　　B. 凉膈散加减
　　C. 消风散合当归饮子加减

　　D. 龙胆泻肝汤加减
　　E. 化斑解毒汤合龙胆泻肝汤加减

答案解析：C。接触性皮炎之血虚风燥证的证候：病程长，病情反复发作，皮损肥厚干燥有鳞屑，或呈苔藓样变，瘙痒剧烈，有抓痕及结痂；舌淡红，苔薄，脉弦细。治法：养血润燥，祛风止痒。方药：当归饮子合消风散加减。

考点发散：接触性皮炎的外治：用药宜简单、温和、无刺激性。找出致病原因，去除刺激物质，避免再接触。

10. 患者全身泛发性的丘疹、斑丘疹 2 天，9 天前因感冒而服用阿莫西林，2 天前躯干起针尖至米粒大小的丘疹或斑丘疹，色鲜红，伴瘙痒，皮损很快密集融合，伴有发热、口唇焦燥、口渴不欲饮，小便黄，舌绛，苔少，脉洪数。应诊断为
　　A. 荨麻疹型药疹　　B. 麻疹样型药疹
　　C. 多形红斑型药疹　D. 湿疹样型药疹
　　E. 剥脱性皮炎型药疹

答案解析：B。麻疹样型药疹的皮损为密集、红色、帽针头至米粒大的斑疹或斑丘疹，常对称分布，可泛发全身，以躯干为多，类似麻疹。若不及时停药，可发展为重症药疹。

11. 患者，女性，24 岁。8 年前因食用鱼虾后，全身起风团，后反复发作，迁延日久，每次发作时原因不明，瘙痒明显，舌红少津，苔白，脉沉细。治疗宜选用何方
　　A. 桂枝汤　　　　　　B. 玉屏风散
　　C. 当归饮子加减　　　D. 八珍汤
　　E. 消风散

答案解析：C。瘾疹之血虚风燥证的证候：反复发作，迁延日久，午后或夜间加剧，伴心烦易怒、口干、手足心热，舌红少津，脉沉细。治法：养血祛风，润燥止痒。方药：当归饮子加减。

考点发散：慢性荨麻疹的全身症状一般较轻，风团时多时少，反复发生，病程在 6 周以上。大多数患者不能找到病因，有约 50% 的患者在 5 年内病情减轻，约 20% 的患者病程可长达 20 年以上。

12. 患者头部红斑，覆以较厚银白色的鳞屑，抓之易脱落，点状出血，皮损超过发际，应诊断为
　　A. 白屑风　　　　　　B. 牛皮癣
　　C. 白疕　　　　　　　D. 白癜风

E. 晒斑

答案解析：C。白疕皮损初起为针头大小的丘疹，逐渐扩大为绿豆、黄豆大小的淡红色或鲜红色丘疹或斑丘疹，可融合成形态不同的斑片，边界清楚，表面覆盖多层干燥银白色鳞屑，刮除鳞屑则露出发亮的半透明的薄膜，为薄膜现象。再刮除薄膜，出现多个筛状出血点，为点状出血现象。

考点发散：白疕在头部可出现束状发，在指甲甲板可呈顶针状凹陷。可见点滴状、钱币状、斑块状、地图状、蛎壳状、混合状等多种皮损形态。

13. 患者白疕初起，皮损遍身，多呈点滴状，颜色鲜红，层层银屑，瘙痒剧烈，抓之有点状出血，伴口干舌燥、便干溲黄，舌质红，苔薄黄，脉弦滑。应辨证为

A. 火毒炽盛证　　　B. 湿毒蕴阻证

C. 气血瘀滞证　　　D. 血热内蕴证

E. 血虚风燥证

答案解析：D。白疕之血热内蕴多见于进行期。皮疹多呈点滴状，发展迅速，颜色鲜红，层层鳞屑，瘙痒剧烈，刮去鳞屑有点状出血；伴口干舌燥、咽喉疼痛、心烦易怒、便干溲赤，舌质红，舌苔薄黄，脉弦滑或数。

考点发散：白疕之血热内蕴证的治法：清热凉血，解毒消斑。方药：犀角地黄汤加减。

14. 患者，男性，28 岁。头面部淡红色斑片，干燥、脱屑、瘙痒，受风加重，或头皮瘙痒，头屑多，毛发干枯脱落，伴口干口渴、大便干燥，舌质偏红，舌苔薄白或黄，脉细数。应诊断为

A. 脂溢性皮炎　　　B. 白秃疮

C. 肥疮　　　　　　D. 油风

E. 白疕

答案解析：A。脂溢性皮炎之风热血燥证多发于头面部，为淡红色斑片，干燥、脱屑、瘙痒，受风加重，或头皮瘙痒，头屑多，毛发干枯脱落，伴口干口渴、大便干燥，舌质偏红，舌苔薄白或黄，脉细数。脂溢性皮炎的治法：祛风清热，养血润燥。方药：消风散合当归饮子加减。

15. 患者四肢皮疹，初起为红斑、水疱，继而变为脓疱，脓疱密集，色黄，四周有红晕，破后糜烂面鲜红，附近伴臖核肿大，或有发热，多有口干、便干、小便黄等，舌红，苔黄腻，脉濡数或滑数。治宜

A. 健脾渗湿　　　B. 清暑利湿解毒

C. 清化湿热　　　D. 疏风清热

E. 清热解毒

答案解析：B。黄水疮之暑湿热蕴证的证候：皮疹多而脓疱密集，色黄，四周有红晕，破后糜烂面鲜红，附近伴臖核肿大；或有发热，多有口干、便干、小便黄等；舌红，苔黄腻，脉濡数或滑数。治法：清暑利湿解毒。

考点发散：黄水疮的治疗以清暑利湿为主要治法。实证以祛邪为主；虚证以健脾为主。

16. 患者外生殖器或肛门等处出现疣状赘生物，色灰或褐或淡红，质软，表面秽浊潮湿，触之易出血，恶臭，伴小便黄或不畅，苔黄腻，脉滑或弦数。医师诊断为尖锐湿疣，治法应为

A. 凉血解毒，泻热散瘀

B. 滋阴降火，利湿祛浊

C. 清热泻火，凉血解毒

D. 利湿化浊，清热解毒

E. 清火解毒，化浊利湿

答案解析：D。尖锐湿疣之湿毒下注证的证候：外生殖器或肛门等处出现疣状赘生物，色灰或褐或淡红，质软，表面秽浊潮湿，触之易出血，恶臭，伴小便黄或不畅，苔黄腻，脉滑或弦数。治法：利湿化浊，清热解毒。方药：萆薢化毒汤，酌加黄柏、土茯苓、大青叶。

三、B1 型题

（1～2 题共用备选答案）

A. 扁瘊　　　　　　B. 跖疣

C. 鼠乳　　　　　　D. 疣目

E. 丝状疣

1. 皮损为半球形丘疹，中央有脐凹，表面有蜡样的光泽，可挤出白色乳酪样物质，应诊断为

2. 皮损为角化性丘疹，中央稍凹，外周可有角质环，除去表皮角质后或可见疏松的白色乳头状角质物质，挑破后易出血。应诊断为

答案解析：1. C　2. B。①鼠乳：好发于儿童躯干部，初起为米粒大的半球形丘疹，以后逐渐增大至豌豆大，中央有脐凹，表面有蜡样的光泽，顶端挑破后，可挤出白色乳酪样物质。②跖疣：发生于手掌部或足底部，初起为一细小发亮的丘疹，以后逐渐增大。表面角化，粗糙不平，灰褐、灰黄或污灰色，圆形，境界清楚，周围绕以稍高增

厚的角质环，除去表皮角质后或可见疏松的白色乳头状角质物质，挑破后易出血。

考点发散：发于颜面、手背、前臂等处者，称扁瘊。

(3~4题共用备选答案)

A. 白癜风　　　　　B. 白秃疮

C. 肥疮　　　　　　D. 黑点癣

E. 圆癣

3. 头皮上出现圆形或不规则的大片灰白色鳞屑斑片，病发失去光泽，头发因折断而参差不齐，病发根部包绕有白色鳞屑形成的菌鞘。应诊断为

4. 头部有散在的蜡黄痂皮，中心微凹，边缘翘起，有鼠尿臭味。头发干燥，失去光泽，逐渐脱发，呈永久性脱发。应诊断为

答案解析：3. B　4. C。①白秃疮：在头皮有圆形或不规则的覆盖灰白鳞屑的斑片。病损区毛发干枯无泽，常在距头皮0.3~0.8cm处折断而呈参差不齐。头发易于拔落且不疼痛，病发根部包绕有白色鳞屑形成的菌鞘。自觉瘙痒。②肥疮：有黄癣痂堆积，癣痂呈蜡黄色，肥厚，富黏性，边缘翘起，中心微凹，上有毛发贯穿，质脆易粉碎，有特殊的鼠尿臭，久之毛囊被破坏而成永久性脱发。当病变痊愈后，则在头皮留下广泛、光滑的萎缩性疤痕。

考点发散：头癣包括白癣和黄癣。白秃疮相当于

西医的白癣。肥疮相当于西医的黄癣。

(5~6题共用备选答案)

A. 体癣　　　　　　B. 黄癣

C. 花斑癣　　　　　D. 足癣

E. 鹅掌风

5. 好发于面部、颈部、躯干及四肢近端。皮损特征为环形或多环形、边界清楚、中心消退、外围扩张的斑块的皮肤病是

6. 好发于颈项、躯干，尤其是多汗部位以及四肢近心端，为大小不一、边界清楚的圆形或不规则的无炎症性斑块，色淡褐、灰褐至深褐色，或轻度色素减退，或附少许糠秕状细鳞屑，常融合成片的皮肤病是

答案解析：5. A　6. C。①体癣：好发于面部、颈部、躯干及四肢近端。皮损特征为环形或多环形、边界清楚、中心消退、外围扩张的斑块。②花斑癣：皮损好发于颈项、躯干，尤其是多汗部位以及四肢近心端，为大小不一、边界清楚的圆形或不规则的无炎症性斑块，色淡褐、灰褐至深褐色，或轻度色素减退，或附少许糠秕状细鳞屑，常融合成片。

考点发散：体癣因皮损多呈钱币状、圆形，故名圆癣，亦称铜钱癣。发于股胯、外阴等处者，称阴癣（股癣）。

第九单元　肛门直肠疾病

一、A1型题

1. 关于内痔分期，叙述正确的是

A. Ⅳ期以便血为主

B. Ⅰ期痔核脱出

C. Ⅱ、Ⅲ期的区别是痔核脱出后能否自行还纳

D. Ⅱ、Ⅲ期无便血症状

E. Ⅲ期脱出的痔核不能还纳复位

答案解析：C。①Ⅱ期内痔：周期性、无痛性便血，呈滴血或射血状，量较多，痔核较大，便时痔核能脱出肛外，便后能自行还纳。②Ⅲ期内痔：便血少或无便血，痔核大，呈灰白色，便时痔核经常脱出肛外，甚至行走、咳嗽、喷嚏、站立时也会脱出肛门，不能自行还纳，须用手托、平卧休息或热敷后方能复位。

考点发散：内痔是发生于齿线上，由直肠上静脉丛瘀血、扩张、屈曲所形成的柔软静脉团，好发于肛门右前、右后和左侧正中部位，即膀胱截石位3、7、11点处，以便血、坠胀、肿块脱出为主要临床表现。

2. 肛门病注射疗法的适应证是

A. 内痔伴肛门周围炎症或腹泻

B. 内痔兼有贫血

C. 因腹腔肿瘤引起的内痔

D. 临产期孕妇

E. 内痔伴有严重高血压

答案解析：B。注射疗法是运用具有腐蚀作用的药物注入痔核及痔核周围而产生无菌性炎症反应，使小血管闭塞和痔核内纤维组织增生，从而促使

痔核硬化、萎缩或坏死、枯脱而达到痊愈的目的。注射疗法适用于各期内痔、混合痔的内痔部分、内痔兼有贫血者。禁忌证：外痔；内痔伴有肛门周围急、慢性炎症或腹泻，内痔伴有严重肺结核、高血压以及肝、肾疾病、血液病患者；因腹腔肿瘤引起的内痔；临产期孕妇。

3. 下列哪种疾病无便血的症状

A. 内痔　　　　　　B. 混合痔

C. 息肉痔　　　　　D. 肛瘘

E. 肛裂

答案解析：D。肛瘘是以局部反复流脓、疼痛、瘙痒为主要症状。

考点发散：常见肛肠便血性疾病有痔病、息肉痔、肛裂、锁肛痔等。

4. 呈截石位时，关于痔的叙述，错误的是

A. 内痔好发于齿状线上 3、7、11 点处

B. 赘皮外痔好发于肛缘 6、12 点处

C. 血栓外痔好发于肛缘 6、12 点处

D. 混合痔好发于齿线上下 3、7、11 点处

E. 肛裂好发于肛管 6、12 点处

答案解析：C。血栓外痔好发于肛缘 3、9 点处。

考点发散：内痔是由直肠上静脉丛淤血、扩张、屈曲所形成的柔软静脉团，好发于肛门右前、右后和左侧正中部位，即膀胱截石位 3、7、11 点处；混合痔也易发于此位置；肛裂好发于肛管 6、12 点处，同时易伴有赘皮外痔。

5. 硬化萎缩注射法药液注入的主要部位是

A. 黏膜层　　　　　B. 表皮层

C. 黏膜下层　　　　D. 肌层

E. 真皮层

答案解析：C。硬化萎缩注射法：在肛镜下暴露痔核或将痔核用血管钳夹住牵出肛门外，再用碘伏或络合碘消毒黏膜及痔核，抽取 5% 石炭酸甘油或 4% ~6% 明矾液，在齿线上 0.3 ~0.5cm 处，倾斜 15°刺入痔核黏膜下层，作柱状注射 0.3 ~0.5ml，使痔核肿胀、变白为止。

考点发散：消痔灵注射液分四个步骤注射：第一步：痔上动脉区注射。第二步：痔区黏膜下层注射。第三步：痔区黏膜固有层注射。第四步：洞状静脉区注射。

6. 主治内痔之风伤肠络证便血的方剂是

A. 凉血地黄汤　　　B. 龙胆泻肝汤

C. 黄连解毒汤　　　D. 十全大补汤

E. 补中益气汤

答案解析：A。内痔之风伤肠络证的证候：大便带血，滴血或呈喷射状出血，血色鲜红，或有肛门瘙痒，舌红，苔薄白或薄黄，脉浮数。治法：清热凉血祛风。方药：凉血地黄汤或槐花散加减。

考点发散：内痔之湿热下注证的方药：脏连丸加减。内痔之气滞血瘀证的方药：止痛如神汤加减。内痔之脾虚气陷证的方药：补中益气汤加减。

7. 下列疾病中，多发于儿童的是

A. 内痔　　　　　　B. 息肉痔

C. 血栓性外痔　　　D. 锁肛痔

E. 肛隐窝炎

答案解析：B。息肉痔是直肠内黏膜上的赘生物，是一种常见的直肠良性肿瘤。其临床特点为肿物蒂小质嫩，色鲜红，便后出血。分为单发性和多发性两种，前者多见于儿童，后者多见于青壮年。

考点发散：痔病好发于 20 岁以上的成年人。锁肛痔的发病年龄多在 40 岁以上。

8. 肛周脓肿行一次切开手术治疗时，最关键的步骤是

A. 切开前应先穿刺，待抽出脓液后再行切开引流

B. 注意切口方向，避免损伤括约肌

C. 切开脓肿后要用手指分开脓腔内的纤维间隔以利引流

D. 术中应切开原发性肛隐窝炎病灶

E. 术后注意用红油膏纱条引流

答案解析：D。脓肿一次切开法的适应证为浅部脓肿，于脓肿处切口，切口呈放射状，长度应与脓肿等长，使引流通畅，同时寻找齿线处感染的肛隐窝或内口，将切口与内口之间的组织切开，并搔刮清除，以避免形成肛漏。肛隐窝炎是肛周化脓性疾病的重要诱因，正确找到感染灶并切开是手术的关键。

9. 肛裂的疼痛周期中，持续时间较长、程度较剧烈的主要原因是

A. 大便刺激　　　　B. 炎症介质的释放

C. 外括约肌收缩　　D. 内括约肌痉挛

E. 皮肤裂开

答案解析：D。现代医学认为，肛裂的形成与解剖因素、局部损伤、慢性感染、内括约肌痉挛等因素有关。肛裂疼痛主要是内括约肌痉挛产生的缺

血性疼痛。周期性疼痛是肛裂的主要症状，常因排便时，肛管扩张刺激溃疡面，引发撕裂样疼痛，或灼痛，或刀割样疼痛，持续数分钟后减轻或缓解，称为疼痛间歇期，时间一般在5分钟左右，随后括约肌持续性痉挛收缩而剧烈疼痛，可持续数小时，使病人坐卧不安，十分痛苦，直到括约肌疲劳松弛后，疼痛逐渐缓解，这一过程为肛裂疼痛周期。病情严重时，咳嗽、喷嚏都可以引起疼痛，并向骨盆及下肢放射。

10. 关于脱肛注射疗法治疗后的处理措施，叙述错误的是

A. 注射完毕，须立即将脱出物送回肛门

B. 卧床休息

C. 控制大便1~3天

D. 注射后1~3小时内肛门周围胀痛，须立即处理

E. 术后2~3天，体温不超过38℃，可不予特殊处理

答案解析：D。注射后1~3小时内肛门周围胀痛，一般可自行缓解。

考点发散：注射完毕，脱出物送回肛内。注射当天适当休息，不宜剧烈活动。流质饮食，控制大便1~3天。术后2~3天，有时有低热，如不超过38℃，局部无感染者为吸收热，可不予特殊处理。如超过38℃，局部有红、肿等感染性炎症改变时，应给予抗生素治疗。

11. 锁肛痔便血的特点是

A. 先血后便，血色鲜红

B. 先便后血，肛门疼痛

C. 无痛性便血，不与粪便相混

D. 黏液性血便，血色鲜红

E. 黏液性血便，血色晦暗

答案解析：E。锁肛痔是发生在肛管直肠的恶性肿瘤，病至后期，肿瘤阻塞，肛门狭窄，排便困难，犹如锁住肛门一样，故称为锁肛痔。相当于西医的肛管直肠癌。便血是直肠癌最常见的早期症状。大便带血，血色鲜红或暗红，量不多，粪便中有血、脓、黏液，并有特殊的臭味。

12. 下列各项中，发病与肛隐窝炎无关的是

A. 肛乳头肥大　　B. 直肠息肉

C. 肛周脓肿　　　D. 肛瘘

E. 肛乳头炎

答案解析：B。肛隐窝炎是肛隐窝、肛门瓣发生的急、慢性炎症性疾病，又称肛窦炎，常并发肛乳头炎、肛乳头肥大。肛隐窝炎是肛周化脓性疾病的重要诱因。此病多因饮食不节，过食醇酒厚味、辛辣炙煿；或虫积骚扰，湿热内生，下注肛部；或因肠燥便秘，破损染毒而成。主要症状为自觉肛门部不适，排便时因粪便压迫肛隐窝，可感觉肛门疼痛，一般不甚剧烈，数分钟内消失。若括约肌受刺激而挛缩则疼痛加剧，常可出现不排便时的短时间阵发性刺痛，并波及臀部和股后侧。

13. 陈旧性肛裂伴肛管狭窄者手术时多选用

A. 扩肛法　　　　B. 纵切横缝法

C. 肛裂侧切术　　D. 切开疗法

E. 挂线疗法

答案解析：B。①纵切横缝法：适用于陈旧性肛裂伴有肛管狭窄者。②扩肛法：适用于早期肛裂，无结缔组织外痔、肛乳头肥大等合并症者。③切开疗法：适用于陈旧性肛裂，伴有结缔组织外痔、乳头肥大等。④肛裂侧切术：适用于不伴有结缔组织外痔、皮下瘘等的陈旧性肛裂。⑤挂线疗法：适用于距离肛门4cm以内，有内、外口的低位肛漏；亦作为复杂性肛漏切开疗法或切除疗法的辅助方法。

14. 二度直肠脱垂的脱出长度为

A. 1~2cm　　　　B. 3~4cm

C. 5~10cm　　　 D. 11~15cm

E. 16~18cm

答案解析：C。①一度脱垂：为直肠黏膜脱出，脱出物淡红色，长3~5cm，触之柔软，无弹性，不易出血，便后可自行还纳。②二度脱垂：为直肠全层脱出，脱出物长5~10cm，呈圆锥状，淡红色，表面为环状而有层次的黏膜皱襞，触之较厚，有弹性，肛门松弛，便后有时需用手回复。③三度脱垂：直肠及部分乙状结肠脱出，长达10cm以上，呈圆柱形，触之很厚，肛门松弛无力。

15. 不属于挂线疗法优点的是

A. 简便、经济　　B. 彻底去除瘘管壁组织

C. 不影响肛门功能　D. 瘢痕小

E. 引流通畅

答案解析：B。挂线疗法具有操作简便、引流通

畅、瘢痕小、对肛门功能无影响等优点。挂线疗法是将漏管全部切开，必要时可将漏管周围的瘢痕组织作适当修剪，使之引流通畅，创口逐渐愈合。手术成败的关键在于正确地找到内口，并将内口切开或切除，否则创口就不能愈合，即使暂时愈合，日久又会复发。

二、A2 型题

1. 患者，男性，55 岁。排便时出血，量不多，肛门脱出肿物，如李大小，表面色紫，微带白色，需用手推挤方能还纳，已病 10 年余，近来加重。其诊断是

A. 直肠息肉　　　　B. 直肠脱垂

C. 直肠癌　　　　　D. Ⅱ 期内痔

E. Ⅲ 期内痔

答案解析：E。Ⅲ 期内痔：便血少或无便血，痔核大，呈灰白色，便时痔核经常脱出肛外，甚至行走、咳嗽、喷嚏、站立时也会脱出肛门，不能自行还纳，须用手托、平卧休息或热敷后方能复位。

考点发散：内痔是以脱出程度分期，而按非出血程度分期。

2. 患者肛门突然剧烈疼痛，并出现肿物，表面呈暗紫色，触痛明显，应诊断为

A. 肛管癌　　　　　B. 血栓性外痔

C. 肛旁脓肿　　　　D. 肛裂

E. 内痔嵌顿

答案解析：B。血栓性外痔是因便秘或排便时用力努挣，致使肛门静脉丛破裂，血液漏出血管外所形成的静脉血栓。

3. 患儿，男性，7 岁，排便时肛门脱出一肿物，呈环形，色较鲜红，便后自行还纳，有时伴少许出血，多染于便纸上，最可能的诊断是

A. 内痔脱出　　　　B. 息肉脱出

C. 一度直肠脱垂　　D. 二度直肠脱垂

E. 三度直肠脱垂

答案解析：C。脱肛，又称为直肠脱垂，多见于幼儿、老年人、久病体弱者及身高瘦弱者。一度脱垂为直肠黏膜脱出，脱出物淡红色，长 3～5cm，触之柔软，无弹性，不易出血，便后可自行还纳。

4. 患者肛旁肿痛一周，近三天加重，伴发热恶寒、坐卧不宁。检查：肛门左侧饱满，高于右侧，压痛明显，有波动感。最可能的诊断是

A. 直肠后间隙脓肿　　B. 骨盆直肠间隙脓肿

C. 肛门旁皮下脓肿　　D. 坐骨直肠间隙脓肿

E. 坐骨直肠间隙脓肿传向肛提肌以上

答案解析：D。坐骨直肠间隙脓肿：发于肛门与坐骨结节之间，感染区域比肛门皮下脓肿广泛而深。初起仅感肛门部不适或微痛，逐渐出现发热、畏寒、头痛、食欲不振等症状，而后局部症状加剧，肛门有灼痛或跳痛，在排便、咳嗽、行走时疼痛加剧，甚则坐卧不安。肛门指诊：患侧饱满，有明显压痛和波动感。由于脓肿的部位和深浅不同，症状也有差异，如提肛肌以上的间隙脓肿，位置深隐，全身症状重而局部症状轻；提肛肌以下的间隙脓肿，部位浅、局部红、肿、热、痛明显，而全身症状较轻。

5. 患者，女性，30 岁。肛门坠胀疼痛 2 个月，症状时轻时重、大便干、排便前有黏液自肛门流出，无便血。最可能的诊断是

A. 直肠息肉　　　　B. 肛裂

C. 肛瘘　　　　　　D. 肛窦炎

E. 内痔

答案解析：D。肛窦炎的临床表现：自觉肛门部不适，排便时因粪便压迫肛隐窝，可感觉肛门疼痛，一般不甚剧烈，数分钟内消失。若括约肌受刺激而挛缩则疼痛加剧，常可出现不排便时的短时间阵发性刺痛，并波及臀部和股后侧。急性期常伴便秘，粪便常带少许黏液，此种黏液常在粪便前流出，有时混有血丝。若并发肛乳头肥大，并从肛门脱出，可使肛门潮湿瘙痒。

考点发散：肛隐窝炎是肛隐窝、肛门瓣发生的急、慢性炎症性疾病，又称肛窦炎，常并发肛乳头炎、肛乳头肥大。肛隐窝炎是肛周化脓性疾病的重要诱因。

6. 患者肛门周围突然肿痛，持续加剧，伴有恶寒、发热、便秘，肛周红肿，触痛明显，质硬，舌红，苔黄，脉数。治疗宜选用的方剂是

A. 凉血地黄汤　　　B. 补中益气汤

C. 仙方活命饮　　　D. 脏连丸

E. 透脓散

答案解析：C。肛痈之热毒蕴结证的证候：肛门周围突然肿痛，持续加剧，伴有恶寒、发热、便秘，溲赤，肛周红肿，触痛明显，质硬，皮肤焮热，舌红，苔薄黄，脉数。治法：清热解毒。方药：仙方活命饮。

考点发散：肛痈依据病程发展可分为三个阶段：初起，热毒蕴结证；成脓，火毒炽盛证；破溃，阴虚毒恋证。

7. 患者为老年男性，近来大便次数增多，伴有排便不尽感，偶有便血，量少，色不鲜。该患者应首先进行的检查方法是
   A. 化验大便常规　　　B. 钡灌肠检查
   C. 结肠镜检查　　　　D. 肛管直肠指诊
   E. 血常规检查

答案解析：D。肛管直肠指检是诊断直肠癌最重要的方法。80%的直肠癌位于手指可触及的部位，肿瘤较大时指检可以清楚扪到肠壁上的硬块、巨大溃疡或肠腔狭窄。退指后可见指套上染有血、脓和黏液。指检发现癌肿时要扪清大小、范围、部位和固定程度，以便决定治疗方法。

考点发散：直肠镜或乙状结肠镜检查：对所有指检可疑或已明确无疑的直肠癌均应进行直肠镜或乙状结肠镜检查，这不仅可以看到直肠内病变的范围，更重要的是取活组织进行病理检查，以确定诊断。

8. 患者，男性，36岁。饮酒后出现便血，呈喷射状，色鲜红，无疼痛，便时肛门内无物脱出，最可能的诊断是
   A. 直肠息肉　　　　B. 肛裂
   C. 内痔　　　　　　D. 肛管直肠癌
   E. 肛瘘

答案解析：C。内痔的临床表现：周期性、无痛性便血，便时粪便带血，或呈滴血、射血状。

9. 患者，男性，45岁。肛旁反复破溃流脓水近1年，查体见肛旁截石位10点距肛缘6cm处有一破口，诊断为肛瘘。其内口最可能的部位是
   A. 截石位7点肛隐窝处
   B. 截石位12点肛隐窝处
   C. 截石位6点肛隐窝处
   D. 截石位3点肛隐窝处
   E. 截石位10点肛隐窝处

答案解析：C。将肛门两侧的坐骨结节划一条横线，当漏管外口在横线之前距离肛缘4cm以内，内口在齿线处与外口位置相对，其管道多为直行；如外口在距离肛缘4cm以外，或外口在横线之后，内口多在后正中齿线处，其漏管多为弯曲或马蹄形。

考点发散：肛漏的发展规律可在临床中指导手术治疗术式选择，并准确找到内口。

10. 患者，女性，52岁。大便时肛内有物脱出，不能自行还纳，偶有便血，量不多。一年前曾行内痔注射治疗。查体见痔核已有纤维化。该患者目前最佳的治疗方法是
    A. 枯痔钉疗法　　　B. 塞药法
    C. 消痔灵注射　　　D. 熏洗法
    E. 结扎疗法

答案解析：E。结扎疗法：在痔核深部用粗线贯穿结扎，使痔核缺血坏死而脱落，以达到痊愈的目的。适用于Ⅱ～Ⅲ期内痔，特别是纤维型内痔。

考点发散：①熏洗法：适用于各期内痔及内痔脱出或外痔肿胀明显或脱肛者。②塞药法：适用于Ⅰ、Ⅱ期内痔。常用痔疮锭、九华栓等塞入肛门内，以清热消肿、止痛止血。③枯痔法：适用于Ⅱ、Ⅲ期内痔。常用枯痔散、灰皂散等外敷于痔核表面，以腐蚀痔核，促使痔核干枯、坏死、脱落。④消痔灵注射法：适用于各期内痔，注射后能使局部组织产生无菌性炎症，使动脉、静脉产生栓塞及组织纤维化。

三、B1型题

（1~2题共用备选答案）
   A. 肛内指诊检查　　　B. 探针检查
   C. 肛门镜检查　　　　D. 乙状结肠镜检查
   E. 肛门局部望诊检查

1. 肛漏常用的检查方法是
2. 直肠高位息肉常用的检查方法是

答案解析：1. B　2. D。肛瘘以探针探查，常用于寻找内口。乙状结肠镜检查一般可以检查直肠至乙状结肠约30cm范围。指诊、肛门镜检查可诊断直肠中下段肿物。望诊主要诊断肛门皮肤周围改变。

（3~4题共用备选答案）
   A. 纤维型内痔
   B. 结缔组织外痔
   C. 骨盆直肠间隙脓肿
   D. 早期肛裂
   E. 混合痔

3. 扩肛法多用于治疗
4. 一次切开挂线法多用于治疗

答案解析：3. D　4. C。扩肛法适用于早期肛裂，无结缔组织外痔、肛乳头肥大等合并症者。如漏管通过肛管直肠环的上方，必须加用挂线疗法，即先切开外括约肌皮下部浅部及其下方的瘘管，然后用橡皮筋由剩余的管道口通入，由内口引出，缚在肛管直肠环上，这样可避免因一次切断肛管直肠环，而造成失禁。如瘘管在肛管直肠环下方通过，可以一次全部切开漏管。如肛管直肠环已纤维化者，也可一次全部切开无须挂线。

（5～6题共用备选答案）

　　A. 疼痛、出血、便秘

　　B. 流脓、疼痛、瘙痒

　　C. 肛门坠胀、有异物感

　　D. 肛周红、肿、热、痛

　　E. 便下脓血、黏液，便意频数

5. 肛裂的局部症状多表现为

6. 肛门旁皮下脓肿的症状多表现为

答案解析：5. A　6. D。①肛裂：肛管的皮肤全层纵行裂开并形成感染性溃疡。临床以肛门周期性疼痛、出血、便秘为主要特点。②肛门旁皮下脓肿：发生于肛门周围的皮下组织内，局部红、肿、热、痛明显，脓成按之有波动感，全身症状轻微。

考点发散：①肛裂：好发于青壮年，女性多于男性。肛裂的部位一般在肛门前后正中位，尤以后位多见，位于前正中线的肛裂多见于女性。②坐骨直肠间隙脓肿：发于肛门与坐骨结节之间，感染区域比肛门皮下脓肿广泛而深。初起仅感肛门部不适或微痛，逐渐出现发热、畏寒、头痛、食欲不振等症状，而后局部症状加剧，肛门有灼痛或跳痛，在排便、咳嗽、行走时疼痛加剧，甚则坐卧不安。③肛门指诊：患侧饱满，有明显压痛和波动感。

第十单元　泌尿男性疾病

一、A1 型题

1. 睾丸及附睾的急性化脓性感染，称为

　　A. 子痰　　　　　　B. 囊痈

　　C. 子痈　　　　　　D. 脱囊

　　E. 卵子瘟

答案解析：C。中医称睾丸和附睾为肾子。子痈是指睾丸及附睾的化脓性疾病，相当于西医的急、慢性附睾炎或睾丸炎。

考点发散：临证中子痈分急性子痈与慢性子痈，以睾丸或附睾肿胀疼痛为特点。

2. 慢性前列腺炎的病因病机是

　　A. 肾虚、湿热、瘀滞

　　B. 湿热、瘀滞、血热

　　C. 肾虚、瘀滞、痰浊

　　D. 肾虚、血热、瘀滞

　　E. 肾虚、血热、湿热

答案解析：A。慢性前列腺炎的病因病机：相火妄动，所愿不遂，或忍精不泄，肾火郁而不散，离位之精，化成白浊；或房事不洁，精室空虚，湿热从精道内侵，湿热壅滞，气血瘀阻而成；病久伤阴，肾阴暗耗，可出现阴虚火旺之证候；亦有体质偏阳虚者，久则火势衰微，易见肾阳不足之

象。临床以辨证论治为主，抓住肾虚（本）、湿热（标）、瘀滞（变）三个基本病理环节，分清主次，权衡用药。

3. 慢性前列腺炎以少腹、会阴、睾丸、腰骶隐痛为主要症状，舌暗或有瘀点、瘀斑，脉沉涩，应辨证为

　　A. 湿热壅阻证　　　　B. 阴虚火动证

　　C. 肾阳不足证　　　　D. 气滞血瘀证

　　E. 心肾不交证

答案解析：D。①气滞血瘀证：病程较长，少腹、会阴、睾丸、腰骶部坠胀不适、疼痛，有排尿不净之感，舌暗或有瘀斑，苔白或薄黄，脉沉涩。②湿热蕴结证：尿频，尿急，尿痛，尿道有灼热感，排尿终末或大便时偶有白浊，会阴、腰骶、睾丸、少腹坠胀疼痛，苔黄腻，脉滑数。③阴虚火旺证：排尿或大便时偶有白浊，尿道不适，遗精或血精，腰膝酸软，五心烦热，失眠多梦，舌红少苔，脉细数。④肾阳虚损证：多见于中年人，排尿淋漓，腰膝酸痛，阳痿早泄，形寒肢冷，舌淡胖，苔白，脉沉细。

4. 关于前列腺增生症患者直肠指诊前列腺的特征，叙述错误的是

A. 表面光滑而无结节

B. 边缘清楚

C. 中等硬度而富有弹性

D. 中央沟变浅或消失

E. 压痛明显

答案解析：E。前列腺增生症直肠指检：前列腺常有不同程度的增大，表面光滑，边缘清楚，中等硬度而富有弹性，中央沟变浅或消失。慢性前列腺炎直肠指诊前列腺可有轻压痛。

5. 不属于前列腺增生症常见临床表现的是

A. 夜尿次数增多、排尿困难

B. 慢性尿潴留

C. 假性尿失禁

D. 尿线变细

E. 尿频、尿急、尿痛

答案解析：E。前列腺增生症的临床表现：逐渐出现进行性尿频，夜间明显，伴排尿困难、尿线变细。部分患者由于尿液长期不能排尽，致膀胱残余尿增多，而出现假性尿失禁。在发病过程中，常因受寒、劳累、憋尿、便秘等，而发生急性尿潴留。慢性前列腺炎患者可出现轻微的尿频、尿急、尿痛、尿道内灼热不适或排尿不净之感。

6. 关于阴茎痰核的临床表现，叙述错误的是

A. 痰核生于阴茎腹侧

B. 阴茎皮下有条索状或斑块样结节

C. 一般不会溃破

D. 勃起时阴茎弯曲疼痛

E. 影响性生活

答案解析：A。阴茎痰核是指阴茎海绵体白膜发生纤维化硬结的一种疾病。阴茎背侧可触及硬结或条索状斑块，无压痛，大小不一，或单发或数个不等，发展缓慢，从不破溃。阴茎勃起时有疼痛或弯曲变形，严重者可影响性交，甚至引起阳痿。本病多见于中年人。

7. 治疗阴茎痰核可选的外用药物有

A. 冲和膏   B. 玉露散

C. 阳和解凝膏   D. 黑虎丹

E. 小金丹

答案解析：C。阴茎痰核多见痰浊凝结证、治法以温阳通脉、化痰散结为主。内服方药：阳和汤合化坚二陈丸加减。外治：阳和解凝膏或黑退消外敷。

8. 良性前列腺增生症的手术指征不包括

A. 膀胱逼尿肌功能受损

B. 因梗阻诱发膀胱憩室、结石

C. 慢性或反复发作的泌尿系感染

D. 反复出现尿潴留经非手术治疗无效

E. 出现肾及输尿管积水

答案解析：A。一般来说，当残余尿在 60ml 以上，或因梗阻诱发膀胱憩室、结石、肾及输尿管积水者，或由于梗阻引起慢性或反复发作的泌尿系感染者，或因急性尿潴留或反复出现尿潴留经非手术治疗无效或导尿失败者，可采用手术疗法。但，膀胱逼尿肌功能受损时，手术效果不理想。

考点发散：西药治疗常用的有 α-受体阻滞剂，如高特灵等；5α-还原酶抑制剂，如保列治等；生长因子抑制剂，如通尿灵等。

9. 尿道结石的临床表现有

A. 尿频、尿急、尿痛

B. 活动后镜下血尿

C. 慢性尿潴留

D. 尿流中断及急性尿潴留

E. 无尿或少尿

答案解析：D。尿道结石主要表现为排尿困难、排尿费力，呈点滴状，或出现尿流中断及急性尿潴留，排尿时疼痛明显，可放射至阴茎头部，后尿道结石可伴有会阴和阴囊部疼痛。

考点发散：活动后镜下血尿是上尿路结石的临床表现。慢性尿潴留可见于前列腺增生症。尿频、尿急、尿痛见于结石合并感染。双侧上尿路结石或孤肾伴输尿管结石引起完全梗阻时，可导致无尿。

10. 关于尿石症采用总攻疗法的适应证，叙述错误的是

A. 结石横径 <1cm

B. 双肾功能基本正常

C. 无明显尿路狭窄或畸形

D. 合并有前列腺增生症

E. 结石表面光滑

答案解析：D。尿石症总攻疗法的适应证：结石横径 <1cm，表面光滑；双肾功能基本正常；无明显尿路狭窄或畸形。

考点发散：对于较大结石可先行体外震波碎石，再配合中药治疗。初起宜宣通清利，日久则配合补肾活血、行气导滞之剂。

11. 前列腺增生症患者最常见哪种并发症

A. 不育　　　　　B. 阳痿

C. 疝气　　　　　D. 便秘

E. 结石

答案解析：C。有些前列腺增生症患者可并发尿路感染、膀胱结石、疝气或脱肛等。部分前列腺增生症患者由于尿液长期不能排尽，致膀胱残余尿增多，而出现假性尿失禁。在发病过程中，常因受寒、劳累、憋尿、便秘等，而发生急性尿潴留。严重者可引起肾功能损伤，而出现肾功能不全的一系列症状。

12. 诊断慢性前列腺炎时，前列腺液镜检白细胞数为

A. 0～5 个/视野　　B. ＞5 个/视野

C. ＞10 个/视野　　D. ＞15 个/视野

E. ＞20 个/视野

答案解析：C。前列腺分泌物涂片检查：白细胞每高倍视野在 10 个以上（正常为 10 个以下）或成堆聚集，而卵磷脂小体减少。

考点发散：前列腺液培养有利于病原菌诊断，但慢性非细菌性前列腺炎占绝大多数，细菌培养多呈阴性。

13. 子痰初期治疗宜选用

A. 透脓散　　　　B. 五味消毒饮

C. 黄连解毒汤　　D. 阳和汤

E. 化坚二陈丸

答案解析：D。子痰之浊痰凝结证见于初起硬结期。症见肾子处酸胀不适，附睾硬结，子系呈串珠状肿硬，无明显全身症状，苔薄，脉滑。治法：温经通络，化痰散结。方药：阳和汤加减。

考点发散：子痰中期成脓期宜用滋阴除湿汤合透脓散加减；后期溃脓期宜用十全大补汤加减，兼服小金丹。

14. 关于上尿路结石的临床表现，叙述错误的是

A. 疼痛

B. 肉眼血尿

C. 有时为镜下血尿

D. 疼痛常向下腹部放射

E. 结石越大，症状越明显

答案解析：E。上尿路结石包括肾结石和输尿管结石，典型的临床症状是突然发作的肾或输尿管绞痛和血尿，其程度与结石的部位、大小及移动

情况等有关。绞痛发作时疼痛剧烈，患者可出现恶心、呕吐、冷汗、面色苍白等症状。疼痛为阵发性，并沿输尿管向下放射到下腹部、外阴部和大腿内侧。检查时肾区有叩击痛或压痛。结石较大或固定不动时，可无疼痛，但常伴有肾积水或感染。

考点发散：膀胱结石的典型症状为排尿中断，并引起疼痛，放射至阴茎头和远端尿道，此时患者常手握阴茎，蹲坐哭叫，经变换体位又可顺利排尿。多数患者平时有排尿不畅、尿频、尿急、尿痛和终末血尿。

15. 关于子痰的叙述，错误的是

A. 好发于中青年

B. 附睾尾部局限性结节

C. 输精管部呈串珠状结节

D. 阴囊易成窦道

E. 触痛明显

答案解析：E。子痰是发于肾子的疮痨性疾病。特点是附睾有慢性硬结，逐渐增大，形成脓肿，溃破后脓液稀薄如痰，并夹有败絮样物质，易成窦道，经久不愈。相当于西医的附睾结核。多发于中青年，以 20～40 岁居多。初起自觉阴囊坠胀，附睾尾部有不规则的局限性结节，质硬，触痛不明显，结节常与阴囊皮肤粘连。日久结节逐渐增大，可形成脓肿，溃破后脓液清稀，或夹有豆腐渣样絮状物，易形成反复发作、经久不愈的窦道。输精管增粗变硬，呈串珠状。常有五心烦热，午后潮热，盗汗，倦怠乏力等症状。

二、A2 型题

1. 患者，男性，65 岁。小便不畅，尿线变细或点滴而下，尿道涩痛，小腹胀满隐痛，偶有血尿，舌质暗有瘀点，苔白，脉弦涩。应辨证为

A. 湿热下注证　　B. 气滞血瘀证

C. 肾阴亏虚证　　D. 肾阳不足证

E. 脾肾气虚证

答案解析：B。气滞血瘀证的临床表现：小便不畅，尿线变细或点滴而下，或尿道涩痛，闭塞不通，或小腹胀满隐痛，偶有血尿，舌质暗或有瘀点、瘀斑，苔白或薄黄，脉弦或涩。治法：行气活血，通窍利尿。

考点发散：中医治疗应以通为用，温肾益气、活血利尿是其基本的治疗法则。

2. 患者，年轻男性，突然出现腰痛，伴尿频、尿急、尿痛，小便混赤，口干欲饮，舌红，苔黄腻，脉弦数。应诊断为

A. 前列腺增生   B. 膀胱结石

C. 尿道结石   D. 上尿路结石

E. 急性泌尿系感染

答案解析：D。上尿路结石典型的临床表现是突然发作的肾或输尿管绞痛和血尿，其程度与结石的部位、大小及移动情况等有关。腹部 X 线平片多能发现结石的大小、形态和位置。排泄性尿路造影、B 型超声、膀胱镜、CT 等检查有助于临床诊断。

3. 患者突发腰腹绞痛，疼痛向外阴部放射，尿频、尿急、尿赤，舌暗红有瘀斑，脉弦数。宜选用的方剂是

A. 金铃子散   B. 三金排石汤

C. 济生肾气丸   D. 八正散

E. 龙胆泻肝汤

答案解析：A。气血瘀滞证的临床表现：发病急骤，腰腹胀痛或绞痛，疼痛向外阴部放射，尿频、尿急、尿黄或赤，舌暗红或有瘀斑，脉弦或弦数。治法：理气活血，通淋排石。方药：金铃子散合石苇散加减。

考点发散：湿热蕴结证的临床表现：腰痛或小腹痛，尿流突然中断，尿频、尿急、尿痛，小便混赤，或为血尿，口干欲饮，舌红，苔黄腻，脉弦数。治法：清热利湿，通淋排石。方药：三金排石汤加减。

4. 患者罹患子痰日久，肾子硬结逐渐增大并与阴囊皮肤粘连，阴囊红肿疼痛，触之可有应指感，伴低热、盗汗、倦怠，舌红，少苔，脉细数。治疗宜选用的方药是

A. 龙胆泻肝汤   B. 滋阴除湿汤

C. 泻热汤   D. 阳和汤

E. 小金丹

答案解析：B。子痰之阴虚内热证见于中期成脓期。病程日久，肾子硬结逐渐增大并与阴囊皮肤粘连，阴囊红肿疼痛，触之可有应指感，伴低热、盗汗、倦怠，舌红，少苔，脉细数。治法：养阴清热，除湿化痰，佐以透脓解毒。方药：滋阴除湿汤合透脓散加减。

考点发散：子痰之浊痰凝结证方选阳和汤加减，配服小金丹。子痰之气血两亏证方选十全大补汤加减，兼服小金丹。

5. 患者，男性，47 岁。阴茎背侧可触及条索状结块，皮色不变、温度正常，无明显压痛，阴茎勃起时可发生弯曲或疼痛，舌淡，边有齿印，苔薄白，脉滑。治疗宜选用的方药是

A. 透脓散   B. 橘核丸

C. 化坚二陈丸   D. 血府逐瘀汤

E. 滋阴除湿汤

答案解析：C。痰浊凝结证：阴茎背侧可触及条索状结块，皮色不变、温度正常，无明显压痛，阴茎勃起时可发生弯曲或疼痛，舌淡，边有齿印，苔薄白，脉滑。治法：温阳通脉，化痰散结。方药：阳和汤合化坚二陈丸加减。外治：阳和解凝膏或黑退消外敷。

6. 患者附睾头部肿胀，形圆光滑，透光试验阳性，穿刺有乳白色液体，镜检有死精子。可能的诊断是

A. 子痰   B. 急性子痈

C. 慢性子痈   D. 精液囊肿

E. 肾岩

答案解析：D。精液囊肿多发于附睾头部，形圆光滑，透光试验阳性，穿刺有乳白色液体，镜检有死精子。

考点发散：子痰是发于肾子的疮痨性疾病。特点是附睾有慢性硬结，逐渐增大，形成脓肿，溃破后脓液稀薄如痰，并夹有败絮样物质，易成窦道，经久不愈。

7. 患者男性，50 岁。排尿不净感日久，自尿道滴出少量乳白色的液体。少腹、会阴、睾丸、腰骶部坠胀不适，伴射精痛。明确诊断需进行的检查是

A. 大便常规

B. 前列腺 B 超

C. 前列腺分泌物涂片

D. 尿常规

E. 排泄性尿路造影

答案解析：C。前列腺分泌物涂片检查：白细胞每高倍视野在 10 个以上（正常为 10 个以下）或成堆聚集，而卵磷脂小体减少。

考点发散：尿三杯试验可作为参考。前列腺液培养有利于病原菌诊断，但慢性非细菌性前列腺炎占绝大多数，细菌培养多呈阴性。

8. 患者，男性，36 岁。前列腺炎病史 1 年，近日出现血精及射精疼痛。该患者最可能伴发的疾病是

A. 附睾炎　　　　　B. 精囊炎

C. 尿路结石　　　　D. 前列腺增生症

E. 膀胱结石

答案解析： B。精囊炎和慢性前列腺炎多同时发生，除有类似前列腺炎症状外，还有血精及射精疼痛的特点。附睾炎见阴囊、腹股沟部隐痛不适，类似慢性前列腺炎。慢性子痈（附睾炎）附睾部可触及结节，并伴轻度压痛。

9. 患者，男性，50 岁。排尿淋漓，有排尿不净感，排尿终末偶有白浊，腰膝酸痛，阳痿早泄，形寒肢冷，舌淡胖，苔白，脉沉细。治疗宜选用的方剂为

A. 龙胆泻肝汤　　　B. 八正散

C. 前列腺汤　　　　D. 知柏地黄汤

E. 济生肾气丸

答案解析： E。肾阳虚损证：多见于中年人，排尿淋漓，腰膝酸痛，阳痿早泄，形寒肢冷，舌淡胖，苔白，脉沉细。治法：补肾助阳。方药：济生肾气丸加减。本病主张综合治疗，注意调护。临床以辨证论治为主，抓住肾虚（本）、湿热（标）、瘀滞（变）三个基本病理环节，分清主次，权衡用药。

10. 患者，男性，65 岁。尿频，滴沥不畅，尿线细甚或夜间遗尿或尿闭不通，神疲乏力，纳谷不香，面色无华，便溏脱肛，舌淡，苔白，脉细无力。临床应辨证为

A. 气滞血瘀证　　　B. 肾阴亏虚证

C. 脾肾气虚证　　　D. 湿热下注证

E. 肾阳不足证

答案解析： C。脾肾气虚证：尿频，滴沥不畅，尿线细，甚或夜间遗尿或尿闭不通，神疲乏力，纳谷不香，面色无华，便溏脱肛，舌淡，苔白，脉细无力。治法：补脾益气，温肾利尿。中医治疗应以通为用，温肾益气、活血利尿是其基本的治疗法则，出现并发症时应采用中西医综合疗法。

三、B1 型题

（1～2 题共用备选答案）

A. 肾子上或阴茎上慢性结节，皮色不变，亦不疼痛

B. 尿急尿频，尿液黄赤，茎中热痛，精浊赤浊，舌红，苔黄腻

C. 阴囊红肿热痛，肾子肿痛，小便短赤，口苦纳呆，苔黄腻

D. 肾子硬结，少腹或会阴胀痛，排尿困难或闭塞不通，舌暗或有瘀点、瘀斑

E. 阴囊内积水，口干少津，大便秘结，舌干苔腻

1. 肝经湿热的临床特点是

2. 脾经湿热的临床特点是

答案解析： 1. C　2. E。选项 A 为气滞痰凝；选项 B 为湿热下注；选项 C 为肝经湿热；选项 D 为气血瘀滞；选项 E 为脾经湿热。

考点发散： 肝经湿热方选龙胆泻肝汤；脾经湿热方选草薢分清饮。

（3～4 题共用备选答案）

A. 阳和汤　　　　　B. 橘核丸

C. 前列腺汤　　　　D. 沉香散

E. 化坚二陈丸

3. 慢性前列腺炎之气滞血瘀证可选用的方剂是

4. 前列腺增生症之气滞血瘀证可选用的方剂是

答案解析： 3. C　4. D。①慢性前列腺炎之气滞血瘀证：病程较长，少腹、会阴、睾丸、腰骶部坠胀不适、疼痛，有排尿不净之感，舌暗或有瘀斑，苔白或薄黄，脉沉涩。治法：活血祛瘀，行气止痛。方药：前列腺汤加减。②前列腺增生症之气滞血瘀证：小便不畅，尿线变细或点滴而下，或尿道涩痛，闭塞不通，或小腹胀满隐痛，偶有血尿。舌质暗或有瘀点、瘀斑，苔白或薄黄，脉弦或涩。治法：行气活血，通窍利尿。方药：沉香散加减。

考点发散： 阳和汤、化坚二陈丸用于痰浊凝结证；橘核丸用于气滞痰凝证。

（5～6 题共用备选答案）

A. 阴茎　　　　　　B. 尿道

C. 睾丸　　　　　　D. 精索

E. 阴囊

5. 中医的马口是指

6. 中医的肾子是指

答案解析： 5. B　6. C。《外科真诠》是这样划分的：玉茎（阴茎）属肝；马口（尿道）属小肠；阴囊属肝；肾子（睾丸）属肾；子之系（精索）属肝。

第十一单元 周围血管疾病

一、A1 型题

1. 下列哪一项不是周围血管疾病的常见症状和体征

A. 疼痛　　　　　　　B. 肿胀

C. 发热　　　　　　　D. 溃疡

E. 坏疽

答案解析：C。周围血管疾病常见的症状与体征有疼痛、皮肤温度改变、皮肤颜色改变、感觉异常、肢体增粗或萎缩、溃疡和坏疽。肤温变化主要取决于肢体的血流量。动脉闭塞性病变多为肢端寒冷，闭塞程度越重，距离闭塞平面越远，寒冷愈明显。静脉病变多为下肢潮热感，下垂时更明显。发热是全身症状，在有感染时可以出现。

2. 筋瘤的病因病机是

A. 寒湿凝滞、痰浊瘀阻

B. 长期站立、劳倦伤气

C. 长期卧床、气血运行不畅

D. 肾阳不足、寒湿之邪外侵

E. 跌仆损伤、气血凝滞

答案解析：B。筋瘤者，坚而色紫，垒垒青筋，盘曲甚者结若蚯蚓。由于长期从事站立负重工作，劳倦伤气，或多次妊娠等，使筋脉结块成瘤。筋瘤是以筋脉色紫、盘曲突起状如蚯蚓、形成团块为主要表现的浅表静脉病变，相当于西医的下肢静脉曲张。

3. 脱疽初起，患者足背动脉、胫后动脉的脉象多表现为

A. 弦数　　　　　　　B. 洪大

C. 结代　　　　　　　D. 微弱

E. 绝脉

答案解析：D。脱疽一期（局部缺血期）：患肢末端发凉，怕冷，麻木，酸痛，间歇性跛行，足背动脉、胫后动脉搏动减弱。脱疽二期（营养障碍期）：患侧足背动脉、胫后动脉搏动消失。

4. 关于脱疽的诊断，叙述错误的是

A. 20~40 岁男性多见

B. 足趾遇冷刺激后发冷苍白变紫

C. 患侧下肢肢端疼痛，伴迁移性静脉炎或间歇性跛行

D. 患侧足背动脉搏动减弱或消失

E. 足趾持续发冷，皮肤苍白或青紫，或有干性坏疽。

答案解析：B。血栓闭塞性脉管炎多发于寒冷季节，以 20~40 岁男性多见。特点是好发于四肢末端，以下肢多见，初起患肢末端发凉、怕冷、苍白、麻木，患侧足背动脉搏动减弱或消失，可伴间歇性跛行，继则疼痛剧烈，日久患趾（指）坏死变黑，甚至趾（指）节脱落。

考点发散：雷诺综合征（肢端动脉痉挛症）：多见于青年女性；上肢较下肢多见，好发于双手；每因寒冷和精神刺激双手出现发凉苍白，继而发绀、潮红，最后恢复正常的三色变化（雷诺现象）。

5. 治疗脱疽的基本原则是

A. 活血化瘀　　　　　B. 疏风清热

C. 清热凉血　　　　　D. 疏肝行气

E. 益气活血

答案解析：A。脱疽的发生以脾肾亏虚为本，寒湿外伤为标，气血凝滞、经脉阻塞为主要病机。本病主要由于脾气不健，肾阳不足，又加外受寒冻，寒湿之邪入侵而发病。本病的发生还与长期吸烟、饮食不节、环境、遗传及外伤等因素有关。

6. 以下哪种疾病易引起肺梗塞

A. 臁疮　　　　　　　B. 脱疽

C. 股肿　　　　　　　D. 浅静脉炎

E. 褥疮

答案解析：C。股肿的特点为肢体肿胀、疼痛、局部皮温升高和浅静脉怒张四大症状，好发于下肢髂股静脉和股腘静脉，可并发肺栓塞和肺梗塞而危及生命。浅静脉炎后期破溃可形成臁疮。臁疮日久有发生恶变可能。

7. 臁疮疮面有较多腐肉，外用药宜选

A. 红油膏　　　　　　B. 八二丹

C. 九一丹　　　　　　D. 白玉膏

E. 生肌玉红膏

答案解析：B。臁疮久不收口，皮肤乌黑，疮口凹陷，疮面腐肉不脱，时流污水，用八二丹麻油调后，摊贴疮面，并用绷带缠缚，每日换药。

考点发散：臁疮局部红肿、渗液量少者，宜金黄膏薄敷，亦可加少量九一丹撒布于疮面上，再盖金黄膏；腐肉已脱，露新肉者，用生肌散外盖生肌玉红膏。

8. 臁疮的病因病机是

A. 久病气血亏虚，不能营养肌肤

B. 气血失和，经脉阻滞，气血凝结

C. 湿热下注，瘀血凝滞经络

D. 气血失和，风寒痰浊凝聚

E. 寒湿凝聚经络，闭塞不通，气血运行不畅

答案解析：C。臁疮多由久站或过度负重而致小腿筋脉横解，青筋显露，瘀停脉络，久而化热，或小腿皮肤破损染毒、湿热下注而成，疮口经久不愈。本病相当于西医学的下肢慢性溃疡。

考点发散：根据臁疮的局部特点，临床中分为结核性、放射性、淤滞性等，本病的后期如果经久不愈，则有发生恶变的可能。

9. 股肿多发生于

A. 上肢静脉   B. 下肢静脉

C. 胸壁静脉   D. 颈静脉

E. 面部静脉

答案解析：B。股肿是指血液在深静脉血管内发生异常凝固，而引起静脉阻塞、血液回流障碍的疾病。股肿的发病特点为肢体肿胀、疼痛、局部皮温升高和浅静脉怒张四大症状，好发于下肢髂股静脉和股腘静脉。本病相当于西医的下肢深静脉血栓形成。

10. 关于脱疽寒湿阻络证的临床表现，叙述错误的是

A. 间歇性跛行   B. 肢体寒冷

C. 苍白   D. 静息痛

E. 跌阳脉搏动减弱

答案解析：D。寒湿阻络证的证候：患趾（指）喜暖怕冷、麻木、酸胀疼痛，多走则疼痛加剧，稍歇痛减，皮肤苍白，触之发凉，跌阳脉搏动减弱；舌淡，苔白腻，脉沉细。静息痛出现在脱疽二期（营养障碍期），可见于血脉瘀阻证、湿热毒盛证。

11. 下肢静脉曲张的主要并发症是

A. 深静脉血栓形成   B. 深静脉瓣功能不全

C. 小腿溃疡   D. 小腿丹毒

E. 足部溃疡

答案解析：C。静脉曲张的患肢穿医用弹力袜或用弹力绷带包扎，有助于使瘤体缩小或停止发展。下肢静脉曲张可并发青蛇毒、湿疮、臁疮等。臁疮多由久站或过度负重而致小腿筋脉横解、青筋显露，瘀停脉络，久而化热，或小腿皮肤破损染毒，湿热下注而成，疮口经久不愈。相当于西医学的下肢慢性溃疡。

12. 血栓性浅静脉炎的发病原因是

A. 寒湿之邪   B. 湿热之邪外侵

C. 外感风热之邪   D. 肝肾不足，气虚血亏

E. 肺胃积热下迫

答案解析：B。血栓性浅静脉炎的病因为湿热之邪外侵，致气血瘀滞，脉络滞塞不通。本病外由湿邪为患，与热而蕴结，与寒而凝滞，与内湿相合，困脾而生痰，是病之标；经脉受损，气血不畅，络道瘀阻，为病之本。

13. 关于血栓闭塞性脉管炎的特点，叙述错误的是

A. 患者多为男性青壮年

B. 病变主要侵袭四肢中、小动脉

C. 肢体缺血症多是周期性发作

D. 反复发作游走性浅静脉炎

E. X 线检查显示动脉有钙化斑

答案解析：E。血栓闭塞性脉管炎以 20～40 岁男性多见，病变主要侵袭四肢中、小动脉，患肢肢体缺血症多是周期性发作，皮肤指压试验可见充盈缓慢，足背动脉、胫后动脉搏动减弱，可出现游走性浅静脉炎。动脉钙化斑见于动脉硬化性闭塞症。

14. 臁疮疮面腐暗，滋水淋漓，局部发痒、红肿、疼痛，治疗宜选用的方剂是

A. 萆薢化毒汤   B. 二妙丸

C. 黄连解毒汤   D. 补阳还五汤

E. 三妙散

答案解析：B。湿热下注证：小腿青筋怒张，局部发痒、红肿、疼痛，继则破溃，滋水淋漓，疮面腐暗，伴口渴、便秘、小便黄赤，苔黄腻，脉滑数。治法：清热利湿，和营解毒。代表方：二妙丸合五神汤加减。

考点发散：治疗气虚血瘀证的代表方为补阳还五汤合四妙汤加减。

15. 属于股肿病因的是

A. 吸烟   B. 寒冷

C. 长期站立   D. 创伤

E. 静脉性注射药物

答案解析：D。股肿的病因：创伤或产后长期卧床，以致肢体气血运行不畅，气滞血瘀，瘀血阻于脉络，脉络滞塞不通，营血回流受阻，水津外溢，聚而为湿，而发本病。

考点发散：脱疽的发病与吸烟、寒冷有关。筋瘤的发病与长期站立有关。

二、A2型题

1. 脱疽先从一趾发展为数趾，逐渐向上发展，合并感染，目前发展至足背处。根据坏死范围，属于

A. 1级坏疽　　　　　B. 2级坏疽

C. 3级坏疽　　　　　D. 4级坏疽

E. 5级坏疽

答案解析：C。根据肢体坏死的范围，将坏疽分为3级：1级坏疽局限于足趾或手指部位，2级坏疽局限于足跖部位，3级坏疽发展至足背、足跟、踝关节及其上方。

考点发散：足趾紫红肿胀、溃烂坏死，呈湿性坏疽；足趾发黑，干瘪，呈干性坏疽。

2. 患者患臁疮经久不愈，局部溃疡状如火山，边缘卷起，不规则，触之较硬，呈浅灰白色，可能的诊断是

A. 结核性臁疮　　　B. 放射性臁疮

C. 臁疮恶变　　　　D. 臁疮继发感染

E. 臁疮合并筋瘤

答案解析：C。臁疮经久不愈，局部溃疡状如火山，边缘卷起，不规则，触之较硬，呈浅灰白色，基底表面易出血，提示臁疮恶变。结核性臁疮溃疡较深，呈潜行性，边缘呈锯齿状，有败絮状脓水；放射性臁疮常由多个小溃疡融合成一片，周围皮肤色素沉着，或夹有小白点，感觉减弱。

3. 患者久站久行或劳累时患肢下坠不适感加重，小腿静脉盘曲如条索状，色青紫，状如蚯蚓。主要采用的非手术治疗方法是

A. 使用弹力绷带或穿弹力袜

B. 抬高患肢

C. 注意休息

D. 避免久站

E. 增加心功能

答案解析：A。患肢穿医用弹力袜或用弹力绷带包扎，有助于使瘤体缩小或停止发展。

考点发散：①手术疗法：凡是诊断明确的筋瘤，无手术禁忌证者，都可手术治疗。②硬化剂注射疗法：适用于程度较轻的单纯性下肢静脉曲张，亦可作为手术的辅助疗法，处理残留或复发的曲张静脉。

4. 突发下肢肿胀，皮色紫暗，压痛固定，肢体青筋怒张，舌暗有瘀斑，苔白，脉弦。治疗宜选用的方剂是

A. 四妙勇安汤　　　B. 二妙散

C. 复元活血汤　　　D. 参苓白术散

E. 活血通脉汤

答案解析：E。突发下肢肿胀，皮色紫暗，压痛固定，肢体青筋怒张，舌暗有瘀斑，苔白，脉弦。证属血脉瘀阻证，方选活血通脉汤。

考点发散：四妙勇安汤用于股肿之湿热下注证；参苓白术散用于股肿之气虚湿阻证。

5. 患者，28岁。足月顺产后2周开始下床活动，觉左下肢痛、肿胀，左下肢皮肤略发绀，皮温高，表浅静脉曲张，沿左股静脉走行区有明显压痛，应考虑为

A. 血栓性股静脉炎

B. 血栓性大隐静脉炎

C. 局限性股深静脉血栓形成

D. 左髂股静脉血栓形成

E. 小腿深静脉血栓形成

答案解析：D。突然性、广泛性、单侧下肢粗肿是髂股静脉血栓形成的临床特征。疼痛性质为胀痛，部位可为全下肢，以患肢的腘窝、股三角区疼痛明显，甚至可连及同侧腰背部或会阴部。疾病初期主要是表浅静脉的网状扩张，后期可在患肢侧的下腹部、髋部、会阴部都见到曲张的静脉。

考点发散：髂股静脉血栓形成的病因：创伤或产后长期卧床，导致肢体气血运行不畅，气滞血瘀，瘀血阻于脉络，脉络滞塞不通，营血回流受阻，水津外溢，聚而为湿。

6. 筋瘤患者，下肢青筋盘曲，状如蚯蚓，表面色青紫，患肢偶有肿胀疼痛，舌有瘀点，脉细涩。应辨证为

A. 外伤瘀滞证　　　B. 寒湿凝筋证

C. 劳倦伤气证　　　D. 湿热蕴结证

E. 热毒伤阴证

答案解析：A。外伤瘀滞证：青筋盘曲，状如蚯蚓，表面色青紫，患肢肿胀疼痛，舌有瘀点，脉

细涩。治法：活血化瘀，和营消肿。代表方：活血散瘀汤加减。

7. 患者，男性，56 岁。左足怕冷、疼痛、间歇性跛行年余。月余来足痛转为持续性静止痛，日轻夜重，局部肿胀，皮肤紫暗，浸淫蔓延，溃破腐烂，肉色不鲜，身热口干，便秘溲赤，舌红，苔黄腻，脉弦数。治疗宜选用的方剂为

A. 桃红四物汤　　　　B. 四妙勇安汤

C. 阳和汤　　　　　　D. 顾步汤

E. 黄芪鳖甲汤

答案解析：B。湿热毒盛证：患肢剧痛，日轻夜重，局部肿胀，皮肤紫暗，浸淫蔓延，溃破腐烂，肉色不鲜，身热口干，便秘溲赤，舌红，苔黄腻，脉弦数。治法：清热利湿，解毒活血。代表方：四妙勇安汤加减。外治：未溃者可选用冲和膏、红灵丹油膏外敷。

8. 患者，男性，32 岁。右下肢麻木、发凉、怕冷 2 年，每行走约 1km 需停下休息。体格检查：右下肢皮温较对侧低，色泽苍白，右足背动脉搏动减弱。诊断应考虑为

A. 血栓闭塞性脉管炎

B. 大动脉炎

C. 右下肢动脉硬化性闭塞症

D. 右下肢深静脉血栓形成

E. 右下肢血栓性浅静脉炎

答案解析：A。血栓闭塞性脉管炎多发于寒冷季节，以 20 ~ 40 岁的男性多见。常先一侧下肢发病，继而累及对侧。一期局部缺血期表现为患肢末端发凉、怕冷、麻木、酸痛、间歇性跛行。患肢可出现轻度肌肉萎缩，皮肤干燥，皮温稍低于健侧，皮肤指压试验可见充盈缓慢，足背动脉、胫后动脉搏动减弱。

考点发散：动脉硬化性闭塞症常见于 40 岁以上的人群，可伴有高血压、冠心病、血脂升高，为大、中动脉受累。

9. 某男，35 岁。吸烟 15 年，出现右下肢麻木、发凉、间歇性跛行 8 年。患者初次就诊时，下列哪项措施最重要

A. 使用抗生素　　　　B. 使用激素

C. 使用免疫抑制剂　　D. 应用弹力袜

E. 嘱患者戒烟

答案解析：E。脱疽多发于寒冷季节，以 20 ~ 40 岁的男性多见。常先一侧下肢发病，继而累及对侧，少数患者可累及上肢，患者多有受冷、潮湿、嗜烟、外伤等病史。本病病程较长，常在寒冷季节加重，治愈后又可复发。

考点发散：脱疽主要是由于脾气不健，肾阳不足，又加外受寒冻，寒湿之邪入侵而发病。本病的发生还与长期吸烟、饮食不节、环境、遗传及外伤等因素有关。

10. 患者平卧，患肢抬高，持续 60 秒，若出现麻木、疼痛、苍白或腊黄色，提示

A. Pratt 试验阳性

B. Buerger 试验阳性

C. Trendelenburg 试验阳性

D. Perthes 试验阳性

E. 腰交感神经阻滞试验阳性

答案解析：B。肢体抬高试验（Buerger 试验）是诊断血栓闭塞性脉管炎的一个有意义的试验。检查方法为抬高肢体（下肢 70° ~ 80°，上肢直举过头），持续 60 秒，如存在肢体动脉供血不足，则出现麻木、疼痛，皮肤呈苍白或蜡黄色。

考点发散：常用于评价动脉功能的有皮肤指压试验、肢体位置试验和运动试验。评价静脉功能的有大隐静脉瓣膜功能试验（Trenddenburg 试验）、深静脉通畅试验（Perthes 试验）、直腿伸踝试验（Homans 征）和压迫腓肠肌试验（Neuhof 征）等。

三、B1 型题

（1 ~ 2 题共用备选答案）

A. 肢体水肿　　　　B. 肤温升高

C. 臁疮　　　　　　D. 肤温降低

E. 肤色紫暗

1. 股肿的主要表现是

2. 脱疽早期的主要表现是

答案解析：1. A　2. D。脱疽早期（局部缺血期）主要表现为患肢末端发凉、怕冷、麻木、酸痛，间歇性跛行。股肿主要表现为肢体水肿、疼痛、浅静脉曲张。股肿是下肢静脉系统疾病；脱疽是动脉系统疾病。

（3 ~ 4 题共用备选答案）

A. 四肢末端　　　　B. 小腿下部

C. 骶尾部　　　　　D. 髋部

E. 脊背部

3. 脱疽好发于

4. 臁疮好发于

答案解析：3. A　4. B。脱疽好发于四肢末端，以下肢多见。臁疮是好发于小腿下部的慢性溃疡。

考点发散： 褥疮好发于骶尾部、髋部、脊背部。

（5～6 题共用备选答案）

A. 寒湿阻络证　　B. 血脉瘀阻证
C. 湿热毒盛证　　D. 气阴两虚型
E. 热毒伤阴证

5. 脱疽患者表现为患肢暗红、紫红或青紫，足背汗毛脱落，皮肤、肌肉萎缩，趾甲变厚，足背动脉搏动消失，患肢疼痛，以夜间为甚，证属

6. 脱疽患者表现为面容憔悴、萎黄，消瘦，五心烦热，渴不欲饮，患肢肌肉萎缩，皮肤干燥脱屑，趾甲干燥肥厚，创面生长缓慢，肉芽淡而不鲜，

证属

答案解析：5. B　6. D。①脱疽之血脉瘀阻证：患趾（指）酸胀疼痛加重，夜难入寐，步履艰难，患趾（指）皮色暗红或紫暗，下垂更甚，皮肤发凉干燥，肌肉萎缩，趺阳脉搏动消失，舌暗红或有瘀斑，苔薄白，脉弦涩。②脱疽之气阴两虚证：病程日久，坏死组织脱落后疮面久不愈合，肉芽暗红或淡而不鲜，倦怠乏力，口渴不欲饮，面色无华，形体消瘦，五心烦热，舌淡尖红，少苔，脉细无力。

考点发散： 脱疽之血脉瘀阻证的代表方：桃红四物汤加减。脱疽之气阴两虚证的代表方：黄芪鳖甲汤加减。

第十二单元　其他外科疾病

一、A1 型题

1. Ⅱ度冻疮损伤一般深及

A. 表皮层
B. 真皮层
C. 皮肤全层及皮下组织
D. 肌肉
E. 骨骼

答案解析：B。Ⅱ度冻疮（水疱性冻疮）损伤达真皮层。

2. Ⅱ度冻疮的疮面表现为

A. 皮肤红斑、水肿
B. 皮肤红肿显著，有水疱或大疱
C. 皮肤发黑或紫黑
D. 组织坏疽
E. 皮肤溃疡

答案解析：B。Ⅱ度冻疮（水疱性冻疮）损伤达真皮层，皮肤红肿更加显著，有水疱或大疱形成，疱内液体色黄或成血性，疼痛较剧烈，对冷、热、针刺感觉不敏感。

考点发散： Ⅰ度冻疮（红斑性冻疮）损伤在表皮层。局部皮肤红斑、水肿，自觉发热、瘙痒或灼痛。Ⅲ度冻疮（坏死性冻疮）损伤达全皮层，严重者可深及皮下组织、肌肉、骨骼，甚至机体坏疽。

3. 严重全身性冻疮在急救复温时不宜采用

A. 用 38℃～42℃恒温热水浸泡伤肢或全身
B. 给予姜汤、糖水、茶水等温热饮料
C. 静脉输入低于 37℃的加温葡萄糖溶液
D. 采用雪搓、火烤或冷水浴
E. 可将冻肢置于救护者怀中或腋下复温

答案解析：D。严重全身性冻疮在早期复温过程中，严禁用雪搓、火烤或冷水浴等。应迅速使患者脱离寒冷环境，首先脱去冰冷潮湿的衣服、鞋袜（如衣服、鞋袜连同肢体冻结者，不可勉强，以免造成皮肤撕脱，可立即浸入 40℃左右温水中，待融化后脱下或剪开）。必要时还应施行人工呼吸和抗休克等各种对症处理。

4. 五指并拢时，一只手掌的面积占全身体表面积的

A. 0.5%　　B. 1%
C. 2%　　D. 5%
E. 9%

答案解析：B。手掌法：伤员本人五指并拢时，一只手掌的面积占体表面积的 1%。此法常用于小面积或散在烧伤的计算。

考点发散： 中国九分法：将全身体表面积分为 11 个 9 等份。

5. 中度烧伤是

A. 总面积在 31%～50%

B. Ⅲ度烧伤在 11% ~ 20%

C. Ⅱ度烧伤在 11% ~ 30%

D. Ⅱ度烧伤在 10% 以下

E. 小儿Ⅲ度烧伤在 5% ~ 10%

答案解析：C。中度烧伤：成人烧伤面积在 11% ~ 30%（小儿 5% ~ 15%）或Ⅲ度烧伤面积在 10% 以下（小儿 5% 以下），并且无吸入性损伤或者严重并发症的烧伤。

考点发散：重度烧伤：成人烧伤面积在 31% ~ 50%（小儿 16% ~ 25%）或Ⅲ度烧伤面积在 10% ~ 20%（小儿 10% 以下），或成人烧伤面积不足 31%（小儿不足 16%），但有下列情况之一者：①全身情况严重或有休克；②复合伤（严重创伤、冲击伤、放射伤、化学中毒等）；③中度、重度吸入性损伤；④婴儿头面部烧伤超过 15%。

6. 会阴部烧伤，常采用的外治方法为

A. 湿敷疗法　　　　B. 包扎疗法

C. 湿润疗法　　　　D. 暴露疗法

E. 植皮疗法

答案解析：D。头面、颈部、会阴部和大面积创面多采用暴露疗法。一般肢体部位、中小面积烧伤创面多采用包扎疗法。

7. 属神经毒类的毒蛇是

A. 蝰蛇　　　　　　B. 竹叶青蛇

C. 尖吻蝮蛇　　　　D. 海蛇

E. 眼镜蛇

答案解析：D。神经毒者有银环蛇、金环蛇、海蛇。血循毒者有蝰蛇、尖吻蝮蛇、竹叶青蛇和烙铁头蛇。混合毒者有眼镜蛇、眼镜王蛇和蝮蛇。

8. 关于毒蛇咬伤后的局部处理方法，叙述错误的是

A. 早期结扎　　　　B. 扩创排毒

C. 艾灸法　　　　　D. 烧灼法

E. 封闭疗法

答案解析：C。毒蛇咬伤的局部常规处理是指咬伤后，在短时间内采取的紧急措施。包括早期结扎、扩创排毒、烧灼、针刺、火罐排毒、封闭疗法、局部用药等。抗蛇毒血清特异性较高，效果确切，应用越早，疗效越好。

9. 蛇伤扩创排毒时，下列处理中错误的是

A. 沿牙痕纵行切开

B. 做十字形切开

C. 取出遗留的毒牙

D. 伤口流血不止，仍可切开

E. 切开后，用双氧水反复冲洗

答案解析：D。凡尖吻蝮蛇、蝰蛇咬伤后，伤口流血不止，且有全身出血现象，则不宜扩创，以免发生出血性休克。

10. 破伤风的潜伏期一般为

A. 24 小时　　　　B. 2 ~ 3 天

C. 4 ~ 14 天　　　D. 20 ~ 30 天

E. 2 ~ 6 个月

答案解析：C。破伤风的潜伏期长短不一，一般为 4 ~ 14 天，短者 24 小时之内，长者数月或数年不等。

考点发散：破伤风潜伏期的长短与创伤性质、部位和伤口的早期处理方式以及是否接受过预防注射因素有关。潜伏期越短，病情越严重，预后也越差，死亡率也越高。

11. 破伤风前驱期不应有的症状是

A. 头痛、头晕　　　B. 乏力、多汗

C. 烦躁、打呵欠　　D. 咀嚼无力

E. 张口困难

答案解析：E。破伤风的前驱期一般为 1 ~ 2 天，患者常有头痛、头晕、乏力、多汗、烦躁不安、打呵欠，下颌微感紧张酸胀，咀嚼无力，张口略感不便，伤口往往干陷无脓，周围皮肤暗红，创口疼痛并有紧张牵制感。破伤风典型发作时有张口困难的症状。

12. 药物外敷治蛇伤，可以引起发疱的是

A. 半边莲　　　　　B. 七叶一枝花

C. 鹅不食草　　　　D. 芙蓉叶

E. 马齿苋

答案解析：C。可引起发疱的药物有生南星、野芋、鹅不食草等。

13. 下列何种情况沾染蛇毒后无危险

A. 完好的黏膜　　　B. 原有炎症的黏膜

C. 原有破损的黏膜　D. 原有溃疡的黏膜

E. 因蛇毒作用发生炎症反应的黏膜

答案解析：A。蛇毒不能穿透完好的皮肤及黏膜。蛇毒主要由淋巴吸收再进入血液循环分布全身，分子较小的神经毒也可直接进入血液循环吸收。

14. 确诊急性阑尾炎的主要依据是

A. 右侧腹痛，伴恶寒、发热

B. 右下腹痛突然而剧烈，检查发现右侧囊性肿物

C. 突发性右下腹绞痛，腹软，肾区叩痛

D. 转移性右下腹疼痛，局限性右下腹压痛拒按

E. 阵发性右侧腹疼痛，伴恶心欲呕

答案解析：D。急性阑尾炎的腹痛多起于脐周或上腹部，数小时后，腹痛转移并固定在右下腹部，疼痛呈持续性、进行性加重。若病情发展，渐至化脓，则腹痛加剧，右下腹明显压痛、反跳痛，局限性腹皮挛急。

15. 急性阑尾炎行胃肠减压的指征是

A. 急性化脓性阑尾炎

B. 阑尾周围脓肿

C. 阑尾穿孔并发弥漫性腹膜炎

D. 阑尾穿孔并发弥漫性腹膜炎伴有肠麻痹

E. 急性单纯性阑尾炎

答案解析：D。阑尾穿孔并发弥漫性腹膜炎伴有肠麻痹者，应行胃肠减压。目的在于抽吸上消化道所分泌的液体，以减轻腹胀，并为灌入中药准备条件。

二、A2型题

1. 患者外伤2周后，出现全身肌肉强制性痉挛和阵发性抽搐，应考虑为

A. 化脓性脑膜炎　　B. 癫痫

C. 下颌关节炎　　D. 破伤风

E. 狂犬病

答案解析：D。破伤风潜伏期长短不一，一般为4~14天，短者24小时之内，长者数月或数年不等。发作期典型的发作症状是全身或局部肌肉强直性痉挛和阵发性抽搐。破伤风的发生，必须具备创伤和感受风毒这两个因素。

2. 患儿，男性，6岁。头面和颈部烫伤，计算烧伤面积应为

A. $2 \times 9\% = 18\%$

B. $5 \times 9\% + 1\% = 46\%$

C. $[9 + (12 - 年龄)]\%$

D. $[46 - (12 - 年龄)]\%$

E. $3\% + 3\% + 3\%$

答案解析：C。小儿的躯干和双上肢的体表面积所占百分比与成人相似。特点是头大下肢小，随着年龄的增长，其比例也不同。计算公式如下：头颈面部：$[9 + (12 - 年龄)]\%$。

考点发散：成人头、面、颈部为9%。

3. 患者双足冻伤，皮肤红肿明显，有水疱形成，疱内液体色黄；疼痛剧烈，对冷、热、针刺感觉不敏感。诊断应属于

A. Ⅰ度冻疮　　B. Ⅱ度冻疮

C. Ⅲ度冻疮　　D. Ⅳ度冻疮

E. Ⅴ度冻疮

答案解析：B。Ⅱ度（水疱性冻疮）损伤达真皮层，皮肤红肿更加显著，有水疱或大疱形成，疱内液体色黄或成血性，疼痛较剧烈，对冷、热、针刺感觉不敏感。

考点发散：冻疮轻症一般经10天左右痊愈，愈后不留瘢痕。重症患者往往需经1~2个月，或气温转暖时方能痊愈。

4. 患者破伤风发作，为了中和体内破伤风的游离毒素，常选用的方法是

A. 伤口周围注射破伤风抗毒素

B. 静脉滴注破伤风抗毒素

C. 肌内注射破伤风抗毒素

D. 皮下注射破伤风类毒素

E. 双氧水冲洗伤口

答案解析：B。破伤风确诊后应用破伤风抗毒素2万~5万单位（皮试后）静脉滴注，以尽快中和体内破伤风的游离毒素。

考点发散：破伤风的发生和发展过程甚为迅速，死亡率高，必须坚持中西医结合综合治疗。以息风、镇痉、解毒为原则，尽快消除毒素来源和中和体内毒素，有效地控制和解除痉挛，保持呼吸道通畅，必要时行气管切开，不能进食者可鼻饲，防止并发症等。

5. 患者右上腹间歇性绞痛，向右肩背部放射，右上腹有局限性压痛，伴低热、口苦、食欲减退，舌质淡红，苔微黄，脉弦紧。治疗宜选用的方剂是

A. 金铃子散合大柴胡汤

B. 茵陈蒿汤合大柴胡汤

C. 茵陈蒿汤合黄连解毒汤

D. 大黄牡丹汤

E. 一贯煎

答案解析：A。肝郁气滞证的证候：右上腹间歇性绞痛，可向右肩背部放射，右上腹有局限性压痛，伴低热、口苦、食欲减退，舌质淡红，苔微黄，脉弦紧。治法：疏肝利胆，理气开郁。方药：金铃子散合大柴胡汤。

考点发散：胆为六腑之一，以通降下行为顺，故胆石为病首当治以疏肝利胆，又因胆附于肝，与肝相表里，肝为胆汁生成之源，胆病日久，必累及肝，肝胆同病，故胆石症治疗时还应注意滋肝养肝，正本清源。

6. 患者外伤后一周，出现轻度吞咽困难，破伤局部肌肉痉挛，抽搐较轻，间歇期较长，舌苔薄白，脉弦数。治疗宜选用的方剂是

   A. 牵正散　　　　　B. 木萸散

   C. 沙参麦冬汤　　　D. 玉真散合五虎追风散

   E. 清营汤

答案解析：D。破伤风风毒在表证治疗宜选用玉真散合五虎追风散。

考点发散：破伤风风毒入里证治疗宜选用木萸散。

7. 患者上腹部疼痛，数小时后腹痛转移并固定在右下腹部，疼痛呈持续性、进行性加重，应首先考虑诊断为

   A. 胃、十二指肠溃疡穿孔

   B. 右侧输尿管结石

   C. 急性阑尾炎

   D. 急性胆囊炎

   E. 胆石症

答案解析：C。急性阑尾炎初期腹痛多于脐周或上腹部，数小时后，腹痛转移并固定在右下腹，疼痛呈持续性、进行性加重。一般可伴有轻度发热，恶心纳减，舌苔白腻，脉弦滑或弦紧等。若病情发展，渐至化脓，则腹痛加剧，右下腹明显压痛、反跳痛，局限性腹皮挛急，或右下腹可触及包块，壮热不退，恶心呕吐，纳呆，口渴，便秘或腹泻。溃脓期腹痛扩展至全腹，腹皮挛急，全腹压痛、反跳痛，恶心呕吐，大便秘结或似痢不爽，壮热自汗，口干唇燥。

8. 患者出现转移性右下腹疼痛，恶心呕吐，纳呆，口渴，便秘。针刺治疗恶心呕吐可加的配穴是

   A. 下脘、天枢　　　B. 曲池、合谷

   C. 内关、中脘　　　D. 天枢、关元

   E. 大肠俞、次髎

答案解析：C。针刺治疗可作为辅助治疗肠痈的方法，主穴选取双侧足三里或阑尾穴，恶心呕吐加内关、中脘；腹胀加大肠俞、次髎；发热加曲池、合谷；痛剧加天枢。

9. 患者转移性右下腹痛，进行性加剧，右下腹局限性压痛拒按，伴恶心纳差、轻度发热，苔白腻，脉弦紧。治法应为

   A. 疏肝利胆，理气开郁

   B. 滋阴柔肝，养血通络

   C. 行气活血，通腑泻热

   D. 通腑泻热，利湿解毒

   E. 通腑排脓，养阴清热

答案解析：C。瘀滞证的证候：转移性右下腹痛，呈持续性、进行性加剧，右下腹局限性压痛或拒按，伴恶心纳差，可有轻度发热，苔白腻，脉弦滑或弦紧。治法：行气活血，通腑泻热。代表方：大黄牡丹汤合红藤煎剂加减。

考点发散：①湿热证的治法：通腑泻热，解毒利湿透脓。代表方：复方大柴胡汤加减。②热毒证的治法：通腑排脓，养阴清热。代表方：大黄牡丹汤合透脓散加减。

三、B1 型题

（1～2 题共用备选答案）

   A. 10 天左右　　　B. 14 天左右

   C. 15～20 天　　　D. 1～2 个月

   E. 3 个月

1. 冻疮轻证的痊愈时间一般为

2. 冻疮重证的痊愈时间一般为

答案解析：1. A　2. D。冻疮轻症一般经 10 天左右痊愈，愈后不留瘢痕。重症患者往往需经 1～2 个月痊愈。

（3～4 题共用备选答案）

   A. 肾功能衰竭

   B. 肌肉痉挛

   C. 组织局部坏死和心肌损伤

   D. 伤口流血不止

   E. 神经麻痹

3. 破伤风产生的溶血毒素对人体的损害是

4. 破伤风产生的痉挛毒素对人体的影响是

答案解析：3. C　4. B。破伤风外毒素有痉挛毒素和溶血毒素两种，引起症状的主要是痉挛毒素，此毒素对神经有特殊的亲和力，能引起肌肉痉挛；溶血毒素能引起组织局部坏死和心肌损伤。

（5～6 题共用备选答案）

   A. 尿液中有大量红细胞

   B. 贫血

C. 腹腔（膈下）有游离气体

D. 右侧盆腔有囊性肿物

E. 右下腹压痛性包块

5. 阑尾周围脓肿检查时可见

6. 右侧输尿管结石检查时可见

答案解析： 5. E 6. A。①阑尾周围脓肿：右下腹

明显压痛、反跳痛，局限性腹皮挛急，右下腹可触及包块。②右侧输尿管结石：腹痛多在右下腹，为突发性绞痛，尿液中可见大量红细胞。

考点发散： 盲肠后位阑尾炎可刺激右侧输尿管，尿中可出现少量红细胞和白细胞。

中医妇科学

第一单元　绪　论

A1 型题
中医妇科学理论体系独特的核心是指其生理基础突出

A. 肾主生殖　　　　　B. 肾为天癸之源

C. 肾为冲任血海之本　D. 肾为气血之根

E. 肾与脑髓相通

答案解析：A。中医妇科学以中医基础理论为指导，逐步形成了其自身独特的理论体系，创立了肾－天癸－冲任－胞宫轴的新理论。肾藏精，主生殖，月经的产生是以肾为主导的。

第二单元　女性生殖器官

一、A1 型题

1. 阴户是女性外生殖器官的解剖术语，系指

A. 女性外阴　　　　B. 女性阴蒂

C. 女性阴唇　　　　D. 女性阴道

E. 女性宫颈口

答案解析：A。阴户又名四边，是女性外生殖器官的解剖术语，系指女性外阴，包括阴蒂、大小阴唇、阴唇系带及前庭部位。

2. 女性防御外邪入侵的第一道门户是

A. 阴户　　　　　　B. 阴道

C. 子门　　　　　　D. 子宫

E. 咽喉

答案解析：A。阴户是防御外邪入侵的第一道门户，是排月经、泌带下、排恶露之出口；合阴阳之入口；是娩出胎儿、胎盘之产门。

二、B1 型题

（1~2 题共备选答案）

A. 阴户　　　　　　B. 阴道

C. 子宫　　　　　　D. 子处

E. 子门

1. 相当于西医解剖学中的女性外阴，包括阴蒂、大小阴唇、阴唇系带及前庭部位的是

2. 相当于西医解剖学中的子宫颈口的部位是

答案解析：1. A　2. E。阴户又称四边，系指女性外阴，包括阴蒂、大小阴唇、阴唇系带及前庭部；阴道又称产道，位于子宫与阴户之间；子宫是女性特有的生殖器官，位于小腹正中，膀胱之后，直肠之前，胎孕所藏之处；子门又名子户，为子宫颈口，是排出月经和娩出胎儿的关口。

第三单元　女性生殖生理

一、A1 型题

1. 女性青春期开始的一个重要标志是

A. 乳房发育

B. 月经来潮

C. 具有生育能力

D. 内外生殖器官发育成熟

E. 出现正常排卵

答案解析：B。女性青春期的生理特性表现为全身发育，身高、体形已渐发育为女性特有的体形；内外生殖器官发育渐趋成熟，第二性征发育；月经来潮；具有生育能力。但，女性青春期开始的重要标志是月经来潮。

2. 女性的性成熟期又称生育期，一般自何时开始

A. 12 岁左右　　　　B. 14 岁左右

C. 16 岁左右　　　　D. 18 岁左右

E. 20 岁左右

答案解析：D。女性性成熟期一般自 18 岁左右开始。

3. 天癸来源于

A. 肾精　　　　　　B. 气血

C. 胞宫　　　　　　D. 冲任

E. 先天肾气

答案解析：E。天癸来源于先天肾气，靠后天水谷精气的滋养而逐渐趋于成熟，此后又随肾气的虚衰而竭止。

4. 有规律的、周期性的子宫出血，不能称之为

A. 月经　　　　　　B. 月信

C. 月事　　　　　　D. 月水

E. 经水

答案解析：E。月经是指有规律的、周期性的子宫出血，月月如期，经常不变，故有"月信""月事""月水"之称。

5. 一般情况下，女性正常的月经周期为

A. 5 ～ 7 天　　　　B. 10 ～ 15 天

C. 15 ～ 20 天　　　D. 40 ～ 60 天

E. 28 ～ 30 天

答案解析：E。正常女性的月经周期是 28 ～ 30 天，周期长短因人而异，一般不能提前或超过 1 周以上。

6. 正常经期的时间为

A. 3 ～ 7 天　　　　B. 14 天

C. 28 ～ 30 天　　　D. 1 ～ 2 天

E. 5 ～ 10 天

答案解析：A。经期即月经持续时间，正常经期为 3 ～ 7 天，多数为 3 ～ 5 天。

7. 正常情况下每月月经量约为

A. 20ml 以下　　　 B. 20 ～ 50ml

C. 50 ～ 80ml　　　 D. 80 ～ 100ml

E. 100ml 以上

答案解析：C。女性正常月经量为 50 ～ 80ml。

8.《女科正宗广嗣总论》说："男精壮而女经调，有子之道也"，其阐述了

A. 正常月经产生机理

B. 带下产生机理

C. 受孕机理

D. 妊娠的生理现象

E. 以上均不对

答案解析：C。"男精壮而女经调，有子之道也"，概括阐述了受孕机理。男精壮应包括正常的精液及正常的性功能，女经调应包括正常的月经及排卵。

9. 生育期的妇女，月经一贯正常而突然停闭，首先应当考虑

A. 子宫器质性病变　　B. 贫血

C. 月经失调　　　　　D. 宫颈粘连

E. 妊娠

答案解析：E。生育期妇女，月经一贯正常而突然停闭，首先应当考虑妊娠。妊娠后，阴血下注冲任、子宫以养胎，上营乳房以化乳，子宫行使其藏精气而不泻的功能，月经停闭不来。

10. 预产期的计算，较为常用的方法是

A. 末次月经第一天算起，月数加 9 或减 3，日数加 7

B. 末次月经最后一天算起，月数加 9 或减 3，日数加 7

C. 同房日算起，月数加 9 或减 3，日数加 7

D. 同房日算起，月数加 9 或减 3，日数加 14

E. 末次月经第一天算起，月数加 9 或减 3，日数加 14

答案解析：A。预产期的计算，较为常用的方法是：末次月经第一天算起，月数加 9 或减 3，日数加 7。

11. 典型的临产先兆有

A. 骤然释重　　　　B. 腹痛

C. 腰痛　　　　　　D. 尿频

E. 见红

答案解析：A。孕妇骤然释重为典型的临产先兆。妊娠末期胎头入盆后，孕妇骤然释重，呼吸变得轻松，但可能感到行走不便和尿频，称为"释重感"。

12. 产后自子宫排出的余血浊液称为

A. 赤带　　　　　　B. 漏下

C. 血淋　　　　　　D. 恶露

E. 见红

答案解析：D。恶露是产后从子宫排出的余血浊液，先是暗红色的血性恶露，也称红恶露，约持续3 ～ 4 天干净；后渐变淡红，量由多渐少，称为浆液性恶露，约 7~10 天干净；继后渐为不含血色的白恶露，约 2~3 周干净。如果血性恶露持续 10 天以上仍未干净，应考虑子宫复旧不良或感染。

13. 以下哪种情况可称为绝经

A. 28 岁妇女，半年未行经

B. 38 岁妇女，1 年未行经

C. 48 岁妇女，半年未行经

D. 45 岁妇女，1 年未行经

E. 50 岁妇女，半年未行经

答案解析：D。一般年龄在 45~55 岁的妇女，一生中最后 1 次行经后，月经停闭 1 年以上，称为绝经。

二、B1 型题

（1~2 题共用备选答案）

A. 并月   B. 居经

C. 避年   D. 暗经

E. 激经

1. 身体无病而月经定期三个月来潮一次者，称为

2. 受孕初期仍能按月经周期有少量出血而无损于胎儿者，称为

答案解析：1. B   2. E。身体无病而月经定期两个月来潮一次者称为并月；三个月来潮一次者称为居经或季经；一年来潮一次者称为避年；终生不潮而却能受孕者称为暗经；受孕初期仍能按月经周期有少量出血而无损于胎儿者称为激经。若无

不适，不影响生育，可不作病论。

（3~4 题共用备选答案）

A. 1~2 天   B. 3~4 天

C. 7~10 天   D. 10 天以上

E. 2~3 周

3. 血性恶露约持续

4. 浆液性恶露约持续

答案解析：3. B   4. C。血性恶露约持续 3~4 天干净；浆液性恶露约持续 7~10 天干净。

（5~6 题共用备选答案）

A. 肾、肝、脾   B. 肝、肾

C. 肝、脾   D. 肾、肝、心

E. 肾、脾

5. 与女性生理、病理关系最大的经络是

6. 带下属阴液，与阴液关系最大的脏腑是

答案解析：5. A   6. E。经络是运行全身气血，联络脏腑形体，感应传导信息的通路系统。与妇女生理、病理关系最大的是肾、肝、脾三经。津液广泛存在于脏腑、形体、官窍等器官的组织之内和组织之间，带下属阴液，与阴液关系最大的脏腑是肾、脾。

考点发散：十二经脉中气血旺盛流溢于奇经，使奇经蓄存着充盈的气血发挥各自的功能。生理性带下，由肾精所化；脾主运化，行津液，布精微，脾气健运，传输津液各走其道，其渗灌于前阴空窍，与精之余合而为带下。

第四单元 妇科疾病的病因病机

一、A1 型题

1. 在妇科的致病因素中，外邪多为

A. 寒、热、湿   B. 风、寒、热

C. 风、热、湿   D. 风、暑、热

E. 暑、热、湿

答案解析：A。寒、热、湿邪多为妇科外邪致病因素。

2. 七情内伤导致妇科疾病，以哪种为害尤甚

A. 悲、恐、惊   B. 怒、思、恐

C. 喜、忧、思   D. 喜、怒、忧

E. 忧、思、恐

答案解析：B。七情内伤导致妇科疾病，以怒、

思、恐为害尤甚。

3. 在妇科多种致病因素中，房劳多产、饮食不节、劳逸失常属于何种致病因素

A. 外邪因素   B. 体质因素

C. 情志因素   D. 生活因素

E. 其他因素

答案解析：D。生活因素包括：房劳多产、饮食不节、劳逸失常、跌扑损伤、调摄失宜等。不健康、不科学的生活方式和环境因素所造成的疾病，被现代人称为"生活方式病"。

4. 封藏失司、冲任不固可导致月经先期、月经过多、崩漏等疾病的发生，其病机为

A. 肾气虚　　　　　B. 脾气虚
C. 心气虚　　　　　D. 肺气虚
E. 肝血虚

答案解析：A。肾气虚，封藏失司，冲任不固，导致月经先期、月经过多、崩漏等疾病。肾气的盛衰与天癸的至与竭，直接关系到月经与妊娠。

5. 全身机能低下，温煦、气化及兴奋施泄作用减弱的病理状态为
A. 肾气虚　　　　　B. 肾阳虚
C. 肾阴虚　　　　　D. 心阳虚
E. 脾阳虚

答案解析：B。肾阳虚是全身机能低下，温煦、气化及兴奋施泄作用减弱的病理状态。肾阳虚，命门火衰，冲任失于温煦，下不能暖宫，胞宫虚寒，可致妊娠腹痛、产后腹痛、不孕等。

6. 肾阴虚，冲任、胞脉失养，可致
A. 月经量少　　　　B. 闭经
C. 痛经　　　　　　D. 头痛
E. 带下量少

答案解析：C。肾阴虚，冲任、胞宫胞脉失养，可致痛经、妊娠腹痛或不孕症。

考点发散：肾阴虚主要指肾所藏的阴精不足及由此发生的病理变化。多因先天不足，素体阴虚或青春期天癸初至或更年期天癸将竭，或房劳多产，或久病、热病、大病耗伤肾阴所致。

7. 肝气郁结，血为气滞，冲任不畅，可能导致的疾病是
A. 月经先后无定期　B. 盆腔炎
C. 经间期出血　　　D. 癥瘕
E. 脏躁

答案解析：A。肝气郁结，血为气滞，冲任不畅，可致月经先后无定期、痛经、经行乳房胀痛、闭经等疾病的发生。

考点发散：肝藏血，主疏泄。肝性喜条达，恶抑郁。肝体阴而用阳，具有贮藏血液和调节血流、血量的生理功能。肝有易郁、易热、易虚、易亢的特点。

8. 脾虚气弱，气血生化不足，冲任失养，血海不盈，可出现月经后期、月经过少、闭经等，其病机为
A. 脾失统摄　　　　B. 脾肾不足
C. 脾虚下陷　　　　D. 脾失健运
E. 胃气虚弱

答案解析：D。脾虚气弱，健运失常，气血生化不足，冲任失养，血海不盈，可出现月经后期、月经过少、闭经等。脾失健运，湿邪内生，损伤任、带，失于固约，还引发带下病。

9. 人是一个有机整体，脏腑是相生相克而互相影响的。与妇科关系最为密切的三个脏腑是
A. 心、肝、肾　　　B. 肺、脾、肾
C. 脑、脾、肾　　　D. 心、脑、肾
E. 肝、脾、肾

答案解析：E。人是一个有机的整体，脏腑是相生相克、互相影响的，与妇科关系最密切的肾、肝、脾之间更是难以分割，常出现肾虚肝郁、肝郁脾虚、肾脾两虚等复杂的病机，故应在错综复杂的正邪斗争中捕捉主要的病机并作动态的因果转化的观察。

10. 气虚、气滞均可导致的妇科疾病是
A. 产后抑郁　　　　B. 经行感冒
C. 闭经　　　　　　D. 脏躁
E. 胎漏

答案解析：E。气虚、气滞均可导致的妇科疾病有胎漏、崩漏、月经先期。

11. 血虚、血寒均可导致的妇科疾病是
A. 滑胎　　　　　　B. 产后缺乳
C. 胎萎不长　　　　D. 盆腔炎
E. 痛经

答案解析：E。血虚、血寒均可导致的妇科疾病是痛经。

12. 妇产科疾病的病理机转与其他各科的区别就在于妇产科疾病的病机直接或间接地损伤
A. 气、血、津、液
B. 心、肝、脾、肾
C. 气、血、精、液
D. 冲、任、气、血
E. 冲、任、督、带

答案解析：E。妇产科疾病的病理机转与其他各科的区别就在于其病机直接或间接地损伤冲、任、督、带。

考点发散：冲任督带损伤的常见病机是冲任损伤、督脉虚损和带脉失约。

13. 胞宫与脏腑相连需借助于
A. 经络　　　　　　B. 气血
C. 冲任　　　　　　D. 精血

E. 带脉

答案解析：A。胞宫借经络与脏腑相连，完成其生理功能。

14. 调经、种子、安胎的关键就是调节肾－天癸－冲任－胞宫生殖轴的功能及其相互间的平衡协调，其中最为关键的是

A. 补肾气，固冲任　　B. 滋天癸，固冲任

C. 补肾气，养胞宫　　D. 滋天癸，养胞宫

E. 补肾气，滋天癸

答案解析：E。调经、种子、安胎的关键就是调节肾－天癸－冲任－胞宫生殖轴的功能及其相互间的平衡协调，其中，最为关键的是补肾气，滋天癸。

考点发散：肾－天癸－冲任－胞宫生殖轴，是以肾气为主导，由天癸来调节，通过冲任的通盛、相资，由胞宫体现经、带、胎、产的生理特点，其中任何一个环节失调都会引起生殖轴功能失调。

二、B1 型题

（1~2 题共用备选答案）

A. 寒热湿邪　　B. 情志因素

C. 生活因素　　D. 体质因素

E. 以上均是

1. 房劳多产在病因中归类为
2. 先天肾气不足在病因中归类为

答案解析：1. C　2. D。房劳多产属于生活因素；先天肾气不足属于体质因素。

考点发散：病因即导致疾病发生的原因。妇科常见的病因有寒热湿邪、情志因素、生活因素和体质因素等。其中：寒热湿邪主要包括寒邪、热邪和湿邪三种邪气；情志因素以怒、思、恐为害尤甚；生活因素包括房室所伤、饮食失宜、劳逸失常、跌扑损伤等；体质因素多由女性先天肾气不足而引起。

第五单元　妇科疾病的诊断与辨证

A1 型题

1. 临证妇科疾病问诊时，以下哪种说法不恰当

A. 初诊时应询问患者年龄

B. 需询问月经初潮年龄，月经周期、经期、经量、经色，末次月经时间等

C. 婚育史为个人隐私，如无特殊需要，不应询问

D. 需要了解带下的量、色、质、味

E. 对于老年女性患者，应了解是否绝经和绝经年龄

答案解析：C。婚育史为妇科问诊的重要内容。若未婚者，应了解有无性生活史、人工流产史；对已婚者，需了解性生活情况、妊娠胎次、分娩次数，有无堕胎、小产、人工流产史。

2. 妇科痛证，如异位妊娠、急性盆腔炎、痛经、卵巢囊肿蒂扭转等，临证可见患者呈形体蜷曲，双手捧腹，表情痛苦、辗转不安之态。在四诊过程中，以上特征确切属于

A. 望神形　　B. 望面色

C. 望形体　　D. 望神情

E. 望神态

答案解析：A。题干所述是望神形的内容。

3. 月经期脉沉迟而细多为

A. 阴虚　　B. 气虚

C. 血虚　　D. 气滞

E. 阳虚

答案解析：E。月经期脉沉迟而细多为阳虚。月经将至或正处于月经期，脉多显滑象，为月经常脉。若脉沉迟而细多为阳虚内寒、生化不足，常见于月经后期或过少。

第六单元 妇科疾病的治疗

一、A1 型题

1. 肾阴不足之证，宜治以

A. 滋肾益阴　　　　B. 补益肾气

C. 温补肾阳　　　　D. 养血柔肝

E. 清胃泄热

答案解析：A。肾阴不足，治宜选用滋肾益阴之法。

2. 肝失条达，宜治以

A. 疏肝解郁　　　　B. 疏肝清热

C. 养血柔肝　　　　D. 清热利湿

E. 健脾养血

答案解析：A。肝失条达，治宜选用疏肝解郁之法。

3. 脾虚气弱，津微不布，水湿内生，溢于肌肤或下注损伤任带，宜治以

A. 健脾除湿　　　　B. 健脾养血

C. 补气摄血　　　　D. 健脾升阳

E. 清利湿热

答案解析：A。脾虚气弱，津微不布，水湿内生，溢于肌肤或下注损伤任带，治宜健脾除湿。

4. 临床治疗妇科疾病时常应用橘核、荔枝核、乌药、木香、香附、枳壳、陈皮、厚朴等药物，其主要目的是

A. 理气行滞　　　　B. 补气升提

C. 散结止痛　　　　D. 行气活血

E. 疏肝解郁

答案解析：A。气机郁滞是妇科疾病的常见病因，因而理气行滞之法常在临床使用。药物选用橘核、荔枝核、乌药、木香、香附、枳壳、陈皮、厚朴之类。

5. 治疗妇科病需时时顾护阴血，常用药物有

A. 当归、熟地黄、何首乌、枸杞子、阿胶、白芍、黄精、鸡血藤

B. 橘核、荔枝核、乌药、木香、香附、枳壳、陈皮、厚朴

C. 玄参、生地黄、知母、黄柏、地骨皮、丹皮、白薇、青蒿

D. 银花、连翘、紫花地丁、野菊花、红藤、败

酱草

E. 黄芪、人参、白术、炙甘草

答案解析：A。治疗妇科病需时时顾护阴血，常用药物有当归、熟地黄、何首乌、枸杞子、阿胶、白芍、黄精、鸡血藤，常用方剂有四物汤、人参养营汤、滋血汤等。

6. 寒邪客于冲任、胞络，影响血气运行，致瘀血形成或不通则痛，常以温经汤、少腹逐瘀汤、艾附暖宫丸等方剂予以治疗，其采用的治法是

A. 温经散寒，化瘀止痛

B. 活血化瘀，理气止痛

C. 补血养血，化瘀止痛

D. 温补肾阳，理气止痛

E. 健脾补肾，温经止痛

答案解析：A。寒邪客于冲任、胞络，影响血气运行，致瘀血形成或不通则痛，应以温经散寒，化瘀止痛为主要治疗方法。温经汤、少腹逐瘀汤、艾附暖宫丸均体现了温经散寒与化瘀止痛之品同用的治法。

7. 苍附导痰丸、启宫丸体现的治法是

A. 健脾祛湿　　　　B. 清利湿热

C. 利湿祛痰　　　　D. 温经散寒

E. 活血化瘀

答案解析：C。聚湿成痰可导致闭经、不孕等，治宜利湿与祛痰同用，常用方有苍附导痰丸、启宫丸等。

8. 适用于阴疮、阴痒、阴痛、外阴白色病变等的外治法是

A. 阴道纳药　　　　B. 贴敷法

C. 直肠导入　　　　D. 坐浴

E. 中药离子导入

答案解析：D。坐浴是将中药煎取汤液后先熏后坐浸，起到清热解毒、杀虫止痒、消肿止痛及软化局部组织的治疗作用，适用于阴疮、阴痒、阴痛、外阴白色病变等。

9. 阴道纳药的方法适用于

A. 外阴白色病变　　B. 阴道炎

C. 输卵管不通　　　D. 盆腔炎

E. 子宫内膜异位症

答案解析：B。阴道纳药法适用于带下病、阴痒、阴道炎、宫颈糜烂或肥大等。

10. 妇科血崩证以阴道急剧而大量出血为主症，此时治疗的首要任务是

A. 纠正贫血　　　　B. 止血

C. 益气　　　　　　D. 补肾

E. 预防感染

答案解析：B。妇科血崩证的治疗以止血为首要任务。

11. 应用止痛的急治法可达到缓解或消除疼痛作用的妇科急腹症是

A. 黄体破裂　　　　B. 隐性出血型胎盘早剥

C. 异位妊娠　　　　D. 卵巢囊肿蒂扭转

E. 子宫腺肌病

答案解析：E。原发性痛经、经间期腹痛、子宫内膜异位症或子宫腺肌病所致的痛经，以及慢性盆腔炎有经期腹痛表现者，都能应用止痛的急治法达到缓解或消除疼痛的作用。异位妊娠、隐性出血型胎盘早剥、卵巢破裂、卵巢囊肿蒂扭转、子宫破裂等引起的急腹症，需迅速救治处理，不可盲目止痛。

12. 妇科急性血崩、急性下腹痛或高热证之后，常继发

A. 厥脱证　　　　　B. 重症感染

C. 严重贫血　　　　D. 肾功能衰竭

E. 肝功能异常

答案解析：A。厥脱证常继发于妇科急性血崩、急性下腹痛或高热证之后。

第七单元　月　经　病

一、A1 型题

1. 月经产生的中心环节是

A. 脏腑、气血、冲任、胞宫

B. 脏腑、天癸、气血、胞宫

C. 冲、任、督、带、胞宫

D. 肝、脾、肾、胞宫

E. 肾、天癸、冲任、胞宫

答案解析：E。脏腑、天癸、气血、冲、任、督、带与胞宫是月经产生的生理基础，各环节之间互相联系，不可分割，现代中医妇科学家称之为"肾－天癸－冲任－胞宫生殖轴"。其中，肾、天癸、冲任、胞宫是产生月经的中心环节。

2. 关于经间期的叙述，错误的是

A. 月经周期第 14～15 天，称氤氲之时

B. 一般为排卵期

C. 是重阴转阳、阴盛阳动之际

D. 此期阴阳俱盛，以备种子育胎

E. 是两次月经中间

答案解析：D。经间期为月经周期第 14～15 天，也称氤氲之时，或称"的候""真机"时期。

3. 月经病调经之法以何为要

A. 调理气血　　　　B. 顾护冲任

C. 疏肝健脾　　　　D. 养血活血

E. 补肾扶脾

答案解析：E。调经诸法常以补肾扶脾为要。

4. 关于月经病的治疗原则，叙述错误的是

A. 重在治本调经

B. 月经的产生和调节以肾为主导，补肾为第一大法

C. 急则治其标，缓则治其本

D. 经不调而后生他病，应先治他病再调经

E. 可采取补肾、扶脾、疏肝、调理气血、调理冲任等法

答案解析：D。如因经不调而后生他病，应先调经，经调则他病自除。

5. 关于月经病的治疗，叙述错误的是

A. 应顺应月经周期中阴阳气血的变化规律

B. 应顺应不同年龄阶段论治的规律

C. 治疗虚证多以补肾扶脾养血为主

D. 治疗实证多以清利湿热为主

E. 经前勿滥补，宜疏导

答案解析：D。月经病实证的治疗方法多以疏肝理气活血为主。

6. 以下哪种情况属于月经先期

A. 近半年偶见月经 25 天一行

B. 近半年月经周期为 25 天

C. 近半年偶见月经 20 天一行

D. 近半年月经周期为 20 天

E. 月经周期为 15 ~ 45 天

答案解析：D。月经周期提前 7 天以上，甚至十余日一行，连续两个周期以上者称月经先期。

7. 治疗月经后期肾虚证的首选方剂是

A. 当归地黄饮　　　B. 六味地黄丸

C. 归肾丸　　　　　D. 固阴煎

E. 右归丸

答案解析：A。治疗月经后期肾虚证的首选方剂是当归地黄饮。

8. 月经先后无定期肝郁证的治法为

A. 疏肝健脾调经　　B. 疏肝补肾调经

C. 疏肝理气养血　　D. 疏肝理气活血

E. 疏肝理气调经

答案解析：E。月经先后无定期的病机主要是肝、肾、脾的功能失调，冲任功能紊乱，血海蓄溢失常。治疗肝郁证应疏肝理气调经。

9. 月经过多是指

A. 月经量 >30ml　　B. 月经量 >50ml

C. 月经量 >80ml　　D. 月经量 >100ml

E. 月经量 >200ml

答案解析：D。正常月经量以 30 ~ 80ml 为适宜。超过 100ml 为月经过多。

10. 月经过少是指

A. 月经量 <20ml　　B. 行经仅 2 ~ 3 天

C. 月经量 <50ml　　D. 一年行经少于 6 次

E. 一年行经少于 3 次

答案解析：A。月经过少的主症为月经周期正常，月经量明显减少，或行经时间不足 2 天，一般认为经量 <20ml 为月经过少。

考点发散：月经过少一般周期尚正常，但有时也与周期异常并见，如先期伴量少、后期伴量少，后者往往为闭经的先驱症状。

11. 经期延长气虚证的治法是

A. 健脾益气，养血调经

B. 补气摄血，止血调经

C. 补气养血，止血调经

D. 补气养血，固冲调经

E. 补气摄血，固冲调经

答案解析：E。经期延长以固冲止血调经为治疗大法，重在缩短经期，以经期服药为主。经期延

长气虚证的治法是补气摄血，固冲调经。

12. 经间期出血的主要病机是

A. 气血不足　　　　B. 阴阳转化不协调

C. 血海伏热　　　　D. 肾精不足

E. 冲任不足

答案解析：B。经间期是月经周期中一次重要的转化，若体内阴阳调节功能正常者，自可适应此种变化，无特殊证候。若肾阴不足，或由湿热内蕴；或瘀阻胞络，当阳气内动之时，阴阳转化不协调，阴络易伤，损及冲任，血海固藏失职，血溢于外，酿成经间期出血。故，经间期出血的主要病机是阴阳转化不协调。

13. 健脾补血法主要用于

A. 青春期崩漏

B. 生育期崩漏

C. 生育期及更年期崩漏

D. 青春期及更年期崩漏

E. 更年期崩漏

答案解析：E。健脾补血法主要用于更年期崩漏，可尽快消除因崩漏造成的贫血和虚弱症状，方选大补元煎或人参养荣汤。

14. 关于崩漏的治疗，叙述错误的是

A. 急则治其标

B. 暴崩之际，塞流止血

C. 止血后调整月经周期或促排卵

D. 重用炭涩之品，务求血净

E. 缓则治其本

答案解析：D。崩漏出血减缓后应辨证论治，切忌不问缘由，概投寒凉或温补之剂，或专事炭涩，致犯虚虚实实之戒。

15. "澄源"是治疗崩漏的重要阶段，一般用于

A. 治疗的全程　　　B. 出血期

C. 出血缓减后　　　D. 出血前

E. 巩固治疗期

答案解析：C。澄源即正本清源，亦是求因治本，是治疗崩漏的重要阶段，一般用于出血缓减后的辨证论治，切忌不问原由，概投寒凉或温补之剂，或专事炭涩，致犯虚虚实实之戒。

16. 以下哪种情况属于闭经

A. 年龄超过 16 岁月经尚未来潮

B. 月经周期建立后，中断 3 个月

C. 年龄超过 12 岁月经尚未来潮

D. 年龄超过 14 岁月经尚未来潮

E. 月经周期建立后，中断 4 个月

答案解析：A。女子年逾 16 周岁，月经尚未来潮，或月经周期建立后又中断 6 个月以上者称闭经。

考点发散：先天性生殖器官缺如或后天器质性损伤而无月经者，因非药物所能奏效，不属于闭经讨论范畴。

17. 关于痛经的叙述，错误的是

A. 女性经期或经行前后出现周期性下腹痛

B. 分为原发性痛经和继发性痛经

C. 原发性痛经见于子宫腺肌病、宫颈狭窄

D. 继发性痛经常见于育龄期妇女

E. 原发性痛经又称功能性痛经

答案解析：C。盆腔器质性疾病，如子宫内膜异位症、子宫腺肌病、盆腔炎或宫颈狭窄所引起的痛经，属继发性痛经。原发性痛经又称功能性痛经，是指生殖器官无器质性病变者。

18. 经行乳房胀痛，根据其发病部位、发病时间等，与哪些脏腑关系最为密切

A. 肝、胃、肾　　　　B. 肾、脾、胆

C. 脑、肝、肾　　　　D. 心、肾、脑

E. 肝、胆、脾

答案解析：A。经行乳房胀痛，根据其发病部位、发病时间等，与肝、胃、肾关系密切。肝经循胁肋，过乳头；乳房为足阳明胃经循行之所；肝肾亏虚，乳络失于濡养而痛。

19. 以下哪项不是经行头痛的常见病机

A. 情志内伤，肝郁化火，上扰清窍

B. 瘀血内阻，脉络不通

C. 痰湿上扰，阻滞脑络

D. 素体血虚，脑失所养

E. 胃失和降，挟冲气上逆

答案解析：E。经行头痛的常见病机：情志内伤，肝郁化火，上扰清窍；瘀血内阻，脉络不通；痰湿上扰，阻滞脑络；素体血虚，脑失所养。

20. 治疗经行身痛血瘀证宜选用的方剂是

A. 当归补血汤　　　　B. 小柴胡汤

C. 四物汤　　　　　　D. 趁痛散

E. 羚角钩藤汤

答案解析：D。经行身痛：血瘀证治宜活血通络，益气散寒止痛，方选趁痛散；血虚证治宜养血益

气，柔筋止痛，方选当归补血汤加味。

21. 经行泄泻的病因是

A. 脾胃虚寒　　　　B. 胃肠湿热

C. 肾气不足　　　　D. 饮食不节

E. 脾肾虚弱

答案解析：E。经行泄泻的发生主要责之于脾肾虚弱。

22. 经行浮肿脾肾阳虚证的治疗原则是

A. 温肾化气，健脾利水

B. 健脾补肾，活血化瘀

C. 理气行滞，养血调经

D. 温阳补肾，养血调经

E. 益气养血，活血通经

答案解析：A。脾肾阳虚型经行浮肿，治宜温肾化气，健脾利水，方选肾气丸合苓桂术甘汤。

考点发散：气滞血瘀型治宜理气行滞，养血调经。

23. 治疗经行吐衄肺肾阴虚证的首选方剂是

A. 一贯煎　　　　　　B. 六味地黄丸

C. 保阴煎　　　　　　D. 固阴煎

E. 顺经汤

答案解析：E。顺经汤是治疗经行吐衄肺肾阴虚证的首选方剂。

24. 关于经行口糜的叙述，错误的是

A. 每于经前或行经时，口舌糜烂

B. 周期性反复发作

C. 多为心、肺之火上炎所致

D. 口舌、牙龈等处出现溃疡面

E. 病灶随经净而自愈

答案解析：C。舌为心之苗，口为胃之户，故经行口糜的病机多为心、胃之火上炎。

25. 经行风疹块的常见病因为

A. 血虚和风热　　　　B. 血热和血虚

C. 血虚和血瘀　　　　D. 脾虚和湿热

E. 肺虚和脾虚

答案解析：A。经行风疹块的常见病因为血虚和风热。血虚生风，风胜则痒；经行时气血变化急骤，风热之邪乘虚而入，搏于肌肤腠理，热盛生风，遂发风疹。

26. 经行发热主要责之于

A. 外感风寒　　　　B. 外感风热

C. 外感邪毒   D. 气血营卫失调

E. 气血冲任失调

答案解析：D。经行发热主要责之于气血营卫失调。

27. 关于经行情志异常的叙述，错误的是

A. 发病时间为经行前后或经期

B. 表现为烦躁易怒、悲伤啼哭、情志抑郁等

C. 月经周期其他时间也可见精神、情绪异常

D. 病因有心血不足、肝经郁热、痰火上扰

E. 表现为彻夜不眠或狂躁不安

答案解析：C。经行情志异常以经前情绪易于失控，无端悲伤、易怒，而月经周期的其他时间精神、情绪又完全正常为特点。

28. 关于绝经前后诸证的叙述，错误的是

A. 多发生于 40～60 岁的女性

B. 表现为烘热汗出、烦躁易怒、潮热面红、眩晕耳鸣、心悸失眠等

C. 症状可单独出现，也可三三两两、参差出现

D. 病机为肝气不舒，肝阳上亢

E. 持续时间或长或短，可数月至数年

答案解析：D。绝经前后诸证首先要排除器质性病变。病因病机有肾阴虚、肾阳虚、肾阴阳两虚、心肾不交。

29. 以下哪项情况属于经断复来

A. 35 岁女性，停经 1 年，再次子宫出血

B. 45 岁女性，停经 1 年，再次子宫出血

C. 50 岁女性，停经半年，再次子宫出血

D. 45 岁女性，停经 1 年，同房后宫颈出血

E. 45 岁女性，停经半年，再次子宫出血

答案解析：B。绝经期妇女月经停止 1 年及 1 年以上，又再次出现子宫出血，称为经断复来。

30. 绝经妇女骨质疏松的重要原因是

A. 雌激素水平急剧下降

B. 孕激素水平急剧下降

C. 雄激素水平急剧下降

D. 雌激素水平逐渐降低

E. 孕激素水平逐渐降低

答案解析：A。绝经妇女骨质疏松症是指绝经后短时间内，由于雌激素水平急剧下降，导致骨吸收亢进，全身骨量减少，骨骼脆性增加，极易发生骨折的一种与绝经有关的代谢性骨病，属原发性骨质疏松。受累期多为绝经后 3～4 年，可延至

70 岁妇女。

31. 关于绝经妇女骨质疏松症的预防与调护，叙述错误的是

A. 合理调整营养，增加蛋白质、钙、磷类饮食

B. 坚持力所能及的体力活动

C. 定时晒太阳

D. 必要时选用中成药补肾壮骨

E. 保持充足的睡眠

答案：E。保持充足的睡眠和预防绝经妇女骨质疏松症没有直接的关系。

二、A2 型题

1. 某女，40 岁。月经提前 10 天，经量偏少，色暗淡，质清稀，伴腰膝酸软、头晕耳鸣、面色晦暗，舌淡暗，苔白润，脉沉细。应选用的治法为

A. 补脾益肾，固冲调经

B. 健脾益气，固冲调经

C. 补益肾气，固冲调经

D. 补气摄血，固冲调经

E. 补肾养血，固冲调经

答案解析：C。月经先期肾气虚证的治疗应以补益肾气，固冲调经为治法。

考点发散：年少肾气未充，或绝经前肾气渐虚，或多产房劳，或久病伤肾，肾气虚弱，冲任不固，不能约制经血，遂致月经提前而至。治疗以补益肾气，固冲调经为法，方选固阴煎。药物组成：菟丝子、熟地黄、山茱萸、人参、山药、炙甘草、五味子、远志。

2. 患者，20 岁。月经后错，量少色暗有块，小腹冷痛拒按，得热痛减，畏寒肢冷，舌质暗淡，苔白，脉沉紧。应辨证为

A. 肾虚证   B. 虚寒证

C. 气滞证   D. 血瘀证

E. 实寒证

答案解析：E。经期产后，外感寒邪，或过食寒凉，寒搏于血，血为寒凝，冲任阻滞，血海不能如期满溢，遂使月经后期而来。临床表现为月经周期延后，量少，色暗有块，小腹冷痛拒按，得热痛减，畏寒肢冷，或面色青白，舌质暗淡，苔白，脉沉紧。

3. 某女，28 岁。平素精神抑郁，月经周期延后 15 天，量少，色暗红，或有血块，小腹胀痛，经前胸胁乳房胀痛，舌淡红，苔薄白，脉弦。治疗宜

首选的方剂是

A. 温经汤   B. 当归引子

C. 乌药汤   D. 血府逐瘀汤

E. 定经汤

答案解析： C。女性素多忧郁，气机不宣，血为气滞，运行不畅，冲任阻滞，血海不能如期满溢，因而月经延后。治宜理气行滞调经，方选乌药汤。药物组成：乌药、香附、木香、当归、甘草。

4. 某女，22 岁。月经周期紊乱，经行或先或后，量少，色淡暗，质清，伴有腰骶酸痛、头晕耳鸣，舌淡苔白，脉细弱。医师诊断为月经先后无定期，应辨证为

A. 肝郁证   B. 肾虚证

C. 血瘀证   D. 脾虚证

E. 气虚证

答案解析： B。肾气亏损，藏泄失司，冲任失调，血海蓄溢失常。若应藏不藏，则经水先期而至，当泻不泻，则月经后期而来，以致月经先后无定期。临床可表现为经行或先或后，量少，色淡暗，质清，或腰骶酸痛，或头晕耳鸣，舌淡苔白，脉细弱。

5. 某女，40 岁。月经紊乱半年，经来先后无定期，量或多或少，色暗红，夹有血块，经行不畅，伴有胸胁、乳房、少腹胀痛，脘闷不舒，时叹息，嗳气食少，苔薄白，脉弦。治疗宜首选的方剂是

A. 固阴煎   B. 乌药汤

C. 温经汤   D. 当归饮子

E. 逍遥散

答案解析： E。情志抑郁或愤怒伤肝，致肝气逆乱，疏泄失司，冲任失调，血海蓄溢失常，遂使月经先后无定期。治疗以疏肝理气调经为法，方选逍遥散疏肝理脾。

6. 某女，35 岁。月经量多，色红，质稠，有小血块，伴有心烦口渴，小便黄，大便燥结，舌红，苔黄，脉滑数。最佳治法是

A. 补气摄血，固冲止血

B. 补肾养血，固冲止血

C. 健脾补肾，固冲止血

D. 清热凉血，固冲止血

E. 养阴清热，固冲止血

答案解析： D。女性素体阳盛，或肝郁化火，或过食辛燥动血之品，或外感热邪，热扰冲任，迫血妄行，因而经量增多。治疗宜清热凉血，固冲止血，方选保阴煎加地榆、茜草、马齿苋。

7. 某女，32 岁。近 1 年月经量多，色紫黑，有血块，量较多，伴经行小腹刺痛，经前腹胀，舌质紫暗，舌边尖有瘀点，脉涩，治疗宜首选的方剂是

A. 桃红四物汤   B. 桂枝茯苓丸

C. 少腹逐瘀汤   D. 温经汤

E. 失笑散

答案解析： E。瘀阻冲任，血不归经，可致月经量多。治疗宜活血化瘀止血，方选失笑散加益母草、三七、茜草。

8. 某女，35 岁。2 年来月经血量渐少，时有点滴即净，色淡，质稀，伴小腹隐痛，头晕眼花，心悸怔忡，面色萎黄，舌淡红，脉细。治法应为

A. 补肾填精调经   B. 活血化瘀调经

C. 养血益气调经   D. 健脾益气调经

E. 燥湿化痰调经

答案解析： 素体血虚，或久病伤血，营血亏虚，或饮食、劳倦、思虑伤脾，脾虚化源不足，冲任血海不充，遂致月经量少。治疗以养血益气调经为法，方用滋血汤。

9. 某女，25 岁。喜食肥甘厚味，近一年经行量少，色淡红，质黏腻如痰。形体肥胖，胸闷呕恶，带多黏腻，舌淡，苔白腻，脉滑。治疗宜首选的方剂是

A. 苍附导痰丸   B. 补中益气汤

C. 五苓散   D. 桃红四物汤

E. 阳和汤

答案解析： A。素多痰湿，或脾湿健运，湿聚成痰，瘀阻冲任，血不畅行而致经行量少。治疗以化痰燥湿调经为法，方选苍附导痰丸。药物组成：茯苓、法半夏、陈皮、甘草、苍术、香附、胆南星、枳壳、生姜、神曲、当归、川芎。

10. 某女，29 岁。近一年月经 10~12 天方净，量少，色鲜红，质稀，无血块，咽干口燥，潮热颧红，手足心热，舌红，苔少，脉细数。治法应为

A. 补肾养血止血   B. 养阴清热止血

C. 清热祛湿止血   D. 健脾益气止血

E. 疏肝清热止血

答案解析： B。素体阴虚，或久病伤阴，或多产房劳致阴血亏耗，阴虚内热，热扰冲任，血海不宁，经血妄行致经期延长。治疗以养阴清热止血

为法，方选两地汤合二至丸。

11. 某女，22 岁。素体虚弱，自月经初潮起，经期持续 8～10 天，量多色淡，质稀，伴有倦怠乏力、气短懒言、小腹空坠、面色㿠白，舌淡，苔薄，脉缓而弱。治疗宜首选的方剂是

A. 固精汤　　　　B. 寿胎丸

C. 举元煎　　　　D. 四君子汤

E. 定经汤

答案解析：C。素体虚弱，或饮食不节、劳倦、思虑过度伤脾，中气不足，冲任不固，不能制约经血，以致经期延长。治疗以补气摄血、固冲调经为法，方用举元煎加阿胶、炒艾叶、乌贼骨。举元煎的药物组成：人参、黄芪、白术、升麻、甘草。

12. 某女，19 岁。近半年两次月经中间阴道出血量稍多，色深红，质黏腻，无血块。平时带下量多色黄，神疲乏力，胸闷烦躁，口苦咽干，纳呆腹胀，小便短赤，舌质红，苔黄腻，脉滑数。治疗宜首选的方剂是

A. 龙胆泻肝汤　　　B. 清经散

C. 二至丸　　　　　D. 清肝止淋汤

E. 六味地黄丸

答案解析：D。湿热下聚任带二脉，复加经间阳气内动，引动内蕴之湿热，热扰冲任、子宫，以致出血。治疗以清热利湿、固冲止血为法，方选清肝止淋汤去阿胶、红枣，加小蓟、茯苓。清肝止淋汤的药物组成：当归、白芍、生地黄、丹皮、黄柏、牛膝、制香附、黑豆、阿胶、红枣。

13. 某女，33 岁。平素情志抑郁，3 年前小产后出现经间期出血，量时多时少，色紫暗，双侧少腹胀痛，胸闷烦躁，舌质紫，有瘀斑，脉细弦。治法应是

A. 化瘀止血　　　　B. 疏肝止血

C. 清热止血　　　　D. 补气固冲止血

E. 益肾填精止血

答案解析：A。瘀血阻滞于冲任，值氤氲之时，阳气内动，血瘀与之相搏，瘀伤血络，血不循经，以致出血。治疗以化瘀止血为法，方选逐瘀止血汤。药物组成：生地黄、大黄、赤芍、丹皮、归尾、枳壳、桃仁、龟甲。

14. 某女，29 岁。近 2 年工作劳累，经乱无期，时而暴下不止，时而淋漓不尽。此次月经已半月未

净，量仍较多，此经色淡，质清稀。面色㿠白，神疲气短，面浮肢肿，小腹空坠，四肢不温，纳呆便溏，舌质淡胖，苔白，脉细弱。治法应是

A. 益气健脾，止血调经

B. 补气摄血，固冲止崩

C. 补肾填精，固冲止血

D. 补气健脾，止血养血

E. 补中益气，固冲止血

答案解析：B。脾虚血失统摄，甚则虚而下陷，冲任不固，不能制约经血，发为崩漏。治疗以补气摄血，固冲止崩为法，方选固本止崩汤。

15. 某女，49 岁。近 2 年月经紊乱，近 1 个月阴道出血淋漓不净，色淡暗，质清稀，伴有面色晦暗，眼眶暗，小腹空坠，腰膝酸软，舌淡暗，苔薄白，脉沉弱。治法应是

A. 补肾益气，固冲止血

B. 温肾益气，固冲止血

C. 滋肾益阴，固冲止血

D. 补气摄血，固冲止崩

E. 活血化瘀，固冲止血

答案解析：A。女性已于七七之年，肾气渐虚，封藏失职，发为崩漏。肾气虚则封藏失职，冲任不固，不能制约经血，子宫藏泄失常，发为崩漏。治疗以补肾益气，固冲止血为法，方选加减苁蓉菟丝子丸加党参、黄芪、阿胶。

16. 某女，35 岁。近半年经来无期，经血淋漓难止，有时突然暴崩如注，血色深红，质稠，常口渴烦热，便秘腻黄，舌红，苔黄，脉滑数。治疗宜首选的方剂为

A. 清热固经汤　　　B. 清经散

C. 百合固金汤　　　D. 两地汤

E. 上下相资汤

答案解析：A。素体阳盛，血热或阴虚内热；或七情内伤，肝郁化热；或内蕴湿热之邪，热伤冲任，破血妄行，发为崩漏。治疗以清热凉血，固冲止血为法，方选清热固经汤。药物组成为：黄芩、焦栀子、生地黄、地骨皮、地榆、生藕节、阿胶、陈棕炭、龟甲、牡蛎、生甘草。

17. 某女，43 岁。自诉近 2 年经血非时而下，量时多时少，淋漓不断，经色暗，有血块，舌质紫暗，尖边有瘀点，脉弦细。治法应为

A. 补气摄血，活血止血

B. 补肾活血，固冲止血

C. 温肾益气，化瘀止血

D. 养阴清热，化瘀止血

E. 活血化瘀，固冲止血

答案解析：E。七情内伤，气滞血瘀；或热灼、寒凝、虚滞致瘀；或经期、产后余血未净而合阴阳，内生瘀血；或崩漏日久，离经之血为瘀，瘀阻冲任、子宫，血不归经而妄行，遂成崩漏。血瘀证治疗以活血化瘀，固冲止血为法，方选逐瘀止血汤或将军斩关汤。

18. 某女，28 岁。素来体弱，近一年经血非时暴下，淋漓不尽逾两月，血色淡，质清稀，面色苍白，神疲气短，面肤肢肿，小便空坠，四肢不温，纳呆便溏，舌淡胖，脉细弱。治疗宜选用的方剂为

A. 固冲汤　　　　B. 固本止崩汤

C. 补中益气汤　　D. 大补元煎

E. 举元煎

答案解析：B。素体脾虚，或劳倦思虑、饮食不节损伤脾气，脾虚血失统摄，甚则虚而下陷，冲任不固，不能制约经血，发为崩漏。治疗宜补气摄血，固冲止血，方选固本止崩汤。药物组成：人参、黄芪、白术、熟地黄、当归、黑姜。

19. 某女，30 岁。情志抑郁，月经 6 个月未行，伴乳房胀痛，少腹胀痛拒按，烦躁易怒，舌紫暗，有瘀点，脉沉弦且涩。应辨证为

A. 气滞血瘀证　　B. 郁火内壅证

C. 肾虚血瘀证　　D. 痰瘀阻滞证

E. 气虚血瘀证

答案解析：A。闭经气滞血瘀证的证候：月经停闭不行，胸胁乳房胀痛，精神抑郁，少腹胀痛拒按，烦躁易怒，舌紫暗，有瘀点，脉沉弦且涩。

考点发散：七情所伤，肝失疏泄，气行则血行，气结则血滞，瘀血阻于脉道；或经行之际，感受寒邪，血受寒则凝，瘀阻冲任，血不得下，血海不能满溢而致闭经。治疗以理气活血，祛瘀通经为法，方选血府逐瘀汤。

20. 某女，32 岁。产后 2 年未行经，伴有面色萎黄，带下量少，头晕目眩，毛发脱落，手足心热，阴道干涩，舌红，苔少，脉细数无力。治疗应首选的方剂是

A. 调肝汤　　　　B. 左归丸

C. 内补丸　　　　D. 肾气丸

E. 归肾丸

答案解析：E。肝肾不足型闭经临床表现为面色萎黄，带下量少，头晕目眩，毛发脱落，手足心热，阴道干涩，舌红，苔少，脉细数无力。治疗以补肾养肝调经为法，方选归肾丸加何首乌、川牛膝、鸡血藤。

21. 某女，28 岁。自初潮起月经周期延后，经量减少渐至月经停闭，体质虚弱，全身发育欠佳，腰腿酸软，头晕耳鸣，夜尿频多，舌淡暗，苔薄白，脉沉细。应辨证为

A. 肾气亏损证　　B. 肾阴虚证

C. 肾阳虚证　　　D. 肾阴阳两虚证

E. 肝肾不足证

答案解析：A。月经的产生以肾为主导，若先天禀赋不足、精气未充、天癸亏乏不能应时泌至则冲脉不盛、任脉不通而闭经；或房事不节，日久伤及肾气，使冲任亏损；或体质虚弱，产育过多，肾气亏损，精血亏乏，源断其流，冲任失养，血海不足以致闭经。闭经肾气亏损证治疗以补肾益气、调理冲任为法，方用加减苁蓉菟丝子丸加淫羊藿、紫河车。

22. 某女，28 岁。素性抑郁，经行小腹胀痛拒按，经血量少，色紫暗且有块，乳房胀痛，胸闷不舒，舌质暗，有瘀点，脉弦。医师诊断为痛经，应辨证为

A. 肝郁气滞证　　B. 肝脾不调证

C. 肾虚肝郁证　　D. 寒凝血瘀证

E. 气滞血瘀证

答案解析：E。据患者腹痛时间及部位、性质程度，以及月经量、色、质及舌脉等，应辨证为气滞血瘀证。素性抑郁，或患怒伤肝，气郁不舒，血行失畅，瘀阻子宫、冲任。经前、经期气血下注冲任，或复为情志所伤，壅滞更甚，"不通则痛"，发为痛经。临床表现：经前或经期小腹胀痛拒按，经血量少，行而不畅，血色紫暗有块，块下痛暂减，乳房胀痛，胸闷不舒，舌质紫暗，或有瘀点，脉弦。治疗以理气行滞，化瘀止痛为法，方选膈下逐瘀汤。

23. 某女，25 岁。经期小腹冷痛，得热痛减，月经推后，量少，色暗有块，面色青白，肢冷畏寒，舌暗苔白，脉沉紧。治法应为

A. 温肾助阳，暖宫止痛

B. 温经散寒，养血止痛

C. 滋肾养血，缓急止痛

D. 温经散寒，化瘀止痛

E. 散寒利湿，化瘀止痛

答案解析：D。经期产后，感受寒邪，或过食寒凉生冷，寒客冲任，与血相搏，以致子宫、冲任气血失畅，经前、经期气血下注冲任，子宫气血更加壅滞，不通则痛，发为痛经。治疗以温经散寒、化瘀止痛为法，方选少腹逐瘀汤。

24. 某女，22岁。脾胃素虚，自初潮起经期即有小腹隐痛，喜温喜按，阴部空坠不适，经血量少，色淡质清，面色少华，神疲乏力，舌质淡，苔薄，脉细无力。治疗应首选的方剂是

A. 圣愈汤　　　　B. 四物汤

C. 归脾汤　　　　D. 举元煎

E. 补中益气汤

答案解析：A。脾胃素虚，化源匮乏，或大病久病，或失血过多后气血不足，冲任气血虚少，行经后血海气血愈虚，不能濡养冲任、子宫，兼之气虚血行无力，发为痛经。治疗以益气养血、调经止痛为法，方选圣愈汤。

25. 某女，39岁。近1年来，每于经期即出现寒热往来，胸胁苦满，口苦咽干，心烦欲吐，头晕目眩，嘿嘿不欲饮食，舌红，苔薄白或薄黄，脉弦或弦数。应诊断为

A. 经行感冒之邪入少阳证

B. 经行感冒之风寒证

C. 经行感冒之风热证

D. 经行感冒之风湿证

E. 经行感冒之暑热证

答案解析：A。素体虚弱，每至经期则患感冒，经尽渐愈；风邪客于半表半里之间，营卫不和，故寒热往来；邪犯少阳，故胸胁苦满，口苦咽干；舌红，脉弦，均为邪入少阳之证。经行感冒以虚为本，有风寒、风热、邪入少阳三种证型。若素体虚弱，经行之后，抗病能力更加降低，外邪犯表后很快内犯少阳，出现寒热往来之少阳证。治疗以和解表里为法，方选小柴胡汤。

26. 某女，33岁。近半年来，经前小腹灼热胀痛，时痛至腰骶，经期10天左右，量偏多，血色暗红，质黏稠，平素带下量多，色黄稠伴有臭味，小便黄热，舌质红，苔黄腻，脉滑数。治疗宜首选的

方剂为

A. 龙胆泻肝汤　　　　B. 萆薢渗湿汤

C. 清热调血汤　　　　D. 知柏地黄丸

E. 解毒活血汤

答案解析：C。素体湿热内蕴，或经期、产后摄生不慎感受湿热之邪，与血相搏，流注冲任，蕴结胞宫，气血失畅。经前、经期气血下注，子宫、冲任气血壅滞更甚，"不通则痛"，致使经行腹痛。痛经湿热瘀阻证治疗以清热除湿，化瘀止痛为法，方用清热调血汤加车前子、薏苡仁、败酱草。清热调血汤的药物组成：丹皮、黄连、生地黄、当归、白芍、川芎、红花、桃仁、延胡索、莪术、香附。

27. 某女，25岁。近2年生气后经前乳房胀痛，甚至不能触衣，经行不畅，血色暗红，胸闷胁胀，精神抑郁，时叹息，舌淡红，苔薄白，脉弦。治疗应首选的方剂为

A. 加味乌药散　　　　B. 清肝引经汤

C. 逍遥散　　　　　　D. 四逆散

E. 柴胡疏肝散

答案解析：E。恚怒忧思，郁结伤肝，肝失条达，冲脉隶属于阳明而附于肝，经前、经行时阴血下注冲任，冲气偏盛，循肝脉上逆，肝经气血壅滞，乳络不畅，遂致经行乳房胀痛。治疗以疏肝理气，和胃通络为法，方选柴胡疏肝散。

考点发散：肝肾亏虚证的代表方剂为一贯煎。

28. 某女，24岁。平素头晕耳鸣，手足心热，两颧潮红，潮热咳嗽，咽干口渴，月经先期，经期衄血，色暗红，舌红，苔花剥，脉细数。治疗宜选用的方剂是

A. 玉女煎　　　　B. 百合固金汤

C. 顺经汤　　　　D. 清经散

E. 知柏地黄汤

答案解析：C。素体阴虚，经行时阴血下溢，阴血亏虚，虚火上炎，灼肺伤络，络损血溢，以致经行吐衄。治疗以滋阴养肺为法，方用顺经汤。药物组成：当归、熟地黄、沙参、白芍、茯苓、黑荆芥、丹皮。

29. 某女，40岁。经前及经期吐血、衄血，量较多，色红，伴月经提前、心烦易怒、两胁胀痛、头晕耳鸣、尿黄便结。治法应为

A. 清肝调经　　　　B. 滋阴养肺

C. 疏肝理气　　　　D. 清热凉血

E. 滋阴柔肝

答案解析：A。肝郁可化火，冲脉隶属于阳明而附于肝。经行时冲气旺盛，冲气挟肝火上逆，血热气逆，灼伤血络，迫血上溢，发为吐血、衄血。治疗以清肝调经为法，方选清肝引经汤。

30. 某女，40 岁。近 4 个月经行期间常发热、恶寒，无汗，鼻塞流涕，咽喉痒痛，咳嗽痰稀，头痛身痛，舌淡红，苔薄白，脉浮紧。经血净后，诸证渐愈。治疗宜首选的方剂是

　　A. 荆穗四物汤　　　B. 桑菊饮

　　C. 小柴胡汤　　　　D. 银翘散

　　E. 补中益气汤

答案解析：A。素体虚弱，卫阳不足，经行气血益虚，卫气不固，风寒之邪趁虚侵袭肌表腠理，不得宣散，皮毛闭塞，风寒束表而出现一系列风寒表证，发为经行感冒。治疗以解表散寒，和血调经为法，方选荆穗四物汤。药物组成：荆芥、白芍、熟地黄、当归、川芎。

31. 某女，35 岁。近 2 年经行腹泻，日 3～4 次，伴面目及下肢浮肿，腰酸腿软，头晕耳鸣，畏寒肢冷，舌淡，苔白，脉沉迟。治疗宜选用的方剂是

　　A. 参苓白术散　　　B. 痛泻要方

　　C. 健固汤　　　　　D. 补中益气汤

　　E. 金匮肾气丸

答案解析：C。素体肾虚，命门火衰，经行时经水下泄，肾气益虚，不能上温脾阳，脾失温煦，运化失司，致成经行泄泻。治疗以温阳补肾，健脾止泻为法，方选健固汤合四神丸。药物组成：党参、白术、茯苓、薏苡仁、巴戟天、补骨脂、吴茱萸、肉豆蔻、五味子。

32. 某女，40 岁，已婚。经行头晕头痛，颠顶尤重，烦躁失眠，口苦咽干，月经量多，舌红，苔薄黄，脉弦细数。治疗宜首选的方剂是

　　A. 羚角钩藤汤　　　B. 健固汤

　　C. 通窍活血汤　　　D. 归脾汤

　　E. 八珍汤

答案解析：A。情志内伤，肝气郁结，气郁化火。冲脉隶属于肝，经行时阴血下聚胞宫，冲气偏旺，冲气挟肝气上逆，气火上扰清窍而经行头痛。治疗以清热平肝息风为法，方选羚角钩藤汤。药物组成：羚羊角、钩藤、桑叶、菊花、贝母、竹茹、生地黄、白芍、茯苓、甘草。

33. 某女，26 岁。近 1 年劳累后常经行发热，热势不扬，动则自汗出，经量多，色淡质薄，神疲肢软，少气懒言，舌淡，苔白润，脉虚缓。应辨证为

　　A. 肝肾阴虚证　　　B. 气血虚弱证

　　C. 瘀热壅阻证　　　D. 邪入少阳证

　　E. 外感风寒证

答案解析：B。经行发热每随月经周期而发，主要为气血营卫失调所致。禀赋素弱，或劳倦过度，或久病失养，血气不足，经行气随血泄，其气益虚，营卫阴阳失调，遂致经期低热不扬。治疗以补益气血，甘温除热为法，方选补中益气汤。

34. 经行腰膝及关节疼痛，得热痛减，遇寒疼痛状况加重，月经推迟，经量少且色暗，有时有血块，舌紫暗，有瘀斑，苔薄白，脉沉紧。治疗宜选用的方剂是

　　A. 当归补血汤　　　B. 四物汤

　　C. 补阳还五汤　　　D. 八珍汤

　　E. 趁痛散

答案解析：E。素有寒湿稽留经络、关节，血为寒湿凝滞，经行时气血下注冲任，因寒凝血瘀，经脉阻滞，以致气血不通而发为经行身痛。治疗以活血通络，益气散寒止痛为法，方选趁痛散。药物组成：当归、黄芪、白术、炙甘草、桂心、独活、牛膝、生姜、薤白。

35. 某女，29 岁。平素喜食辛辣，近 2 年时常经行口舌生疮，口臭，伴月经量多，色深红，口干喜饮，尿黄便结，舌苔黄厚，脉滑数。治疗宜首选的方剂是

　　A. 知柏地黄汤　　　B. 桑杏汤

　　C. 凉膈散　　　　　D. 参苓白术散

　　E. 大承气汤

答案解析：C。素食辛辣香燥或膏粱厚味，肠胃蕴热，阳明胃经与冲脉相通，经行冲气偏盛，挟胃热上冲，熏蒸而致经行口糜。治疗应以清胃泄热为法，方选凉膈散。药物组成：大黄、朴硝、甘草、山栀、薄荷叶、黄芩、连翘、竹叶。

36. 某女，40 岁。近 3 年每遇经行则肢体肿胀，按之随手而起，色暗有块，脘闷胁胀，善叹息，舌紫暗，苔薄白，脉弦涩。治疗宜首选的方剂是

A. 八物汤   B. 肾气丸

C. 桂枝茯苓丸   D. 猪苓汤

E. 参苓白术散

答案解析： A。情志内伤，肝失条达，疏泄无权，气滞血瘀。经前、经时冲任气血壅滞，气滞益甚，血行不畅，气机升降失常，水湿运化不利，泛溢肌肤则滞而为经行浮肿。治疗应以理气行滞，养血调经为法，方选八物汤加泽泻、益母草。八物汤的药物组成：当归、川芎、芍药、熟地黄、延胡索、川楝子、炒木香、槟榔。

37. 某女，35 岁。人工流产术后半年，经行风疹频发，瘙痒难耐，夜晚加重，月经多推迟，量少，色淡，面色不华，肌肤枯燥，舌淡红，苔薄白，脉虚数。治疗宜首选的方剂是

A. 消风散   B. 四物汤

C. 银翘散   D. 当归饮子

E. 逍遥散

答案解析： D。素体血虚，或多产、久病失养，营阴暗损，经行时阴血外泄，阴血益感不足，血虚生风，风胜则痒，发为经行风疹块。经行风疹块血虚证的治法以养血祛风为法，方选当归饮子。药物组成：当归、川芎、白芍、生地黄、防风、荆芥、黄芪、甘草、白蒺藜、何首乌。

38. 某女，25 岁。宫外孕术后 1 年，每遇经期则头晕，伴头部绵绵作痛，月经量少，色淡质稀，常心悸少寐，神疲乏力，舌淡，苔薄，脉虚细。治法应是

A. 清肝息风   B. 活血通窍

C. 养血益气   D. 温阳通络

E. 疏风止痛

答案解析： C。素体虚弱，或大病久病，长期慢性失血，或脾虚气血化源不足，或失血伤精致精血亏虚，经行时精血下注冲任，阴血益感不足，血不上荣于脑，脑失所养，遂致经行头痛。治疗以养血益气为法，方选八珍汤加首乌、蔓荆子。

39. 某女，30 岁。经期发热，腹痛难忍，经色紫暗，有血块，舌暗，舌边有瘀点，脉沉弦数。治法应为

A. 疏风清热   B. 养阴清热

C. 甘温除热   D. 和解少阳

E. 化瘀清热

答案解析： E。经期产后，余血未净，或因经期

产后外感内伤，瘀血留滞胞中，积瘀化热，经行之际，血海充盈，瘀热内郁，气血营卫失调，遂致经行发热。经行发热瘀热壅阻证的治疗应以化瘀清热为法，方选血府逐瘀汤加丹皮。

40. 某女，42 岁。近 1 年经行时常伴有肢体疼痛麻木，肢软乏力，月经量少，色淡质薄，面色无华，舌淡红，苔白，脉细弱。治法应为

A. 活血化瘀，通络止痛

B. 温经通络，化瘀止痛

C. 滋补肝肾，通络止痛

D. 养血益气，柔筋止痛

E. 滋阴润肺，通络止痛

答案解析： D。素体血虚，或大病久病后气血两虚，经行时阴血下注胞中，气随血泄，肢体百骸缺乏营血灌溉充养，筋脉失养，不荣而身痛。治疗以养血益气，柔筋止痛为法，方选当归补血汤加白芍、鸡血藤、丹参、玉竹。当归补血汤的药物组成为黄芪、当归。

41. 某女，18 岁。自初潮后，每遇经期，常大便溏泄，月经量多，色淡质薄，脘腹胀满，神疲肢软，舌淡红，苔白，脉濡缓。治疗宜选用的方剂是

A. 四神丸   B. 参苓白术散

C. 健固汤   D. 归脾丸

E. 桂枝茯苓丸

答案解析： B。素体脾虚，经行时气血下注血海，脾气益虚，脾虚失运，化湿无权，湿浊下渗于大肠而为泄泻，或肝木乘脾而致脾虚即泄。经行泄泻脾虚证的治法为健脾渗湿，理气调经，方选参苓白术散。药物组成：人参、白术、扁豆、茯苓、甘草、山药、莲肉、桔梗、薏苡仁、砂仁。

42. 某女，25 岁。每遇月经期即发疹块，瘙痒难忍，感风遇热，瘙痒加重。月经多提前，量多，色红。口干喜饮，尿黄便结，舌红，苔黄，脉浮数。治疗宜选用的方剂是

A. 消风散   B. 当归饮子

C. 四物汤   D. 知柏地黄汤

E. 荆穗四物汤

答案解析： A。素体阳盛，或过食辛辣之品，血分蕴热，经行时气血变化急骤，阴血相对不足，风热之邪趁虚而入，搏于肌肤腠理，热盛生风，遂发风疹。经行风疹风热证的治疗以疏风清热为

法，方选消风散。药物组成：荆芥、防风、当归、生地黄、苦参、炒苍术、蝉蜕、木通、胡麻仁、生知母、煅石膏、生甘草、牛蒡子。

43. 患者，30 岁。近 1 年经行时狂躁不安、头痛失眠，平素带下量多、色黄质稠。面红目赤，心胸烦闷，舌红，苔黄厚，脉弦滑而数。治法应为
A. 疏肝解郁，养血调经
B. 清热化痰，宁心安神
C. 镇肝息风，宁心安神
D. 滋补肝肾，养血调经
E. 燥湿化痰，宁心安神

答案解析：B。素体痰盛，或肝郁犯脾，脾失健运而痰湿内生，肝郁化火，火性炎上，炼液成痰，痰火壅积于胸，经期冲气旺盛，冲气挟痰火上扰清窍，神明逆乱，以致经行情志异常。治疗以清热化痰、宁心安神为法，方选生铁落饮加郁金、川黄连。生铁落饮的药物组成：天冬、麦冬、贝母、胆南星、橘红、远志、连翘、茯苓、茯神、玄参、钩藤、丹参、辰砂、石菖蒲、生铁落。

44. 某女，50 岁。近 1 年月经周期紊乱，先期而至，经量多、色鲜红，目眩耳鸣，头部面颊阵发性烘热，五心烦热，汗出，腰膝酸痛，足跟为著，皮肤瘙痒，口干便坚，尿少色黄，舌红少苔，脉细数。最佳的治法是
A. 益气养阴，佐以潜阳
B. 清热养阴，佐以潜阳
C. 清热凉血，佐以潜阳
D. 滋养肾阴，佐以潜阳
E. 益肾宁心，佐以潜阳

答案解析：D。"七七之年"，肾阴不足，天癸渐竭，若素体阴虚，肾阴亏虚，脏腑失养，遂发为绝经前后诸证。肾水不足，肝木失养，可致肝肾阴虚或肝阳上亢，表现为月经紊乱，先期而至，经量多，色鲜红，目眩耳鸣，头部面颊阵发性烘热，五心烦热，汗出，腰膝酸痛，足跟为著，皮肤瘙痒，口干便坚，尿少色黄，舌红少苔，脉细数。治疗以滋养肾阴、佐以潜阳为法，方选左归丸合二至丸加制首乌、龟甲。

45. 某女，45 岁。因双侧卵巢肿瘤进行手术根治，行全子宫及双附件切除术，术后第 4 个月出现乍寒乍热、烘热汗出、健忘、头晕耳鸣、腰背冷痛、烦躁失眠，舌淡，苔薄，脉沉细弱。应辨证为

A. 心肾不交证　　　B. 心肝火旺证
C. 心脾两虚证　　　D. 肝肾不足证
E. 肾阴阳两虚证

答案解析：E。肾藏元阴而寓元阳，阴损及阳，或阳损及阴，真阴真阳不足，不能濡养温煦脏腑，或激发、推动机体的正常生理活动，而致诸证丛生。围绝经期可表现为绝经前后诸证。该患者根据临床表现应辨证为肾阴阳两虚，治疗宜阴阳双补，方选二仙汤合二至丸加菟丝子、何首乌、龙骨、牡蛎。

46. 某女，52 岁。经断 3 年后出现阴道少量出血，色鲜红，质黏稠，伴有五心烦热、烘热汗出、咽干口燥、便秘、夜寐盗汗，舌质偏红，中裂纹，苔少，脉细数。应辨证为
A. 肝肾不足证　　　B. 阴虚内热证
C. 肾阴虚证证　　　D. 气阴不足证
E. 阴虚阳亢证

答案解析：C。老年妇人肾阴本虚，加之房劳损伤，复伤肾精，肾精不足，肝失濡养，相火妄动，热扰冲任而致经断复行。该患者根据临床表现应辨证为肾阴虚证，治疗以滋阴清热、安冲止血为法，方选知柏地黄丸加阿胶、龟甲。

47. 某女，49 岁。绝经 1 年有余，劳累后阴道出血，量少，色淡，质清稀，神疲肢倦，食少腹胀，胸闷叹息，舌苔薄白，脉弦无力。治疗宜选用的方剂是
A. 八珍汤　　　B. 固本止崩汤
C. 逍遥散　　　D. 安老汤
E. 归肾丸

答案解析：D。脾统血，肝藏血。脾气本不足，加之思虑劳倦，或忧郁过度，使脾气愈伤。中气不足，脾失所统，肝失所藏，冲任失固，而致经断复来。治疗以健脾调肝、安冲止血为法，方选安老汤。药物组成：党参、黄芪、白术、熟地黄、山萸肉、当归、阿胶、制香附、木耳炭、黑荆芥穗、甘草。

48. 某女，55 岁。经断 5 年，常腰背疼痛，下肢酸软无力，面色少华，纳少便溏，舌边齿痕质淡，苔薄白，脉细。X 射线检查提示骨密度降低，股骨颈处明显。根据该患者的症状应辨证为

A. 脾肾两虚证　　　B. 肝肾不足证
C. 阴虚内热证　　　D. 气虚证

E. 气阴不足证

答案解析：A。脾肾受损，后天之精不能充养先天，以致筋骨失于气血充养，骨髓空虚，发为绝经妇女骨质疏松。脾肾两虚证的主要临床表现为腰背疼痛，胫酸膝软，面色少华，肢倦乏力，纳少便溏，舌质淡，边有齿痕，苔薄白，脉细。治宜益肾健脾。

49. 某女，58 岁。经断 8 年，近 1 个月阴道时有出血，色紫红，量较多，平时带下色黄有臭气，外阴及阴道瘙痒，口苦咽干，疲惫无力，纳谷不馨，大便不爽，小便短赤，舌质略红，苔黄腻，脉弦细数。治疗宜选用的方剂是

A. 安老汤
B. 知柏地黄丸
C. 易黄汤
D. 草薢渗湿汤
E. 失笑散

答案解析：C。脾主运化，脾虚运化失职，郁久化热则湿热内生，或恣食膏粱厚味，或感受湿热之邪，湿浊下注，损伤带脉，迫血妄行，故致经断复行。经断复来湿热下注证治疗以清热利湿、凉血止血为法，方选易黄汤加黄芩、茯苓、泽泻、侧柏叶、大蓟、小蓟。易黄汤的药物组成：黄柏、山药、芡实、车前子、白果。

三、B1 型题

(1~2 题共用备选答案)

A. 清经散
B. 固阴煎
C. 保阴煎
D. 两地汤
E. 清热固经

1. 治疗月经先期阳盛血热证的首选方为
2. 治疗月经先期阴虚血热证的首选方为

答案解析：1. A　2. D。治疗月经先期阳盛血热证首选清经散清热凉血调经；治疗月经先期阴虚血热证首选两地汤养阴清热调经。

考点发散：月经先期的病因病机主要是气虚和血热。血热证分为阳盛血热、阴虚血热、肝郁血热。阳盛血热证治以清热凉血调经，方选清经散；阴虚血热证治以养阴清热调经，方选两地汤；肝郁血热证治以疏肝清热、凉血调经，方选丹栀逍遥散。

(3~4 题共用备选答案)

A. 月经后期
B. 月经先期
C. 月经先后无定期
D. 痛经
E. 闭经

3. 肾虚肝郁，血海蓄溢失常，可致
4. 肾气虚，封藏失司，冲任不固，可致

答案解析：3. C　4. B。月经先后无定期的发病机制主要是肾虚肝郁，血海蓄溢失常；月经先期的发病机制为肾气虚，封藏失司，冲任不固。

考点发散：①月经后期的病因病机有虚实之别，虚者因肾虚、血虚、虚寒导致精血不足，冲任不充，血海不能按时满盈；实者多因血寒、气滞等导致血行不畅，冲任受阻，血海不能按时满盈。②月经先期的病因病机主要是气虚和血热。③月经先后无定期的发病机制主要是肾虚肝郁，血海蓄溢失常。④闭经是因血海不能按时满溢所致，虚者多因气血虚弱、肾气亏虚、阴虚血燥，实者多因气滞血瘀、痰湿阻滞。⑤痛经以"不通则痛"或"不荣则痛"为主要病机。

(5~6 题共用备选答案)

A. 良方温经汤
B. 金匮温经汤
C. 肾气丸
D. 右归丸
E. 理中丸

5. 治疗月经后期虚寒证的首选方剂是
6. 治疗月经后期实寒证的首选方剂是

答案解析：5. B　6. A。金匮温经汤具有扶阳祛寒调经的功效，为治疗月经后期虚寒证的首选方；良方温经汤重在温经散寒调经，为治疗月经后期实寒证的首选方。

考点发散：《金匮要略》温经汤与《妇人大全良方》温经汤均有当归、川芎、芍药、丹皮、人参、肉桂、甘草等药物，有温经散寒、祛瘀养血之功以治疗冲任寒凝、瘀血阻滞之月经病、不孕症。然，金匮温经汤中配有吴茱萸、法半夏、生姜、阿胶、白芍、麦冬，可温经散寒、养血温补，擅长治疗虚寒证；良方温经汤配以莪术、牛膝，活血化瘀之功较强，治疗实寒证。

(7~8 题共用备选答案)

A. 艾附暖宫丸
B. 五子衍宗丸
C. 四二五合方
D. 寿胎丸
E. 清经散

7. 温肾暖宫的代表方是
8. 补肾育宫的代表方是

答案解析：7. A　8. B。温肾暖宫的代表方有艾附暖宫丸、温胞饮；补肾育宫的代表方有加减菟丝子丸、滋肾育胎丸、五子衍宗丸、育宫片。

考点发散：艾附暖宫丸的药物组成为当归、生地黄、白芍、川芎、黄芪、肉桂、艾叶、吴茱萸、香附、续断，具有理气补血、暖经调经的作用。五子衍宗丸的药物组成为枸杞子、菟丝子、覆盆子、五味子、车前子，具有补肾益精的作用。

（9~10 题共用备选答案）

A. 冲任不固，不能制约经血

B. 血失统摄，冲任不固

C. 封藏失司，冲任不固

D. 虚火动血，冲任不固

E. 阳不摄阴，冲任不固

9. 崩漏脾虚证的病机是

10. 崩漏肾气虚证的病机是

答案解析：9. B　10. C。脾虚可导致血失统摄，冲任不固而发为崩漏；肾气虚可导致封藏失司，冲任不固而发为崩漏。

考点发散：崩漏的主要病机是冲任损伤，不能制约经血，使子宫藏泻失常。崩漏的常见病因病机有脾虚、肾虚、血热、血瘀。脾虚血失统摄，冲任不固，不能制约经血，发为崩漏；肾气虚则封藏失司，冲任不固，不能制约经血，子宫藏泻失常发为崩漏。素体肾阳虚，阳不摄阴，封藏失职，冲任不固，发为崩漏；肾阴亏虚，虚火动血，迫血妄行，冲任不固，发为崩漏。血热，热伤冲任，迫血妄行，发为崩漏。血瘀，瘀阻冲任，血不归经而妄行发为崩漏。

（11~12 题共用备选答案）

A. 膈下逐瘀汤　　B. 少腹逐瘀汤

C. 桃红四物汤　　D. 大黄䗪虫丸

E. 桂枝茯苓丸

11. 治疗痛经气滞血瘀证的首选方剂是

12. 治疗痛经寒凝血瘀证的首选方剂是

答案解析：11. A　12. B。痛经气滞血瘀证首选膈下逐瘀汤理气行滞，活血化瘀；痛经寒凝血瘀证首选少腹逐瘀汤温经散寒，化瘀止痛。

考点发散："不通则痛"是痛经的主要病机之一。气滞血瘀、寒凝血瘀、湿热瘀阻可导致痛经。痛经气滞血瘀证首选膈下逐瘀汤理气行滞，活血化瘀。痛经寒凝血瘀证首选少腹逐瘀汤温经散寒，化瘀止痛。痛经湿热瘀阻证首选清热调血汤加车前子、薏苡仁、败酱草清热除湿，化瘀止痛。

（13~14 题共用备选答案）

A. 四物汤　　B. 八珍汤

C. 当归养血汤　　D. 通窍活血汤

E. 趁痛汤

13. 治疗经行身痛血虚证首选的方剂是

14. 治疗经行头痛血虚证首选的方剂是

答案解析：13. C　14. B。经行身痛血虚证首选当归养血汤养血益气，柔筋止痛；经行头痛血虚证首选八珍汤养血益气。

（15~16 题共用备选答案）

A. 阴虚、湿热、血瘀

B. 阴虚、湿热、气虚

C. 气虚、血热、血瘀

D. 气虚、湿热、血瘀

E. 肝郁、血热、血瘀

15. 经期延长的常见病因有

16. 经间期出血的常见病因有

答案解析：15. C　16. A。经期延长的常见病因有气虚、血热、血瘀；经间期出血的常见病因有肾阴虚、湿热、血瘀。

考点发散：经期延长多由气虚冲任失约，或热扰冲任，血海不宁，或瘀阻冲任，血不循经所致。肾阴不足，或湿热内蕴，或瘀阻胞络，当阳气内动之时，阴阳转化不协调，阴络易伤，损及冲任，血海固藏失职，血溢于外，常酿成经间期出血。

（17~18 题共用备选答案）

A. 毓麟珠　　B. 金匮肾气丸

C. 举元煎　　D. 大补元煎

E. 右归丸

17. 治疗绝经前后诸证肾阳虚证的首选方剂是

18. 治疗绝经妇女骨质疏松脾肾两虚证的首选方剂是

答案解析：17. E　18. D。绝经前后诸证辨证属肾阳虚时首选右归丸；绝经妇女骨质疏松辨证属脾肾两虚时首选大补元煎。

考点发散：肾阳虚，命门火衰不能温煦脾阳可出现脾肾阳虚，阳虚水湿内停易酿成痰湿，阳虚无力行血，又可出现肾虚血瘀，进而导致一系列绝经前后诸证，治疗宜选用右归丸加减以温肾扶阳。脾肾两虚，后天之精不能充养先天，以致筋骨失于气血充养，骨髓空虚，发为绝经妇女骨质疏松，治疗宜选用大补元煎以益肾健脾。

（19~20 题共用备选答案）

A. 补中益气汤　　B. 四物汤

C. 举元煎　　　　　D. 归脾汤

E. 八珍汤

19. 治疗经行发热气血虚弱证的首选方剂是

20. 治疗经行头痛血虚证的首选方剂是

答案解析：19. A　20. E。治疗经行发热气血虚弱

证的首选方剂是补中益气汤。治疗经行头痛血虚证的首选方剂是八珍汤。

考点发散：经行发热气血虚弱证选用补中益气汤治疗体现了甘温除热的治疗法则。

第八单元　带下病

一、A1 型题

1. 带下属阴液，与阴液关系最密切的脏腑是

A. 肝、肾　　　　　B. 肝、脾

C. 肺、肾　　　　　D. 脾、肺

E. 脾、肾

答案解析：E。带下的产生是脏腑、津液、经络协调作用于胞宫的结果。带下属阴液，与阴液关系最密切的脏腑是脾、肾。

考点发散：生理性带下的产生机制：由肾精所化，禀肾气藏泄，布露于子宫，润泽于阴道；脾为气血津液生化之源、主运化，赖脾气之升清，将胃肠吸收的谷气和津液上输于肺，而后由肺宣发和肃降，使津液输布全身而灌溉脏腑、形体和诸窍，其泌布于胞宫、阴道者，为生理性带下的组成部分。

2. 关于生理性带下的叙述，错误的是

A. 带下属津液

B. 带下没有周期性月节律

C. 带下量随妊娠期增多

D. 带下滋润胞宫、阴道

E. 绝经后带下量逐渐减少

答案解析：B。随肾气和天癸的调节，带下呈现周期性的变化并与生殖有关。在月经前后、经间期，带下量稍有增多。

3. 关于带下产生的机制，叙述错误的是

A. 带下的产生是脏腑、津液、经络协调作用于阴户的结果

B. 生理性带下是由肾精所化

C. 带下源于津液

D. 任脉与带下的生理、病理直接相关

E. 带下由胞宫渗润阴道，并能防御外邪入侵

答案解析：A。带下的产生是脏腑、津液、经络协调作用于胞宫的结果。

考点发散：生理性带下的产生与调节，是以脏腑功能正常为基础的，是脏腑、津液、经络协调作用于胞宫的生理现象。

4. 带脉的主要功能是

A. 健运水湿、提摄子宫、约束诸经

B. 统摄血液

C. 主一身之气

D. 主司封藏

E. 主藏血

答案解析：A。带脉的主要功能是健运水湿、提摄子宫、约束诸经。

5. 带下过多的主要病因是

A. 寒邪　　　　　B. 热邪

C. 湿邪　　　　　D. 燥邪

E. 虫毒

答案解析：C。带下过多的主要病机是湿邪伤及任带二脉，使任脉不固，带脉失约。湿邪是导致带下过多的主要原因，但湿邪有内外之别。肝、脾、肾三脏功能失调是产生内湿之因；久居湿地，或涉水淋雨，或摄生不洁，或不洁性交等，是导致外湿之因。

6. 治疗带下过多脾虚证，宜首选的方剂是

A. 补中益气汤　　　B. 归脾丸

C. 参苓白术散　　　D. 完带汤

E. 止带方

答案解析：D。完带汤出自《傅青主女科》，药物组成为人参、白术、白芍、山药、苍术、柴胡、陈皮、黑芥穗、车前子、甘草。具有健脾益气、升阳除湿的功效，为治疗带下过多脾虚证的首选方剂。

考点发散：由脾虚湿盛导致的带下增多可采用完带汤健脾益气、升阳除湿。方中人参、白术、山药、甘草益气健脾为君；苍术、陈皮燥湿健脾，

行气和胃；白芍柔肝，轻用柴胡稍佐疏肝解郁，并升阳除湿；黑芥穗入血分，祛风胜湿；车前子利水渗湿。本方为脾胃肝同治之方，寓补于散之内，寄消于升之中。全方通过"补、消、升、散"多方开路除湿，补虚而不滞，从而达到健脾益气、升阳除湿止带之效。

7. 带下过多阴虚夹湿证的治法是

A. 滋肾益阴，固冲止痒

B. 滋肾益阴，清热利湿

C. 清利湿热，解毒杀虫

D. 滋肾益阴，升阳除湿

E. 清热养肝，固冲止带

答案解析：B。治疗带下过多阴虚夹湿证可选用知柏地黄汤滋肾益阴，清热利湿。

考点发散：肾阴不足，相火偏旺，复感湿邪，损伤任带致任脉不固，带脉失约，导致带下量多。可选用知柏地黄汤滋肾益阴，清热利湿。方中熟地滋阴补肾，益精生血；山萸肉温补肝肾，收涩精气；山药健脾滋肾，涩精止泻；泽泻清泻肾火；丹皮清肝泻火；茯苓健脾渗湿；知母、黄柏清热泻火滋阴。

8. 带下过多肾阳虚证的主要临床表现是

A. 带下量多，赤白相兼

B. 带下量多，色黄质稠

C. 带下量多，臭秽难闻

D. 带下量多，黄绿如脓

E. 带下量多，质清稀如水

答案解析：E。带下过多肾阳虚证的证候：带下量多，绵绵不断，质清稀如水；腰酸如折，畏寒肢冷，小腹冷感，面色晦暗，小便清长，或夜尿多，大便溏薄，舌质淡，苔白润，脉沉迟。

9. 下列哪些疾病不会导致带下量少

A. 外阴营养不良性疾病

B. 卵巢功能早衰

C. 子宫内膜癌分期术后

D. 严重卵巢炎

E. 席汉氏综合征

答案解析：A。带下量少大多与女性体内雌激素水平下降有关，卵巢功能早衰、子宫内膜癌分期术后、严重卵巢炎、席汉氏综合征都可导致体内雌激素水平的下降，进而出现月经量少。外阴营养不良性疾病为免疫性疾病。

10. 带下量少的主要病机是

A. 气血两虚　　B. 脾肾不足

C. 湿热瘀阻　　D. 阳虚不化

E. 阴液不足

答案解析：E。带下量少的主要病机是阴液不足，不能渗润阴道。肝肾亏损、血枯瘀阻是导致带下过少的主要原因。

11. 带下过少，阴中干涩，面色无华，头晕眼花，神疲乏力，肌肤甲错，舌质暗，脉细涩，治疗宜首选的方剂是

A. 小营煎加丹参、桃仁、牛膝

B. 少腹逐瘀汤加牛膝、桃仁

C. 金匮肾气丸加川芎、当归

D. 龙胆泻肝汤加当归、牛膝

E. 仙方活命饮加丹参、桂枝

答案解析：A。带下量少血枯瘀阻证是因精血不足且不循常道，瘀阻血脉，阴津不得输布所致。治宜补血益精、活血化瘀，首选小营煎补血益精，加用丹参、桃仁活血祛瘀，牛膝引血下行。

12. 带下过少肝肾亏损证的治法应为

A. 滋补肝肾，养精益血

B. 滋补肝肾，益气养血

C. 养阴益肾，疏肝解郁

D. 滋补阴血，活血化瘀

E. 滋补肝肾，破血下瘀

答案解析：A。带下过少肝肾亏损证的治法是滋补肝肾，养精益血。

考点发散：先天禀赋不足，肝肾阴虚，或房劳多产，大病久病，耗伤精血，或年老体弱，肾精亏损，或七情内伤，肝肾阴血暗耗，肝肾亏损，血少精亏，阴液不充，任带失养，不能滋润阴道，发为带下过少肝肾亏损证。

二、A2 型题

1. 某女，30 岁。自诉一周以来带下量多，色白，质稠，呈豆腐渣样，外阴瘙痒，胸闷口苦，小便短赤，舌红，苔黄腻，脉滑数。治疗宜首选的方剂是

A. 五味消毒饮　　B. 完带汤

C. 苓桂术甘汤　　D. 知柏地黄丸

E. 止带方

答案解析：E。该患者辨证为带下量多湿热下注证，选用止带方以清利湿热，解毒杀虫。

考点发散：经行产后，胞脉空虚，摄生不洁，湿热内犯；或淋雨涉水，或久居湿地，感受湿邪，蕴而化热，伤及任带；或脾虚生湿，湿蕴化热酿成，流注下焦，损伤任带二脉而致带下过多。

2. 某女，38 岁。近 1 年来带下量多，绵绵不断，质稀，腰酸如折，畏寒肢冷，小腹发凉，面色晦暗，小便清长，大便溏薄，舌淡苔白，脉沉迟。治法宜是

A. 健脾益气，升阳除湿
B. 清热利湿，杀虫止痒
C. 温肾培元，固涩止带
D. 温经散寒，消湿除疮
E. 清热利湿，疏风化浊

答案解析：C。该患者辨证为带下过多肾阳虚证，治宜温肾培元，固涩止带。

考点发散：肾阳不足，命门火衰，封藏失职，精液滑脱而下，故带下量多，绵绵不断，质清稀如水。治宜选用内补丸。

3. 某女，50 岁。绝经 2 年，带下量少，甚至全无，阴部干涩灼痛，阴部萎缩，性交疼痛，头晕耳鸣，腰膝酸软，烘热汗出，夜寐不安，小便黄，大便干结，舌红少苔，脉细数或沉弦细。治疗宜首选的方剂是

A. 知柏地黄丸　　　B. 归肾丸
C. 左归丸　　　　　D. 小营煎
E. 桃红四物汤

答案解析：C。肝肾亏损，血少精亏，阴液不充，任带失养，不能滋润阴道，发为带下过少。治疗

以滋补肝肾、养精益血为法，方选左归丸加味。

4. 某女，40 岁。近半年来带下量少，阴中干涩，阴痒，面色无华，头晕眼花，心悸失眠，神疲乏力，经行量少，色紫暗，边有瘀点瘀斑，脉细涩。治法宜是

A. 补血益气，活血化瘀
B. 滋补阴血，活血化瘀
C. 补血益精，活血化瘀
D. 补血填精，破血下瘀
E. 补血益气，破血下瘀

答案解析：C。精亏血枯，瘀血内停，瘀阻血脉，精血不足且不循常道，阴津不得渗润胞宫、阴道，发为带下过少。治疗以补血益精，活血化瘀为法，方选小营煎加丹参、桃仁、牛膝。

三、B1 型题
(1～2 题共用备选答案)
A. 知柏地黄汤　　　B. 内补丸
C. 止带方　　　　　D. 完带汤
E. 五味消毒饮

1. 治疗带下过多阴虚夹湿证，宜选用的方剂是
2. 治疗带下过多脾虚证，宜选用的方剂是

答案解析：1. A　2. D。带下过多阴虚夹湿证治宜滋肾益阴、清热利湿，方选知柏地黄汤。带下过多脾虚证治宜健脾益气、升阳除湿，方选完带汤。

考点发散：带下过多的主要病机是湿邪伤及任带二脉，使任脉不固，带脉失约。肺、脾、肾三脏功能失调是产生内湿的原因。

第九单元　妊　娠　病

一、A1 型题
1. 以下哪一项不是妊娠病的发病机制
A. 阴血虚　　　B. 脾肾虚
C. 冲气上逆　　D. 痰瘀阻胞
E. 气滞

答案解析：D。妊娠病常见的发病机理有：阴血虚；脾肾虚；冲气上逆；气滞。痰瘀阻胞是闭经、不孕的发病机制之一。

考点发散：妊娠病的病机应从妊娠期母体生理变化来考虑：一是受孕后阴血下聚胞宫养胎，阴血

益虚，可致阴虚阳亢而发病；二是脾虚气血生化乏源，胎失所养，脾虚湿聚，泛溢肌肤或停于胞中为病。肾虚可致胎失所养，或胎元不固；三是孕期冲脉气盛，冲脉隶属于阳明，冲气上逆犯胃，胃失和降则呕恶；四是腹中胎儿渐大，易致气机升降失常，气滞则血瘀水停而致病。

2. 年轻女性，既往月经规律，现停经 50 天，阴道出血 10 余天，尿 HCG 阳性。B 超提示：宫腔内可见妊娠囊 1.5cm × 1.7cm，胎芽 0.5cm，未见胎心。该患者目前的治疗原则是

A. 治病与安胎并举　　B. 补肾健脾

C. 调理气血　　D. 祛胎益母

E. 清热安胎

答案解析：D。根据 B 超结果，该患者属于胎死不下，不宜继续妊娠，宜速下胎以益母。

考点发散：妊娠病的治疗原则：胎元正常者，宜治病与安胎并举；若胎元不正、胎堕难留，或胎死不下，或孕妇有病不宜继续妊娠者宜速下胎以益母。

3. 恶阻是常见的妊娠病之一，下列哪一项不是恶阻常见的病因病机

A. 脾胃虚弱　　B. 肝胃不和

C. 阳虚水犯　　D. 冲气上逆

E. 气阴两虚

答案解析：C。恶阻为冲气上逆，胃失和降所致，常见病因有脾胃虚弱、肝胃不和，可继发气阴两虚的恶阻重症。恶阻与阳虚水犯关联不大。

4. 恶阻肝胃不和证的治法是

A. 健脾和胃，降逆止呕

B. 疏肝和胃，降逆止呕

C. 理气和胃，降逆止呕

D. 清肝和胃，降逆止呕

E. 柔肝养阴，和胃止呕

答案解析：D。恶阻肝胃不和证是因肝火上逆犯胃，胃失和降所致，治疗以清肝和胃，降逆止呕为法。

考点发散：恶阻常见脾胃虚弱与肝胃不和两种证型，前者可见恶心、呕吐清水、厌食、精神倦怠、嗜睡等症，治疗宜以健脾和胃、降逆止呕为主；后者可见恶心、呕吐酸水或苦水、胸胁胀痛、精神抑郁、口苦、烦躁等症，治疗宜清肝和胃、降逆止呕。

5. 下列哪一项不是妊娠腹痛的发生机制

A. 湿热　　B. 血虚

C. 气滞　　D. 虚寒

E. 血瘀

答案解析：A。妊娠腹痛发生的机制主要是气滞、血瘀、血虚、虚寒。湿热不是妊娠腹痛发生的机制。

考点发散：妊娠腹痛的发病机制主要在于胞脉阻滞或失养，气血运行不畅，"不通则痛""不荣则痛"。①血虚：素体血虚或脾虚化源不足，妊娠后血聚子宫以养胎，阴血益虚，胞脉失养致小腹疼痛。若血虚气弱，血少于畅行，气虚无力帅血，胞脉迟滞作痛。②气滞：素体忧郁，孕后血下养胎，肝血偏虚，肝失所养而疏泄失司，或孕后情志内伤，肝失条达，气性不畅，或胎体渐大，有碍气机升降，而生郁滞。气滞则血行受阻，胞脉不通，遂致小腹疼痛。③虚寒：素体阳虚，孕后复感寒邪，胞脉失于温煦，有碍气血畅行，遂致腹痛。④血瘀：宿有癥瘕，孕后或因气滞、或因寒凝，使瘀阻冲任、子宫、胞脉、胞络，不通则痛，遂致腹痛。

6. 妊娠后小腹绵绵作痛，按之痛减，面色萎黄，头晕目眩，舌淡，苔薄白，脉细滑弱，治疗宜首选的方剂是

A. 桂枝茯苓丸合寿胎丸

B. 胶艾汤加巴戟天、杜仲

C. 逍遥散合寿胎丸

D. 四君子汤加元胡

E. 当归芍药散加首乌、桑寄生

答案解析：E。妊娠腹痛治疗以调理气血为主，使胞脉气血通畅而达到止痛安胎之目的。妊娠腹痛血虚证的主要证候：妊娠后小腹绵绵作痛，按之痛减，面色萎黄，头晕目眩，或心悸少寐，舌淡，苔薄白，脉细滑弱。治法：养血安胎止痛。代表方：当归芍药散加首乌、桑寄生。药物组成：当归、芍药、川芎、茯苓、白术、泽泻。

7. 异位妊娠发病的本质是

A. 气滞血瘀　　B. 血亡阳脱

C. 气虚血瘀　　D. 气血两虚

E. 少腹瘀血

答案解析：E。异位妊娠的发病与少腹宿有瘀滞，冲任胞脉、胞络不畅，或先天肾气不足，后天脾气受损等因素有关。孕卵不能移行至子宫，在输卵管内发育，以致脉络破损，阴血内溢于少腹，发生血瘀、血虚、厥脱等一系列证候。异位妊娠病机的本质在于少腹血瘀实证。

8. 宫外孕未破损期首选何方治疗

A. 宫外孕 I 号方

B. 宫外孕 I 号方和生脉散

C. 宫外孕 II 号方加蜈蚣、全蝎、紫草

D. 宫外孕 II 号方

E. 宫外孕 I 号方加党参、黄芪

答案解析：C。异位妊娠病机的本质在于少腹血瘀实证。未破损期的治法为活血化瘀、消癥杀胚，方选宫外孕Ⅱ号方加蜈蚣、全蝎、紫草。方中赤芍、丹参、桃仁活血化瘀，三棱、莪术消癥散结，蜈蚣、全蝎、紫草破血通络，杀胚消癥。

9. 不属于异位妊娠未破损期主要证候的是

A. 停经及早孕反应

B. 一侧下腹撕裂样疼痛

C. 阴道少量出血

D. 妇科检查可触及一侧附件有软性包块、压痛

E. 尿妊娠试验阳性

答案解析：B。一侧下腹撕裂样疼痛为异位妊娠破损的临床表现。

考点发散：异位妊娠未破损期的主要证候：妊娠停经，故有早孕反应；孕卵在输卵管着床发育，胞络瘀阻，气血运行不畅，故患者附件有包块、压痛；孕卵滞于宫外，生长受阻，则阴道出血淋漓，脉弦滑为妊娠之征。同时，血、尿妊娠试验为阳性。

10. 妊娠期阴道少量出血，淋沥不净，而无腰酸腹痛，应诊断为

A. 小产   B. 胎漏

C. 胎动不安   D. 堕胎

E. 滑胎

答案解析：B。妊娠期间出现阴道少量出血，时出时止，或淋漓不断，而无腰酸、腹痛、小腹下坠者，称为"胎漏"，亦称"胞漏"或"漏胎"。胎漏以胎儿存活为前提，临床表现无腰酸、腹痛、小腹下坠。

11. 下列哪一项不是胎漏、胎动不安的常见病因

A. 血瘀   B. 血热

C. 肝郁   D. 肾虚

E. 气血虚弱

答案解析：C。胎漏、胎动不安的常见病因有肾虚、血热、气血虚弱、跌仆伤胎、癥瘕伤胎。胎漏、胎动不安的主要病机是冲任损伤，胎元不固。

12. 治疗胎漏、胎动不安气血虚弱证的首选方剂是

A. 归脾汤   B. 举元煎

C. 泰山磐石散   D. 胎元饮

E. 八珍汤

答案解析：D。胎漏、胎动不安气血虚弱证的主要证候：妊娠期阴道少量出血，色淡红，质稀

薄，或小腹空坠而痛、腰酸，面色㿠白，心悸气短，神疲肢倦，舌质淡，苔薄白，脉细弱略滑。治法：补气养血，固肾安胎。代表方：胎元饮。药物组成：人参、白术、炙甘草、当归、熟地、白芍、杜仲、陈皮。

13. 堕胎、小产的治疗原则是

A. 下胎益母   B. 调养气血

C. 补肾健脾   D. 治病与安胎并举

E. 活血祛瘀

答案解析：A。堕胎、小产的发病机制主要是冲任损伤，胎结不实，胎元不固，而致胚胎、胎儿自然殒堕离宫而下。多由胎漏、胎动不安发展而来，而胎儿继续存活的可能性不大，故以下胎益母为治疗原则。

14. 治疗胎堕难留宜首选的方剂是

A. 脱花煎   B. 桂枝茯苓丸

C. 当归补血汤   D. 救母丹

E. 少腹逐瘀汤

答案解析：A。脱花煎是治疗堕胎、小产胎堕难留证的首选方剂，具有祛瘀下胎的功效。药物组成：当归、川芎、肉桂、牛膝、红花、车前子。方中当归、川芎、红花活血祛瘀，催生下胎；肉桂温通血脉，增强行血之功；牛膝活血行血，引血下行；车前子滑利泄降。全方配伍具有活血化瘀、祛瘀下胎之效。

15. 屡孕屡堕，伴有腰膝酸软、头晕耳鸣、夜尿频多、畏寒肢冷、大便溏薄，舌淡，脉沉迟，属滑胎的哪一种证型

A. 肾气不足证   B. 气血不足证

C. 肾阳亏虚证   D. 肾精亏虚证

E. 肝郁肾虚证

答案解析：C。肾中真阳受损，命门火衰，冲任失于温养，宫寒胎元不固，屡孕屡堕而致滑胎。临床表现：屡孕屡堕，腰膝酸软，甚则腰痛如折，头晕耳鸣，畏寒肢冷，小便清长，夜尿频多，大便溏薄，舌淡，苔薄而润，脉沉迟或沉弱。治疗以温补肾阳、固冲安胎为法，方选肾气丸去泽泻，加菟丝子、杜仲、白术。

16. 长胎白术散用于治疗胎萎不长的哪一证型

A. 脾肾不足证   B. 气血虚弱证

C. 肝肾不足证   D. 血寒宫冷证

E. 肾精亏虚证

答案解析：D。长胎白术散出自《叶氏女科证治》。药物组成：炒白术、川芎、川椒、干地黄、炒阿胶、黄芪、当归、牡蛎、茯苓。具有温肾扶阳、养血育胎的作用，用于治疗胎萎不长血寒宫冷证。

17. 关于胎萎不长的预防与调摄，叙述错误的是

A. 食用高热量、高蛋白食物

B. 右侧卧位

C. 保持心情舒畅

D. 定期吸氧

E. 忌烟、酒、吸毒

答案解析：B。孕妇应取左侧卧位，以增加子宫血流量，改善胎盘灌注，故右侧卧位不适合胎萎不长的预防与调摄。

考点发散：胎萎不长的预防与调摄：①忌烟、酒、吸毒，保持心情舒畅。②加强营养，食用高热量、高蛋白、高维生素，含叶酸、钙剂等营养丰富易于消化的食物。③孕妇取左侧卧位，增加子宫血流量，改善胎盘灌注，定期吸氧。④积极治疗妊娠剧吐及妊娠合并症。⑤定期产前检查，及早发现，及早治疗。若发现胎儿畸形应及早终止妊娠。⑥适时分娩，一般不超过预产期。

18. 治疗胎死不下气血虚弱证的首选方剂是

A. 生化汤　　　　B. 救母丹

C. 脱花煎　　　　D. 当归四逆汤

E. 桃红四物汤

答案解析：B。胎死不下气血虚弱证的病机：孕妇气血虚弱，气虚推送无力，血虚产道失于濡润，故胎死腹中，不能自下。治疗以补益气血、活血下胎为法，方选救母丹。药物组成：人参、当归、川芎、益母草、炒芥穗、赤石脂。

19. 治疗子肿脾虚证的首选方剂是

A. 归脾汤　　　　B. 圣愈汤

C. 真武汤　　　　D. 白术散

E. 泰山磐石散

答案解析：D。子肿病在脾者，四肢面目浮肿、皮薄而光亮，伴脾虚的证候表现，治以健脾利水，方选白术散。

20.《叶氏女科证治》云："妊娠五六月间，腹大异常，胸膈胀满，小水不通，遍身浮肿"描述的是哪种疾病

A. 子满　　　　B. 胎水肿满

C. 子肿　　　　D. 子痫

E. 恶阻

答案解析：C。妊娠中晚期，孕妇出现肢体面目肿胀者称为"子肿"，亦称"妊娠肿胀"。本病需注意与子满相鉴别：子满仅为腹大异常。

21. 关于子痫的前驱症状，叙述错误的是

A. 头晕头痛，眼花目眩

B. 昏不知人，四肢抽搐

C. 上腹不适，胸闷恶心

D. 面浮肢肿，小便短少

E. 烦躁不安，视物模糊

答案解析：B。选项B是子痫的症状，而不是先兆症状。子痫的临床表现：突然发生眩晕倒扑，昏不知人，两目上视，牙关紧闭，四肢抽搐，全身强直，须臾即醒，醒复发，甚则昏迷不醒。

22. 治疗子嗽阴虚肺燥证的首选方剂是

A. 百合固金汤　　　B. 清金化痰丸

C. 桑杏汤　　　　　D. 止嗽散

E. 清燥救肺汤

答案解析：A。妊娠期间，咳嗽不已，称"妊娠咳嗽"，亦称"子嗽"。阴虚肺燥为其病机之一，治以养阴润肺、止咳安胎，宜选用百合固金汤去当归、熟地，加桑叶、阿胶、炙百部、黑芝麻治疗。

23. 治疗妊娠身痒风热证的首选方剂是

A. 当归地黄饮子　　B. 人参养荣汤

C. 消风散　　　　　D. 大秦艽汤

E. 银翘散

答案解析：C。素体阳盛，血分蕴热，孕后阴血养胎，阴分必亏，风热之邪乘虚侵入肌表，阻于皮肤，发为身痒。临床表现为全身皮肤瘙痒，出现大小不等的风团，上半身尤甚，疹块色红有灼热感，剧痒，遇热加剧。治疗以疏风清热、养血安胎为法，方选消风散去木通、石膏，加桑叶、龙骨、牡蛎。

24. 子淋多与下列哪种邪气密切相关

A. 寒　　　　B. 热

C. 湿　　　　D. 燥

E. 风

答案解析：B。子淋一证，多因热，但有虚热、实热之分。虚热者小便淋沥不爽，溺后尿道刺痛不适，色淡黄；实热者小便艰涩不利，灼热疼痛，溺短赤。

25. 妊娠小便不通的治疗原则是

    A. 补气升提   B. 清热利湿

    C. 利湿化浊   D. 疏肝理气

    E. 宣通清窍

    答案解析：A。妊娠期间，小便不通，甚至小腹胀急疼痛，心烦不得卧，称"妊娠小便不通"，古称"转胞"或"胞转"。其病因病机主要是胎气下坠，压迫膀胱，致膀胱不利，水道不通，溺不得出。治疗原则以补气升提、膀胱气化为主，不可妄投通利之品，以免影响胎元。

26. 子淋心火偏亢证的治疗原则是

    A. 滋阴清热，润燥通淋

    B. 清心泻火，润燥通淋

    C. 清热利湿，润燥通淋

    D. 滋阴清热，燥湿通淋

    E. 清心泻火，燥湿通淋

    答案解析：B。心火偏旺，移热于小肠，热灼膀胱，水道不利，故小便淋沥涩痛，发为子淋。治法：清心泻火，润燥通淋。方选导赤散加玄参、麦冬。

二、A2 型题

1. 某女，28 岁。停经 50 天，妊娠试验为阳性，近一周出现恶心呕吐，逐渐加剧，呕吐酸水、苦水，口干口苦，头胀而晕，胸胁胀满，喜叹息，舌淡红，苔黄，脉弦滑。治疗宜首选的方剂是

    A. 橘皮竹茹汤   B. 香砂六君子汤

    C. 左金丸   D. 小半夏加茯苓汤

    E. 加味温胆汤

    答案解析：A。恶阻肝胃不和证的主要证候为妊娠早期恶心，呕吐酸水或苦水，恶闻油腻，烦渴，口干口苦，头胀而晕，胸满胁痛，嗳气叹息，舌淡红，苔微黄，脉弦滑。治法为清肝和胃、降逆止呕，方选橘皮竹茹汤加法夏、白芍、枇杷叶、柿蒂、乌梅。

2. 某女，30 岁。妊娠 6 周，呕吐剧烈 3 天，甚则呕吐血样物，发热口渴，尿少便秘，唇舌干燥，舌质红，苔薄黄而干，脉细滑数无力。应辨证为

    A. 胃阴大伤证   B. 脾气欲绝证

    C. 津液枯竭证   D. 气阴两虚证

    E. 肝胃不和证

    答案解析：D。该患者应辨证为恶阻气阴两虚证，

最佳治法是益气养阴，和胃止呕。

    考点发散：恶阻可继发气阴两虚的重症。呕则伤气，吐则伤阴，呕吐日久，浆水不入，气阴两虚。胃阴伤不能下润大肠，便秘益甚，腑气不通，加重呕吐；肾阴伤则肝气急，肝气急则呕吐愈剧，如此因果相干，出现阴亏气耗之恶阻重症。治疗以益气养阴、和胃止呕为法，方选生脉散合增液汤。

3. 某女，28 岁。妊娠 50 余天，出现小腹绵绵作痛，喜按，头晕心悸，失眠多梦，舌淡，苔薄白，脉细滑。治疗宜选用的方剂是

    A. 胶艾汤   B. 当归芍药散

    C. 黄芪建中汤   D. 八珍汤

    E. 圣愈汤

    答案解析：B。妊娠后血虚气弱，血少乏于畅行，气虚无力帅血，胞脉滞迟作痛。治法为养血安胎止痛，方选当归芍药散加首乌、桑寄生。

4. 某女，25 岁。停经约 10 周，尿 HCG 阳性，小腹胸胁胀痛，情志抑郁，嗳气吐酸，烦躁易怒，苔薄黄，脉弦滑。最佳治法是

    A. 调理气血，止痛安胎

    B. 疏肝解郁，止痛安胎

    C. 疏肝解郁，养血安胎

    D. 养血行气，止痛安胎

    E. 理气行滞，补肾安胎

    答案解析：C。该患者应辨证为妊娠腹痛气滞证，最佳治法是疏肝解郁，养血安胎。

    考点发散：妊娠腹痛，因胞脉、胞络阻滞或失养，气血运行失畅，"不通则痛"或"不荣则痛"。其病位在胞脉、胞络，尚未损伤胎元。治疗应本着虚则补之，实则行之的原则，以调理气血为主，佐以补肾安胎。具体治则：①血虚证：养血安胎止痛。②气滞证：疏肝解郁，养血安胎。③虚寒证：暖宫止痛，养血安胎。④血瘀证：养血活血，补肾安胎。

5. 某女，34 岁，已婚。入院时已停经 42 天，有早孕反应，尿妊娠试验阳性，阴道少量出血伴右下腹隐痛 3 天，双合诊触及右侧附件有软性包块，压痛阳性，舌淡，苔薄白，脉弦滑。医师诊断考虑为异位妊娠。本案异位妊娠的临床表现为

    A. 未破损型   B. 已破损型

    C. 已破损休克型   D. 已破损不稳定型

E. 包块型

答案解析：A。患者下腹隐痛，没有下腹撕裂样疼痛、肛门下坠感等异位妊娠破裂的临床表现，故诊断为未破损型。

考点发散：凡孕卵在子宫体腔以外着床发育，称为"异位妊娠"，俗称"宫外孕"。不同类型的宫外孕临床表现不一：①未破损期：患者可有停经史及早孕反应，或有一侧下腹隐痛，或阴道淋漓出血。妇科检查可触及一侧附件有软性包块、压痛。妊娠试验阳性或弱阳性。②已破损期休克型：突发性下腹剧痛，肛门下坠感，面色苍白，四肢厥冷，或冷汗淋漓，恶心呕吐，血压下降或不稳定，有时烦躁不安，脉微欲绝或细数无力，并有腹部及妇科检查体征。③已破损期不稳定型：腹痛拒按，腹部有压痛及反跳痛，但逐步减轻，可触及界限不清的包块，时有少量阴道出血，或头晕神疲，血压平稳。④已破损包块型：腹腔血肿包块形成，腹痛逐步减轻，可有下腹坠胀或便意感；阴道出血逐渐停止。

6. 某女，31岁。停经40天，2小时前突发性下腹撕裂样疼痛，肛门下坠感，面色苍白，四肢厥冷，恶心呕吐，舌淡苔薄白，脉细数无力。血压80/50mmHg，下腹部压痛（＋）、反跳痛（＋）、移动性浊音（＋）。妇科检查：阴道后穹窿饱满，宫颈举痛（＋），子宫前位、漂浮感、大小正常，附件双侧未扪及明显包块、左侧压痛明显。尿HCG阳性，后穹窿穿刺抽出不凝血。处理方案应是

A. 活血祛瘀消癥

B. 立即手术治疗

C. 活血化瘀，消癥止痛

D. 活血化瘀，促胎排出

E. 止痛，养血安胎

答案解析：B。患者有停经史，阴道不规则出血，下腹疼痛，腹部有压痛及反跳痛。妇科检查：子宫稍大，在子宫左后方触及界限不清的包块，触痛。伴有血压下降，生命体征不平稳，故诊断为异位妊娠已破损不稳定型，应立即手术治疗。

考点发散：异位妊娠的手术指征：①停经时间长，疑为输卵管间质部或残角子宫妊娠者。②休克严重，内出血量多或持续出血，虽经抢救而不易控制者。③妊娠试验持续阳性，包块继续长大，杀胚药治疗无效者。④愿意同时施行绝育术者。

7. 某女，28岁。停经42天，阴道出血5天，色深红，质稠，无明显腹痛、腰酸，伴有口苦、烦渴、失眠、尿黄便秘，舌红，苔薄黄，脉滑数。妊娠试验阳性。最佳治法应是

A. 滋阴清热，养血安胎

B. 清热柔肝，养血安胎

C. 清热凉血，养血安胎

D. 清热凉血，益气安胎

E. 清热养血，固冲安胎

答案解析：C。胎漏血热证的病机：素体阳盛血热或阴虚血热，或孕后过食辛热；或感受热邪，热伤冲任，扰动胎元，致胎元不固。治法为清热凉血、养血安胎，方选保阴煎或当归散。

8. 某女，26岁。停经40天自测尿HCG呈阳性，停经50余天突然阴道大量流血，夹有部分胚胎组织排出，腹痛加剧，面色苍白，呼吸短促，四肢厥冷，脉微细欲绝。治疗原则应是

A. 祛瘀下胎　　　B. 益气回阳固脱

C. 活血祛瘀　　　D. 补肾固冲止血

E. 益气回阳，活血化瘀

答案解析：B。该患者辨证属胎堕不全，阴血暴亡，气随血脱的危候，故应急以益气回阳固脱之法救治。同时，在抗休克、抗感染下清宫。

考点发散：胎堕不全的主要证候：胎陨之后，尚有部分组织残留于子宫，阴道流血不止，甚至出血如崩，腹痛阵阵紧逼，舌淡红，苔薄白，脉沉细无力。胎堕不全者，阴道大量出血，可导致母体阴血暴亡，治疗以益气回阳固脱为法。

9. 某女，26岁。素体虚弱，妊娠早期曾因胎动不安住院安胎，现已停经30周，腹型如妊娠28周，有胎动，头晕耳鸣，纳少，腰酸乏力，四肢不温，舌淡，苔白，脉沉细。治疗宜首选的方剂为

A. 寿胎丸合四物汤

B. 四君子汤合四物汤

C. 举元煎合寿胎丸

D. 胎元饮合四君子汤

E. 寿胎丸合四君子汤

答案解析：E。胎萎不长脾肾不足证的病机：胞脉系于肾，脾肾不足，精血匮乏，胞脉失去温养，故胎元存活但生长迟缓，孕母腹形小于妊娠月份。治疗以补肾健脾、养胎长胎为法，方选寿胎丸合四君子汤。

10. 某女，30 岁。妊娠 6 个月出现小腹冷痛，胎动停止 2 天，胸腹满闷，精神疲倦，舌苔厚腻，脉细。适宜的治法是

A. 理气行血，祛瘀下胎

B. 补益气血，活血下胎

C. 运脾燥湿，活血下胎

D. 温经活血，行气下胎

E. 补气活血，祛瘀下胎

答案解析：C。胎死不下湿浊瘀阻证的主要证候：胎死腹中，小腹疼痛或有冷感，或阴道流血，色暗滞，胸腹满闷，精神疲倦，口出秽气，舌苔厚腻，脉濡细。治疗以运脾燥湿，活血下胎为法，方选平胃散加芒硝。

11. 某女，28 岁。妊娠 6 个月出现面目四肢浮肿，皮薄而光亮，按之凹陷不起，伴面色无华、少气懒言、大便溏薄，舌质淡、体胖、苔白，脉缓滑。治疗宜选用的方剂是

A. 五苓散　　　　B. 白术散

C. 五皮散　　　　D. 鲤鱼汤

E. 健脾利水汤

答案解析：B。子肿脾虚证的证候：妊娠数月，面目四肢浮肿，或遍及全身，皮薄光亮，按之凹陷不起，面色㿠白无华，神疲气短懒言，口淡而腻，脘腹胀满，食欲不振，小便短少，大便溏薄，舌淡体胖，边有齿痕，舌苔白润或腻，脉缓滑。治疗以健脾利水为法，方选白术散。

12. 某女，29 岁。妊娠 6 个月，腹部异常增大，胸膈满闷，呼吸短促，神疲倦怠，小便短少，喘不得卧，舌质淡，苔白，脉沉滑。最佳治法应是

A. 健脾利水，养血安胎

B. 疏肝健脾，逐水消肿

C. 滋肾健脾，温阳利水

D. 温肾健脾，泻肺利水

E. 逐水消肿，养血安胎

答案解析：A。子满多由脾胃虚弱，土不制水，水渍胞中所致。病机：素体脾虚，因孕重虚，脾虚土衰，水反侮土，水湿泛滥，湿渗于胞，胞中蓄水，故腹大异常；水湿上迫胸膈，则胸膈满闷，呼吸短促，喘不得卧；神疲乏力，四肢不温，舌淡胖，苔薄白，脉沉滑无力，均为脾虚之象。治疗以健脾利水、养血安胎为法，方选鲤鱼汤加黄芪、桑白皮，或当归芍药散。

13. 某女，28 岁。妊娠 34 周，自觉头晕头重，伴有目眩、胸闷泛恶、面目四肢浮肿、嗜睡眼花，苔白腻，脉弦滑。血压 140/90mmHg。最佳治法应是

A. 疏肝健脾，平肝潜阳

B. 健脾化湿，平肝潜阳

C. 滋阴泻火，利湿消肿

D. 平肝潜阳，健脾化痰

E. 滋养肝肾，利湿化痰

答案解析：B。子晕脾虚肝旺证的主要证候：妊娠中晚期，头晕、头重、目眩，胸闷心烦，呕逆泛恶，面浮肢肿，倦怠嗜睡，苔白腻，脉弦滑。治疗以健脾化湿、平肝潜阳为法，方选半夏白术天麻汤加钩藤、丹参。

14. 某女，34 岁。妊娠 7 个月，小便频数，艰涩刺痛，尿少色黄，伴面赤心烦、喜冷饮、舌上溃疡，舌红欠润，少苔，脉细数。最佳的治法应是

A. 清心泻火，润燥通淋

B. 泻火解毒，养血安胎

C. 滋肾利尿，清热解毒

D. 交通心肾，养阴利尿

E. 清热利湿，润燥通淋

答案解析：A。子淋心火偏亢证的病因病机：患者素体阳盛，孕后阴血养胎，阴不上乘，心火偏旺，或孕后过食辛辣助火之品，热蕴于内，引动心火，心火移热于小肠，传入膀胱，热灼津液，故小便淋沥涩痛。治疗以清心泻火、润燥通淋为法，方选导赤散加玄参、麦冬。

15. 某女，29 岁。妊娠 8 个月，小便不畅，量少，小腹胀急疼痛，坐卧不安，面色㿠白，神疲乏力，舌淡，苔薄白。治疗宜首选的方剂是

A. 人参升麻汤　　　B. 补中益气汤

C. 益气导溺汤　　　D. 肾气丸

E. 圣愈汤

答案解析：C。妊娠小便不通气虚证的病因病机：素体虚弱，中气不足，妊娠后胎体渐长，气虚无力举胎，胎重下坠，压迫膀胱，溺不得出。治疗以补中益气、升提举胎为法，方选益气导溺汤。

16. 某女，35 岁。妊娠 5 个月，全身皮肤干燥瘙痒，起疹，疹色淡红，日轻夜甚，坐卧不安，抓破流血，伴面色㿠白，心悸怔忡，舌淡，苔白，脉细滑弦。治疗宜首选的方剂是

A. 人参养荣汤合四物汤

B. 当归地黄饮子合二至丸

C. 消风散合四物汤

D. 当归养血汤合二至丸

E. 四物汤合二至丸

答案解析：B。妊娠身痒血虚证的病因病机：素体阴血虚，孕后阴血聚而养胎，阴血愈亏不能濡养肌肤，化燥生风，风胜则痒。治疗以养血祛风、滋养肝肾为法，方选当归地黄饮子合二至丸。

三、B1 型题

（1~2 题共用备选答案）

A. 求因治本　　B. 治病与安胎并举

C. 下胎以益母　　D. 急则治其标

E. 虚者补之

1. 妊娠病的治疗原则是

2. 胎萎不长的治疗原则是

答案解析：1. B　2. A。妊娠病的治疗原则是治病与安胎并举。胎萎不长的治疗原则是求因治本。

考点发散：妊娠病的治疗原则是以胎元的正常与否为前提，治病与安胎并举。若胎元不正，胎堕难留，或胎死不下，或孕妇有病不宜继续妊娠者，则宜从速下胎以益母。妊娠期用药的原则：凡峻下、滑利、祛瘀、破血、耗气、散气，以及一切有毒药品，都应慎用或禁用。如果病情确实需要，亦可适当选用，但须严格掌握剂量，"衰其大半而止"，以免动胎伤胎。

（3~4 题共用备选答案）

A. 妊娠早期，呕吐纳少，或呕吐清涎

B. 妊娠早期，恶心欲吐，晨起尤甚

C. 妊娠早期，呕吐酸水、苦水

D. 妊娠早期，呕吐痰涎，胸脘满闷

E. 妊娠早期，呕吐剧烈，干呕或呕吐苦黄水，甚则血水

3. 恶阻脾胃虚弱的辨证要点是

4. 恶阻肝胃不和的辨证要点是

答案解析：3. A　4. C。恶阻脾胃虚弱证的主症特点是妊娠初期，呕吐纳少，或呕吐清涎。恶阻肝胃不和证的主症特点是妊娠初期，呕吐酸水、苦水。

考点发散：妊娠早期出现恶心呕吐，头晕倦怠，甚至食入即吐者，称为"恶阻"。亦称之为"子

病""病儿""阻病"。若妊娠早期仅有恶心择食、头晕，或晨起偶有呕吐者，为早孕反应，不属于病态，一般 3 个月后逐渐消失。恶阻脾胃虚弱证的主要证候：妊娠早期恶心呕吐不食，甚则食入即吐，口淡，呕吐清涎，头晕体倦，脘痞腹胀，舌淡，苔白，脉缓滑无力。恶阻肝胃不和证的主要证候：妊娠早期恶心，呕吐酸水或苦水，恶闻油腻，烦渴，口干口苦，头胀而晕，胸满胁痛，嗳气叹息，舌淡红，苔微黄，脉弦滑。

（5~6 题共用备选答案）

A. 气虚、肾虚　　B. 气虚、肾虚、血瘀

C. 气虚、血瘀　　D. 肾虚、血瘀

E. 气滞、气虚、血瘀

5. 妊娠小便不通的病因是

6. 产后小便不通的病因是

答案解析：5. A　6. B。妊娠小便不通的病因是气虚、肾虚。产后小便不通的病因是气虚、肾虚、血瘀。

考点发散：妊娠小便不通的病因病机主要是胎气下坠，压迫膀胱，致膀胱不利，水道不通，尿不得出，属本虚标实证，临床有肾虚、气虚之分。产后小便不通多为肺脾气虚，肾阳不足，或瘀血阻滞，导致膀胱气化失常，发为小便不通，常见的病因有气虚、肾虚和血瘀。

（7~8 题共用备选答案）

A. 五苓散　　B. 白术散

C. 鲤鱼汤　　D. 五皮散

E. 参苓白术散

7. 治疗子肿脾虚证的首选方剂是

8. 子满多由脾胃虚弱所致，治疗的首选方剂是

答案解析：7. B　8. C。子肿、子满皆可由脾虚水犯所致，子满尚需注意胎元情况。子满的治则为健脾利水、养血安胎，方用鲤鱼汤加黄芪、桑白皮，或当归芍药散。子肿脾虚证的治疗主要以健脾利水为法，方用白术散加砂仁。

（9~10 题共用备选答案）

A. 宫外孕Ⅱ号方加蜈蚣、全蝎、紫草

B. 宫外孕Ⅱ号方

C. 宫外孕Ⅰ号方

D. 生脉散合宫外孕Ⅰ号方

E. 生脉散合宫外孕Ⅱ号方

9. 治疗异位妊娠已破损休克型的首选方剂是

10. 治疗异位妊娠未破损期的首选方剂是

答案解析：9. D 10. A。治疗异位妊娠已破损休克型的首选方剂是生脉散合宫外孕 Ⅰ 号方。治疗异位妊娠未破损期的首选方剂是宫外孕 Ⅱ 号方加蜈蚣、全蝎、紫草。

考点发散：异位妊娠的手术指征：①停经时间长，疑为输卵管间质部或残角子宫妊娠者。②休克严重，内出血量多或持续出血，虽经抢救而不易控制者。③妊娠试验持续阳性，包块继续长大，杀胚药治疗无效者。④愿意同时实施绝育术者。

第十单元 产后病

一、A1 型题

1. 产后三急是指

A. 产后血晕、产后痉病、产后腹痛

B. 产后发热、产后大便难、产后郁冒

C. 产后小便不通、产后恶露不净、产后大便难

D. 产后呕吐、泄泻、盗汗

E. 产后冲心、冲肺、冲胃

答案解析：D。产后呕吐、泄泻、盗汗为产后三急。

考点发散：《张氏医通·妇人门》提出"产后诸病，唯呕吐、盗汗、泄泻为急，三者并见必危"。生产过程中亡血伤津，呕吐、泄泻、盗汗可进一步伤津，导致阴血暴亡，虚阳浮散，故为产后三急。

2. 下列产后病中，与血瘀无关的是

A. 产后腹痛　　B. 产后发热

C. 产后恶露不绝　D. 产后抑郁

E. 产后缺乳

答案解析：E。产后缺乳与血瘀无关，多与气血虚弱、肝郁气滞、痰浊阻滞有关。

考点发散：分娩创伤，脉络受损，血溢脉外，离经成瘀；产后百节空虚，若起居不慎，感受寒热之邪，寒凝热灼成瘀；或胞衣、胎盘残留，瘀血内阻，败血为病，可致产后腹痛、产后发热、产后恶露不绝、产后抑郁等。

3. "新产妇人有三病，一者病痉，二者病郁冒，三者大便难"语出

A. 《诸病源候论》　B. 《妇人大全良方》

C. 《金匮要略》　　D. 《经效产宝》

E. 《景岳全书》

答案解析：C。《金匮要略·妇人产后病脉证治》中指出"新产妇人有三病，一者病痉，二者病郁冒，三者大便难"。分娩用力、出汗、产创和出

血，而使阴血暴亡，虚阳浮散，变生他病，易致产后血晕、产后痉病、产后发热、产后大便难等。

4. 治疗产后血晕瘀阻气闭证的代表方剂是

A. 夺命散　　B. 参附汤

C. 生化汤　　D. 桃红四物汤

E. 清魂散

答案解析：A。产时或产后感受风寒，寒邪乘虚侵入胞中，血为寒凝，瘀滞不行，以致恶露涩少，血瘀气逆，上扰神明，而致血晕。治疗以行血逐瘀为法，宜选用夺命散加当归、川芎。

5. 治疗产后痉病阴血亏虚证的首选方剂是

A. 保阴煎　　B. 三甲复脉汤

C. 固阴煎　　D. 玉真散

E. 左归丸

答案解析：B。产后痉证，首辨虚实，而后定法。属阴血亏虚者，当以养血息风为主，治疗首选三甲复脉汤。

6. 关于产后发热血虚证的主要证候，叙述错误的是

A. 低热不退　　B. 腹痛绵绵，喜按

C. 微恶风寒　　D. 恶露色淡，质稀

E. 头晕心悸

答案解析：C。微恶风寒是外感风寒发热的临床表现。产时、产后失血过多，阴血骤虚，以致阳浮于外而发热。临床可表现为产后低热不退，腹痛绵绵，喜按，恶露量或多或少，色淡质稀，自汗，头晕，心悸，舌质淡，苔薄白，脉细数。治疗以补气养血、和营退热为法，宜选用补中益气汤加地骨皮治疗。

7. 生化汤不适用于

A. 产后腹痛　　B. 恶露不绝

C. 产后身痛　　D. 产后发热

E. 产后小便淋痛

答案解析：E。生化汤具有活血化瘀的功效，而产

后小便淋痛的主要病机是膀胱气化失司，水道不通，故不适用。

考点发散：生化汤是产后代表方。方中重用当归补血活血、化瘀生新为君；川芎活血行气祛风，桃仁活血祛瘀为臣；炮姜温经散寒，收缩子宫，止痛止血为佐；炙甘草和中，调和诸药为使。全方活血化瘀，温经止痛，可治疗产后多种疾病。

8. 不属于产后发热病因病机的是

A. 产后胞脉空虚，邪毒乘虚，直犯胞宫

B. 产后元气受损，正虚感邪

C. 败血停滞，营卫不通

D. 阴血骤虚，阳气浮散

E. 邪滞经络，营卫不和

答案解析：E。邪滞经络，营卫不和为外感发热的病因病机，而非产后发热的病因病机。

考点发散：产后发热的病机有：产后胞脉空虚，邪毒乘虚，直犯胞宫；产后元气受损，正虚感邪；败血停滞，营卫不通；阴血骤虚，阳气浮散。

9. 首次提出"儿枕痛"的医著是

A. 《金匮要略》　　B. 《妇人大全良方》

C. 《医学入门》　　D. 《景岳全书》

E. 《傅青主女科》

答案解析：B。产妇在产褥期内发生与分娩或产褥有关的小腹疼痛，称为产后腹痛。其中，因瘀血引起者，称"儿枕痛"。宋代《妇人大全良方》首次提出"儿枕痛"之名。

10. 治疗产后腹痛瘀滞子宫宜选用的方剂是

A. 少腹逐瘀汤　　B. 散结定痛汤

C. 补血定痛汤　　D. 生化汤加味

E. 血府逐瘀汤

答案解析：D。生化汤加味可以治疗产后腹痛瘀滞子宫。

考点发散：生化汤的药物组成：当归、川芎、桃仁、炮姜、炙甘草、黄酒、童便。具有活血化瘀、温经止痛的作用。

11. 治疗产后小便不通肾虚证，宜选用的最佳治法是

A. 滋阴补肾，行气化水

B. 温阳补肾，化气行水

C. 补益肾精，通利小便

D. 滋肾利水，通利小便

E. 疏肝益肾，化气行水

答案解析：B。先天禀赋不足，复因产时劳伤肾气，肾阳不足，不能温煦膀胱，气化不及，水液内停，致小便不通。治疗以温补肾阳、化气行水为法。

12. 治疗产后小便淋痛证的首选方是

A. 清肝止淋汤　　B. 龙胆泻肝汤

C. 丹栀逍遥散　　D. 沉香散

E. 加味五淋散

答案解析：D。沉香散具有疏肝清热通淋的功能，为治疗产后小便淋痛肝经郁热证的首选方剂。

考点发散：沉香散的药物组成：沉香、石韦、滑石、当归、王不留行、瞿麦、赤芍、白术、冬葵子、炙甘草。

13. "产后血劳"发生的主要原因是

A. 阴血暴亡　　B. 产后血瘀

C. 脾肾两虚　　D. 肝郁气滞

E. 亡血伤津

答案解析：A。产时或产后阴血暴亡，导致日后月经停闭，性欲丧失，生殖器官萎缩，伴表情淡漠、容颜憔悴、毛发枯黄脱落、形寒怕冷、午起午卧、虚乏劳倦等一系列虚赢证候者，称"产后血劳"。本病发生的主要的病机系产后阴血暴脱，脑髓失养，脏器虚损成劳。

14. 产后痉病感染邪毒证的治疗原则是

A. 育阴养血，柔肝息风

B. 滋补肝肾，清热疏风

C. 解毒镇痉，理血祛风

D. 益精养血，镇肝息风

E. 清心开窍，理血祛风

答案解析：C。产时、产后，邪毒乘虚入侵，直窜筋脉发为痉病。治疗以解毒镇痉，理血祛风为原则，方选玉真散。

15. 治疗产后缺乳肝郁气滞证的首选方剂是

A. 逍遥散　　B. 柴胡疏肝散

C. 通乳丹　　D. 下乳涌泉散

E. 小柴胡汤

答案解析：D。产后肝失条达，气机不畅，乳脉不通，乳汁运行不畅，故无乳。治宜疏肝解郁，通络下乳，方选下乳涌泉散。药物组成：当归、白芍、川芎、生地黄、柴胡、青皮、天花粉、漏芦、通草、桔梗、白芷、穿山甲、王不留行、甘草。方中当归、白芍、川芎补血养血行血；生地黄、天花粉补血滋阴；青皮、柴胡疏肝散结；白芷入阳明，气芳香以散风通窍；桔梗、通草理气通络；漏芦、穿山甲、王不留行通络下乳；甘草调和脾胃。

16. 产后气虚自汗的治法应是

A. 益气养阴，生津敛汗

B. 补中益气，升清固摄

C. 健脾燥湿，生津敛汗

D. 养心健脾，生津敛汗

E. 益气固表，和营止汗

答案解析：E。素体虚弱，复因产时伤气耗血，气虚益甚，卫阳不固，腠理不实，阳不敛阴，阴津外泄，可致自汗不止。治疗应以益气固表，和营止汗为原则，方选黄芪汤。药物组成：黄芪、白术、防风、熟地黄、煅牡蛎、白茯苓、麦冬、甘草、大枣。

二、A2 型题

1. 某女，32 岁。顺产分娩 2 小时后无诱因阴道出血，量多，突发晕眩，面色苍白，继而昏不知人，眼闭口开，冷汗淋漓，脉微欲绝。此时，治疗宜首选的方剂是

A. 参附汤　　　　　B. 扶阳救脱汤

C. 夺命散　　　　　D. 黑神散

E. 生脉散

答案解析：A。产妇素体气血虚弱，复因产时失血过多，以致营阴下夺，气随血脱，而致血晕。治疗以益气固脱为法，方选参附汤。

2. 某女，35 岁。产后 6 小时，突然出现高热寒战，体温 39.0℃，小腹疼痛，拒按，恶露量多，色紫暗如败酱，气臭秽，心烦口渴，大便秘结，尿少色黄，舌红，苔黄，脉数有力。最佳治法应是

A. 清热解毒，化瘀止血

B. 清热解毒，凉血化瘀

C. 清热解毒，泻下逐攻

D. 清热解毒，凉血养阴

E. 清热解毒，清心开窍

答案解析：B。产后发热感染邪毒证多因产后血室正开，胞脉空虚，若产时接生不慎，或产后护理不洁，邪毒乘虚入侵直犯胞宫，正邪交争而发热。治疗以清热解毒，凉血化瘀为法，方选五味消毒饮合失笑散加丹皮、赤芍、鱼腥草、益母草。

3. 某女，28 岁。产后 1 周，出现低热，尤以午后潮热为甚，颧红口渴，大便干燥，舌红，苔少，脉细数。治疗宜首选的方剂是

A. 补中益气汤加地骨皮

B. 保阴煎加柴胡、青蒿

C. 八珍汤加黄芪、人参

D. 人参养营汤加黄芪

E. 加减一阴煎加白薇、青蒿

答案解析：E。产后发热阴虚火旺证症见午后潮热，颧红口渴，大便干燥，舌红苔少，脉细数，治宜滋阴养血、和营清热，方选加减一阴煎加白薇、青蒿、鳖甲。

4. 某女，30 岁。分娩后感觉小腹疼痛，拒按，得热痛减，恶露量少，涩滞不畅，色紫暗有块，块下痛减，面色青白，四肢不温，伴有胸胁胀痛，舌质紫暗，脉沉紧。最佳治法应是

A. 温经散寒，化瘀止痛

B. 理气行滞，活血化瘀

C. 活血化瘀，温经止痛

D. 养血活血，缓急止痛

E. 温经散寒，理气行滞

答案解析：C。产后腹痛瘀滞子宫证的病因病机：产后元气亏损，血室正开，起居不慎，感受寒邪，血为寒凝；或胎盘、胎膜滞留子宫；或情志不畅，肝气郁结，疏泄失常，气滞则血瘀；瘀血内停，阻滞冲任、子宫，不通则痛。治疗以活血化瘀、温经止痛为法，方选生化汤。

5. 某女，25 岁。产程不顺，产时过长，膀胱损伤，产后小便不通或点滴而下，尿色略浑浊带血丝，小腹胀急疼痛，舌正常或暗，脉弦。应辨证为

A. 气虚证　　　　　B. 肾虚证

C. 气滞证　　　　　D. 血瘀证

E. 湿热证

答案解析：D。产后小便不通的主要病机：膀胱气化失司。产程过长，滞产逼胎，膀胱受压过久，气血运行不畅，瘀血阻滞，膀胱气化不利而致小便不通。治疗以活血化瘀，行气利水为法，方选加味四物汤。

6. 某女，28 岁。产后 3 个月，遍身关节酸楚，疼痛，肢体麻木，面色萎黄，头晕心悸，舌淡，苔薄，脉细弱。最佳治法应是

A. 养血活血，温阳通络

B. 疏肝养血，通络止痛

C. 养血益气，温经通络

D. 养血温中，通络止痛

E. 养血滋阴，通络止痛

答案解析：C。该患者应辨证为产后身痛血虚证。最佳治法是养血益气，温经通络。

考点发散：产后身痛因产后营血亏虚，经脉失养或风寒湿邪乘虚而入，稽留关节、经络所致。具体辨证施治：①血虚证：养血益气，温经通络。②风寒证：养血祛风，散寒除湿。③血瘀证：养血活血，化瘀祛湿。④肾虚证：补肾养血，强腰壮骨。

7. 某女，25岁。分娩2周，乳汁时有自行流出，量少质稀，乳房柔软无胀感，伴有面色无华，神疲乏力，舌淡，苔薄白，脉细弱。治疗宜选用的方剂是

A. 八珍汤　　　　　B. 四物汤

C. 六味地黄丸　　　D. 补中益气汤

E. 大补元煎

答案解析：D。因产耗气伤血，中气不足；或饮食劳倦伤脾，脾胃虚弱（乳房属足阳明胃经），中气不足，胃气不固，摄纳无权，乳汁随化随出而致乳汁自流不止。治疗以补气益血、佐以固摄为法，方选补中益气汤。

8. 某女，25岁。产后10余天，自诉睡中汗出，湿透衣衫，醒后即止，面色潮红，伴头晕耳鸣、口燥咽干、渴不思饮、五心烦热、腰膝酸软，舌质红苔少，脉细数。本病应诊断为

A. 产后血晕　　　　B. 产后自汗

C. 产后盗汗　　　　D. 产后血劳

E. 产后发热

答案解析：C。产后寐中汗出湿衣，醒来即止者，称为"产后盗汗"，主要病机为产后耗气伤血，阴虚内热迫汗外出。

三、B1型题

（1~2题共用备选答案）

A. 产后阴血暴亡，心神失守

B. 产时创伤，感受邪毒

C. 产后瘀血上攻，扰乱心神

D. 产后阴血不足，肝阳上亢

E. 产后亡血复汗，感受寒邪

1. 产后郁冒的病因为

2. 产后痉病的病因为

答案解析：1. E　2. B。产后郁冒的病因为产后亡血复汗，感受寒邪。产后痉病的病因为产时创伤，感受邪毒。

考点发散：产后血晕、产后郁冒、产后痉病、产后子痫均可发生于新产之际，四者的临床表现虽有相似之处，但病因病机各有不同，治法各异，故临证时必须详细辨识，予以鉴别，方不致误。

（3~4题共用备选答案）

A. 痉、郁冒、大便难

B. 头痛、郁冒、大便难

C. 呕吐、盗汗、泄泻

D. 腹痛、大便难、乳房胀痛

E. 大便难、呕吐、盗汗

3. 产后"三病"是指

4. 产后"三急"是指

答案解析：3. A　4. C。产后"三病"是指痉、郁冒、大便难。产后"三急"是指呕吐、盗汗、泄泻。

考点发散：产后病的发病机制为亡血伤津、元气受损、瘀血内阻、外感六淫或饮食房劳所伤。

（5~6题共用备选答案）

A. 加味五淋散　　　B. 加味五苓散

C. 二妙丸　　　　　D. 龙胆泻肝丸

E. 导赤散

5. 治疗妊娠小便淋痛湿热下注证的首选方是

6. 治疗产后小便淋痛湿热蕴结证的首选方是

答案解析：5. B　6. A。治疗妊娠小便淋痛湿热下注证的首选方是加味五苓散。治疗产后小便淋痛湿热蕴结证的首选方是加味五淋散。

考点发散：妊娠小便淋痛的治疗以清润为主，不宜过于苦寒通利，以免重耗阴液，损伤胎元。产后小便淋痛重在清热利湿通利。

（7~8题共用备选答案）

A. 益气导溺汤　　　B. 肾气丸

C. 春泽汤　　　　　D. 健脾利水汤

E. 归脾汤

7. 治疗产后小便不通气虚证的首选方剂是

8. 治疗妊娠小便不通气虚证的首选方剂是

答案解析：7. C　8. A。治疗产后小便不通气虚证的首选方剂是春泽汤。治疗妊娠小便不通气虚证的首选方剂是益气导溺汤。

考点发散：产后小便不通的治疗重在补气升清，行气化水；妊娠小便不通的治疗在补中益气的同

时导溺举胎，应注意治病与安胎并举。

（9～10题共用备选答案）

A. 当归芍药散　　　B. 黄芪桂枝五物汤

C. 四物汤　　　　　D. 人参养荣汤

E. 补中益气汤

9. 治疗产后身痛血虚证的首选方是

10. 治疗产后发热血虚证的首选方是

答案解析：9. B　10. E。治疗产后身痛血虚证的首选方是黄芪桂枝五物汤。治疗产后发热血虚证的首选方是补中益气汤。

考点发散：产后身痛血虚证应治以养血益气、温经通络，方选黄芪桂枝五物汤；治疗产后发热血虚证应治以补血益气，和营退热，方选补中益气汤。

第十一单元　妇科杂病

一、A1型题

1. 关于癥瘕的病因病机，较少见的是

A. 气滞血瘀　　　B. 痰湿瘀结

C. 湿热瘀阻　　　D. 肾虚血瘀

E. 寒湿凝结

答案解析：E。癥瘕的病因病机常见的有气滞血瘀、痰湿瘀结、湿热瘀阻、肾虚血瘀，较少见寒湿凝结。

考点发散：癥瘕的发生主要是由于机体正气不足，风寒湿热之邪内侵，或情志因素、房事所伤、饮食失宜，导致脏腑功能失常，气机阻滞，瘀血、痰饮、湿浊等有形之邪凝结不散，停聚下腹胞宫，日月相积，逐渐形成。主要的病因病机可归纳为气滞血瘀、痰湿瘀结、湿热瘀阻和肾虚血瘀。

2. 妇人癥瘕的主症是

A. 下腹部胀满　　　B. 下腹部结块

C. 下腹部疼痛　　　D. 腰腹部疼痛

E. 月经过多

答案解析：B。妇人癥瘕的主症是下腹部结块。妇人下腹结块，伴有或胀或痛或满或异常出血者，称为癥瘕。癥者有形可征，固定不移，痛有定处；瘕者假聚成形，聚散无常，推之可移，痛无定处。

3. 下列哪一项不是癥瘕的主要证型

A. 气血虚弱证　　　B. 气滞血瘀证

C. 痰湿瘀结证　　　D. 湿热瘀结证

E. 肾虚血瘀证

答案解析：A。癥瘕的主要证型有以下四种：气滞血瘀证、痰湿瘀结证、湿热瘀结证、肾虚血瘀证。

考点发散：癥瘕的发生，主要是由于机体正气不足，风寒湿热之邪内侵，或情志因素、房事所伤、饮食失宜，导致脏腑功能失常，气机阻滞，瘀血、

痰饮、湿浊等有形之邪凝结不散，停聚下腹胞宫，日月相积，逐渐而成。由于病程日久，正气虚弱，气、血、痰、湿互相影响，故多互相兼夹而有所偏重，极少单纯地气滞、血瘀或痰湿。

4. 治疗急性盆腔炎湿热瘀结证宜首选的方剂是

A. 仙方活命饮　　　B. 五味消毒饮

C. 大黄牡丹汤　　　D. 大柴胡汤

E. 银甲丸

答案解析：A。治疗急性盆腔炎湿热瘀结证宜清热利湿，化瘀止痛，方选仙方活命饮。药物组成：金银花、甘草、当归、赤芍、穿山甲、皂角刺、天花粉、贝母、防风、白芷、陈皮、乳香、没药。急性盆腔炎湿热瘀结证是因湿热侵袭冲任胞宫，与气血相搏，血行不畅，湿热瘀结，而出现身热腹痛胀满不适。

5. 慢性盆腔炎的病因病机可以概括为

A. 湿、热、瘀、虚　　　B. 湿、热、痰、虚

C. 湿、热、痰、瘀　　　D. 痰、湿、瘀、虚

E. 痰、热、虚、瘀

答案解析：A。慢性盆腔炎多为邪热余毒残留，与冲任之气血相搏结，凝聚不去，日久难愈，耗伤气血。临床以湿热瘀结、气滞血瘀、寒湿凝滞、气虚血瘀证多见。湿、热、瘀、虚是慢性盆腔炎的病因病机。

6. 治疗不孕肾气虚证的首选方剂是

A. 毓麟珠　　　B. 右归丸

C. 归肾丸　　　D. 温胞饮

E. 大补元煎

答案解析：A。肾气不足，冲任虚衰，不能摄精成孕。治疗宜补肾益气，温养冲任为法，方选毓麟珠。药物组成：人参、白术、茯苓、白芍、当归、

川芎、熟地黄、炙甘草、菟丝子、杜仲、鹿角霜、川椒。

7. 治疗不孕症肝气郁结证，宜首选的方剂是

A. 逍遥散　　　　　B. 养精种玉汤

C. 血府逐瘀汤　　　D. 温胞饮

E. 开郁种玉汤

答案解析：E。肝气郁结，气机不畅，疏泄失司，血海蓄溢失常，故月经或先或后；肝失条达，气血失调，冲任不能相资，故婚久不孕。治疗宜疏肝解郁，理血调经，宜选用开郁种玉汤。药物组成：当归、白芍、白术、茯苓、天花粉、白芍、丹皮、香附。

8. 妇人阴痒肝肾阴虚证的是

A. 阴部瘙痒，带下色黄

B. 外阴粗糙，黏膜充血

C. 阴部干涩，口干不欲饮

D. 阴部瘙痒，小便黄赤

E. 外阴有抓痕，胸胁苦满

答案解析：C。其中 A、B、D、E 均为肝经湿热证。

9. 绝经前后妇女阴痒多因

A. 肝经湿热　　　　B. 肝肾阴虚

C. 肝经火盛　　　　D. 肺气不宣

E. 肝气郁结

答案解析：B。围绝经期女性肝肾阴虚，阴血亏损，血虚生风化燥，故肌肤失养，瘙痒干涩。治疗宜滋阴补肾，清肝止痒，方选知柏地黄汤加当归、栀子、白鲜皮。

10. 治疗脾虚生湿，湿热下注，阴部痒痛，宜选用的方剂是

A. 龙胆泻肝汤　　　B. 止带方

C. 萆薢渗湿汤　　　D. 托里消毒散

E. 蛇床子汤

答案解析：C。脾虚生湿，湿郁化热，湿热下注，热邪熏灼，导致阴部痒痛。治疗应重在清热利湿，引湿热从小便而解。萆薢渗湿汤重在清热利湿，适用于脾虚湿热下注型阴部痒痛。萆薢渗湿汤的药物组成：萆薢、薏仁、黄柏、赤茯苓、丹皮、泽泻、通草、滑石。

11. 阴疮热毒证的治法应是

A. 清热利湿，杀虫止痒

B. 清热利湿，解毒消疮

C. 温经散寒，除湿消疮

D. 补肾固脱，益气升提

E. 清热解毒，调补冲任

答案解析：B。经行产后，卫生护理不当，邪毒侵袭，或湿热蕴积，伏于肝脉，滞于冲任，侵蚀外阴肌肤，破溃成疮，发为阴疮热毒证。治宜清热利湿，解毒消疮，方选龙胆泻肝汤。

二、A2 型题

1. 某女，40 岁。下腹部触及如拳大肿块，小腹胀满不适，经血量多，有块，紫暗，胸闷不舒，脉沉涩。应辨证为

A. 肾虚血瘀证　　　B. 痰湿瘀结证

C. 气滞血瘀证　　　D. 湿热遇阻证

E. 寒湿凝滞证

答案解析：C。癥瘕气滞血瘀证的证候：下腹结块，触之有形，按之痛或无痛，小腹胀满，月经先后无定期，经血量多有块，经行难净，经色暗；精神抑郁，胸闷不舒，面色晦暗，肌肤甲错；舌质紫暗，或有瘀斑，脉沉弦涩。

2. 某女，45 岁。发现下腹部肿块 2 年，伴有下腹疼痛、低热，经行量多，带下量多，色黄质稠，舌红，苔黄厚，脉弦滑数。妇科检查：盆腔右侧触及大小约 3cm×4cm 的包块，边界欠清，压痛（＋）。治法应是

A. 清热利湿，化瘀消癥

B. 清热利湿，消癥止痛

C. 清热利湿，止血调经

D. 清热利湿，缓急止痛

E. 清热解毒，利湿止带

答案解析：A。根据患者的临床表现及妇科检查，应诊断为癥瘕湿热瘀结证，治法应为清热利湿，化瘀消癥。

考点发散：癥瘕湿热瘀结证的病因病机：经行产后，血室正开，胞脉空虚，正气不足，湿热之邪内侵，与余血相结，滞留于冲任胞宫，湿热瘀阻不化，久而渐生癥瘕。治疗以清热利湿，化瘀消癥为法，方选大黄牡丹汤加木通、茯苓。

3. 某女，22 岁。药物流产后 5 天，高热腹痛，下腹部疼痛拒按，阴道流血气味臭秽，量较多，脓血混杂，大便燥结，小便黄，舌红，苔黄厚，脉滑数。治法应是

A. 清热解毒，缓急止痛

B. 清热解毒，利湿排脓

C. 清热解毒，化瘀止痛

D. 清热解毒，泻腑通便

E. 清热解毒，利湿止带

答案解析：B。该患者辨证为急性盆腔炎热毒炽盛证，治法宜是清热解毒，利湿排脓。

考点发散：急性盆腔炎多发于产后、流产后、宫腔内手术处置后，或经期卫生保健不当，邪毒乘虚侵袭，稽留于冲任及胞宫脉络，与气血相搏结，邪正交争，而为发热疼痛，邪毒炽盛则腐肉酿脓，甚至泛发为急性腹膜炎、感染性休克。辨证施治：①热毒炽盛证：以清热解毒，利湿排脓为法。②湿热瘀结证：以清热利湿，化瘀止痛为法。

4. 某女，45 岁。下腹部疼痛结块 1 年余，痛连腰骶，经行加重，经血量多有块，伴身疲无力，食少纳呆。舌暗红，有瘀斑，脉弦涩无力。治疗宜选用的方剂是

A. 少腹逐瘀汤　　　B. 当归芍药散

C. 理冲汤　　　　　D. 逐瘀止血汤

E. 桂枝茯苓丸

答案解析：C。该患者辨证为慢性盆腔炎气虚血瘀证，故宜选用具有健脾益气、化瘀散结、调经止痛之效的理中汤。

考点发散：正气内伤，外邪侵袭，留着于冲任，血行不畅，瘀血停聚；或久病不愈，瘀血内结，可导致慢性盆腔炎气虚血瘀证。

5. 某女，35 岁。婚后 5 年未避孕未孕，素来月经后延，经来小腹胀痛，经色紫暗，有血块，块下痛减，有时经行不畅，淋沥 7～8 天血净，舌质紫暗，苔薄白，脉弦。治法应是

A. 逐瘀荡胞，调经助孕

B. 活血化瘀，调经助孕

C. 疏肝理气，调经助孕

D. 理气化瘀，调经助孕

E. 补肾活血，调经助孕

答案解析：A。瘀血既是病理产物，又是致病因素。寒、热、虚、实、外伤均可致瘀滞冲任、胞宫、胞脉阻滞不通导致不孕。其中，瘀滞停滞冲任胞宫，可致月经错后，不能摄精成孕，治疗以逐瘀荡胞、调经助孕为法，方选少腹逐瘀汤。

6. 某女，35 岁。结婚 4 年未避孕未孕，既往月经多

后错，40～60 天行经 1 次，形体肥胖，伴有胸闷痰多，舌淡胖，苔白，脉沉细略滑。治疗宜选用的方剂是

A. 启宫丸　　　　　B. 开郁二陈汤

C. 苍附导痰丸　　　D. 二陈汤

E. 丹溪治痰湿方

答案解析：C。湿聚成痰，痰阻冲任、胞宫，气机不畅，经行推后或停闭；痰阻冲任，脂膜壅塞，遮隔子宫，不能摄精成孕而致不孕。治疗以燥湿化痰、行滞调经为法，方选苍附导痰丸。

7. 某女，32 岁。近半年无明显诱因出现少腹部胀痛，经期加重，月经量多有血块，排出腹痛减轻，经前伴有情志抑郁，乳房胀痛，舌紫暗，脉弦涩。治疗宜首选的方剂是

A. 膈下逐瘀汤　　　B. 血府逐瘀汤

C. 少腹逐瘀汤　　　D. 大黄牡丹汤

E. 桂枝茯苓丸

答案解析：A。肝气内伤，气行不畅，血行瘀阻，结于冲任胞脉，发为慢性盆腔炎气滞血瘀证。临床表现为少腹部胀痛或刺痛，经期加重，经期血块增多，瘀块排出痛减，经前情志抑郁，乳房胀痛，舌体紫暗，有瘀斑、瘀点，苔薄，脉弦涩。治疗以活血化瘀、理气止痛为法，方选膈下逐瘀汤。

8. 某女，47 岁，断经两年。近一年，自觉外阴干涩，瘙痒灼热，夜间加重，伴有五心烦热，烘热汗出，腰酸腿软，舌红少苔，脉细数无力。宜选用的方剂是

A. 六味地黄丸　　　B. 龙胆泻肝汤

C. 易黄汤　　　　　D. 知柏地黄汤

E. 左归丸

答案解析：D。肝肾阴血亏损，阴虚生风化燥可致阴痒。临床表现为阴部瘙痒难忍，干涩灼热，夜间加重，或会阴部肤色色素减退，皮肤粗糙，皲裂破溃，眩晕耳鸣，五心烦热，烘热汗出，腰酸腿软，口干不欲饮，舌红少苔，脉细数无力。治宜滋阴补肾、清肝止痒，方选知柏地黄汤加当归、栀子、白鲜皮。

9. 某女，35 岁。久居地下室，近 3 月外阴肌肤肿溃，色晦暗不泽，脓水质稀，久治未愈，伴畏寒肢冷、疲乏无力，舌淡，苔白腻，脉沉缓。治疗宜选用的方剂是

A. 阳和汤　　　　　　B. 龙胆泻肝汤

C. 补中益气汤　　　　D. 萆薢渗湿汤

E. 右归丸

答案解析：A。久居寒冷之所，寒湿乘虚侵袭，凝滞于内，邪气不能外达，内陷于冲任肌肤；或阳气虚衰，气血失和，与痰湿凝结，肌肤失养，日久则溃腐成为阴疮寒湿证。治疗以温经散寒、除湿消疮为法，方选阳和汤或托里消毒散。

三、B1 型题

（1~2 题共用备选答案）

A. 银甲丸　　　　　　B. 龙胆泻肝汤

C. 大黄牡丹汤　　　　D. 仙方活命饮

E. 五味消毒饮

1. 治疗急性盆腔炎湿热瘀结证的首选方剂是

2. 治疗慢性盆腔炎湿热瘀结证的首选方剂是

答案解析：1. D　2. A。治疗急性盆腔炎湿热瘀结证的首选方剂是仙方活命饮。治疗慢性盆腔炎湿热瘀结证的首选方剂是银甲丸。

考点发散：女性盆腔生殖器官及其周围结缔组织、盆腔腹膜发生慢性炎症性病变，称为慢性盆腔炎，常为急性盆腔炎未能彻底治疗，或患者体质虚弱，病程迁延所致，亦可无急性发病史。本病起病缓慢，病情顽固，反复不愈。

（3~4 题共用备选答案）

A. 少腹逐瘀汤　　　　B. 桂枝茯苓丸

C. 香棱丸　　　　　　D. 大黄牡丹汤

E. 桃核承气汤

3. 治疗癥瘕气滞血瘀证的首选方为

4. 治疗不孕症瘀滞胞宫证的首选方为

答案解析：3. C　4. A。治疗癥瘕气滞血瘀证的首选方为香棱丸。治疗不孕症瘀滞胞宫证的首选方为少腹逐瘀汤。

考点发散：癥瘕气滞血瘀证应治以行气活血、化瘀消癥，方选香棱丸。不孕症瘀滞胞宫证应治以逐瘀荡胞、调经助孕，方选少腹逐瘀汤。

第十二单元　计划生育

一、A1 型题

1. 下列哪一项不是宫内节育器取出的指征

A. 放置期限已满需更换

B. 计划再生育

C. 绝经后女性

D. 下腹疼痛

E. 带器妊娠

答案解析：D。宫内节育器取出的指征：放置期限已满需更换者；计划再生育者；宫内节育器并发症较重，治疗无效者；宫内节育器变形或移位者；要求改用其他避孕装置或绝育者；围绝经期妇女停经半年后或月经紊乱者，或丧偶、离婚者；带器妊娠者。

2. 米非司酮配伍米索前列醇行药物流产术，适用于下列哪种情况

A. 过敏体质　　　　　B. 不能取膀胱截石位

C. 带器妊娠　　　　　D. 妊娠剧吐

E. 生殖器急性炎症

答案解析：B。不能取膀胱截石位不是药物流产的禁忌。药物流产的禁忌证：米非司酮禁忌证（肾上腺疾病或与内分泌有关的肿瘤、糖尿病、肝肾功能异常、血液病和血栓性疾病患者），米索前列醇禁忌证（心血管系统疾病、青光眼、胃肠功能紊乱、哮喘、高血压、贫血 Hb < 95g/L），过敏体质，带器妊娠或可疑宫外孕、妊娠剧吐，生殖器官急性炎症，长期服用利福平、异烟肼、抗抑郁等药，不能随访者。

3. 下列哪一项是雌激素的生理作用

A. 抑制子宫肌收缩

B. 与性欲有关

C. 促进水钠潴留

D. 兴奋体温调节中枢

E. 促进骨骺愈合

答案解析：C。雌激素的生理作用：①促进卵泡发育；②增加子宫的血液循环，促进子宫发育及肌层增厚，提高子宫平滑肌对缩宫素的敏感性；③使输卵管发育；④促进阴道上皮细胞增生、角化、黏膜变厚；⑤促使大小阴唇增大丰满，并使脂肪沉积和色素沉着；⑥使乳腺管增生，促进乳腺的发育和增加乳头乳晕的着色；⑦对下丘脑和垂体产生正、负反馈调节；⑧促进水钠潴留；⑨促进骨中钙的沉积，青春期后加速骨骼闭合；⑩使皮肤增殖，真皮增厚，改善弹性及血供。

4. 下列哪一项不是基础体温的临床应用

    A. 检查不孕原因   B. 指导避孕与受孕

    C. 协助诊断妊娠   D. 协助诊断月经失调

    E. 协助诊断子宫内膜异位症

答案解析：E。基础体温是机体处于静息状态下的体温。由于卵巢排卵后有黄体形成，产生孕酮作用于下丘脑体温调节中枢，有致热作用而使体温升高，妊娠后由于妊娠黄体的作用，基础体温会持续升高，持续 3 周基本可确定为妊娠。在临床上可应用于以下几方面：①检查不孕原因；②指导避孕与受孕；③协助诊断妊娠；④协助诊断月经失调。

5. 子宫输卵管造影术一般不用于诊疗

    A. 异位妊娠

    B. 输卵管整形术后观察效果

    C. 输卵管是否通而不畅

    D. 习惯性流产

    E. 确定生殖器畸形的类型

答案解析：A。通过子宫输卵管造影术可以了解子宫、输卵管内腔的情况。异位妊娠破裂有腹腔内出血需要立即止血挽救生命，不需了解子宫、输卵管内腔的情况。

考点发散：子宫输卵管造影术是将造影剂注入子宫腔及输卵管使之显影，以了解子宫、输卵管内腔的情况，协助诊断子宫内膜息肉、肿瘤、畸形、宫腔粘连、宫颈内口松弛症、盆腔慢性炎症，以及输卵管阻塞的部位。适应证：①不孕症：经输卵管通液术检查，显示输卵管不通或通而不畅者；输卵管整复或粘堵手术后，观察手术效果。②习惯性流产：检查有无宫颈内口松弛或子宫畸形。确定生殖器畸形的类别。

6. 下列哪一项不是诊断性刮宫的禁忌证

    A. 急性或亚急性生殖道炎症

    B. 不孕症

    C. 疑有妊娠者

    D. 急性或严重的全身性疾病

    E. 手术前体温 >37.5℃

答案解析：B。诊断性刮宫可以了解子宫内膜、宫颈管的情况，可以确定否有排卵，以及是否有子宫内膜结核等疾患，从而可以帮助医生确定或排除不孕的病因。

考点发散：诊断性刮宫的主要目的为刮取子宫内膜，做病例检查，明确诊断以指导治疗，如同时有宫颈病变，则需行分段诊刮术。禁忌证：急性或亚急性生殖道炎症；不孕症；疑有妊娠者；急性或严重的全身性疾病；手术前体温 >37.5℃。

7. 下列哪一条韧带不是用来维持子宫正常位置的

    A. 圆韧带   B. 阔韧带

    C. 骶结节韧带   D. 主韧带

    E. 宫骶韧带

答案解析：C。子宫有 4 对韧带以维持子宫的正常位置，包括圆韧带、阔韧带、宫骶韧带、主韧带。骶结节韧带是由骶尾骨至坐骨结节之间的韧带，是构成骨盆出口后壁肛三角的重要韧带。

考点发散：圆韧带起于子宫外侧缘，输卵管子宫口的前下方，在子宫阔韧带前层覆盖下，走向前外侧，经过腹股沟管，终止于阴阜及大阴唇上部之中，为维持子宫前倾位的主要结构。阔韧带为一对翼形的腹膜皱襞，由子宫两侧延伸至骨盆壁，将骨盆分为前后两部。主韧带位于阔韧带下部，横行于宫颈两侧和骨盆侧壁之间，为一对坚韧的平滑肌与结缔组织纤维束，又称宫颈横韧带，为固定宫颈位置的重要组织。宫骶韧带从宫颈后面的上侧方向两侧绕过直肠到达第 2、3 骶椎前面的筋膜，将宫颈向上向后牵引，间接地保持子宫于前倾位置。子宫的位置和固定依赖于上述四对韧带及盆底肌肉、筋膜和其周围结缔组织束的承托。人体直立时，子宫底位于骨盆入口平面稍下，宫颈外口接近坐骨棘水平，子宫呈轻度前倾前屈位。

二、A2 型题

1. 某女，32 岁。停经 50 天要求终止妊娠，人工流产负压吸引过程中，出现头晕、恶心、呕吐，伴有面色苍白、汗出。HR 54 次/min，Bp 85/55mmHg。应诊断为

    A. 人工流产综合征   B. 子宫穿孔

    C. 人流不全   D. 宫腔粘连

    E. 术中出血

答案解析：A。人工流产综合征：①诊断要点：头晕、恶心、呕吐、面色苍白及冷汗出，甚至晕厥。心跳过缓，血压下降，多在吸引术中或结束时发生。②处理：不严重者待其自然恢复；反应较重，应吸氧，注射阿托品0.5mg。③预防：手术动作轻柔；负压不宜过高；勿过度及多次搔刮；精神过度紧张者术前予止痛处理。

2. 某女，26岁。人工流产负压吸引术过程中突感阻力消失，同时吸管进入而无到底的感觉。腹痛剧烈，出汗、面色苍白，血压下降。双合诊子宫体局部有明显压痛。应诊断为

A. 人工流产综合征　　B. 子宫穿孔

C. 人流不全　　　　　D. 宫腔粘连

E. 人流术中出血

答案解析：B。子宫穿孔的诊断要点：宫腔深度超过应有深度，且有无到底感；吸引过程中突感阻力消失或有突破感，同时吸管进入而无到底的感觉；腹痛剧烈，或有内脏牵拉感，严重时可有出汗、面色苍白、血压下降；内出血或腹膜刺激征象；吸出物或夹出物系宫腔以外的组织，如脂肪、肠管或输卵管等；双合诊时子宫穿孔局部有明显压痛。

3. 某女，35岁。放置宫内避孕装置后，出现月经量增多，经色暗红，经行不畅，伴胸闷喜叹息，经前乳房胀痛，嗳气口苦，舌质暗红，苔薄黄，脉弦涩。治疗宜选用的方剂是

A. 清经散　　　　　B. 举元煎

C. 二至丸　　　　　D. 四草止血汤

E. 当归芍药散

答案解析：D。该患者辨证为肝郁血瘀证，首选四草止血汤治疗。

考点发散：放置宫内节育器出血的辨证治疗：宫内节育器出血以实证多见，邪气以热、瘀常见。具体辨证施治：①肝郁血瘀证：治以理气化瘀止血，方选四草止血汤。②阴虚血瘀证：治以滋阴化瘀止血，方选二至丸加味。③气虚血瘀证：治

以益气化瘀止血，方选举元煎合失效散加味。④瘀热互结证：治以凉血化瘀止血，方选清经散加味。

三、B1型题

（1～2题共用备选答案）

A. 提高性欲　　　　B. 促进排卵

C. 促进输卵管发育　D. 抑制输卵管蠕动

E. 促进蛋白合成

1. 雌激素的作用为

2. 孕激素的作用为

答案解析：1. C　2. E。雌激素可促进输卵管发育。孕激素可抑制输卵管蠕动。

考点发散：雌激素可使输卵管发育，使输卵管蠕动增强和纤毛生长，有利于卵子的输送；孕激素可通过抑制输卵管的收缩及纤毛生长，调节孕卵的运行，二者协同作用于输卵管，有利于正常受孕。

（3～4题共用备选答案）

A. 1～2mm　　　　B. 2～3mm

C. 3～4mm　　　　D. 3～5mm

E. 2～4mm

3. 增生早期的内膜厚约

4. 增生晚期的内膜厚约

答案解析：3. A　4. D。①增生早期：内膜的增生与修复在月经期即已开始，约在月经周期的5～7日，此期内膜较薄，约1～2mm。②增生晚期：约在月经周期的第11～14日，此期内膜增厚至3～5mm，表面高低不平，略呈波浪形。

考点发散：行经时功能层子宫内膜剥脱，随月经血排出，仅留下基底层，在雌激素影响下，内膜很快修复，逐渐生长变厚，细胞增生。增生期又可分为早、中、晚三期。

第十三单元　女性生殖功能的调节与周期性变化

1. **女性的月经期，体内各种激素的情况为**

A. 雌激素水平更低，孕激素水平高

B. 雌激素水平更低，无孕激素

C. 雌激素水平更低，孕激素水平亦低

D. 雌激素水平更高，孕激素水平亦高

E. 无雌激素，孕激素水平高

答案解析：B。月经期约在月经周期的第1～4日。此时，体内雌激素水平更低，已无孕激素存在。

考点发散：变性坏死的内膜与血液相混而排出，形成月经血。

2. 排卵时间一般发生在月经来潮前约

    A. 3 天   B. 5 天

    C. 25 天   D. 14 天

    E. 1 天

答案解析：D。排卵一般发生在下次月经来潮前14日左右，卵子可由两侧卵巢轮流排出，也可由一侧卵巢连续排出。卵子排出后经输卵管伞端的"捡拾"进入输卵管。

3. 子宫内膜增生期是子宫内膜在何种激素影响下发生的变化

    A. 孕激素   B. 黄体生成素

    C. 雌激素   D. 雄激素

    E. 卵泡刺激素

答案解析：C。增生期行经时功能层子宫内膜剥脱，随月经血排出，仅留下基底层。在雌激素影响下，内膜很快修复，逐渐生长变厚，细胞增生。增生期又可分为早、中、晚三期。

4. 正常月经周期的妇女，其宫颈黏液呈典型的羊齿状结晶是在月经周期的

    A. 第 6~7 天   B. 第 8~10 天

    C. 第 11~12 天   D. 第 13~14 天

    E. 第 15~20 天

答案解析：D。随着雌激素水平不断增高，黏液分泌量也逐渐增多，并变为稀薄透明，状似未凝的蛋白，在排卵期达到最高峰。若将黏液作涂片检查，干燥后可见羊齿状结晶，这种结晶在月经周期第6~7日出现，到排卵期最为清晰而典型。此黏液有较强的延展性，能拉成细丝而不断，拉丝度可达10cm以上。排卵后，受孕激素影响，黏液分泌量逐渐减少，质地变黏稠而混浊，延展性差，易断裂。涂片检查时结晶变模糊，至月经周期第22日左右完全消失，而代之以排成行的椭圆体。

5. 关于子宫内膜的周期性变化，叙述错误的是

    A. 内膜在增生期早期才开始修复

    B. 增生期中期间质水肿明显，腺体增多，腺上皮细胞增生活跃，呈柱状

    C. 分泌期早期腺上皮细胞的核下开始出现含糖原的小泡、间质水肿，螺旋小动脉继续增生

    D. 分泌期中期内膜呈锯齿状，分泌上皮细胞内糖原溢入腺体

    E. 分泌期晚期子宫内膜增厚达10mm，呈海绵状

答案解析：A。①增生早期：内膜的增生与修复在月经期即已开始。②增生中期：间质水肿明显，腺体数增多增长，呈弯曲形；腺上皮细胞表现增生活跃，细胞呈柱状，且有分裂相。③增生晚期：内膜增厚至2~3mm，表面高低不平略呈波浪形。

考点发散：①子宫内膜分泌早期：约在月经周期的第15~19日。此期内膜腺体更长，弯曲更明显。腺上皮细胞的核下开始出现含糖元的小泡，间质水肿，螺旋小动脉继续增生。②子宫内膜分泌中期：约在月经周期的第20~23日。内膜较前更厚并呈锯齿状。腺体内的分泌上皮细胞顶端胞膜破碎，细胞内的糖元溢入腺体，称为顶浆分泌。③子宫内膜分泌晚期：约在月经周期的第24~28日，此期为月经来潮前期。

6. 孕激素的生理作用有

    A. 增强子宫收缩力，增强子宫平滑肌对催产素的敏感性

    B. 使宫颈口闭合，黏液减少、变稠、拉丝度减少

    C. 使阴道上皮增生和角化

    D. 使乳腺管增生，乳头、乳晕着色

    E. 加强输卵管节律性收缩的振幅

答案解析：B。孕激素的生理作用：抑制子宫肌的自发性收缩，降低妊娠子宫对缩宫素的敏感性，利于孕卵的种植与生长发育；使受雌激素影响的增殖期子宫内膜转变为分泌期子宫内膜，为孕卵着床作准备；使宫颈口闭合、分泌黏液减少并变黏稠，拉丝度减少，不利精子穿透；使阴道上皮细胞脱落加快；抑制输卵管的收缩及纤毛生长，调节孕卵的运行。与雌激素和生乳素协同作用，促使乳腺腺泡发育，大剂量孕激素抑制乳汁分泌。通过中枢神经系统有升温作用，正常妇女排卵后体温一般升高 0.3℃~0.5℃，临床常用基础体温测定作为诊断有无排卵的指标之一。通过对丘脑下部促性腺激素释放激素（GnRH）的负反馈作用，抑制垂体 LH 及 FSH 的分泌。肾上腺皮质功能正常者，孕激素可促进水、钠排泄。有促进蛋白分解的作用，而增加尿素氮的排出量。也能促进肝脏某些酶的合成。

7. 不属于雌激素生理作用的是

    A. 使子宫内膜由增生期转化为分泌期

    B. 增强子宫收缩力，增加子宫平滑肌对缩宫素的敏感性

    C. 加快阴道上皮细胞脱落

D. 使宫颈口闭合，黏液减少，变稠，拉丝度减少

E. 通过中枢神经系统有升温作用

答案解析：D。雌激素的生理作用：促进卵泡发育，增加子宫的血液循环；促进子宫发育及肌层增厚，提高子宫平滑肌对缩宫素的敏感性；使宫颈口松弛，宫颈黏液分泌量增加，质变稀薄，易拉成丝状，以利精子的通过。

考点发散：雌激素的其他作用：可使子宫内膜呈增生变化。使输卵管发育，使输卵管蠕动增强和纤毛生长，有利于卵子的输送。促使阴道上皮细胞增生、角化、黏膜变厚。促使大小阴唇增大丰满，并有脂肪和色素沉着。使乳腺管增生，并与孕激素、泌乳素和肾上腺皮质激素协同，促进乳腺的发育和增加乳头乳晕的着色。促进第二性征发育。对丘脑下部和垂体产生反馈调节，包括抑制性的负反馈和促进性的正反馈作用，从而间接对卵巢功能调节作用。能促进钠、水的潴留。促进骨中钙的沉积，青春期后加速骨骼闭合。

8. 生育年龄的妇女，血中雌激素分泌的第二个高峰是在

A. 月经周期第 1 周　　B. 排卵前 1 天

C. 排卵后 1 天　　　　D. 月经周期第 21 天

E. 月经中

答案解析：D。生育年龄的妇女，血中雌激素的水平呈周期性变化。一般月经周期第一周甚少，排卵前一天达第一高峰，排卵后有所下降；月经周期第 21 天左右，形成第二个高峰。

9. 某女，30 岁，结婚 5 年未孕，月经周期无规律，子宫内膜出现下列哪种组织学表现时为有排卵

A. 子宫内膜分泌期

B. 子宫内膜萎缩期

C. 子宫内膜增生期早期

D. 子宫内膜增生期中期

E. 子宫内膜增生期晚期

答案解析：A。子宫内膜分泌期为月经周期的后半期。排卵后，卵巢内形成黄体，分泌雌激素与孕激素，能使子宫内膜继续增厚，腺体增大。分泌期也分早、中、晚三期。

考点发散：①子宫内膜分泌早期：约在月经周期的第 15～19 日。此期内膜腺体更长，弯曲更明显。腺上皮细胞的核下开始出现含糖元的小泡，间质水肿，螺旋小动脉继续增生。②子宫内膜分泌中

期：约在月经周期的第 20～23 日。内膜较前更厚并呈锯齿状。腺体内的分泌上皮细胞顶端胞膜破碎，细胞内的糖元溢入腺体，称为顶浆分泌。③子宫内膜分泌晚期：约在月经周期的第 24～28 日。此期为月经来潮前期。

B1 型题

（1～2 题共用备选答案）

A. 雌激素　　　　B. 雄激素

C. 孕激素　　　　D. 催乳素

E. 卵泡刺激素

1. 能促进青春期少年肌细胞生长和骨骼发育，使青春后期骨骼愈合的是

2. 属于垂体前叶嗜酸性细胞分泌的一种纯蛋白质的是

答案解析：1. B　2. D。雄激素在性成熟期前，促使长骨骨基质生长和钙的保留；性成熟后可致骨垢闭合、生长停止。催乳素是由腺垂体的催乳细胞分泌的由 198 个氨基酸组成的多肽激素，具有促进乳汁合成的功能。

（3～4 题共用备选答案）

A. 子宫内膜增生期早期

B. 子宫内膜增生期中期

C. 子宫内膜分泌期早期

D. 子宫内膜分泌期中期

E. 月经期

3. 间质水肿明显，腺体数增多、增长，呈弯曲形，腺上皮细胞表现增生活跃，有分裂相的是

4. 内膜腺体更长，弯曲更明显，腺体上皮细胞的核下开始出现含糖原的小泡，螺旋小动脉继续增生的是

答案解析：3. B　4. C。子宫内膜分泌早期内膜腺体更长，弯曲更明显。腺上皮细胞的核下开始出现含糖元的小泡，间质水肿，螺旋小动脉继续增生。分泌中期内膜较前更厚并呈锯齿状。腺体内的分泌上皮细胞顶端胞膜破碎，细胞内的糖元溢入腺体，称为顶浆分泌。分泌晚期为月经来潮前期。

（5～6 题共用备选答案）

A. 下次月经来潮前 14 天

B. 妊娠 10 周后

C. 排卵后 7～8 天

D. 月经周期 1～4 天

E. 月经周期 11~14 天

5. 体内已无孕激素存在，雌激素水平更低的是

6. 排卵发生在

答案解析：5. D　6. A。胎盘取代妊娠黄体分泌功

能是在妊娠 10 周后。黄体发育成熟是在月经周期 1~4 天。子宫内膜增生期晚期是月经周期 11~14 天。增生早期在月经期即已开始。增生中期约在月经周期的第 8~10 日。

第十四单元　妇产科特殊检查与常用诊断技术

1. **下列哪一项检查是盆腔检查中最重要、最常用的方法**

    A. 三合诊　　　B. 直肠 - 腹部诊

    C. 双合诊　　　D. 腹部 B 超

    E. 腹透

    答案解析：C。双合诊检查是检查者用一手的两指或一指放入阴道，另一手在腹部配合检查的方法，是盆腔检查中最重要、最常用的方法，通过扪触阴道、宫颈、子宫、附件、宫旁组织和韧带，以及盆腔内壁，可直接感觉内生殖器有无异常。

2. **骶耻外径的正常值为**

    A. 23~26cm　　　B. 18~20cm

    C. 30~36cm　　　D. 25~28cm

    E. 8.5~9.5cm

    答案解析：B。骶耻外径（EC）：孕妇取左侧卧位，右腿伸直，左腿屈曲，从第 5 腰椎棘突下至耻骨联合上缘中点的距离，正常值为 18~20cm，可以间接反映骨盆入口前后径的的长度，是骨盆外测量中最重要的径线。

3. **孕妇取伸腿仰卧位，测量两髂嵴外缘的最宽距离是**

    A. 髂棘间径　　　B. 髂嵴间径

    C. 髂耻外径　　　D. 出口横径

    E. 出口后矢状径

    答案解析：B。髂嵴间径：孕妇取伸腿仰卧位，测量两髂嵴外缘最宽的距离，正常值为 25~28cm。髂棘间径：孕妇取伸腿仰卧，测量两髂前上棘外缘的距离，正常值为 23~26cm。

4. **妊娠试验的原理是利用孕妇尿液及血清中含有**

    A. 雌激素

    B. 孕激素

    C. 绒毛膜促性腺激素

    D. 雄激素

    E. 性激素

    答案解析：C。妊娠试验是利用孕妇尿液及血清中含有绒毛膜促性腺激素（绒促性素）的生物学或免疫学特点。

    考点发散：检测受检者体内有无绒促性素的方法，可协助诊断早期妊娠。临床上除能检测是否妊娠外，对滋养细胞疾病的诊断、治疗监护及随访也具有重要价值。

5. **可疑癌是阴道细胞学检查的巴氏五级分类法中的第几级**

    A. Ⅰ级　　　B. Ⅱ级

    C. Ⅲ级　　　D. Ⅳ级

    E. Ⅴ级

    答案解析：C。Ⅲ级：可疑癌，主要改变在胞核，核增大，核形不规则或有双核，核深染，核与胞浆比例改变不大，称为核异质。

    考点发散：巴氏五级分类法：Ⅰ级：正常，为正常的阴道涂片。Ⅱ级：炎症，细胞核普遍增大，淡染或有双核。有时炎症改变较重，染色质较多者，需要复查。Ⅳ级：高度可疑癌，细胞具有恶性改变，核大，深染，核形不规则，染色质颗粒粗，分布不匀，胞浆少，唯在涂片中癌数量较少。Ⅴ级：癌，具有典型恶性细胞的特征且量多。

6. **诊断性刮宫的适应症有**

    A. 子宫异常出血者，须证实或排除子宫内膜癌、宫颈管癌者

    B. 急性或亚急性生殖道炎症

    C. 疑有妊娠者

    D. 急性或严重的全身疾病

    E. 手术前体温≥37.6℃者

    答案解析：A。诊断性刮宫的适应症：子宫异常出血，须证实或排除子宫内膜癌、宫颈管癌者；月经失调，需了解子宫内膜变化及其对性激素的反应者；不孕症，需了解有无排卵者；疑有子宫内膜结核者；因宫腔残留组织或子宫内膜脱落不全导致长时间多量出血者（不仅起诊断作用，还起

治疗作用）。

7. 下列哪项不是基础体温的临床应用

A. 检查不孕原因　　B. 指导避孕与受孕

C. 协助诊断妊娠　　D. 协助诊断月经失调

E. 协助诊断胎盘功能

答案解析：E。基础体温的临床应用：检查不孕原因；指导避孕与受孕；协助诊断妊娠；协助诊断月经失调。

考点发散：基础体温的测量方法：每日清晨醒后，不要说话，不要起床，不要活动，立即将体温表放于舌下，测口腔体温5分钟，每日测量时间最好固定。夜班工作者应在睡眠休息6~8小时后，按上述方法测定休温。一般需连续测，至少需测3个月经周期。

8. 临床上用超声测量胎头双顶径，提示胎儿成熟的标准是

A. 5.5cm≤双顶径≤8.5cm

B. 双顶径≤8.5cm

C. 双顶径≥8.5cm

D. 双顶径≥9.5cm

E. 双顶径≥6.5cm

答案解析：C。临床上用超声测量胎头双顶径估计胎儿成熟度。若双顶径≥8.5cm，则提示胎儿成熟。

考点发散：测量胎头各径，结合母体骨盆测量，可以估计头盆是否相称，作为临床处理难产的参考。

9. 诊断子宫内膜癌最常用的方法是

A. 宫腔镜检查

B. 阴道细胞学检查

C. 诊断性刮宫 + 病理

D. B超检查

E. CT检查

答案解析：C。诊断性刮宫的适应证：子宫异常出血，须证实或排除子宫内膜癌、宫颈管癌者；月经失调，需了解子宫内膜变化及其对性激素的反应者；不孕症，需了解有无排卵者；疑有子宫内膜结核者；因宫腔残留组织或子宫内膜脱落不全导致长时间多量出血者（不仅起诊断作用，还起治疗作用）。

10. 阴道镜最适合检查的疾病是

A. 子宫颈癌　　　　B. 子宫内膜异位症

C. 子宫内膜癌　　　D. 子宫肌瘤

E. 子宫内膜息肉

答案解析：A。阴道镜检查是利用阴道镜将宫颈阴道部黏膜放大10~40倍，藉以观察肉眼看不到的宫颈表面层较微小的病变，可用于发现宫颈部有无异型上皮、异型血管及早期癌变的存在，以便准确地选择可疑部位作活组织检查。对早期宫颈癌、外阴癌、阴道癌的普查及早期诊断有一定的临床应用价值。

考点发散：在有条件的机构，宫颈刮片细胞学检查、阴道镜检查及病理学检查，已成为早期诊查宫颈癌的三结合步骤。

11. 用测量基础体温指导避孕时，安全期指

A. 基础体温上升前后2~3天至月经来潮前约10天

B. 基础体温上升前后2~3天

C. 基础体温上升4天左右至月经来潮前约10天

D. 基础体温上升前后4天左右至月经来潮前约10天

E. 基础体温上升前4天

答案解析：C。基础体温上升4日左右可以肯定已排卵，从该时到月经来潮前约10日，此间若有性生活，一般不会受孕，称为安全期。

考点发散：根据安全期可用以指导避孕。基础体温上升前后2~3日是排卵期，此期最易受孕，称为易孕期，故可用以指导不孕妇女掌握易受孕的时期进行性生活。

B1 型题

(1~2题共用备选答案)

A. 适合未婚妇女体检

B. 盆腔检查最常用的方法

C. 弥补双合诊的不足

D. 观察是否有宫颈糜烂

E. 检查有无外阴白斑

1. 三合诊的临床意义是

2. 阴道镜检查的目的是

答案解析：1. C　2. D。阴道镜检查是利用阴道镜将宫颈阴道部黏膜放大10~40倍，藉以观察肉眼看不到的宫颈表面层较微小的病变。未婚妇女体检适合直肠腹部诊。三合诊可弥补双合诊的不足。

(3~4题共用备选答案)

A. 阴道后穹隆穿刺

B. 诊断性刮宫

C. 子宫输卵管造影术

D. 宫颈活组织检查

E. 妊娠试验

3. 怀疑宫外孕破裂大出血，为确诊，应采用的方法是

4. 为了解输卵管阻塞部位，应采用的方法是

答案解析： 3. A　4. C。阴道后穹隆穿刺常用以辨明直肠子宫陷凹积液或贴接该部位肿块的性质及原因。若为异位妊娠或卵泡破裂等所引起的内出血、盆腔炎性积液或积脓，多积聚或贴接于直肠子宫陷凹部，经此处穿刺吸取标本送检，可以明确诊断。此外，对贴接阴道后穹隆疑为肿瘤而性质不明者也可用此法采取标本作细胞学或（和）组织学检查判定。子宫输卵管造影可以明确输卵管阻塞部位。

（5～6 题共用备选答案）

A. 子宫超声显示子宫增大，子宫壁可见边缘清楚

的实质性暗区，中间有稀疏光点

B. 子宫超声显示子宫增大，其中光点增多，可见圆形妊娠环

C. 子宫超声显示子宫增大，子宫前后壁光带之间出现散在的光点密集，夹杂有大小不等的液性暗区，呈飞雪状

D. 子宫超声显示子宫增大，可见胎心搏动和胎动

E. 子宫超声显示子宫增大，胎儿双顶径为 7.5cm

5. 葡萄胎的超声特点是

6. 子宫肌瘤的超声特点是

答案解析： 5. C　6. A。选项 B 为妊娠子宫。选项 D 为判断胎儿的存亡。

考点发散： 子宫超声可以判断胎盘定位、多胎妊娠，探测节育器，探查羊水量。正常妊娠的最大羊水池深度不超过 6cm。但在判断病理情况时，须取 4 个分布区羊水池深度的平均测值，如 >7cm 为羊水过多，而 ≤2cm 为羊水过少。

中医儿科学

第一单元　儿科学基础、儿童保健

一、A1 型题

1. 小儿容易发生肺系疾病、脾系疾病，以及各种传染病的时期是

A. 婴儿期　　　　　B. 幼儿期

C. 学龄前期　　　　D. 学龄期

E. 青春期

答案解析：A。婴儿期生长发育迅速，处于乳类喂养并逐渐添加辅食的阶段，机体发育快，营养需求高，而婴儿脾胃运化力弱，肺卫娇嫩未固，受之于母体的免疫能力逐渐消失，自身免疫力尚未健全，故容易发生肺系疾病、脾系疾病，以及各种传染病。

考点发散：幼儿期由于小儿断乳后食物品种转换，容易发生吐泻、疳证等脾系疾病。

2. 幼儿期是指

A. 2 周岁　　　　　B. 3 周岁

C. 1～3 周岁　　　　D. 3～4 周岁

E. 3～6 周岁

答案解析：C。从 1 周岁至满 3 周岁，称为幼儿期。

考点发散：新生儿期为从出生后脐带结扎到出生后 28 天；学龄前期为从 3 周岁后到入小学前（6～7 岁）。

3. 婴儿出生后的前半年平均每月增长的体重是

A. 0.3kg　　　　　B. 0.4kg

C. 0.5kg　　　　　D. 0.7kg

E. 0.8kg

答案解析：D。小儿出生后的前半年平均每月体重增长约 0.7kg。

考点发散：小儿体重的生理常数：婴儿出生后的后半年平均每月增长约 0.5kg；1 周岁以后平均每年增加约 2kg。

4. 按公式计算，6 岁小儿的正常体重是

A. 15kg　　　　　B. 16kg

C. 18kg　　　　　D. 20kg

E. 22kg

答案解析：D。按公式计算，1 岁以上小儿的体重（kg）＝8（kg）＋2（kg）×年龄。

考点发散：小儿年龄越小生长发育越快，不同年龄段正常体重计算公式不尽相同：年龄 <6 个月小儿体重（kg）＝3（kg）＋0.7（kg）×月龄；7～12 个月小儿的体重（kg）＝7（kg）＋0.5（kg）×（月龄 -6）。

5. 按公式计算，5 岁小儿的正常身高是

A. 85cm　　　　　B. 90cm

C. 95cm　　　　　D. 100cm

E. 105cm

答案解析：E。按小儿身高公式计算，身高（cm）＝70（cm）＋7（cm）×年龄。

考点发散：小儿身高的生理常数：出生时身长约为 50cm。出生后第一年身长增长约 25cm，其中前 3 个月约增长 12cm。

6. 小儿前囟正常的闭合时间是

A. 2～4 个月　　　　B. 4～5 个月

C. 5～6 个月　　　　D. 8～10 个月

E. 12～18 个月

答案解析：E。小儿前囟出生时约 1.5～2cm，至 12～18 个月闭合。

考点发散：后囟闭合时间：部分小儿出生时就已闭合，未闭合者正常情况应在出生后 2～4 个月内闭合。

7. 小儿 1 岁时正常头围是

A. 34cm　　　　　B. 38cm

C. 42cm　　　　　D. 46cm

E. 48cm

答案解析：D。小儿 1 周岁时头围约为 46cm。

考点发散：小儿头围生理常数：头围的大小与脑和颅骨的发育有关，足月儿出生时头围约为 33～34cm，2 周岁时约为 48cm，5 周岁时约增长至 50cm。

8. 正常乳牙出齐的颗数是

A. 18   B. 20

C. 24   D. 28

E. 32

答案解析：B。人一生有两副牙齿，即乳牙和恒牙，乳牙出齐为20颗。恒牙出齐的颗数是32颗。乳牙萌出时间为4~10个月，恒牙萌出时间为6岁左右。

9. 11个月婴儿正常乳牙的颗数是

A. 3~5颗   B. 5~7颗

C. 7~9颗   D. 9~11颗

E. 11~13颗

答案解析：B。2岁以内乳牙颗数可用以下公式推算：乳牙数＝月龄－4（或6）。

考点发散：出牙时间推迟或出牙顺序混乱，常见于佝偻病、呆小病、营养不良等。乳牙开始脱落时间为7~8岁。

10. 1岁婴儿的正常呼吸次数是

A. 45~40次/分   B. 40~30次/分

C. 30~25次/分   D. 25~20次/分

E. 20~18次/分

答案解析：B。年龄越小，呼吸越快。小儿呼吸常数，年龄≤1岁，呼吸40~30次/分；1~3岁，呼吸30~25次/分；3~7岁，呼吸25~20次/分；7~14岁，呼吸20~18次/分。

11. 小儿脏腑娇嫩，尤其突出的是

A. 肝脾肾   B. 肺脾肾

C. 心肺肾   D. 心肝肾

E. 肺肝肾

答案解析：B。小儿出生后肺脏、脾脏、肾脏皆成而未全、全而未壮，相对于小儿的生长发育需求，表现出"肺常不足""脾常不足""肾常虚"的特点。

考点发散：小儿脏腑娇嫩，形气未充的生理特点可归纳为"稚阴稚阳"。

12. 小儿伤于外邪后，临床常见的病证是

A. 寒性病证   B. 热性病证

C. 气虚病证   D. 阴虚病证

E. 气阴两伤病证

答案解析：B。小儿为纯阳之体，六气易从火化，小儿伤于外邪以热性病证为多。

考点发散：先天因素是儿科特有的病因，年龄越小，对六淫邪气的易感程度越高；年龄越小，因乳食而伤的情况越多。

13. 不属于小儿病理特点的是

A. 发病容易   B. 传变迅速

C. 易趋康复   D. 脏腑娇嫩

E. 脏气清灵

答案解析：D。小儿的病理特点为发病容易，传变迅速；脏气清灵，易趋康复。脏腑娇嫩是小儿的生理特点。

考点发散：肺系疾病是儿科发病率最高的一类疾病；脾系疾病发病率在儿科位居第二位。传变迅速的特点，表现为"易虚易实，易寒易热"。

14. 儿科最重视的诊法是

A. 问诊   B. 望诊

C. 闻诊   D. 脉诊

E. 指纹诊

答案解析：B。因乳婴儿不会说话，较大儿童虽已会说话，也不能正确叙述自己的病情，加上就诊时常啼哭吵闹，影响气息脉象，故小儿诊法既主张四诊合参，又特别重视望诊。

考点发散：指纹诊的临床意义：正常小儿的指纹为淡紫隐隐，在风关以内；纹色鲜红浮露，多为外感风寒；纹色紫红，多为邪热郁滞；纹色淡红，多为内有虚寒；纹色青紫，多为瘀热内结。

15. 热性病后而见剥苔，多是

A. 宿食内滞   B. 阴虚火旺

C. 阴伤津亏   D. 积滞化热

E. 湿热内蕴

答案解析：C。舌苔厚腻垢浊，属宿食内滞；舌质红少苔，甚则无苔而干，为阴虚火旺；热性病后而见剥苔，多为阴伤津亏；舌苔黄腻为湿热内蕴，或乳食积滞化热。

考点发散：特殊情况下的正常舌象：新生儿舌红无苔；哺乳婴儿的乳白苔。

16. 新生儿牙龈上有白色斑点、斑块，称为

A. 马牙   B. 乳牙

C. 口疮   D. 丹痧

E. 鹅口疮

答案解析：A。新生儿牙龈上有白色斑点、斑块，称为马牙；口腔破溃糜烂，为口疮之心脾积热证；口内白屑成片，为鹅口疮。

考点发散：腮部肿胀无脓水流出者为痄腮，有脓水流出者为发颐。

17. 婴幼儿大便呈果酱色，伴阵发性哭闹，应诊断为

  A. 肠炎　　　　　B. 便秘

  C. 肠梗阻　　　　D. 肠套叠

  E. 胆道阻滞

答案解析： D。婴幼儿大便呈果酱色，伴阵发性哭闹，常为肠套叠；大便色泽灰白不黄，多系胆道阻滞。

考点发散： 乳婴儿正常大便情况：初生婴儿的胎粪呈暗绿色或赤褐色，黏稠无臭；母乳喂养儿，大便呈卵黄色，稠而不成形，常发酸臭气；牛奶、羊奶喂养儿，大便呈淡黄白色，质地较硬，有臭气。

18. 小儿指纹色紫红，证属

  A. 瘀热内结　　　B. 外感风寒

  C. 外感风热　　　D. 内有虚寒

  E. 邪热郁滞

答案解析： E。小儿纹色紫红，多为邪热郁滞；纹色青紫，多为瘀热内结；纹色鲜红浮露，多为外感风寒；纹色淡红，多为内有虚寒。

考点发散： "三关测轻重"：纹在风关，提示病情轻浅；纹达气关，提示病情较重；纹进命关，提示病情加重。

19. 小儿口气臭秽，病因多为

  A. 胃热　　　　　B. 伤食

  C. 齿龋　　　　　D. 血证

  E. 酸中毒

答案解析： A。口气臭秽，多属胃热；嗳气酸腐，多为伤食；口气腥臭，见于血证，如齿龋；口气如烂苹果味，为酸中毒的表现。

考点发散： 吐物酸臭，多因食滞化热；吐物臭秽如粪，多因肠结气阻、秽粪上逆。

20. 初生婴儿的胎粪特点是

  A. 卵黄色，稠而不成形

  B. 大便稀薄，色黄秽臭

  C. 暗绿或赤褐，黏稠无臭

  D. 大便稀薄，夹有白色凝块

  E. 淡黄白，质地较硬，有臭气

答案解析： C。初生婴儿的胎粪，呈暗绿色或赤褐色，黏稠无臭。大便呈卵黄色，稠而不成形，常发酸臭气，为母乳喂养儿大便的特点；大便稀薄，色黄秽臭，为肠腑湿热；大便稀薄，夹有白

色凝块，为内伤乳食；牛奶、羊奶喂养儿，大便呈淡黄白色，质地较硬，有臭气。

21. 幼儿服用中药汤剂的剂量是

  A. 成人量的1/6　　B. 成人量的1/3

  C. 成人量的1/2　　D. 成人量的2/3

  E. 成人量的3/4

答案解析： C。小儿中药汤剂用量：新生儿用成人量的1/6，乳婴儿用成人量的1/3，幼儿用成人量的1/2，学龄期儿童用成人量的2/3或接近成人量。

考点发散： 儿科常用内治法的用药原则：治疗及时准确，方药精简灵巧，重视先证而治，注意顾护脾胃，掌握用药剂量。

22. 培元补肾法常用于治疗的疾病是

  A. 高热惊厥　　　B. 肺炎喘嗽

  C. 幼儿急疹　　　D. 手足口病

  E. 五迟五软

答案解析： E。培元补肾法适用于小儿胎禀不足，肾气虚弱之证，如胎怯、五迟、五软、遗尿、解颅、哮喘等。

考点发散： 镇惊息风法适用于小儿窍闭神昏、惊风癫痫之证，如高热惊厥、癫痫、小儿暑温等。

23. 治疗痄腮，捣烂外敷腮部的中药是

  A. 马齿苋　　　　B. 白芥子

  C. 五倍子　　　　D. 吴茱萸

  E. 石榴皮

答案解析： A。鲜马齿苋、青黛、鲜丝瓜叶等，任选一种，调敷于腮部，可治疗痄腮。

24. 推拿疗法不能治疗的疾病是

  A. 发热　　　　　B. 紫癜

  C. 腹痛　　　　　D. 痿证

  E. 斜颈

答案解析： B。紫癜为出血性疾病，是推拿疗法的禁忌证。推拿疗法常用于治疗脾系疾病，如泄泻、呕吐、腹痛、疳证、厌食等；肺系疾病，如感冒、发热、咳嗽、肺炎、哮喘等；杂病，如遗尿、口疮、近视、痿证、痹证、惊风、肌性斜颈、脑性瘫痪、小儿麻痹症后遗症等。急性出血性疾病、急性外伤、脊背皮肤感染等为推拿疗法的禁忌证。

25. 下列各项中，属于新生儿病态的是

  A. 马牙

B. 胎怯

C. 螳螂子

D. 女婴生后 5~7 天阴道有少量流血，1~3 天自止

E. 女婴生后 3~5 天乳房隆起如蚕豆到鸽蛋大小，2~3 周消退

答案解析：B。马牙、螳螂子，新生儿期女婴的假月经、乳房肿大均属于特殊生理状态。胎怯又称为胎弱，属新生儿疾病。

考点发散：马牙与螳螂子的鉴别：新生儿两侧颊部各有一个脂肪垫隆起，称为"螳螂子"，有助吮乳，不能挑割。新生儿上腭中线和齿龈部位有散在黄白色、碎米大小隆起颗粒，称为"马牙"。

26. 母乳喂养应遵循的原则是

A. 按时　　　　　B. 按需

C. 按量　　　　　D. 按时按量

E. 按时不按量

答案解析：B。母乳喂养以按需喂给为原则。

考点发散：母乳喂养的优点：①母乳含不饱和脂肪酸较多，有利于脑发育。②可增强婴儿抗感染能力。③温度、泌乳速度适宜，新鲜无细菌污染，简便经济。④既有利于增进母子感情，又便于观察小儿变化。⑤可促进子宫收缩复原，减少乳母患乳腺癌和卵巢肿瘤的可能性。

27. 下列情况中，母亲仍应哺乳的是

A. 癫痫　　　　　B. 糖尿病

C. 慢性肾炎　　　D. 乙型肝炎

E. 乳汁数量少

答案解析：E。若母亲患有严重疾病，如急慢性传染病、活动性肺结核、慢性肾炎、糖尿病、恶性肿瘤、精神病、癫痫或心功能不全等，应停止哺乳。

考点发散：断奶时间一般为婴儿 8~12 个月时，若遇婴儿患病或正值酷暑、严冬，可延至婴儿病愈、秋凉或春暖季节断奶。

28. 不属于小儿辅食添加原则的是

A. 由少到多　　　B. 由稠到稀

C. 由稀到稠　　　D. 由细到粗

E. 品种渐增

答案解析：B。小儿添加辅助食品的原则：由少到多，由稀到稠，由细到粗，由一种到多种。辅食添加还应遵循在婴儿健康、消化功能正常时逐步添加的原则。

29. 关于幼儿饮食调养，叙述正确的是

A. 按需喂给　　　B. 以乳类为主

C. 以谷类为主食　D. 以牛奶、蛋为主食

E. 食物品种要简单

答案解析：C。幼儿期饮食调养要求：以普通饮食为主，以谷类为主食，食物品种要多样化，进餐按时，相对定量。

考点发散：幼儿期起居活动的要求：1 岁让孩子坐盆排尿。1.5 岁不兜尿布，夜间按时唤醒小儿小便，逐步养成自我排便的习惯。2 岁开始培养其睡前及晨起漱口刷牙，预防龋齿。

二、B1 型题

（1~2 题共用备选答案）

A. 新生儿期　　　B. 婴儿期

C. 幼儿期　　　　D. 学龄前期

E. 学龄期

1. 小儿生长发育最快的时期是

2. 多种小儿急性传染病发病率最高的时期是

答案解析：1. B　2. C。婴儿期生长发育迅速；幼儿期由于小儿户外活动增多，接触面扩大，传染病发病率增高。

（3~4 题共用备选答案）

A. 2 个月　　　　　B. 4 个月

C. 6 个月　　　　　D. 8 个月

E. 10 个月

3. 正常小儿开始能独坐的月龄是

4. 正常小儿开始会爬的月龄是

答案解析：3. C　4. D。小儿粗运动发育过程可归纳为："二抬四撑六会坐，七滚八爬周会走"。

考点发散：正常小儿 18 个月可跑步和倒退行走；24 个月时可双足并跳；36 个月会骑三轮车。

第二单元　新生儿疾病

一、A1 型题

1. 下列各项中，与胎怯无关的是

A. 低出生体重儿　　B. 小于胎龄儿

C. 早产儿　　　　　D. 胎弱

E. 胎黄

答案解析：E。胎怯又称胎弱，相当于西医学低出生体重儿，包括早产儿和小于胎龄儿。胎怯易并发硬肿症、败血症、新生儿窒息、黄疸等疾病。出生体重越低，器官发育越不成熟，死亡率越高，成为围生期死亡的主要原因之一。

2. 胎怯的主要病变脏腑是

A. 肺与脾　　　　　B. 肾与脾

C. 肝与肾　　　　　D. 肺与心

E. 心与脾

答案解析：B。肾藏精，为生长发育之本，而先天之精又赖后天脾胃生化之精滋养才能得以充实，故胎怯的病变脏腑主要是肾与脾。

3. 胎怯的关键病机是

A. 肺肾两虚　　　　B. 肝肾不足

C. 肾脾两虚　　　　D. 肺脾两虚

E. 五脏不足

答案解析：C。胎怯的发病机制为先天禀赋不足，化源未充，涵养不足，肾脾两虚，五脏失养。

4. 关于胎怯的预防措施，叙述错误的是

A. 孕妇不可吸烟及饮酒

B. 孕妇年龄不宜过大或过小

C. 孕期应注意防治各种急性传染病

D. 孕妇应注意营养，保持心情愉悦

E. 妊娠期间不可用药，即便是有严重的妊娠呕吐也不可用药

答案解析：E。在妊娠期间，若有较严重的妊娠呕吐症，应服用中药调理。

考点发散：胎怯的调护措施：注意保暖；按体重、日龄计算热量，尽量母乳喂养，喂足奶量；一切用品均应消毒后使用；密切观察患儿病情变化，及时发现合并症并加以处理。

5. 硬肿症的内因是

A. 脾肾阳虚　　　　B. 肾阳虚衰

C. 肺脾气虚　　　　D. 肝肾阴虚

E. 脾肾两虚

答案解析：B。肾阳为命门之火，有温养腑脏的作用，为人体阳气之根本，故肾阳虚衰是硬肿症的主要内因。

考点发散：硬肿症的外因是感受寒邪。

6. 不属于硬肿症临床表现的是

A. 可见紧张性水肿

B. 肛温－腋温差由正值变为负值

C. 低体温，体温＜35℃，严重者体温＜30℃

D. 硬肿为对称性，可见于双下肢、臀、面颊、两上肢、背、腹、胸部等

E. 患儿不吃、不哭、少动，严重者可伴有休克、肺出血及多脏器功能衰竭

答案解析：A。硬肿症水肿为凹陷性水肿。

考点发散：新生儿硬肿症的诊断分度标准：①轻度：肛温≥35℃，皮肤硬肿范围＜20%；②中度：肛温＜35℃，皮肤硬肿范围20%～50%；③重度：肛温＜30℃，皮肤硬肿范围＞50%。

7. 硬肿症的治疗原则是

A. 健脾益肾，温运脾阳

B. 益精充髓，补肾温阳

C. 温阳散寒，活血化瘀

D. 大补元气，温阳固脱

E. 行气化瘀消积

答案解析：C。硬肿症的病机为阳气虚衰，寒凝血涩，故其治则为温阳散寒，活血化瘀。

考点发散：硬肿症的内因为阳气虚弱；外因为护养保暖不当，复感寒邪，或感受他病，气血运行失常。

8. 治疗硬肿症寒凝血涩证应首选的方剂是

A. 四物汤　　　　　B. 参附汤

C. 血府逐瘀汤　　　D. 附子理中汤

E. 当归四逆汤

答案解析：E。硬肿症寒凝血涩证的治法为温经散寒，活血化瘀，代表方剂为当归四逆汤。

9. 不属于硬肿症病因的是

A. 复感寒邪　　　　B. 保暖不当

C. 阳气虚衰　　　　D. 喂养不当

E. 胎禀不足

答案解析：D。硬肿症的内因是肾阳虚衰，外因是感受寒邪。先天禀赋不足，加之保暖不当，复感寒邪是其发病原因。喂养不当不是其主要原因。

10. 胎黄的病变脏腑是

A. 肾、膀胱、心、肺

B. 肾、膀胱、脾、胃

C. 肺、大肠、肝、胆

D. 心、小肠、肝、胆

E. 肝、胆、脾、胃

答案解析：E。胎黄的病机主要是脾胃湿热或寒湿内蕴，肝失疏泄、胆汁外溢而发黄，日久则气滞血瘀，故病变脏腑为肝、胆、脾、胃。

考点发散：胎黄的病因主要是胎禀湿蕴，如湿热郁蒸、寒湿阻滞，久则气滞血瘀。

11. 属于病理性黄疸的是

A. 出生后 24 小时以内出现黄疸

B. 出生后第 2～3 日出现的黄疸，第 4～6 日达高峰

C. 足月儿在生后 2 周消退，早产儿可延迟至 3～4 周消退

D. 足月儿血清总胆红素≤221mmol/L，早产儿血清总胆红素≤257mmol/L

E. 小儿一般情况良好，除偶有轻微食欲不振外，不伴有其他临床症状

答案解析：A。出生后 24 小时以内出现的黄疸属于病理性黄疸。病理性黄疸临床表现为黄疸出现早（出生后 24 小时以内）、发展快（血清总胆红素每日上升幅度>85.5mmol/L 或每小时上升幅度>8.5mmol/L）、程度重（足月儿血清总胆红素>221mmol/L，早产儿血清总胆红素>257mmol/L）、消退迟（足月儿黄疸持续时间>2 周，早产儿黄疸持续时间>4 周）或黄疸退而复现，伴随各种临床症状。

12. 下列病机中，不属于胎黄病机的是

A. 寒湿内蕴　　　　B. 脾胃湿热

C. 气滞血瘀　　　　D. 肺失通调

E. 肝失疏泄

答案解析：D。胎黄的发病机制主要为脾胃湿热或寒湿内蕴，肝失疏泄、胆汁外溢而致发黄，日久则气滞血瘀而黄疸日深难退。肺失通调不属于

胎黄的病机。

二、A2 型题

1. 患儿，出生 3 天。体短形瘦，头大囟张，头发稀黄，耳壳软，哭声低微，肌肤不温，指甲软短，骨弱肢柔，指纹淡。治法应是

A. 健脾益肾，温运脾阳

B. 温经散寒，活血通络

C. 益精充髓，补肾温阳

D. 益气温阳，通经活血

E. 大补元气，温阳固脱

答案解析：C。肾主胞胎，主骨，开窍于耳，其华在发，体短形瘦，头大囟张，头发稀黄，耳壳软，指甲软短，骨弱肢柔为肾精薄弱之象，故治法为益精充髓，补肾温阳。

考点发散：治疗胎怯肾精薄弱证的代表方剂为补肾地黄丸。

2. 患儿，出生 5 天。其母妊娠 8 个月早产。症见啼哭无力，皮肤干皱，肌肉瘠薄，四肢不温，吮乳乏力，呛乳溢乳，腹胀腹泻，指纹淡。治法应是

A. 益精充髓，补肾温阳

B. 健脾益肾，温运脾阳

C. 温经散寒，活血通络

D. 益气温阳，通经活血

E. 大补元气，温阳固脱

答案解析：B。肾为先天之本，脾为后天之本，脾主肌肉四肢，开窍于口，则见啼哭无力、多卧少动、肌肉瘠薄、吮乳乏力、腹胀腹泻等脾肾两虚之象，故辨证为脾肾两虚证，治法为健脾益肾，温运脾阳。

考点发散：治疗胎怯脾肾两虚证的代表方剂为保元汤。

3. 患儿，出生后 3 天。症见体温<35℃，四肢发凉，肌肤硬肿，难以捏起，臀、小腿、面颊硬肿，色暗红、青紫，哭声较低，精神萎靡，反应尚可，气息微弱，指纹紫滞。其证候应是

A. 阳气虚衰证　　　　B. 脾肾虚衰证

C. 寒凝血涩证　　　　D. 肺脾气虚证

E. 气滞血瘀证

答案解析：C。寒凝则气滞血瘀，见肌肤硬肿，同时伴低体温、四肢发凉、气息微弱、指纹紫滞等寒象，故辨证为寒凝血涩证。

考点发散：硬肿症之寒凝血涩证的治法为温经散

寒，活血通络，代表方剂为当归四逆汤。

4. 患儿，出生后 **4** 天。症见全身冰冷，肌肤板硬而肿，气息微弱，僵卧少动，哭声低怯，吸吮困难，反应极差，皮肤暗红，少尿，面色苍白，唇舌色淡，指纹淡红不显。其证候应是

A. 阳气虚衰证　　　B. 寒凝血涩证
C. 脾肾虚衰证　　　D. 肺脾气虚证
E. 气滞血瘀证

答案解析：A。阳气虚衰，血脉瘀滞，则肌肤板硬而肿，范围大，同时伴气息微弱、哭声低怯、面色苍白、唇舌色淡等阳气虚衰之象，故辨证为阳气虚衰。

考点发散：硬肿症阳气虚衰证的治法为益气温阳、通经活血，代表方剂为参附汤。

5. 患儿，出生后 **8** 天。症见面目皮肤发黄，色泽鲜明如橘，哭声响亮，不欲吮乳，口渴唇干，大便秘结，小便深黄，舌质红，苔黄腻。其证候应是

A. 气滞血瘀证　　　B. 胎黄动风证
C. 湿热郁蒸证　　　D. 胎黄虚脱证
E. 寒湿阻滞证

答案解析：C。热为阳邪，湿热郁蒸则见面目皮肤发黄，色泽鲜明如橘，同时伴大便秘结、小便深黄、舌质红、苔黄腻等湿热之象，故辨证为湿热郁蒸证。

考点发散：湿热郁蒸证的治法为清热利湿退黄，代表方剂为茵陈蒿汤。

6. 患儿，出生 **6** 周。症见面目皮肤发黄，色泽晦暗，持久不退，精神萎靡，四肢欠温，纳呆，大便溏薄色灰白，小便短少，舌质淡，苔白腻。其证候应是

A. 寒湿阻滞证　　　B. 胎黄虚脱证
C. 胎黄动风证　　　D. 气滞血瘀证
E. 湿热郁蒸证

答案解析：A。湿从寒化，寒为阴邪，寒湿阻滞则见面目皮肤发黄，色泽晦暗，持久不退，同时伴有精神萎靡、四肢欠温、大便溏薄色灰白、舌质淡、苔白腻等虚寒之象，故辨证为寒湿阻滞证。

考点发散：胎黄寒湿阻滞证的治法为温中化湿退黄，代表方剂为茵陈理中汤。

7. 患儿，出生后 **35** 天。症见面目皮肤发黄，颜色逐渐加深，晦暗无华，右胁下痞块质硬，肚腹膨胀，青筋显露，唇色暗红，舌见瘀点，苔黄。治法

应是
A. 温中化湿退黄
B. 清热利湿退黄
C. 行气化瘀消积
D. 大补元气，温阳固脱
E. 平肝息风，利湿退黄

答案解析：C。病程日久，气血瘀阻则面目皮肤发黄、晦暗无华等阴黄之象，同时伴有右胁下痞块质硬、肚腹膨胀、唇色暗红、舌有瘀点等瘀积之象，属气滞血瘀证，故治法为行气化瘀消积。

考点发散：治疗胎黄气滞血瘀证的代表方剂为血府逐瘀汤。

三、B1 型题

(1~2 题共用备选答案)
A. 保元汤　　　　　B. 大补阴丸
C. 六味地黄丸　　　D. 金匮肾气丸
E. 补肾地黄丸

1. 治疗胎怯肾精薄弱证，宜首选的方剂是
2. 治疗胎怯脾肾两虚证，宜首选的方剂是

答案解析：1. E　2. A。胎怯肾精薄弱证的治法为益精充髓，补肾温阳，代表方剂为补肾地黄丸。胎怯脾肾两虚证的治法为健脾益肾，温运脾阳，代表方剂为保元汤。

考点发散：胎怯的关键病机是肾脾两虚，因此，治疗应以补肾培元为基本法则。

(3~4 题共用备选答案)
A. 参附汤　　　　　B. 当归四逆汤
C. 血府逐瘀汤　　　D. 附子理中汤
E. 人参五味汤

3. 治疗硬肿症寒凝血涩证，宜首选的方剂是
4. 治疗硬肿症阳气虚衰证，宜首选的方剂是

答案解析：3. B　4. A。硬肿症寒凝血涩证的治法为温经散寒，活血通络，代表方剂为当归四逆汤。硬肿症阳气虚衰证的治法为益气温阳，通经活血，代表方剂为参附汤。

考点发散：硬肿症以温阳散寒，活血化瘀为治疗原则。

(5~6 题共用备选答案)
A. 参附汤合生脉散
B. 羚角钩藤汤
C. 血府逐瘀汤
D. 茵陈理中汤

E. 茵陈蒿汤

5. 治疗黄疸胎黄动风证，宜首选的方剂是

6. 治疗黄疸胎黄虚脱证，宜首选的方剂是

答案解析：5. B　6. A。黄疸显著，伴嗜睡、神昏、抽搐为胎黄动风之象，治宜平肝息风，利湿退黄，

代表方剂为羚角钩藤汤。黄疸急剧加深，伴神昏、四肢厥冷、胸腹欠温为胎黄虚脱之象，治宜大补元气，温阳固脱，代表方剂为参附汤合生脉散。

考点发散：胎黄常证包括湿热郁蒸证、寒湿阻滞证、气滞血瘀证；变证包括胎黄动风证。

第三单元　肺系疾病

一、A1 型题

1. 小儿感冒病程中易出现腹胀纳呆，或伴吐泻的症状，其病机是

A. 脾常不足　　　　B. 肺常不足

C. 肝常有余　　　　D. 肾常不足

E. 心常有余

答案解析：A。小儿感冒出现腹胀纳呆，或伴吐泻的症状为感冒夹滞，是由于小儿脾常不足，受邪后脾失健运、乳食内停所致。

考点发散：感冒夹滞的治法为解表兼以消食导滞，宜在疏风解表的基础上加用保和丸。

2. 小儿感冒病程中易出现咳嗽加剧、喉间痰鸣的症状，其病机是

A. 脾常不足　　　　B. 肺常不足

C. 肝常有余　　　　D. 肾常不足

E. 心常有余

答案解析：B。小儿感冒出现咳嗽加剧、喉间痰鸣的症状为感冒夹痰，是由于小儿肺常不足，受邪后肺失宣肃、痰浊蕴肺所致。

考点发散：风寒夹痰者，治法为辛温解表，宣肺化痰，代表方剂是二陈汤、三拗汤；风热夹痰者，治法为辛凉解表，清肺化痰，代表方剂是桑菊饮、黛蛤散。

3. 小儿感冒病程中易出现睡卧不宁、惊惕抽风的症状，其病机是

A. 脾常不足　　　　B. 肺常不足

C. 肝常有余　　　　D. 肾常不足

E. 心常有余

答案解析：C。小儿感冒出现睡卧不宁、惊惕抽风的症状为感冒夹惊，与肝常有余和神气怯弱有关。

考点发散：感冒夹惊的治法是解表兼以清热镇惊，宜在疏风解表基础上加用镇惊丸。

4. 小儿风热感冒与风寒感冒的鉴别要点是

A. 恶风发热　　　　B. 恶寒发热

C. 咽红肿痛　　　　D. 咳嗽不爽

E. 咳嗽频作

答案解析：C。小儿风热感冒为风热之邪致病，风热上攻咽喉，可见咽红肿痛；风寒感冒系风寒之邪为病，咽红咽痛不显，为主要鉴别点。

考点发散：风寒感冒证的主症是发热轻，恶寒重，流清涕，咽不红。治法是辛温解表，疏风散寒。代表方剂是荆防败毒散。风热感冒证的主症是发热重，有汗，流浊涕，咳嗽，痰稠色白或黄，咽红肿痛，口渴。治法是辛凉解表，疏风清热。代表方剂是银翘散。

5. 治疗时疫感冒应首选的方剂是

A. 荆防败毒散

B. 新加香薷饮

C. 银翘散合黄连解毒汤

D. 银翘散合清瘟败毒散

E. 银翘散合普济消毒饮

答案解析：E。时疫感冒多由热毒之邪所致，故治疗应以清瘟解表消毒为法，方选银翘散合普济消毒饮。

考点发散：时疫感冒起病急骤，全身症状重，高热恶寒，无汗或汗出热不解，头痛，心烦，目赤咽红，肌肉酸痛。治法为清瘟解表消毒，代表方剂银翘散合普济消毒饮。

6. 乳蛾的治疗原则是

A. 清热解毒，利咽消肿

B. 疏风清热，利咽消肿

C. 养阴润肺，软坚利咽

D. 辛温解表，疏风散寒

E. 清热解毒，软坚散结

答案解析：A。乳蛾主要为热毒搏结于咽喉所致，故治疗以清热解毒、利咽消肿为原则。

7. 治疗乳蛾肺胃阴虚证宜首选的方剂是

A. 银翘马勃散　　　　B. 牛蒡甘桔汤

C. 养阴清肺汤　　　　D. 普济消毒饮

E. 荆防败毒散

答案解析：C。乳蛾肺胃阴虚证乃热毒搏结咽喉，灼伤阴津所致，故治疗宜选用养阴清肺汤以养阴润肺，软坚利咽。

考点发散：乳蛾肺胃阴虚证治法是养阴润肺，软坚利咽。

8. 肺炎喘嗽的病机关键是

A. 感受寒邪　　　　B. 痰热内阻

C. 肺气闭郁　　　　D. 正气不足

E. 邪毒鸱张

答案解析：C。肺炎喘嗽为外感性疾病，其病机关键在于外邪袭肺，造成肺气闭郁。

考点发散：肺炎喘嗽的治疗原则是开肺化痰，止咳平喘。

9. 肺炎喘嗽的主要临床特点不包括

A. 热　　　　B. 咳

C. 痰　　　　D. 喘

E. 瘀

答案解析：E。肺炎喘嗽的临床特点是咳、喘、痰、热。

10. 肺炎喘嗽的变证是

A. 风热郁肺　　　　B. 痰热闭肺

C. 毒热闭肺　　　　D. 肺脾气虚

E. 心阳虚衰

答案解析：E。肺炎喘嗽痰热闭肺证极期易出现心阳虚衰和邪陷厥阴两种变证。

考点发散：肺炎喘嗽的常证有风寒郁肺证、风热郁肺证、痰热闭肺证、毒热闭肺证、阴虚肺热、肺脾气虚证；变证有邪陷厥阴证、心阳虚衰证。

11. 肺炎喘嗽症见壮热不退，口唇发绀，气促，喉间痰鸣，烦躁不安，神昏谵语，双目上视，四肢抽搐，应辨证为

A. 心阳虚衰证　　　　B. 风热郁肺证

C. 毒热闭肺证　　　　D. 邪陷厥阴证

E. 阴虚肺热证

答案解析：D。壮热不退，口唇发绀，气促，喉间痰鸣，烦躁不安，神昏谵语，双目上视，四肢抽搐为邪陷厥阴，肝风内动，蒙蔽心包的临床表现，故应辨证为邪陷厥阴证。

考点发散：肺炎喘嗽邪陷厥阴证的治法是清心开窍，平肝息风，代表方剂为羚角钩藤汤合牛黄清心丸。

12. 治疗肺炎喘嗽风寒郁肺证应首选的方剂是

A. 华盖散　　　　B. 小青龙汤

C. 大青龙汤　　　　D. 麻杏石甘汤

E. 清气化痰汤

答案解析：A。华盖散功擅辛温宣肺，化痰止咳，适用于肺炎喘嗽风寒郁肺之证。

考点发散：肺炎喘嗽风寒郁肺证的治法是辛温宣肺，化痰止咳。

13. 下列哪项不是肺炎合并心衰的诊断要点

A. 呼吸突然增快，超过 60 次/分

B. 心率突然加快，超过 180 次/分

C. 肝脏肋下 2cm

D. 心音低钝，颈静脉怒张

E. 烦躁不安

答案解析：C。心力衰竭的表现为肝脏进行性增大，并无具体数字指标。

考点发散：肺炎合并心衰的治疗：①一般处理：给氧、祛痰、止咳、镇静及病因治疗。②使用洋地黄类药物。③使用利尿剂及血管扩张剂。

14. 治疗咳嗽痰热蕴肺证，宜首选的方剂是

A. 麻黄汤　　　　B. 桑菊饮

C. 二陈汤　　　　D. 清金化痰汤

E. 葶苈大枣泻肺汤

答案解析：D。清金化痰汤功擅清热化痰，宣肺止咳，切中痰热蕴肺咳嗽之病机。

15. 小儿风寒咳嗽证的主要症状是

A. 干咳无痰，咽痒声嘶

B. 咳嗽不爽，痰黄黏稠

C. 咳声重浊，痰白清稀

D. 咳声重浊，痰多壅盛，色白而稀

E. 咳嗽频作，声重咽痒，咳痰清稀

答案解析：E。咳嗽频作，声重咽痒，咳痰清稀为风寒袭肺、肺失宣肃所致。

考点发散：风寒咳嗽证的治法是疏风散寒，宣肺止咳。代表方剂是杏苏散、金沸草散。

16. 治疗阴虚咳嗽证宜首选的方剂是

A. 银翘散　　　　B. 桑菊饮

C. 沙参麦冬汤　　　　D. 六味地黄丸

E. 清金化痰汤

答案解析：C。沙参麦冬汤功擅滋阴润燥，养阴清肺，切中阴虚咳嗽证之病机。

考点发散：阴虚咳嗽证的治法是滋阴润燥，养阴清肺，代表方剂是沙参麦冬汤。

17. 哮喘主要涉及的脏腑是

A. 肺肝肾 B. 肺肝脾

C. 肺脾肾 D. 心肝肾

E. 肺心肝

答案解析：C。哮喘的病机关键在于痰饮留伏。肺脾肾三脏与机体水液代谢关系密切，肺脾肾三脏失职是伏痰形成的主要原因。肺、脾、肾三脏功能不足，导致痰饮内伏，成为哮喘之夙根。哮喘的外因责之于感受外邪，接触异物、异味，以及嗜食咸酸等。

18. 儿童哮喘的诊断标准不包括

A. 反复发作的喘息、胸闷或咳嗽

B. 双肺散在或弥漫的哮鸣音

C. 吸气相延长

D. 支气管舒张剂有显著疗效

E. 除外其他疾病引起的喘息、胸闷或咳嗽

答案解析：C。哮喘表现为呼气性呼吸困难，呼气相延长。

19. 关于咳嗽变异性哮喘的叙述，错误的是

A. 抗生素治疗无效

B. 哮喘药物治疗有效

C. 伴有过敏性鼻炎、湿疹等过敏性疾病

D. 发作时呼吸困难，呼气延长，伴有哮鸣音

E. 以干咳为主，常在夜间和（或）清晨及运动后发作或加重

答案解析：D。咳嗽变异性哮喘表现为慢性咳嗽，并无喘息发作。

考点发散：哮喘的诊断：反复发作的喘息、胸闷或咳嗽，双肺散在或弥漫的哮鸣音，呼气相延长，支气管舒张剂有显著疗效，除外其他疾病引起的喘息、胸闷或咳嗽。

20. 治疗哮喘肺肾阴虚证宜首选的方剂是

A. 六味地黄丸 B. 杞菊地黄丸

C. 麦味地黄丸 D. 金匮肾气丸

E. 桂附地黄丸

答案解析：C。麦味地黄丸功擅养阴清热，敛肺补肾，切中哮喘肺肾阴虚证的病机。

考点发散：哮喘肺肾阴虚证的治法是养阴清热，敛肺补肾，代表方剂是麦味地黄丸。

21. 诊断 0～2 岁的小儿反复呼吸道感染，其中 1 年内上呼吸道感染的次数是

A. 5 次以上 B. 6 次以上

C. 7 次以上 D. 8 次以上

E. 9 次以上

答案解析：C。诊断 0～2 岁的小儿反复呼吸道感染，1 年内上呼吸道感染的次数是 7 次以上。

考点发散：诊断 0～2 岁的小儿反复呼吸道感染，1 年内支气管炎的次数是 3 次，肺炎的次数是 2 次。

22. 反复呼吸道感染，两次呼吸道感染的间隔天数至少是

A. 5 天 B. 6 天

C. 7 天 D. 8 天

E. 9 天

答案解析：C。判定小儿反复呼吸道感染，两次呼吸道感染的间隔天数应在 7 天以上。

考点发散：诊断 3～5 岁的小儿反复呼吸道感染，1 年内上呼吸道感染的次数是 6 次，支气管炎的次数是 2 次，肺炎的次数是 2 次。诊断 6～14 岁的小儿反复呼吸道感染，1 年内上呼吸道感染的次数是 5 次，支气管炎的次数是 2 次，肺炎的次数是 2 次。

二、A2 型题

1. 患儿，3 岁。发病于 8 月。主因发热 1 天就诊。症见发热无汗（体温 38℃），鼻塞流涕，恶心欲呕，大便偏稀日 2 次。体格检查：神清，呼吸平稳，颈软，咽微红，心肺无异常，腹软无压痛，舌红苔白腻，脉滑数。应诊断为

A. 风热感冒 B. 感冒夹滞

C. 风寒感冒 D. 暑邪感冒

E. 湿热泄泻

答案解析：D。发病于夏季，暑热之邪袭肺碍脾，以发热、鼻塞流涕、恶心欲呕为主症；舌红苔白腻，脉滑数，符合暑邪感冒的诊断。治宜清暑解表，化湿和中，代表方剂新加香薷饮。

2. 患儿，6 岁。发热 2 天，鼻塞、流浊涕，微有汗出，咽红肿痛，微咳，无呕吐、腹痛，大便正常，舌红，苔薄黄，脉浮数。治疗宜首选的方剂是

A. 桑菊饮 B. 银翘散

C. 荆防败毒散 D. 麻杏石甘汤

E. 葛根芩连汤

答案解析：B。风热之邪犯于卫表，上攻肺窍则见发热、鼻塞、流浊涕，咽红肿痛等症。舌红，苔薄黄，脉浮数为风热在表之象，应辨证为风热感冒，故治疗应首选的方剂是银翘散。

考点发散：风热感冒的治法是辛凉解表，疏风清热。

3. 患儿，4 岁。喉核赤肿，咽喉疼痛，吞咽不利，发热重，鼻塞流涕，头痛身痛，舌红，苔薄黄，脉浮数。治疗宜首选的方剂是

  A. 银翘马勃散   B. 牛蒡甘桔汤

  C. 养阴清肺汤   D. 普济消毒饮

  E. 荆防败毒散

答案解析：A。外感风热，搏结于咽喉，故见喉核赤肿，咽喉疼痛，吞咽不利，发热重，鼻塞流涕，头痛身痛。舌红，苔薄黄，脉浮数为风热在表之象。应辨证为乳蛾风热搏结证，银翘马勃散疏风清热，利咽消肿，切中病机。

考点发散：乳蛾风热搏结证的治法是疏风清热，利咽消肿。

4. 患儿，5 岁。发热咽痛 2 天。症见高热不退，喉核赤肿，溃烂化脓，吞咽困难，口干口臭，大便干结，小便黄少，舌红，苔黄，脉数。治法应是

  A. 疏风清热，利咽消肿

  B. 清热解毒，利咽消肿

  C. 养阴润肺，软坚利咽

  D. 清热解毒，软解散结

  E. 利咽消肿，活血化瘀

答案解析：B。肺胃蕴热，热毒炽盛，搏结咽喉，则见高热咽痛，喉核赤肿，溃烂化脓，吞咽困难，口干口臭，大便干结，小便黄少。舌红，苔黄，脉数为肺胃热盛之象。应辨证为热毒炽盛证，治当清热解毒，利咽消肿。

考点发散：治疗乳蛾热毒炽盛证的代表方剂是牛蒡甘桔汤。

5. 患儿，4 岁。咽痛 1 周。症见喉核肿大暗红，咽干咽痒，日久不愈，干咳少痰，大便干结，小便黄少，舌质红，苔少，脉细数。其证候应是

  A. 风热搏结证   B. 热毒炽盛证

  C. 肺胃阴虚证   D. 脾胃积热证

  E. 肺胃蕴热证

答案解析：C。热病后期，余邪留恋，肺胃津伤，故见喉核肿大暗红，咽干咽痒，日久不愈，干咳少痰，大便干结，小便黄少。舌质红，苔少，脉细数为阴虚内热之象。应辨证为肺胃阴虚证。

考点发散：乳蛾肺胃阴虚证的治法是养阴润肺，软坚利咽，代表方剂是养阴清肺汤。

6. 患儿，2 岁。咳嗽发热 3 天。症见发热（体温 38.2℃），鼻塞流浊涕，微汗恶风，咳嗽不爽，有痰，咽红，舌质红，苔薄黄，指纹浮紫。听诊双肺呼吸音粗糙，偶可闻及粗大的湿性啰音。应诊断为

  A. 上呼吸道感染，风热感冒

  B. 上呼吸道感染，风热夹痰

  C. 气管炎，风热咳嗽

  D. 气管炎，痰热咳嗽

  E. 气管炎，痰热闭肺

答案解析：C。症见发热，咳嗽不爽，有痰，双肺呼吸音粗糙，偶可闻及粗大的湿性啰音。西医应诊断为支气管炎，中医应诊断为咳嗽。风热袭肺，肺失宣肃，肺窍不利，故见鼻塞流浊涕，微汗恶风，咽红。舌质红，苔薄黄，指纹浮紫为风热袭肺之象，符合风热咳嗽的临床表现。

考点发散：风热咳嗽的治法是疏风解热，宣肺止咳，代表方剂是桑菊饮。

7. 患儿，8 岁。发病于 10 月。咳嗽痰少，鼻燥咽干，口干欲饮，咽痒咽痛，皮肤干燥，伴低热、鼻塞、咽痛，大便干，舌质红，苔少乏津，脉浮数。应诊断为

  A. 风寒咳嗽证   B. 风热咳嗽证

  C. 风燥咳嗽证   D. 痰热咳嗽证

  E. 痰湿咳嗽证

答案解析：C。起病于秋季，风燥之邪袭肺，阴津耗伤，故见咳嗽痰少，鼻燥咽干，口干欲饮，咽痒咽痛，皮肤干燥，伴低热、鼻塞、咽痛，大便干，舌质红，苔少乏津，脉浮数，符合风燥伤津的辨证。

考点发散：风燥咳嗽的治法是疏风清肺，润燥止咳，代表方剂是清燥救肺汤、桑杏汤。

8. 患儿，1 岁。起病 4 天，咳剧喘促，喉中痰鸣，烦躁哭闹。体温 39.4℃，呼吸 58 次/分，心率 160 次/分，听诊两肺闻及干啰音、右下肺少许细湿啰音，肝脏边缘在右肋下 1.5cm。应诊断为

  A. 上呼吸道感染   B. 急性支气管炎

C. 支气管哮喘　　　D. 支气管肺炎

E. 支气管肺炎合并心力衰竭

答案解析：D。咳嗽气促，发热烦躁，肺部可闻及细湿啰音，肺炎的诊断成立。呼吸 <60 次/分、心率 <180 次/分，肝下界也在正常范围之内，故未合并心力衰竭。

考点发散：肺炎合并心衰的临床表现：①心率 >180 次/分；②呼吸 >60 次/分；③突然发生极度烦躁不安；④面色明显发绀，皮肤苍白、发灰、发花、发凉，指（趾）甲微血管再充盈时间延长，尿少或无尿；⑤心音低钝，有奔马律，颈静脉怒张。X 线检查示心脏扩大；⑥肝脏迅速扩大；⑦颜面、眼睑或下肢水肿。具有前 5 项者即可诊断心力衰竭。

9. 患儿，10 岁。以"发热、咳嗽 5 天"就诊。症见高热烦躁，咳嗽喘促，气急鼻煽，痰多色黄，食欲不振，口干口渴，大便量少难行。体格检查：体温 39℃，神清，精神可，呼吸略促，咽红，双肺可闻及干鸣音及细湿啰音；心率 115 次/分，律齐，舌红苔黄，脉滑数。胸部 X 线检查：右下肺可见大片状影。治疗宜首选的方剂是

A. 华盖散合苏葶丸

B. 银翘散合麻杏石甘汤

C. 射干麻黄汤合二陈汤

D. 麻杏石甘汤合二陈汤

E. 五虎汤合葶苈大枣泻肺汤

答案解析：E。患儿以高热烦躁，咳嗽喘促，气急鼻扇，痰多色黄为主要临床表现。双肺可闻及干鸣音及细湿啰音，舌红苔黄，脉滑数。胸部 X 线检查示：右下肺大片状影，符合肺炎喘嗽痰热闭肺证的临床表现，故治疗首选方是五虎汤合葶苈大枣泻肺汤。

考点发散：肺炎喘嗽痰热闭肺证其治法是清热涤痰，开肺定喘。

10. 患儿，3 岁。发热咳嗽 2 天。壮热不退，咳嗽剧烈，痰黄稠难咯或痰中带血，气急喘憋，呼吸困难，鼻翼扇动，神昏谵语，舌红少津，苔黄腻，脉洪数。其治则应是

A. 清热解毒，泻肺开闭

B. 清热涤痰，开肺定喘

C. 温补心阳，救逆固脱

D. 清热解毒，软坚散结

E. 清心开窍，平肝息风

答案解析：A。壮热不退，咳嗽剧烈，痰黄稠难咯或痰中带血，气急喘憋，呼吸困难，鼻翼扇动，神昏谵语，症状甚重，当属因感受疫疠之邪，邪毒炽盛，重闭肺气所致；舌红少津，苔黄腻，脉洪数为毒热内盛之象。辨证属毒热闭肺，治当清热解毒，泻肺开闭。

考点发散：治疗肺炎喘嗽毒热闭肺证的代表方剂是黄连解毒汤合麻杏石甘汤。

11. 患儿，11 岁。反复咳喘 7 年，症见乏力，时有干咳，形体消瘦，盗汗，手足心热，便秘，舌红少津，舌苔剥脱，脉细数。应诊断为

A. 哮喘肺肾阴虚证　　B. 哮喘外寒内热证

C. 哮喘肺脾气虚证　　D. 热性哮喘证

E. 咳嗽风热犯肺证

答案解析：A。反复咳喘，同时伴有乏力、消瘦、手足心热、盗汗为肺肾阴虚的表现；舌红少津，舌苔剥脱，脉细数，符合哮喘肺肾阴虚证的诊断。

考点发散：哮喘肺肾阴虚证的治法是养阴清热，敛肺补肾，代表方剂是麦味地黄丸。

12. 患儿，8 岁。气喘，喉间哮鸣，咳嗽痰壅，痰黏色黄难咯，胸闷，呼吸困难，流涕黄稠，烦躁不宁，大便干，咽红，舌质红，苔黄腻，脉滑数。应诊断为

A. 寒性哮喘证　　　B. 热性哮喘证

C. 外寒内热证　　　D. 肺实肾虚证

E. 肺脾气虚证

答案解析：B。痰热阻肺，气道不利，故见气喘哮鸣，咳嗽痰壅，痰黏色黄难咯，胸闷，流涕黄稠；痰热扰心故烦躁不宁；肺热下移大肠则大便干；舌质红，苔黄腻，脉滑数为痰热内盛之象。故应诊断为热性哮喘证。

考点发散：热性哮喘证的治法是清肺涤痰，止咳平喘，代表方剂是麻杏石甘汤合苏葶丸。

13. 患儿，4 岁。气喘，喉间哮鸣，咳嗽，痰稀色白有泡沫，形寒肢凉，无汗，口不渴，小便清长，大便溏薄，咽不红，舌淡红，苔薄白，脉浮紧。治法应是

A. 泻肺平喘，补肾纳气

B. 解表清里，止咳定喘

C. 清肺涤痰，止咳平喘

D. 温肺散寒，涤痰定喘

E. 补肺固表，健脾益气

答案解析：D。外寒引动伏痰，肺失宣肃，气道不利，故见气喘哮鸣，痰稀色白有泡沫，形寒肢凉，无汗，口不渴，小便清长，大便溏薄，咽不红；舌淡红，苔薄白，脉浮紧为风寒外束，痰饮内伏之象。故辨证为寒性哮喘证，治当温肺散寒，涤痰定喘。

考点发散：治疗寒性哮喘证的代表方剂是小青龙汤合三子养亲汤。

14. 患儿，6岁。气喘，喉间哮鸣，咳嗽痰黏，色黄难咯，流清涕，恶寒，发热，面色红赤，夜卧不安，无汗，口渴，小便黄赤，大便干，咽红，舌红苔薄白，脉浮紧。应辨证为

A. 风寒束肺证　　B. 痰热阻肺证

C. 外寒内热证　　D. 肺实肾虚证

E. 肺脾气虚证

答案解析：C。肺失宣肃，气道不利，故见气喘哮鸣，咳嗽痰黏，色黄难咯；外寒表证尚未尽去，故见鼻流清涕，恶寒，无汗，发热；内有蕴热，故见面色红赤，口渴，小便黄赤，大便干，咽红；舌红苔薄白，脉浮紧乃外寒内热之象。辨证符合外寒未解，内有蕴热之证。

考点发散：哮喘外寒内热证的治法是解表清里、止咳定喘，代表方剂是大青龙汤。

15. 患儿，7岁。自3岁起即经常发热、感冒、咳嗽，平均每月1次。去年曾患支气管炎2次，肺炎1次。平素活动后多汗，易疲倦，纳差，大便稀溏，形体消瘦，面色萎黄，舌质淡，苔薄白，脉细弱。治疗宜首选的方剂是

A. 玉屏风散合六君子汤

B. 金匮肾气丸

C. 麦味地黄丸

D. 人参五味子汤

E. 桂枝汤

答案解析：A。患儿4年来反复呼吸道感染，上呼吸道感染平均每月1次，下呼吸道感染1年内3次，符合反复呼吸道感染的诊断。活动后多汗为肺气虚弱之象，同时伴有易疲倦、纳差、大便稀溏、面色萎黄等脾气虚之象，故辨证属肺脾气虚，治疗宜选用玉屏风散合六君子汤。

考点发散：肺脾气虚证的治法是补肺固表，健脾益气。

16. 患儿，6岁。反复外感，面黄少华，形体消瘦，肌肉松软，少气懒言，气短，自汗多汗，食少纳呆，大便不调，舌质淡，苔薄白，脉无力。应辨证为

A. 肺脾气虚证　　B. 营卫失调证

C. 脾肾两虚证　　D. 肺脾阴虚证

E. 气阴两虚证

答案解析：A。反复外感，营卫失和，无以温煦濡养，卫外失固，故见面黄少华、形体消瘦、肌肉松软、少气懒言、气短、自汗多汗、食少纳呆、大便不调，舌质淡，苔薄白，脉无力。符合肺脾气虚证的临床表现。

考点发散：肺脾气虚证的治法是补肺固表、健脾益气，代表方剂是玉屏风散合六君子汤。

17. 患儿，3岁。平素反复外感。症见面白少华，形体消瘦，肌肉松软，鸡胸龟背，腰膝酸软，形寒肢冷，发育落后，动则气喘，少气懒言，多汗易汗，食少纳呆，大便稀溏，舌质淡，苔薄白，脉沉细无力。治疗宜首选的方剂是

A. 黄芪桂枝五物汤

B. 玉屏风散合六君子汤

C. 金匮肾气丸合理中丸

D. 生脉散合沙参麦冬汤

E. 补中益气汤合生脉饮

答案解析：C。平素反复外感，面白少华，形体消瘦，肌肉松软，食少纳呆，大便稀溏，为脾虚生化无缘所致；鸡胸龟背，腰膝酸软，形寒肢冷，发育落后为肾虚无以温煦所致；动则气喘，少气懒言，多汗易汗，食质淡，苔薄白，脉沉细无力，符合脾肾两虚的临床表现，故选金匮肾气丸合理中丸温补脾肾。

考点发散：脾肾两虚证的治法是温补肾阳，健脾益气。

18. 患儿，6岁。反复外感，面白颧红少华，食少纳呆，口渴，盗汗自汗，手足心热，大便干结，舌质红，苔花剥，脉细数。治法宜

A. 调和营卫，益气固表

B. 温补肾阳，健脾益气

C. 养阴润肺，益气健脾

D. 补肺固表，健脾益气

E. 健脾益气，养阴益胃

答案解析：E。反复外感，津液耗伤，虚火内生，故见面白颧红少华，食少纳呆，口渴，盗汗自汗，手足心热，大便干结，舌质红，苔花剥，脉细数。故辨证为肺胃阴虚，治当健脾益气，养阴益胃。

考点发散：治疗肺胃阴虚证的代表方剂是生脉散合沙参麦冬汤。

三、B1 型题

（1~2题共用备选答案）

A. 荆防败毒散加二陈汤

B. 荆防败毒散加保和丸

C. 银翘散加麻杏石甘汤

D. 银翘散加镇惊丸

E. 新加香薷饮加镇惊丸

1. 治疗小儿风热感冒夹惊宜首选的方剂是

2. 治疗小儿风寒感冒夹滞宜首选的方剂是

答案解析：1. D　2. B。风热感冒夹惊应在疏散风热的基础上辅以镇惊安神，首选银翘散加镇惊丸；风寒感冒夹滞应在辛温解表的基础上辅以消食导滞，首选荆防败毒散保和丸。

考点发散：风寒夹痰者在疏风解表的基础上加二陈汤、三拗汤；风热夹痰者在疏风解表的基础上加桑菊饮、黛蛤散。

（3~4题共用备选答案）

A. 恶寒发热，呛咳不爽，呼吸气急，痰白而稀

B. 发热恶风，咳嗽气急，痰黄而黏，口渴咽红

C. 发热烦躁，咳嗽喘促，呼吸困难，气急鼻扇，喉间痰鸣

D. 病程较长，低热盗汗，干咳无痰，面色潮红，舌红少苔

E. 低热起伏，面白少华，动则汗出，咳嗽无力，纳差便溏

3. 肺炎喘嗽痰热闭肺证的临床表现是

4. 肺炎喘嗽肺脾气虚证的临床表现是

答案解析：3. C　4. E。肺炎喘嗽痰热闭肺证以热、咳、痰、喘、扇为主要临床表现；肺炎喘嗽肺脾气虚证以低热起伏，面白少华，动则汗出，咳嗽无力，纳差便溏为主要临床表现。

考点发散：痰热闭肺证的治法是清热涤痰，开肺定喘，代表方剂是麻杏石甘汤合葶苈大枣泻肺汤。肺脾气虚证的治法是补肺益气，健脾化痰，代表方剂是人参五味子汤。

（5~6题共用备选答案）

A. 温卫和营，益气固表

B. 健脾益气，补肾壮骨

C. 补肾壮骨，填阴温阳

D. 补肺固表，健脾益气

E. 扶正固表，攻补兼施

5. 反复呼吸道感染肺脾气虚证的治法是

6. 反复呼吸道感染营卫失调证的治法是

答案解析：5. D　6. A。肺脾气虚证当治以补肺固表，健脾益气；营卫失调证当治以温卫和营，益气固表。

考点发散：治疗肺脾气虚证的代表方剂是玉屏风散合六君子汤；治疗营卫失调证的代表方剂是黄芪桂枝五物汤。

（7~8题共用备选答案）

A. 温肺散寒，化痰平喘

B. 疏风散寒，宣肺止咳

C. 祛邪扶正，标本兼顾

D. 辛温开肺

E. 温化寒痰

7. 寒性哮喘的治法是

8. 风寒咳嗽的治法是

答案解析：7. A　8. B。寒性哮喘是体内伏痰为外寒引动所致，故当治以温肺散寒，化痰平喘；风寒咳嗽是外感风寒，肺气失宣所致，故当治以疏风散寒，宣肺止咳。

考点发散：治疗寒性哮喘的代表方剂是小青龙汤合三子养亲汤；治疗风寒咳嗽的代表方剂是杏苏散、金沸草散。

（9~10题共用备选答案）

A. 银翘马勃散　　B. 牛蒡甘桔汤

C. 养阴清肺汤　　D. 普济消毒饮

E. 荆防败毒散

9. 治疗乳蛾肺胃阴虚证，宜首选的方剂是

10. 治疗乳蛾热毒炽盛证，宜首选的方剂是

答案解析：9. C　10. B。治疗乳蛾肺胃阴虚证当选养阴清肺汤养阴润肺，软坚利咽；治疗乳蛾热毒炽盛证当选牛蒡甘桔汤清热解毒，利咽消肿。

考点发散：肺胃阴虚证的治法是养阴润肺，软坚利咽；热毒炽盛证的治法是清热解毒，利咽消肿。

第四单元 脾系病证

一、A1 型题

1. 鹅口疮好发于

A. 初生儿 　　　　B. 婴儿

C. 学龄前儿童 　　D. 学龄儿童

E. 青春期儿童

答案解析：A。鹅口疮多见于初生儿，以及久病体虚的婴幼儿。

考点发散：鹅口疮以口腔、舌上蔓生白屑为主要临床特征，一年四季均可发病。

2. 鹅口疮的常见致病菌为

A. 肺炎链球菌 　　B. 支原体

C. 铜绿假单胞菌 　D. 白色念珠菌

E. 结核杆菌

答案解析：D。鹅口疮患者，取白屑少许涂片，加10% 氢氧化钠液，置显微镜下，可见白色念珠菌芽孢及菌丝。

考点发散：鹅口疮的西医治疗：2% 碳酸氢钠溶液于哺乳前后清洗口腔，制霉菌素甘油涂患处，1 日3～4 次。

3. 幼儿口疮发病年龄多为

A. 1～2 岁 　　　B. 2～4 岁

C. 4～6 岁 　　　D. 6～8 岁

E. 0～1 岁

答案解析：B。幼儿口疮的发病年龄多为2～4 岁。

考点发散：口疮以齿龈、舌体、两颊、上颚等处出现黄白色溃疡、疼痛流涎，或伴发热为特征，预后良好。

4. 治疗口疮风热乘脾证，宜首选的方剂是

A. 泻心导赤散 　　B. 泻黄散

C. 清胃散 　　　　D. 凉膈散

E. 银翘散

答案解析：E。治疗口疮风热乘脾证的代表方剂为银翘散。

考点发散：治疗口疮心火上炎证的代表方剂是泻心导赤散。

5. 不属于泄泻病因的是

A. 感受外邪 　　　B. 伤于饮食

C. 脾胃虚弱 　　　D. 脾肾阳虚

E. 禀赋不足

答案解析：E。小儿泄泻发生的原因有感受外邪、伤于饮食、脾胃虚弱，脾肾阳虚。

考点发散：泄泻夏秋季节发病率较高。

6. 泄泻的病变脏腑主要是

A. 肝、胆 　　　　B. 心、小肠

C. 脾、胃 　　　　D. 肺、大肠

E. 肾、膀胱

答案解析：C。胃主受纳腐熟水谷，脾主运化水湿和水谷精微，若脾胃受病，则饮食入胃之后，水谷不化，精微不布，清浊不分，合污而下，致成泄泻。泄泻的病变脏腑在脾胃。

考点发散：2 岁以下小儿发病率高。

7. 小儿泄泻的变证，重在辨

A. 虚、实 　　　　B. 寒、热

C. 表、里 　　　　D. 阴、阳

E. 轻、重

答案解析：D。泄泻以八纲辨证为纲：常证重在辨寒、热、虚、实；变证重在辨阴、阳。小儿泄泻变证分为气阴两伤证和阴竭阳脱证。起于泻下不止、精神萎靡、皮肤干燥，为气阴两伤证，属重症；精神萎靡、尿少或无、四肢厥冷、脉细欲绝，为阴竭阳脱证，属危证。

8. 厌食的主要病机是

A. 脾胃虚弱，纳化无权

B. 脾失健运，乳食不化

C. 暑湿内伤，脾为湿困

D. 脾胃失和，纳化失职

E. 肝郁气滞，乘脾犯胃

答案解析：D。脾胃为后天之本，胃司受纳，脾主运化，脾胃调和，则知饥欲食，食而能化。若脾胃失和，纳化失职，则造成厌食。

考点发散：厌食的常见病因有喂养不当、脾胃湿热、他病伤脾、禀赋不足、情志失调、邪毒犯胃等。

9. 下列各项中，不属于厌食的预防与调护措施的是

A. 母乳喂养的婴儿4 个月后应逐步添加辅食

B. 纠正不良饮食习惯，不偏食、挑食，不强迫进食

C. 遵照"胃以喜为补"的原则，先从小儿喜欢的

食物着手，来诱导开胃

D. 饮食定时适量，鼓励多食蔬菜及粗粮，不吃荤腥饮食

E. 注意生活起居，加强精神调护，保持良好情绪，饭菜多样化，以促进食欲

答案解析： D。厌食患者饮食宜定时适量，荤素搭配，少食肥甘厚味、生冷坚硬等不易消化食物，鼓励多食蔬菜及粗粮。

考点发散： 厌食常用的其他疗法：推拿疗法、体针和耳穴疗法。

10. 下列各项中，不属于小儿厌食诊断要点的是

A. 有喂养不当、病后失调、先天不足或情志失调史

B. 长期食欲不振，厌恶进食，食量明显少于同龄正常儿童

C. 面色少华，形体偏瘦，但精神尚好，活动如常

D. 除外其他外感、内伤慢性疾病

E. 可见精神倦怠、大便不调，或伴发热

答案解析： E。厌食应与疰夏相鉴别。疰夏为夏季季节性疾病，有"春夏剧，秋冬瘥"的发病特点。临床表现除食欲不振外，可见精神倦怠、大便不调，或伴发热。

11. 积滞的病变脏腑主要是

A. 胃、小肠　　　　B. 胃、大肠

C. 脾、小肠　　　　D. 脾、大肠

E. 脾、胃

答案解析： E。胃主受纳，脾主运化，一纳一化，饮食物得以消化。若脾胃受损，纳化失和，乳食停聚不消，积而不化，气滞不行，则成积滞，因此病位在脾胃。

考点发散： 积滞辨证，病属实证，但若患儿素体脾气虚弱，可呈虚实夹杂证，积滞内停，又有寒化或热化的演变，可根据病史、伴随症状以及病程长短辨别其虚、实、寒、热。

12. 关于积滞的预防与调护，叙述错误的是

A. 乳食宜定时定量

B. 添加辅食循序渐进

C. 多食肥甘生冷之品

D. 积滞后须控制饮食

E. 忌暴饮暴食

答案解析： C。积滞忌暴饮暴食、过食肥甘炙煿、生冷瓜果、偏食零食。

考点发散： 积滞的治疗原则为消食化积，理气行滞。

13. 不属于小儿疳证常见病因的是

A. 饮食不节　　　　B. 疾病影响

C. 药物过伤　　　　D. 先天禀赋不足

E. 脾胃虚弱

答案解析： E。小儿疳证的病因以饮食不节、喂养不当、营养失调、疾病影响、药物过伤，以及先天禀赋不足为常见。

考点发散： 小儿疳证的主要病变脏腑在脾胃。

14. 不属于小儿疳证常见证型的是

A. 疳气　　　　B. 疳积

C. 干疳　　　　D. 疳肿胀

E. 积滞

答案解析： D。疳证的常见证型有疳气、疳积、干疳，兼症有眼疳、口疳、疳肿胀。

考点发散： 疳证的基本病机是脾胃受损，气血津液耗伤。

15. 干疳的主要治法是

A. 养血柔肝　　　　B. 补益气血

C. 滋阴生津　　　　D. 健脾温阳

E. 调脾健运

答案解析： B。干疳的主要治法是补益气血。疳气的主要治法是调脾健运。

16. 3个月～6岁小儿贫血血红蛋白的诊断标准是

A. 血红蛋白<90g/L

B. 血红蛋白<100g/L

C. 血红蛋白<110g/L

D. 血红蛋白<120g/L

E. 血红蛋白<130g/L

答案解析： C。3个月～6岁小儿血红蛋白<110g/L为贫血。

考点发散： 6岁以上小儿末梢血血红蛋白<120g/L为贫血。

17. 铁剂治疗营养性缺铁性贫血时，正确的停药时间是

A. 血红蛋白开始升高时

B. 血红蛋白恢复正常时

C. 血红蛋白恢复至正常后2个月左右

D. 血红蛋白恢复至正常后4个月左右

E. 血红蛋白恢复至正常后6个月左右

答案解析： C。营养性缺铁性贫血使用铁剂治疗。

一般用硫酸亚铁口服，每次 5～10mg/kg，2～3 次/日。同时服用维生素 C 有助于吸收。服用至血红蛋白达正常水平后 2 个月左右再停药。

考点发散：营养性缺铁性贫血有轻、中、重、极重度分级标准：①轻度：血红蛋白：6 个月～6 岁，90～110g/L，6 岁以上，90～120g/L；红细胞，(3～4)×10^{12}/L。②中度：血红蛋白，60～90g/L；红细胞，(2～3)×10^{12}/L。③重度：血红蛋白，30～60g/L；红细胞，(1～2)×10^{12}/L。④极重度：血红蛋白＜30g/L；红细胞＜1×10^{12}/L。

18. 感染寄生虫引起贫血，最常见的是

A. 蛔虫　　　　　B. 蛲虫

C. 绦虫　　　　　D. 钩虫

E. 姜片虫

答案解析：D。诸虫寄生体内耗伤气血，尤其是钩虫踞于肠腑直接吮吸血液，可导致贫血。

考点发散：贫血的常见病因包括先天禀赋不足、后天喂养不当、诸虫耗气伤血、急性慢性出血、外伤。

二、A2 型题

1. 患儿，4 个月。口腔满布白屑，周围红较甚，面赤，唇红，烦躁、啼哭不安，大便干结，小便黄。治疗宜首选的方剂是

A. 导赤散　　　　B. 泻黄散

C. 竹叶石膏汤　　D. 知柏地黄丸

E. 清热泻脾散

答案解析：E。口腔满布白屑，周围红甚为胎热秽毒蕴积心脾，热邪上炎熏蒸口舌，同时伴见哭闹不安、尿黄便秘等实热证，故辨证为心脾积热证，方选清热泻脾散。

考点发散：治疗鹅口疮虚火上炎证的代表方剂为知柏地黄丸。

2. 患儿，5 岁。口腔溃疡稀疏，周围色不红，疼痛不甚，反复发作，颧红，口干不渴，舌红，少苔，脉细数。应辨证为

A. 心火上炎证　　B. 风热乘脾证

C. 心脾积热证　　D. 虚火上浮证

E. 肝胆湿热证

答案解析：D。口舌溃疡稀疏，色淡，反复发作，疼痛不甚，为虚火内灼，熏蒸苗窍，同时伴有神疲颧红、舌红苔少等阴虚内热之象，故辨证为虚火上浮证。

考点发散：口疮虚火上浮证的治法为滋阴降火，引火归原，代表方剂为六味地黄丸加肉桂。

3. 患儿，5 岁。突然舌上、舌边溃烂，色赤疼痛，饮食困难，心烦不安，口干欲饮，小便短赤，舌尖红，苔薄黄，脉数。治法应是

A. 消食导滞，清热解毒

B. 疏风散火，清热解毒

C. 清心凉血，泻火解毒

D. 滋阴降火，引火归原

E. 疏风解表，泻火解毒

答案解析：C。舌上舌边溃烂，色赤疼痛，为心火上炎，上熏口舌，同时伴有心烦不安、小便短赤等心经热盛的征象，舌尖红、苔薄黄为实热证。故治法应为清心凉血，泻火解毒。

考点发散：治疗口疮心火上炎证的代表方剂为泻心导赤散。

4. 患儿，2 岁。因暴饮暴食导致夜间阵阵哭闹，呕吐 2 次，大便稀薄 4 次，酸臭，夹有食物残渣，腹胀，不思进食，舌苔垢腻。应辨证为

A. 湿热泻　　　　B. 风寒泻

C. 伤食泻　　　　D. 脾虚泻

E. 脾肾阳虚泻

答案解析：C。患儿起病前有乳食不节史，便稀夹不消化物，气味酸臭，为乳食入胃，停积不化，阻滞气机而致脘腹胀满，泻后痛减，故辨证为伤食泻。

考点发散：伤食泻的治法为运脾和胃，消食化滞，代表方剂为保和丸。

5. 患儿，11 个月。发热 2 天，泄泻 8 次，大便稀薄如水，气味臭秽，泻下急迫，恶心呕吐，脘腹胀满，小便短黄，舌苔黄腻。治疗宜首选的方剂是

A. 保和丸　　　　B. 平胃散

C. 参苓白术散　　D. 藿香正气散

E. 葛根芩连汤

答案解析：E。大便稀薄如水，泻下急迫，同时伴有恶心呕吐、脘腹胀满、小便短黄、舌苔黄腻，为湿热之邪蕴结脾胃，纳运无权，大肠传导失职所致，故辨证属湿热泻，治疗方剂宜选葛根芩连汤。

考点发散：治疗伤食泻的代表方剂为保和丸；脾虚泻的代表方剂为参苓白术散；风寒泻的代表方剂为藿香正气散。

6. 患儿，1 岁。反复泄泻 3 月余，大便清稀无臭，多于食后作泻，夹不消化食物，有时便后脱肛，形寒肢冷，精神萎靡，面色㿠白，指纹色淡。其病机为

A. 风寒伤脾　　　　B. 湿热蕴肠

C. 食伤脾胃　　　　D. 脾气虚弱

E. 脾肾阳虚

答案解析：E。患儿反复泄泻病程较长，且大便清稀无臭，多于食后作泻，同时伴有形寒肢冷，精神萎靡，面色㿠白等症，为脾肾阳虚，命火不足，脾胃失于温煦，阴寒内生，阳失温布所致，故其病机为脾肾阳虚。

考点发散：泄泻脾肾阳虚证的治法为温补脾肾，固涩止泻。代表方剂为附子理中汤合四神丸。

7. 患儿，3 岁。平素喜食煎炸及膨化食品，近半年来不思进食，食少饮多，皮肤欠润，大便干结，手足心热，舌质红少津，苔花剥。治疗宜首选的方剂是

A. 增液汤　　　　　B. 养胃增液汤

C. 沙参麦冬汤　　　D. 养阴清肺汤

E. 增液承气汤

答案解析：B。喜食煎炸之品易于耗伤脾胃阴液，食少饮多，手足心热，大便干结，舌红少津均为脾胃阴虚之象，故治疗宜首选养胃增液汤。

考点发散：脾胃阴虚证以不思进食，食少饮多，大便偏干，舌红少津为临床特征。治法为滋脾养胃，佐以助运。

8. 患儿，3 岁，体重 15kg。近 2 个月，食欲不振，面色少华，偶尔多食后则脘腹饱胀，精神尚可，二便调，舌苔薄腻。应辨证为

A. 脾失健运证　　　B. 脾胃阴虚证

C. 脾胃气虚证　　　D. 脾虚肝旺证

E. 脾肾阳虚证

答案解析：A。食欲不振，面色少华，偶尔多食后则脘腹饱胀为脾失健运，运化失职之象；精神尚可提示病情尚清浅，故属脾失健运证。

考点发散：脾失健运的治法为调和脾胃，运脾开胃。代表方剂为不换金正气散。

9. 患儿，5 岁。近 3 个月一直不思进食，食而不化，大便稀薄，夹有不消化食物，形体较瘦，乏力肢倦，舌质淡，苔薄白。应辨证为

A. 脾失健运证　　　B. 脾胃阴虚证

C. 脾胃气虚证　　　D. 脾虚肝旺证

E. 脾肾阳虚证

答案解析：C。厌食脾胃气虚证以不思饮食，面色少华，肢倦乏力，形体较瘦为辨证依据。

考点发散：厌食脾胃气虚证的治法为健脾益气，佐以助运。代表方剂为异功散。

10. 患儿，8 个月。因进食较多蛋奶类食物而致呕吐，不思进食，腹胀，夜卧不安，大便酸臭，舌苔厚腻。应诊断为

A. 厌食　　　　　　B. 积滞

C. 呕吐　　　　　　D. 疳积

E. 腹痛

答案解析：B。积滞的诊断要点：①有伤乳、伤食史。②以不思乳食，食而不化，脘腹胀满，嗳气酸腐，大便溏泄或便秘，气味酸臭为特征。③可伴有烦躁不安，夜间哭闹或呕吐等临床表现。④大便实验室检查可见不消化食物残渣、脂肪滴。

考点发散：积滞须与厌食相鉴别。厌食：长期食欲不振，厌恶进食，一般无脘腹胀满、大便酸臭等症。

11. 患儿，1 岁 8 个月。平素形体消瘦，面色萎黄，倦怠乏力，不思乳食，因过食甜品后，稍食则饱胀，腹满喜按，大便溏薄酸臭，夹有不消化食物，舌淡红，苔白腻，指纹淡滞。治疗宜首选的方剂是

A. 保和丸　　　　　B. 消乳丸

C. 健脾丸　　　　　D. 八珍汤

E. 肥儿丸

答案解析：C。形体消瘦，面色萎黄，倦怠乏力为脾胃虚弱，中气不足，气血亏虚，同时伴有食则饱胀，腹满喜按，大便溏薄酸臭，结合舌象均为脾气虚，脾阳不振，乳食不化夹积之象，辨证属脾虚夹积证，治疗宜选用的代表方剂为健脾丸。

考点发散：积滞脾虚夹积证的治法为健脾助运，消食化滞。

12. 患儿，1 岁 11 个月，体重 10 kg。面色少华，不思饮食，毛发稀疏，性急易怒，大便干稀不调，舌质淡，苔薄微腻，指纹淡。应诊断为

A. 厌食　　　　　　B. 疳气

C. 疳积　　　　　　D. 干疳

E. 积滞

答案解析：B。疳气属病之初期，临床以形体消瘦，面色无华，毛发干枯，精神萎靡或烦躁，饮食异常为特征。

考点发散：疳证须与厌食、积滞相鉴别：①厌食：由喂养不当，脾胃运化功能失调所致，以长期食欲不振、食量减少、厌恶进食为主要临床表现，无明显消瘦，精神尚好，病在脾胃，不涉及他脏，一般预后良好。②积滞：以不思乳食、食而不化、脘腹胀满、大便酸臭为特征，与疳证的以形体消瘦为特征有明显区别。但两者也有密切联系，若积久不消，影响水谷精微化生，致形体日渐消瘦，可转化为疳证。

13. 患儿，1岁8个月。自幼大便偏稀，2~3次/日，不成形，纳差，形体消瘦，面色萎黄，毛发稀疏，急躁，夜眠不安，腹大如鼓，舌质淡，苔腻，指纹紫滞。治疗宜首选的方剂是

A. 肥儿丸 　　　 B. 八珍汤

C. 六君子汤 　　 D. 四君子汤

E. 资生健脾丸

答案解析：A。疳积由疳气发展而来，有纳差、形体消瘦、面色萎黄、毛发稀疏、脾胃虚弱的临床表现，又兼有急躁、夜眠不安、腹大如鼓、积滞内停，属虚实夹杂之证。治宜选用肥儿丸。

考点发散：疳积的治法为消积理脾。

14. 患儿，1岁。平素以牛奶喂养为主，症见食欲不振，大便溏泄，近来发现面色㿠白，唇甲苍白，精神萎靡不振，毛发稀黄，手足不温，舌淡苔白，指纹淡。血常规：血红蛋白75g/L。应辨证为

A. 脾胃虚弱证 　　 B. 脾肾阳虚证

C. 肝肾阴虚证 　　 D. 心脾两虚证

E. 气血亏虚证

答案解析：B。食欲不振，大便溏泄，精神萎靡不振，毛发稀黄，为脾虚日久气血亏虚；手足不温，面色㿠白，为肾阳失于温煦之象，故辨证为脾肾阳虚证。

考点发散：贫血脾肾阳虚证的治法为温补脾肾，益阴养血，代表方剂为右归丸。

三、B1型题

（1~2题共用备选答案）

A. 心、脾 　　　 B. 肺、脾

C. 心、肾 　　　 D. 心、脾、胃、肾

E. 肝、脾

1. 口疮患儿的病位是

2. 鹅口疮患儿的病位是

答案解析：1. D　2. A。因脾开窍于口、心开窍于舌、肾脉连舌本、胃经络齿龈，若风热乘脾，或心脾积热，或虚火上炎，均可熏蒸口舌而致口疮，因此口疮的病变在心脾胃肾。舌为心之苗，口为脾之窍，脾脉络于舌，若感受秽毒之邪，循经上炎，则发为口舌白屑之症，故鹅口疮的病变主要在心脾。

考点发散：鹅口疮和口疮一年四季均可发病，无明显的季节性。

（3~4题共用备选答案）

A. 夏、秋 　　　 B. 夏

C. 秋 　　　　　 D. 冬

E. 四季无差异

3. 小儿泄泻发病率较高的季节是

4. 小儿厌食在哪个季节容易使症状加重

答案解析：3. A　4. B。泄泻一年四季均可发生，尤以夏秋季节发病率为高。厌食的发生多无明显的季节差异，但夏季暑湿当令，易于困遏脾气使症状加重。

考点发散：泄泻以运脾化湿为基本治疗法则。厌食以运脾开胃为基本治疗法则。

（5~6题共用备选答案）

A. 面色少华，精神尚好

B. 脘腹胀满，舌苔厚腻

C. 形体消瘦，精神萎靡

D. 腹痛拒按，嗳气泛酸

E. 神疲肢倦，大便不调

5. 积滞的主要症状是不思乳食，伴见

6. 疳证的主要症状是不思乳食，伴见

答案解析：5. B　6. C。积滞以不思乳食，食而不化，脘腹胀满，嗳气酸腐，大便溏薄或秘结酸臭，舌苔厚腻为特征。疳证以形体消瘦，面色无华，毛发干枯，精神萎靡或烦躁，饮食异常为特征。

考点发散：积滞与疳证的关系：若积久不消，迁延失治，则可进一步损伤脾胃，导致气血生化乏源，营养及生长发育障碍，形体日渐消瘦而转为疳证。

第五单元 心肝疾病

一、A1 型题

1. 夜啼主要的病因是

A. 心热、肝火、惊恐

B. 脾寒、肺热、心热

C. 脾寒、心热、惊恐

D. 脾寒、心热、肝火

E. 心热、肺热、惊恐

答案解析：C。夜啼主要由脾寒、心热、惊恐所致，主要病变脏腑是心、肝。

2. 小儿夜啼多发生于

A. 新生儿及婴儿　　B. 1 岁幼儿

C. 2 岁幼儿　　D. 3 岁幼儿

E. 4 岁幼儿

答案解析：A。孕母素体虚寒或饮食不当、暴受惊恐等均是导致夜啼的原因，故夜啼多见于新生儿及婴儿。

考点发散：夜啼应排除外感发热、口疮、肠套叠、寒疝等疾病引起的啼哭。

3. 关于汗证的叙述，错误的是

A. 小儿汗证多属虚证

B. 小儿自汗以气虚、阳虚为主

C. 小儿盗汗以阴虚、血虚为主

D. 小儿汗证多为虚实夹杂证

E. 小儿汗证实证多为湿热迫蒸

答案解析：D。小儿汗证多属虚证。自汗以气虚、阳虚为主；盗汗以阴虚、血虚为主。肺卫不固证，多汗以头颈胸背为主；营卫失调证，多汗而抚之不温；气阴亏虚证，汗出遍身而伴虚热征象；湿热迫蒸证，则汗出肤热。

考点发散：小儿汗证的主要病因为禀赋不足、调护失宜，病机为肺卫不固、营卫失调、气阴亏虚、湿热迫蒸。

4. 不属于小儿汗证证型的是

A. 肺卫不固证　　B. 营卫失调证

C. 气阴亏虚证　　D. 阴阳失调证

E. 湿热迫蒸证

答案解析：D。汗证常见的证型有肺卫不固证、营卫失调证、气阴亏虚证及湿热迫蒸证。

考点发散：汗证以虚为主，补虚是其基本的治疗法则。

5. 不属于病毒性心肌炎临床表现特征的是

A. 神疲乏力　　B. 面色苍白

C. 心悸气短　　D. 肢冷多汗

E. 恶寒发热

答案解析：E。病毒性心肌炎是由病毒感染引起的以局限性或弥漫性心肌炎性病变为主的疾病，以神疲乏力、面色苍白、心悸、气短、肢冷、多汗为临床特征。

6. 病毒性心肌炎湿热侵心证的治法是

A. 清热解毒，宁心复脉

B. 温振心阳，宁心复脉

C. 豁痰化瘀，宁心通络

D. 益气养阴，宁心复脉

E. 清热化湿，宁心复脉

答案解析：E。病毒性心肌炎湿热侵心证是由湿热邪毒蕴于脾胃，留滞不去，上犯于心所致，临床表现除心悸胸闷、肢体乏力外，还可见到寒热起伏、全身肌肉酸痛、恶心呕吐、腹痛泄泻等湿热蕴脾之象。故治疗以清热化湿，宁心复脉为原则。

考点发散：治疗病毒性心肌炎湿热侵心证的代表方剂是葛根芩连汤。

7. 儿童注意力缺陷多动障碍的治疗原则是

A. 滋肾平肝　　B. 补益心肾

C. 调和阴阳　　D. 补益心脾

E. 清热化痰

答案解析：C。注意力缺陷多动障碍是由于脏腑阴阳失调所产生的阴失内守、阳躁于外的情志、动作失常的病变，故以调和阴阳为治疗原则。

考点发散：注意力缺陷多动障碍属心肾不足者，治以补益心肾；属肾虚肝亢者，治以滋肾平肝；属心脾气虚者，治以补益心脾。病程中见有痰浊、痰火、瘀血等兼证，则佐以化痰、清热、祛瘀等治法。

8. 下列症状中，与儿童多动症密切相关的是

A. 喜欢玩耍　　B. 注意力不集中

C. 智力较差　　D. 喜欢看电视

E. 常有不自主的肢体抽动

答案解析：B。注意力缺陷多动症以注意力不集中，自我控制差，动作过多，情绪不稳，冲动任性，伴有学习困难，但智力正常或基本正常为主要临床特征。不自主的肢体抽动见于多发性抽搐症。

考点发散：注意力缺陷多动障碍的发病男孩多于女孩，多见于学龄期儿童。

9. 关于多发性抽动症的叙述，错误的是

A. 伴有不自主发声　　B. 可有语言障碍

C. 四肢抽搐　　　　　D. 多发性运动肌快速抽搐

E. 男孩发病率高于女孩

答案解析：C。多发性抽搐症的临床特征：慢性、波动性、多发性运动肌快速抽搐，并伴有不自主发声和语言障碍。

考点发散：多发性抽动症起病在 2～12 岁，男孩发病率比女孩高约 3 倍。

10. 多发性抽动症的病因是

A. 脏腑阴阳失调

B. 五志过极，风痰内蕴

C. 元气未充，心神怯弱

D. 肝常有余，肝风内动

E. 脾虚肝旺，肝风扰动

答案解析：B。多发性抽动症的病因是多方面的，与先天禀赋不足、产伤、窒息、感受外邪、情志失调等因素有关，多由五志过极，风痰内蕴而引发。

考点发散：多发性抽动症的病位主要在肝，与心、脾、肾密切相关。肝风内动是本病的主要病理特征。

11. 不属于抽动障碍诊断要点的是

A. 起病年龄在 2～12 岁，可有疾病后及情志失调的诱因或家族史

B. 有固定的肌肉快速收缩，无节律性，以固定方式出现，抽动时伴不自主发声

C. 抽动不受意志控制，可暂时不发作

D. 病状呈慢性过程，病程呈明显波动性

E. 脑电图正常或非特异性异常，实验室检查无特殊异常，智力正常

答案解析：C。多发性抽动症的抽动症状能受意志遏制，可暂时不发作。

考点发散：多发性抽动症以肌肉不自主抽搐为主要临床特点；注意力缺陷多动症以注意力不集中和动作过多为主要临床特点。

12. 急惊风的"四证"是指

A. 风、火、积、热

B. 惊、热、痰、火

C. 痰、积、惊、热

D. 痰、热、惊、风

E. 痰、火、积、热

答案解析：D。急惊风为痰、热、惊、风四证俱备，临床以高热、抽风、神昏为主要表现，多由外感时邪、内蕴湿热和暴受惊恐而引发。

考点发散：惊风临床抽搐时的主要表现可归纳为八种，即搐、搦、掣、颤、反、引、窜、视，古人称之为"惊风八候"。

13. 下列各项中，属于急惊风主要病因的是

A. 脾胃虚弱　　　B. 脾肾阳虚

C. 外感时邪　　　D. 痰浊壅盛

E. 脾虚肝亢

答案解析：C。急惊风多由外感时邪、内蕴湿热和暴受惊恐而引发，临床以高热、抽风、神昏为主要表现。

14. 不属于慢惊风常用治法的是

A. 清心开窍　　　B. 温中健脾

C. 育阴潜阳　　　D. 柔肝息风

E. 温阳逐寒

答案解析：A。慢惊风病程较长，起病缓慢，一般属于虚证，有虚寒和虚热的区别，其治疗大法以补虚治本为主，常用的治则有温中健脾、温阳逐寒、育阴潜阳、柔肝息风。

15. 下列各项中，不属于癫痫病因的是

A. 脾肾阳虚　　　B. 顽痰内伏

C. 暴受惊恐　　　D. 惊风频发

E. 外伤血瘀

答案解析：A。癫痫的病因主要是顽痰内伏、暴受惊恐、惊风频发、外伤血瘀。

考点发散：癫痫发作期以病因辨证为主，常见的病因有惊、风、痰、瘀等。

16. 下列各项中，不属于病证特征的是

A. 突然仆倒　　　B. 昏不知人

C. 口吐涎沫　　　D. 四肢抽搐

E. 发作后留后遗症

答案解析：E。癫痫是以突然仆倒，昏不识人，

口吐涎沫，两目上视，肢体抽搐，惊掣啼叫，喉中发出异声，片刻即醒，醒后一如常人为特征，以反复发作为特点的一种疾病。癫痫经救治多可恢复，若日久频发，则可并发健忘、痴呆等症。本病多发生于4岁以上的儿童。

二、A2 型题

1. 患儿，6个月。近期夜间啼哭，时哭时止，睡喜蜷曲，四肢欠温，吮乳无力，胃纳欠佳，大便溏，舌苔薄白，指纹淡红。应辨证为

　　A. 心经积热证　　　B. 脾寒气滞证

　　C. 肝胃不和证　　　D. 惊恐伤神证

　　E. 气血不足证

答案解析： B。患儿夜啼伴睡喜蜷曲，四肢欠温，大便溏，舌苔薄白，指纹淡红等均为虚寒内盛证的辨证要点，故应辨为脾寒气滞证。治法是温脾散寒，行气止痛，代表方剂是乌药散合匀气散。

2. 患儿，10个月。10天前听到爆竹声响，夜间突然啼哭，紧偎母怀，面色乍青乍白，哭声时高时低，时急时缓，舌苔薄白，指纹色紫。治疗宜首选方剂是

　　A. 乌药散合匀气散　　B. 远志丸

　　C. 朱砂安神丸　　　D. 导赤散

　　E. 清营汤

答案解析： B。患儿因心神怯弱，暴受惊恐导致夜啼，以夜啼伴面色乍青乍白，舌苔薄白，指纹色紫等心神不宁证象为主要临床表现，故治疗应首选远志丸定惊安神，补气养心。

考点发散： 夜啼心经积热证的治法是清心导赤，泻火安神，代表方剂导赤散。

3. 患儿，4岁。自汗明显，以头颈、胸背部汗出为主，动则尤甚，神疲乏力，面色少华，平时易患感冒，舌质淡，苔薄白，脉细弱。治疗宜首选的方剂是

　　A. 生脉散　　　　　B. 黄芪桂枝五物汤

　　C. 当归六黄汤　　　D. 桂枝汤

　　E. 玉屏风散合牡蛎散

答案解析： E。患儿以头颈、胸背部汗出为主，易患感冒，结合舌脉，应辨证为肺卫不固证。治疗方选玉屏风散合牡蛎散。

考点发散： 汗证营卫失调证的治法是调和营卫，代表方剂黄芪桂枝五物汤。

4. 患儿，4岁。易出汗，以额、心胸为甚，汗出肤

热，汗渍色黄，口臭，口渴不欲饮，小便色黄，舌质红，苔黄腻，脉滑数。应辨证为

　　A. 肺卫不固证　　　B. 营卫失调证

　　C. 气阴亏虚证　　　D. 湿热迫蒸证

　　E. 肺肾阴虚证

答案解析： D。脾胃湿热蕴积，热迫津液外泄，故可见汗出肤热，汗渍色黄，同时可见口渴不欲饮，小便色黄，舌质红，苔黄腻，脉滑数等湿热内蕴之证象。故辨为湿热迫蒸证。

考点发散： 汗证气阴亏虚证的治法是益气养阴，代表方剂是生脉散、当归六黄汤。

5. 患儿，4岁。胸闷憋气，神疲乏力，时觉心前区疼痛，活动后诸症加重。2周前曾患流行性腮腺炎。心电图检查：二度Ⅱ型房室传导阻滞。为明确诊断，最有意义的检查是

　　A. 血常规　　　　　B. 血培养

　　C. 血抗链"O"　　　D. 血沉

　　E. 血心肌酶

答案解析： E。病毒性心肌炎的临床诊断包括心功能不全、心源性休克或心脑综合征；心脏扩大（X线、超声心动图检查具有表现之一）；心电图改变；CK－MB升高或心肌肌钙蛋白（cTnI 或 cTnT）阳性。临床最有意义的检查是血心肌酶。

考点发散： 风湿性心肌炎多有心脏扩大，严重者并发心力衰竭。血沉增快，抗链"O"升高。

6. 患儿，9岁。患心肌炎2周，症见寒热起伏，胸闷憋气，心悸气短，肌肉酸痛，腹痛腹泻，倦怠乏力，恶心欲吐，舌质红，苔黄腻，脉濡数。其病机是

　　A. 风热犯心　　　　B. 湿热侵心

　　C. 气阴亏虚　　　　D. 心阳虚弱

　　E. 痰瘀阻络

答案解析： B。患儿除心肌炎的症状外，同时见到肌肉酸痛、腹痛泄泻、舌质红、苔黄腻、脉濡数等胃肠湿热蕴结之象，故其心肌炎为湿热邪毒蕴于脾胃，留滞不去，上犯于心所致。故本患儿的病机是湿热侵心。

考点发散： 病毒性心肌炎湿热侵心证的治法是清热化湿，宁心复脉。首选方剂是葛根芩连汤。

7. 患儿，8岁。症见多动多语，冲动任性，难于制约，注意力不集中，胸中烦热，懊恼不眠，便秘尿赤，舌质红，苔黄腻，脉滑数。治疗宜首选的

方剂是

A. 龙胆泻肝汤　　　B. 泻心导赤散

C. 泻心汤　　　　　D. 清心涤痰汤

E. 黄连温胆汤

答案解析：E。患儿以多动多语、注意力不集中为主要表现，伴有胸中烦热、懊侬不眠，舌质红，苔黄腻，脉滑数等痰火之象，故辨证为痰火内扰证。治疗以清热泻火、化痰宁心为原则，首选方剂是黄连温胆汤。

考点发散：治疗注意力缺陷多动障碍之肝肾阴虚证的代表方剂是杞菊地黄丸。治疗心脾两虚证的代表方剂是归脾汤合甘麦大枣汤。

8. 患儿，9岁。平时注意力不集中，学习成绩低下，多动难静，急躁易怒，冲动任性，难以自控，夜间盗汗，大便秘结，舌质红，舌苔薄，脉细弦。其治法应是

A. 养心安神，健脾益气

B. 滋养肝肾，平肝潜阳

C. 清热泻火，化痰宁心

D. 安神定志，滋养肝肾

E. 调和肝脾，佐以益气

答案解析：B。患儿除注意力不集中、多动难静外，伴有急躁易怒、冲动任性、盗汗及舌质红，舌苔薄，脉细弦等肝肾阴虚的临床表现，故治法是滋养肝肾，平肝潜阳。

考点发散：治疗注意力缺陷多动障碍肝肾阴虚证的代表方剂是杞菊地黄丸。

9. 患儿，10岁。平素面黄体瘦，脾气乖戾，近半年来时有皱眉眨眼，嘴角抽动，喉中发出声响，精神不振，胸闷食少，舌质淡，苔白腻，脉沉滑。应辨证为

A. 气郁化火证　　　B. 脾虚痰聚证

C. 阴虚风动证　　　D. 脾虚肝旺证

E. 风痰内蕴证

答案解析：B。患儿禀赋不足，脾虚不运，水湿潴留，聚液成痰，痰气互结，壅塞胸中，心神被蒙，故而胸闷，喉发声响。脾主肌肉四肢，脾虚则肝旺，肝风挟痰上扰走窜，导致皱眉眨眼、嘴角抽动。故应辨为脾虚痰聚证。

考点发散：多发性抽动症之脾虚痰聚证的治法是健脾化痰，平肝息风。治疗首选方剂是十味温胆汤。

10. 患儿，7岁。面红耳赤，烦躁易怒，皱眉眨眼，张口歪嘴，摇头耸肩，发作频繁，抽动有力，口出异声秽语，大便秘结，小便短赤，舌红苔黄，脉弦数。首先应考虑的诊断是

A. 风湿性舞蹈病　　　B. 肌阵挛

C. 抽动障碍　　　　　D. 注意力缺陷多动症

E. 习惯性抽搐

答案解析：C。抽动障碍可见到不自主的眼、面、颈、肩及上下肢肌肉快速收缩，以固定方式重复出现，无节律性，入睡后消失。在抽动时，可出现异常的发音，如"咯咯"、咳声、呻吟声或粗言秽语。风湿性舞蹈病是风湿热的主要表现之一，表现为四肢较大幅度地无目的而不规则的舞蹈样动作，生活经常不能自理，常伴肌力及肌张力减低，并可有风湿热的其他症状。注意力缺陷多动症以注意力不集中和动作过多为主要临床特点。肌阵挛是癫痫中的一个类型，往往是一组肌群突然抽动，病儿可表现为突然的前倾和后倒，肢体或屈或伸。习惯性抽搐往往只有一组肌肉抽搐，如眨眼、皱眉、龇牙或咳嗽。

考点发散：多发性抽动症之气郁化火证的治法是清肝泻火，息风镇惊。治疗首选方剂是清肝达郁汤。

11. 患儿，8岁。形体消瘦，平素五心烦热，性情急躁。近1年来出现挤眉眨眼，摇头扭腰，肢体抖动，咽干清嗓，睡眠不宁，大便干结，舌质红绛，舌苔光剥，脉细数。治疗宜首选的方剂是

A. 清肝达郁汤　　　B. 龙胆泻肝汤

C. 琥珀抱龙丸　　　D. 大定风珠

E. 黄连温胆汤

答案解析：D。患儿以抽动伴形体消瘦，五心烦热，性情急躁，舌质红绛，舌苔光剥，脉细数等阴虚之象为主要临床表现，故辨证为阴虚风动证。治法是滋阴潜阳，柔肝息风。代表方剂是大定风珠。

考点发散：治疗抽动障碍之外风引动证的代表方为银翘散，肝亢风动证的代表方为天麻钩藤饮，脾虚肝旺证的代表方为缓肝理脾汤。

12. 患儿，3岁。突然出现神昏惊厥，伴发热头痛、咳嗽流涕、咽红，舌苔薄黄，脉象浮数。治疗宜首选的方剂是

A. 柴葛解肌汤

B. 银翘散

C. 银翘散合羚角钩藤汤

D. 桑菊饮

E. 紫雪丹

答案解析：B。患儿症见惊厥及发热头痛，咳嗽流涕，舌苔薄白或薄黄，脉浮数等风热表证，故辨证为风热动风证，治法是疏风清热、息风定惊，代表方剂银翘散。

考点发散：急惊风气营两燔证的治法是清气凉营，息风开窍。代表方剂是清瘟败毒饮。

13. 患儿，3岁。高热持续3天，神昏谵语，突然颈项强直，两目上视，口吐白沫，手足抽动，四肢厥冷。应辨证为

A. 湿热疫毒证   B. 邪陷心肝证

C. 风热动风证   D. 气营两燔证

E. 脾肾阳虚证

答案解析：B。疫邪传变迅速，高热之后迅速陷心可见谵语神昏，陷肝可见抽搐，故辨证为邪陷心肝证。

考点发散：急惊风邪陷心肝证的治法是清心开窍，平肝息风，代表方剂羚角钩藤汤。

14. 患儿，2岁。患有痫证，每次发作时惊叫，吐舌，急啼，面色时红时白，惊惕不安，四肢抽搐，大便黏稠，舌淡红，舌苔白，指纹色青。治疗宜首选的方剂是

A. 定痫丸   B. 远志丸

C. 定魄丸   D. 镇惊丸

E. 涤痰汤

答案解析：D。患儿癫痫发作时以惊叫急啼，精神恐惧为特点，应辨证为惊痫。治法是镇惊安神，代表方剂镇惊丸。

考点发散：癫痫痰痫证的治法是豁痰开窍，代表方剂涤痰汤。

三、B1 型题

(1～2题共用备选答案)

A. 健脾益气，镇惊安神

B. 清心导赤，泻火安神

C. 温脾散寒，行气止痛

D. 镇惊安神，补气养心

E. 宁心安神，补气养心

1. 夜啼因脾寒气滞者所致，治疗原则是

2. 夜啼因心经积热者所致，治疗原则是

答案解析：1. C   2. B。夜啼脾寒气滞证多由受寒、受冷后，脾阳受损，寒凝气滞所致，不通则痛，故治疗以温脾散寒，行气止痛为原则。心经积热证为先天禀受或后天素体蕴热，心有积热，神明被扰乱所致，治法是清心导赤，泻火安神。

考点发散：治疗夜啼脾寒气滞证的首选方剂是乌药散合匀气散。治疗夜啼心经积热证的首选方剂是导赤散。

(3～4题共用备选答案)

A. 多汗而不温

B. 汗出以头胸、颈背为主

C. 汗出遍身而伴虚热征象

D. 汗出肤热

E. 不分寤寐，无故汗出

3. 汗证之肺卫不固证的症状特征是

4. 汗证之营卫失调证的症状特征是

答案解析：3. B   4. A。汗证之肺卫不固证的临床表现以自汗为主，或伴盗汗，以头颈、胸背部汗出明显，动则尤甚。营卫失调证的临床表现以自汗为主，或伴盗汗，汗出遍身而抚之不温。

考点发散：汗证气阴亏虚证的临床表现以盗汗为主，常伴自汗，寐后汗多，伴低热、口干、手足心灼热，舌质淡，苔少或见剥苔，脉细弱或细数等虚热之象。湿热迫蒸证的临床表现为汗出过多，以额、心胸为甚，汗出肤热，汗渍色黄，伴口臭，口渴不欲饮，小便色黄，舌质红，苔黄腻，脉滑数等湿热之象。

(5～6题共用备选答案)

A. 心悸不宁，胸闷憋气，心前区痛如针刺，舌质紫暗，脉结代

B. 心悸不宁，憋气乏力，少气懒言，烦热口渴，舌红少苔，脉细数

C. 心悸怔忡，神疲乏力，畏寒肢冷，舌质淡胖，脉缓无力

D. 寒热起伏，心悸胸闷，肌肉酸痛，腹痛泄泻，舌质红，苔黄腻，脉濡数

E. 心悸气短，胸闷胸痛，发热咳嗽，咽红肿痛，舌红脉数

5. 病毒性心肌炎湿热侵心证的临床表现是

6. 病毒性心肌炎痰瘀阻络证的临床表现是

答案解析：5. D   6. A。病毒性心肌炎湿热侵心证可同时见肠胃湿热蕴结及心神不宁的表现，即寒

热起伏，肌肉酸痛，恶心呕吐，腹痛泄泻，心悸胸闷，舌质红，苔黄腻，脉濡数或结代。痰瘀阻络证病程较长，以胸闷憋气、心前区痛如针刺为特点。

考点发散：病毒性心肌炎湿热侵心证的治法是清热化湿，宁心复脉，代表方剂是葛根芩连汤。痰瘀阻络证的治法是豁痰化瘀，宁心通络，代表方剂是瓜蒌薤白半夏汤合失笑散。

（7~8题共用备选答案）

A. 易于冲动，好动难静，容易发怒，常不能自控

B. 兴趣多变，做事有头无尾，记忆力差

C. 脑失精明，学习成绩低下，记忆力欠佳，或有遗尿、腰酸乏力

D. 注意力不集中，情绪不稳定，多梦烦躁

E. 神思涣散，活动过多，动作笨拙

7. 儿童注意力缺陷多动症，其病在肝者，临床表现是

8. 儿童注意力缺陷多动症，其病在肾者，临床表现是

答案解析：7. A　8. C。注意力缺陷多动症与五脏功能失调有着密切的关系。肝阳上亢，可见多动与冲动之证，不能自控；肾精不足，髓海不充则脑失精明而不聪，伴肾虚之象。

考点发散：注意力缺陷多动障碍在心者，可见注意力不集中，情绪不稳定，多梦烦躁；在脾者，可见兴趣多变，做事有头无尾，记忆力差。

（9~10题共用备选答案）

A. 滋阴潜阳，柔肝息风

B. 清肝泻火，息风镇惊

C. 健脾化痰，平肝息风

D. 育阴潜阳，滋肾养肝

E. 滋阴养血，柔肝息风

9. 多发性抽动症阴虚风动证的治法是

10. 多发性抽动症气郁化火证的治法是

答案解析：9. A　10. B。多发性抽动症阴虚风动证多由素体真阴不足，或热病伤阴，或肝病及肾，肾阴亏虚，水不涵木，虚风内动所致，故治疗以滋阴潜阳，柔肝息风为治法。气郁化火证为情志失调，五脏失和，气机不畅，郁久化火，引动肝风，上扰清窍所致，故治法是清肝泻火，息风镇惊。

考点发散：治疗多发性抽动症阴虚风动证的首选方剂是大定风珠；气郁化火证的首选方剂是清肝达郁汤。

第六单元　肾系疾病

一、A1 型题

1. 小儿水肿的病机是

A. 肝郁气滞　　　　B. 脾肾阳虚

C. 肺脾气虚　　　　D. 湿热内侵

E. 感受风邪

答案解析：A。小儿水肿与体质稚弱，不慎感受外邪导致肺的通调、脾的传输和肾的开阖及三焦、膀胱的气化反常，不能输布水津有关。

考点发散：水肿的常见病因有感受风邪、湿热内侵、肺脾气虚、脾肾阳虚、气阴两虚。

2. 小儿水肿突然出现头痛、眩晕，甚则抽搐、昏迷，其病机是

A. 水毒内闭　　　　B. 水毒上凌心肺

C. 邪毒内陷心肝　　D. 湿浊壅塞三焦

E. 热扰心肝

答案解析：C。水肿变证邪毒内陷心肝证以头痛、眩晕，视物模糊，烦躁，甚则抽搐、昏迷为辨证特点。

考点发散：水肿邪毒内陷心肝的治法为平肝息风，泻火利水。代表方剂为龙胆泻肝汤合羚角钩藤汤。

3. 以24小时尿蛋白定量作为检测指标，肾病综合征大量蛋白尿应超过的定量标准是

A. 50mg/kg　　　　B. 60mg/kg

C. 70mg/kg　　　　D. 75mg/kg

E. 100mg/kg

答案解析：A。肾病综合征尿蛋白定性常在（+++）以上，24小时尿蛋白定量≥50mg/kg。

考点发散：肾病综合征中低白蛋白血症的标准：儿童，血浆白蛋白＜30g/L，婴儿，血浆白蛋白＜25g/L。高脂血症的标准：儿童，血浆胆固醇≥5.7 mmol/L，婴儿，血浆胆固醇≥5.2mmol/L。

4. 急性肾小球肾炎的并发症是

A. 电解质紊乱　　　B. 严重循环充血

C. 代谢性酸中毒　　D. 急进性肾炎

E. 惊厥

答案解析：B。急性肾小球肾炎的并发症包括高血压脑病、严重循环充血、急性肾功能衰竭。

考点发散：急性肾小球肾炎的诊断：①发病前 1～4 周多有呼吸道或皮肤感染、猩红热等链球菌感染或其他急性感染史。②急性起病，急性期一般为 2～4 周。③浮肿及尿量减少。浮肿为紧张性，浮肿轻重与尿量有关。④起病即有血尿，呈肉眼血尿或镜下血尿。⑤1/3～2/3 的患儿病初有高血压，常为（120～150）/（80～110）mmHg〔（16.0～20.0）/（10.7～14.4）kPa〕。

5. 白天尿频综合征最关键的诊断条件是

A. 小便频数　　　　B. 点滴淋沥

C. 精神、饮食正常　D. 醒时尿频，入寐消失

E. 反复发作

答案解析：D。白天尿频综合征的症状为醒时尿频，次数较多，甚者数分钟 1 次，点滴淋沥，但入寐消失，反复发作，无明显其他不适。

考点发散：尿路感染的临床症状：起病急，以小便频数，淋沥涩痛，或伴发热、腰痛等为特征。小婴儿往往尿急、尿痛等局部症状不突出而表现为高热等全身症状。

6. 尿频的主要病机是

A. 肺失宣肃　　　　B. 膀胱气化失常

C. 脾失健运　　　　D. 三焦决渎失常

E. 热盛伤津

答案解析：B。尿频的发生，多由湿热之邪蕴结下焦所致，也可因脾肾气虚，膀胱气化功能失常所致，或病久不愈，损伤肾阴而致阴虚内热。

考点发散：尿频的病因主要为湿热下注、脾肾气虚、阴虚内热。

7. 关于尿频的预防与调护，叙述错误的是

A. 勤换尿布和内裤

B. 不穿开裆裤，不坐地玩耍

C. 湿热下注证不可过多饮水

D. 注意卫生，常洗会阴与臀部，防止外阴部感染

E. 虚证患儿要增加饮食营养，加强锻炼，增强体质

答案解析：C。尿频多发于学龄前儿童，尤以婴幼儿发病率最高，女孩多于男孩。湿热下注证需要

多饮水。

8. 遗尿的发病年龄，多为

A. 1 周岁以上　　　B. 2 周岁以上

C. 3 周岁以上　　　D. 4 周岁以上

E. 5 周岁以上

答案解析：C。遗尿是指 3 周岁以上的小儿睡中小便自遗，醒后方觉的一种病症。

考点发散：遗尿须与热淋（尿路感染）相鉴别。热淋症见尿频急、疼痛，白天清醒时小便也急迫难耐而尿出，裤裆常湿。小便常规检查有白细胞或脓细胞。

9. 小儿遗尿的病机主要是

A. 肾气不足，膀胱虚寒

B. 肺脾气虚，水道失约

C. 心肾失交，水火不济

D. 肝经郁热，疏泄失司

E. 脾肾气虚，下元不固

答案解析：A。小儿遗尿的病机主要是肾气不足，膀胱虚寒。主要的治疗法则为温补下元、固摄膀胱。

10. 不属于遗尿常见证型的是

A. 肺脾气虚证　　　B. 肾气不足证

C. 心肾失交证　　　D. 肝经湿热证

E. 阴虚内热证

答案解析：E。遗尿的常见证型包括肺脾气虚证、肾气不足证、心肾失交证、肝经湿热证。

考点发散：遗尿肝经湿热证的治法为清热利湿，泻肝止遗。代表方剂为龙胆泻肝汤。

11. 下列各项中，不属于五迟的是

A. 坐迟　　　　　　B. 立迟

C. 行迟　　　　　　D. 齿迟

E. 语迟

答案解析：A。五迟指立迟、行迟、齿迟、发迟、语迟。

考点发散：五软指头项软、口软、手软、足软、肌肉软。

12. 五迟五软的治疗大法是

A. 以补为主　　　　B. 涤痰化瘀为主

C. 活血通络为主　　D. 先补益后祛邪

E. 先祛邪后补益

答案解析：A。五迟、五软多属于虚证，以补为其治疗大法。

考点发散：五迟五软中痰瘀阻滞证的治法为涤痰开窍，活血通络。

二、A2 型题

1. 患儿，3 岁。突然出现头面眼睑浮肿，并迅速波及全身，呈紧张性水肿，尿少，色如浓茶，伴发热、恶风、口渴、咽痛，舌尖红，苔薄黄，脉浮数。其证候是

  A. 风水相搏证   B. 湿热内侵证

  C. 肺脾气虚证   D. 脾肾阳虚证

  E. 气阴两虚证

答案解析：A。水肿起病急，发病迅速，全身浮肿，头面肿甚，见于病程早期，并伴有发热、咽痛等外感表证的特点，应辨证为风水相搏证。

考点发散：水肿风水相搏证的治法为疏风解表，利水消肿，代表方剂为麻黄连翘赤小豆汤合五苓散。

2. 患儿，4 岁。反复浮肿月余，尿蛋白定性（＋＋＋），尿蛋白定量＞120mg／（kg·d），血白蛋白 28g/L，血胆固醇 10.2mmol/L。症见腰腹下肢肿甚，面白无华，畏寒肢冷，神疲乏力，小便短少，纳少便溏，舌质淡，苔白滑，脉沉无力。应诊断为

  A. 急性肾小球肾炎，风水相搏证

  B. 肾病综合征，脾肾阳虚证

  C. 肾病综合征，脾虚湿困证

  D. 肾病综合征，肺脾气虚证

  E. 急进性肾炎，脾虚湿困证

答案解析：B。肾病综合征的诊断：①全身水肿。②大量蛋白尿（尿蛋白定性常在＋＋＋以上，24 小时尿蛋白定量≥50mg/kg）。③低白蛋白血症（血浆白蛋白：儿童＜30g/L）。④高脂血症（血浆胆固醇：儿童≥5.7mmol/L）。腰腹下肢肿甚，面白无华，畏寒肢冷，为肾阳虚的表现；神疲乏力，纳少便溏为脾阳虚之象，故应辨证为脾肾阳虚证。

考点发散：肾病综合征脾肾阳虚证的治法为温肾健脾，利水消肿，代表方剂为真武汤。

3. 患儿，8 岁。全身明显浮肿，频咳气急，胸闷心悸，不能平卧，烦躁不宁，面色苍白，唇指青紫，舌质暗红，舌苔白腻，脉沉细无力。治法应为

  A. 平肝息风，泻火利水

  B. 辛开苦降，辟秽解毒

  C. 泻肺逐水，温阳扶正

  D. 益气养阴，利水消肿

  E. 温肾健脾，利水消肿

答案解析：C。水肿变证水凌心肺证因水肿过重而致，以全身严重浮肿，水邪泛滥，上凌心肺，损及心阳，闭阻肺气，频咳气急，胸闷心悸，不能平卧为特点。治法为泻肺逐水，温阳扶正。代表方剂为己椒苈黄丸合参附汤。

4. 患儿，5 岁。小便频数 1 年余，滴沥不尽，尿液不清，畏寒怕冷，手足不温，大便稀薄，眼睑浮肿，舌质淡有齿痕，苔薄腻，脉细弱。应辨证为

  A. 湿热下注证   B. 下元虚寒证

  C. 脾肾气虚证   D. 肺脾气虚证

  E. 阴虚内热证

答案解析：C。尿频脾肾气虚证以病程长，小便频数，滴沥不尽，伴见神疲乏力，面色萎黄，食欲不振等脾气虚的表现，或畏寒怕冷，手足不温，眼睑浮肿等阳虚的表现为特征。

考点发散：尿频阴虚内热证的临床表现为病程日久，小便频数或短赤，低热，盗汗，颧红，五心烦热，咽干口渴，唇干舌红，舌苔少，脉细数。治法为滋阴补肾，清热降火。代表方剂为知柏地黄丸。

5. 患儿，7 岁。经常梦中遗尿，睡眠不安，白天多动，较少安静，手足心热，舌红，苔薄少津，脉沉细而数。应诊断为

  A. 尿频，脾肾气虚证

  B. 遗尿，肾气不足证

  C. 遗尿，心肾失交证

  D. 尿频，脾肾阳虚证

  E. 遗尿，肺脾气虚证

答案解析：C。遗尿是指 3 周岁以上的小儿睡中小便自遗，醒后方觉的一种病症。心肾失交临床表现为白天多动少静，梦中小便自遗，寐不安宁，烦躁叫扰等心火偏亢之象，并伴见五心烦热，形体较瘦，舌红，少津等肾阴偏虚之象。

考点发散：遗尿心肾失交证的治法为清心滋肾，安神固脬，代表方剂为交泰丸合导赤散。

6. 患儿，5 岁。不能说完整句子，智力较同龄儿低，精神呆滞，发稀萎黄，四肢痿软，肌肉松弛，时常口角流涎，频频弄舌，纳食欠佳，大便秘结，舌淡胖，苔薄少，脉细缓。应辨证为

  A. 肝肾亏损证   B. 脾肾阴虚证

  C. 心脾两虚证   D. 痰瘀阻滞证

  E. 心肝血虚证

答案解析：C。语言发育迟滞，精神呆滞，智力低下为心气亏虚的临床表现；四肢痿软，肌肉松弛，口角流涎为脾气虚弱的临床表现，故辨证为心脾两虚证。

考点发散：五迟五软心脾两虚证的治法为健脾养心，补益气血，代表方剂为调元散。

三、B1 型题

(1~2题共用备选答案)

A. 浮肿、少尿、血尿、蛋白尿

B. 浮肿、少尿、血尿、高血压

C. 浮肿、少尿、血尿、低蛋白血症

D. 浮肿、血尿、蛋白尿、低蛋白血症

E. 浮肿、蛋白尿、高脂血症、低蛋白血症

1. 急性肾小球肾炎的临床特点是

2. 肾病综合征的临床特点是

答案解析：1. B 2. E。肾病综合征与急性肾小球肾炎均以浮肿及尿改变为主要特征，但肾病综合征以大量蛋白尿为主，且伴低白蛋白血症及高脂血症，浮肿多为指陷性。急性肾小球肾炎则以血尿为主，浮肿多为非指陷性。

考点发散：肾病综合征分为单纯型肾病和肾炎型肾病。

(3~4题共用备选答案)

A. 清热利湿，通利膀胱

B. 温补肾阳，固涩小便

C. 温补脾肾，升提固摄

D. 清热利湿，泻肝止遗

E. 培元益气，安神固脬

3. 尿频脾肾气虚证的治法是

4. 遗尿肾气不足证的治法是

答案解析：3. C 4. B。尿频脾肾气虚的治法为温补脾肾，升提固摄。遗尿肾气不足的治法为温补肾阳，固涩小便。

考点发散：治疗遗尿肾气不足的代表方剂为菟丝子散，治疗尿频脾肾气虚的代表方剂为缩泉丸。

(5~6题共用备选答案)

A. 归脾汤　　　　　B. 六君子汤

C. 左归丸　　　　　D. 调元散

E. 四物汤

5. 治疗贫血心脾两虚证，宜首选的方剂是

6. 治疗五迟五软心脾两虚证，宜首选的方剂是

答案解析：5. A 6. D。治疗贫血心脾两虚证的代表方是归脾汤，治疗五迟五软心脾两虚证的代表方是调元散。

考点发散：①贫血心脾两虚的临床表现：面色萎黄或苍白，唇淡甲白，发黄稀疏，时有头晕目眩，心悸心慌，夜寐欠安，语声不振甚至低微，气短懒言，体倦乏力，食欲不振，舌淡红，脉细弱，指纹淡红。②五软五迟心脾两虚证的临床表现：语言发育迟滞，精神呆滞，智力低下，头发生长迟缓，发稀萎黄，四肢萎软，肌肉松弛，口角流涎，吮吸咀嚼无力，或见弄舌，纳食欠佳，大便秘结，舌淡胖，苔少，脉细缓，指纹色淡。

第七单元　传　染　病

一、A1 型题

1. 不属于麻疹临床特征的是

A. 发热恶寒　　　　B. 鼻塞流涕

C. 泪水汪汪　　　　D. 麻疹黏膜斑

E. 无色素沉着

答案解析：E。麻疹的临床特征为发热恶寒，咳嗽咽痛，鼻塞流涕，泪水汪汪，羞明畏光，口腔两颊近白齿处可见麻疹黏膜斑，周身皮肤依序布发红色斑丘疹，皮疹消退时皮肤有糠状脱屑和棕色色素沉着斑。

考点发散：皮疹消退后，幼儿急疹既无皮肤脱屑，又无色素沉着；而风疹可有皮肤脱屑，但无色素沉着。

2. 麻疹的好发季节是

A. 春夏　　　　　　B. 春秋

C. 夏秋　　　　　　D. 秋冬

E. 冬春

答案解析：E。麻疹一年四季均可发病，以冬春季多见。6个月至5岁发病率较高，容易并发肺炎。

3. 麻疹的主要病变部位是

A. 肝、肺　　　　　B. 肺、脾

C. 心、脾　　　　　D. 肺、肾

E. 肝、肾

答案解析：B。麻疹主要病变在肺、脾。

考点发散：麻疹发病的原因为感受麻疹时邪。若因正虚、毒重、失治、护理不当等原因，均可致麻毒郁闭，出疹不顺，形成逆证。

4. 麻疹早期诊断的特征性依据是

A. 发热起伏　　　　B. 鼻塞流涕

C. 麻疹黏膜斑　　　D. 玫瑰色斑丘疹

E. 枕部淋巴结肿大

答案解析：C。麻疹初期口腔两颊黏膜近白齿处可见麻疹黏膜斑，为早期特征性诊断。

考点发散：麻疹的诊断要点：易感儿；流行季节；近期有麻疹接触史；皮疹为玫瑰色斑丘疹；血常规检查白细胞总数正常或降低。

5. 麻疹疹点先见于

A. 头面　　　　　　B. 颈部

C. 胸腹　　　　　　D. 四肢

E. 耳后发际

答案解析：E。麻疹的典型皮疹是自耳后发际及颈部开始，自上而下，蔓延全身，最后达于手足心。

考点发散：麻疹皮疹出齐的表现是手足心见皮疹。

6. 下列各项中，属于麻疹逆证临床表现的是

A. 发热咳嗽　　　　B. 声音嘶哑

C. 疹点红润　　　　D. 皮疹先见于耳后发际

E. 手心、足心均见疹点

答案解析：B。声音嘶哑，咳如犬吠为麻疹逆证麻毒攻喉的临床表现。

考点发散：麻疹逆证的临床表现：见形期疹出不畅或疹出即没，或疹色紫暗；高热持续不降，或初热期至见形期体温当升不升，或身热骤降，肢厥身凉；或神昏谵语，惊厥抽风；或面色灰青，四肢厥冷，脉微欲绝等。

7. 下列各项中，不属于麻疹预防措施的是

A. 按计划接种麻疹减毒活疫苗

B. 麻疹流行期间，少去公共场所

C. 麻疹患儿隔离至出疹后 5 天

D. 对密切接触的易感儿宜隔离观察 14 天

E. 有麻疹接触史者，可及时注射丙种球蛋白

答案解析：E。接触麻疹 5 天内，注射麻疹免疫球蛋白或胎盘球蛋白可预防麻疹发病或减轻症状。

考点发散：麻疹合并肺炎患儿应延长隔离至出疹后 10 天。

8. 以热退疹出为特征的疾病是

A. 麻疹　　　　　　B. 奶麻

C. 风痧　　　　　　D. 丹痧

E. 手足口病

答案解析：B。奶麻以持续高热 3～5 天，热退疹出为临床特征。

考点发散：奶麻好发于 6～18 个月小儿，3 岁以后少见。

9. 奶麻的好发季节是

A. 冬春　　　　　　B. 春夏

C. 盛夏　　　　　　D. 夏秋

E. 秋冬

答案解析：A。奶麻一年四季都可发病，多见于冬春两季。

考点发散：奶麻患病后可获持久免疫力，很少有两次得病者。

10. 风痧的发病特点是

A. 草莓舌　　　　　B. 热退疹出

C. 口腔黏膜斑　　　D. 疹后脱屑、脱皮

E. 枕部臀核肿大

答案解析：E。风痧的临床特征是轻度发热咳嗽，全身皮肤出现细沙样玫瑰色斑丘疹，耳后及枕部臀核（淋巴结）肿大。

考点发散：风痧的发病 1～5 岁多见，患病后可获得持久性免疫。

11. 风痧的别名是

A. 丹痧　　　　　　B. 痧疹

C. 奶麻　　　　　　D. 瘾疹

E. 烂喉痧

答案解析：D。风痧即风疹，也称瘾疹。

考点发散：孕妇在妊娠早期若患风痧，常可引起流产。

12. 风痧的主要病因是

A. 风热邪毒　　　　B. 风疹时邪

C. 风温时邪　　　　D. 湿热邪毒

E. 麻疹时邪

答案解析：B。风痧以感受风疹时邪为主要病因。

考点发散：风痧的主要病变在肺卫。

13. 不属于风痧诊断要点的是

A. 有风疹接触史

B. 发热 3 天左右出疹

C. 皮疹为淡红色斑丘疹

D. 常伴耳后及枕部瘰核肿大

E. 皮疹退后可有皮肤脱屑，但无色素沉着

答案解析： B。风痧是发热 1 天左右，皮肤出现淡红色斑丘疹。

考点发散： 麻疹和奶麻为发热 3 天左右出疹。

14. 风痧的治疗原则是

A. 辛温透疹　　　B. 辛凉透疹

C. 辛凉解表　　　D. 疏风清热

E. 清热利湿

答案解析： D。风痧以疏风清热为基本治疗原则。

15. 丹痧的西医名称是

A. 丹毒　　　　　B. 麻疹

C. 风疹　　　　　D. 猩红热

E. 幼儿急疹

答案解析： D。丹痧是因感受痧毒疫疠之邪所引起的急性时行疾病，西医学称为"猩红热"。本病发生时多伴有咽喉肿痛、腐烂、化脓，全身皮疹细小如沙，其色丹赤猩红，故又称"烂喉痧""烂喉丹痧"。

16. 病后常易并发心悸、水肿、痹证的疾病是

A. 麻疹　　　　　B. 奶麻

C. 风疹　　　　　D. 丹痧

E. 水痘

答案解析： D。丹痧一般预后良好，但也有少数病例可并发心悸、水肿、痹证等疾病。

考点发散： 丹痧一年四季都可发生，但以冬春两季为多；任何年龄都可发病，2～8 岁儿童发病率较高。

17. 不属于丹痧诊断要点的是

A. 草莓舌　　　　B. 环口苍白

C. 咽喉红肿糜烂　D. 枕部瘰核肿大

E. 疹退伴脱屑或脱皮

答案解析： D。耳后及枕部瘰核肿大属风痧的诊断要点。丹痧周围血象白细胞总数及中性粒细胞增高。麻疹、奶麻、风疹、水痘均为病毒感染，周围血象白细胞总数及中性粒细胞正常或降低。

18. 水痘的好发年龄是

A. 6 个月～1 岁　B. 1～3 岁

C. 3～6 岁　　　　D. 6～9 岁

E. 9 岁以上

答案解析： D。任何年龄的小儿皆可发生水痘，但以 6～9 岁儿童最为多见。

考点发散： 水痘的临床特征：发热，皮肤黏膜分批出现瘙痒性皮疹，丘疹、疱疹、结痂同时存在。

19. 水痘的基本治疗原则是

A. 清热宣肺利湿　B. 健脾益气利湿

C. 宣肺化痰利湿　D. 益气温阳利湿

E. 清热解毒利湿

答案解析： E。水痘的病机为水痘时邪由口鼻而入，蕴郁肺脾，与内湿相搏，外透肌肤，故其治疗原则为清热解毒利湿。

考点发散： 水痘邪伤肺卫证的治法是疏风清热，利湿解毒；邪炽气营证的治法是清气凉营，解毒化湿。

20. 水痘愈后的皮肤特点是

A. 瘢痕　　　　　B. 大片脱皮

C. 色素沉着及脱屑　D. 色素沉着，无脱屑

E. 结痂后不留疤痕

答案解析： E。水痘的皮疹特点：初起为红色斑丘疹，很快为疱疹，内含水液，周围有红晕，继而结成痂盖脱落，不留瘢痕。

考点发散： 水痘与脓疱疮的鉴别：后者好发于炎热夏季，多见于头面部及肢体暴露部位，病初为疱疹，很快成为脓疱，疱液浑浊。

21. 手足口病的好发年龄是

A. 7～8 岁　　　　B. 4～6 岁

C. 5 岁以下　　　　D. 5～9 岁

E. 10 岁以下

答案解析： C。手足口病可于任何年龄均可发病，常见于 5 岁以下小儿。发病季节以夏秋季节多见。传染性强，易引起流行。

22. 下列各项中，属于手足口病临床特征的是

A. 眼泪汪汪，畏光羞明

B. 耳后及枕部淋巴结肿大

C. 全身布发弥漫性猩红色皮疹

D. 丘疹、疱疹、结痂同时并见

E. 手足肌肤、口咽部发生疱疹

答案解析： E。手足口病的临床特征是手足肌肤、口咽部发生疱疹。眼泪汪汪，畏光羞明为麻疹的临床特征之一。耳后及枕部淋巴结肿大为风痧的临床特征。全身布发弥漫性猩红色皮疹为丹痧的临床特征。丘疹、疱疹、结痂同时并见为水痘的临床特征。

考点发散：手足口病预后一般较好，少数重症患儿可合并心肌炎、脑炎、脑膜炎等，甚或危及生命。

23. 痄腮的肿胀部位是

A. 颌下　　　　　　B. 颈前

C. 耳后　　　　　　D. 面颊部

E. 耳下腮部

答案解析：E。痄腮的临床特点是发热、耳下腮部肿胀疼痛。本病好发于 3 岁以上儿童，2 岁以下婴幼儿少见。

24. 痄腮在临床上最为常见的变证是

A. 水凌心肺　　　　B. 心阳暴脱

C. 水毒内闭　　　　D. 亡阴亡阳

E. 邪陷心肝

答案解析：E。痄腮的变证为邪陷心肝、毒窜睾腹。

考点发散：痄腮预后良好。少数患儿因素体虚弱或邪毒炽盛，可见邪陷心肝、毒窜睾腹之变证。感染本病后可获终生免疫。

25. 痄腮的病位主要是

A. 太阳经　　　　　B. 少阳经

C. 阳明经　　　　　D. 太阴经

E. 少阴经

答案解析：B。腮腺炎时邪病毒从口鼻而入，侵犯足少阳胆经。

考点发散：痄腮以清热解毒、软坚散结为基本治疗法则。

26. 传染性单核细胞增多症外周血象的特点是

A. 白细胞总数下降，淋巴细胞下降

B. 白细胞总数下降，中性粒细胞下降

C. 白细胞总数正常，中性粒细胞下降

D. 白细胞总数增高，中性粒细胞升高

E. 白细胞总数增高，异型淋巴细胞 10% 以上

答案解析：E。传染性单核细胞增多症属中医"瘟疫"的范畴，发病以年长儿及青少年多见。实验室检查见外周血白细胞计数增高，淋巴细胞和单核细胞增多，异型淋巴细胞 10% 以上。

27. 传染性单核细胞增多症的病原体是

A. EB 病毒　　　　B. EV－71 病毒

C. 巨细胞病毒　　　D. 单纯疱疹病毒

E. 金黄色葡萄球菌

答案解析：A。传染性单核细胞增多症（简称传

单）是由传单时邪（EB 病毒）引起的急性传染病。临床表现多样，以发热、咽峡炎、淋巴结肿大、肝脾肿大、外周血中淋巴细胞增多并出现异型淋巴细胞增多为特征。

28. 传染性单核细胞增多症的治疗原则是

A. 辛凉宣透，疏风解表

B. 清热解毒，化痰祛瘀

C. 清暑化湿，解毒化痰

D. 凉血清心，通络散瘀

E. 解毒利咽，清热宣肺

答案解析：B。传染性单核细胞增多症以清热解毒、化痰祛瘀为基本治疗原则。

考点发散：传染性单核细胞增多症为疫邪致病，发病按卫气营血规律传变，病涉脏腑经络，主要病机为热痰瘀互结。

29. 传染性单核细胞增多症多见于

A. 婴儿和幼儿　　　B. 幼儿和儿童

C. 年长儿和青少年　D. 青少年和成人

E. 儿童和成人

答案解析：C。传染性单核细胞增多症任何年龄均可发病，以年长儿及青少年为多见。患病后可获得持久免疫力，二次发病的很少。病程长短不一，自数周至数月不等，有并发症者病程较长，预后一般良好。

30. 顿咳患儿应隔离的时间是

A. 1～2 周　　　　B. 2～3 周

C. 3～4 周　　　　D. 4～7 周

E. 7～10 周

答案解析：D。顿咳患儿要及时隔离 4～7 周。与顿咳患儿有接触史的易感儿应观察 3 周，并服中药预防。

31. 顿咳的临床特征是

A. 阵发性痉挛性咳嗽，咳末伴有较长的鸡鸣样吸气性吼声

B. 阵发性咳嗽，咳声重浊，痰液黏稠

C. 连声干咳，咳声高亢，无痰

D. 喉间哮鸣气促，呼气延长

E. 呛咳不已，咽痛无痰

答案解析：A。顿咳以阵发性痉挛咳嗽，咳后有特殊的鸡鸣样吸气性吼声为临床特征。西医学称为百日咳。

二、A2 型题

1. 患儿，5 岁。麻疹第 5 天，壮热持续，起伏如潮，烦躁不安，目赤眵多，皮疹布发，疹点逐渐稠密，皮疹凸起，触之碍手，压之退色，大便干结，小便短少，舌质红赤，舌苔黄腻，脉数有力。应辨证为

A. 邪犯肺卫证　　　B. 邪毒闭肺证

C. 邪入肺胃证　　　D. 邪毒攻喉证

E. 阴津耗伤证

答案解析：C。麻疹邪入肺胃为出疹期，又称见形期，证候特点是发热如潮，皮疹布发，同时可见大便干结、小便短少，舌质红赤，舌苔黄腻，脉数有力等肺胃郁热之象。

考点发散：麻疹邪入肺胃属顺证出疹期，治法为清凉解毒，透疹达邪，代表方剂清解透表汤。

2. 患儿，3 岁。麻疹第 7 天，高热不退，烦躁不安，唇周发绀，皮疹稠密，疹色紫暗，咳嗽气促，鼻翼扇动，喉间痰鸣，大便秘结，小便短赤，舌红苔黄，脉数有力。治疗宜首选的方剂是

A. 大青龙汤　　　　B. 宣毒发表汤

C. 清解透表汤　　　D. 麻杏石甘汤

E. 葶苈大枣泻肺汤

答案解析：D。麻疹邪毒闭肺证的治法为宣肺开闭，清热解毒，代表方剂麻杏石甘汤。

3. 患儿，11 个月。突发高热 4 天，精神如常，现热已退，肌肤出现玫瑰色丘疹，皮疹始发于躯干，很快延及全身，肤无痒感，乳食正常，舌质偏红，苔薄少津，指纹淡紫。治法应是

A. 辛凉透表，清宣肺卫

B. 清凉解毒，透疹达邪

C. 疏风解表，清热解毒

D. 疏风清热，利湿解毒

E. 清热生津，以助康复

答案解析：E。奶麻热退疹出后，气阴耗损，故毒透肌肤证的治法是清热生津，以助康复。

考点发散：治疗奶麻毒透肌肤证的代表方剂为银翘散合养阴清肺汤。

4. 患儿，2 岁。发热 1 天，发热恶风，喷嚏流涕，全身及面部可见鲜红皮疹，有瘙痒感，枕部淋巴结肿大，舌红，苔黄，指纹浮紫。应首选考虑的诊断是

A. 麻疹　　　　　　B. 奶麻

C. 风痧　　　　　　D. 丹痧

E. 水痘

答案解析：C。风痧初期类似感冒，发热 1 天左右，皮肤出现淡红色斑丘疹，再 1 天后皮疹布满全身，枕部淋巴结肿大为其临床特征。

考点发散：风痧的临床特征：轻度发热、咳嗽、全身皮肤出现细沙样玫瑰色斑丘疹、耳后及枕部臀核（淋巴结）肿大为特征。

5. 患儿，2 岁。发热 2 天，喷嚏流涕，轻微咳嗽，全身皮疹，疹点稀疏细小，疹色淡红，轻度瘙痒，耳后及枕部臀核肿大触痛，舌质偏红，舌苔薄黄，指纹浮紫。治疗宜首选的方剂是

A. 银翘散　　　　　B. 桑菊饮

C. 宣毒发表汤　　　D. 清解透表汤

E. 养阴清肺汤

答案解析：A。治疗风痧邪犯肺卫证的代表方剂是银翘散。

考点发散：治疗风痧邪入气营证的代表方剂是透疹凉解汤。

6. 患儿，6 岁。壮热不解，烦躁口渴，咽喉肿痛糜烂，皮疹密布，色红如丹，疹由颈、胸开始，继而弥漫全身，压之退色，舌苔黄糙、舌红起刺，脉数有力。应辨证为

A. 邪侵肺卫证　　　B. 毒炽气营证

C. 疹后阴伤证　　　D. 邪入肺胃证

E. 邪毒闭肺证

答案解析：B。丹痧出疹期属毒炽气营证，以壮热口渴、咽喉糜烂有白腐、皮疹猩红如丹或紫暗如斑、舌光红为主要临床表现。

考点发散：丹痧邪侵肺卫证以发热，咽喉红肿疼痛，皮肤潮红，痧疹隐现为特征；丹痧疹后阴伤证以口干唇燥，皮肤干燥脱屑，舌红少津为特征。

7. 患儿，5 岁。丹痧皮疹布齐，躯干皮肤脱屑、脱皮，低热，干咳，食欲不振，舌红少津，苔剥脱，脉细数。治法应是

A. 养阴生津，清热润喉

B. 清气凉营，泻火解毒

C. 辛凉宣透，清热利咽

D. 疏风解表，清热解毒

E. 滋阴清热，清利小便

答案解析：A。丹痧皮肤脱屑、脱皮，干咳，舌红少津，苔剥脱，脉细数为疹后阴伤证，治法是养

阴生津，清热润喉，代表方剂是沙参麦冬汤。

8. 患儿，7 岁。发热 2 天，伴皮疹 1 天。低热、鼻塞流涕、喷嚏、咳嗽，起病第 2 天出皮疹，疹色红润，疱浆清亮，根盘红晕，皮疹瘙痒，分布稀疏，此起彼伏，以躯干为多，舌苔薄白，脉浮数。治法应是

A. 疏风清热，利湿解毒

B. 清热解表，宣肺化痰

C. 清热解表，和胃化湿

D. 清热解毒，利尿化湿

E. 清热解毒，燥湿止痒

答案解析： A。水痘邪伤肺卫证以低热流涕、皮疹稀疏、疱浆清亮、全身症状不重为临床特征。

考点发散： 治疗水痘邪伤肺卫证的代表方剂是银翘散加减。

9. 患儿，5 岁。发热 3 天，壮热不退，烦躁不安，口渴欲饮，面红目赤，全身可见丘疹、疱疹和结痂，皮疹稠密，疹色紫暗，疱浆混浊，大便干结，小便短赤，舌质红绛，苔黄糙而干，脉数有力。治疗宜首选的方剂是

A. 银翘散　　　　　B. 白虎汤

C. 清营汤　　　　　D. 玉女煎

E. 清胃解毒汤

答案解析： E。水痘邪炽气营证以壮热烦躁、面红目赤、疹色紫暗、疱浆浑浊、疹点密布为特征。治法为清气凉营，解毒化湿。代表方剂为清胃解毒汤。

10. 患儿，1 岁。发热 2 天伴皮疹 1 天。无明显诱因出现发热，体温 37.8℃，伴咳嗽、流涕、纳差；1 天后口腔硬腭、颊部黏膜出现疱疹，手、足、臀部出现丘疱疹，质地较硬，内有浑浊液体，周围绕有红晕。应首选考虑的诊断是

A. 水痘　　　　　　B. 风痧

C. 奶麻　　　　　　D. 丹痧

E. 手足口病

答案解析： E。手足口病的主要临床表现为口腔及手足部发生疱疹。

考点发散： 手足口病需注意与疱疹性咽峡炎、水痘相鉴别。

11. 患儿，6 岁。突然出现低热恶寒，左侧耳下腮部漫肿疼痛，咀嚼不便，咽红，舌质红，舌苔薄白，脉浮数。治疗宜首选的方剂是

A. 普济消毒饮　　　B. 五味消毒饮

C. 荆防败毒散　　　D. 柴胡葛根汤

E. 桑菊饮

答案解析： D。痄腮邪犯少阳证以轻微发热、耳下腮部漫肿疼痛、咀嚼不便为特征，全身症状不重。治法是疏风清热，散结消肿。代表方剂为柴胡葛根汤。

12. 患儿，5 岁。高热伴左侧耳下腮部漫肿 2 天，突然出现抽搐、项强、神昏、呕吐，舌红，苔黄，脉弦数。治疗宜首选的方剂是

A. 仙方活命饮　　　B. 普济消毒饮

C. 黄连解毒汤　　　D. 羚角钩藤汤

E. 清瘟败毒饮

答案解析： E。痄腮邪陷心肝证以高热、耳下腮部肿胀、神昏嗜睡、头痛项强、恶心呕吐、反复抽搐为特征。治疗的代表方剂为清瘟败毒饮。

考点发散： 治疗痄腮毒窜睾腹证的代表方剂为龙胆泻肝汤。

13. 患儿，8 岁。发热 5 天，高热烦渴，咽喉红肿疼痛，乳蛾肿大溃烂，口臭，便秘尿赤，颈部淋巴结肿大，舌质红，苔黄糙，脉洪数。医师诊断为传染性单核细胞增多症，治疗宜首选的方剂是

A. 白虎汤　　　　　B. 犀角地黄汤

C. 清瘟败毒饮　　　D. 竹叶石膏汤

E. 普济消毒饮

答案解析： E。传染性单核细胞增多症之气营两燔证以壮热烦渴，咽喉红肿疼痛，乳蛾肿大，甚则溃烂，口疮口臭，面红唇赤，红疹显露，便秘尿赤，淋巴结或肝脾肿大为特征。治法为清气凉营，解毒化痰。代表方剂为普济消毒饮。

14. 患儿，7 岁。发热 8 天，高热烦渴，乳蛾肿大溃烂，颈、腋、腹股沟处浅表淋巴结肿大，肝脾肿大，舌质红，苔黄腻，脉滑数。医师诊断为传染性单核细胞增多症，治疗宜首选的方剂是

A. 清肝化痰丸　　　B. 安宫牛黄丸

C. 犀角地黄汤　　　D. 犀角地黄汤合增液汤

E. 青蒿鳖甲汤合清络饮

答案解析： A。传染性单核细胞增多症之痰热流注证以发热，热型不定，颈、腋、腹股沟处浅表淋巴结肿大（以颈部为重），肝脾肿大为特征，治法为清热化痰，通络散瘀。代表方剂为清肝化痰丸。

三、B1 型题

（1~2 题共用备选答案）

    A. 发热 3~4 天，热退疹出

    B. 发热 3~4 天，热盛疹出

    C. 发热 1~2 天出疹，疹点细小有痒感

    D. 发热 1~2 天，出现斑疹、丘疹、水疱及结痂

    E. 发热半天至 1 天出疹，疹点细小鲜红，颜面无疹

1. 麻疹的特点是

2. 奶麻的特点是

    答案解析： 1. B 2. A。发热与皮疹的关系：麻疹是发热 3~4 天，热盛疹出；奶麻是发热 3~4 天，热退疹出；风疹是发热 1~2 天出疹，疹点细小有痒感；水痘是发热 1~2 天，斑疹、丘疹、水疱及结痂同时并见；猩红热是发热半天至 1 天出疹，疹点细小鲜红，颜面无疹。

（3~4 题共用备选答案）

    A. 无色素沉着，无脱屑

    B. 无色素沉着，有瘢痕

    C. 无色素沉着，有脱屑或脱皮

    D. 留有色素斑痕，有大片脱皮

    E. 留有色素斑痕，有糠状脱屑

3. 麻疹恢复期皮肤的特点是

4. 丹痧恢复期皮肤的特点是

    答案解析： 3. E 4. C。麻疹皮疹消退时皮肤有糠状脱屑和棕色色素沉着斑；丹痧皮疹消退后，伴脱屑或脱皮，但无色素沉着。

    考点发散： 风痧皮疹消退后，可有皮肤脱屑，但无色素沉着；奶麻皮疹消退后，无皮肤脱屑，也无色素沉着。

（5~6 题共用备选答案）

    A. 银翘散   B. 透疹凉解汤

    C. 解肌透痧汤   D. 凉营清气汤

    E. 清胃解毒汤

5. 治疗风痧邪犯肺卫证的代表方剂是

6. 治疗水痘邪犯肺卫证的代表方剂是

    答案解析： 5. A 6. A。风痧和水痘均为时邪从口鼻而入，侵犯肺卫，故治疗以疏风解表为主，代表方均选银翘散。

    考点发散： 治疗风痧邪入气营证的代表方剂是透疹凉解汤；治疗水痘邪炽气营证的代表方剂是清胃解毒汤。

（7~8 题共用备选答案）

    A. 柴胡葛根汤   B. 普济消毒饮

    C. 清瘟败毒饮   D. 甘露消毒丹

    E. 犀角地黄汤

7. 治疗痄腮热毒壅盛证，宜选用的方剂是

8. 治疗手足口病湿热蒸盛证，宜选用的方剂是

    答案解析： 7. B 8. C。痄腮热毒壅盛证的治疗以清热解毒，软坚散结为主，方选普济消毒饮；手足口病湿热蒸盛证的治疗以清热凉营，解毒祛湿为主，方选清瘟败毒饮。

    考点发散： 治疗痄腮毒窜睾腹的代表方剂是龙胆泻肝汤；治疗手足口病邪犯肺脾证的代表方剂是甘露消毒丹。

（9~10 题共用备选答案）

    A. 疏风清热，宣肺利咽

    B. 泻肺清热，涤痰镇咳

    C. 疏风祛邪，宣肺止咳

    D. 清热解毒，利湿化痰

    E. 宣肺散邪，清热化痰

9. 顿咳之邪犯肺卫证的治法是

10. 传染性单核细胞增多症之邪犯肺卫证的治法是

    答案解析： 9. C 10. A。顿咳之邪犯肺卫证的治法是疏风祛邪，宣肺止咳；传染性单核细胞增多症之邪犯肺卫证的治法是疏风清热，宣肺利咽。

    考点发散： 治疗顿咳之邪犯肺卫证的代表方剂是三拗汤，治疗传染性单核细胞增多症之邪犯肺胃证的代表方剂是银翘散。

第八单元 虫证、其他疾病

一、A1 型题

1. 关于蛔虫病的叙述，错误的是

    A. 发病率农村高于城市

    B. 是小儿常见肠道寄生虫病

    C. 夜间肛门及会阴附近奇痒

    D. 发病率儿童高于成人，尤多见于 3~10 岁儿童

E. 脐周疼痛、时作时止、饮食异常，大便下虫

答案解析：C。夜间肛门及会阴部奇痒是蛲虫病的特征。蛔虫病的主要特征是脐周疼痛、时作时止、饮食异常、大便下虫，或粪便镜检有蛔虫卵。发病特点无明显的季节性，农村高于城市，儿童高于成人，尤多见于 3 ~ 10 岁的儿童。

2. 夏季热的发病时间是

A. 12 ~ 2 月　　　　B. 3 ~ 5 月

C. 6 ~ 8 月　　　　D. 9 ~ 11 月

E. 8 ~ 10 月

答案解析：C。夏季热与气温升高、气候炎热有密切关系，6 ~ 8 月是气温最高的月份，故夏季热的发病率最高。

考点发散：夏季热以长期发热、口渴多饮、多尿、少汗或汗闭为特征，多见于 6 个月 ~ 3 岁的婴幼儿。

3. 关于皮肤黏膜淋巴结综合征的临床诊断要点，叙述错误的是

A. 手足疱疹

B. 球结膜充血

C. 多形性红斑样皮疹

D. 口唇鲜红、皲裂、草莓舌

E. 持续发热 5 天以上，抗生素治疗无效

答案解析：A。皮肤黏膜淋巴结综合征的临床特征是手足硬肿。手足疱疹多见于手足口病。

考点发散：川崎病是一种以全身血管炎性病变为主要病理的急性发热性出疹性疾病，临床以不明原因的发热、多形红斑、球结膜充血、草莓舌和颈部淋巴结肿大、手足硬肿为特征。10 天后出现指趾端片状脱皮。死亡原因多为心肌炎、动脉瘤破裂及心肌梗死。

4. 皮肤黏膜淋巴结综合征的辨证应采用

A. 经络辨证　　　　B. 八纲辨证

C. 脏腑辨证　　　　D. 三焦辨证

E. 卫气营血辨证

答案解析：E。皮肤黏膜淋巴结综合征归属于中医学温病的范畴，故主要的辨证原则为卫气营血辨证。

5. 关于维生素 D 缺乏性佝偻病的叙述，错误的是

A. 城市高于农村

B. 多见于 <2 岁的婴幼儿

C. 北方地区发病率高于南方地区

D. 是由于儿童体内维生素 D 不足所致

E. 人工喂养的婴幼儿发病率低于母乳喂养者

答案解析：E。母乳的钙磷比例最适合婴儿肠壁对钙的吸收，所以人工喂养的婴幼儿发病率高于母乳喂养者。

6. 维生素 D 缺乏性佝偻病的基本治疗原则是

A. 益气温阳　　　　B. 补肾益精

C. 调补脾肾　　　　D. 健脾补肺

E. 平肝潜阳

答案解析：C。佝偻病多与胎元失养、乳食失调、日照不足或体虚多病有关。病机是脾肾亏虚，常累及心肺肝，治疗原则为调补脾肾。

7. 紫癜久病不愈，治法宜是

A. 调和营卫　　　　B. 滋补肝肾

C. 补气活血　　　　D. 益气滋阴

E. 补气温阳

答案解析：D。紫癜到后期见长期反复出血者，多属于虚证，常由气不摄血、阴虚火旺所致，故用益气滋阴法为主治疗。

考点发散：紫癜初期以实证为主，皮疹色泽鲜红，常由风热伤络、血热妄行所致，治疗以清热凉血为主。

8. 小儿紫癜主要涉及的病变脏腑是

A. 心、肝、脾　　　　B. 肝、脾、肾

C. 肺、肝、肾　　　　D. 心、肺、脾、肾

E. 心、肝、脾、肾

答案解析：E。血生于脾，藏于肝，源于肾而主在心，血在脉中周而复始循环流行，依赖于心之推动、脾之统摄、肝之贮藏。若心、肝、脾、肾功能受损，血不循常道而外溢肌肤，则发为紫癜。

考点发散：小儿素体正气亏虚是发病之内因，外感风热时邪及其他异气是发病之外因。

9. 皮肤黏膜淋巴结综合征静脉滴注丙种球蛋白，最适宜应用的病程是

A. 早期　　　　B. 中期

C. 病后　　　　D. 中晚期

E. 恢复期

答案解析：A。丙种球蛋白宜于发病早期（10 天以内）应用，可迅速退热，预防或减轻冠状动脉病变的发生。应用丙种球蛋白静脉滴注的剂量是 2g/kg。

10. 维生素 D 缺乏性佝偻病的初期用药是

A. 日服维生素 D 1 万 ~ 2 万 IU

B. 日服维生素 D 5000 ~ 10000IU

C. 日服维生素 D 1000IU

D. 日服维生素 D 500IU

E. 日服维生素 D 400IU

答案解析：B。维生素 D 缺乏性佝偻病初期每日口服维生素 D 5000 ~ 10000IU；激期每日口服维生素 D 1 万 ~ 2 万 IU。

二、A2 型题

1. 患儿，4 岁。双下肢皮疹 2 天。皮疹分布于双下肢伸侧及臀部、关节周围，皮疹色泽鲜红，大小不一，压之不退色，分批出现，伴腹痛、呕吐、便血。实验室检查：血小板计数，出血、凝血时间，血块收缩时间均正常。尿常规见镜下血尿、蛋白尿。应诊断为

A. 水痘　　　　　　　　B. 丹痧

C. 风痧　　　　　　　　D. 过敏性紫癜

E. 血小板减少性紫癜

答案解析：D。根据皮疹分布特点及色泽，伴有消化道及肾脏病变，血小板计数，出血、凝血时间，血块收缩时间均正常可判断为过敏性紫癜。

考点发散：过敏性紫癜好发于 3 ~ 14 岁，尤以学龄儿童多见，男性多于女性，春秋两季发病较多。

2. 患儿，6 岁。全身皮肤出现瘀点、瘀斑，尤以双下肢及臀部居多，色泽鲜红，伴见发热、鼻塞流涕、咳嗽、腹痛及关节肿痛，舌红，苔薄黄，脉浮数。治法应是

A. 清热解毒，凉血止血

B. 疏风散邪，清热凉血

C. 滋阴降火，凉血止血

D. 疏风解表，宣肺止咳

E. 疏风散邪，收敛止血

答案解析：B。紫癜风热伤络证以起病急，紫癜色泽鲜红，伴风热表证为辨证要点。治法为疏风散邪，清热凉血，代表方剂连翘败毒散。

3. 患儿，10 岁。紫癜时发时止，低热盗汗，心烦少寐，小便黄赤，大便干燥，舌光红，苔少，脉细数。治疗宜首选的方剂是

A. 知柏地黄丸　　　　　B. 金匮肾气丸

C. 左归丸　　　　　　　D. 一贯煎

E. 右归丸

答案解析：A。紫癜阴虚火旺证以紫癜时发时止，

血色鲜红，伴阴虚火旺之象为辨证要点。治法为滋阴降火，凉血止血，代表方剂是大补阴丸、知柏地黄丸。

4. 患儿，1 岁 2 个月。头颅方大，肋软骨沟，肋串珠，鸡胸，1 岁才出牙，行走迟缓，面白虚烦，多汗，夜惊，舌淡苔少。应辨证为

A. 肺脾气虚证　　　　　B. 脾虚肝旺证

C. 肾精亏损证　　　　　D. 肝肾阴虚证

E. 肾阳虚损证

答案解析：C。维生素 D 缺乏性佝偻病肾精亏损的证候特点：头颅方大，肋软骨沟，肋串珠，鸡胸，同时可见出牙晚，行走迟缓，面白虚烦，多汗，舌淡苔少等肾精不足之象。

考点发散：佝偻病肾精亏损证的治法为补肾填精，佐以健脾，代表方剂为补肾地黄丸。

5. 患儿，1 岁。多汗夜惊，烦躁不安，发稀枕秃，囟门增大，伴有轻度骨骼改变，形体虚胖，肌肉松软，食欲不振，易反复感冒，舌淡苔薄白。治疗宜首选的方剂是

A. 人参五味子汤　　　　B. 补肾地黄丸

C. 益脾镇惊丸　　　　　D. 六味地黄丸

E. 玉屏风散

答案解析：A。维生素 D 缺乏性佝偻病之肺脾气虚证以多汗夜惊，烦躁不安，发稀枕秃，囟门增大，伴有脾虚、肺虚之象为辨证要点，治法为健脾补肺，代表方剂为人参五味子汤。

6. 患儿，3 岁。入夏后体温渐高，发热持续，气温越高，体温越高，皮肤灼热，少汗，口渴引饮，小便频数，精神烦躁，口唇干燥，舌质稍红，苔薄黄，脉数。治疗宜首选的方剂是

A. 温下清上汤　　　　　B. 王氏清暑益气汤

C. 新加香薷饮　　　　　D. 生脉饮

E. 六一散

答案解析：B。夏季热暑伤肺胃证以发热持续，气温越高，体温越高，伴有肺胃津伤之象为辨证要点，治法为清暑益气，养阴生津，代表方剂为王氏清暑益气汤。

7. 患儿，7 岁。起病 5 天，症见双下肢紫癜色红，鼻衄，便血，腹痛，关节痛，纳减少，大便干，小便黄，夜寐欠安，舌红苔黄，脉数有力。治疗宜首选的方剂是

A. 犀角地黄汤　　　　　B. 连翘败毒散

C. 大补阴丸　　　　D. 归脾汤

E. 三黄汤

答案解析：A。紫癜血热妄行证以起病急，紫癜及其他出血鲜红，伴有热毒内盛、血分郁热之象为辨证要点，治法为清热解毒，凉血止血，代表方剂为犀角地黄汤。

8. 患儿，4 岁。脐腹部疼痛，轻重不一，时作时止，不思饮食，面色无华，便秘，形体消瘦，面部白斑，白睛蓝斑，夜寐龂齿。舌尖红赤，舌苔花剥腻，脉弦滑。治疗宜首选的方剂是

A. 乌梅丸　　　　　B. 使君子散

C. 驱蛔承气汤　　　D. 理中安蛔汤

E. 连梅安蛔汤

答案解析：B。蛔虫病肠虫证以脐腹部疼痛，时作时止，饮食异常，白睛蓝斑，伴有脾胃虚弱之象为辨证要点，治法为驱蛔杀虫，调理脾胃，代表方剂为使君子散。

9. 患儿，8 岁。双下肢紫癜反复出现，病程迁延，瘀斑、瘀点颜色淡紫，伴有鼻衄、面色苍黄、神疲乏力、食欲不振、头晕心慌，舌淡苔薄，脉细无力。应辨证为

A. 风热伤络证　　　B. 血热妄行证

C. 气不摄血证　　　D. 阴虚火旺证

E. 气阴两虚证

答案解析：C。紫癜气不摄血证的证候特点：紫癜反复出现，色淡紫，同时可见面色苍黄、神疲乏力、食欲不振、舌淡苔薄，脉细无力等脾气虚弱之象。治法为健脾养心，益气摄血，代表方剂为归脾汤。

10. 患儿，7 个月。低热，倦怠乏力，动辄汗出，咽干唇裂，口渴喜饮，指（趾）端脱皮或潮红脱屑，纳少，舌质红，苔少，脉细弱不整。应辨证为

A. 气营两燔证　　　B. 气阴两伤证

C. 卫气同病证　　　D. 阴虚火旺证

E. 血热妄行证

答案解析：B。病之后期，热势去而气虚阴津耗伤则指（趾）端脱皮或潮红脱屑，同时可见低热、倦怠乏力、汗出、口渴喜饮，舌质红，苔少，脉细弱不整等气阴两伤之象。

考点发散：气阴两伤证的治法为益气养阴，清解余热，代表方剂为沙参麦冬汤。

11. 患儿，6 个月。发热 2 天，发病急骤，持续高热不退，目赤咽红，手掌足底潮红，躯干部少许皮疹，颈部瘰核肿大，轻微咳嗽，舌质红，苔薄，指纹紫。治法应是

A. 疏风解表，宣肺止咳

B. 清热解毒，活血化瘀

C. 辛凉透表，清热解毒

D. 益气养阴，清解余热

E. 清气凉营，解毒化瘀

答案解析：C。发热，目赤咽红，手掌足底潮红，皮疹，颈部瘰核肿大均等为卫气同病温热邪毒入里之象。治法是辛凉透表，清热解毒。

考点发散：皮肤黏膜淋巴结综合征初期属于卫气同病证，治法为辛凉透表，清热解毒，代表方剂为银翘散。

12. 患儿，1 岁 6 个月。高热 7 天，昼轻夜重，咽红目赤，唇干赤裂，烦躁不宁，肌肤斑疹，手足硬肿，舌质红绛，状如草莓，苔薄黄，指纹紫滞。应辨证为

A. 卫气同病证　　　B. 气营两燔证

C. 气阴两伤证　　　D. 阴虚火旺证

E. 血热妄行证

答案解析：B。高热、烦躁、唇干属于气分之象；肌肤斑疹，黏膜充血，斑疹，手足硬肿，草莓舌属于营分之象，故辨证为气营两燔证。

考点发散：气营两燔证的治法为清气凉营，解毒化瘀，代表方剂为清瘟败毒饮。

三、B1 型题

（1~2 题共用备选答案）

A. 躯干　　　　　　B. 四肢

C. 头面部　　　　　D. 四肢及头面部

E. 下肢伸侧及臀部

1. 过敏性紫癜皮疹的常见部位是

2. 血小板减少性紫癜皮疹的常见部位是

答案解析：1. E　2. D。过敏性紫癜的皮疹多见于下肢伸侧及臀部、关节周围；血小板减少性紫癜多见于四肢及头面部。

考点发散：过敏性紫癜皮疹见于下肢伸侧及臀部、关节周围，高出皮肤，呈对称性，分批出现，压之不退色，可伴有腹痛、呕吐、血便等消化道症状，游走性大关节肿痛及血尿、蛋白尿等。血小板减少性紫癜瘀点多为针尖样大小，一般不高出

皮面，多不对称，可遍及全身，以四肢及头面部多见，可伴有鼻衄、齿衄、尿血、便血等，严重者可并发颅内出血。

（3~4题共用备选答案）

A. 滋阴降火，凉血止血

B. 理气化瘀，凉血止血

C. 健脾养心，益气摄血

D. 清热解毒，凉血止血

E. 疏风清热，凉血安络

3. 紫癜风热伤络证的治疗原则是

4. 紫癜阴虚火旺证的治疗原则是

答案解析：3. E　4. A。紫癜风热伤络证是由风热之邪外感，内窜血络所致，故治法为疏风清热，凉血安络；阴虚火旺证是由阴虚火旺，灼伤血络所致，故治法为滋阴降火，凉血止血。

考点发散：紫癜风热伤络证的治法为疏风清热，凉血安络，代表方是银翘散；阴虚火旺证的治法为滋阴降火，凉血止血，代表方是知柏地黄丸。

（5~6题共用备选答案）

A. 清暑解表，行气和中

B. 养阴清热，生津除烦

C. 清暑益气，养阴生津

D. 温补肾阳，清心护阴

E. 辛凉解表，清暑化湿

5. 夏季热之上盛下虚证的治法是

6. 夏季热之暑伤肺胃证的治法是

答案解析：5. D　6. C。夏季热是因小儿体质不耐炎暑而发，无暑邪入营、入血之传变变化，暑热伤津耗气，所以治疗均以顾护阴液为主。暑伤肺胃证治宜清暑益气，养阴生津；上盛下虚证治宜温补肾阳，清心护阴。

考点发散：上盛下虚证方选温下清上汤；暑伤肺胃证方选王氏清暑益气汤。

（7~8题共用备选答案）

A. 乌梅丸　　　　　　B. 使君子散

C. 驱蛔承气汤　　　　D. 理中安蛔汤

E. 连梅安蛔汤

7. 治疗蛔厥证的代表方是

8. 治疗肠虫证的代表方是

答案解析：7. A　8. B。蛔虫病肠虫证的治法为驱蛔杀虫，调理脾胃，代表方剂为使君子散；蛔厥证的治法为安蛔定痛，继则驱虫，代表方剂是乌梅丸。